东直门医院建院五十周年论文集

东直门医院科研处　编

中医古籍出版社

图书在版编目（CIP）数据

中国当代医疗百科专家专著/《中国当代医疗百科专家专著》编委会编．－北京：中医古籍出版社，2008.12

ISBN 978－7－80174－571－2

Ⅰ．中…　Ⅱ．中…　Ⅲ．临床医学－经验　Ⅳ．R4

中国版本图书馆CIP数据核字（2007）第160666号

东直门医院建院五十周年论文集

东直门医院科研处　编

责任编辑　孙志波
封面设计　韩博玥
出版发行　中医古籍出版社
社　　址　北京东直门内南小街16号（100700）
印　　刷　北京市金红发印刷厂印刷
开　　本　787mm×1092mm　1/16
印　　张　40
字　　数　973千字
版　　次　2008年12月第1版　2008年12月第1次印刷
ISBN　978－7－80174－571－2
定　　价　68.00元

目　录

心内科

内分泌

透析室

消化科

神经内科

泌尿外科

周围血管科

肛肠科

男　科

骨　科

妇　科

儿　科

针灸科

按摩科

急诊科

感染科

眼　科

耳鼻喉

口腔科

皮　科

放射科

重点实验室

中药药理

病 理

教务处

护理部

财 务

供应科

心 内 科

降脂通脉方保护血管内皮细胞的临床与实验研究

王亚红　牛福玲　赵明镜　钟　蓓　郝锦红　闫卫红　吕晞滢　王　伟
李　楠　林　谦　戴雁彦　赵　勇　肖　岷　唐　玲　何兰英　蒋学英
指导：郑维琴　王硕仁　鲁伟星

动脉粥样硬化（AS）所引起的心、脑血管疾病，严重危害人们的健康，其发病率和死亡率均居各种疾病的首位，故 AS 的研究和防治倍受人们的关注。目前认为，内皮细胞功能障碍是 AS 始发事件，因此，寻找保护内皮细胞的药物，从而抗 AS 具有重要的现实意义。本课题组对中药降脂通脉方进行了抗 AS 临床和相关的实验研究，现将临床及部分实验研究报告如下。

1　临床研究

1.1　一般资料　治疗组 31 例，其中男 16 例，女 15 例，平均年龄为 58.9 岁，伴有冠心病者 12 例，高血压病者 19 例，中风后遗症者 1 例，脑动脉硬化者 19 例，脂肪肝者 2 例，高脂血症者 31 例。对照组 30 例，其中男 13 例，女 17 例，平均年龄为 60.3 岁，伴有冠心病者 10 例，高血压病者 16 例，中风后遗症者 5 例，脑动脉硬化者 17 例，脂肪肝者 2 例，高脂血症者 30 例。两组性别、年龄、合并症经检验无显著性差异，具有可比性（$P>0.05$）。纳入病例为冠心病稳定性心绞痛患者，高血压 1 期患者，脑动脉硬化症的轻、中度患者，符合高脂血症诊断的原发性高脂血症患者。排除半年内曾患急性心肌梗死、脑血管意外、严重创伤或重大手术患者及因疾病、药物引起的高脂血症患者。虚证按中国中西医结合研究会 1986 年修订的《中医虚证辨证参考标准》；血瘀证按中西医结合研究会血瘀证专业委员会于 1986 年修订的《血瘀证诊断标准》；痰证按《现代中医内科学》制定的《痰证诊断标准》。

1.2　治疗及观察方法　治疗组口服降脂通脉口服液（主要由红参、海藻、山楂等组成，规格为每支 10ml，由本院制剂室生产提供，批号 961206），每次 20ml，每日 3 次，早、中、晚餐前 30 分钟日服。对照组口服洛伐他丁（每 20mg，由北京生物化学制药厂生产，批号 9708191），每次 1 片每晚 1 次口服，2 个月为 1 疗程。治疗前及疗程结束后观察血脂，采用酶法测定总胆固醇（TC）、甘油三酯（TG）、高密度脂蛋白胆固醇（HDL－C），比浊法测定载脂蛋白 A－I（ApoA－I）及载脂蛋白 B－100（APoB－100）。低密度脂蛋白胆固醇（LDL－C）根据 Fridwald 公式 LDL－C＝TC－（HDL－C＋TG/2.2）。AI（动脉硬化指数）据下式求得：AI＝（TC－HDL－C）/HDL－C。应用放射免疫测定法测定内皮素（ET）及6-酮-前列环素（6-keto-$PGF_{1α}$），测定试剂盒均由中国人民解放军总医院东亚免疫技术研究所提供。在观察以上指标的同时，观察药物不良反应，重点观察治疗前后肝、肾功能及胃肠道不良反应。

1.3 结果

1.3.1 两组血清脂质治疗前后变化比较：两组治疗后 TC、LDL-C、ApoB-100 及 AI 均明显降低，差异有显著性（$P<0.01$），而 TG 治疗组亦有明显下降（$P<0.01$），对照组则下降不明显（$P>0.05$）。见表1。

表1 两组血清脂质治疗前后变化比较（$\bar{x}\pm s$）

项目	治疗组（31例）		对照组（30）	
	疗前	疗后	疗前	疗后
TC（mmol/L）	5.86±0.74	4.97±0.74*	6.31±0.90	5.21±0.70*
TG（mmol/L）	2.75±1.04	1.97±0.83*	2.45±1.09	2.13±0.92
LDL-C（mmol/L）	3.81±0.89	3.08±0.68*	4.31±0.93	3.29±0.68*
HDL-C（mmol/L）	1.26±0.34	1.33±0.34	1.28±1.29	1.23±0.28
ApoA-1（mmol/L）	1.40±0.13	1.41±0.17	1.35±0.13	1.36±0.15
ApoB-100（mmol/L）	0.98±0.17	0.91±0.14*	1.05±1.18	0.97±0.15*
AI	3.68±1.32	2.90±1.01*	4.20±1.44	3.46±1.22

与本组疗前比较，*$P<0.01$。

1.3.2 两组血浆 ET 及6-keto-$PGF_{1α}$变化比较：治疗后治疗组 ET 明显低于治疗前，差异有显著性（$P<0.05$），而对照组治疗前后差异无显著性（$P<0.05$）。治疗组6-keto-$PGF_{1α}$。治疗后较治疗前有升高趋势。见表2。

表2 两组治疗前后血浆 ET、6-keto-$PGF_{1α}$变化比较（pg/ml，$\bar{x}\pm s$）

组别	ET		6-keto-$PGF_{1α}$	
	疗前	疗后	疗前	疗后
治疗组	52.09±12.99（30）	47.21±11.52（30）	71.98±20.10（25）	89.03±55.04（25）
对照组	48.69±10.07（26）	51.27±10.27（26）	70.20±29.08（20）	62.82±22.75（20）

与本组疗前比较，*$P<0.05$；表中数据后括号内为例数。

1.3.3 安全性观测：治疗组用药后，有2例出现口腔溃疡，2例出现胃脘胀满，对症处理后坚持完成本实验，其余患者未见明显的毒副反应。对照组有2例出现严重的胃肠道反应，患者不能坚持用药，1例患者一过性谷-丙转氨酶增高，坚持观察期满，停药2周后恢复正常。

2 实验研究

2.1 实验方法 （1）内皮细胞（EC）的培养与鉴定：无菌条件收集健康产妇正常分娩胎儿的脐带，参照文献方法，以0.1%的I型胶原酶脐静脉灌注法分离内皮细胞（培养基为M199，含20%胎牛血清）实验用第3~5代。用相差显微镜观察细胞形态、透射电镜观察、第Ⅷ因子相关抗原检测鉴定。（2）含药血清与高脂血清的制备：选择纯种雄性日本大耳白兔5只，体重均为（2.5±0.5）kg，2只分别每日给予降脂通脉口服液24ml/kg，12ml/kg 灌胃，另2只分别每日给予洛伐他丁8mg/kg，4mg/kg，溶于60ml的蒸馏水中胃管灌胃，另1只每日给予生理盐水60ml作为对照，7天后，于最后1次灌药后1

小时（灌药前禁食不禁水12小时）耳缘动脉采血，无菌分离血清，经56℃，30min处理，分装后置-20℃保存备用。高脂血清的制备方法：选取日本大耳白兔5只，喂饲1%胆固醇，4%猪油造模1个月，耳缘动脉采血，处理方法同前。（3）实验分组及观察方法：汇合EC分为6组，分别为正常对照组、高脂组、中药大剂量组、中药小剂量组、对照药大剂量组、对照药小剂量组，每组设置4~6个样本，除正常对照组外，余各组均加入2%高脂血清，37℃ 5% CO_2 培养箱中孵育24h后，正常组及高脂组加正常血清，中药组、西药组加不同浓度的药物血清，继续在37℃ 5% CO_2 培养箱中继续培养24h，观察EC形态及功能变化。倒置相差显微镜下观察EC形态学变化，实验结束后收集细胞培养液，用自动生化分析仪测定乳酸脱氢酶（LDH）；取上清液用放免分析法测定6-keto-$PGF_{1\alpha}$及ET。

2.2 实验结果 （1）EC形态观察：显微镜下，正常EC为多角形细胞，形状规则，边界清楚，细胞紧密，单层镶嵌排列：加入高脂血清48h后，EC普遍收缩、脱落；另加入降脂通脉口服液或洛伐他丁血清药孵育24h后，EC仅少数脱落，细胞形态大致正常（照片省略）。（2）EC功能变化：LDH释放量：高脂血清组LDH释放增加，与正常组比较有显著性差异（$P<0.01$）；降脂通脉方大、小剂量组LDH释放量较高脂血清组明显减少，有显著性差异（$P<0.01$）；洛伐他丁组仅大剂量组LDH释放量减少，有显著性差异（$P<0.01$）。提示降脂通脉方可减少LDH释放，保护EC膜完整性。高脂血清组6-keto-$PGF_{1\alpha}$释放量减少，与正常组比较有极显著性差异（$P<0.01$）；降脂通脉方大剂量组较高脂血清组6-keto-$PGF_{1\alpha}$含量增加（$P<0.05$），洛伐他丁组6-keto-$PGF_{1\alpha}$含量较高脂血清组无明显差异（$P>0.05$）。提示降脂通脉方可使6-keto-$PGF_{1\alpha}$含量增加。高脂血清组ET值明显高于正常组（$P<0.01$），降脂通脉方大、小剂量组ET值明显降低，与高脂血清组比较有显著性差异（$P<0.05$或$P<0.01$）；洛伐他丁大、小剂量组ET值明显降低，与高脂血清组比较有显著差异（$P<0.05$）。提示降脂通脉方可降低细胞培养液中ET的含量。见表3。

表3 各组LDH释放量、6-keto-$PGF_{1\alpha}$含量、ET测定值比较（$\bar{x}\pm s$）

组别	例数	LDH（U/L）	6-keto-$PGF_{1\alpha}$（pg/ml）	ET（pg/ml）
正常组		84.84±2.08	199.34±18.59	8.85±3.96
高脂血清组		172.37±14.33*	143.78±11.65*	37.98±19.54*
中药大剂量组		84.90±1.56△△	187.54±41.43△	11.21±5.04△△
中药小剂量组		102.58±7.70△△	172.44±32.25	10.23±3.66△
对照药大剂量组		87.98±4.78△△	172.35±32.54	12.35±5.99△
对照药小剂量组		160.97±11.83	159.09±17.52	14.69±3.05△

与正常组比较，*$P<0.01$；与高脂血清组比较，△$P<0.05$，△△$P<0.01$。

3 讨论

AS是多层次、多环节的病变，而在AS病因中，最早和最有决定性的事件之一是内皮细胞功能紊乱。1996年12月的血脂异常专题研讨会中，胡大一等指出，调脂可使斑块稳定以及冠状动脉内皮细胞功能正常化，从而减少急性冠状动脉综合征共同的始动环节发生。研究表明，血中TC升高，可使内皮功能受损，降低TC可改善内皮功能，预防斑块破裂，血清HDL-C与AS发病呈负相关。众多学者认为，综合TC及HDL-C这两个指标，计算 AS 指数，对估测发生 AS 危险性价值更大，LDL - C 与 TC 相关性良好，近年来许多研究证实，血 TG 增高也是一个独立的致 AS、冠心病的危险因素；ApoB - 100 占 LDL - C的 95% 以上，其含量能精确地反映 LDL - C 的水平。本研究结果表明，治疗组治疗后与治疗前比，AS 患者 TC、TG、LDL - C、ApoB - 100 及 AI 均降低（$P<0.01$），TG 疗后明显低于疗前，对照组则在降低 TG 方面无明显影响。可见，综合调节血脂，可能是降脂通脉方保护内皮细胞、抗 AS 的作用机理之一。

研究表明，高脂血清、LDL - C 培养的 EC 最先出现的形态变化是收缩，同时伴有通透性的增高。本实验结果也显示，当培养液中加入一定量高脂血清时，EC 出现收缩、细胞间隙增大，最后有的细胞发生脱落。在培养液中再加入中药降脂通脉药血清后，细胞形态有轻微改变。从形态学角度表明，中药降脂通脉方具有一定的拮抗高脂血清对 EC 损伤的能力。EC 损伤的定量分析方法中，常用的方法是测定细胞内乳酸脱氢酶（LDH）的释放量。本实验结果表明，加入高脂血清后，培养液中的 LDH 升高，提示高脂血清可使部分 EC 的细胞膜损伤，而另加降脂通脉方药的血清组，LDH 释放量减少，且较高脂血清组有显著性差异，提示降脂通脉方可保护 EC 膜完整性。

内皮细胞不仅是全身血管内膜的屏障结构，而且是一个重要的内分泌器官，是一种多功能细胞，可随生理、病理环境条件的变化而产生不同的反应。血管内皮细胞是合成前列环素（PGI_2）的主要场所。PGI_2 极不稳定，降解后的稳定代谢产物是无活性的 6 - keto - $PGF_{1\alpha}$，故一般以 6 - keto - $PGF_{1\alpha}$来反应 PGI_2 的含量，PGI_2 是强烈的血管平滑肌舒张剂，并抑制血小板聚集，被视为阻止 AS 的“保护因子”。在 AS 时，内皮细胞功能损伤，PGI_2 可减少，在 AS 发生中起作用。从临床研究可以看出，治疗组 6 - keto - $PGF_{1\alpha}$较治疗前有升高趋势。在实验研究中，高脂血清组 6 - keto - $PGF_{1\alpha}$含量减少，而中药降脂通脉方组 6 - keto - $PGF_{1\alpha}$含量增加，与高脂血清组比较有显著性差异。内皮细胞也能合成、分泌 ET，ET 是迄今发现的较强的内皮源性血管收缩因子。ET 的生理作用非常广泛，一般认为，ET 的含量与血管内皮细胞受损程度呈正相关。本临床研究中，治疗组治疗后血浆 ET 含量较治疗前明显减少（$P<0.05$）。实验结果表明，高脂血清组细胞培养液中 ET 含量高于正常对照组（$P<0.01$），加降脂通脉方药后血清培养液 ET 含量则较高脂血清组有明显下降（$P<0.05$），其水平接近正常对照组，表明降脂通脉方具有一定的保护血管内皮细胞损伤的功能。

降脂通脉方是在中医理论指导下，结合长期临床观察总结而成的中药复方，采用健脾活血化瘀法组方，本方用红参，味甘性温，入脾、肺经，有补中益气之功，为君药；山楂助脾行气运化，消食化积，散瘀化痰，助红参健脾化瘀利湿，而为臣药；海藻苦咸而寒，入脾、肺、肾经，具软坚、消痰、利水、泄热之效，助山楂祛痰利湿，而为佐药。全方配伍应用，既治其本，补其虚；同时，祛痰湿、化瘀血，防患于未然。

高尿酸血症相关因素调研及其中医证候学研究

闫卫红　赵　勇　李玉峰　张　宇　鲁卫星　王　程　肖　珉

高尿酸血症属代谢性疾病，在临床较为常见，且随生活水平的提高以及平均寿命的延长发病率有明显增加之趋势。痛风是高尿酸血症主要症状之一，严重的痛风可导致患者生活质量下降。高尿酸血症与心血管疾病的发生、发展有着明显的关系。目前，抑制代谢是高尿酸血症最根本的治疗方法，缓解疼痛是提高生活质量的关键。通过临床实践证明，结合个体差异的辨证论治能够有效地缓解疼痛症状，提高生活质量。因此，以中医理论为指导，以高尿酸血症患者为研究对象，开展相关因素调研与中医证候研究对指导临床治疗以及预防疼痛症状、防治心血管疾病具有重要意义。

1　病例选择

1.1　诊断标准　西医诊断标准根据陈灏珠主编的《实用内科学》中关于高尿酸血症诊断标准，血尿酸 > 420μmol/L。中医辨证标准参照中国中西医结合研究会 1986 年修订的《中医虚证辨证参考标准》、《血瘀证诊断标准》以及 1997 年发布的中华人民共和国国家标准《中医临床诊疗术语证候部分》。

1.2　纳入标准　凡具备下列条件者均可列为纳入病例：①符合西医高尿酸血症诊断标准；②符合中医证候标准；③年龄在 18 岁以上；④未曾使用抑制高尿酸血症药物。

1.3　排除标准　凡具备下列条件者均列为排除病例标准：①纳入后经检查不符合西医诊断标准；②继发性高尿酸血症，如肿瘤与白血病围化疗期、肾功能不全、肝硬化以及药物影响等。

2　研究方法

2.1　调研方法　预先制定统一的病例观察表（CRF），表格纳入包括患者基线资料、病情资料、生活习惯、中医证候等。调研工作开始前对研究者进行调研纳入与方法培训。对入院常规检查具备原发性高尿酸血症患者填入病例观察表。观察结束后整理病例调研资料，并进行统计学分析处理。

2.2　统计方法　统计学处理采用 SPSS11.0 统计软件建立数据库及进行统计分析。证候规律采用描述分析，两变量资料采用相关性分析，计数资料用百分率来表示。

3　调研结果

3.1　一般资料　从 2004 年 1 月至 2004 年 12 月在北京中医药大学东直门医院心血管内科共观察住院的原发性高尿酸血症患者 109 例，其中，男性 68 例，占 62.5%，女性 41 例，占 37.6%；年龄最大 90 岁，年龄最小 24 岁，平均年龄 67 岁。其中合并高血压的 59 例，合并冠心病的 63 例，合并糖尿病的 26 例，合并脑血管病的 18 例。

3.2　相关因素研究

3.2.1　高尿酸血症与性别的关系：在研究的 109 例患者中，男性人数多于女性，男性有68例，占62.4%；女性有41例，占37.6%。

3.2.2 高尿酸血症与年龄的关系：在研究的109例患者中，年龄在20~40岁者，共7人，约占6.4%；年龄在40~60岁者，共20人，约占18.4%；年龄在60~80岁者，共63人，约占57.8%；年龄在80岁以上者，共19人，约占17.4%。以十岁为一个年龄段，观察两者之间的关系，相关性统计分析显示两者之间为正相关（r=0.826 $P<0.05$）。

3.2.3 高尿酸血症与伴随疾病的关系：合并高血压的59例，合并冠心病的63例，合并糖尿病的26例，合并脑血管病的18例，合并高血脂的15例，可以看出在高尿酸血症患者中，高血压、冠心病的发病率明显高于其他疾病。

3.2.4 高尿酸血症与体重、血脂、饮酒的关系，体重指数正常的有72例，占66%，体重指数异常的有37例，占34%，高血脂仅15名，饮酒者11名，没有发现高尿酸血症与体重、血脂、饮酒有明显关系。

3.3 中医证候类型 从表可以看出：在证候方面，气虚证占45.9%，血瘀证占59.6%，阴虚证占32.1%，故以气虚血瘀证候为主，部分病人为阴虚血瘀证；从与脏腑之间的关系看，心虚证占46.8%，与心关系较为密切。表明这些证候可能具有普遍意义。

高尿酸血症与中医证候的关系

证候	血瘀	心虚	气虚	阴虚	肺虚	肾虚	肝虚	脾虚	湿浊	湿热	阳虚	血虚
例数	65	51	50	35	28	23	20	18	17	17	12	11
（%）	59.6	46.8	45.9	32.1	25.7	21.1	18.3	16.5	16.0	16.0	11.0	10.1

注：由于同一患者可兼有不同证候，故统计结果总例数超过109例。

4 讨论

高尿酸血症（hyperuricemia）是指细胞外液的尿酸盐呈超饱和状态。一般认为血尿酸盐≥420μmol/L时应考虑高尿酸血症。高尿酸血症常无症状，也可并发痛风、尿路结石、痛风肾病，并发症的危险与高尿酸血症的程度、时间有关。高尿酸血症是由于嘌呤代谢紊乱所致，可分为原发性及继发性两大类。原发性者病因除少数由于酶缺陷引起外，大多病因未阐明；继发性高尿酸血症可由肾脏疾病、血液病、恶性肿瘤及药物等多种原因引起。超高蛋白膳食是引起嘌呤代谢紊乱的重要原因，过量糖、脂肪、蛋白质、盐的摄入及大量饮酒与患病率增加有重要关系。近年来，高尿酸血症的发病率越来越高，对其病因学、遗传学、相关因素、中医治疗的研究已渐成为热点。高尿酸血症与心血管疾病，尤其是与冠心病的关系，多年来一直存在争论，Framingham研究，于1985年首先提出高尿酸血症与冠心病有关，研究发现许多尿酸高者最终发生冠心病，并以心肌梗死为主。随着近二十多年来国内外的深入研究，越来越多的证据表明，高尿酸血症是冠心病患者不良预后的独立危险因子；性别、年龄、肥胖症、高脂血症、饮酒等因素是高尿酸血症的危险因素。

西方发达国家20%左右人口有高尿酸血症，主要是男性或更年期以后的女性。朱轼等调查了成都7288例成人，结果高尿酸血症男性19.8%，女性5.1%，总计13.2%，男性为女性危险之3.9倍；并双变量相关分析血尿酸水平与甘油三酯、体重指数、饮酒有明显且较强正相关。肖氏等对1447例老龄干部的调查表明，与血尿酸正常组相比，高尿酸血症组的年龄、男/女比例均明显升高。本研究验证了高尿酸血症的几种危险因素，研究显示：男性的发病率明显高于女性，且在女性的41例患者中，除1例48岁外，其余均在50岁以上，这与以往的国内外研究相符；对高尿酸血症与年龄之间的相关性分析亦表明，高尿酸血症的发病率随着年龄的增长而增长（r = 0.826　$P < 0.05$）；在高尿酸血症患者中，高血压、冠心病的发病率明显高于其他疾病；在109名入选的患者中，高脂血症仅15名，饮酒者11名，体重指数异常的有37例，占34%，未显示血尿酸水平与血脂、体重指数、饮酒有明显的关系，这与以往研究资料不同，是否与样本量偏小及均为住院病例有关，有待进一步研究。

西医治疗高尿酸血症多采用抑制尿酸生成和促进尿酸排泄的方法，常用别嘌呤醇、苯溴马龙、秋水仙碱等药物，但副作用较大，常见药疹、药物热、肝肾损伤及骨髓抑制等，发生率偏高。中医目前对该病的治疗，还处在辨证论治、个体化治疗阶段，所以有必要对高尿酸血症的中医证候学规律及治则问题进行探索。中医在研究高尿酸血症方面的文章较少，张良茂采用补肾利湿法治疗高尿酸血症患者27例取得较好效果，石咏军等以排石汤利水渗湿治疗高尿酸血症18例（无对照组）疗效较好。赵氏等通过观察分析高尿酸血症与中医的湿痰瘀浊从病因病机临床表现都有极为相似之处，并在临床实践中取得良好疗效。本研究对高尿酸血症患者中医证候进行较大样本分析，结果表明气虚血瘀为其主要证候，考虑目前人们生活水平大幅度提高，生活节奏加快，饮食不节及紧张疲劳易伤脾气心神，虚久则生滞生瘀有关，这为以后进行深入研究该课题提供了参考依据。

丹参粉针联合营养支持治疗心衰并心源性营养不良的临床研究

沈晓昶　鲁卫星

慢性心功能不全是多种心脏疾病的终末阶段，患者生活质量较差，特别是右心衰竭和全心衰竭的患者，由于体循环和腹腔脏器瘀血，患者常出现食欲不振、恶心、呕吐、腹胀、腹泻。临床治疗中，许多病人常限制入量，并应用利尿剂。慢性心力衰竭重者会出现肠源性蛋白丢失，甚至形成恶液质。因此，本研究在常规治疗心衰的同时，积极给予应用丹参粉针注射液以改善病人的肝脏微循环及消化道瘀血，同时给于营养支持治疗改善病人的营养状况，改善心肌功能，取得了较好的疗效，现总结如下。

1　资料

1.1　一般资料　自 2001 年 3 月至 2006 年 8 月，共收治心衰合并不同程度营养不良病人 42 例。冠心病 31 例，肺心病 8 例，风心病 2 例，扩心病 1 例，病程（11 ±7）年。将病人随机分为两组，即丹参粉针营养支持组和自由饮食组，每组 21 例。其中丹参粉针加营养支持组男 17 例，女 4 例，平均年龄（64 ±7）岁。自由饮食组男 15 例，女 6 例，平均年龄（62 ±8）岁。两组病人均予控制感染、减轻心脏负荷、抑制交感神经兴奋、拮抗神经内分泌激活、扩血管、预防心肌纤维化等治疗。

1.2　营养状况　通过测定病人血浆白蛋白，将病人分为轻度、中度和重度营养不良。血浆白蛋白 31 ~ 35g/L 为轻度营养不良，血浆白蛋白 21 ~ 30g/L 为中度营养不良，血浆白蛋白 <21g/L 为重度营养不良。同时测量病人的体重，生化检查测定血浆白蛋白、淋巴细胞总数，综合判定病人营养状况。

	轻	中	重
体重（kg）	70 ~ 80	50 ~ 69	<50
白蛋白（g/L）	<31 ~ 35	21 ~ 30	<21
淋巴细胞总数	<1200 ~ 1500	800 ~ 1200	<800

淋巴细胞总数 = 外周血白细胞数 × 淋巴细胞 × %。

1.3　计算营养危险指数（NRI）　NRI = 1.519 × 血浆白蛋白浓度（g/L） + 0.417 × 实测体重/平时体重 × 100。NRI < 83.5 为严重营养不良；NRI = 83.5 ~ 97.5 为中度营养不良。

1.4　总能量消耗的计算　按 Horris – Benedict 公式［男 = 66.47 + 13.75 ×（W） + 5.0033 ×（H） – 6.755 ×（A），女 = 65.51 + 9.563 ×（W） + 1.85 ×（H） – 4.676 ×（A）］计算静息能量消耗，其中 W 为体重（kg），H 为身高（cm），A 为年龄。并参考表 1 计算总能量消耗。

2 方法

两组病人均给于常规纠正心力衰竭治疗。在此基础上，自由饮食组按病人意愿自由饮食，但计算每日摄取的能量与蛋白质量。丹参粉针加营养支持组营养支持方案为非蛋白能源 20~25kcal·kg^{-1}·d^{-1}，氮量为 0.12~0.15g·kg^{-1}·d^{-1}，热氮比为 25~28.7kcal：1g。肠营养支持方式以经肠内营养为主，是用牛奶、肉类、水果、蔬菜等食品制备的混合性食品。经口和鼻饲两种途径给予，病人如进食困难则采用鼻饲。如病人不能耐受全量肠内营养，剩余能量由肠外营养提供，营养物为20%脂肪乳和7%氨基酸，同时补充维生素和水电解质，观察期为14d。分别于治疗前后观察两组血浆白蛋白、淋巴细胞总数、体重。

3 结果

3.1 能量与蛋白质摄入情况 自由饮食组病人的平均总能量消耗为1624kcal/d，每日的总能量摄取为负平衡，达483kcal/d。丹参粉针加营养支持组总能量消耗为1715kcal/d，每日总能量摄取平衡。

表1 计算总能量消耗的临床校正系数

因素	增加量（%）
肥胖	-10
营养不良	-10
女性	-10
>70岁	+10
发热1℃	+10

3.2 营养状态的变化 42例病人入院时均有不同程度的营养不良。两组病人经过14d的观察后，自由饮食组血浆白蛋白、体重和淋巴细胞计数明显下降，丹参粉针加营养支持组血浆白蛋白、体重和淋巴细胞计数明显上升。见表2。

表2 两组营养状态的变化

	第0天	第14天
自由饮食组		
血浆白蛋白（g/L）	32.7±2.4	29.2±1.8**
体重（kg）	58.6±7.8	54.3±6.7*
淋巴细胞总数	1200±130	890±60*
丹参粉针加营养支持组		
血浆白蛋白（g/L）	33.2±1.8	34.7±2.7*
体重（kg）	59.4±8.4	64.4±5.7*
淋巴细胞总数	1200±140	1400±250*

注：*与第0d相比，差异有显著意义（$P<0.05$）；**与第0d相比，差异有显著意义（$P<0.01$）。

3.3 心衰的治疗效果 本组病人均有心衰，治疗效果按心功能恢复Ⅱ~Ⅲ级为显效，心功能恢复Ⅰ级为有效，心功能未改善为无效。其中自由饮食组显效2例，有效6例，无效13例，丹参粉针加营养支持组显效7例，有效9例，无效5例。经统计学Ridit分析，U=2.4435，$P<0.05$，两组比较，差异有显著意义。

4 讨论

目前慢性心力衰竭的治疗已从改善病人短期血液动力学转为长期的、修复性的策略，目的是改变衰竭心脏的生物学性质及神经体液调节。心力衰竭的治疗目的是改善症状、提高生活质量，从而降低心力衰竭的死亡率和住院率。对于慢性心衰的治疗，国内外临床大多着眼于控制心力衰竭本身，而对于营养支持治疗方面关注不多。本研究在常规控制心衰的基础上，改善病人心肌及肝脏、胃肠道血液循环，加强营养支持治疗，改善病人的营养状况，增强病人的体质，综合治疗心衰，取得了较好的疗效。

全心衰竭的病人常有肝脾肿大、下肢水肿、胸腹水等体循环瘀血的症状，病人消化道瘀血，可引起肝功能损害、黄疸甚至瘀血性肝硬变，从而使胃肠蠕动及消化吸收功能减弱，使营养成分的摄入减少，特别是蛋白质的吸收及合成功能降低，病人出现胸腹水，蛋白丢失，造成心肌能量代谢障碍。心肌能量代谢过程大致分为三个阶段，即能量的产生、能量的储存和运送以及能量的利用。能量的产生依靠三羧酸循环来完成，它需要多种营养成分如脂肪酸、甘油三脂、葡萄糖、乳酸、酮体等的参与。能量的利用则需要蛋白如肌动蛋白、肌球蛋白的参与。慢性心力衰竭的病人常合并蛋白质，脂肪和葡萄糖的代谢异常。日本学者用50gOGTT研究慢性心力衰竭病人的糖代谢异常，发现慢性心力衰竭病人不仅胰岛素分泌过剩，而且糖耐量异常，其可能原因之一是由于肌肉脂肪组织减少，末梢组织利用糖减低所致。同时还发现慢性心力衰竭病人脂代谢异常比糖和蛋白质代谢异常更为严重，脂肪便和充血性心力衰竭程度明显相关，认为是肠道瘀血引起脂质吸收不良所致。慢性心力衰竭病人能量消耗增加，同时糖、脂肪吸收不良，而且存在以氨基酸吸收障碍、血浆氨基酸失衡为主的氨基酸、蛋白质代谢异常。同时，心功能不全，食欲下降引起营养摄取量下降，加上能量消耗和氧耗量增加，细胞水平低氧血症，共同导致心肌萎缩并加重心功能不全，形成恶性循环，严重者导致心源性恶液质的出现。营养物质的吸收障碍会极大地影响心肌的能量代谢，心肌能量代谢障碍可引起心力衰竭，不仅影响其收缩性，而且影响其舒张功能。

慢性心衰病人血浆白蛋白、淋巴细胞总数和体重均有下降，表明这些病人均有不同程度的营养不良。通过对自由饮食组病人总能量消耗与实际摄入能量的计算，发现病人存在着明显的负平衡。表明慢性心衰病人不但存在着营养物质的消化吸收障碍，还存在着能量特别是蛋白质的摄入不足，这种摄入不足与病人慢性心衰所造成胃肠道瘀血引起的厌食有关。人类食品中的营养成分主要有糖、蛋白质、脂肪、维生素、各种矿物质及微量元素，各种营养物质的摄入、转化和利用则与人体的功能活动密切相关。对于慢性心衰的病人，特别是心源性营养不良的病人营养支持治疗则显得尤为重要。对心衰病人给予营养支持治疗，不单纯是提供营养物质，也直接参与改善心肌功能，使其恢复能量代谢平衡。本研究中丹参粉针加营养支持组病人经积极的肠内与肠外营养支持后，不但血浆白蛋白、体重和淋巴细胞总数等营养指标有了明显的改善，心衰的症状也得到改善，表明营养支持是心衰治疗中的重要措施之一。现代药理证实，丹参粉针的有效成分丹参总酚、丹参素能抑制血小板聚集，降低血液黏稠度，改善微循环，能保护线粒体，改善能量代谢，调节 TXA_2/PGI_2 平衡，能增加侧支循环的开放。有报道丹参的有效成分可改善肝脏微循环，减轻肝瘀血并降低肝硬化病人的门脉高压。总之，对于心衰合并有不同程度营养不良的病人，常规治疗心衰同时给予静点丹参粉针并积级的营养支持，可提高血浆白蛋白的浓度，增加体重，改善免疫状态，提高心衰的治疗效果，改善病人的生活质量和预后。至于改善体循环瘀血合并营养支持治疗对于慢性心衰病人的远期死亡率的影响有待于进一步研究。

中医药防治 PTCA 后 RS 的研究

郭维琴

1 PTCA 后再狭窄西医学认识

经皮冠状动脉腔内成形术（PTCA），目前已经成为冠心病患者的主要治疗手段之一。PTCA 是对由于冠状动脉粥样硬化，致使冠状动脉管腔狭窄，引起急性心肌梗死、不稳定心绞痛等冠心病心肌缺血，通过加压充气球囊术，扩张狭窄病变冠状动脉，以增大血管内径，增加冠状动脉血流，从而即刻和持久改善冠状动脉内狭窄和伴随的心肌缺血症的一种血管重建术。这种介入治疗冠状动脉扩张成功率达 90%~95%，作为一项重要的冠心病血管重建术迅速在世界范围内推广应用，如今也在我国广泛临床应用。然而 PTCA 术后 3~6 个月内，有 25%~50% 出现再狭窄（RS），影响着 PTCA 的远期疗效，冠脉内支架植入降低了再狭窄和并发症的发生率，但并没有消除再狭窄。因此，PTCA 术后再狭窄成为医学界所面临急需解决的问题。

西医学研究发现影响 PTCA 再狭窄的临床相关危险因素，除病变因素、操作因素等客观因素外，主要与患者高血压水平、高脂血症、糖尿病、高胰岛素血症、不稳定心绞痛、血浆高同型半胱氨酸血症、以及性别等因素相关，患者在危险因素环境下，更易出现再狭窄。

目前研究认为 PTCA 后再狭窄的发生机制主要是内皮细胞机械性损伤所引发的一系列病理、生理反应；血小板活化、黏附、聚集，血栓的形成，多种生长因子和血管活性物质释放及其所产生的生物效应，中膜平滑肌细胞在各种细胞因子作用下表型改变、增生并向内膜迁移过度并释放大量细胞外基质再形成堆积，内膜增厚，血管弹性回缩，血管重构等。再狭窄过程根据其组织损伤的病理特点一般分为四期，即血栓形成期、炎症反应期、血管平滑肌细胞增殖期、基质大量形成期，四期交错并行，在每期各有偏重，实际在临床中难以明确划分。

2 中医药防治 PTCA 后再狭窄

冠心病中医属于“胸痹”“厥心痛”“真心痛”之范畴，PTCA 正是在冠心病心绞痛，或急性心肌梗死，冠状动脉的分支狭窄或阻塞的情况下采取的治疗措施。

冠心病多发生于中老年，为中老年人的常见病。中医对该病的认识，病位在心，涉及肝、脾、肾三脏，主要病机为虚中夹实，心气虚，心阳不足为本，痰瘀互阻，滞于心系脉络。治疗原则为扶正祛邪。

中医认为“年老多虚，久病多虚”。该病多发于中老年人，年老者更为多见，另外该病发病的重要因素有高血压、高血脂症动脉硬化的发展过程，故属久病，虚者为多。行 PTCA 术者，大多是在正气亏虚，痰瘀内阻的基础上，出现严重的痰瘀痹阻心脉，心脉不通时所采取的紧急救治措施。虽然，疏通脉道，及时使血脉通畅，危证得以解救，但已有心气、心阳损伤在先；再加PTCA外源性、机械性的损伤，耗气伤血，进一步损伤正气，所谓虚上加虚，所以，在PTCA再狭窄的发病病机中，已有正气亏虚、心气、心阳的不足体质因素。另外PTCA的机械性扩张血管，拓开管壁的同时伤及络脉，正如陈无择《三因方》所述的“金刃所伤”，势必造成血行不畅，瘀阻血络，在原病变基础上，进一步新的瘀血形成，血瘀证的客观存在，已为西医学动物试验及临床试验所证实。故笔者从临床治疗体会，结合西医学对再狭窄发病机理的认识，认为虚、瘀、热毒是PTCA后再狭窄治疗的关键，早期应针对血瘀及炎症以活血化瘀、清热解毒为主，抑制血瘀及炎症的发展，以减少血小板及相关一系列细胞因子、生长因子的生成及释放，从而达到抑制平滑肌细胞的迁移、增生；而中、后期则应辨证分型，针对正虚之本，以补正气为主，辅以益气通脉、益气养阴通脉、益气温阳通脉等治法，通过扶正以化瘀通络防止再下着的发生、发展。

目前防治PTCA后再狭窄，经动物实验证实，有一定效果。单味药常用的药物有水蛭、丹参、丹参注射液、川芎嗪注射液、莪术油、三七皂苷、穿心莲有效成分、粉防已碱、雷公藤有效成分、大黄素、金银花、大蒜素等大多从不同角度抑制平滑肌细胞增生、内膜增厚，如：大黄素通过抑制平滑肌细胞由Co期向S期转化，从而抑制其细胞增生过程；穿心莲提取物则抑制单核细胞分泌生长因子及其转化，减轻平滑肌细胞的迁移、增生；雷公藤有效成分通过抑制癌基因的表达、活化，抑制平滑肌细胞的增生，最终和抑制再狭窄的发生。芎芍胶囊（赤芍、川芎）、复方丹参滴丸（丹参素、三七总皂苷）、血脂康、血府逐瘀汤、血塞通（三七有效成分）、复方当归注射液（当归注射液与丹参注射液合剂）等复方制剂亦通过调脂、抗血小板凝聚、减少平滑肌增生。补阳还五汤、心脉通（人参、首乌、水蛭、丹参等）、通心络（人参、水蛭、全蝎、蟅虫、蜈蚣、蝉蜕、赤芍、冰片）、心康饮（黄芪、葛根、蒲黄、甘草）等成方均以益气活血、化瘀通络为法对再狭窄的治疗中有一定疗效。

PTCA再狭窄的发生机制主要是属于医源性疾病，因此，积极的预防更重要于再狭窄后的治疗。因为再狭窄从术后即刻开始．随着其病理进程的发展，呈类似瀑布式连锁反应，最终导致再狭窄的发生。所以相应的预防治疗从术后即刻开始，个人观点治疗分二步，而不应只遵一法，沿用一方一药。首先，术后动脉管腔扩开后，由于患者心肌缺血症状可能会有明显改善，临床无不适感觉，但再狭窄机制已经启动，这时尤其在PTCA术完成后，马上就应开始，积极以清热凉血、活血解毒为法，以控制早期血栓形成，抑制炎症介质的释放、炎症的发展，考虑本虚标实的病机因素，在方药中酌加太子参以清补正气的不足。急性炎症期过后，临床也证实正气不足的症状体征开始显现，而慢性炎症仍持续状态，此时则应以益气活血、清热凉血为法，同时应用黄芪加强补益正气，通过益气以化瘀，扶正以祛邪，从而进一步抑制再狭窄的发生、发展进程。对于PTCA术后仍有心绞痛发作、则应辨证分型治疗。

3　治疗步骤及辨证方药

早期：治血清热凉血、活血解毒。药用连翘、金银花、赤芍、丹参、三棱、山慈姑、郁金、太子参、莪术。随证加减。中、后期：治宜益气活血、清热凉血。药用生黄芪、丹参、红花、鬼箭羽、金银花、虎杖、山慈姑、赤芍。随证加减。早期后伴有症状者，需辨证分型论治。

气虚血瘀　主症：心痛，心痛时轻时重，劳则加重，或诱发。心气虚：气短乏力，心悸、自汗。面色㿠白，舌黯淡胖有齿痕，脉弱无力。治宜益气活血。方药：①益气活血汤加减；②补阳还五汤加减；③桂枝黄芪五物汤；临床随症加减。

阴寒凝滞　主症：心痛，心痛甚，或胸痛彻背，遇寒加重，或诱发心阳不足；背凉肢冷，乏力，自汗，气短，心悸；脾肾阳虚、寒饮上泛：喘咳不得卧，咳唾白色泡沫痰，四肢厥冷，面色苍白，下肢水肿，舌苔白腻或水滑，脉沉细。治法：辛温通阳、开痹散寒。方药：①瓜蒌薤白白酒汤或瓜蒌薤白桂枝汤；②瓜蒌薤白半夏汤；③宽胸丸；④自拟助心平肺汤：党参、生黄芪、桑白皮、葶苈子、苏子、杏仁、泽兰、车前子；⑤生脉饮加参附汤静点滴；⑥自拟方：复窦合剂，药用党参、黄芪、川芎、红花、炙麻黄、仙灵脾、半夏、丹参。

气滞血瘀　主症：心痛，呈刺痛，部位固定不移，入夜更甚，情志改变可诱发疼痛。肝郁气滞：两胁肋痛、胸闷不舒，常叹息，时有烦躁欲哭，心悸，睡梦多，苔薄白，舌质紫黯或有瘀斑，脉沉涩或涩。治法：理气活血，通络止痛。方药：①血府逐瘀汤加减；②丹栀逍遥散加减；③一贯煎合安神定志丸加减；④冠心Ⅱ：丹参、川芎、红花、赤芍、降香；⑤活血通脉片加减：人参、丹参、赤芍、川芎、红花、降香、桃仁、鸡血藤、陈皮、山栀子、菖蒲、郁金、冰片、三七。

阴虚血阻　主症：心痛，心痛时轻时重，多呈隐痛，伴憋闷，劳则加重或诱发。肝肾阴虚：头晕目眩，腰酸腿软，五心烦热，午后潮热，虚烦不眠，舌黯红或有瘀斑，苔少或剥脱，脉弦细。治法：育阴活血，通络止痛。方药：①通幽汤加减：生地、熟地、桃仁、红花、当归、女贞子、枸杞子；②天王补心丹加减；③大补元煎加减等。

湿热阻遏　主症：心痛，胸憋闷伴疼痛，阴寒天气则加重。湿阻中焦：脘腹胀满不适，饮食不佳，重则恶心呕吐，大便正常或便秘，舌黯红，苔黄厚腻，脉滑数或弦滑。治法：化湿清热，宣痹通脉。方药：①小陷胸汤加减；②温胆汤加减。

该病是中老年的常见病，高脂血症、动脉硬化是该病发病的危险因素，应本着中医所提出的“不治已病，治未病”，所以从高脂血症、动脉硬化即开始治疗，平素应注意合理饮食，劳逸结合，适当体育运动，增强体质，预防高脂血症的发生。

轻身饮Ⅱ号治疗单纯性肥胖病46例临床疗效观察

康廷培

1985年开始我们根据中医药学理论，针对形盛体胖、消谷善饥、腹胀中满、大便秘结、疲乏无力的胃热脾虚型的单纯性肥胖病患者试制了轻身饮Ⅱ号。两年来，在临床上收到了一定的效果。现将临床观察结果报告如下：

1　病例选择

1.1　凡体重超过标准体重20%以上，经临床检查排除内分泌疾病引起的肥胖，而且属于热量摄入超过消耗而引起脂肪组织堆积形成的单纯性肥胖病患者为治疗观察对象。

1.2　中医辨证基本符合上述胃热脾虚型见证者。

2　临床资料

2.1　一般资料　本组46例病人中，男5例，女41例。年龄分布最小者15岁，最大者63岁，以25~45岁者最多。按肥胖程度，属I°肥胖者9例，Ⅱ°者16例，Ⅲ°者11例，Ⅳ°者4例，Ⅴ°者3例，Ⅵ°者2例，Ⅹ°以上者1例。超过标准体重最少者为9.9kg，最多者为68.6kg。

2.2　临床症状　主要表现为体态丰盛、臃肿、腹胀中满、困倦多睡及不同程度的疲乏无力等。其中伴有下肢浮肿者16例，高血压病者9例，大便秘结者32例。

3　观察方法

3.1　病人在服药前测量体重、身高、胸围、腹围。实验室检查：测血清胆固醇、甘油三酯，β-脂蛋白，血糖，肝功能以及血常规。服药后每2周复查体重一次。

3.2　每日口服轻身饮Ⅱ号一剂，轻身饮Ⅱ号主要成分：番泻叶、泽泻、山楂、草决明等。除番泻叶为浸液外，其他药均水煎。每剂100ml，早晚两次分服，服药4周为一疗程。根据症情可以连续服用多个疗程。除服药外，对每日主食量在500g以上的病人，劝其控制在500g以下。并鼓励病人多做一些适宜身体状况的体育锻炼。

4　疗效观察

4.1　疗效判定

有效：服药一个疗程或一个疗程以上，体重减轻超过1.5kg，伴有临床症状改善者。

无效：服药一个疗程后体重下降不足1.5kg，虽有临床症状改善者亦判为无效。

4.2　观察结果　本组46例病人中服药一个疗程者32人，体重减轻1.5kg以上者19例。体重减轻不足1.5kg者7例，体重无变化者6例。19例有效病例体重平均减轻3.05kg。

服药二个疗程者11例，服药后体重减轻全部超过3kg，体重平均减轻4.58kg。服药四个疗程者3例，服药后体重减轻均在6kg以上。此3例病人肥胖程度均较原来减轻Ⅰ°，体重平均减轻7.82kg。

在体重减轻方面，本组46例病人中33例有效，有效率为71.7%。

46例病人经治疗后体重下降至正常范围者6例，I°肥胖者12例，Ⅱ°者15例，Ⅲ°者6例，Ⅳ°者3例，Ⅴ°者3例，Ⅹ°者1例。在改善症状方面，用药后大部分病人有身体轻快盛、腹胀消失、大便通畅、困倦感消失。其中20例腹围有不同程度的减少，减少最多者为12cm。16例伴有下肢浮肿的病人中有9例浮肿消失。9例伴发高血压的患者在治疗期间血压稳定。

理化检查方面：46例中服药前有10例病人血清胆固醇、甘油三脂、β-脂蛋白升高，服药后复查有2例血脂下降至正常范围。服药前2例单项转氨酶升高者，服药期间1例转为正常。其他病例在服药期间未发现肝功能异常。

不良反应，服药后全部病人大便次数增多。每日1~3次，有9例大便次数每日4~5次，便前腹中隐痛、肠鸣，便后即止。连续服药3~4天后以上不良反应即减轻或消失。

5 **讨论**

单纯性肥胖病可以引起许多疾病，与正常人比较肥胖者的心脑血管病、糖尿病、肝胆疾病以及癌症等的发病率均较体重正常者为高。有人统计，超过标准体重的25%时，死亡率可增加74%，低于标准体重15%的人死亡率最低（王建勋：国内外肥胖病研究概况。中西医结合防治肥胖病学习班讲义。中国中西医结合研究会北京分会，1986年6月）。故近年来对肥胖病的防治越来越受到国内外人们的重视。

中医治疗肥胖病是一条值得探索的途径。中医对肥胖病的论述多散在于历代医书中，如《素问·通评虚实论》曰："肥贵人，则高梁之疾也。"提出了饮食与肥胖的关系。在《灵枢·逆顺肥瘦篇》中对肥胖人的体态，外形亦作了详尽的论述："年质壮大，气血充盈，肤革坚固……此肥人也。"古代医家对肥胖后的病理变化及后果亦有论述，如《王氏医存》中曰："肥人酗酒之湿热久作，痰涎淫泆一身。若佚跌则左半边瘫软无力……久则右半边亦软，甚则发颤语强。"特别是指出肥人不病时津液为脂膏，病则化湿酿痰，以及隧道被脂膏淤窄，使气不通畅，是肥人动而喘的原因。可见中医对肥胖病病机的认识与现代医学认为肥胖人血脂高而引起动脉粥样便化等疾病，确有相同之处。综上所述，中医认为肥胖病的原因是由于过食肥甘、醇酒厚味，致使湿热渐积，脾运失常，精微不布，脂膏内瘀，气血壅塞。这对我们运用轻身饮Ⅱ号治疗单纯性肥胖病提供理论依据。

轻身饮Ⅱ号的研制是在观察了一部分病人后，根据其主要症状如形体肥胖、消谷善饥、腹胀中满、大便秘结、疲乏无力等胃热脾虚证，依据中医药理论及参考现代中药研究，试制而成的水煎剂。由我院制剂室供应。

轻身饮Ⅱ号的主要功能是清胃热，利水湿，健脾运，使体内停聚的脂膏及湿浊消除，故而轻身。

从临床疗效看，轻身饮Ⅱ号对单纯性肥胖病的胃热脾虚型疗效是肯定的。但按减肥保健药物必须达到的三个条件：①不厌食；②不腹泻；③减体重不减轻体力。轻身饮Ⅱ号还存在着腹泻的弊病，仍有待于改进。

本组46例绝大多数为女性患者，中青年较多，显然代表不了单纯性肥胖病的全貌。随着人们对肥胖病危害的认识，男人、儿童、老年人要求减肥的也将会逐渐增多。所以如何适用中医中药防治单纯性肥胖病是一个很有前途的课题。

脂必妥胶囊治疗高脂血症多中心临床试验

鲁卫星　王俊显　朱建贵　许得盛　杨明均　王辉武

高脂血症，在中医学无独立病名，多数学者认为该病属于中医“痰阻”“湿阻”“血瘀”范畴，也有人提出“污血”之病名．但大都认为该病是由于过食膏粱厚味，酿生痰湿；或由于脾运失调，水谷肥甘之物无以化生气血精微而致血瘀。脂必妥是由红曲、山楂等组成，中医认为红曲具有“活血消食、健脾暖胃”作用，切中高脂血症中医之病机。徐济民等采用随机、双盲对照、多中心试验方法用脂必妥治疗205例高脂血症病人，证明该药能显著降低总胆固醇（TC）、甘油三酯（TG）和升高高密度脂蛋白胆固醇（HDL－ch）作用，且未发现不良反应。脂必妥胶囊的理化性质较稳定，不易吸潮，其生物利用度优于片剂，利于吸收。笔者按照国家药政局（97）ZL－68号批文，于1997年8月至1998年4月进行了脂必妥胶囊治疗高脂血症的临床试验，现报道如下。

1　资料与方法

高脂血症诊断标准参照《新药（中药）临床研究指导原则》制定：血脂异常病人，经饮食宣教，2～4wk内采血2次，如2次血清Tc均＞5.98mmol/L，或甘油三酯（TG）≥2.26mmol/L，＜5.65mmol/L者。HDL－ch值男性≤1.04mmol/L，女性≤1.17mmol/L作为参考条件。

痰瘀阻滞症的中医辨证标准为肢体困倦、胸闷或胸痛、纳呆、脘腹饱胀、体胖，舌暗或有瘀斑，舌苔厚腻，脉滑或沉涩。

2　试验病例标准

2.1　纳入标准　符合上述高脂血症诊断及中医辨证的原发性高脂血症病人。

2.2　排除标准　（1）0.5a内曾患心肌梗死、脑血管意外、严重创伤或重大手术者。（2）肾病综合征，甲状腺机能减退，急性或慢性肝、胆疾病，糖尿病及痛风病人。（3）家庭性高胆固醇血症（纯合子型高胆固醇血症）。（4）由药物（如吩噻嗪类、肾上腺素β受体阻滞剂、皮质激素及某些避孕药类）引起的高脂血症。（5）正在使用肝素、甲状腺治疗药和其他影响血脂代谢药的病人以及近4wk内采用其他降血脂措施的病人。（6）年龄在18a以下，70a以上者。（7）孕妇及哺乳期妇女。（8）合并有其他严重器质性病变医生认为不适合者。（9）过敏体质及精神病病人。

2.3　入选病例　按以上标准选择试验病人450例，门诊234例，住院216例。试验设计为随机对照，多中心比较研究。将病人按就诊顺序随机分为脂必妥组与血脂康组，脂必妥组300例，男性156例，女性144例，年龄58a±8a，合并高血压病86例，冠心病95例；血脂康组150例，男性71例，女性79例，年龄57a±8a，合并高血压病35例，冠心病57例；2组在性别、年龄、病程及合并症方面差异无显著意义（$P>0.05$），具有可比性。

2.4　治疗方法　脂必妥组：用脂必妥胶囊［由成都地奥九泓制药厂提供，国家药政局（97）ZL－68 号批文，规格 0.39/粒］每次 1 粒，每日早晚各 1 次，口服；血脂康组：用血脂康［由北大维信制药有限公司生产，批准文号（95）卫药准字 Z－94 号，规格 0.249/粒］每次 1 粒，每日早晚各 1 次，口服。疗程均 8wk。

3　观察内容

3.1　安全性指标（1）包括血、尿、粪便常规，心电图，肝功能（ALT），肾功能（Cr，BUN），肌酸激酶（CK）；（2）可能出现不良反应症状及体征。

3.2　疗效性指标　血清脂质（包括 TC，TG，HDL－Ch，LDL－ch，$ApoA_1$，ApoB100）。相关症状及体征。

3.3　疗效判定标准　对照《新药中药临床研究指导原则》制定：临床控制：血脂各项指标恢复正常。显效：血脂未完全恢复正常但达到以下任一项者，TC 下降≥20%，TG 下降≥40%，HDL－ch 上升≥0.26mmo/L；TG－HDL－ch/HDL－ch 下降≥20%。有效：血脂恢复达到以下任何一项者，TC 下降 10%～20%，TG 下降 20%～40%；HDL－ch 上升 0.104mmo/L～0.26mmol/L；TGHDL－ch/HDL－ch 下降 10%～20%。无效：实验检查达不到有效标准者。

3.4　数据处理　计数资料的比较采用 χ^2 检验，计量资料的比较用 t 检验，等级资料的比较采用形 Ridit 分析。

4　结果

血脂疗效　脂必妥组 300 例，总显效率 76.3%（229/300），总有效率 90.0%（279/300）；血脂康组 150 例，总显效率 74.0%（110/150），总有效率 85.3%（128/150），$P<0.05$，见表 1。

表 1　2 组高脂血症疗效比较［例（%）］

组别	例数	控制	显效	有效	无效
血脂康	150	45（30.0）	66（44.0）	17（11.3）	22（14.7）
脂必妥	300	116（38.7）	113（37.6）	41（13.7）	30（10.0）

经 Ridit 分析：R 脂＝0.5，R 血＝0.5446，$P<0.05$。

治疗前后血脂水平比较　脂必妥组与血脂康组治疗后 TG，TC，LDL－ch 及动脉硬化指数（TC－HDL－ch/HDL－ch）都有明显降低，P 均 <0.01，TC 降低幅度脂必妥组优于血脂康组，$P<0.05$；HDL－ch2 组治疗后都有所升高，$P<0.01$，升高幅度组间无差异。脂必妥组治疗后 $ApoA_1$ 有所升高，ApoB100 有所降低，均 $P<0.01$；血脂康组变化不大，均 $P>0.05$。2 组组间比较差异有非常显著或显著意义（$P<0.01$ 或 $P<0.05$），见表 2。

症状改善情况　脂必妥组在改善病人肢体困倦、胸闷、胸痛、纳呆、脘腹胀满等中医症状方面有较好的作用，但与血脂康组比较差别无显著意义（$P>0.05$）。见表 3。

安全性评价　治疗过程中未发现该药引起的不良反应，血、尿、粪常规，肝、肾功能亦未发现有临床意义的变化。

表2　2组治疗前后血脂、载脂蛋白水平及动脉硬化指数变化的比较（$\bar{x} \pm s$）

项目	组别	异常例数	治疗前	治疗后	差值
TC	血脂康	92	6.9 ± 1.4	5.6 ± 0.8	−1.3 ± 0.9^{c}
(mmol/L)	脂必妥	182	6.8 ± 1.3	5.3 ± 0.9	−1.6 ± 1.0^{ce}
TG	血脂康	109	3.3 ± 1.1	2.2 ± 1.0	−1.0 ± 0.9^{c}
(mmol/L)	脂必妥	202	3.3 ± 1.4	2.2 ± 1.1	−1.0 ± 1.2^{cd}
HDL－Ch	血脂康	69	0.95 ± 0.12	1.15 ± 0.17	0.20 ± 0.17^{c}
(mmol/L)	脂必妥	152	0.95 ± 0.15	1.2 ± 0.3	0.20 ± 0.7^{cd}
LDL－Ch	血脂康	110	3.8 ± 1.4	3.1 ± 1.1	−0.7 ± 0.8^{c}
(mmol/L)	脂必妥	189	3.7 ± 1.7	3.0 ± 1.9	−0.7 ± 0.7^{cd}
ApoAI	血脂康	60	1.29 ± 0.25	1.31 ± 0.21	0.02 ± 0.18^{a}
(g/L)	脂必妥	102	1.2 ± 0.3	1.91 ± 0.29	−0.10 ± 0.13^{cf}
ApoB100	血脂康	60	1.05 ± 0.27	0.99 ± 0.24	−0.06 ± 0.19^{a}
(g/L)	脂必妥	90	1.06 ± 0.25	0.94 ± 0.25	−0.12 ± 0.16^{ce}
TC－HDL－Ch/	血脂康	132	4.4 ± 1.7	3.1 ± 1.1	−1.3 ± 1.3^{c}
HDL－Ch	脂必妥	247	4.6 ± 1.7	3.0 ± 1.5	−1.6 ± 2.3^{cd}

治疗前后比较经 t 检验：$^{a}P > 0.05$，$^{c}P < 0.01$；组间比较经 t 检验：$^{d}P > 0.05$，$^{e}P < 0.05$，$^{f}P < 0.01$。

表3　2组症状改善比较（例）

症状	血脂康组		脂必妥组	
	治疗前	治疗后	治疗前	治疗后
肢体困倦	133	87^{c}	220	76^{cd}
胸闷	107	64^{c}	211	69^{cd}
胸痛	51	27^{c}	104	29^{cd}
纳呆	59	27^{c}	109	24^{cd}
脘腹胀满	90	44^{c}	172	36^{cd}

2组治疗前后比较经 χ^2 检验：$^{c}P < 0.01$；2组治疗后组间比较经 χ^2 检验：$^{d}P > 0.05$。

5　讨论

从现代药理分析，脂必妥含有红曲，而红曲的主要成分为洛伐他丁，因而给脂必妥治疗高脂血症赋予现代药理基础，其洛伐他丁的含量低于目前的常规用量，与其他中药配伍既克服了洛伐他丁的一些不良反应，又具有确切疗效。因此我们认为脂必妥是一种疗效确切、安全可靠的调脂药物。

微饮与心力衰竭

戴雁彦　张立山　指导：郭维琴

1　微饮溯源

微饮一词，始见于汉张仲景《金匮要略·痰饮咳嗽病脉证并治》"夫短气有微饮，当从小便去之，苓桂术甘汤主之，肾气丸亦主之"，描述水饮停留，妨碍气之升降，故见短气，而又仅见短气一症，说明水饮尚属轻微，故称"微饮"。另有"水停心下，甚者则悸，微者短气"，指胃中水饮澹荡，严重可水气凌心而为心下悸动，轻者妨碍呼吸而为短气。从文中所述可见微饮有如下几个特点：①从概念而言，微饮当属于水饮，指水饮之轻微者。②其形成原因：不外乎阳气不化，其本在于脾肾。其形成的病理改变为水饮内阻，导致气机升降失常。③典型的临床表现为短气。④治疗方法：《金匮要略》上说"当从小便去之"是说本证治法宜化气利小便，使气化水行，饮有出路，但饮邪的生成，有因中阳不运，水停为饮者，其本在脾，亦有因下焦阳虚不能化水，以致水凌心下者，其本在肾，临床可分别采用健脾或温肾方法，方药如苓桂术甘汤、肾气丸之属。

2　微饮与慢性心力衰竭

2.1　审病理，早期心衰存微饮

中医古籍对心衰相关论述可散见于古籍中的心水、心悸、喘证、水肿、痰饮、血瘀证等篇。现代中医对心衰的病因病机认识总体趋于一致，认为心衰基本病机为本虚标实，虚实夹杂，本虚证以气虚为主，标实主要为血瘀和水饮，从病程进展看，早期多以气虚证表现为主，中后期血瘀证和水饮证显著。此三者为心衰的核心证候，也是目前临床研究的重点。对此三者而言，临床和实验研究又详于气虚血瘀，而略于水饮。

慢性心力衰竭在临床上呈现缓慢进展过程，随着医学的发展，人们越来越关注对心衰患者的早期干预治疗，现代医学通过循证医学的方法证明采用诸如血管紧张素转化酶抑制剂等药物治疗早期心衰可以逆转心室的重构，延缓心衰的进展。中医界对早期心衰多认为其病机为气虚血瘀，治疗方法亦以温补阳气、活血化瘀为主，而鲜有认为早期心衰即有水饮，治疗方法采用利水法者。大多数医家认为利水是到了心衰后期，出现水气客肺而喘促倚息不得卧时予以葶苈大枣泻肺汤泻肺利水，或水泛肌肤之水肿给予真武汤利水消肿，水饮多作为心衰过程某阶段的标实来看待，而利水就常作为治标的权宜之法。笔者认为，在心衰早期即存在水饮，因其轻微，故为微饮，理由如下：

①从病因病机而言，微饮的产生由于阳气不足，而这正是心衰患者本虚的一面。中医理论认为，气血津液密切相关，一方面，气为血帅，气虚则无力行血，"血管无气，必停留为瘀"；"气为水母"，津液的生成、输布、排泄均赖气之升降出入，气虚则气不化水，水饮内停。另一方面，瘀血与水饮亦相互影响，水停津滞，脉道不利，瘀血由生；反之"血不利则为水"，瘀阻脉道，津液不布聚而为水。此外，气有赖津血濡养，瘀阻津停，

水津不能四布，五经不能并行，气不得养，可加重气虚。因此气虚、血瘀、水饮三者是互为因果，相互为患，形成恶性循环，可以呈现由微到著不断加重的病理进程：早期形成的“微饮”仅存在于津液的脉络中，日久可聚于脉外，与瘀血相互搏结，阻滞络道，加重血瘀水停，形成有形之水饮。心衰患者早期存在气虚血瘀，必然导致水饮内生，但因其病变还轻，当属微饮。在“微饮”阶段，可能已经开始形成心系脉络形态结构和功能上的变化，从而引发了临床症状。

②从临床表现来看，微饮的主要表现为短气，而心衰早期患者的主要表现即是短气，尤其是活动后为重，这里固然有气虚血瘀的因素，而饮阻气滞也是重要原因。有些病人在症状不典型时肺底可以听到少量细小水泡音，这也是早期心衰存在微饮的明证。

③对早期心衰由乎水饮，早在伤寒杂病论中可以见到类似描述，比如“胸痹，短气，茯苓杏仁甘草汤主之”“夫短气，有微饮，苓桂术甘汤主之，肾气丸亦主之”，文中提到的胸痹、短气相当于现代医学的心衰的表现，此时病在上焦，表现为心肺气虚，微饮内停，临证见胸闷、气短，或可闻及肺底少量湿啰音。如失于治疗逐渐发展则饮邪渐盛，支撑胸肺，出现咳逆倚息不能平卧，咳吐泡沫痰，病情进一步进展可波及中下二焦，脾肾阳气不足，而出现纳减呕恶、腹胀肢肿等。因此纵观心衰的进程，水饮是从微到著，从隐性到显性，从上焦到下焦逐渐发展，使得病情逐渐加重。

正是基于早期心衰有产生微饮的病理基础，有微饮的典型的临床表现，前贤亦有过类似的论述，因此笔者认为微饮和气虚血瘀一样，是早期心衰的一个重要病理改变，水饮在心衰病机中的地位与气虚血瘀同样重要。

2.2　论治疗，心衰利水宜早图

由于微饮是心衰早期的一个重要病理改变，且可以与气虚血瘀相互影响，互为因果，因此利水化饮有助于血行的流畅以及正气的来复，从而改善气虚血瘀证候，从这个意义上讲，利水也是治本之法，而非权宜之计。因此笔者提出在心衰治疗中早期即应在益气活血的同时加用利水法进行干预，可以截断病情的进展，防止阳虚以及显性水饮（咳吐泡沫痰、浮肿）的出现，阻止疾病向中下焦进展，这符合中医治未病的思想以及现代医学心衰理论。笔者在临床实践中对早期心衰患者即采用益气活血利水法治疗，即在益气活血的同时加用泽泻、车前子、泽兰之类的药物化气利小便，实践证明可以明显改善心衰病人的症状，防止疾病的进展，收到了良好的疗效。

验案举例：

王某，女56岁，胸闷气短两天于2003年9月5日就诊，既往冠心病史10年，3年前前壁心肌梗死。此次因家务劳累后出现气短胸闷，活动后明显，生活自理困难，无咳嗽咳痰，口不渴，易汗出，饮食二便正常，舌胖苔白，舌质淡暗，脉沉滑，查体：心率87次/分，律齐，心脏二尖瓣听诊区可闻及Ⅲ级吹风样杂音，左肺底可闻及细小水泡音。心电图：窦性心律，陈旧性前壁心梗，ST－T改变。服用益气活血之汤药5剂后症状虽略有减轻，但继服后症状改善不明显，左肺底仍可闻及细小水泡音。治以益气活血，利水化饮，方用：

党参15g　生黄芪30g　赤芍12g　益母草30g　泽兰10g　桑白皮15g　葶苈子15g　车前子15g（包）　丹参20g

经服5剂后患者生活自理，症状消失，双肺听诊呼吸音清，未闻及干湿性啰音。

按：患者年高，且心病日久，心脾气虚。气为血帅，气虚无力帅血，血滞为瘀，无力行津，津停为饮。心脾气虚，加之饮阻气滞，故见气短胸闷，活动后明显，以及肺底湿啰音。气不摄津，故易汗出，舌胖苔白，质淡暗，脉沉滑均气虚血瘀饮阻之征。虽无典型咳吐泡沫痰以及肢体浮肿等显性水饮，然据其病机特点，结合其短气胸闷，肺底罗音，水饮内停可知，因其轻微，当属微饮。前医以益气活血之药，尚属正治，故可取效，然无化饮之品，水饮难去，故病情缠绵。而在益气活血基础上投以利水化饮之品，诸症豁然。可见，微饮在心衰早期的治疗中殊宜重视。

感染性糖尿病足清创方法和时机探讨

于秀辰

糖尿病足是糖尿病常见的并发症，其发生不仅与血糖高有关系，还与血管、神经、感染等多方面的因素有关。治疗及时得当，可以最大限度地保护患者肢体功能，维持其较好的生活质量；治疗不及时或措施不当，可能影响患者的肢体功能，导致生活不能自理，甚至使患者丧失生活的信心。保护糖尿病足患者的肢体功能是目前研究的热点问题。

糖尿病足的治疗不仅需要内科对血糖、血脂、血压、血管神经等因素进行调整，而且需要局部清创、血管重建等外科治疗。如何掌握糖尿病足清创的正确方法和手术时机，是糖尿病足治疗成败的关键问题，也是非常棘手的问题。时机掌握的好坏，直接关系到糖尿病足患者肢体功能的保护和预后。

感染性糖尿病足在糖尿病足感染未得到很好控制时，一般情况下，如果清创，则可能随着清创切口所到之处创面扩大，即常说的“清到哪儿，烂到哪儿”；如果不清创，大量的分泌物淤积于内，形成局部高张力，且由于压力和重力的作用，感染范围扩散，药物也难于进入，不利于感染的控制。如何选择既能切开引流使压力减低达到引流通畅、控制感染的目的，又不使感染范围扩大达到最好的治疗效果，是当前面临的问题。

1 清创部位的选择

1.1 最低点扩创 局部小的创面，可能是个“蚁穴”——外面很小的窦道，里面是个洞穴。应该探清“洞”的深度、上下左右潜行的范围，选择脓腔最低点与溃疡窦道相连切开，但注意切开的范围不应该超过最低点，这样，即使出现创面扩大，也不会超过原来感染的面积。选择最低点，是因为这样脓液易于排出。如果是厌氧菌感染，切开后，创面暴露也有利于感染的控制。

1.2 张力最高点切开 一般情况下，窦道小而感染严重、分泌物多时，腔内张力较大，严重时可以出现穿透性溃疡，如足底胼胝样溃疡，可以反应到足背，形成足背局部变黑、红、紫、白等多种病理性色泽变化，整只脚肿胀变大。此时，如果不切开引流，则由于压力和重力的双重作用，分泌物沿着肌间隙、筋膜间隙向足跟部、小腿蔓延，且由于肌肉肌筋腐烂，或伴有糖尿病血管病变，局部血供减少，药物难达病所，无论局部还是整体应用抗生素，控制感染都收效甚微。此时应该积极地切开引流，切开部位选择在最薄弱的地方，也就是张力最高的部位。

1.3 足底切口避开承重摩擦部位 足底的切开，应该尽量避免承重摩擦的部位。因为伤口愈合后，在行走的过程中，容易因过度摩擦而再次形成溃疡，尤其是瘢痕体质的患者，且一旦形成溃疡，则较前次更难于愈合。

2　蚕食清创方法的运用

清创虽然是减少坏死组织的方法，但是如果将坏死组织清除得过分，不仅不能起到较好的治疗作用，反而会导致创面扩大。所以应该采取分次逐步清除坏死组织的方法，即为蚕食清创法。

3　创面的要求

3.1　创面的形状　清创较深的创面应该外面大里面小，不要形成里面大外面小的葫芦状，以免形成死腔或引流不畅。一则坏死组织不易清除；二则可能会出现厌氧菌的繁殖，感染加重或出现混合感染。

3.2　创面保持湿润的环境　创面不要过干，在湿润的环境下肉芽组织才容易生长，中医常说的“煨脓生肌”正是这个道理。

4　换药的频率

换药的频率：分泌物较多的，如果有条件，应该每日换药两次，以使分泌物充分引流；必要时可以采用浴洗的方法。没有分泌物且正处于生长肉芽阶段，则可以两天换一次药，以减少对局部的刺激。

5　手术的时机

湿性坏疽如果感染严重不截肢则不能维系生命时，根据情况处理；如果不是严重到影响生命时，则在感染得到较好控制时再行手术治疗，尽量保持患者肢体的有效功能。

糖尿病足混合性坏疽，要在坏死组织和正常组织界限分明时再作离断处理；需要截肢者，要在局部循环改善的条件下再选择手术部位和手术方式。

肾络癥瘕聚散理论与肾纤维化

王耀献

近年来慢性肾脏疾病发病率较高，且呈不断上升态势，严重影响着人民的身体健康、生活质量。目前现代医学针对慢性肾脏疾病的基础研究和临床治疗较多，并已取得一定进展，但临床疗效差强人意。我国中医肾病学者通过长期的临床实践，在肾脏病的领域内充分发挥中医的优势，形成了独具特色的理论与临床体系，疗效显著。尤其是建立在肾络微型癥瘕学说之上的理论、实验、临床等一系列研究，都取得了令人满意的成果。

1　肾络癥瘕病机理论对肾纤维化的认识

北京中医药大学东直门医院吕仁和教授根据多年的临床经验，曾经提出糖尿病微血管并发症的“微型癥瘕形成”的病机学说，认为糖尿病肾病等并发症实质上是消渴病久治不愈，伤阴耗气，痰郁热瘀互相胶结于络脉，形成微型癥瘕。并应用“微型癥瘕”理论指导糖尿病肾病的临床治疗，取得了很好的疗效。在肾脏疾病方面，吕仁和教授根据络脉的生理（《灵枢·痈疽》有“中焦出气如露，上注溪谷而渗孙脉……血和则孙脉先满，溢乃注于络脉，皆盈乃注于经脉”的论述，均反映了络脉具有满溢灌注、渗布血气于全身的生理功能；络脉与经脉循行和分布的区别还在于经脉多循行于溪谷大节之间，而络脉多循行于经脉所不到之处，以为联络流通之用），病理（《金匮要略·水气病脉证并治》提出了“血不利则为水，名曰血分”的论述。所谓“血不利则为水”，实质上是指瘀血阻滞脉络，致使脉内之津液不能输布、脉外之津液不能还流，或脏腑气化行水之功能失调所致）以及王清任、叶天士等对络病治法的论述，并结合古人的癥瘕理论，以糖尿病肾病“微型癥瘕”理论为基础，提出了“肾络微型癥瘕”理论，全面系统地阐述了肾脏疾病的中医病机。

“肾络微型癥瘕”理论是对络病理论与癥瘕理论进一步发展，认为肾络从某种意义上可以理解为肾脏的排泄功能，并提出肾脏疾病的根本病机为外感六淫、内伤七情、饮食不节、起居无常等因素造成人体正气亏虚，或毒阻血脉，或气虚血滞，久病入络，造成气滞、血瘀、毒留而形成微型癥瘕，聚积于肾络，即形成肾络微型癥瘕，损伤肾脏本身，进而影响肾脏的功能从而导致各种肾脏疾病的形成。提出了消癥散结法治疗慢性肾脏疾病，经临床及动物实验证实疗效确切可靠，因而提升为“肾络癥瘕”的病机理论。张氏等认为肾络瘀阻是肾纤维化的中医主要本质之一，在一定程度上，肾络瘀阻的程度可以反映肾纤维化的程度。

2　肾络聚散消长理论

人体是有机整体，始终处于动态平衡状态，人体本身存在自稳调节机制，由基因分子水平到功能学改变，直至形态学改变伴随着不断的自身调节，功能学改变中，气滞，血瘀，痰浊，毒蕴的病机渐进发展，互为因果或聚散平衡为阴平阳秘，或聚而为肾络癥瘕，或散而为肾功能衰退，在这个动态演化的过程中气滞血行不畅、络脉失养、气血瘀滞、津凝痰结、络毒蕴结体现着由浅至深的渐进过程，体现着血流动力学至细胞的保护及损伤，细胞因子的调节至细胞外基质有形之质的形成过程。

元气为人体中最根本的气，是气化活动的动力和源泉。中国古代哲学家认为，世界上的一切都是由气构成。早在春秋战国时期，庄子在《庄子知北游》中明确指出“通天下一气耳”。天地间的万物，亦有气化所生。至于由气化生万物的机理，古代哲学家多用“天地之气交感”的理论来解释。《素问·天元纪大论》说：“在天为气，在地成形，形气相感而化生万物矣。”

存在于世界上的气，有两种状态：一种以弥散而剧烈的状态存在，由于细小，分散，加之不停的运动，用肉眼难以看到，故称之为“无形”；另一种以凝聚的状态存在，细小而分散的气，集中凝聚在一起，就形成了看得见摸得着的实体，称之为“形质”。习惯上把弥散状态的气称之为气，而把有形质的实体称为形。故有“气聚则形存，气散则形亡”（《医门法律·先哲格言》）之说。

“聚”指元气的各组元进行的聚集，它开始是各组元间疏密程度的聚集，到达一定程度后，就可发生相态的变化，“聚则成形”的“无形生有形”的变化过程；“散”指混元气各组元密度的疏散，它可以是元气各组元间的一般稀疏化，也可以是相态变化的疏散。

聚散相互对立制约，双方势均力敌，就达到了人体的阴平阳秘。若因某种缘故，使聚散中的任何一方增长而强盛，事物的发展就会朝着强盛的一方发展，就会达到一个病理状态。当聚强盛时，事物就会向着聚的状态发展，如果散仍然不能与之抗衡，聚会继续发展下去成为有形之物为积。当散强盛时，事物会向着散的方向发展，如果聚仍然不能与之抗衡，散就会发展下去成为亏。

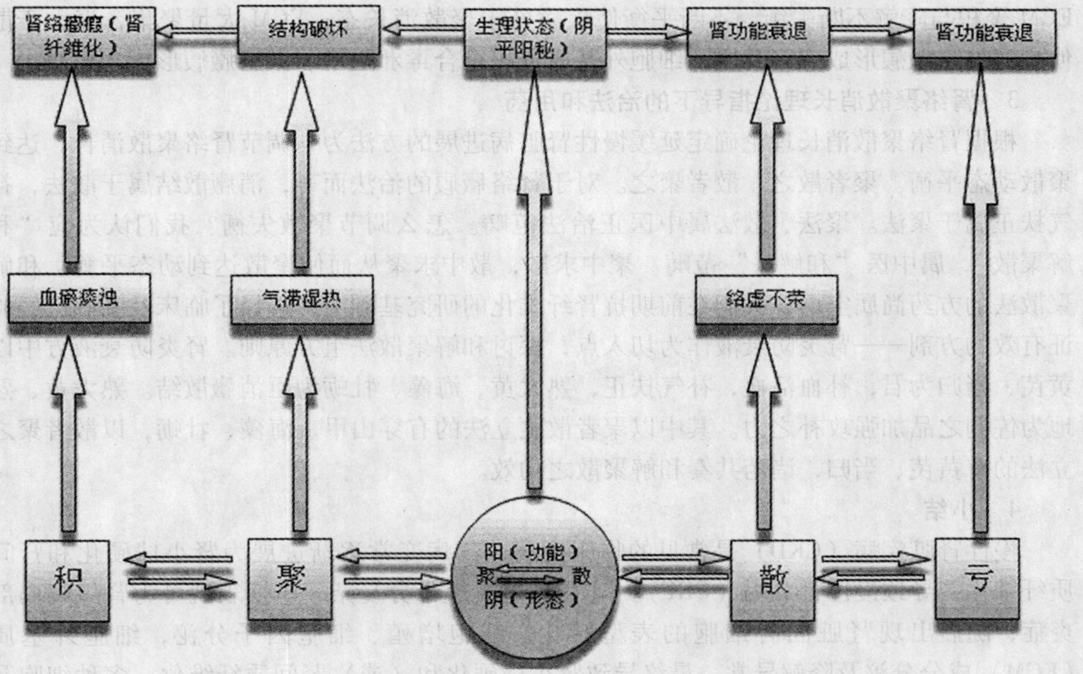

笔者认为肾络癥瘕形成的病机是聚散消长。若因某种缘故，使聚散中的任何一方增长而强盛，事物的发展就会朝着强盛的一方发展，就会达到聚散失衡的病理状态。在肾络系统中，当聚强盛时，事物就会向着聚的状态发展，形成气滞、湿热等无形之病理产物，造成肾脏结构破坏，如果散仍然不能与之抗衡，聚会继续发展下去，产生血瘀、痰浊，阻于肾络成积，肾体失司，这就是我们所提出的肾络癥瘕，相当于西医的肾纤维化。当散强盛时，事物会向着散的方向发展，造成络虚不荣，导致肾用失司。如果聚仍然不能与之抗衡，散就会发展下去成为亏，相当于西医的肾功能衰退。

慢性肾脏病的证候特点是虚实夹杂，每一个症状都蕴含着虚实两个方面——聚和散。聚表现为病理产物的堆积——邪实，散表现为正气的减弱——正虚。两种因素对立制约，此消彼长。聚散消长的最终结局是聚散完全失衡。表现为肾用失司，肾体失用的病理状态。如肾用失司所表现出的小便清长，夜尿增多，是肾虚的表现，而同时表现出的水肿、小便混浊等反映机体代谢产物的堆积，相当于中医的实热郁毒在肾。根据对临床现象的观察，笔者提出了聚散消长病机理论。聚散消长是一个过程，而不是一种结果。聚散消长是机体自身调节的一种病理状态，机体在聚散平衡—失衡—平衡中维持慢性肾脏病不再进展，延缓病人进入终末肾的时间。所以我们应该研究形成肾纤维化的中医病机理论，以指导用药延缓慢性肾脏病进展。

肾纤维化（包括肾小球硬化和间质纤维化）是几乎所有慢性肾脏疾病展到终末期肾衰竭的共同通路。肾脏纤维化形成涉及到炎症细胞浸润、肾内固有细胞损伤、活化增殖及表型转化，促纤维化因子的分泌及细胞外基质（extracellular matrix，ECM）聚积与降解失衡等多个环节，从而造成大量 ECM 在肾内沉积，肾小管及间质毛细血管减少、荒废，完整肾单位进行性减少，肾小球滤过率进行性下降，最终导致肾功能丧失的病理生理过程。ECM 聚积与降解不断失衡、不断平衡使疾病处于聚散消长态；ECM 大量聚集，聚大于散使疾病处于癥瘕形成态，总之，细胞外基质堆积符合毒邪阻络、微型癥瘕形成之病机。

3　肾络聚散消长理论指导下的治法和用药

根据肾络聚散消长理论确定延缓慢性肾脏病进展的方法为，调节肾络聚散消长，达到聚散动态平衡。聚者散之，散者聚之。对于肾络癥瘕的治法而言，消癥散结属于散法，补气扶正属于聚法。聚法、散法属中医正治法范畴。怎么调节聚散失衡？我们认为应“和解聚散”，属中医“和解法”范畴。聚中求散，散中求聚从而使聚散达到动态平衡。和解聚散法的方药尚属空白，我们在前期抗肾纤维化的研究基础上，选择了临床及基础已经验证有效的方剂——肾炎防衰液作为切入点，探讨和解聚散法组方原则。肾炎防衰液方中以黄芪、当归为君，补血活血，补气扶正，熟大黄、海藻、牡蛎为臣消癥散结。熟大黄、熟地为佐制之品加强攻补之力。其中以聚者散之立法的有穿山甲、海藻、牡蛎，以散者聚之立法的有黄芪、当归，诸药共奏和解聚散之功效。

4　小结

慢性肾脏疾病（CKD）是常见的临床疾病，其病变常逐渐进展为肾小球硬化和肾间质纤维化，导致慢性肾衰竭（CRF）。CKD 进展机理十分复杂，早期表现可为肾组织局部炎症，随后出现肾脏固有细胞的表型转化，细胞增殖、细胞因子分泌，细胞外基质（ECM）成分分泌及降解异常，最终导致肾小球硬化和（或）肾间质纤维化。多种细胞及细胞因子共同参与这一过程，形成相互作用的复杂调控网络并恶性循环，加重上述病理变化。疾病过程中伴随的高血压、蛋白尿、高血糖和高脂血症等血流动力学或代谢异常也加重肾脏损伤，进一步促进肾小球硬化和肾间质纤维化病变的发生和发展。由于众多生物活性物质参与肾脏纤维化过程，病理生理学机制复杂，CKD 治疗一直是临床难点，寻找具有多途径、多靶点、多环节作用的防治纤维化药物是目前国内外肾脏病学者最为关注的问题。中药与西药相比，具有多靶点多效应的优势。在 CKD 的发展过程中，能否通过对各种因子的调节，恢复人体正常气机运行，促进病理产物由聚而散，以防止最终肾络微型癥瘕的形成，是十分值得研究的问题。而从之前所述内容可见，中药治疗 CKD 和防治肾脏纤维化病变研究已经获得了大量有意义的临床与实验研究结果，相对于西药具有多途径、多靶点、多环节、疗效确切、毒副作用小的明显优势。

近年来，细胞和分子生物学的研究进展使我们有可能从全新思路去认识中药多环节的细胞内作用及其对肾脏纤维化的调控机理。综合特定中药对慢性肾脏病临床、体内、体外研究的全面作用，深入研究其影响致病关键环节的机理，并采用现代科学手段研究其有效成分或成分群，将有可能从新的视角阐明中药复方制剂多靶点药理作用的本质，并将有助于开发出具有抗肾脏纤维化的新型药物。同时，中医在借鉴现代医学的研究成果时，应在系统筛选、深入研究中药的有效药理成分的基础上，找准切入点重点突破才能充分发挥中医药在肾间肾纤维化防治方面的优势和特色。相信现代医学与传统中医药互相取长补短，将会为肾纤维化治疗的防治开辟更为广阔的前景。

从风论治原发性肾小球疾病的病因病机

李　靖　指导：高　菁　吕仁和

“风”是中医定为外因“六气”（风、寒、暑、湿、燥、火）之首的“风邪”。因风邪伤人时合并的邪气毒力不同，所伤个体的脏器虚实程度不同，导致伤损后的临床表现不同，预后也不同。

“原发性肾小球疾病”包括西医临床诊断的急性肾炎、急进性肾炎、慢性肾炎、肾病综合征、隐匿性肾炎等，为内科常见疾病，对这一组疾病，从中医古籍到现代临床诊治均有非常多的研究，笔者结合从师学习的体会，从风论治本组疾病，前景广阔，愿与同道们商讨。

1　风邪的特性和临床特点

风邪为外感发病的一种极为重要的致病因素，风邪外袭多自皮毛肌腠而入，从而产生外风病证，如《素问·风论》说：“风气藏于皮肤之间，腠理开则洒然寒，闭则热而闷。”自然界的风，是一种无形的、流动的气流，来去较快，时有时无，而且风又是变化多端而无孔不入，故中医学认为风邪为病因，具有如下特性和临床特点。

1.1　风为阳邪，其性开泄，易袭阳位　风邪善动而不居，具有升发、向上、向外的特性。其性开泄，是指易使腠理疏泄而开张。正因其能升发，且善于向上向外，所以风邪侵袭，常伤及人体的上部（头面）、阳经和肌表。《素问·太阴阳明论》说：“阳者，天气也，主外……。故犯贼风虚邪者，阳受之……。阳受之，则入六府，则身热，不时卧，上为喘鸣……。故喉主天气……故阳受风气……；阳气从手上行至头，而下行至足。故曰：阳病者上行极而下……。故伤于风者，上先受之……”

1.2　风性善行而数变　“善行”，是指风邪致病具有病位游移，行无定处的特点；“数变”，是指风邪致病具有变幻无常和发病迅速的特性而言的。同时，由风邪为先导的外感疾病，一般发病多急，传变也较快。故《素问·风论》所说：“风气藏于皮肤之间，内不得通，外不得泄；风者善行而数变，腠理开则洒然寒，闭则热而闷……”即概括了风邪致病的这一特性。

1.3　风为百病之长　风邪为六淫病邪的主要致病因素，凡寒、湿、燥、热诸邪多依附于风而侵犯人体，所以风邪常为外邪致病的先导。古人甚至把风邪当作外感致病因素的总称。故《素问·骨空论》问曰：“余闻风者百病之始也。”《素问·风论》曰：“……故风者，百病之长也，至其变化，乃为他病也，无常方，然致有风气也。”

2　原发性肾小球疾病与风邪的关系

肾脏疾病中许多疾病的症状是具有风邪致病的特点，如急性链球菌感染后的肾炎及IgA肾病，多在发病前有明确的外感史，有咽喉痒痛的症状，这就是风邪外袭的特点；而急进性肾炎综合征和紫癜性肾炎发病后病情进展迅速，临床表现复杂，变化迅速是具有风邪善行数变的特点。

我们可以认为风邪也是导致原发性肾小球疾病的主要病因，《内经》曰："风者百病之始也……"，又曰："风者百病之长也。"说明我国古代医学家认为许多疾病的形成，其外因中"风邪"起着先锋和主导的作用，因其为"百病之长"，故最易挟多与其他外邪合而致病。再加上"风邪"具有"善行而数变"（《素问·风论》）的特性，其变化多端而迅速，常为与"热"相合成为"风热"；与"寒"相合成为"风寒"；与"湿"相合成为"风湿"；与"湿热"相合成为"风湿热"；与"寒湿"相合成为"风寒湿"；与"毒"相合成为"风毒"等。因风邪"善行而数变"的特点，故风邪可化毒，而且风热、风湿热也可以化毒，风寒、风寒湿也可以化热生毒，一旦形成"热毒"则可乘虚而伤人体组织器官。肾是诸毒排出体外的主要器官，所以最易受风邪热毒的侵袭而受损伤。

因为原发性肾小球疾病的发病与风邪外袭具有密切关系，故古人将病位在肾，病因为感受风邪而导致肾体损害，肾用失司，以水肿、尿浊、尿血、眩晕、腰痛等为主要临床表现的一类疾病命名为肾风。肾风即病因为风邪，病位在肾脏的疾病。类似于现代医学所说的肾小球肾炎，肾虚感受风邪或风邪挟寒、挟湿、挟热邪侵袭，正邪相争剧烈，则发为急性肾风。而急性肾风在发病的急性期调治不当，或虽未急性发作，但因反复感受风邪，导致肾体受伤，疾病迁延不愈，转为慢性肾风，病情发展至最后直至肾衰。

肾风之病，古代医家对其病因病机及治疗多有论述，如《素问·风论》曰："肾风之状，多汗恶风，面痝然浮肿。脊痛不能正立，其色炲，隐曲不利，诊在肌上，其色黑。"又如《素问·奇病论》曰："有病痝然如有水状，切其脉大紧无痛者，形不瘦，不能食，食少……病生在肾，名为肾风。"《素问·评热病论》记："帝曰：有病肾风者，面跗痝然壅，害于言，可刺不？歧伯曰：虚不当刺，不当刺而刺，后五日，其气必至。帝曰：其至何如？歧伯曰：至必少气时热，时热从胸背上至头，汗出手热，口干苦渴，小便黄，目下肿，腹中鸣，身重难以行，月事不来，烦而不能食，不能正偃，正偃则咳，病名曰风水。"肾风出现发热，病情加重时，病名改为风水，则风水是急性病变期的病名，在此很似急性肾炎或慢性肾炎急性发作。《素问·水热穴论》篇曰："勇而劳甚则肾汗出，肾汗出逢于风，内不得入于脏腑，外不得越于皮肤，客于玄府，行于皮里，传为胕肿，本之于肾，名曰风水。"到后汉时张仲景对风水进行了仔细的观察和描述，并提出了治疗方药。如《金匮要略》曰："（1）风水，其脉自浮，外证骨节疼痛，恶风。（2）身体洪肿，汗出乃愈，恶风则虚，此为风水。（3）寸口脉沉滑者，中有水气，面目肿大有热，名曰风水。（4）视人之目巢上微肿如蚕，新卧起状，其颈脉动，时时咳、按其手足上陷而不起者，风水。（5）太阴病脉浮而紧，法当骨节疼痛，反不疼，身体反重而酸，其人不渴，汗出即愈，此为风水。"这些都是风水的临床表现。张仲景在风水的治疗上认为："风水，脉浮身重，汗出恶风者，防己黄芪汤主之；腹痛者，加芍药。"

3　风邪伤肾的病因病机

同样感受风邪，为什么有的人发病有的人不发病呢？在《素问·评热病论》中说道："邪之所凑，其气必虚。"故肾风病的形成，首先是由于各种原因导致肾元亏虚，其次是受风邪侵袭。风邪伤人常以风寒或风寒挟湿；风热或风热挟湿的形式侵袭人体。在急性期主要表现为表实证，转为慢性以后，除有风邪及风邪挟他邪所致的证候外，因肾元亏虚已经累及肝脾等脏，所以临床表现比较复杂，同时出现了一系列继发证因，导致其临床变化更为复杂。

3.1 肾风的病因 综前所述肾风病的形成，首先是由于各种原因导致肾元亏虚，其次是风邪或风邪挟他邪侵袭。故肾风病是本虚标实的病，其本虚是肾元亏虚，标实是风邪或风邪挟他邪侵袭。分别论述如下。

3.1.1 肾元亏虚：（1）禀赋有亏：如有先天的缺陷，包括整体抗病能力的不足和肾脏本身的缺陷，不仅容易感受外邪，而且感受外邪后邪气不易驱除或便于留恋；（2）年老体衰：年老或久病体虚之人，正气不足，不仅易感病邪，而且外邪侵袭之后，难以驱除，使疾病迁延，久久不愈；（3）劳累过度：过度辛苦劳累，耗损过多，滋补不足，肾元亏虚，抗病邪的能力降低而容易生病，而且病后难以痊愈；（4）气机阻滞：包括肝气郁结，痰湿阻滞，食积，停饮，湿热内蕴，热毒不解，瘀血不散，气虚，血虚，阴虚，阳虚等都能阻滞经络，使气血不能流畅，促使疾病加重或发展。

3.1.2 风邪侵袭：常见有四种。（1）风寒侵袭：劳累汗出或饥饱入睡，感受风寒，风寒之邪流经血脉，侵袭肾体，乘虚伤肾。轻者发病缓慢，常在不知不觉中使肾元受损伤，成为慢性肾风，到因临床症状明显而发现疾病时已难以治愈。若风寒化热，邪正相争剧烈者，多发病急，症状重，进展快，若能及时处理，调治得法，多能痊愈。（2）风寒挟湿：素体脾虚湿重，或因涉水冒雨，衣着湿冷，复感风寒，风寒之邪流经血脉，侵袭肾体，轻者缓发，重者急发，但因湿性黏滞，患病后不易痊愈。（3）风热外袭：素体阴虚，感邪后邪易从热化生毒，损伤肾络，感邪后多为急发。轻者易治，若及时治疗多能痊愈。少数病人因素体阴虚肝旺，病情严重，疾病进展迅速，易引起肝风内动，治疗困难，预后不良。（4）风热挟湿：素体湿重，或因涉水冒雨，居处潮湿，衣着湿冷等，复感风热，风热之邪流经血脉，侵袭肾体，乘虚伤肾，轻者可以治愈，但因湿热之邪黏滞难除，所以临床见效缓慢，不能着急。重者因为湿邪损伤脾气，热邪损伤肾阴，形成肾阴不足，脾气受伤，对治疗具有很大难度。因为滋阴则损阳，补气又伤阴，若想调治十分困难，必须仔细分析，慎重选药，精心调治，方能见效。

3.2 风邪伤肾的病机 风为阳邪，唯有《康熙字典》曰“风为阴中之阳邪”此说更合乎客观所说。风邪伤人后，先“藏于皮肤之间”（《素问·风论》），此风可从玄腑发散而解，也可随络脉内侵，或化他邪，或化热生毒伤及脏器组织，因其毒邪的力度不同，所伤组织不同，临床表现也不同，基本转化机理论述如下：

3.2.1 “风毒”伤肾：风毒所伤，先见肤痒，眼、鼻、咽喉痒痛等类似过敏反应的表现，也可有颜面、眼睑浮肿，继而伤肾，尿检出蛋白和（或）潜血、红细胞，并出现发热等症状，很像临床诊断的过敏性肾炎，绝大多数可以痊愈。

3.2.2 “风热毒邪”伤肾：风热毒邪之邪，从表和相合脏腑而来，常有发热、汗出、口渴、恶风、喷涕、咽痒、咳嗽、大便溏泄等肺与大肠的病证，继而出现尿血或尿蛋白，或因邪盛上攻而见头晕，热毒伤肾而见尿少，临床表现类似急性肾炎，其中多数预后较好，少数不能痊愈者20~30年后转为慢性。

3.2.3 “风湿热毒”伤肾：风湿热毒之邪侵袭常伤及肾及脾连肺，除见风热毒邪所伤之症状外，其浮肿明显，并有脘腹胀满，纳谷不香等脾气受损，运化失职，水液代谢失职的表现，另外尿中蛋白较多，血压也常增高，本型预后较差。

3.2.4 “风寒化热生毒”伤肾：风寒之邪侵袭人体，病久随可化热，但热象不重，毒力也缓，然而其邪直沉于北方寒水伤肾，起病缓慢，病人处在不知不觉的病态中，慢慢感觉身体机能逐渐减退，腰膝沉重甚至酸痛，面日虚浮，尿检出现蛋白，血压逐渐增高，紧张者累时出现头晕等的肾风状态，很似现在的慢性肾小球肾炎。

3.2.5 “风热寒湿杂致化燥生毒”伤肾：风热寒湿之邪合至，并化燥生毒，其邪毒力强大猛烈，伤阴迅速，肝阳益亢，直伤神明，阴损及阳，阴阳俱伤，肾元衰败，气血大衰，出现恶性高血压，肾衰贫血状态，很似急进性肾炎。

3.2.6 “风湿化毒”伤肾：风湿化毒侵袭，其毒重着，伤肾及脾，水湿化生和转输困难，大量蛋白排出，体内水湿停聚，出现高度水肿，很似现代常见之肾病综合征。若加燥热之邪，阴伤阳亢，尿中见血，头晕目眩，血压升高者，即是肾炎性肾病综合征，治疗较难。

3.2.7 “风寒湿邪化毒”伤肾：风寒湿化毒侵袭，其毒凝滞，伤肾较慢，发病于隐匿之中，偶在尿检中发现蛋白，但患者自己常无不适感觉，若风寒化热伤血络，则尿中见血，并见腰酸腿软。化热甚者尿血明显，风寒湿甚者尿中蛋白明显，风寒湿热俱甚者，尿血和尿中蛋白同时可见，很似现在临床常见的隐匿性肾小球疾病。

5 小结

风邪为百病之长，其为阳邪性开泄，易袭阳位，善行而数变，并常挟他邪而致病。风邪与肾脏病的发病有密切的关系，是导致肾风病发生的主要原因。肾风病的形成，是由于先有各种原因导致肾元亏虚，又有风邪或风邪挟他邪侵袭，常表现为风寒或风寒挟湿；风热或风热挟湿的特点。诸邪侵袭人体，日久均可化热生毒，一旦形成“热毒”则可乘虚而伤人体组织器官，肾是诸毒排出体外的主要器官，所以最易受风邪热毒的侵袭而受损伤。肾风在急性期主要表现为表实证；转为慢性以后，除有风邪留恋所致的证候外，因肾元亏虚已经累及肝脾等脏，所以表现比较复杂，同时也出现了一系列的继发证因，其临床变化就更为复杂。我们希望通过确立肾风病的病因病机，为临床诊疗疾病提供了坚实的理论根据。

中医药防治糖尿病及其并发症研究与前景展望

赵进喜

糖尿病是一组由于胰岛素分泌缺陷及（或）其生物效应降低引起的以高血糖为基本病生理改变的糖、脂肪、蛋白质的代谢紊乱综合征。近年来发病率日益提高。目前，全世界大约有糖尿病患者一亿五千万。世界卫生组织估计，到2025年，糖尿病患病人数还将翻一番，而且患者将主要集中在印度、中国等亚洲国家。随之而来的糖尿病多种血管神经并发症，成为患者致死、致盲、致残的重要原因，更成为社会和家庭的日益增长的巨大的经济负担。因此，世界各国和医学界都非常重视糖尿病及其并发症的防治问题。

中国是认识糖尿病最早的国家之一。在中医学文献中，糖尿病被称为“消渴病”，早在《黄帝内经》一书中对其临床表现、病因病机、并发症等，就有系统论述。其后，历代医家在糖尿病及其并发症防治方面，可以说积累了丰富经验。建国以后，随着中医和中西医结合临床科研工作的不断深化，中医药防治糖尿病及其并发症，更取得了一系列新成果，初步显示出了中医药在糖尿病及其并发症防治方面的特色和独特优势。因此，深入研究糖尿病及其并发症的中医病因病机、辨证、治疗方法，并应用现代科学方法阐明其作用机制，具有重大的学术意义和社会意义。

1　中医药防治糖尿病及其并发症研究现状

1.1　糖尿病中医病名研究

在祖国医学文献中有关糖尿病的论述很多，散见于“消渴”“消证”“渴证”“渴利”“消瘅”“三消”等病证。消，《说文解字·病疏下》指出：消是想饮水的意思，《黄帝内经素问王冰注》指出：消指消化，善消水谷。可见“消渴”一词概括了糖尿病口渴多饮、多食易饥的典型症状。《儒门事亲》指出：消是消灼，是火烧的意思；《景岳全书》则指出消是消烁、消耗的意思。可见消渴病名还揭示了糖尿病的基本发病机理和基本发展趋势。即消渴病由内热伤阴所致；消渴病日久，消耗人体精气，可致人虚损，不仅令人疲乏、消瘦，最终更可导致多系统多脏器的并发症。唐代王焘《外台秘要》引隋甄立言《古今录验》云：“消渴，病有三：一渴而引水多，小便数，无脂似麸片甜者，此皆消渴病也；二吃食多，不甚渴，小便有油者，此消中病也；三渴而饮水不能多，小便数，阴痿弱，但腿肿，脚先瘦小，此肾消病也。”更明确指出消渴有广义与狭义之分，狭义的消渴病表现为多饮、多尿、尿有甜味，即现代医学的糖尿病。至于消中病表现为多食、不渴、尿中有油，则相当于现代医学乳糜尿。而肾消病实际上是糖尿病并发症阶段的表现，糖尿病肾病、阳痿、周围神经病变等多种并发症症状并存。糖尿病相当于中医“消渴病”已成为现代中医和中西医结合糖尿病学科领域之共识。

1.2　糖尿病及其并发症中医病因病机研究

对于糖尿病的病因，研究发现体质因素是其发病的重要基础，同时还常存在饮食失节、情志失调、劳倦内伤、外感邪毒、药石所伤等因素。北京中医药大学高思华教授认为糖尿病肝脾肾同病，是肝脾肾功能失调所致。我们临床上则十分重视糖尿病内热伤阴耗气的基本病机。认为内热可以表现为胃肠结热、湿热、郁热、痰火等。发病与脾胃肝肾等多脏相关。糖尿病内热伤阴耗气，可表现为阴虚、气阴两虚，日久阴损及阳，更可见阴阳俱虚。认为内热伤阴耗气病机贯穿于糖尿病病发生发展的全过程。所谓“有则求之，无则求之”，就是在强调基本病机的重要。气阴两虚证是糖尿病临床最常见的证候类型，具体可表现为心肾、肺肾、肝肾、脾肾或多脏气阴两虚，是消渴病阴虚内热，内热伤阴耗气的结果。阴阳俱虚，则是阴阳互根，阴损及阳的结果。以正气不足，易感外邪，导致风热外受，或湿热留恋，或内生热毒，则可成喘嗽、肺痨、淋浊、癣疾、疮疖、痈疡等。更有学者认为糖尿病的发生发展，实际上存在着“郁、热、虚、损”的病机演变过程。而著名学者祝谌予教授则非常重视糖尿病及其并发症血瘀病机，吕仁和教授针对糖尿病微血管并发症，更提出久病入络，“微型癥瘕”形成病机理论，认为络脉瘀结是糖尿病心、脑、肾、眼底、足多种并发症的发病基础。另外，也有学者重视糖尿病脾虚病机。认为脾虚，津液不能得正常输布，是消渴病发生关键。如熊曼琪教授、陈晶教授等，都很重视糖尿病脾虚病机。“脾虚致消”，成为糖尿病“从脾论治”的立论基础。更有主张糖尿病当“从肝论治”者，如王钢柱教授等，认为情志郁结、肝郁化火伤阴，在消渴病发生发展过程居于重要地位。但若简单地把消渴病视为“脾虚”“肝郁”，则有嫌片面。下图所示，有助于较全面地理解糖尿病及其并发症发生发展的病机转化规律。

糖尿病及其并发症病机转化示意图：

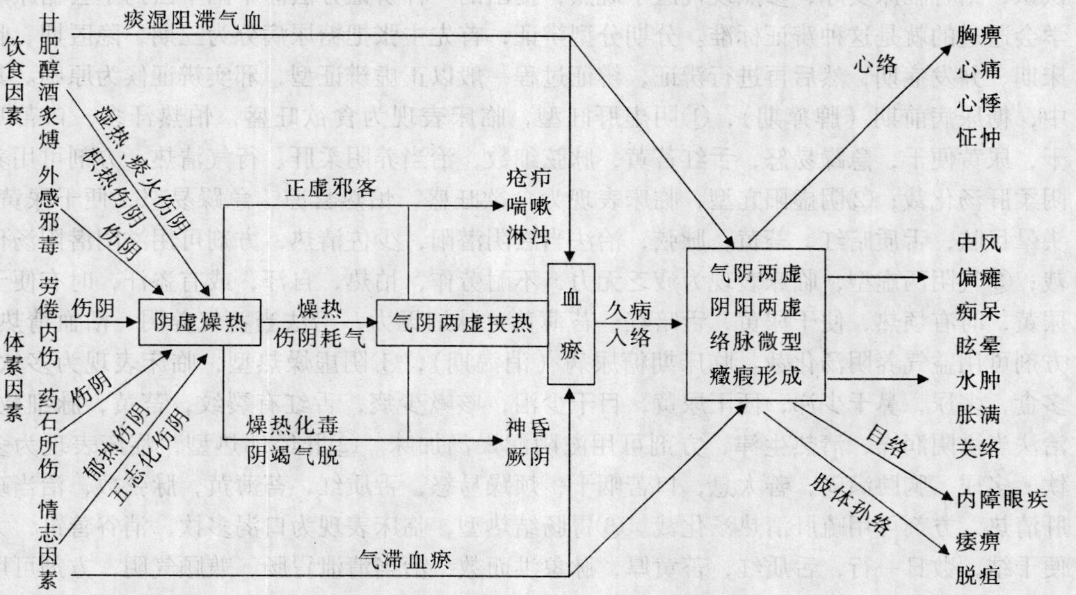

1.3　糖尿病及其并发症中医辨证方法研究

关于糖尿病及其并发症的中医辨证方法，汉唐时期重视辨方证。宋代《太平圣惠方》之后则普遍重视三消辨证，主要根据多饮、多食、多尿等典型症状主次，分证论治。而现代医家则更重视分型辨证、分期分型辨证、标本虚实辨证、三阴三阳辨证方法，也被广泛应用于临床等。

其中，分型辨证是当今临床最常用的辨证论治模式。医家有根据气血阴阳虚实盛衰分型者，有结合脏腑辨证、病因辨证方法分型者，实际上是继承多种传统辨证方法基础上所进行的一种综合辨证方法。祝谌予教授就主张分型辨证，认为临床具体可分五型。①气阴两虚型，临床表现为神疲乏力，多饮，多食，多尿，乏力，消瘦，腰酸腿软，自汗易感，舌质淡暗，脉沉细，治当益气养阴，方剂可用降糖基本方加味；②阴虚火旺型，临床表现为多饮，多食，多尿，消瘦，躁热，多汗，便干，或有盗汗，舌红，脉弦数，治当养阴清热，方剂可用一贯煎加黄芩、黄连，或用白虎汤加味；③气虚血瘀型，临床表现为乏力，四肢疼痛，颜面瘀斑，舌质暗有瘀斑、瘀点，治法当活血化瘀，方剂可用降糖对药加桃仁、红花、当归、川芎、赤芍等；④燥热入血型，临床表现为皮肤疮疖、痈疽，红肿热痛，躁热，便干尿黄，舌质红，脉弦，治当清热解毒，方剂可用温清饮加味；⑤阴阳两虚型，临床表现为多饮，夜尿频多，腰膝酸冷，四肢无力，汗多易感，性欲淡漠，男子阳痿，或有浮肿，舌质淡，脉沉细，治当滋阴助阳，方剂可用金匮肾气丸加味。《卫生部中药新药临床研究指南》也把糖尿病分为阴虚燥热、气阴两虚、血瘀阻滞、阴阳两虚几型，国家中医药管理局医政司颁布《中医行业标准》的分型方法也与此相类。临床上，协和医院则把糖尿病分为阴虚型、阴虚火旺型、气阴两虚火旺型、阴阳两虚、阴阳两虚火旺型、血瘀型等七型，在医学界有较大影响，比较切合实际；广安门医院则主张把糖尿病分为阴虚热盛、气阴两虚、阴阳两虚三型，则比较简明，便于掌握。

而分期分型辨证方法，是吕仁和教授基于《内经》有关“脾瘅”“消渴”“消瘅”的认识，结合临床实际，参照现代医学观点，提出的一种辨证方法。中国中医药学会糖尿病学会通过的就是这种辨证标准。分期分型辨证，首先主张把糖尿病分为三期，隐匿期、临床期、并发症期，然后再进行辨证，辨证过程一般以正虚辨证型，邪实辨证候为原则。其中，糖尿病前期（脾瘅期），①阴虚肝旺型，临床表现为食欲旺盛，怕热汗多，口苦咽干，尿黄便干，急躁易怒，舌红苔黄，脉弦细数，治当养阴柔肝、行气清热，方剂可用养阴柔肝汤化裁；②阴虚阳亢型，临床表现为食欲旺盛，怕热喜凉，急躁易怒，便干尿黄，头晕目眩，舌质暗红，苔黄，脉弦，治法当滋阴潜阳，少佐清热，方剂可用滋阴潜阳汤化裁；③气阴两虚型，临床表现为疲乏无力，不耐劳作，怕热，自汗，或有盗汗，时有便干尿黄，时有烦热，便干尿黄，舌暗红，苔薄黄，脉细无力，治法当益气养阴、活血清热，方剂可用益气养阴汤化裁。临床期糖尿病（消渴期），①阴虚燥热型，临床表现为多饮，多食，多尿，鼻干少涕，便干尿黄，目干少泪，咳嗽少痰，舌红有裂纹，苔黄，脉细数，治法当滋阴润燥，清热生津，方剂可用滋阴润燥汤加味。②肝经郁热型，临床表现为多饮、多尿、胸胁满闷，善太息，口苦咽干，烦躁易怒，舌质红，苔薄黄，脉弦数，治当疏肝清热，方剂可用疏肝清热汤化裁。③胃肠结热型，临床表现为口渴多饮，消谷善饥，大便干结，数日一行，舌质红，苔黄厚，脉象洪而数，治当清泄胃肠，兼顾气阴，方剂可用清疏二阳汤加味。④肺胃实热型，临床表现为烦渴引饮，喜冷饮，便干尿黄，舌质红，脉数。治当清泻实热，生津止渴，方剂可用肃降肺胃汤加味。⑤湿热困脾型，临床表现为头晕沉重，纳食不香，脘腹胀闷，口干黏腻，肌肉酸胀，大便不爽，小便黄赤，或尿频涩痛，小便浑浊，或带下秽浊，或二阴失养，舌胖嫩红，舌苔黄腻，脉象滑数，治当清化湿热，理气健脾，方药可用清化湿热汤或四妙清利汤化裁。⑥肺热化毒型，临床表现为发热恶寒，胸闷咳嗽，痰黄黏稠，肢体酸痛，头晕头痛，便干尿黄，舌红苔黄，脉浮数，治当清宣肺气，清热解毒，方剂可用清宣肺气汤加味。⑦气阴虚损、经脉失养型，临床表现为神疲乏力，肢体酸痛，舌质暗红，苔薄黄，脉细弦数，治当益气养阴、通经活血，方剂可用益气养阴通活汤化裁。至于糖尿病并发症期（消瘅期），可出现心、脑、肾、眼底、足等多种血管神经并发症，常为多种并发症并存的局面，或以一种并发症为主，同时兼有另一种或几种并发症。临床当根据具体情况，进一步进行分期分型辨证治疗。这种辨证模式开放性强，体现着“寓防于治、防治结合”的精神，可以反映出糖尿病各期纷繁复杂的病情变化，充分展示中医药治疗糖尿病及其并发症方法的丰富多彩。

另外，我们基于吕仁和教授分期分型辨证方法，结合临床实际研究发现：分期分型辨证强调本虚辨证型、邪实辨证候，实质上是一种标本虚实辨证方法。我们糖尿病及其并发症病机，具有本虚标实的特点，其本虚证型，可分为阴虚津亏、气阴两虚、阴阳俱虚，其标实证侯则包括胃肠结热、肝经郁热、湿热内蕴、气机郁滞、血脉瘀滞、痰湿阻滞等。患者常常具有本虚证型一证，同时具有标实证候一证或数证，具体临床关键要处理好本虚和标实的关系问题。这种辨证模式的优势在于具有开放的特点，根据患者本虚和标实证候具体情况，可给予比较有针对性的方药。同时，我们临床上更重视三阴三阳辨证方法。该辨证方法，源于《伤寒杂病论》，是在明辨患者体质类型、详审三阴三阳六系统病变的基础上所进行的方剂辨证。实际上一种是辨体质、辨病、辨证“三位一体”辨证模式。我们认为，病人为什么要患糖尿病，患糖尿病后为什么表现为这个证候，完全是有规律可循的。阳明体质的人，易患阳明病，可表现增液承气汤证、升降散证等；少阳体质的人，易患少阳病，可表现为小柴胡去半夏加花粉汤证、加味逍遥散证；太阴体质的人，易患太阴病，可表现为参苓白术散证、理中汤证；少阴体质的人，易患少阴病，可表现为肾气丸证；厥阴体质的人，易患厥阴病，可表现为连梅汤证、建瓴汤证、一贯煎证等。体质与病、证相统一，所以称辨体质辨病辨证“三位一体”辨证模式。这种辨证方法，强调有是证用是方，优势在于选方用药针对性强，既突出中医治病的“活法圆机”，又重视“治病求本”。

1.4　糖尿病及其并发症中医治法研究

糖尿病及其并发症的常用中医治法，可概括为滋阴清热、益气养阴、活血化瘀治法等，现代学者也有从肾论治、从脾论治、从肝论治之议，各具特色。我们基于糖尿病胰岛素抵抗“壮火食气”的基本病机，观察了清热益气中药糖宁胶囊对2型糖尿病胰岛素抵抗作用及其机制，应用高脂饮食加小剂量链脲佐菌素诱导的2型糖尿病胰岛素抵抗模型，对清热益气中药与胰岛素增敏剂改善胰岛素抵抗的作用进行了对照研究。整体实验结果显示，中药可改善胰岛素抵抗大鼠高血糖、高胰岛素血症、高游离脂肪酸血症和高水平肿瘤坏死因子-α；可以减轻高糖、高脂导致的胰岛β细胞损害，提高模型动物胰岛β细胞内胰岛素含量。分子生物学研究结果显示，中药能上调肠系膜脂肪组织PPARγ mRNA和蛋白表达，提示中药可能通过调节脂肪组织基因表达等多方面作用减轻胰岛素抵抗，保护β细胞功能。初步揭示了为中医减轻胰岛素抵抗和保护胰岛β细胞功能的机制。有学者针对糖尿病代谢紊乱和脂质过氧化损伤，观察到金芪降糖片（黄芪、金银花、黄连等）可以降低高血糖大鼠肝匀浆丙二醛（MDA）水平，升高红细胞超氧化物歧化酶与丙二醛比值，提示中药有抗脂质过氧化损伤的作用。有学者针对糖尿病肝胃郁热证候，观察到开郁清胃颗粒降低链脲佐菌素所致糖尿病大鼠肝及骨骼肌细胞膜受体结合力、升高胰岛素生长因子（IGF1）水平的作用，同时发现对胰岛素水平无影响，提示中药可减少胰岛素受体前抵抗，改善糖代谢紊乱。而中成药降糖甲片（生黄芪、黄精、太子参、生地、花粉）、消渴平片（生黄芪、人参、花粉、知母、葛根等组成）等，体现的则是益气养阴治法。而活血化瘀治法，近年更是受到普遍重视，复方丹参片、丹参滴丸、丹参注射液、川芎嗪、保肾康、脉络宁、葛根素等为临床习用。临床上更有强调选用活血通络药（如乌梢蛇、白花蛇、水蛭、地龙等）、化瘀散结药（如鬼箭羽、夏枯草、海藻、牡蛎等）者，主要是用于糖尿病周围神经并发症和糖尿病肾病等。

糖尿病并发症研究方面，目前主要集中在糖尿病肾病、糖尿病视网膜病变、糖尿病足等严重致死、致盲、致残性并发症。针对糖尿病肾病，北京中医药大学东直门医院吕仁和教授承担的国家“九五”科技攻关项目‘止消通脉宁治疗糖尿病肾病的临床与实验研究”课题，首先建立了链脲佐菌素诱导糖尿病模型、肾单侧切除加链脲佐菌素诱导糖尿病肾病模型和肾大部切除加链脲佐菌素诱导糖尿病肾病模型，其中，后者非常接近于人类糖尿病肾病典型病理改变，观察发现中药不仅可改善实验动物肾功能指标，减轻肾脏病理，降低肾小球硬化率，减少细胞外基质中胶原沉积，更可改善肾小球血液动力学指标，减轻肾小球基底膜糖基化终末产物含量。高糖环境系膜细胞培养分子生物学研究则显示：中药血清可抑制系膜细胞增殖，并对肾小球细胞外基质增生相关细胞因子转化生长因子β基因表达也有调节作用。我们承担的国家“十五”科技攻关项目“糖尿病肾病肾功能不全优化防治方案研究”课题，则在分期的基础上，把糖尿病肾病分为阴虚、阳虚、阴阳俱虚三证，并根据糖尿病肾病肾功能不全络脉瘀结、湿浊内停病机，针对性选用益气补肾、化瘀散结、泄浊解毒中药，研究发现在改善患者肾功能指标、改善中医症状积分、提高患者生存质量等方面，都显著优于对照组血管紧张素受体Ⅱ拮抗剂氯沙坦。初步显示出了中医药在保护肾功能方面的优势。近期我们又承担了国家“十一五”科技支撑计划项目“中医全程干预糖尿病肾病进程综合方案研究”，提出了“防治结合，寓防于治，分期辨证，综合治疗”的思路，目前多中心临床试验研究工作正在顺利进行之中。

针对糖尿病视网膜病变，成都中医药大学廖品正教授承担了国家“九五”“十五”科技攻关计划项目糖尿病视网膜病变中医药防治课题，也取得了一系列研究成果。研究发现：中药芪明颗粒（黄芪、枸杞、生地，水蛭、茺蔚子等组成），具有益气生津、补益肝肾、化瘀通络的功用，治疗非增殖型糖尿病视网膜病变疗效确切。实验研究发现，中药能增强糖尿病大鼠抗氧化能力，减轻视网膜的氧化损伤。而中药制剂葛根素、灯盏花素、血栓通等，治疗糖尿病视网膜病变也有疗效。有学者更在光凝治疗的同时，辨证分气阴两虚型、阴阳两虚型，分别予以中药治疗，结果显示光凝结合中药治疗组患者视力提高优于中药组、光凝组，眼底出血、水肿、渗出吸收时间缩短，新生血管退缩较完全。有学者更通过动物实验观察发现，中药滋养肝肾、活血化瘀复方（干地黄、枸杞、丹参、生蒲黄、葛根等），对早期糖尿病性视网膜病变具有较好的防治作用，其作用机制可能是通过改善微循环、抑制山梨醇通路活性和改善肌醇代谢等多途径有关。

针对糖尿病足，上海市中西医结合医院奚九一教授提出了“筋疽”的概念。认为病机是气虚津血无力运达肢末，阴虚津少，足端气血津液不足，筋脉、肌肤濡养不足，本虚加以水湿内生，湿趋于下，久蕴化热，或外感湿邪，蕴而化热标实，湿热毒邪与气血相搏化为脓血而发病。临床主张分“二型三期”进行辨治。二型即单纯型和混合型，单纯型即不伴缺血性损害，混合型指既有肌腱变性坏死溃疡，又并有动脉硬化闭塞坏死病灶。三期即急性发作期、好转缓解期、恢复期。治疗主张急则治标，以祛邪、清解为先；缓则治本，以益气养阴除余邪为法，且内治法与外治法相结合，不可拘于活血之法。急性发作期内服清解湿毒之三黄消炎冲剂（黄连、黄芩、制大黄等），七花消炎冲剂（七叶一枝花、金银花等），胡黄连解毒冲剂（胡黄连、苦参、茵陈蒿等），局部及早清创，清除腐烂组织，并选用抗真菌、抗厌氧菌的中西药清洗及外敷。好转缓解期、恢复期予以益气养阴，除消养筋，内服清脉健步冲剂（黄芪、首乌、菝葜等），益气通脉片。观察发现确实可以降低糖尿病足截肢致残率。至于糖尿病足皮肤溃疡未成者，更可以用温经活血通络、清热解毒中药外洗、浸泡、熏蒸，也是中医治疗糖尿病足的又一特色。

1.5　糖尿病及其并发症防治相关单味中药研究

临床和药理实验研究结果显示：某些单味中药确实具有降糖作用。如人参、玄参、葛根、苦瓜、番石榴、荔枝核、蛤蚧、长春花、麦冬、山药、知母、仙鹤草、苍术、白术、玉竹、地骨皮、黄芪、天花粉、山药、桑白皮、泽泻、煅龙骨、金樱子、山茱萸、牡丹皮、枸杞子、地骨皮、亚腰葫芦、天冬、旋复花、五倍子、当归、山栀、桑叶、桑枝、桑椹、苦瓜、蚕蛹、黄连等均有降低血糖作用。其他如黄精、黄柏、何首乌、玉米须、茯苓、木瓜、乌梅、夏枯草、鬼箭羽、僵蚕、蚕丝等，对糖尿病及其并发症也具有不同程度的治疗作用。如人参有效组分人参皂苷、人参多糖，不仅可以稳定血糖，更可调节血脂紊乱。薏苡仁多糖、葛根素、丹皮多糖等，可以改善实验性2型糖尿病胰岛素抵抗，所以具有一定降糖作用。桑叶、桑枝所含6－脱氧野尻霉素等，更有类似于葡萄糖苷酶抑制剂的作用，所以有利于餐后血糖控制。再如黄芩苷、小檗碱可以抑制糖尿病患者红细胞醛糖还原酶活性；人参醇提物、槲皮素、水飞蓟宾以及中药山茱萸、五味子、山楂等，可以抑制蛋白质非酶糖基化作用；绞股蓝皂苷、月见草油等，可以调节血脂、改善血流变。所以，有利于糖尿病多种并发症的防治。

1.6　糖尿病及其并发症中医非药物疗法研究

糖尿病及其并发症中医非药物疗法，包括食疗药膳和针灸、推拿、太极拳、气功等。其中，中医食疗，早在唐代孙思邈《千金方》就有论及。临床应用应注意本着“药食同源”的精神，辨证用膳，“以平为期”。针灸疗法，早在汉代《史记》就有相关记载，研究发现：针灸、推拿疗法可以影响下丘脑神经核，改善胰岛素抵抗，调节糖脂代谢紊乱，可以改善血流变，改善微循环，改善周围神经供血供养，促进神经组织修复，所以更有利于糖尿病周围神经病变、糖尿病脑病等多种并发症的治疗。至于太极拳、保健气功等，作为传统运动健身法，强调调神、调息、调形并重，“动中求静，静中求动”，可以身心两调，不仅可以改善糖尿病临床症状，有利于血糖稳定，更有利于糖尿病多种血管神经并发症防治。

2　中医药防治糖尿病及其并发症的特色与优势

中医药治疗糖尿病及其并发症并发症的特色，主要表现在其重视整体调节、综合治疗和重视个体化治疗方面。中医论消渴病病机谓之“内热伤阴耗气”，论病位涉及脾胃肝肾等多脏腑功能，论治法谓之清热益气养阴，重视脾胃肝肾多脏同调，完全是一种整体认识疾病的思路。具体临床又特别重视综合治疗，强调中医内治与外治相结合，药物治疗与食疗、运动疗法、针灸、推拿、气功等非药物疗法相结合。诸种疗法各有所长，用之得宜，确实可以提高疗效。而中医药辨证论治，强调不同体质、不同病因、不同临床表现、不同病程、不同阶段的患者，治则治法和选方用药也当有别。正体现了具体情况具体分析的个体化治疗思想。至于中医和中西医结合治疗治疗糖尿病及其并发症的优势，则可以概括其为三个主要方面。

第一，中医药有改善糖尿病及其并发症临床症状的优势。

糖尿病及其并发症的临床症状十分复杂，有主观症状，也有客观症状，有糖尿病特有的症状，也有许多疾病共有的症状，但这些症状对患者来说同样都是痛苦，直接影响着患者的生活质量。而中医药确实具有显著改善患者临床症状的作用，所以可明显提高患者生存质量。如糖尿病周围神经病变肢体麻木疼痛，植物神经病变汗出异常，服用中药或配合中药外治，常可取得较好的改善症状的作用。

第二，中医药有整体调节、多靶点调整糖脂代谢紊乱的作用。

中医药治疗糖尿病及其并发症与西药口服降糖药具有完全不同的作用特点。既不像磺脲类降糖药那样通过促进胰岛素分泌降低血糖，也不像拜唐苹那样通过抑制小肠糖吸收降低餐后血糖，作用机理明确。而常常是通过整体调节，通过多靶点调整糖脂代谢紊乱的综合作用而取得疗效。对于一张中药复方，甚至一味中药来说，往往既有减低胰岛素抵抗作用，又有保护胰岛 B 细胞功能的作用，更有一定的促胰岛素分泌作用和类葡萄糖苷酶抑制剂作用，有的还常常兼有调节血脂、抗凝、改善微循环、保护肝肾功能的作用。糖尿病前期患者或糖尿病轻症、2 型糖尿病初发病例，西药降糖可能引起低血糖和肝肾损害，此时在生活方式干预的同时，应用中药可以改善胰岛素抵抗、保护胰岛素 B 细胞功能，降低糖尿病前期发展成临床糖尿病的危险性，或良好控制糖尿病血糖。而对于 2 型糖尿病血糖较高的患者，虽然单纯服用中药未必能够良好控制血糖，但常常可与西药口服降糖药或注射胰岛素产生协同作用，提高降糖疗效，减少西药用量和可能出现的副作用。

第三，中医药具有有效防治并发症的作用。糖尿病心、脑、肾并发症和糖尿病视网膜病变、糖尿病足等，目前已成为糖尿病患者致死、致盲和致残的主要原因。而这些并发症目前尚缺少有效防治措施。所以，有不少人对中医中药寄于厚望。中国国家“九五”“十五”科技攻关计划项目连续把中医药防治糖尿病微血管并发症作为研究课题就说明这个问题。研究发现，中医药在调节糖脂代谢的同时，更可以改善血流变、微循环，减轻非酶糖基化，降低脂质过氧化损伤，所以可以使未发生糖尿病肾病、糖尿病视网膜病变、糖尿病足等并发症的糖尿病患者不发生，使已发生糖尿病肾病、糖尿病视网膜病变、糖尿病足等并发症的患者不发展，使糖尿病肾病肾功能不全进展得以延缓，使糖尿病视网膜病变残余视力得到保护，使糖尿病足坏疽患者免于截肢致残之苦。

3　中医药防治糖尿病及其并发症前景展望

综观中医药防治糖尿病及其并发症的临床现状与研究进展，可以说既取得了可喜的成果，同时也还存在诸多问题。因此，只有正视问题，扎实工作，不断总结经验教训，才能促进中医药学术发展和中医药防治糖尿病及其并发症临床疗效不断提高，谱写中医糖尿病事业的新篇章。

3.1　全面继承传统医学精粹，促进中医药学术创新

中医药学既是传统医学科学，又是优秀传统文化的重要组成部分。学科的特点决定了

继承性工作的重要。继承性研究包括中医经典著作的再发掘、古今医家的学术思想与临床经验整理总结和糖尿病中医药信息库建立等，不可忽视。因为继承是创新的基础。但继承不是目的，科学研究更强调创新。我们要把创新性思维引入继承性研究，要善于从经典著作的字里行间和名医经验中，发现闪光点，有创造性地学习，并使之成为新思想、新观点之信息源。基于此结合临床实际，参考现代医学认识，可以提出糖尿病及其并发症病机学、治疗学新假说，并通过临床和实验研究，对这些新假说加以论证，最终要建立糖尿病及其并发症病机学、治疗学创新性理论，促进中医药学术进步，为进一步提高中医药防治糖尿病及其并发症临床疗效奠定基础。

3.2 引入临床流行病学研究方法，开展大规模糖尿病及其并发症证候学研究

辨证论治是中医药防治糖尿病及其并发症的特色，而证候学研究则是中医病机学研究、证候规范化研究以及相关治疗方案研究的基础。因此，引进临床流行病学研究方法，开展大规模糖尿病及其并发症证候学研究，意义重大。通过大规模临床证候学研究，我们可以发现糖尿病及其并发症不同阶段证候分布特点，并可以揭示糖尿病及其并发症病机演变规律，更通过可信的数据论证中医病机的客观存在和证候的物质基础，为进一步建、糖尿病及其并发症中医辨证规范，寻求有效防治措施创造条件。

3.3 遵照循证医学思想，开展多中心临床试验研究

临床疗效是中医药学生命力的源泉，科学评价中医药防治糖尿病及其并发症临床疗效非常必要。中医药降糖究竟疗效如何？中医药治疗糖尿病及其并发症究竟优势何在？要回答这些问题，都必须通过科学研究，靠数据说话。既往研究的许多资料，较普遍的存在科研设计不严谨，研究不规范，疗效评价标准不统一诸多问题，因此影响了研究结果的科学性。因此，进一步研究工作，应该强调遵照循证医学的思想，在严格进行科研设计、规范相关操作的基础上，开展多中心、大样本、随机、对照临床试验。疗效评价除了应重视临床症状、理化指标评价之外，还应该关注生存质量评价、卫生经济学评价，更应该重视所谓终点事件的评价，如糖尿病前期进展到临床糖尿病的发生率、糖尿病进展到并发症的发生率、糖尿病并发症中糖尿病肾病发生肾衰透析的比率、糖尿病视网膜病变失明的比率、糖尿病足截肢致残率等。如此，则可以客观评价中医药预防糖尿病及其并发症发生发展的疗效，揭示中医药全程干预糖尿病及其并发症进程的巨大优势，建立可以推广的规范化糖尿病前期、临床糖尿病以及糖尿病肾病、糖尿病视网膜病变、糖尿病足等并发症的中医药防治方案。

3.4 建立和推广糖尿病及其并发症规范化中医辨证论治方案

应该指出的是各国中医药防治糖尿病及其并发症的水平，客观上是存在很大差距的。世界中医药学会作为国际性中医药学术组织，有义务为建立和推广糖尿病及其并发症规范化中医辨证论治方案和成熟技术作出贡献。近年来中国学者在糖尿病及其并发症中医辨证规范和治疗方案研究方面，做了很多工作。早在1993年当时的中国中医药学会消渴病专业委员会吕仁和教授等就在证候学研究的基础上，制定了糖尿病中医分期辨证与疗效评定标准，在行业推广。近期中华中医药学会糖尿病分会更组织专家编写了《中国中医糖尿病防治指南》，目前正在全国组织推广。世界中医药学会联合会糖尿病专业委员会第三次国际中医糖尿病学术交流会，则基于国家“十五”糖尿病肾病项目研究成果，重点针对糖尿病肾病分期辨证和疗效评价标准进行了讨论，初步取得了专家共识。但应该指出的

是，我们必须鼓励对事业高度负责的精神和“百花齐放、百家争鸣”的态度，因为只要大家立足临床，畅所欲言，充分发表意见，就一定能够形成比较符合实际的辨证规范，而糖尿病及其并发症中医辨证与疗效评定标准和防治指南的制定、推广以及进一步完善，一定会对中医药防治糖尿病及其并发症整体水平的提高，产生积极的影响。

3.5 加快科研成果转化，重视糖尿病及其并发症中药新药开发

加快中医药科研成果转化，是中医药服务社会、服务经济建设的重要方面。实际工作中，应重视拓宽中药新药研究、开发思路，提高中药新药研发水平。首先，应重视在创新性中医药理论的指导下开发新药。其次，应拓宽中药新药开发思路，针对糖尿病前期、临床糖尿病以及糖尿病肾病、糖尿病视网膜病变、糖尿病足等多种并发症，针对性开发多种中药新药。再次，新药开发应避免低水平重复，在开发中药复方制剂的同时，研究中药有效部位、有效组分也应该给予重视。另外，在新药研发投资方面，应建立以风险投资为主的投资体系，处理好基础实验研究与新药开发研究的关系。糖尿病及其并发症中药新药研究开发，必然会带来巨大的经济效益和社会效益。

3.6 引进现代动物实验研究方法，开展中医药防治糖尿病及其并发症作用机制研究

阐明中医药防治糖尿病及其并发症作用机制，是中医药现代化的要求，也是中医药国际化的要求。而阐明中医药作用机制，则有必要引进现代科学研究成果和方法，包括动物实验研究方法。但实验研究应该树立为临床服务的观念，绝不能脱离临床，为实验而实验。因为，临床研究可成为实验研究的基础，临床工作中所遇到的问题，常常是科研立题的依据和工作亮点。同时，必须注意处理好整体实验研究与离体细胞培养分子生物学研究的关系。血清药理学方法和离体细胞培养分子生物学研究，便于从细胞、分子水平深入探讨中医药防治糖尿病及其并发症的作用机制，但基于中医药整体调节、多靶点作用的特点，在体动物实验研究仍应受到充分重视。

3.7 开展国际合作，提高中医药防治糖尿病及其并发症整体水平

糖尿病及其并发症防治是国际医学研究的热点问题。近年来，中医药防治糖尿病及其并发症已开始受到国际医学界关注。因此，开展国际医学合作，共同研究中医药防治糖尿病及其并发症作用及其机制，具有重要意义。中医药防治糖尿病及其并发症中医辨证规范化方案的推广，对各国中医糖尿病专科医生进行培训，利用世界中医药学会联合会学术和专家优势，全面开展医疗、科研和人才培养国际协作，必然有利于充分发挥各自优势，有利于扩大中医药学在广大糖尿病患者中的影响，有利于中医药防治糖尿病及其并发症水平的整体提高。

总之，中医学在糖尿病及其并发症的病因病机、辨证、治疗等方面，具有完整的理论体系和丰富的临床经验。研究发现，中医药防治糖尿病及其并发症具有特色与优势。中医药诊治糖尿病及其并发症，有整体认识疾病、综合治疗和个体化治疗的特色；更有改善临床症状而提高患者生存质量、综合调节糖脂代谢紊乱和有效防治多种糖尿病并发症的优势。所以，中医药防治糖尿病及其并发症具有良好前景。但同时也确实存在一些问题有待解决。在此我们谨表示相信通过世界中医药学会联合会糖尿病专业委员会这个平台，有各国中医药学者的共同努力，团结协作，中医药防治糖尿病及其并发症的优势一定会日益突显，中医药一定会在糖尿病及其并发症防治领域发挥出越来越大的作用。

2 型糖尿病发病前期胰岛素抵抗对肝脏组织影响的实验研究

柳红芳　王克林

我们既往的研究表明，清泻肝胃郁热法可明显减轻 2 型糖尿病胰岛素抵抗（IR），清代黄坤载云“消渴之病，则独责之肝木……”。现代研究证实 IR 和胰岛素分泌缺陷是 2 型糖尿病发病的基础。但 IR 出现在胰岛素分泌缺陷之前，并且贯穿于 2 型糖尿病整个发生发展过程中。那么 2 型糖尿病发生前期 IR 时，是否肝脏的结构和功能发生了病理变化，从而使肝脏的疏泄功能异常？诱发糖尿病的发生目前尚不明确，本研究拟通过动物实验，探讨 2 型糖尿病发病前期 IR 时肝脏组织的病理变化。

1　材料与方法

1.1　材料

1.1.1　实验动物：雄性 Wistar 大鼠 26 只，体重在（160 ± 20）g，鼠龄为（45 ± 2）天，军事医学科学院动物研究所提供。单笼饲养在恒温（25℃）的动物房中，每天光照 12h，天黑前投食，自由饮水。

1.1.2　主要试剂：胰岛素放免试剂盒：美国 LINCO 公司产品。血糖仪：日本京都公司产品。日立 7600 全自动生化分析仪。抗胰岛素受体 β 亚单位抗体、抗 Glut4 抗体购自 SantaCruz 公司，蛋白浓度测定试剂盒购于 Pierce 公司，N，N′ - 亚甲双丙烯酰胺、SDS、TEMED、甘氨酸、Aprotinin、PMSF、叠氮钠均购于 Sigma 公司，TritonX - 100 和二硫苏糖醇购于 Serva 公司，丙烯酰胺购于 FLUKA 公司。

1.2　方法

1.2.1　动物分组及喂食：将大鼠按体重随机分为对照组与高脂组，每组 13 只。对照组喂饲普通块料，高脂组喂饲高脂饲料。普通块料：热卡百分比为脂肪 14%，能量 359.4 千卡/100g。高脂饲料：热卡百分比为脂肪 59%，能量 475.2 千卡/100g。以上饲料均由军事医学科学院动物研究所提供，饲料每两周配制一次。各组喂食 3 月时，分别做空腹血糖、胰岛素耐量实验后处死动物。

1.2.2　空腹血糖、胰岛素耐量测定：各组动物禁食 4 小时后，尾静脉取 0 时血，皮下注射胰岛素 0.4IU/kg 后 40min、90min、120min 分别尾静脉取血，测各时间点血糖值，并计算血糖曲线下面积（AUC ins）。血糖测定用日本京都公司的血糖仪。

1.2.3　胰岛素抵抗指数的计算：HOMA - IR 模型公式，胰岛素抵抗指数（ISI）= Ln（FPG × Fins）/22.5，其中胰岛素单位为 mU/ml，葡萄糖单位为 mmol/L。

1.2.4　肌肉和肝脏组织中总胆固醇和甘油三酯测定：采用 Tout 方法。

1.2.5　骨骼肌和肝脏蛋白质的提取和浓度测定：分别提取肝组织和骨骼肌组织裂解液蛋白，测定其蛋白浓度，然后 - 80℃保存。

1.2.6　Western 印迹（Western Blotting）：方法同参考文献。显影片上的条带用 GIS 凝胶图像处理系统进行光密度扫描。以平均吸光度乘以条带面积的密度值表示蛋白含量。各组与 Actin 蛋白量比值作相对含量计数。

1.2.7　肝脏病理形态学观察：动物取血处死后，取胰腺中、尾部和近肝门同一部位肝脏组织约 $1cm^3$，10% 甲醛固定液中充分固定 24 小时，流水漂洗后逐级乙醇脱水，石蜡包埋。5μm 厚切片，HE 染色后中性树胶封片，光镜下观察结果。

1.3　统计分析

应用 SPSS10.0 软件进行统计分析。实验数据采用均值 ± 标准差（$\bar{x} \pm s$）表示，样本均数间的多重比较采用单因素方差分析（One－way ANOVA），FINS 及 HOMA－IR 呈非正态分布，经自然对数转换后进行统计。

2　结果

2.1　空腹血糖、胰岛素水平及胰岛素抵抗指数的变化（表1）

大鼠喂饲 3 月后，高脂组［（5.74 ± 0.44）mmol/L］大鼠空腹血糖与正常对照组［（4.81 ± 0.51）mmol/L］比较均有升高趋势，但无统计学意义。高脂组大鼠血清胰岛素和胰岛素抵抗指数较正常对照组均显著升高（$P < 0.01$，$P < 0.01$），提示高脂饲料已诱导出胰岛素抵抗的动物模型。

表1　肥胖大鼠胰岛素水平的变化（$\bar{x} \pm s$，n = 13）

组别	空腹血糖（mmol/L）	胰岛素（mU/L）	胰岛素抵抗指数
正常组	4.81 ± 0.51	0.29 ± 0.13	0.31 ± 0.05
高脂组	5.74 ± 0.44**	0.98 ± 0.81**	0.37 ± 0.02**

注：与正常组比：** $P < 0.01$。

2.2　胰岛素耐量的变化（表2）

结果表明：高脂组空腹血糖和皮下注射胰岛素后 40min、90min 和 120min 血糖比正常对照组均明显升高（$P < 0.05$，$P < 0.05$，$P < 0.01$，$P < 0.05$），葡萄糖曲线下面积比正常对照组也明显增多（$P < 0.05$）。

表2　肥胖大鼠胰岛素耐量的变化（$\bar{x} \pm s$，n = 13）

组别	0min	40min	90min	120min	AUCins
正常组	3.72 ± 0.32	2.35 ± 0.55	1.78 ± 0.45	1.73 ± 0.53	269.53 ± 45.73
高脂组	4.07 ± 0.44*	2.94 ± 0.49*	2.95 ± 0.73**	2.97 ± 0.81*	399.27 ± 60.79*

注：与正常组比：* $P < 0.05$，** $P < 0.01$。

2.3　肝脏胆固醇和甘油三酯含量的变化（表3）

大鼠喂饲 3 月后，高脂组大鼠肝脏胆固醇和甘油三酯含量与正常对照组比均显著升高（$P < 0.05$，$P < 0.01$）（表3）。

表3　肝脏胆固醇和甘油三酯含量的变化（$\bar{x} \pm s$）

组别	n	CHOL（mmol/L）	TG（mmol/L）
正常对照组	13	1.79 ± 0.76	4.16 ± 1.58
高脂组	13	4.55 ± 0.91*	7.09 ± 1.84**

与正常对照组比，* $P < 0.05$，** $P < 0.01$。

2.4　肝组织胰岛素受体含量的影响（附图 1－2）

标准曲线如图 1 所示。Western Blot 检测结果如图 2 可见，高脂组肝脏胰岛素受体含量（0.75 ±0.31）明显低于正常对照大鼠（1.71 ±0.82）（$P<0.05$）。

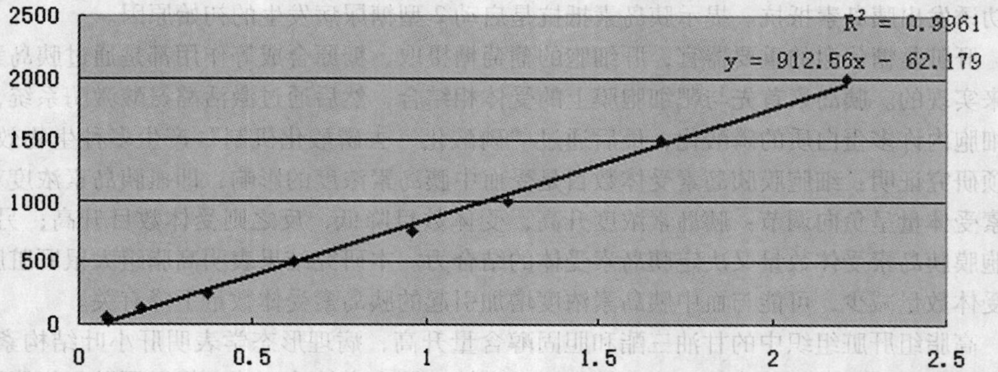

图 1　蛋白标准曲线

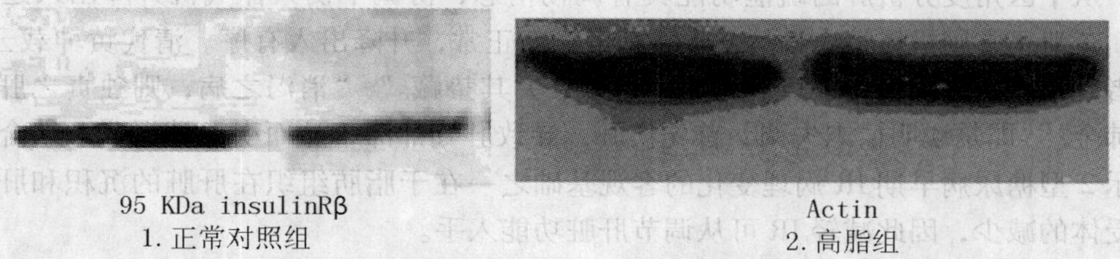

图 2　肝脏胰岛素受体的相对含量比较

2.5　肝脏病理形态学的光镜观察（附图 3－4）

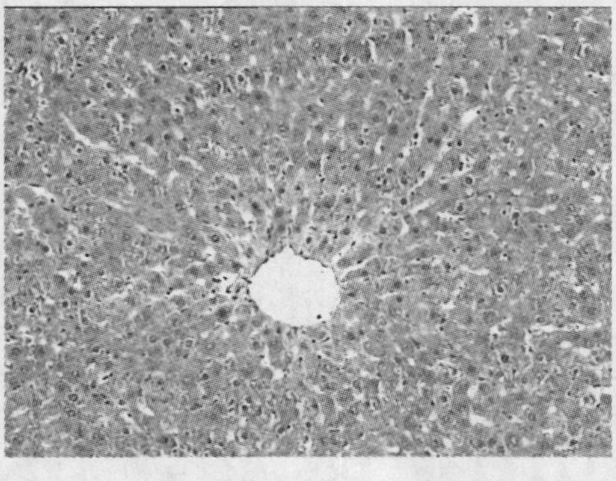

图 3　正常组肝小叶结构完整，中央静脉居中，肝索向四周呈放射状分布，肝细胞排列整齐，胞核清晰，胞浆丰富。HE ×100

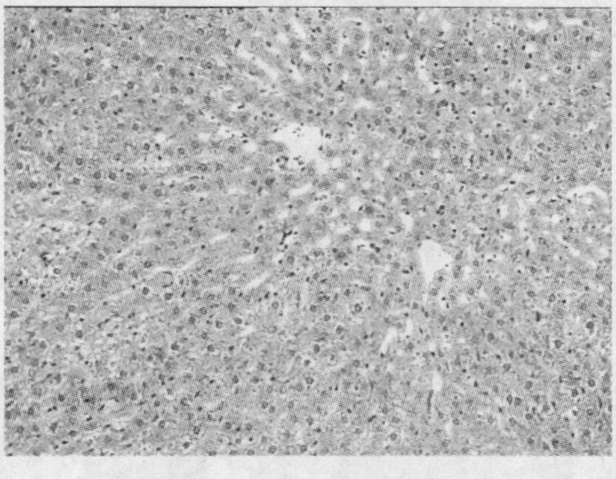

图 4　高脂组肝小叶结构紊乱，肝小叶周边肝细胞呈普遍的空泡变性和疏松变性。HE ×100

正常组肝小叶结构完整，中央静脉居中，肝索向四周呈放射状分布，肝细胞排列整齐，胞核清晰，胞浆丰富。高脂组肝小叶结构紊乱，肝小叶周边肝细胞呈普遍的空泡变性和疏松变性。

3 讨论

本研究中高脂组空腹血糖未达到糖尿病水平，但大鼠在高脂饮食3月后，出现高胰岛素血症和胰岛素耐量异常、胰岛素抵抗指数升高。提示高脂饮食后尚未形成糖尿病，但已成功诱发出胰岛素抵抗。提示胰岛素抵抗是启动2型糖尿病发生的初始原因。

肝脏是糖代谢的重要器官，肝细胞的葡萄糖摄取、糖原合成等作用都是通过胰岛素介导来实现的。胰岛素首先与靶细胞膜上的受体相结合，然后通过激活酪氨酸激酶系统，促进细胞内许多蛋白质的磷酸化，最后通过“磷酸化－去磷酸化机制”产生多种生物效应。多项研究证明：细胞膜胰岛素受体数目是受血中胰岛素浓度的影响，即血胰岛素浓度对胰岛素受体量呈负向调节：胰岛素浓度升高，受体数目降低，反之则受体数目升高；另外，细胞膜胰岛素受体数量又决定胰岛素受体的结合力。本研究结果表明高脂组大鼠肝脏胰岛素受体数量减少，可能与血中胰岛素浓度增加引起的胰岛素受体数量下降有关。

高脂组肝脏组织中的甘油三酯和胆固醇含量升高，病理形态学表明肝小叶结构紊乱，肝小叶周边肝细胞呈普遍的空泡变性和嗜酸变性，肝血窦结构不清。提示肝脏组织脂肪沉积可能是严重影响肝脏结构及功能原因。

从中医角度分析肝的疏泄功能具有调畅情志，协调平衡人体气机升降出入运动的作用。疏泄正常则机体情志畅达，水谷精微输布正常，升降出入有序。清代黄坤载云：“消渴者，足厥阴之病也，以疏泄不足，则相火失其蛰藏。”“消渴之病，则独责之肝木，不责肺金。”即是说明情志失调，首先伤肝，导致肝气郁滞，从而引发消渴病。结合本研究提示2型糖尿病早期IR病理变化的客观基础之一在于脂肪组织在肝脏的沉积和肝脏胰岛素受体的减少，因此减轻IR可从调节肝脏功能入手。

吕仁和教授运用"六对论治"的方法诊治肾病的经验总结

高 菁 李 靖

"六对论治"是吕仁和教授在长期诊治疾病的实践中逐渐形成的常用的六种方法，是在"整体观"和"辨证论治"总体思想指导下的具体化，它包括：（1）对症状论治，（2）对症辨证论治，（3）对证辨病与辨证论治相结合，（4）对病论治，（5）对病辨证论治，（6）对病分期辨证论治。这六种方法简称为"六对论治"。现将吕仁和教授运用"六对论治"治疗肾病的经验介绍如下：

1 对症论治

当一个症状出现时，用一种快速、便捷的方法治疗，使症状很快得到缓解或消除即是对症论治。如用柴胡注射液退热；用云南白药，三七粉止血；用元明粉治疗大便干结；用银花、连翘、黄芩、山豆根治疗咽肿痛；用猪苓、茯苓、泽泻、泽兰、车前子利尿消肿；用天麻、钩藤、川牛膝、杜仲降压等。

病例1：赵某某，男性，92岁，患有膀胱癌，来诊时肉眼血尿不止已一周。吕老师予云南白药1g，日3次，口服。复诊时诉，药服一日尿血即减轻，服五日后尿色转清。云南白药对于急症出血都好用。

2 对症辨证论治

对症辨证论治是临床最常用的治疗大法，是对不易解除的复杂症状或对无有效治疗办法的症所采用的治疗方法。例如尿血是肾脏疾病中最常见的症状，但因尿血的病位、病因、病程、病情等不同。就需要对尿血症辨证论治，常用辩证为下：

2.1 风热伤肺，继伤肾络。治宜疏风清热，凉血止血：药用桑叶、蝉衣、银花、连翘、黄芩、小蓟、丹皮、赤芍、白茅根等。

2.2 风寒化热，伤及肾络。治宜疏风散寒，清热止血：药用荆芥、防风、蝉衣、马勃、前胡、猪苓、三七粉等。

2.3 热毒内盛，灼伤肾络。治宜清热解毒，凉血止血：药用银花、连翘、黄芩、黄柏、石韦、丹皮、生大黄、厚朴、甘草梢。

2.4 心火移肾，脉络受伤。治宜滋阴养心，清热泻火：药用细生地、赤芍、丹参、麦冬、通草、黄连、竹叶、车前草、白茅根、小蓟。

2.5 气滞血瘀，脉络受损。治宜行滞化瘀，养血止血：药用牛膝、赤芍、当归、生地、枳壳、柴胡、甘草、川芎、黑香附。

2.6 湿热内蕴，下注伤肾。治宜清热利湿，化瘀止血：药用石韦、瞿麦、萹蓄、金钱草、海金沙、鸡内金、车前草、大黄、白芍、甘草。

2.7 脾不统血，气虚失摄。治宜补气摄血、养血止血：药用黄芪、太子参、当归、熟地、砂仁、血余炭、柴胡、麻黄炭、陈皮、三七粉。

2.8　肾气不固，血渗脉外。治宜补肾固摄，益气止血：药用黄精、芡实、金樱子、党参、旱莲草、生地炭、三七粉。

2.9　阴虚火旺，灼伤肾络。治宜滋阴降火，凉血止血：药用生地、元参、麦冬、丹皮、炒山栀、龙胆草、黄芩、青黛。

病例2：

黄某某，男性，17岁，主因血尿就诊，除尿血外每周鼻衄2~3次，已一年，患者因害怕鼻衄也屡用三七粉、云南白药治疗，但无疗效。吕老师认为此衄血与肺肾蕴热有关，处方中加入盐知母10g，盐黄柏10g，白茅根30g以清肺肾之热，服药两周后，鼻衄减至每周1~2次，继服一月后鼻衄未再发。

3　对症辨病与辨证论治相结合

症状是疾病的主客观表现，有心理和生理两方面的因素，即是疾病诊断的线索或主要依据，也是配合确定证型和证候的主要依据；而作为一种病，它具有特定的病因、病机、病理、症状、证型和（或）证候，有其自身的发生、发展、转化和预后规律。证型和证候，是疾病发展过程中不同阶段和层次上所表现的综合性特征。一种症状或一种证可以出现在若干种疾病中，而各种不同疾病的预后相差甚大，所以在治疗中，对症辨病为首要，辨证是为了指导立法处方，所以对不少症状需要辨病与辨证相结合来进行治疗。

还以血尿为例，疾病有狼疮肾、紫癜肾、IgA肾病、急性肾盂肾炎、多囊肾、乳糜尿、肾结核等，病不相同，预后不同，因此对血尿症辨病非常重要。同时从中医辨证来讲，每个疾病还有自己的不同的证型和证候，在没有成熟的对病治疗方药前，必须按中医理法方药的诊治原则，依证立法，依法处方，依方选药才有良效。

狼疮肾血尿：多为热毒内蕴，气阴俱伤。治宜清热解毒，兼顾气阴：方药用柴胡、赤芍、丹参、白花蛇舌草、猪苓、银花、连翘、石韦、黄精、生地、三七粉等。

紫癜肾血尿：多属风热入血，损及肾络。治宜散风清热，凉血止血：方药用荆芥、防风、蝉衣、丹皮、紫草、茜草、石韦、猪苓、生地、三七粉等。

IgA肾病血尿：多属风寒化热，气阴两伤。拟疏风清热，兼顾气阴：方药用荆芥、防风、蝉衣、银花、连翘、黄芩、猪苓、白花蛇舌草、茜草、紫草等。

急性肾盂肾炎血尿：多为肾中蕴热，化毒伤络。拟清热解毒：方药用柴胡、枳壳、枳实、赤白芍、连翘、生地榆、黄柏、鱼腥草、石韦、白头翁、地丁、生甘草等。

多囊肾血尿：多为肾失固摄，兼瘀血。治宜补肾固摄，益气止血：方药用黄精、党参、当归、血余炭、旱莲草、三七粉、云南白药、狗脊、川断、杜仲炭、香附、乌药等。

乳糜尿血尿：多为气机阻滞，肾失固摄。治宜调理气机，补肾固摄：方药用柴胡、枳壳、枳实、白芍、甘草、丹参、芡实、金樱子、桑螵蛸、鹿角霜、三七粉等。

肾结核血尿：多为阴虚火旺，肾络灼伤。治宜滋阴泻火：方药用生地、元参、黄精、地骨皮、白芍、陈皮、大黄、血余炭。另加抗结核药治疗。

肾癌血尿：多为毒热内蕴。拟清热解毒：方药用半边莲、草河车、猪苓、元参、焦三仙、黄精、陈皮、云南白药、白花蛇舌草、西黄丸。

膀胱癌血尿：多为气机阻滞，热毒不解。治宜调理气机，清热解毒：方药用柴胡、荔枝核、枳壳、枳实、白芍、生甘草、丹参、芡实、金樱子、桑螵蛸、半枝莲、三七粉、西黄丸、云南白药。

临床随诊，IgA 肾病，外感风寒化毒伤络证，每有感冒则尿血明显。吕老师认为，本病与内伤肉食，外感风热化毒伤肾有关，治法以散风清热，解毒化食为主，忌食鸡鸭鱼肉和酒，可饮牛奶。荆芥炭10g，防风6g，炒山栀10g，蝉衣10g，银花20g，连翘20g，生山楂20g，生草6g，黄芩10g，白花蛇舌草30g，猪苓30g，茜草10g，紫草10g。每每用之，常获良效。

4 对病论治

对病论治是较高层次的治疗，主要是针对病因或病机，它适用于对病因或病机比较明确的疾病且有良好疗效的方法。如：急性肾炎常用方：银花20g，连翘20g，黄芩10g，蝉衣10g，荆芥10g，防风10g，山栀10g，猪苓30g，丹皮10g，丹参20g，板蓝根20g，生甘草6g；肾病综合征激素依赖型，除用激素的时间适当延长外，常用白花蛇舌草30g，猪苓30g，白茅根30g，芦根20g，白鲜皮15g，白蒺藜15g，生甘草6g，山楂20g，常获良效。慢性肾盂肾炎，用抗菌素效果差者，加用狗脊10g，川断10g，牛膝20g，杜仲10g，柴胡10g，赤白芍各20g，枳壳实各6g，生甘草6g，鱼腥草30g，白头翁30g，香附6g，乌药6g，常获良效。

5 对病辨证论治

对病辨证论治是临床常用的方法，即将疾病进行辨证分型分证候，按照不同证型和证候论治。如对慢性肾炎辨证论治：

5.1 脾肾气阳两虚用益气固肾汤：黄芪、仙灵脾、金樱子、芡实、猪苓、炒白术、炒山楂、川芎、石韦。

5.2 肝肾气阴两虚用养阴固肾汤：太子参、生地、白芍、女贞子、旱莲草、猪苓、黄柏、丹皮、石韦、地龙。

5.3 肾阴阳俱虚用调补肾元汤：杜仲、川断、生地、枸杞、猪苓、白芍、山药、丹参、山楂、仙灵脾。

兼夹证候治疗：

5.1.1 瘀血：属血热证选加丹皮、赤芍、紫草、茜草根、生蒲黄、泽兰、丹参等；瘀血属寒证选用川芎、桃仁、红花、当归、山楂等；瘀血属气郁选加郁金、元胡、降香等；瘀血属气虚选加三七、王不留行；瘀血持久不化选用穿山甲、水蛭等。

5.1.2 痰湿：痰湿属寒者选用半夏、生姜、白芥子等；痰湿属热者天竹黄、竹茹、竹沥、胆南星等；痰气互结者选用菖蒲、远志、陈皮、郁金等；痰饮选用苓桂术甘汤或五苓散。

5.1.3 气郁：肝郁气结选加柴胡、枳壳、香附、乌药等；腹胀便秘选加枳实、厚朴；气逆不降选用沉香、降香；腹胀痛用木香、檀香。

5.1.4 湿热：选用银花、连翘、地丁、黄芩、山栀、黄柏、虎杖、白花蛇舌草、木香、佩兰、草豆蔻。

5.1.5 食积：应选加保和丸。

病例3：

李某某：男性，46岁，因腰酸，畏寒，便秘就诊，双下肢轻度浮肿，舌胖有赤痕，苔薄，脉弦滑数，尿潜血+++，尿蛋白+++。予调补脾肾，化瘀清利法治之，方：生黄芪15g，当归10g，芡实10g，金缨子10g，旱莲草30g，女贞子20g，白花蛇舌草30g，猪苓30g，泽泻兰各30g，陈皮10g，半夏10g，丹皮参各15g，牛膝15g，熟军10g。

6 对病分期辨证论治

对病分期辨证论治多用于对慢性、复杂性疾病的诊治。分期，一般多以现代理化检查指标为依据，用以明确疾病的阶段性；辨证，则用中医的辨证法则进行。如慢性肾衰分期辨证论治，常常用现代理化指标分期，以虚定型，以实定候，临床常分为四期四型十候辨治。

6.1　四期

Ⅰ期：慢性肾功能不全代偿期：GFR 50～80ml/min；Scr 133～177μmol/L。

Ⅱ期：慢性肾功能不全失代偿期：GFR 50～20ml/min；Scr 178～442μmol/L。

Ⅲ期：肾功能衰竭期：GFR 20～10ml/min；Scr 443～707μmol/L。

Ⅳ期：尿毒症期：GFR＜10ml/min；Scr≥707μmol/L。

6.2　四型

6.2.1　脾肾气血（阳）虚型用助阳保肾汤：黄芪、当归、枸杞子、茯苓、桂枝、丹参、陈皮、仙灵脾、熟军。

6.2.2　脾肾气血（阴）虚型用益气保肾汤：黄精、太子参、麦冬、五味子、茯苓、丹参、白芍、陈皮、牛膝、熟军。

6.2.3　肝肾气血阴虚型用滋阴保肾汤：黄精、生地、女贞子、丹参、白芍、牛膝、陈皮、熟军。

6.2.4　气血阴阳俱虚型用调补保肾汤：黄芪、黄精、当归、太子参、茯苓、丹参、白芍、陈皮、半夏、牛膝、熟军。

6.3　十证候：

6.3.1　肝郁气滞选加柴胡、赤白芍、枳壳、香附等。

6.3.2　血脉瘀阻选加丹参、赤芍、川芎等。

6.3.3　湿热阻滞选加茯苓、猪苓、泽泻、茵陈等。

6.3.4　痰湿不化选加陈皮、半夏、茯苓、竹茹等。

6.3.5　外感热毒选加银花、连翘、黄芩等。

6.3.6　胃肠结滞选加生大黄、厚朴、枳实等。

6.3.7　浊毒伤血选加水牛角、生地、丹皮、三七、白及等。

6.3.8　水凌心肺选加太子参、五味子、葶苈子、桑白皮、大枣、甘遂、北五加皮等。

6.3.9　肝风内动选加天麻、钩藤、白芍、生龙牡等。

6.3.10　毒入心包选加远志、石菖蒲等，或用清开灵 40ml 静脉滴注，每日一次。

治疗慢性肾功能不全，临床最常见而中药发挥作用较好的是慢性肾功能不全 2 期和 3 期，中药对延缓肾衰进展，保护肾功能有很好的作用。临床多见气滞血瘀证候和胃肠湿热结滞证候，常用调补气血阴阳，和降浊毒的方法，常用方药为：生黄芪 15g，当归 10g，陈皮 10g，半夏 10g，猪苓 30g，茯苓 20g，丹皮 15g，丹参 15g，泽泻 20g，泽兰 20g，牛膝 30g，熟军 10g。忌食豆制品，适量进食肉类，主食 3～5 两，加水果蔬菜适量，可加牛奶 500g/d，注意休息。

血液透析治疗糖尿病肾病肾衰竭的体会

曹 钋 肖永华 王 玫

随着糖尿病发病率的增加，糖尿病肾病的发病率也在逐年上升，经统计糖尿病肾病已成为导致慢性肾衰竭的首要因素，占慢性肾衰发病率的27.7%，糖尿病肾病所致慢性肾衰竭，占透析患者的36%，且常伴随着其他系统的严重并发症，给血液透析治疗带来了许多困难。下面就此谈谈我们在糖尿病肾病肾衰竭血液透析治疗实践中的一些体会。

1 糖尿病肾病肾衰竭的透析指征

糖尿病患者由于肥胖和体液潴留，蛋白合成障碍，许多患者形体适中，但肌容积下降。血肌酐（Scr）水平往往不能反映疾病的严重程度，由于患者体内低肌肉量，肌酐生成减少，实际的残余肾功能较血肌酐值所反映的肾功能情况更差。故糖尿病肾病肾衰竭患者更需要早期接受透析治疗以改善预后。糖尿病肾衰的透析指征为：Scr > 440 ~ 528μmol/L，老年患者及营养不良、存在严重的代谢性酸中毒、水钠潴留、高血钾、心力衰竭等患者，应于Scr为440μmol/L左右即开始透析；若一般情况尚可，无严重并发症，也应于Scr为528μmol/L时即开始透析治疗。对老年及消瘦患者应以内生肌酐清除率（Ccr）为准，我科采用的透析标准为Ccr < 15ml/min。可不必局限上述标准，应提早进行透析治疗。

2 糖尿病肾病肾衰竭血液透析中的一些相关问题

2.1 急症透析临时性血液透析通路的建立和维护

急症透析我科均采用深静脉穿刺中心静脉置管法建立血液通路，虽然锁骨下静脉穿刺置管术手术难度大，但患者活动不受限制，且感染发生率低，导管护理方便，不容易形成导管堵塞。方法如下：

①置管时严格无菌操作，皮肤切口尽可能小或不切。由于糖尿病肾病患者免疫力薄弱，易于感染，应坚持每天护理导管，每日换药1次。换药时切口及缝线处严格消毒，尽可能使用透气性好的一次性敷料。如出现穿刺点皮肤发红，或者出现脓性分泌物，应局部使用碘伏或0.1%依沙丫啶溶液湿敷，每日换药2次，注意观察局部病情变化；如果出现脓肿，应及时拔除导管，引流排脓，积极使用抗生素抗感染治疗。

②用肝素12 500U加0.9%氯化钠溶液1ml于每次透析后封管。两次透析间期不再封管。较传统的封管（0.9%氯化钠溶液250ml中加入肝素12 500U，每次3ml封管，每6h 1次或每8h 1次），此方法效果佳，简单易行，减少感染的机会。如出现导管内血栓形成，

应立即处理，新形成的血栓可以采用抽吸、挤压的方法使其与导管内壁脱离，使用注射器将其抽出排除。如果仍不能排除，可采用尿激酶5000U加0.9%氯化钠注射液10ml稀释，注入凝血侧外分流管数毫升，保持30~60min后，将溶脱的血栓抽出，必要时可重复进行溶栓操作。

2.2　慢性维持性血液透析通路的建立和维护

我院多采用动静脉内瘘术建立永久性血液透析通路，于前臂桡动脉与头静脉行端端或端侧吻合术，术中采用2%利多卡因或罂粟碱冲洗吻合的动静脉端，使吻合处不易形成血栓，提高了糖尿病肾病肾衰竭动－静脉内瘘术的成功率。

对于血管条件较差造瘘失败或者不宜采用内瘘方法建立透析血液通路的，可采取长期留置导管建立血液通路的方法。目前多采取在放射介入室经皮穿刺插管法。

因糖尿病肾病常伴有周围血管病变，动静脉硬化，故动－静脉瘘的建立难度较大，且内瘘的使用寿命较短。我科在透析中采用如下方法延长动静脉内瘘的使用寿命及减少透析中的并发症。糖尿病肾衰的患者动－静脉瘘成熟晚，在动－静脉内瘘吻合术后30~40天左右才能使用。血液透析后瘘管穿刺点压迫时间不宜过长，约20分钟左右，并于透析24小时后用中药芦荟湿敷，可延长瘘管的使用寿命。

2.3　血液透析中抗凝剂的应用

为避免体外循环管路凝血，血透中常规应用抗凝剂。因糖尿病肾病患者多合并高脂血症、高血糖、高黏血症，多数患者抗凝剂肝素的用量较大。一般首剂2500U，维持量1250U/h。应注意检测凝血情况及时调整肝素的用量，以免发生出血危险。尽量采用低分子肝素抗凝的透析方式，因低分子肝素更安全可靠，副作用少，可一次性给予4000U，并酌情追加。

2.4　糖尿病肾病肾衰竭患者胰岛素的应用

糖尿病肾病肾衰竭患者血糖很难控制到理想水平，应强调胰岛素治疗的重要性，可预防高血钾，控制细胞外液量，减少高脂血症，特别是积极使用胰岛素泵进行强化血糖控制。

透析液中常不含糖，由于血液和透析液中的溶质弥散作用，透析4小时会丢失25~30g葡萄糖。另外，血液透析可部分改善糖尿病肾病肾衰竭患者的胰岛素抵抗、高胰岛素血症和糖耐量异常，合并应用血管紧张素转换酶抑制剂及血管紧张素Ⅱ受体拮抗剂等降压药可增加组织对胰岛素及口服降糖药的反应性，因此接受血液透析的糖尿病患者易发生低血糖。故血糖控制水平不宜过低，血糖控制目标应根据患者的年龄、生活期望及治疗情况而定。空腹血糖控制在8.0mmol/L左右，餐后2h血糖在10mmol/L左右，糖化血红蛋白在7%以下。

3　中医中药在透析中的应用

糖尿病肾病肾衰竭的病机关键为气血阴阳俱虚、浊毒内停，常伴气滞、血瘀、水湿、热结等兼夹证候，病位多在肝、脾、肾。常以气血阴阳俱虚、肝脾肾不足为本；气滞、血瘀、水湿、热结、浊毒内停为标。故临床上以益气养血、健脾益气、补益肝肾、泄浊解毒、活血消瘀，理气行水、清热导滞为主要治法。我科常用以下几种方法。

对有胸闷、憋气症状的心绞痛、心律失常患者，常采用5%葡萄糖250ml加丹参注射液30ml、胰岛素6~8U，于回血后或透析间期静点。丹参活血化瘀，行血而不破血，能改善心肌缺血、减少血小板聚集、减轻动脉粥样硬化的病变程度，改变末梢神经的营养状况，减少并发症的发生。

对伴有急、慢性心功能不全的患者及透析中常有低血压的患者，予以生脉注射液、参麦注射液、参附注射液在透析中或透析间期静点，上述药物由人参、麦冬、五味子、附子等中药提取，临床应用能益气固表、扶正固本、回阳救逆，既可增加心肌收缩力，而又不增快心率和心肌耗氧量，有利于改善心肌缺血、纠正透析中低血压状态，能改善临床症状，避免低血压的发生，增加食欲，改善营养状况，增强免疫力，避免感染的发生。

对尿毒症性脑病的患者，可用清开灵注射液于透析中或透析间期静点，以醒脑开窍、清热熄风化痰，促进患者神志恢复。

对大便干燥者，常采用番泻叶、新清宁片、大黄苏打片等，能通腹泻浊，行瘀清热，既能改善临床症状，又能保护肾功能。

消 化 科

在教学中加强对中医学本科生科研思维的培养

丁　霞　杭海燕　李晓林　高树彪

中国已经进入了科技快速发展的时代，中医本科教学发展到今天已经有较完整的体系，课程设置和教学方法也日趋完善。但是，在本科生的临床教学中我们也发现，中医学本科生还存在知识结构不全面、知识面狭窄及科研思维缺乏等问题，如何来正视这些问题并在我们的教学工作中有意识地来解决这些问题，我想这也是教学改革的一个重要方面。我们认为，中医学本科生的培养应该顺应时代发展的要求，在原有必修课程学习的过程中，应当加强对学生科研思维的培养，使本科生在学习课本知识的同时，了解中医学发展的现状及趋势；了解中医学发展中亟待解决的问题；学会如何检索和使用文献；掌握基本的科研思路和方法。这些能力的培养，不仅有助于其对本科阶段学习内容更好地掌握，还可以为今后的研究生教育打下良好的基础；同时也可以拓展中医学本科毕业生的择业范围，具有不可忽视的意义。本文将就有关问题和解决方法进行探讨。

1　中医本科生的知识结构现状分析

在本科生的临床实习中我们发现，中医学本科生存在知识结构不全面、知识面狭窄及科研思维缺乏等问题，下面我们将对这些问题进行分析。

1.1　知识面狭窄，掌握书本以外的知识较少

本科阶段的学习任务较重，因此很多学生在学习教学计划规定课程之外很少去阅读其他的专业书籍，包括老中医的经验集或古代文献著作以及现代的中医学专业文章和书籍，另外对现代医学的研究进展也知之甚少。因此，本科生对中医学缺乏整体的认识，理论知识结构也存在零散、单一、不系统等问题。所以学生除了课本知识以外，很少掌握学科的其他相关知识。比如，在中医内科的教学中讲到某个疾病时，很少有学生知道古代医家有谁对这个病的病因病机或治则治法的认识有重要贡献，另外也很少有同学知道现代的医家对这个病的认识有什么创新或有哪几种学术观点等等；而且课后也很少有同学对讲过的疾病进行查阅文献获得更多的相关知识；甚至有的同学不知道如何获得文献资料，从未进行过医学文献的检索。如果学生仅仅把知识的获得局限于老师课堂上或实习中传授的话，这种学习就缺少了主动性，另外，知识的获得也会比较局限。

1.2　对专业文章的书写格式不了解

程刚等曾对医学本科生科研素质进行调查分析，发现绝大多数学生不了解科研过程和方法，不懂得怎样撰写论文，80%的学生对科研的重要性缺乏认识，很少到图书馆阅读医

学文献。本科生的毕业论文要求不高，可以写综述，也可以写实习体会或总结老师的临床经验等。但不少学生的论文从题目到内容显示学生不了解专业文章的基本书写格式及方法。比如文章题目与内容不符合；文章引用了别人的观点却没有参考文献；文章中出现非医学术语或文章涉及内容非医学所认可的结论等等。由此可见，学生平素很少阅读专业杂志上的文章，也未学习过如何书写专业文章，因此不了解作为书写一篇专业文章所应有的格式及书写方法。这方面与国外医学院校的学生差距较大。美国一项关于医学院校学生参与科研培训的调查研究显示，在参与斯坦福大学科研培训的学生中，75%的学生有论文发表，其中45%为第一作者，52%的学生在全国性会议上报告自己的论文。

1.3 不知道如何进行中医学科研研究

大多数的本科生对自己的定位就是学好各门课程，当然这是必需的，但是很少有学生思考下一步该做什么或怎么做。这也从某个侧面反映出学生们对如何更好地继承和发展中医学未进行太多的思考。同时对中医学的发展现状不了解，对中医学的优势及需要改进的方面不了解，曾经有学生在本科毕业论文中写道"中医学不要走与抗生素相同的道路"。文中认为中药完全可以代替抗生素，对于感染性疾病完全可以不用抗生素。另外，也有学生认为中医学的优势是治疗慢性病，西医的优势是治疗急性病。这种种情况说明学生对中医学的学科特点并不完全了解，平时缺乏科研方法及科研思维的训练。因此很难发现或提出中医学研究中的问题，即使发现问题也不了解研究的方法和途径，也就无法进行深入研究。

当然，学习是一个渐进的过程，不可能也不应该要求本科生有课程学习之外太多的飞跃。但是，如果学生不了解中医学的特点和优势，如何能激发他们学习的兴趣？如果不会查阅文献和阅读专业文章，如何解决实习中遇到的问题；如果没有责任心和使命感，不去思考中医学的问题，那又如何能将课本知识应用于临床。总之，这些问题的发现，使我们认为在本科生常规教育与培养之外，应当在教学中有意识地加强对本科生科研思维的培养。

2 培养中医本科生科研思维的意义

2.1 科研思维的培养是本科阶段教育的重要内容

需要强调的是，科研思维的培养及训练是本科阶段培养的重要内容之一，也是为学生将来的研究和学习打下良好基础的重要手段。正如凌昌全所言，一个具有科研思维的人，则会处处以科学的态度对待临床，以科学的方法研究临床，以科学的精神来重视临床，通过科学研究提出有益于中医药发展的新见解，促进中医临床水平的提高。因此，授课老师应该结合本学科的情况有意识地培养学生通过阅读相关文献了解学科发展的更多内容；在临床课程的讲授及见习实习过程中能引导学生更好地理论联系临床实际来学习更多的临床知识；培养学生在临床中发现问题和解决问题的能力。

2.2 培养科研思维可以有效地促进学生的学习

教育的成功不仅是让学生被动地接受现有的知识，而是启发并培养他们独立思考，在实际工作中运用所学知识的能力，这也是中国古训"授之以鱼，不如授之以渔"所阐释的。因此，如果本科生的科研思维得到了培养，学生可以在学习中发现问题，通过查阅文献及思考或研究来解决这些问题。这些能力的获得，不仅可以提高学生的学习兴趣，使学生能更灵活地掌握课本的知识，另外对中医学的继承也会起到促进的作用。

2.3 创新意识、创新能力的培养要求培养学生的科研思维

在科学技术迅猛发展的今天，中医学不仅要继承和发展，更需要创新。中医学的发展

和创新应以社会科技文化背景为依托并吸收现代医学、自然科学等领域的先进研究方法及技术实现中医学的更快速发展。我们强调创新意识、创新能力的培养，就要求对学生进行科研思维的训练，否则创新就成为一句空话。胡锦涛总书记曾在全国科技大会上提出了“提高自主创新能力、建设创新型国家的总体目标”。实现这一目标的根本途径在于培养和造就符合国家发展的创新型人才，而创新思维能力是评判人才创新能力的核心和关键，没有创新的思维，就不可能有创新的能力和创新的成果，因此培养医学生研上的创新思维能力尤其重要。

医学本科生参与科技创新思维训练的重要性及因此，在本科生的教学中注重科研思维的培养对中医学的发展非常重要。

3 如何在教学中培养本科生的科研思维

3.1 结合临床课程使学生学会查阅文献

文献的检索和使用是中医学学习的重要手段，包括古代文献和现代文献。随着网络的发展，网络为大学生科研活动提供了前所未有的便利条件。大学生可以通过校园网获取所需要的科研信息和互动共享的智慧资源，开拓研究思路，在更宽广的领域获取新的知识和新的研究方法，培养查阅国内外文献资料和阅读学术期刊的能力。另外，教师在临床课程的讲授过程中，关于历史沿革的内容、与现代医学相关的疾病及研究进展等部分的内容就可以结合文献检索的方法进行这些知识的获得和传授。不仅可以提高学生的学习兴趣，也可以使学生增加知识的来源渠道。比如讲到“心痛”这一疾病时，可以给学生布置几个题目让学生通过查阅文献来解决这些问题。比如①的病名来源于哪部医籍？②古代医籍中对于“心痛”与“胸痹”病因病机、治则治法有代表性的论述有哪些？③现代中医学对于“心痛”病机及治法认识上有那些进展？如果学生能通过查阅文献、分析及总结文献来解决这些问题的话，对于“心痛”这个病的相关知识一定会掌握得很好。另外在临床实习中，对于疑难病症可以作为一个小课题让学生去查阅文献，在此基础上帮助他们分析文献、总结文献，找到文献的可应用之处。不仅可以锻炼学生的思考和归纳能力，也可以帮助他们找到解决实际问题的方法。

3.2 结合临床实践中的问题引导学生设计科研课题

书本的知识是相对简单和固定的，而临床实际是复杂和多变的。在临床课程的教学中，紧密结合临床实际使学生了解本学科的相关知识包括研究现状、研究进展和存在的问题。并结合问题引导学生思考如何应用科研研究去探索解决问题的方法。中医学有很多有效的治疗方法需要去探明其机理，例如中药外敷治疗癌痛在临床上应用广泛，可以引导学生在利用古今文献的基础上设计临床研究课题，系统观察这种疗法对哪一种癌痛效果好，如何结合现代医学理化检查的结果来客观的评价疗效等等。如果临床老师在学生实习过程用能有意识培养他们的科研思路和科研方法，不仅可以提高学生学习中医的兴趣，更能使他们更深入地了解中医学，使理论与临床得到有机的结合和统一。例如证候规范的问题，辨证方法统一的问题，中药剂型改良的问题等等，使学生意识到自己对中医学的发展肩负责任。

3.3 让学生在参与科研课题的研究中培养科研思维

中医专业的学生在本科学习阶段进实验室相对较少，对中医学的基础研究知之不多，所以择业时只能选择临床工作。所以老师在讲课的过程中，可以有意识地介绍一些与所讲疾病相关的基础研究的进展情况，在条件允许的情况下，如果能有机会让学生参与教师的课题进行一些实验研究；或者开展课外科研活动；或组织科研小组，教师在选题及研究方法上给予一定的指导。通过以上方法，可以在一定程度上培养和训练学生的科研思维和提高科研能力。学生获得了实验室研究的经验，不仅可以使学生发现自己更多的在中医学科研方面的兴趣，也可以为将来择业或申请硕士研究生专业提供更多的帮助。上述方法的应用和效果也有相关报道，如华春珍等人以培养临床医学本科生的科研能力和专业论文撰写能力，为学生后续的专业发展创造条件为目的，通过在导师科研指导下，本科生参与科研活动，并取得了显著成果，培养了本科生的创新科研思维能力。

因此，从中医本科生教育阶段开始进行科研思维的培养，不仅有助于其对本科阶段教学内容更好地掌握；还可以为今后的研究生教育打下良好的基础；同时也可以拓展中医学本科毕业生的择业范围。具有不可忽视的意义。总之，探索和不断完善中医学教学，是中医学教学永恒的课题。“学无定法，教无定规”。我们只有不断进取，才能开创中医学教学的新局面，交给学生一把中医学入门的金钥匙。

胆汁反流性胃炎的中医证治研究

王玉芬　许　芳

胆汁反流性胃炎是因胆汁样十二指肠液反流入胃，引起胃黏膜炎症而得名。中医治疗本病无论在阻断胆汁反流或改善胃黏膜炎症方面均有一定优势。然而由于缺乏对胆汁反流性胃炎中医证候学以及证候与胃镜像相关性等系统研究，使得这些优势缺乏说服力。为此，本文重点就我院自1982年以来收治的216例胆汁反流性胃炎，进行全面回顾，并从临床证候分析入手，探讨其证候特点，胃镜像与证治规律的相关性，从而为证候辨证指标客观化及规范化提供依据。

1　研究方法

1.1　诊断标准　根据1990年悉尼世界胃肠大会制定的胃炎诊断标准，参照贝政平编著《2000个国内外最新实用内科诊断标准》中有关胆汁反流性胃炎诊断标准，结合中医临床特点拟定诊断标准如下：

①具有上腹部疼痛、口苦、烧心、胀满、泛酸、纳呆、呕苦等临床症状。

②胃镜下（相对静止状态）见胆汁样十二指肠液反流入胃及胃黏膜炎症改变。

③胃黏膜活组织检查见胃黏膜上皮细胞坏死、炎细胞浸润等病理改变。

1.2　方法　收集诊断为胆汁反流性胃炎的住院及门诊病例。由病案室提供病历后，去除病史，病证记录不全者。将符合诊断标准的216例纳入研究对象，统一登记，建立卡片。整理归纳临床资料与实验数据，分列类别，统计分析。

2　结果

2.1　一般资料　①年龄：最小者17岁，最大者79岁，平均年龄为39.9岁；以10岁为年龄段统计显示，30~39岁为胆汁反流性胃炎的患病高峰；②性别：男性142例，女性74例，男女性别之比为1.9∶1，男性多于女性；③病程：最短为1个月，最长为18年，平均病程为4.9年；④季节分布：四季均有发病，季节分布趋势以1~4月份发病逐渐升高，5月份开始下降，至7~8月份为最低，10月份发病又逐渐升高；⑤病因：因精神刺激发病54例，因饮食（包括酗酒）致病45例，劳倦生活无规律致病27例，长期服用其他药物后发病26例，因胃大部切除术后21例，其他11例，无明显诱因发病32例。

2.2　症状分布　216例胆汁反流性胃炎临床症状各异。其中胃痛184例（83.3%），口苦165例（76.4%），烧心158例（73.1%），痞满149例（69.0%），泛酸129例（59.7%），嗳气102例（47.2%），纳呆76例（35.2%），便秘59例（27.3%），呕苦48例（22.2%），焦虑41例（19.0%），便溏36例（16.7%），口气臭秽28例（13.0%），黑便18例（8.3%）。以胃痛、口苦、烧心、痞满多见，出现率在69%以上。就个体病例分析，以上4症同时并存者75例，3症并存者85例，2症同时并存者46例，仅1症者7例，不具有以上4个症状者为4例。以上4个症状的覆盖率为98.1%。因此，胃痛、口苦、烧心、痞满符合作为胆汁反流性胃炎临床主要症状的条件。统计中还发现具有呕苦症状的患者几乎都伴有口苦，而具有口苦症状的病例并不完全出现呕苦，故呕苦应属口苦之甚。

2.3 舌脉象

舌象：以单一舌质出现次数统计，舌质淡91例，舌质红148例，舌质绛6例，舌质黯37例，舌有瘀斑17例，舌质胖31例，舌质瘦24例；以舌质红出现次数最多。两种舌质并见者，淡红舌46例，红绛舌24例，黯红舌17例。舌苔分析所见，薄苔72例，白苔42例，黄苔97例，腻苔83例，厚垢苔10例，水滑苔3例，少苔11例，剥苔7例，以黄苔和腻苔出现次数最多。两种舌苔并见者，薄黄苔26例，黄腻苔43例，薄腻苔15例，白腻苔25例。

脉象：以单一脉象出现次数统计，弦脉101例，滑脉85例，细脉65例，沉脉39例，数脉11例，缓脉6例，濡脉8例。两种脉象并见者，弦滑脉39例，弦细脉27例，细滑脉14例。

综合以上舌脉象统计得出结论：胆汁反流性胃炎临床以舌质红，苔黄、腻，脉弦、滑为最多，说明本病以热象为主，以实证为多。

2.4 胆汁反流分级　在胃镜下连续观察幽门3分钟，将十二指肠液反流入胃的程度分3度：十二指肠液间断反流入胃为Ⅰ度；十二指肠液呈泡沫状反流入胃为Ⅱ度；十二指肠液水流样反流入胃为Ⅲ度。本组病例Ⅰ度69例，Ⅱ度106例，Ⅲ度41例。统计发现胆汁反流程度与胃黏膜炎症呈正相关。Ⅰ度反流以胃窦黏膜肿胀充血为主；Ⅱ度反流则多表现胃黏膜麻疹样充血或出血斑；Ⅲ度反流胃黏膜炎症以糜烂为多见。Ⅱ~Ⅲ度反流者多见胃腔滞留有黄色或黄绿色胃液。

2.5 胃活组织病理　本组病例中，143例进行了胃活组织病理检查，均证实有胃黏膜不同程度炎症改变。其中浅表性胃炎、萎缩性胃炎病例数分别为116、27，按轻、中、重程度分级，其病例数分别为22、65、29与16、9、2。病理结果分析发现，部分病例同时有慢性炎症与急性炎细胞浸润两种病理特征。具有急性炎症特征的多见于Ⅱ~Ⅲ度胆汁反流病例，提示了大量胆汁反流可导致胃黏膜急性损伤。分析萎缩性胃炎27例，有胃镜证实反流病史超过10年者7例，5年者8例，3年以上者6例，1年以上者3例，首次发现3例。其中病理表现为炎症进展期的13例。提示胆汁反流入胃导致胃黏膜上皮细胞坏死—增生—腺体萎缩为本病动态性病理变化过程。

2.6 合并症　本组病例合并消化性溃疡66例，胆系疾病46例，反流性食管炎21例。分析原因可能与溃疡病的反复发作，造成溃疡处瘢痕形成牵拉幽门，或溃疡局部平滑肌运动紊乱，导致胃与十二指肠的压力差发生变化所致；胆系疾病以胆结石、胆囊炎及胆囊切除术后合并胆汁反流的比例为高。提示了胆胃在生理病理方面的相关性，为从胆胃学说探讨本病的发病机理提供了依据；而合并反流性食管炎的病例则说明食道－胃－十二指肠运动协调性变化也是导致本病发生的主要因素。

3 讨论

3.1 中医病名

关于病名，从涵盖病因病机、病变部位、临床表现、传变规律的意义上看，“胆瘅”较能全面地反映胆汁反流性胃炎的病证特征和本质。

①瘅为病因：《素问·脉要精微论》云：“风成为寒热，瘅成为消中，”瘅意为热，即饮食伤胃所生湿热，情郁伤肝所生郁火，劳倦伤脾所生虚火，均可成本病之因。

②胆瘅揭示病机：胆为清净之府，不得受邪，若邪在胆经，郁热（火）循窍上乘于胃；或脾胃气虚，不能受气于胆，胆气虚不涵相火，虚火上炎，均可致胆汁上逆于胃。

③胆瘅表明病位：胆与胃均属阳腑，两者相互促进，同气相求。在生理上相互协调，正如《四圣心源》中所云：“木生于水，长于土，土气冲和，则肝随脾升，胆随胃降。”在病理上亦相互影响，如《素问·气厥论》云：“胃移热于胆，”《灵枢·四时气》云：“邪在胆，逆在胃。”可见胆瘅虽只言胆，实则合胃，病位在胆（肝）、胃（脾）。

④胆瘅涵盖临床症状：临床发现口苦（呕苦）是胆汁反流性胃炎最具有特征性的症状，与《素问·奇病论》中“口苦者，病名为何……病名胆瘅……”的论述相吻合。

3.2 病因病机

情志致病：病因统计54例有明显情志因素参与，可见本病的发生与气机疏泄失常有关，“肝主疏泄，肝胆相合，条达气机”，若情志失调，气机郁滞，肝气逆动，引动胆火，胆气外溢，上迫于胃府，蛊惑胃气，逆气上冲，致胆邪犯胃而发病。

饮食因素：在食物消化吸收过程中胆胃具有协同作用。胃主受纳、腐熟，以降为顺；胆藏精汁，主升清、沉降。胆汁沉降依靠胃气和降，胃腐熟精微仗胆气升清，即所谓“肝随脾升，胆随胃降”，由于饮食不节或酗酒导致湿热积蓄，蕴阻中焦，胃失和降，脾气壅滞，不能沉降胆汁；或胆气失摄，不能助胃气下行，胆气乘逆，上溢于胃而致胆胃不和。

中气不足：脾胃的运化功能，是由参与食物消化吸收过程各相关脏腑功能所构成。胃肠运动在其中起着至关重要的作用，其功能的发挥依赖中气之相助。若脾胃虚弱，中气不振，鼓运无力，胃肠运动减慢；若病日持久，生化乏源，脾胃虚弱日益，升降摄辖无权，胆不能受气而虚，虚火上炎，引动胆汁上溢于胃，病机为脾虚胆乘。

此外，发病与季节有很大的关系。统计表明，本病以冬季、春季发病为多。作者还发现，冬季发病者多合并有消化性溃疡，这可能与脾胃虚弱，温煦不利，胆气不化有关；春季发病则可因肝木升发太过，引动胆之相火上犯于胃所致。

3.3 证候分析

总结胆汁反流性胃炎的证候特征，发现以胆邪犯胃，胆胃不和为最多，共89例，占41.2%；其主要证候为口苦、胃痛、烧心、痞满、焦虑，舌苔黄或黄腻，脉弦或弦滑。分析其特点，根据《灵枢·四时气》篇所云：“胆液泄则口苦，胃气逆则呕苦……”结合胃镜下胆汁反流入胃的事实，作者认为，口苦应是最主要的特征，其病理机制为胆邪（热、湿热、郁火）逆乘于胃，引胆汁上逆，胆味苦，循经上蒸而致口苦；胃痛的发生多因胆邪犯胃，郁滞胃府，气血瘀滞，血脉失和，胃络受损所致，如胃镜下常见有胃黏膜肿胀、充血、糜烂或溃疡形成；烧心多缘于邪热灼胃伤津，或肝胆火热郁蒸，胃镜下表现为胃液色黄黏稠或絮状胆汁斑块附于黏膜表面；痞满多因于气虚或浊邪阻滞，气机升降失常，胃镜下多见胃黏膜局限性苍白，或肿胀，皱襞粗大，排列紊乱，胃蠕动频率减慢，蠕动无力；焦虑多因胆热扰动，或湿热内扰，胆府不宁，心神不安所致；胆热浊邪上溢熏蒸，舌苔则黄腻；少阳枢机不利，浊邪内阻阳明则脉弦而滑。本病除以上主要证候外，临床还可见有其他证候：

湿热中阻证：胃脘烧灼而痛，呕苦，口气臭秽，痞满，纳呆，舌苔黄腻或厚浊，脉弦滑。胃镜下多为Ⅱ~Ⅲ度反流；胃黏膜炎症多表现为进展期。本证候 40 例，占 18.5%。

气虚血瘀证：上腹部刺痛或胀痛，口苦，泛酸，纳呆，黑便，舌黯，脉沉缓或沉细。胃镜下多为Ⅰ~Ⅱ度反流；胃黏膜改变以肿胀及出血斑为主。本证候 25 例，占 11.6%。

脾胃虚弱证：脘腹隐痛，痞满，口苦，纳呆，恶冷饮食，便溏，黑便，舌苔白，脉沉濡。胃镜下Ⅰ~Ⅲ度反流均可见；病理多为中－重度浅表性胃炎及部分萎缩性胃炎。本证候 41 例，占 19.0%。

胃阴不足证：胃脘灼热，不饥，口苦，口干，消瘦，便秘，舌红少苔，脉细数。胃镜下多为Ⅱ~Ⅲ度反流；病理多为重度浅表和萎缩性胃炎。本证候 21 例，占 9.7%。

3.4　施治探讨

综上所述，胆汁反流性胃炎是以胆邪逆胃为基本病理变化，以胆邪犯胃为主要证候。因此，治疗应针对胆邪逆胃而立疏肝和胃为大法，即有疏通气机，调达肝胆，祛邪化浊，和胃降逆之意，总为通降胆胃为原则。临床见有其他证候可以同时兼用清热化湿、健脾益气、益气活血、养阴润胃等法治疗。如：胆邪犯胃证以小柴胡汤疏利少阳胆经，以温胆汤利胆和胃，清热化浊；湿热中阻证以泻心汤清胃泄热，以黄连温胆汤清胆化浊；气虚血瘀证以丹参饮活血化瘀，以四君子汤益气健脾，配温胆汤疏胆和胃；脾胃虚弱证以香砂六君子汤益气健脾，配小柴胡汤调和胆气；肾阴不足证以一贯煎、百合乌药汤养肝胃之阴，濡降胃气，配小柴胡汤疏利肝胆。

慢性乙型肝炎的中西医结合治疗

叶永安

中医药治疗慢性乙型肝炎在我国具有悠久的历史，临床上积累了丰富的经验。但是，也应该看到，尽管临床上治疗慢性乙型肝炎的中成药品种繁多，治疗手段亦不少，但提供给临床的证据级别较高的资料相对不足，以至于给评价中医药的疗效带来难度。目前西药在临床应用也较广泛，随着长期应用，其相关问题的出现也随之增多。我们所面临的问题是如何在现有基础上，扬长避短，进一步提高慢性乙型肝炎的治疗效果。

若按慢性乙型肝炎所伴随的不同病理阶段可分为：

慢性乙型肝炎：慢性乙型肝炎病毒携带者；肝功能异常（1～2×ULN 和 ALT＞2×ULN）的慢性乙型肝炎（包括 e 抗原阳性和 e 抗原阴性）

伴有病理改变的慢性乙型肝炎：伴肝纤维化的慢性乙型肝炎；肝硬化代偿和失代偿的慢性乙型肝炎；伴肝癌的慢性乙型肝炎。

1　慢性乙型肝炎中医药治疗

在长期临床实践及科技部连续攻关项目实施以来，众多的中医专家开展了相关的基本理论、证候及治疗方药的研究。展示了中医药在慢性乙型肝炎防治中的优势环节和切入点，证明中医药在抗病毒、调节免疫、抗肝纤维化、改善肝脏炎症及微循环、降酶退黄、延长生命、改善临床症状和生存质量等方面显示出综合优势。但单从抗病毒方面讲，则不是中医药的最佳优势。

以中医药为主要治疗手段的人群：慢性乙型肝炎病毒携带者；ALT 在 1～2×ULN 的慢性乙型肝炎；慢性乙型肝炎肝纤维化；肝硬化失代偿期慢性乙型肝炎。通过中医药的综合调节作用，促使慢性乙型肝炎病毒携带者和 ALT 在 1～2×ULN 的慢性乙型肝炎患者免疫功能的改善，创造抗病毒治疗的最佳时机，进一步的治疗而达到临床治愈。慢性乙型肝炎肝纤维化，抗肝纤维化是中医药治疗的优势之一，将治疗乙型肝炎和抗肝纤维化结合起来进行综合考虑可以发挥出中医药的优势。对于肝硬化失代偿期慢性乙型肝炎和伴肝癌（Ⅳ期）的慢性乙型肝炎患者，应用中医药在于抑制病毒、调节免疫、延长生命和提高患者生存质量。

2　慢性乙型肝炎西药治疗

ALT＞2×ULN 的慢性乙型肝炎、e 抗原阴性的慢性乙型肝炎；ALT＞2×ULN 伴肝纤维化的慢性乙型肝炎、肝硬化代偿期的慢性乙型肝炎抗病毒治疗以及伴肝癌（Ⅰ～Ⅲ期）的慢性乙型肝炎患者可用西药及相关手段治疗。这方面有证据级别比较高的资料报道。在乙型肝炎预防感染方面是西医的优势。

3　慢性乙型肝炎中西医结合治疗

乙型肝炎是医学界公认的世界范围内难题，由于存在多个方面的难点，目前以及相当长的一段时间里可能还没有单一的疗法和手段来解决这一难题。

3.1　中西医结合可提高慢性乙型肝炎治疗的总体疗效

就 ALT > 2 × ULN 的慢性乙型肝炎而言，这部分患者单用中药或西药治疗都可取得一定的疗效，但皆有不足，采用中西医结合治疗可提高整体效果。我们在近些年的临床研究中，在继承前辈及学术界经验基础上，通过文献研究和 1003 例患者调查，我们认为慢性乙型肝炎的核心病机是“正虚湿毒”，其证型表现为“肝郁脾虚、肝胆湿热”。针对这一病机的动态变化，一种方法是中、西药同时联合应用，能提高疗效。我们通过科技部“十五”攻关课题研究，设治疗组：双虎清肝颗粒和乙肝益气解郁颗粒联合拉米夫定，对照组：双虎清肝颗粒和乙肝益气解郁颗粒安慰剂联合拉米夫定，发现中医药可以提高抗乙肝病毒药物（拉米夫定）的疗效，治疗 48 周，可提高 HBeAg 转阴率约 10%。治疗组 HBeAg 阴转率 37.9%，对照组 HBeAg 阴转率 28.3%，在提高 HBeAg/HbeAb 血清转换和降低拉米夫定耐药变异方面显示出明显趋势。另一种方法是先用“调肝理脾、调和气血”法（调肝和血方）进行一段时间的中药治疗，一般 3～6 个月，调整患者的免疫功能，其中一部分人的 ALT 可能会升高，再用“调肝理脾、清利湿热”法（调肝清毒方）中药联合西药治疗，至少一年，可以提高慢性乙型肝炎的疗效，同时还可缩短疗程。

3.2　中西医结合可弥补西药的不足

西药的一些问题目前尚不能得到有效解决，若加上中药后在一定程度上可弥补其不足。

降低西药的耐药变异及毒副作用，目前无论是干扰素还是核苷类似物，临床应用中仍然有耐药变异（核苷类似物）及毒副作用出现，加上中药后，可降低这些副反应。

扩大西药抗病毒治疗的范围，西药抗病毒治疗主要针对 ALT > 2 × ULN 的慢性乙型肝炎，对于 ALT 在 1～2 × ULN 的慢性乙型肝炎及慢性乙型肝炎病毒携带者众多患者，则不是主要适应证，治疗效果不佳，如果先用中医药调整免疫功能，打破免疫耐受，再联合西药治疗，这样扩大了西药抗病毒治疗的范围，提高了临床治疗效果。

3.3　中西医结合可提高中医药的疗效

慢性乙型肝炎的某些方面是中医药治疗的优势点，若加西药可进一步提高其疗效。

抗肝纤维化是中医药的优势之一，如果同时伴有乙型肝炎病毒的复制，单纯抗肝纤维化治疗，其效果会受到影响，这类患者单用中药治疗也能取效，若加用西药，则可提高中医药抗肝纤维化治疗的效果。

肝硬化失代偿期慢性乙型肝炎和伴肝癌（Ⅳ期）的慢性乙型肝炎患者是终末期肝病，也是乙型肝炎病毒的长期复制未得到有效控制的结果。中医药治疗可以延长生命和提高患者生存质量。在此基础上如果再结合西药抗病毒治疗，则可进一步放大中医药的效果。我们在临床上，采用中西医结合治疗的病例，不仅可以提高了患者的生存时间和生存质量，而且白蛋白的使用也明显减少，同时具有卫生经济学的意义。

中医、西医是分属于思辨方法完全不同的两个医疗体系，针对慢性乙型肝炎这一难治性疾病，中、西医治疗各有自身的切入点。笔者认为临床上采用中医药、西药以及中西医结合治疗要结合患者的具体情况来定，究竟采用何种方法治疗，治疗时机的选择，需要用严格设计的临床试验来回答，相信通过广大医学工作者的共同努力，具有中国特色的疗法不久将会出现，使更多的患者受益。

枳术丸加减治疗胃下垂的临床研究

刘　敏　丁　霞　李晓红　李　可　赵亚伟　王小军

胃下垂临床并不少见，主要的临床表现有胃脘胀满、嗳气、恶心、呕吐、食欲减退、便秘或腹泻等。虽为非器质性病变，但病人痛苦很大，没有有效的药物治疗。以往中医多以补中益气汤治疗，但临床效果不甚理想。笔者用枳术丸为主治疗收到满意疗效。故于2007年1月~2007年12月在我院门诊分别应用枳术丸与补中益气汤治疗胃下垂60例，现将临床研究结果报道如下：

1　临床资料

1.1　一般资料　枳术丸治疗组30例，女性18例，男性12例。年龄最小19岁，最大75岁，平均年龄（46.5±14.9）岁。平均病程82个月。X线示轻度胃下垂4例，中度21例，重度5例；症状积分轻的9例，中的13例，重的8例；补中益气汤治疗组30例，女性16例，男性14例。年龄最小16岁，最大72岁，平均年龄（45.1±14.0）岁。平均病程80个月。X线示轻度胃下垂5例，中度22例，重度3例。症状积分轻的7例，中的16例，重的7例。两组间性别、年龄、病程、X线示轻中重，症状积分轻中重均经χ^2检验差异无显著性（$P>0.05$）具有可比性。

1.2　诊断标准　轻度胃下垂：所选病例中，经X线立位钡透检查，胃小弯角切迹低于髂嵴连线下1~5cm者；中度胃下垂：所选病例中，经X线立位钡透检查，胃小弯角切迹在髂嵴连线下6~10cm者；重度胃下垂：所选病例中，经X线立位钡透检查，胃小弯角切迹在髂嵴连线下10cm以上者。主要表现胃脘胀满、纳差、便秘或腹泻、胃脘疼痛、恶心、嗳气、乏力每个症状均分为轻、中、重分别为1、2、3分。症状积分1~5分为症状轻，6~10分为症状中，10分以上为症状重。

1.3　纳入病例标准　（1）形体偏瘦，尤其呈瘦长体型；（2）主要表现为胃脘胀满或疼痛，食后尤甚，平卧或者用手上托胃部则症减，站立时可见下腹膨出；（3）常伴有纳呆、恶心、嗳气、乏力，并有便秘，腹泻或交替发生；（4）X线胃肠钡餐检查符合胃下垂。

1.4　排出病例标准　同时患有胃及十二指肠溃疡、消化道恶性肿瘤、溃疡性结肠炎、未按时规律服药的。

1.5　观察方法

采用随机单盲法，符合纳入标准的病例，停用所有可能影响本病疗效的药物，根据患者就诊的先后次序编号，单号为枳术丸煎剂治疗组，双号为补中益气汤对照组。

2　治疗方法

2.1　治疗组　枳术丸药物组成：枳实40g，生白术或炒白术30g，荷叶10g，升麻6g，柴胡10g，水煎服，每日一剂早晚分服，3个月为一疗程。

2.2　对照组　补中益气汤药物组成：黄芪20g，党参10g，白术10g，当归10g，橘皮6g，升麻6g，柴胡6g，炙甘草5g，水煎服、每日一剂早晚分服，3月一个疗程。

2.3　两组临证加减　大便偏干的用生白术、偏稀的用炒白术；泛酸，胃脘烧灼加黄连、吴茱萸；胃脘胀痛加金铃子、延胡索；胃脘刺痛加丹参、三七；呕吐，嗳气，呃逆加旋复花、代赭石；脾气亏虚，痰浊内阻，舌苔厚腻加陈皮、半夏；胃脘嘈杂，胃阴不足加沙参、玉竹、麦冬；胃脘胀满，加木香、厚朴；舌质紫黯，辨证为瘀血阻络者，加三七、白及、丝瓜络；女子闭经，阴血亏虚加紫河车，枸杞子。

2.4　调护　注意饮食，少食多餐，饭后平躺休息，忌食生冷油腻辛辣。避免过度劳累，加强身体锻炼（如仰卧起坐和太极拳等），使支撑胃的肌肉保持一定的紧张度。

3　疗效评价标准

治愈：治疗3个月后，症状消失或明显减轻，且X线立位钡透检查，胃小弯角切迹平髂嵴连线或恢复原位。

好转：治疗3个月后，临床症状改善，且X线立位钡透检查，胃小弯角切迹回升1cm以上。

无效：治疗3个月后，部分临床症状改善或改善不明显，且X线立位钡透检查，胃小弯角切迹未明显上移。

4　统计学方法

应用SPSS 13.0统计软件，计量资料用$\bar{x} \pm s$，计数资料用χ^2和秩和检验。

5　结果

两组治疗后总有效率比较差异有显著性意义（表1）；两组患者治疗前后X线下检查结果比较差异有显著性意义（表2）；两组患者治疗前后症状积分改善比较差异有显著性差异（表3）。

表1　两组治疗后总有效率比较

组别	例数	无效[例(%)]	好转[例(%)]	治愈[例(%)]	总有效率
治疗组	30	4(13.3)	16(53.3)	10(33.3)	86.6%
对照组	30	10(33.3)	17(56.7)	3(10)	66.7%

注：与对照组比 $P=0.0131<0.05$。

表2　两组治疗前后X线检查结果［例（%）］

组别	例数	治疗前			治疗后			
		轻	中	重	正常	轻	中	重
治疗组	30	4(13.3)	21(70.0)	5(16.1)	10(33.3)	17(56.7)	10(33.3)	0(0)
对照组	30	5(16.7)	22(73.3)	3(10.0)	3(10)	17(56.7)	3(10)	7(23.3)

注：治疗前与对照组比 $P=0.4704>0.05$，治疗后与对照组比 $P=0.0065<0.05$。

表3　两组治疗前后临床症状积分改善情况[例(%)]

组别	例数	治疗前			治疗后			
		轻	中	重	无	轻	中	重
治疗组	30	7(29.2)	16(41.7)	7(29.2)	9(30.0)	19(63.3)	2(6.7)	0(0)
对照组	30	9(30.0)	13(43.3)	8(26.7)	4(13.3)	18(60.0)	6(20)	2(6.7)

注：治疗前与对照组比 $P=0.8735>0.05$，治疗后与对照组比 $P=0.0166<0.05$。

6　**典型病例**

杨某，女，60岁，退休工人。胃下垂病史2月，2007年5月25日初诊。症见：胃脘胀满刺痛，站立胀满加重，纳差，食量减少原食量的1/3，胃脘嘈杂，烧心泛酸，面色萎黄，神疲乏力，不耐重工作，大便干结，2日1行，舌黯苔薄黄腻，脉弦滑。上消化道钡餐示：胃下垂，胃小弯低于髂嵴连线下7cm（属中度）证属脾虚胃滞，升降失调。治以健脾和胃，升降并用，理气止痛。方用：枳实40g，生白术30g，升麻6g，柴胡6g，荷叶10g，金铃子10g，元胡10g，全瓜蒌20g，清半夏10g，黄连6g，吴茱萸3g，黄芩10g，干姜3g，生甘草6g，大枣3g，生黄芪15g。水煎服，日1剂。上方连服35剂后，患者胃脘胀满症减，仍纳差但食量已正常，偶有刺痛，无乏力，眠差，大便正常日1次，舌黯苔薄黄，脉滑。上方减全瓜蒌、吴茱萸、加玄参、合欢皮以滋阴安神。继服够3个月，诸症消失，复查上消化道钡餐正常，体重增加2kg。

7　**讨论**

胃下垂是指由于膈肌悬吊力不足、腹内脏器支持韧带松弛、腹内压降低、胃张力低下等原因引起的胃小弯的位置降低至髂嵴连线以下，胃蠕动减弱的一种功能性病症。临床主要表现为胃脘痞满或疼痛、食欲减退、嗳气、恶心、呕吐、乏力、便溏或便秘、消瘦等症状。祖国医学归为“胃缓”之列。一般认为，胃下垂的病机以脾胃气虚，中气不足，中气下陷所致，故前贤治胃，常以升阳益气，如李杲创设的补中益气汤，就是这一思想的代表方剂。李杲认为，脾胃成病，发自内伤，中气不足，应用补益法。我们知道李杲所处的历史背景是金元时期，连年战乱，人民饥饱失常，所以并多以中气虚弱为主。而我们所处的年代是和平年代，物质生活极大丰富，生活水平极大提高，所以病多以虚实夹杂多见，虚乃中气亏虚为本，实有食积、气滞、痰浊、湿热、瘀血等，故一味升提并不能取得满意疗效，临床单用温补升提效果往往不理想。董建华教授认为胃为水谷之腑，传化物而不藏，以通为用，以降为和，故治胃以通降为法。临床治胃下垂亦应遵循此法，以通为升，以通为补，使胃升降气机通畅，则受纳运化水谷之机正常，其病自除。枳术丸有消痞、消食、强胃的功效，正是脾胃同治，消补并调使脾胃气机升降有序，精气生化有源则下垂诸症可自复原位，因而可以取得良好的疗效。而且现代药理学研究枳术丸有调节动物胃肠功能的作用，使肠运动平稳，特别是枳术丸能促进小鼠唾液分泌和胃酸分泌，有帮助消化的作用。总之，通过枳术丸与补中益气汤分别分别治疗胃下垂总有效率相比差异有显著性意义；用上消化道钡餐造影复查3个月后治疗组和对照组胃位置恢复正常分别为33.3%和10%，差异有显著性意义；用治疗3个月后治疗组和对照组临床症状消失所占比例分别为30%和13.3%，差异有显著性意义。本疗效观察说明枳术丸煎剂治疗胃下垂要明显优于补中益气汤，值得临床推广运用。

消痞颗粒治疗慢性萎缩性胃炎伴不典型增生的实验研究

杨晋翔　孟捷　鲁香凤　戴　欣　方　杰

前言

CEA（carcinoembryonic antigen）即癌胚抗原，是胃肠道肿瘤中研究最为广泛的肿瘤标记物，研究发现在胃黏膜不同程度异型增生病变中，均可见到CEA阳性物质，其含量随病变逆转或加重出现减少、消失或增多的现象。rasP21是ras癌基因家族的一种共同蛋白质表达产物，在细胞生长及分化中起重要作用，ras基因的激活在癌变过程中起重要作用。增殖细胞核抗原（proliferating cell nuclear antigen，PCNA）反映细胞的增殖状态，研究发现从慢性萎缩性胃炎、肠上皮化生、非典型增生、向胃癌演变过程中胃黏膜上皮细胞的增生程度逐渐增加。胃黏膜上皮组织更新较快，以细胞凋亡和增殖维持着细胞总数的平衡，倘若这一平衡被打破就有可能导致许多疾病发生。Bcl－2具有抑制细胞凋亡的作用，Bax对抗Bcl－2蛋白抑制细胞凋亡的作用，Bcl－2/Bax两蛋白之间的比例是决定对细胞凋亡抑制作用强弱的关键因素。

肿瘤生长赖于血管生成，VEGF和胃癌血管生成、淋巴结转移以及胃癌发展密切相关;bFGF表达与肿瘤细胞分化、淋巴转移、临床病理分期、血管计数、PCNA指数、DNA倍体含量相关。血管生成因子表达的异常及微血管生成增加可能在癌前病变阶段已经出现。

本研究观察萎缩性胃炎伴不典型增生大鼠胃黏膜CEA、rasP21、PCNA、Bax和Bcl－2表达及消痞颗粒对其的影响，胃黏膜VEGF和bFGF的表达及其与微血管形成之间的关系以及中药消痞颗粒的影响作用，从蛋白质水平进一步探讨萎缩性胃炎伴不典型增生发生机理及中药治疗机制，为临床用药提供一定实验依据。

第一部分　消痞颗粒对大鼠实验性萎缩性胃炎伴不典型增生胃黏膜CEA、rasP21变化的影响

1.1　动物模型制备、分组和给药　雄性Wistar大鼠，体重200～250g，由北京大学医学部实验动物中心提供，随机将大鼠分为两大组。预防实验组①正常对照组（15只）；②病理模型组（30只）；③消痞颗粒预防组（20只）。治疗实验组①正常对照组（15只）；②病理模型自然恢复组（30只）；③消痞颗粒治疗组（20只）；④阳性对照药维酶素治疗组（23只）。模型制备参考文献综合法复制大鼠萎缩性胃炎伴不典型增生模型。药物及给药方法：消痞颗粒主要由党参、炙百合、香橼皮、丹参、三七粉、莪术、蒲公英、白花蛇舌草等9味药组成，由北京中医药大学东直门医院制剂室制成冲剂。阳性对照药维酶素由北京长城制药厂生产，其主要成分为多种维生素、氨基酸及微量元素。预防组大鼠于手术1周后，每日每只大鼠灌胃消痞颗粒2ml，含生药2.76g/ml，至实验4个月时结束。自然

恢复组大鼠于造模 4 个月后，常规喂养 2 个月。消痞颗粒治疗组于造模 4 个月后给药，给药方法和剂量同预防组，共给药 2 个月，至实验 6 个月时结束。维酶素治疗组大鼠于造模 4 个月后，每日每只灌胃维酶素混悬液 2ml，含药量 0.2g/ml，共 2 个月，至实验 6 个月时结束。

1.2 取材及样品处理 实验结束后，取大鼠胃组织固定于 10% 中性甲醛液福尔马林中。固定后，常规取材，石蜡包埋。随机选用各实验组胃黏膜石蜡包埋组织进行连续切片，切片厚 4 ~ 5μm。

1.3 染色方法 采用链酶亲和素 - 过氧化物酶复合物（streptavidin peroxidase conjugate，SP）免疫组织化学法分别进行癌胚抗原（CEA）和 rasP21 染色。

1.4 试剂 兔抗 CEA 抗体为丹麦 DAKO 公司产品，兔抗 rasP21 抗体为美国 SantaCruz 公司产品，生物素化的山羊抗兔 IgG 和链酶亲和素 - 过氧化物酶复合物为美国 SantaCruz 公司产品，DAB 为美国 Sigma 公司产品，牛血清由美国 SantaCruz 公司提供。

1.5 结果判断 CEA 按照阳性表达及部位分为三级，选择每张切片中染色最明显的一个视野计算；rasP21 表达根据阳性反应程度的强弱半定量积分，分别计为 0、1、2、3 分，每张切片分别计数 5 个视野，结果取其平均值。

1.6 结果

1.6.1 消痞颗粒对 CEA 免疫组化反应的影响：CEA 阳性反应细胞呈棕黄色，定位于细胞浆或细胞膜，阳性反应着色程度、部位和范围因胃黏膜病变情况不同而有所差别。正常胃黏膜 CEA 呈阴性反应或仅在黏膜上皮近腔面有少量 CEA 阳性物质。在模型组和自然恢复组大鼠胃黏膜不典型增生处，CEA 阳性物质除见于细胞腔面外，还出现于顶端胞浆中，部分区域整个细胞膜和胞浆均呈阳性反应，且阳性反应随病变程度加重而增强。经消痞颗粒预防和治疗后，其胃黏膜 CEA 阳性反应接近于正常组，而维酶素治疗组与病变组无明显区别。（见表 1，表 2）

表 1 消痞颗粒预防对 CEA 阳性反应的影响

	正常组	模型组	预防组
检测例数	10$^{\triangle}$	15*	11$^{\#\triangle}$
−	6	3	6
+	3	4	4
+ +	1	4	1
+ + +	0	4	0

注：与正常组相比$^{*}P<0.05$，$^{\#}P>0.05$；与模型组相比$^{\triangle}P<0.05$。

表 2 消痞颗粒治疗对 CEA 阳性反应的影响

	正常组	自然恢复组	治疗组	维酶素组
检测例数	10$^{\triangle}$	15*	12$^{\#\triangle}$	10$^{\#\blacktriangle}$
−	7	4	6	4
+	3	4	5	2
+ +	0	4	1	2
+ + +	0	3	0	2

注：与正常组相比$^{*}P<0.05$，$^{\#}P>0.05$ 与自然恢复组相比$^{\triangle}P<0.05$，$^{\blacktriangle}P>0.05$，$^{\blacktriangle}P>0.05$。

1.6.2 消痔颗粒对rasP21免疫组化反应的影响：rasP21阳性细胞呈棕黄色，定位于细胞浆。正常胃黏膜和单纯萎缩性胃炎中rasP21呈阴性反应或仅极少数黏膜增生性上皮呈弱阳性表达。在模型组和自然恢复组大鼠胃黏膜不典型增生处，rasP21阳性反应明显增强，不典型增生程度越重，rasP21阳性反应越明显，部分肠化腺体可见较强的rasP21阳性表达。经消痔颗粒预防和治疗后，rasP21阳性表达虽有一定程度减弱，但与模型组和自然恢复组无明显差异。维酶素治疗组rasP21阳性表达与自然恢复组相比未见明显差异，与正常组相比有显著性差异。（见表3，表4）

表3 消痔颗粒预防对rasP21阳性反应的影响

组别	检测例数	rasP21阳性表达 $\bar{x} \pm s$
正常组	7	0.57+0.53○
模型组	7	2.00+0.82●
预防组	7	1.14+0.69#▲

注：与正常组相比，● $P<0.01$，# $P>0.05$，与模型组相比○ $P<0.01$，▲ $P>0.05$。

表4 消痔颗粒治疗对rasP21阳性反应的影响

组别	检测例数	rasP21阳性表达 $\bar{x} \pm s$
正常组	7	0.57+0.53○
自然恢复组	7	2.29+0.95●
治疗组	7	1.29+0.76#▲
维酶素组	6	1.57+0.53●▲

注：与正常组相比，● $P<0.01$，# $P>0.05$，与自然恢复组相比，○ $P<0.01$，▲ $P>0.05$。

第二部分 消痔颗粒对大鼠实验性萎缩性胃炎伴不典型增生胃黏膜VEGF，Bcl-2和Bax表达，胃黏膜微血管形成以及促血管生成因子VEGF、bFGF变化的影响

1 材料与方法

1.1 实验动物及分组和模型制备方法 雄性Wistar大鼠，体重260~280g，由维通利华公司提供，随机将大鼠分为5组：1正常对照组（12只）；2病理模型组12只；3自然恢复组（12只）；4消痔颗粒治疗组（12只）；5阳性对照药维酶素治疗组（12只）。模型制备方法同前。

1.2 药物及给药方法 同前。

1.3 取材及样品处理 同前

1.4 试剂及染色方法 鼠抗PCNA单抗，兔抗Bax多抗、兔抗Bcl-2多抗、兔抗FⅧ多抗、兔抗bFGF多抗及SP试剂盒为美国Santa Cruz公司产品，DAB为美国Sigma公司产品，均购自北京中山生物技术公司。兔抗VEGF多抗购自武汉博士德生物技术公司。染色方法采用链酶亲和素-过氧化物酶复合物免疫组织化学法

1.5 结果判断 PCNA染色采用北京航空航天大学CMIASWIN软件进行图像分析。计算阳性细胞个数、阳性细胞的面积、阳性细胞的平均直径、统计场总面积。Bcl-2依据镜下阳性染色细胞占计数细胞的比例判定染色结果，采用半定量积分法；Bax阳性细胞于200倍（20×10，0.739mm²/视野）下计数5个视野的阳性细胞数，并求其均数。微血管计数（MVC）采用抗因子Ⅷ相关抗原抗体免疫染色显示微血管进行微血管计数，计数

方法参照文献，VEGF 阳性根据阳性细胞的百分比进行分级，bFGF 染色阳性判定采用半定量积分法。

1.6 统计方法 运用 SPSS 10.0 软件进行统计分析，计数资料采用 ANOVA 方差分析、方差齐性检验并进行多重比较。等级资料采用非参数统计（Nonparametric Test）中两独立样本（2 Independent Samples）进行两两比较。

2 结果

2.1 消痞颗粒对黏膜 PCNA 表达的影响 各组大鼠胃黏膜均出现 PCNA 阳性显色，正常组黏膜阳性细胞较少，主要位于增殖带，分布规律，着色弱；模型组阳性细胞增多，全层均有表达，着色加深，不典型增生部位阳性细胞数明显增多；消痞颗粒治疗组阳性细胞明显减少。对阳性细胞面密度（阳性细胞面积/统计场总面积）统计显示：消痞颗粒组 PCNA 阳性细胞面密度低于自然恢复组，有显著差异，而维霉素组与自然恢复组相比无显著差异。(见表3)

表3 消痞颗粒对黏膜 PCNA 表达的影响

组别	统计数	面密度%（目标面积/统计场面积） $\bar{x} \pm s$
正常组	7	2.6311 ± 2.0339●●、▲
模型组	6	8.0985 ± 3.4409**、▲
自然恢复组	7	5.4370 ± 0.9200*、●
维霉素组	6	3.7160 ± 1.5809●●
消痞颗粒组	9	2.6577 ± 2.1700●●、▲

注：与正常组相比** $P<0.01$，* $P<0.05$；与模型组相比●● $P<0.01$，● $P<0.05$；▲与自然恢复组相比 $P<0.05$。

2.2 消痞颗粒对黏膜 Bcl-2 表达的影响 Bcl-2 阳性反应细胞呈棕黄色，定位在胞浆，细胞核有少量表达，在正常大鼠黏膜增殖带有表达，在模型组、自然恢复组不典型增生处表达显著增强，不典型增生的程度越重，Bcl-2 阳性表达越明显。经消痞颗粒治疗后 Bcl-2 阳性表达减弱，接近正常组，维霉素组则与自然恢复组和模型组相比无显著差异。(见表4)

表4 消痞颗粒对实验大鼠胃黏膜 Bcl-2 表达的影响

组别	n	Bcl-2 积分 $\bar{x} \pm s$
正常组	6	3.0667 ± 0.8743△△、▲▲、●●
模型组	6	5.0667 ± 0.9803**、●
自然恢复组	6	4.6667 ± 0.9589**、●
消痞颗粒组	9	3.4667 ± 1.1201△△、▲▲
维霉素组	6	4.5000 ± 1.2247**

注：**与正常组相比 $P<0.01$；△△与模型组相比 $P<0.01$，▲▲与自然恢复组相比 $P<0.01$，●●与维霉素组相比 $P<0.01$，●与维霉素组相比 $P<0.05$。

2.3 消痞颗粒对黏膜 Bax 表达的影响 Bax 染色阳性信号为棕褐色颗粒，阳性部位主要在胞浆、胞核有少量表达。正常大鼠黏膜增殖带有明显表达，在模型组、自然恢复组不典型增生处表达减少，随不典型增生的程度加重，Bax 阳性表达明显减少。消痞颗粒治疗后，Bax 阳性表达增加，但与模型组、自然恢复组相比无显著差异。(见表5)

表5　消痞颗粒剂对胃黏膜 Bax 表达的影响

组别	n	Bax 阳性细胞个数　$\bar{x} \pm s$
正常组	6	$28.38 \pm 5.40^{\triangle、\bullet}$
模型组	6	$13.50 \pm 4.05^{**}$
自然恢复组	6	$13.07 \pm 4.12^{**}$
消痞颗粒组	9	$17.37 \pm 5.95^{*}$
维霉素组	6	$15.27 \pm 4.06^{**}$

注：与正常组相比 $^{**}P<0.01$，$^{*}P<0.05$；与模型组相比 $^{\triangle}P<0.05$；与自然恢复组相比 $^{\bullet}P<0.05$。

2.4　消痞颗粒对胃黏膜微血管形成的影响　免疫组化染色显示正常组黏膜浅层有不同程度的充血反应，模型组可见胃小凹上皮及腺颈部增生，固有层和黏膜下间质可见少量血管增生；异型增生部位腺体形状不规则，排列紊乱，且分布稀疏不匀，细胞核有不同程度的增大和深染，呈多形性，随异型性程度的加重，血管增生也随病变的发展而增多，血管在黏膜肌下或突破黏膜肌，向腺体异型增生的区域生长，中药消痞颗粒治疗后，MVC 明显下降，与模型组相比有显著差异，且疗效优于维霉素组。(见表6)

表6　消痞颗粒对胃黏膜微血管形成的影响

组别	n	MVC　$\bar{x} \pm s$
正常组	6	$4.90 \pm 1.64^{\triangle\triangle}$
模型组	6	$25.40 \pm 10.55^{**、\blacktriangle}$
自然恢复组	6	$25.63 \pm 12.36^{**}$
消痞颗粒组	9	$16.51 \pm 4.43^{*、\triangle、\bullet}$
维霉素组	6	$25.93 \pm 8.80^{**、\blacktriangle}$

注：＊＊与正常组相比 $P<0.01$，*与正常组相比 $P<0.05$；$^{\triangle\triangle}$与自然恢复组相比 $P<0.01$，$^{\triangle}$与自然恢复组相比 $P<0.05$，$^{\blacktriangle}$与自然恢复组相比 $P>0.05$；$^{\bullet}$与维霉素相比 $P<0.05$。

2.5　消痞颗粒对胃黏膜 VEGF 表达的影响　VEGF 阳性反应细胞呈棕黄色，定位在胞浆和胞膜，细胞核有少量表达，在正常大鼠黏膜增殖带有少量表达，中药消痞颗粒治疗后，VEGF 阳性表达明显下降，与模型组相比有显著差异，且疗效优于自然恢复组，维霉素组与自然恢复组无显著差异。(见表7)

表7　消痞颗粒对黏膜 VEGF 表达的影响

组别	N	统计视野	－	+	++	+++
正常组	6	$30^{\blacktriangle\blacktriangle、\bullet\bullet}$	18	11	1	0
模型组	6	$30^{**、\circ}$	9	8	12	1
自然恢复组	6	$30^{**、\triangle}$	8	9	11	2
消痞颗粒组	9	$45^{*、\blacktriangle、\bullet}$	17	23	3	2
维酶素组	6	$30^{**、\triangle、\circ}$	9	10	10	1

注：与正常组相比 $^{**}P<0.01$，$^{*}P<0.05$；与模型组相比 $^{\blacktriangle\blacktriangle}P<0.01$，$^{\blacktriangle}P<0.05$，$^{\triangle}P>0.05$；与自然恢复组相比 $^{\bullet\bullet}P<0.01$，$^{\bullet}P<0.05$；$^{\circ}P>0.05$。

2.6　消痞颗粒对黏膜 bFGF 表达的影响　bFGF 染色阳性信号为棕黄色颗粒，阳性部位主要在胞浆、胞核和血管内皮细胞。间质中成纤维细胞、平滑肌细胞和血管中的中性粒细胞、单核细胞也有 bFGF 表达，正常大鼠黏膜增殖带有少量表达，在模型组、自然恢复组不典型增生处表达增强，不典型增生的程度越重，bFGF 阳性表达越明显，消痞颗粒治疗后 bFGF 阳性表达减弱，与模型组、自然恢复组相比差异显著，维霉素组与自然恢复组相比无显著差异。（见表 8）

表 8　消痞颗粒对黏膜 bFGF 表达的影响

组别	n	bFGF　$\bar{x} \pm s$
正常组	6	$1.8333 \pm 0.8743^{▲▲、●●}$
模型组	6	$4.3667 \pm 1.1885^{**、○}$
自然恢复组	6	$4.0000 \pm 0.9097^{**、△}$
消痞颗粒组	9	$3.3111 \pm 1.3454^{**、▲▲、●●}$
维霉素组	6	$3.9333 \pm 1.0148^{**、△、○}$

注：与正常组相比 $^{**}P < 0.01$，与模型组相比 $^{▲▲}P < 0.01$，$^{△}P > 0.05$；与自然恢复组相比 $^{●●}P < 0.01$，$^{○}P > 0.05$。

3　讨论

CEA 是胃肠道肿瘤中研究最为广泛的肿瘤标记物，在胃黏膜不同程度异型增生病变中，均可见到 CEA 阳性物质，并呈极性分布，CEA 含量随病变逆转或加重出现减少、消失或增多的现象，对于中－重度异型增生病变，CEA 标记阳性物质明显高于轻度病变，CEA 表达的程度往往反映细胞的幼稚性和分化不成熟性。我们观察到，大鼠正常胃黏膜不含或仅含少量 CEA 阳性物质，而在胃黏膜不典型增生区域 CEA 阳性表达增多、染色较深，并且出现了分布异常、极性消失。应用消痞颗粒进行预防和治疗后，胃黏膜 CEA 阳性表达明显减弱，说明消痞颗粒可明显抑制不典型增生处胃黏膜 CEA 的过度表达。

目前认为，细胞癌变主要由于基因异常表达，使细胞内蛋白质合成紊乱，细胞的生长、分化和调节系统失控而自主性生长的结果。rasP21 是 ras 癌基因家族的一种共同蛋白质表达产物，参与膜的信号传递，在细胞生长及分化中起重要作用。ras 癌基因突变导致基因激活，ras 基因的点突变和高水平表达与细胞增殖密切相关，ras 癌基因在肠上皮化生和不典型增生时已经被激活，其在胃癌的形成过程中起重要作用，应用消痞颗粒后，胃黏膜病变病理形态明显改善，rasP21 阳性表达减弱，消痞颗粒的防治作用可能与抑制 ras 癌基因的活化和扩增有关。

增殖细胞核抗原（PCNA）对 DNA 复制起重要作用，其含量反映了细胞的增殖程度，研究表明浅表性胃炎、萎缩性胃炎、肠上皮化生、不典型增生、早期胃癌和晚期胃癌的 PCNA 指数处于逐步上升状态。本研究表明，在正常胃黏膜组织中，阳性细胞少，染色弱，比较规律地分布于增殖带；在不典型增生中全层均可见阳性细胞，表达明显增强，分布不规律，强阳性细胞多见，应用消痞颗粒治疗后，胃黏膜病理形态明显改善，PCNA 表达减弱。表明消痞颗粒可抑制萎缩性胃炎伴非典型增生大鼠胃黏膜增高的增殖活性，从而阻断和逆转萎缩性胃炎癌前病变。

胃黏膜上皮组织更新较快，以细胞凋亡和增殖维持着细胞总数的平衡，倘若这一平衡被打破就有可能导致许多疾病发生。Bcl－2 具有抑制细胞凋亡的作用，Bax 对抗 Bcl－2 蛋白抑制细胞凋亡的作用，Bcl－2/Bax 两蛋白之间的比例是决定对细胞凋亡抑制作用强弱的关键因素。本研究显示正常大鼠胃窦部黏膜的增殖带部分细胞可检出 Bcl－2 蛋白，而慢性萎缩性胃炎伴有非典型增生的黏膜则出现了 Bcl－2 蛋白表达的显著增强，与文献报道的人类胃癌前病变时 Bcl－2 蛋白表达的变化规律一致。消痞颗粒治疗后，大鼠胃黏膜的 Bcl－2 蛋白表达水平均显著下降。正常大鼠胃窦部黏膜的增殖带有 Bax 蛋白表达，而模型组 Bax 阳性表达的显著减弱，经消痞颗粒治疗 Bax 表达有一定增强。消痞颗粒治疗后胃黏膜病变病理形态明显改善，提示其可能通过抑制 Bcl－2 基因表达上调 Bax 表达调节细胞增殖凋亡而起作用。这进一步表明消痞颗粒治疗慢性萎缩性胃炎非典型增生癌前病变可能通过抑制细胞增殖促进凋亡而起作用。

肿瘤的生长依赖于血管生成，随着肿瘤细胞的不断增殖，瘤体的微环境改变，刺激肿瘤细胞和宿主细胞产生血管生长刺激因子，并下调血管生长抑制因子的产生，打破二者在肿瘤组织局部的平衡，启动血管生成，构成肿瘤迅速增殖的前提条件。研究发现大鼠胃癌的发生分为 3 个阶段：黏膜的糜烂与增生期，腺瘤样增生期，腺癌发生期，胃黏膜腺体处于增生期时，血管生成很少，当发展至异型增生阶段，尤其是中、重度异型增生或黏膜内癌时，血管生成明显增多，至浸润性癌时，浸润前缘周围血管异常丰富。本研究表明经消痞颗粒治疗后，实验大鼠胃黏膜非典型增生明显减轻，促血管生成因子 VEGF、bFGF 表达减弱，微血管形成减少，说明消痞颗粒可能通过抑制黏膜促血管生成因子的表达而使黏膜血管生成减少，消痞颗粒治疗慢性萎缩性胃炎癌前病变作用机制与抑制微血管形成有关。

通过中药消痞颗粒对实验大鼠胃黏膜 CEA、RasP21、PCNA 表达，Bcl－2 和 Bax 表达影响的观察表明，消痞颗粒的防治作用可能通过抑制癌基因的活化和扩增，调节胃黏膜增殖与凋亡有关。研究表明还表明消痞颗粒可能通过降低 VEGF、bFGF 的表达，从而减少黏膜血管形成起治疗慢性萎缩性胃炎癌前病变作用，提示中药治疗慢性萎缩性胃炎癌前病变可能通过多靶点、多种途径起效。

消痞颗粒以益气养阴、理气散结、活血化瘀、清热解毒为法，以百合乌药汤化裁而成。方中党参、炙百合补气养阴润燥，乌药、香橼皮理气消胀，可增强机体免疫功能，调整胃运动，营养胃黏膜，从而改善胃功能及萎缩等形态学结构。活血化瘀之品丹参、三七粉，可改善微循环，消除胃黏膜代谢障碍，促进增生性病变软化和吸收，三七尚具有较强的杀幽门螺旋杆菌的作用；蒲公英、白花蛇舌草清热解毒化湿，能治疗胃黏膜慢性炎症、肠化及不典型增生且能抗癌。在补气养阴的基础上，配以活血化瘀、理气散结及清热解毒之品，体现了祖国医学气为血之帅、久病入络、郁久化热、热伤气阴的理论，亦说明中医机能辨证与西医病理形态辨证用药相结合是完全正确的，是中医辨证施治的一大进步。

神经内科

抑郁症病证结合脑电非线性分析的对比研究

王玉来　秦绍林　郭蓉娟　滕　晶　杜雅薇　姜思源　邢　佳

利用混沌与分形理论等非线性动力学原理研究和分析大脑的功能活动状态，已经成为大脑功能研究的新热点。脑电非线性动力学分析可以提供有关神经网络功能、相互联系的信息以及大脑功能活动变化轨迹等情况。我们利用脑电非线性动力学分析方法对抑郁症肝郁脾虚证和心脾两虚证与正常对照组进行对比研究，探讨抑郁症患者两证候在唤名刺激诱导下脑电非线性动力学变化特点。

1　材料与方法

1.1　诊断标准　抑郁症诊断标准采用 DSM－IV 标准；抑郁症中医证候标准采用中南大学湘雅医院制定的抑郁症常见中医证候诊断标准。

1.2　一般资料　全部病例来自东方医院心理门诊。肝郁脾虚组 11 例，其中男 4 例，女 7 例，平均年龄（38.36±8.12）岁。心脾两虚组 8 例，其中男 2 例，女 6 例，平均年龄（40.41±9.56）岁。正常对照组 11 例，其中男 4 例，女 7 例，平均年龄（39.32±7.45）岁。三组年龄没有统计学差异（$P>0.05$）。所有受试者均为初中以上文化程度，右利手，无烟酒嗜好，3 周内无抗抑郁药用药干预，无精神和躯体性疾病，告知受试者实验任务并签署知情同意书。

1.3　实验仪器和方法　实验仪器为 ZN16E 型高频脑电信号放大器，通频带 0.3～100Hz，采样频率 500Hz，模/数转换位数为 12 位。所有受试者 24h 内禁烟、酒、咖啡等，保证充足睡眠。试验在安静的屏蔽室内进行，按照国际标准导联 10～20 系统安放并记录 16 导脑电信号，以双耳垂为参考。脑电采集均在闭目状态下进行，以减少眨眼干扰。听觉刺激采用录制于 SoundEditPro 软件的男声普通话，声音编辑使用 Goldwave 软件。将受试者姓名、他人姓名、实物的描述性语言等六种语音刺激采用随机排序录制，每种唤名刺激在历时 15 秒内匀速重复 6 次为一个试验刺激单元，每两种刺激内容之间间隔 15 秒的空白基线对照，共进行三个周期的刺激。

1.4　数据处理　利用脑电非线性分析软件，从采集的 EEG 中选取 15s 伪差（眼动、肌电等）很少的数据段，按时间顺序对原始数据进行处理，取各导联 15s 的平均数进行统计分析。关联维数（D2）是描述混沌自由度信息的参数，反映了动力学过程的复杂性，D2 越高，表示所测 EEG 信号的复杂性越高。

1.5　统计学分析　采用 SAS 9.0 软件，三组间对比采用多元方差分析，组内比较采

用 t 检验。

2 结果

2.1 安静闭眼状态（e0）各组关联维数 D2 比较：

图表 1、见表 1

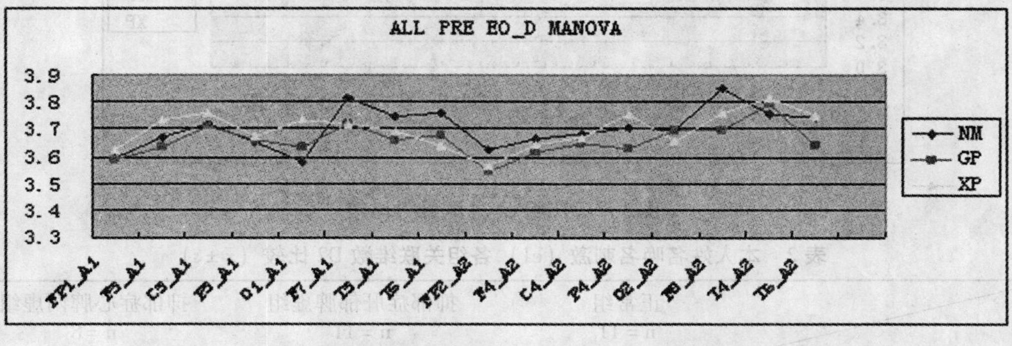

图表 1 三组安静闭眼状态（e0）关联维数比较

注：（正常组 – 正常组 肝郁脾虚组 – 肝郁脾虚组 心脾两虚组 – 心脾两虚组）

表 1 安静闭眼状态（e0）各组关联维数 D2 比较（$\bar{x} \pm s$）

	正常组 n = 11	抑郁症肝郁脾虚组 n = 11	抑郁症心脾两虚组 n = 8
左前额（PF1 – A1）	3.59 ±0.31	3.58 ±0.29	3.63 ±0.26
右前额（PF2 – A2）	3.62 ±0.34	3.57 ±0.25	3.57 ±0.33
左额（F3 – A1）	3.69 ±0.31	3.64 ±0.27	3.73 ±0.24
右额（F4 – A2）	3.66 ±0.31	3.64 ±0.26	3.64 ±0.37
左中央（C3 – A1）	3.73 ±0.23	3.71 ±0.24	3.76 ±0.32
右中央（C4 – A2）	3.67 ±0.28	3.66 ±0.22	3.67 ±0.28
左顶（P3 – A1）	3.66 ±0.19	3.66 ±0.21	3.68 ±0.30
右顶（P4 – A2）	3.69 ±0.30	3.64 ±0.26	3.76 ±0.28
左枕（O1 – A1）	3.58 ±0.24	3.63 ±0.25	3.73 ±0.32
右枕（O2 – A2）	3.67 ±0.32	3.71 ±0.22	3.66 ±0.37
左前颞（F7 – A1）	3.81 ±0.27	3.7 ±0.48	3.72 ±0.50
右前颞（F8 – A2）	3.84 ±0.38	3.71 ±0.37	3.76 ±0.36
左中颞（T3 – A1）	3.73 ±0.28	3.65 ±0.48	3.69 ±0.40
右中颞（T4 – A2）	3.72 ±0.41	3.81 ±0.42	3.81 ±0.30
左后颞（T5 – A1）	3.75 ±0.24	3.67 ±0.53	3.64 ±0.41
右后颞（T6 – A2）	3.71 ±0.30	3.64 ±0.29	3.75 ±0.29

注：与正常对比 $^{*}P<0.05$，$^{**}P<0.01$。

安静闭眼（e0）条件下抑郁症两组各导联与正常组比较无显著差异。

正常组在左前颞（F7 – A1），右前颞（F8 – A2）D2 有升高现象，抑郁症两组无此特征。

2.2 本人姓名唤名刺激（e1）各组关联维数 D2 比较：

图表 2、见表 2

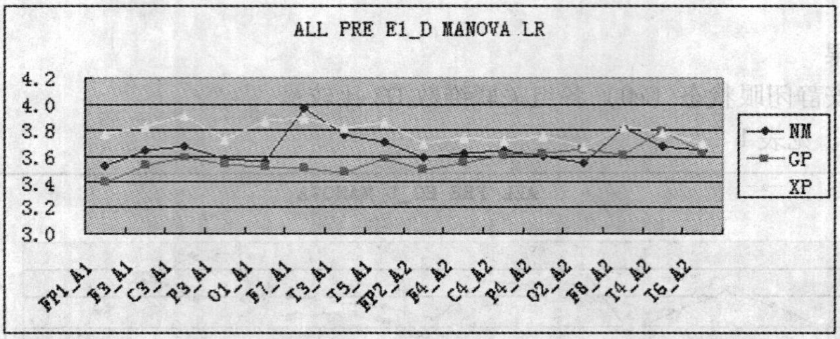

图表 2　三组 e1 关联维数比较

表 2　本人姓名唤名刺激（e1）各组关联维数 D2 比较（$\bar{x} \pm s$）

	正常组 n = 11	抑郁症肝郁脾虚组 n = 11	抑郁症心脾两虚组 n = 8
左前额（PF1 - A1）	3.53 ±0.35	3.40 ±0.39	3.77 ±0.29*
右前额（PF2 - A2）	3.59 ±0.44	3.49 ±0.29	3.70 ±0.38
左额（F3 - A1）	3.65 ±0.33	3.52 ±0.33	3.83 ±0.32
右额（F4 - A2）	3.62 ±0.41	3.54 ±0.24	3.74 ±0.32
左中央（C3 - A1）	3.68 ±0.28	3.59 ±0.42	3.91 ±0.37*
右中央（C4 - A2）	3.64 ±0.34	3.61 ±0.22	3.72 ±0.26
左顶（P3 - A1）	3.58 ±0.21	3.53 ±0.38	3.73 ±0.42
右顶（P4 - A2）	3.60 ±0.35	3.62 ±0.21	3.75 ±0.33
左枕（O1 - A1）	3.56 ±0.31	3.51 ±0.55	3.87 ±0.43*
右枕（O2 - A2）	3.55 ±0.34	3.65 ±0.38	3.57 ±0.39
左前颞（F7 - A1）	3.97 ±0.51	3.50 ±0.52*	3.89 ±0.55
右前颞（F8 - A2）	3.82 ±0.60	3.61 ±0.31	3.72 ±0.36
左中颞（T3 - A1）	3.76 ±0.39	3.47 ±0.59	3.81 ±0.52
右中颞（T4 - A2）	3.67 ±0.64	3.80 ±0.31	3.68 ±0.32
左后颞（T5 - A1）	3.71 ±0.40	3.58 ±0.52	3.86 ±0.53
右后颞（T6 - A2）	3.64 ±0.47	3.63 ±0.48	3.56 ±0.44

注：与正常对比 $^{*}P<0.05$，$^{**}P<0.01$。

D2 值在总体上呈现心脾两虚组 > 正常组 > 肝郁脾虚组。

正常组在左前颞（F7 - A1）有明显的升高，抑郁症两组无此表现。

心脾两虚组在除 F7 以外的其他导联均高于正常，其中左前额（PF1 - A1）、左中央（C3 - A1）、左枕（O1 - A1）差异显著。

肝郁脾虚组在左侧导联普遍低于正常（FP1 - A1、F3 - A1 除外），其中左前颞（F7 - A1）差异显著。在右侧导联右顶（P4 - A2）、右枕（O2 - A2）、右中颞（T4 - A2）略高于正常，差异不显著。

2.3　他人姓名唤名（e2）各组关联维数 D2 比较

图表 3、见表 3

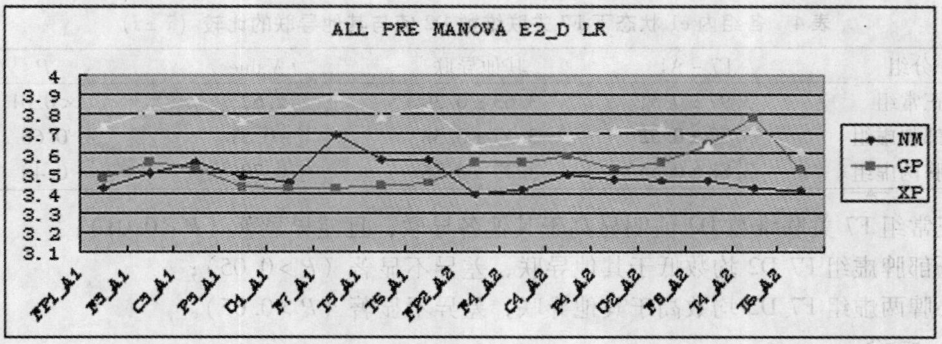

图表3　三组 e2 关联维数比较

表3　他人姓名唤名刺激（e2）各组关联维数 D2 比较 e2（$\bar{x} \pm s$）

	正常组 n＝11	抑郁症肝郁脾虚组 n＝11	抑郁症心脾两虚组 n＝8
左前额（PF1－A1）	3.43±0.25	3.47±0.33	3.74±0.20*
右前额（PF2－A2）	3.39±0.27	3.56±0.22	3.64±0.31*
左额（F3－A1）	3.50±0.29	3.56±0.26	3.82±0.21*
右额（F4－A2）	3.42±0.24	3.56±0.22	3.67±0.32*
左中央（C3－A1）	3.56±0.21	3.53±0.35	3.87±0.30*
右中央（C4－A2）	3.49±0.18	3.59±0.23	3.68±0.30*
左顶（P3－A1）	3.48±0.14	3.43±0.29	3.76±0.31*
右顶（P4－A2）	3.47±0.26	3.53±0.19	3.72±0.32*
左枕（O1－A1）	3.46±0.26	3.42±0.27	3.82±0.39*
右枕（O2－A2）	3.46±0.21	3.55±0.25	3.73±0.39*
左前颞（F7－A1）	3.69±0.46	3.43±0.38	3.89±0.45
右前颞（F8－A2）	3.46±0.20	3.64±0.29	3.65±0.43
左中颞（T3－A1）	3.57±0.28	3.44±0.34	3.79±0.34
右中颞（T4－A2）	3.43±0.44	3.78±0.26*	3.72±0.27*
左后颞（T5－A1）	3.57±0.30	3.45±0.40	3.83±0.41
右后颞（T6－A2）	3.41±0.27	3.52±0.38	3.62±0.35

注：与正常对比 * $P<0.05$，** $P<0.01$。

正常组在左前颞（F7－A1）有明显的升高，抑郁症两组无此表现。

心脾两虚组各导联普遍高于正常，其中左前额（PF1－A1）、右前额（PF2－A2）、左额（F3－A1）、右额（F4－A2）、左中央（C3－A1）、左顶（P3－A1）、右顶（P4－A2）、左枕（O1－A1）、右枕（O2－A2）、右中央（C4－A2）、右中颞（T4－A2）差异显著。而左前颞（F7－A1）、右前颞（F8－A2）、左中颞（T3－A1）、左后颞（T5－A1）、右后颞（T6－A2）差异不显著，可见差异不显著的导联在双侧颞部较集中。

肝郁脾虚组在左侧导联普遍低于正常（FP1，F3 除外），其中 F7－A1 差异显著；右侧均高于正常，其中 T4－A2 差异显著。

2.4　各组内 F7 关联维数 D2 值与组内其他导联的比较

见表4

表 4　各组内 el 状态下 F7 关联维数 D2 值与其他导联的比较（$\bar{x} \pm s$）

分组	F7 - A1	其他导联	t Value	P
正常组	3.97 ±0.51	3.63 ±0.39	2.62	<0.01
肝郁脾虚组	3.50 ±0.52	3.57 ±0.38	-0.51	0.60
心脾两虚组	3.88 ±0.55	3.77 ±0.36	0.70	0.48

正常组 F7 关联维数 D2 值明显高于其他各导联，且差异显著（$P<0.01$）；

肝郁脾虚组 F7 D2 均数低于其他导联，差异不显著（$P>0.05$）；

心脾两虚组 F7 D2 均数高于其他导联，差异不显著（$P>0.05$）。

3　讨论

本人姓名唤名作为一种与自我高度相关的刺激，人们对它的反应是特别的和强烈的，它甚至可以强有力的诱发严重脑损伤患者的中枢神经系统的活动，尽管这种刺激的神经机制现在还不清楚。Carmody 等利用 fMRI 发现，与他人姓名相比，受试者自己姓名在左侧额中回、颞中回、颞上回以及楔叶有更高的激活信号，从而认为听到自己姓名具有独特的脑功能激活反应。

3.1　抑郁症 F7 关联维数降低与左额叶外侧皮层脑电活动减退

正常组在无语言刺激的安静闭眼状态左前颞（F7 - A1）、右前颞（F8 - A2）关联维数 D2 呈现高峰，而在其他两种唤名刺激下则仅出现左前颞（F7 - A1）的高峰。正常组 F7 的关联维数 D2 具有的独高特点，抑郁症两证型患者上述特征明显缺失。提示抑郁症患者左额叶外侧皮层功能减退。相关研究显示，左前额叶具有注意、选择、比较、判断或从记忆中提取信息等功能；左前额叶与记忆编码有关，参与建立有意义的语义联系，使信息更适于记忆。左侧大脑半球（尤其是前额叶）损伤的患者容易发展为抑郁症，而右侧人脑半球的相同部位损伤的患者则否，左侧前额叶皮质在正性情绪发挥着重要作用。我们的研究显示，左额叶外侧皮质功能减退或失调，有可能是抑郁症肝郁脾虚证和心脾两虚证的共同特点。

3.2　心脾两虚组、肝郁脾虚组两组唤名刺激下呈现相对于正常组的不同状态

在唤名刺激下，三组 D2 值总体呈现为心脾两虚组 > 正常组；而肝郁脾虚组则左侧多数导联低于正常组，在右侧导联多高于正常。

关于 D2 值的高低，目前国内外有关大脑认知功能非线性动力学分析的研究认为：①大脑在进行思维活动时，与安静状态相比关联维数增高；②关联维数增高与参加作业的大脑皮质的特定区域有关；③关联维数在儿童中有显著的年龄差异性，总趋势为随年龄增加而增高。

有研究发现更年期抑郁患者安静闭眼状态下脑电图近似熵 ApEn 数值明显高于正常对照组，表明此状态下更年期抑郁患者脑电信号的复杂度高于正常。我们的研究，心脾两虚组在两种唤名诱导条件下 D2 值高于正常组，提示该组脑电复杂度高于正常，与上述研究相吻合。也有研究发现 EEG 的复杂度随着脑认知负荷的增强有降低趋势，在大脑额叶这一趋势尤为明显，认为 EEG 的复杂性反映了大脑接受和处理信息活动的有序程度。

肝郁脾虚组在安静闭眼状态下其各导联 D2 值总体与正常组无明显差别，而在唤名诱导刺激状态下均呈现左侧半球各导联低于正常，右侧半球部分或全部导联 D2 升高以致超过正常组。结果提示，随着抑郁症中医证候的由实转虚，其大脑的复杂度可能由低于正常

向高于正常转化，并且这种转化首先出现在右侧半球以及左前额、左额部，然后扩展到整个大脑。

大脑两半球在人类认知活动中的功能是不对称的。左侧大脑半球的语言功能和抽象思维功能优于右侧半球；右侧半球的空间概括能力的形象思维功能和情感性信息处理功能优于左侧半球。我们的研究结果提示抑郁症患者随证候的由实转虚，在我们研究涉及的病程阶段内，其大脑复杂度在右侧首先升高超过正常，并且左侧大脑在一定的时期内脑电活动复杂程度降低，然后两侧大脑均向高于正常发展。这可能跟抑郁症患者对外界多种情感刺激过于敏感，其右侧大脑激活程度首先提高，其后逐渐进入一种全脑大范围、长时程、无序的、低效率的复杂思维活动状态有关。从而推测，对自我和情感脑活动的自控能力薄弱，可能导致了抑郁症的发病和进展。

总之，本研究提示：①唤名刺激可诱发抑郁症脑电非线性分析关联维数的异常表现；②抑郁症不同中医证型可以有不同的脑电关联维数分布特点，心脾两虚证在两种唤名诱导下均表现高于正常，而肝郁脾虚证则在左侧大脑半球低于正常，在右侧半球多高于正常。③左额叶外侧皮层功能紊乱可能是抑郁症两证型的共同发病原因。

附图：

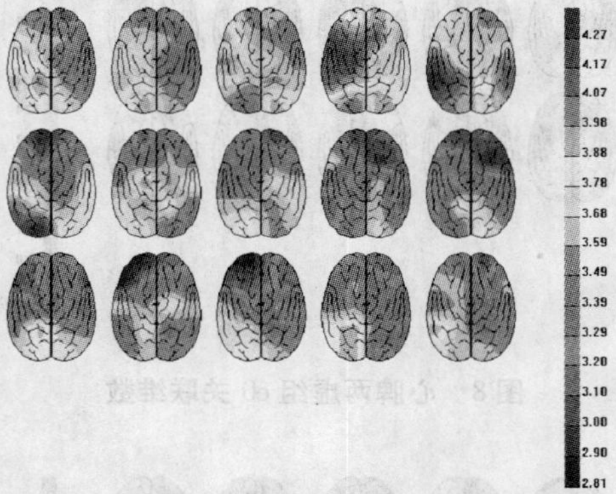

图 1　正常组 e0 关联维数

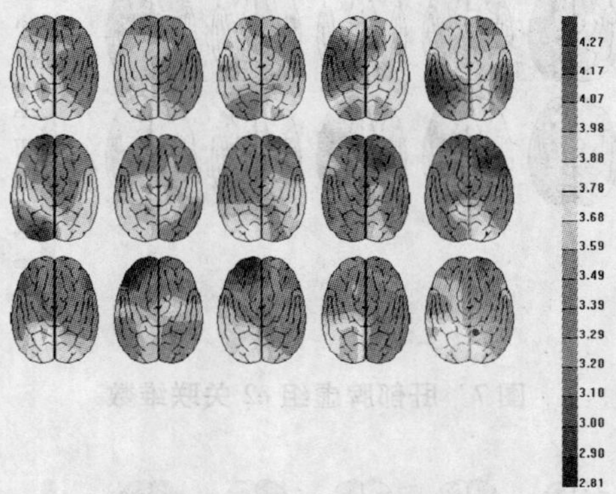

图 2　正常组 e0 关联维数

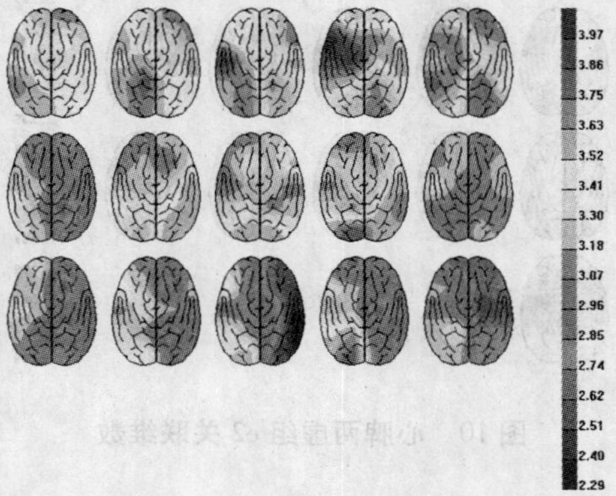

图 3　正常组 e1 关联维数

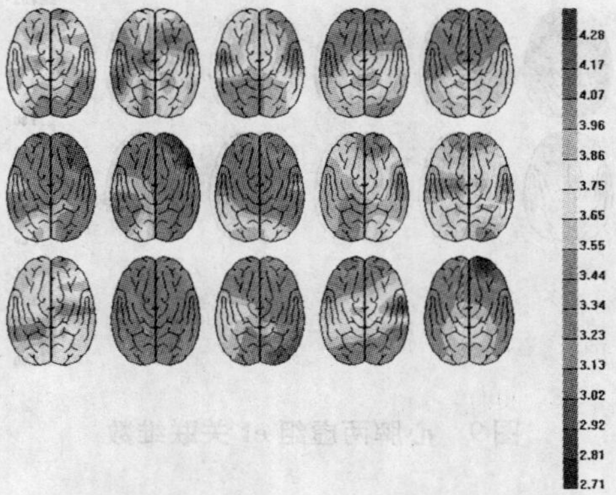

图 4　正常组 e2 关联维数

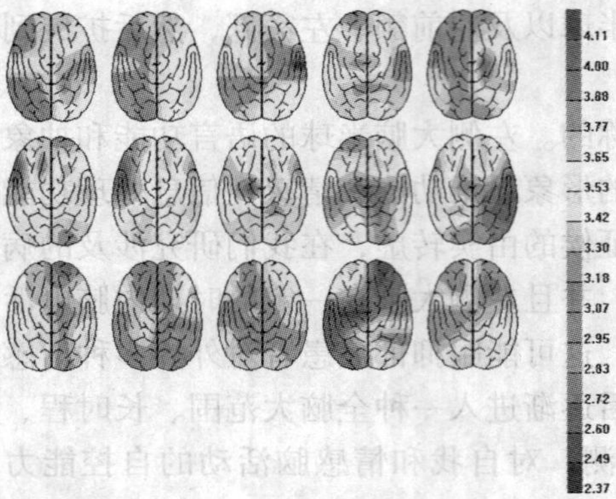

图 5　肝郁脾虚组 e0 关联维数

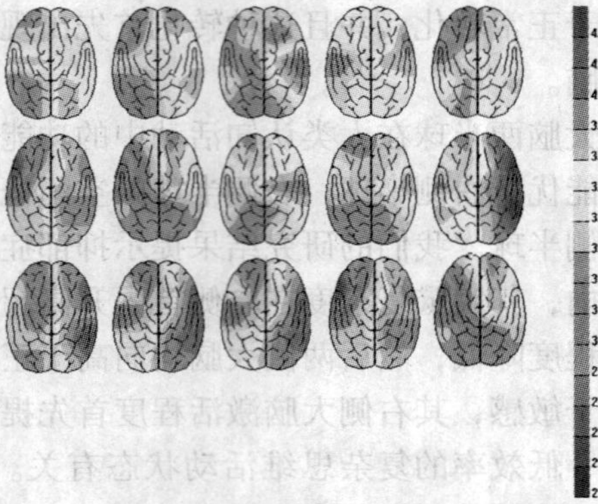

图 6　肝郁脾虚组 e1 关联维数

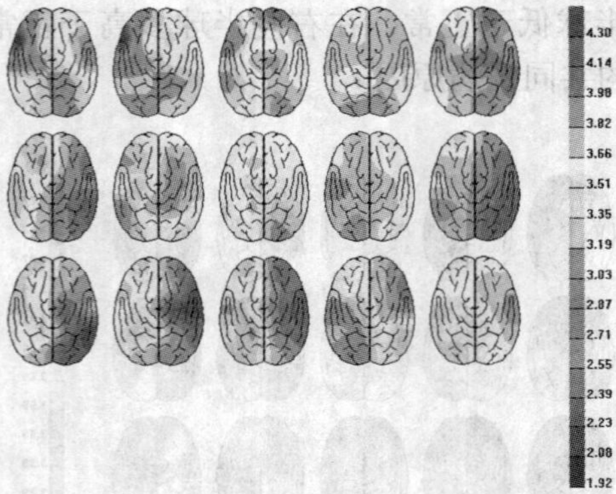

图 7　肝郁脾虚组 e2 关联维数

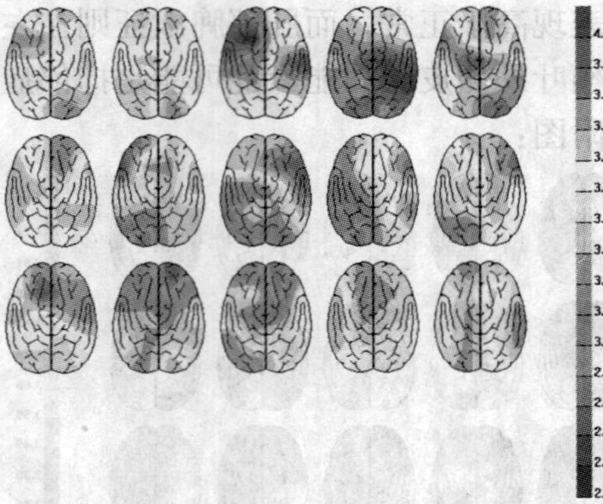

图 8　心脾两虚组 e0 关联维数

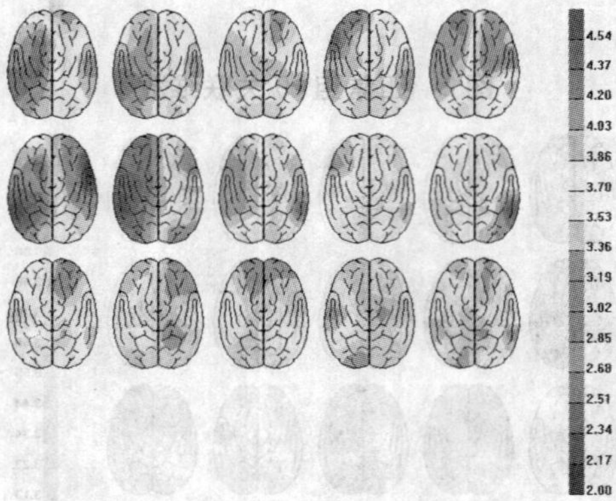

图 9　心脾两虚组 e1 关联维数

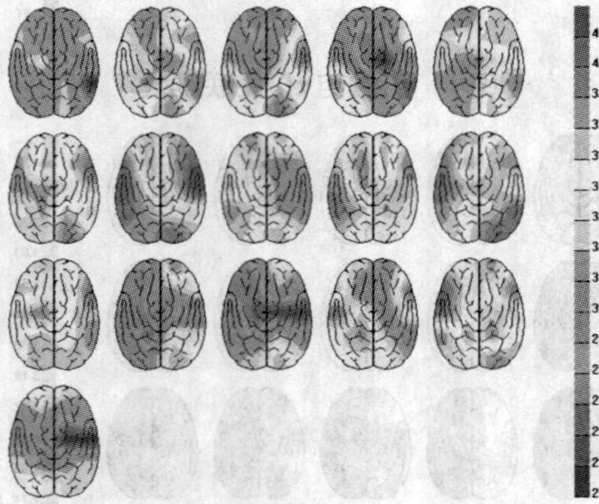

图 10　心脾两虚组 e2 关联维数

化痰通腑法治疗中风病痰热证临床经验集萃

刘 岑 高 颖

1 历史与源流

中风治疗法则目前已形成化痰通腑法、清热解毒开窍法、破血逐瘀法、扶正护脑法为主的鼎立态势。然而回顾历史，流行病学资料显示，20 世纪七八十年代心脑血管疾病以危急重症如急性脑出血、急性心肌梗死、脑血栓形成、高血压危象、蛛网膜下腔出血位居前列，导致高致残致死率，时刻威胁着机体的安危，但在 70 年代中末期，治疗急性脑血管病的手段远不及目前有效而多样，西医方面论脱水疗法，降低颅压减轻脑水肿是有效的；针对缺血性中风，当时的扩管、扩容等疗法存在诸多弊端，抗凝、溶栓方面临床尚缺乏得力的药物保障，手术方法相当局限，自由基学说和脑保护观点的国内外医学文献始见于 80 年代后期。这一局面迫使国家投入强大的科技人员，心脑血管疾病成为当时医学科研人员急需攻克的堡垒。中医方面关于中风病名、病因病机、治法方药的论述源远流长，然而直至现代方形成系统论述，认为中风病是由于“脏腑功能失调，或气血素虚，加之劳倦内伤、忧思恼怒、饮酒饱食、用力过度而致瘀血阻滞、痰热内蕴，或阳化风动、血随气逆，导致脑脉痹阻或血溢脑脉之外，引起昏仆不遂，发为中风。……病机概而论之有虚（阴虚、气虚）、火（肝火、心火）、风（肝风、外风）、痰（风痰、湿痰）、气逆、血瘀六端，此六端多在一定条件下相互影响，相互作用。病性多为本虚标实，上盛下虚。在本为肝肾阴虚，气血衰少，在标为风火相煽，痰湿壅盛，瘀血阻滞气血逆乱。而其基本病机为气血逆乱，上犯于脑”。以王永炎为首组成的科技攻关人员，承担了国家“七五”“八五”“九五”等中风急症攻关协作，先后取得了一系列公认的科技成果。其中，1982 年王永炎等提出了中风病痰热腑实证的辨证论治。1986 年王永炎等报道运用化痰通腑饮（瓜蒌、胆南星、大黄、芒硝）治疗缺血性中风病痰热腑实证 158 例，总有效率 85.4%。通过对 158 例中风急性期患者的临床观察，针对舌红、苔黄厚而腻、口气臭秽、大便秘结或不通、脉弦滑而大等症的突出表现，认为痰热腑实为中风急性期常见证候，证候转归与腑气不通有密切的关系，而且，化痰通腑法有较早地减轻脑水肿的作用。从而显著提高了中风病的治疗效果，也为化痰通腑法治疗中风急症提供了实践依据。同年《中风病中医诊断和疗效评定标准》之中首次公认痰热腑实证，确立化痰通腑法，后经规范的（前瞻、随机、对照）临床研究和多年临床应用验证提示，化痰通腑法治疗脑血管病急性期痰热腑实证，对于改善病人意识状态、缓解病情加重的趋势和减轻偏瘫的病损程度具有较好效果。以此，化痰通腑法治疗中风急症的研究获 1986 年国家中医药管理局中医药重大科技成果奖。源自艰苦实践产生的化痰通腑法的代表方剂星蒌承气汤成为中风病系列方药之中极具影响力的一员。

《中藏经》中曾有通腑治疗中风的记载，金元时代的张元素最先把通腑法运用于中风病治疗，创立三化汤（厚朴、大黄、枳实、羌活）；此后刘河间提出中风“若中腑者，先以加减续命汤，随证发其表；若中脏者，则大便多秘涩，宜服三化汤通其滞”“内有便溺之阻者可用三化汤以及大承气汤、调胃承气汤治疗”。明代王肯堂拟三一承气汤治疗中风便秘、牙关紧闭、浆粥不入者；清代张锡纯在临床中发现，大凡中风病人多有大便燥结不通之证，并认为“是治此证者，当以通其大便为要务，迨服药至大便自然通顺时，则病愈过半矣”；当代名医焦树德在三化汤基础上加入化痰、降浊、化瘀、通络之品，而成三化复遂汤，治疗中风病中经证或有向中腑转化者。

《中风专辑》是上海中医文献研究馆编纂的中风文献专书，搜集广泛，上至《内经》下至民国初年包括经典4种，前贤论萃37家“其能成理者，莫不博采旁引，兼收并取”，它以方剂为统计对象，避免个人搜集的片面性和主观性。收方并删重增补演方得409首。据此资料统计显示：中风治疗历代以甘味居多，甘草、人参、当归、防风，次为川芎、白芍、地黄、羌活、麻黄、独活等，少有苦寒之品；民国以来扶正祛邪为主，防风、羌活、麻黄的使用大大减少，概受内风致病论及痰瘀相关理论影响，养血熄风化痰使用增多。以此对比80年代之后相关报道用药，受王永炎临床报道影响，胆南星、瓜蒌、大黄及承气类使用明显上升。近二十年，大量临床实践证明痰热腑实证是中风病急性期的常见证候。临床已广泛应用化痰通腑法治疗由痰火导致的各种急症包括窍闭神昏证。可以说化痰通腑法治疗中风病痰热证是今人临床实践的成果。

2　继承与创新

2.1　化痰通腑法的临证应用指导

2.1.1　中风病急性期痰热腑实证的证候特征及辨证要点

2.1.1.1　痰热腑实证的临床症状表现：沈金鳌曾说“中风若二便不秘，邪之中犹浅”，所以大便秘结一般而言意味着病势偏重，病邪较深。痰热腑实证基本出现在中风病急性期，是疾病凶险的阶段，以证类划分多归中经证，部分亦可见于中腑证。

临床表现为腑气不通和痰热证两方面的证候特征。最主要的症状是大便不通或大便干燥，病人发病后1日或数日无大便，或虽有便意而大便干结难解。部分病人还可见到腹胀、腹满，口气臭秽，或恶心、纳差。痰热证的主要征象是舌象，舌苔黄腻、黄厚腻或黄燥干褐。舌质红、暗红或瘀斑。脉弦滑或滑大而数。痰热腑实严重者证类划分属于中腑。可见神志迷蒙、嗜睡，喉中痰声漉漉。其神志异常特点表现为燥扰不宁、时清时寐、谵妄或思睡、嗜睡，呼之能醒，可回答问题但移时复睡。

2.1.1.2　辨证要点：临床研究提示，中风急性期约有40%~50%的病人表现出痰热腑实证，部分病人舌质淡、胖大，是本虚之象，而口臭、便秘、舌苔黄厚腻，此时标实为痰热。脉象弦滑或数，亦为痰热内阻之征。痰热阻滞、腑气不通，成为此时病机的主要矛盾。由此可见，便秘便干、舌苔黄腻、脉弦滑构成中风病急性期痰热腑实证的基本证候特征及辨证要点。也是临床应用时的三大基本应用指征。

2.1.1.3　证候鉴别：应当注意鉴别的是，若病人数日未解大便，但舌苔不黄不厚，而舌质淡或舌体胖大。平素即大便数日一行，解时大便不干，甚或溏稀，但排便无力，此属气虚，推动无力，治当健脾益气以助运化；再有便干便秘者，少苔或无苔，舌质嫩红，口渴喜饮，此属津亏液少，无水助行，治当增液行舟；又有便干便秘，舌苔厚腻，或白或黄者，但舌苔虚浮、颗粒粗糙，扪之不实，甚可拂去，此时应充分考虑虚的因素，或为气虚、推动无力、痰饮中阻，或为肾虚、气化不足、湿浊不化。或厚腻苔迅速脱落，至光剥无苔，见精亏液损之象。

2.1.2 中风病急性期痰热腑实证的病机及转归

中风病发病，内风旋动，夹痰瘀阻滞脑窍。病人或素食肥甘厚味，形体肥胖，或有本气之虚，体弱久病，脾胃虚弱，而发中风病。中风当发之时，风邪作为中风病发病的最重要动因，在发病过程中是病机的核心问题。但在脑脉痹阻或血溢脑脉之外已经发生之后，风邪之象渐减，而痰、热、瘀之象渐显。邪盛正虚，虚实夹杂，痰浊阻于中焦，郁而化热。痰为湿热之邪，易化火伤阴。同时虽为阳邪其性重浊粘腻易阻滞气机，使脏腑气血升降失常。其从阳化热则痰火上扰易与风邪裹挟游窜上扰络脉；其阻滞气机则清阳不升，气血瘀阻致痰瘀蒙闭清窍。此时正衰积损，又有多种内外病因不断积累，诸邪丛生，盛极为毒，浊毒损及脑脉、脑络而神机失用，病人或烦躁或嗜睡，或言语謇涩，半身不遂。换言之，积毒和损络是中风急性期痰热腑实证的病机转变。

化痰通腑后若痰热渐去，腑气转通，或转为风痰瘀血痹阻脉络证；或渐显气虚、阴虚之象，浊邪渐去，本虚之象已显，病情趋于平稳。否则痰热壅盛，浊毒内停，救治不及时可由中经证向中腑证移型，出现意识障碍，表现为浊邪蒙闭清窍，气血不能上承而神识不清的邪盛特点。甚至进一步向中脏发展，正虚邪实，病势危殆，中风变证如厥脱、呃逆、抽搐、吐衄随之频见。

2.1.3 化痰通腑法的主治及功效

痰热腑实证是中风病重要阶段出现的重要证候。在中风病急性期，出现痰热腑实证，治疗要点即应急则治标，以，“承其胃降之气，通其郁闭，和洽气机，冀顽邪蕴毒因势下泄，周身之气机自然流布，故无须拘于有无结粪。”临床功效主要有以下几方面：一可使腑气通畅，气血得以敷布，达到启闭开窍，通痹达络，促进疾病向愈发展。二可使阻于胃肠的痰热积滞得以降除，浊毒不得上扰心神，克服气血逆乱以防内闭。三可急下存阴，釜底抽薪。以防毒热伤阴而呈阴竭于内，阳脱于外之势。痰热去则阴液存，阳亢之风无以化生；浊毒清则气血通畅，神机自明。

总之化痰通腑在于以通腑为手段，祛除毒邪为目的。具有直接、迅速祛除毒邪的作用。是防治中风病发生发展转归的关键。

2.1.4 化痰通腑法治疗中风病的使用方法

2.1.4.1 适用范围：中风病分期诊断有急性期、恢复期和后遗症期，证类诊断分为中经络、中脏腑。化痰通腑法主要适用于中风病急性期中经或中腑的痰热腑实证。另外由于急性期风火痰瘀，内蕴化热，阻滞中焦，枢机不利，发病后1~2日无大便，而舌苔薄黄，或白腻者，腑气不通而燥结未成，有渐成痰热腑实之势，亦可化痰通腑，阻其于未然。或虽有大便，但大便干而难解，纳差，腹胀，细观舌象，舌苔色黄，苔不厚，苔腻而颗粒细腻致密，仍为痰热内阻，腑气不通之征。当化痰通腑，腑气得通，食纳转香，则全身情况好转。

2.1.4.2 观察指征及预后判断：一般用1~3剂汤剂后，排出积粪，量多臭秽而后神志多由恍惚转清，瘫肢好转，黄腻苔渐化或大便通下后，保持大便略稀，使患者大便次数在每日2~3次为宜。化痰通腑法应用2~3日，黄厚腻苔渐去，再根据病情变化相应改为化痰通络、益气、育阴等法。

2.1.4.3　使用禁忌：中风病基本病机为本虚标实，以肝肾不足为本，化痰通腑法旨在迅速祛除浊邪，不宜久用。应用时注意掌握时机，泻下药应以知为度，中病即止。并随时调整处方，绝不可一成不变，一方到底。虚证表现明显者，不宜使用化痰通腑法。如为脾肾阳虚，元气衰败之中风脱证，通腑法当禁用。

2.1.5　化痰通腑法的代表方剂

化痰通腑法的代表方剂为化痰通腑汤，即著名的星蒌承气汤。《伤寒论》大承气汤是通腑泻热的经典方剂。后世因此演绎方剂无数：增液承气汤、宣白承气汤、陷胸承气汤、白虎承气汤、导赤承气汤、桃仁承气汤等等。化痰通腑汤源于《伤寒论》大承气汤化裁，治疗中风之疗效昭彰，归于承气系列，被称为星蒌承气汤。

2.1.5.1　方药组成：星蒌承气汤主要药物组成为全瓜蒌、胆南星、生大黄、芒硝。方中全瓜蒌清热化痰，理气散结；胆南星熄风化痰清热，配全瓜蒌功专清热化痰，去中焦之浊邪；生大黄煎时后下，峻下热结，荡涤肠胃，通腑化浊；芒硝软坚散结，配生大黄通降腑气。四药相配，化痰热、通腑气，切中病机，势宏力专。常规用量全瓜蒌30g，胆南星6g，生大黄（后下）10g，芒硝（冲服）10g。

2.1.5.2　组方释义：星蒌承气汤方中生大黄为君药，性味苦寒，归脾、胃、大肠、肝、心包经，有通腑泻热、活血逐瘀之功。明代医药学家张景岳："夫人参、熟地、附子、大黄实乃药中之四维。人参、熟地者治国之良相也；附子、大黄者乱世之良将也……"明末著名的政治家与文学家顾炎武云："礼义廉耻，国之四维，四维不张，国乃灭亡。"由此可知在医药方面大黄之重要。古代名医有用药如用兵的论述，并多次赞誉大黄具有尖锐攻击、无坚不破之力，斩关夺将、犁庭扫穴之能，能祛邪止暴，拨乱反正，定祸乱而致太平，故名之曰"将军"。在葛洪的《肘后备急方》中第一味常备急救药为大黄。说明大黄乃是祖国医药学治疗急、危重病中应用最多的药物，具有泻热通便，凉血解毒，活血逐瘀，利尿退黄，止血消肿，利肺平喘等多重作用。现代研究大黄能抗炎抑菌、抑制肿瘤坏死因子及影响呼吸链，清除自由基。还能改善血液流变性，增加脑动脉血流量，降低血管压力；芒硝味咸，性寒，归胃、大肠、三焦经，咸以软坚，寒能清热，可"破蓄血，除痰癖，有推陈出新之动功"（《药品化义》），功能泻热通便、润燥软坚。现代认为其硫酸离子不宜被吸收，存留肠内引起高渗溶液，使肠内水分增加，引起机械刺激，促进肠蠕动而排下稀便，一般服下4~6小时排便，且无肠绞痛副作用。阻止高颅内压加重，减轻脑水肿。大黄与芒硝配伍，具有荡涤肠胃，泻热降浊，推陈致新、通腑和营作用，是《内经》所谓"热淫于内，治以咸寒，佐以苦甘"的具体应用；瓜蒌味甘、微苦而寒，归肺、胃、大肠经。甘寒润降，导痰浊下行为其所长。有清热化痰，润肠通便之功。动物实验说明瓜蒌有显著增加冠脉流量及降血脂作用；胆南星味苦、微辛、凉，是以猪胆汁炮制的天南星。炮制后燥性大减有清化燥痰、熄风定惊、开窍醒脑，促进苏醒的功效。可治痰热导致的昏迷、惊痫、抽搐、发狂等证。药理证实有抗惊厥镇静止痛祛痰作用，还能有效降低血液的凝固性，增加脑血流量。

2.1.5.3　临证化裁：星蒌承气汤可辨证加减，治疗中风目前临床常配合活血化瘀药物。痰热盛，恶呕、纳呆、腹满可加燥湿化痰的法半夏、陈皮、厚朴；服药后大便不畅加枳实；大便通而黄腻苔不退者，少阳枢机不利，气郁痰阻，配大柴胡汤化裁；风动不已，躁动不安，加镇肝熄风之品，羚羊角、生石决明、磁石之类；痰火扰心、躁烦不眠，甚至昼睡夜醒加郁金、栀子、石菖蒲、远志；瘀血重者，加丹参、桃仁、红花以活血化瘀；黄腻苔呈斑块样剥脱，已见阴伤之势，减胆南星、全瓜蒌、芒硝、生大黄之量，加麦冬、玄参、女贞子、旱莲草等味，育阴生津，有增液承气之意。

2.1.5.4 煎服法及使用细则：除了口服汤剂给药外，对昏迷、不能进食，腑实不通的患者还可选用鼻饲，灌肠，敷脐等多种给药方法，安全有效，简便易行，不仅无损于正气还有利于病情的好转；汤剂以每次处方一至二剂为宜，芒硝、生大黄适合单包，以便随时调整用量或停药；胆南星气味腥苦，口服困难，不宜量大，汤剂中常用量6g左右，多用则苦腥气重。星蒌承气汤有较为明确的适应证，详辨细审，把握分寸，对证下药，用之无虞。

2.2 化痰通腑法治疗中风病痰热证的理论依据及学术创新

2.2.1 传统医学观点

《素问·六微旨大论》曰："出入废，则神机化灭，升降息，则气立孤危。故非出入则无以生长壮老已；非升降则无以生长化收藏。是以升降出入无器不有。"足见气机之升降出入在生命活动中的根本作用。中焦气机不畅，痰热瘀血等浊毒裹挟于脑络，则神机扰乱。吴又可曾在《温疫论》中谈到"承气本为逐邪而设，非专为结粪而设也。……结粪一行，气通而邪热乃泄。"这里强调了气机通畅是泄热重要条件。何廉臣也认为："清解络瘀伏火惟用轻清灵通之剂，渐渐拨醒其气机，宣通其络瘀，庶邪气去而正气不与之俱去，若一涉呆钝则非火闭即气脱，非气脱即液涸。"（《重订广温热论》）。

化痰通腑法属攻下法在脑病方面的运用，下法为医门大法之常法，本不足为奇，然而中风病急性期病机错综复杂，证候变化多端，病势发展迅猛，难以驾驭。且变证坏证频见，极易产生神昏、窍闭、厥脱等，为难治重证。王永炎院士抓住了病机关键环节，遵循"谨守病机，各司其属"的原则，极大程度地发挥了这一治疗常法的效力。针对中风来势凶猛，发病急骤，传变迅速，病情危重之暴戾特点；痰浊、瘀血、积滞、水湿等诸邪合而为害，易伤正气，病损涉及多脏器、多系统之内损特性；以及好动血生风，顽恶深伏，败坏形体发生神昏、抽搐、吐衄的特性。这些特性与毒邪致病的特征相符合，王永炎院士提出了"毒损脑络"中风病机理论的新观点。腑气不通是毒邪形成的枢纽。气血逆乱，升降失常，枢机不利，干旋失司，致胃气不降，大肠传导功能障碍，郁积阻滞，腑气不通。痰饮，瘀血有形之邪相结，更加重了腑气不通之病理。大肠传道之官是机体排出毒邪的重要途径。腑气不通，清气不升，浊气不降，进一步加重气血逆乱。痰浊、瘀血、火热之邪蓄积难化，邪无出路，化毒为害。而化痰通腑法，因势利导，使毒邪有出路迅速排出。通能排污泻浊，泻热降火，引血下行，降浊升清，益脑醒神。从而直折肝阳暴涨之势，熄内生旋动之风，使毒解、风熄。通能调理气机，干旋阴阳，恢复六腑的生理功能。化痰通腑法以通腑为手段，祛除毒邪为目的。使毒邪尽快从内、从下而解。具有直接、迅速祛除毒邪的作用。是防治中风病发生发展转归的关键。

2.2.2 现代医学认识

现代医学对中风的病理研究不断取得新进展，研究认为，中风急性期所产生的病理产物，直接参与了脑细胞损伤的过程，这些有毒物质，包括毒性氧自由基、花生四烯酸、兴奋性神经毒、钙离子超载、一氧化氮、凝血及纤溶产物等，促使脑细胞和其他神经细胞发生不可逆的损害，或迟发性神经元坏死。它们促发脑水肿，加重脑缺血，加重神经元的损害，导致相关脑区微血管灌流障碍和微循环瘀滞等等一系列病理机制产生。通腑法治疗中风急症可改善人体的新陈代谢，排除毒素，增加胃肠活动，协调机体的应激状态，调整植物神经功能紊乱，稳定血压，降低颅内压，减轻脑水肿，促进血肿吸收，增加脑供氧，调整血管通透性，改善微循环，预防和减轻应激性溃疡和肺部感染，减轻神志障碍，使患者轻易度过急性期。

2.2.2.1　作用环节：化痰通腑法治疗中风病的作用环节在于通过解毒以祛除毒性损害因素，通络以改善微灌流，畅行气血，恢复脑神的营养。使失常运行的营卫调和，创造良好的再生微环境，既可疏散深聚之毒邪，恢复正常之递质代谢，杜绝火毒之内生。又荣养脑神，促进神经元机能的可塑性变化，重建损害之神机。此法改善微灌流、减轻脑损害、保护神经元。脑络气血出入自由，营卫调和，是脑神恢复健康的基本条件。

2.2.2.2　作用机制：现代医学认为化痰通腑法治疗中风具有如下方面作用机制：

抑制炎性细胞因子反应：现已证实脑梗死伴发炎症反应。TNF－α、IL－6是既具有促炎作用也有抗炎作用的多向细胞因子，脑梗死时，TNF－α、IL－6不仅共同调节机体免疫反应、应激反应和炎症反应，而且在凝血和血管内皮细胞损伤中也有重要的作用。研究资料显示，使用含有化痰通腑手段的治疗方法后两者水平有明显的降低，推测可能阻抑炎性细胞因子反应，改善机体应激状态，减轻继发性神经元损伤，抗凝血和保护血管内皮细胞，改善微循环，降低血管压力，改善组织缺氧等作用有关。研究还表明，大黄能够显著降低全身炎症反应综合征（SIRS）和多器官功能障碍（MODS）患者血清TNF－α、IL－1和IL－6水平，减轻炎性介导的免疫炎症性损伤等等。据此推测化痰通腑法是通过改善脑循环，降低机体应激状态，调节“神经－免疫－内分泌”系统来降低脑梗死患者血清TNF－α与一氧化氮（NO）的水平，从而减轻神经元的缺血性损伤。

调节脂质代谢及改善血液流变性：中医学中的“痰浊”与脂质代谢关系密切，痰瘀互结可加重血管内皮细胞的损伤，加速脑动脉内粥样硬化病变发展。研究证实，祛瘀、化痰中药能调整血脂代谢紊乱，显著降低血液中的胆固醇和甘油三酯，升高高密度脂蛋白；还有研究资料提示，经化痰通腑治疗后全血黏度（低切、高切）、血浆黏度、红细胞聚集指数、红细胞压积、纤维蛋白原均有明显改善。化痰通腑能明显改善急性脑梗死患者的血液流变性。通过调节脂质代谢及改善血液高凝高粘状态达到调整全身及局部血液循环，增加脑动脉血流量，改善脑组织代谢，降低血管压力，有效地促进了神经功能的恢复。

减轻脑水肿，促进脑血肿吸收作用：通下法可促进新陈代谢，排除毒物，降低颅内压及高血压，减轻脑水肿，改善脑细胞的缺血和缺氧状态。并能针对急性脑出血的多个病理环节，原发及继发多种病理因素，通过改善血肿周围缺血、促进血肿吸收、促进水肿的消退及脑神经保护等多方面的作用，促进患者神经功能恢复。

2.2.3　研究进展

2.2.3.1　复制出中风病痰热腑实证大鼠模型：孙氏用胶原酶脑内注射配合大鼠自体粪便灌胃的方法复制出中风病痰热腑实证大鼠模型，该模型大鼠有较明显的神经缺损体征和粪便干结、烦躁、鼻分泌物多、喉中痰鸣等痰热腑实证表现。观察大鼠体征和测定脑组织含水量，显示脑组织含水量明显高于单纯脑出血模型组。再以通腑化痰治法组方的通腑醒神胶囊治疗该模型大鼠，结果神经体征和粪便干结、烦躁、鼻分泌物多、喉中痰鸣等痰热腑实证表现明显减轻，脑组织含水量明显低于痰热腑实证模型组和单纯脑出血模型组。

2.2.3.2 从脑肠肽角度探讨痰热腑实证及通腑化痰法的疗效机理：现代研究发现，化痰通腑法治疗中风病急性期可改善脑肠肽对胃肠道的调节功能，使血管活性肠肽、P物质、胃动素（MOT）的释放量增加，促进肠管运动，清除氨类、吲哚等肠道有害物质。当代医学对神经肽的研究也发现神经肽在体内的分布大多呈大脑与消化道双重性，这种双重性分布的肽类又称为脑肠肽，它与人的记忆，反应、情绪、行为以及各种神志疾病的关系密切。也是“神经－免疫－内分泌”系统整体协调的体现。华氏从脑肠肽角度探讨痰热腑实证及通腑化痰法的疗效机理表明，胆囊收缩素（cholecystokinin，CCK）是一种脑肠肽，广泛存在于脑和胃肠道。CCK在中枢神经系统主要起神经递质和神经调质作用，胃肠道CCK能促进胆汁释放、促进胰腺分泌、促进胃肠运动等。梁氏研究表明，脑内CCK具有拮抗兴奋性氨基酸神经毒性的作用。另外，研究表明，沙土鼠半球缺血时和猫局部脑缺血时皮质、基底神经节、下丘脑及脑微血管中CCK含量明显降低。CCK－8对缺氧性神经细胞损伤具有保护作用。

中风急性期痰热腑实证出现的阶段和脑水肿、再灌注损伤阶段相吻合，该阶段正是中风病急性期病情发展的关键阶段。CCK能拮抗兴奋性氨基酸神经毒性，拮抗谷氨酸介导的Ca^{2+}内流，减轻脑缺血再灌注损伤；CCK在脑内和胃肠道均存在，并在脑内和胃肠道发挥众多的生理作用，而中风急性期痰热腑实证又是脑部和胃肠道同时病变。因此，推测其在中风病急性期痰热腑实证中可能起着重要作用。

3 化痰通腑法的学术价值

化痰通腑法的突出成就体现为临床疗效及其对于多学科的辐射作用。

王永炎院士率先应用化痰通腑的治疗方法，取得了良好的临床效果。经过了规范的（前瞻、随机、对照）临床研究和多年临床应用验证，取得一系列科研成果，并因此学术成果，产生了中风中医治疗疗效的飞跃。同时带动方药研究，仅方药演绎即各家纷呈，根据清华同方中文医学期刊数据库94年以后文献报道例举有：孙景波，华荣，黄培新，黄燕，刘茂才．《通腑醒神胶囊对中风病痰热腑实证大鼠的治疗作用》；杨德富．《通脑灵合剂治疗缺血性中风痰热腑实证60例》；凌方明，陈景亮．《逐瘀化痰通腑法治疗急性脑出血作用机理的探讨》；鞠作泉，李忠刚，王凤霞．《化痰通腑活血法治疗重症出血性中风62例》；冯小燕．《活血化痰通腑口服液对高血压脑出血病人早期康复的影响》；杨晓恒，王田华．《活血化痰清热通腑法为主治疗急性脑出血138例疗效观察》；王艳菊．《自拟星蒌承气汤加水蛭辅助治疗急性脑卒中33例》；杨研，杨希生．《自拟化痰通腑汤治疗脑梗死患者功能障碍近期效果观察》；梁桂林，柴学芳，陈彩兰．《通腑醒脑汤治疗中风痰热证的临床研究》；王鹏，马淑慧．《排毒通腑法在中风急性期的应用》等，均是以星蒌承气汤为基本方治疗中风的报道。这些虽不足以概括研究的全貌，但反映了这方面研究的活跃度。

由于取得了显著的临床疗效，化痰通腑理论与方法的研究也得到了较广泛的开展，特别是病机理论的研究较为深入。中医学的发展，多是以对疾病病因病机的认识为先导，而这个认识的提出，总是来源于临床实践。由于成功源自实践，总结并进一步认识、发展是客观必然。另一方面如何进一步提高中医药治疗中风的疗效，依然是需要继续研究的课题。王永炎院士等分析历代经典，借鉴现代医学成果，深化病机研究，逐渐形成崭新的中风病机理论，提出“毒损脑络”的病机假说。强调中风从毒论治。既往治疗中风病虽没有明言泄毒法，但大量临床实践已将这一理论贯穿其中，可以说中风病急性期应用化痰通腑是这一思想的最早体现。化痰通腑法是中风病从毒论治的萌芽。化痰通腑治疗大法的成功经验也影响了中医脑病学科及中医急症的治疗研究。关于化痰通腑形成的重要核心医学文献计 70 篇（检索自清华同方中文医学期刊数据库及中文生物医学文献数据库 CBM_Dick。）北京中医药大学及附属医院历年论文汇编共计 5 部，统计其中化痰通腑法专论 5 篇。距王永炎首次报道已隔 20 年，化痰通腑这一主题的研究依然持续，清华同方中文医学期刊数据库 1994 年至 2005 年仅“化痰通腑”“痰热腑实”“通腑”“通下”条目下仍载有相关报道七百余篇，近期临床应用报道举例有：邹忆怀．《王永炎教授应用化痰通腑法治疗急性期中风病的经验探讨》；李名燕．《通腑化痰治疗蛛网膜下腔出血》；杨克勤．《通腑化痰法在中医脑病中的辨证运用》；上官稳，李瑞红．《化痰通腑法在中风闭证的运用》；赵同爱．《加减星蒌承气汤治疗狂证 40 例疗效观察》；吴金荣．《化痰通腑法急症治验》；潘金常．《化痰祛瘀通腑汤治疗脂肪肝 98 例》等等。足见涉及病种广泛，不仅包括急性心脑血管病，而且有血管性痴呆、高血压病、高脂血症、偏头痛、急性肺炎、哮喘、急腹症、尿毒症及躁狂类精神疾患等。

4 代表性论著摘要

4.1 运用通腑化痰法则治疗急性缺血性脑卒中 158 例临床疗效观察〔王永炎．中国医药学报，1986，1（2）：22〕

首次采用科学规范的研究手段，对通腑化痰法治疗中风痰热腑实证进行疗效观察评价。王永炎等运用化痰通腑饮治疗缺血性中风病痰热腑实证 158 例，总有效率 85.4%。便干便秘、舌苔黄腻、脉弦滑为应用通腑法的三大指征，中风病急性期常由脏腑功能失调，中焦气机紊乱，痰热互结，消灼津液，而出现便干便秘症状，若腑气不通，浊邪上犯，蒙蔽清窍则可见神识昏蒙，病情加重。临证需及时通腑泄热，腑气畅通则气血得以敷布，利于神志和半身不遂等症的好转。

4.2 王永炎教授应用化痰通腑法治疗急性期中风病的经验探讨〔邹忆怀．北京中医药大学学报，1999，22（4）：68～69〕

该文首次对化痰通腑法治疗急性期中风病进行临床总结，详述中风病急性期痰热腑实证的证候学特征，中风病急性期痰热腑实证的病机及转归，化痰通腑法的功用与主治以及化痰通腑法的适用范围。

4.3 化痰通腑法治疗意识障碍理论溯源〔刘岑．北京中医药大学学报，2000，23（4）：8〕

该文从气血津液代谢方面说明化痰通腑法治疗意识障碍的中医理论依据，并概括其临床功效。

中风病发病阶段"毒损脑络"临床特征的初步分析

邹忆怀

中风病起病迅速，病势凶险，病情变化较快。发病时段的病因病机体现出变化快、波动大的特点。传统辨证的观点集中在邪实，风、火、痰、瘀基本表达出中医理论对中风病发病病机的客观认识。随着中医临床理论和机理探讨的不断进展，"毒邪"致病的研究不断增加，"毒损脑络"的观点越来越引起临床医生的关注。从临床层面去研究"毒损脑络"，探讨其临床表征，继而从临床角度辨识，界定其存在的指征，成为"毒损脑络"研究的关键问题之一。

1 毒损脑络与风邪致病

从临床特征去探寻中医病因病机，以外揣内，从症状表达推断内在发病机理的存在，是中医学认识疾病的重要方法。在中医病因病机的理论框架中，毒邪更多地偏向于实邪。在主要的实邪概念中，各组实邪基本具备其相对较为清晰的，相对可以辨识的外象。但由于中医理论本身的特点，几个主要实邪所能够表现的外象，具有一定程度的不同。以风、火、痰、瘀而言，痰和瘀所对应的表象较为清晰，而且容易界定。火相对清晰，但具有一定的部位的不稳定性。比较而言，风最为模糊，而不确定性最强，但依然是相对可界定、可表达的。

对"毒损脑络"而言，以其病因病机过程分析，与"风邪"致病的特征有很多相似的位点。首先是作为病因病机表达的变动性，两种状态均多出现在疾病的变化、波动的阶段，表现出"变"和"动"的特点。在疾病发生变动的阶段，毒与风的另一相似特征是变化迅速，在疾病突然发生或突然变化的时段，多数情况可以感受到风与毒的影响。更多的相似，体现在二者本身的变化较快，难以把握，相应的表象缺乏相对直观的指标等几个方面。但总体来看，风的表象，风的临床特征，从临床角度看是存在的，而且存在可辨识的依据。

风临床特征的表达，是探寻毒损脑络临床表征的可参照的模板。内风旋动、内风动越的外在表达，一方面表现在所对应脏腑，比如肝的相关症状，比如阴虚血虚的相关症状。第二方面表现在风特性的本身，比如"上行"，比如"动越"，比如急性起病，变化迅速，卒然而至，倏忽而去。风邪表征还包括一些特异性的对应症状，比如强痉、拘急及目珠瞬动。从理论角度讲，三组临床特征可以较为明确地界定出风的存在。

以目前对毒损脑络的分析，与风较为相似的部分在第二方面，即其本身的临床特性，如直接损害性、弥漫性和败坏形质的过程。与风邪相比，毒损脑络所表达出的特异性症状并不明显，给毒损脑络的直接临床辨识带来难度。但从临床角度看，问题具体到疾病的时候，具体到有病的病人的时候，风的三组临床特征不是同步出现的，是"或有"选择而不是“必有”选项。只出现第二方面的变化，也可以作为风辨识的依据，所以作为可供参照的“毒损脑络”，其临床表征存在可辨识的可能。

2 非特征性症状与毒损脑络

结合到疾病状态下的证候时，临床医生面对的主要有三组不同的症状，与疾病相关的症状，比如中风病的半身不遂、偏身麻木和言语謇涩，表达了疾病的特异性特征，不适合直接的证候辨识。与证候相关的症状，可以较好地提供证候存在的依据，比如痰多、舌苔厚腻与痰证，局部刺痛、舌有瘀斑与瘀血。相对明了的指向为辨病、辨证论治提供了充分的依据。但以上两组症状，通常不是病人临床表征的全部，大量的临床表征存在于以上两组症状之外的第三组，主要包括一些常见症状，比如头晕、失眠及头痛等。这些症状多数时候不能直接表达疾病，也难以直接表达证候。但对于病人，又可能是核心不适感觉和主体解决需求。难以讨论这些症状在疾病诊断和治疗中的权重，但这里面许多症状在病人的个体化诊疗中是不应该被忽视的。

在中风病发病阶段，包括即将发病和已经发病但病情仍在变化和波动的阶段，有许多非特征性症状出现，而越来越多的临床观察和临床经验，开始关注这些症状。更多的认识趋向于认为，这些症状与中风病的发病密切相关。

困倦感、头昏沉、反应迟钝和面色晦暗是值得关注的症状。困倦感在中风病的发病阶段较为突出，表现在睡眠状态和体力状态两方面。在睡眠状态方面，病人总是犯困，感觉总也睡不醒，或者睡醒了还感觉困，比较典型的表述是“这一天就没有醒着的时候”。体力方面的困倦感表达为严重的疲倦，以至于懒言、懒动，懒得做任何事情。头昏沉明显，表现为混浊感，昏昏沉沉，不清亮感，有些时候可以在活动后有所好转。在这里的反应迟钝是指不愿与旁人交流，交流时反应较慢。并不是由于意识、智能和严重情感障碍所导致的反应迟钝。

一些非特征性症状，体现出变化的特点。部分病人出现食欲的变化，不想吃东西，吃完以后不舒服，又不是由于胃的局部病变引起。睡眠节律变化，睡眠变浅，做梦变多，容易早醒。情绪产生变化，出现较为明显的不稳定，易激惹或时有虚烦。

相关的中医体征变化，依然以非特异性为特征，包括面色、舌象和脉象。面色的表现有时较为突出，而且较易察觉。面色晦暗，面色无华，缺乏光亮、润泽。舌象的变化，表现在舌质时，出现全舌突然的瘀紫、瘀暗。表现在舌苔时，舌苔突然由薄变厚，或突然剥脱，突然由白变黄，突然变为垢腻。脉象的变化，可能出现平素的沉细脉象突然变为弦大，或寸脉独盛。

症状和体征的变化并非一一直接对应，目前也无法确认哪些症状可以作为“毒损脑络”的针对性指标，但如果大多数以上症状出现，并且表现出突然出现、弥漫性变化的特点，或许就应该考虑“毒损”的形成。

3 毒损脑络的临床特征在于相关症状的强度、范围和持续时间。

在非特征性症状是否出现之外，毒损脑络的临床特征还可能表现在一些常见症状的变化方面，包括症状强度、范围和持续时间的变化。比如头晕、头痛和肢体麻木。

头晕是中风病高危人群中经常出现的症状。在中风病发病阶段，许多病人头晕症状明显加重，持续时间明显延长。从平常的偶有头晕，到整天头晕。从平常的头晕但不影响正常活动，到动则晕甚，而不愿活动。头痛的强度增加，从痛而可以耐受到痛不可忍，需要应用药物治疗。头痛的范围增加，从单纯的前额疼痛或偏侧头痛到全头痛。头痛的持续时间延长，从过去的持续一段时间后可以自行缓解，到不能自行缓解。对于肢体麻木，更需要关注其症状范围的变化和症状出现形式的变化。从原先的手指或脚趾麻木，症状扩散到肢体以至同侧上下肢，或者症状短暂出现，又在短时间内消失，但反复出现。

对于困倦感、头昏沉和面色晦暗等症状，其强度、范围和持续时间的变化，同样具有较好的辨识意义。

4 毒损脑络的临床特征是症状、体征或理化指标的组合

“毒损脑络”的基础研究完成了大量的工作，许多相关的损伤因子受到关注，但目前没有一个或几个与“毒损脑络”对应的指标出现。恐怕这种直接对应的关系也不会出现。在人体的复杂背景和中风病发生的复杂环境下，试图用一个或几个直接对应的指标说明问题，存在很大的难度。

直接从症状去对应寻找“毒损脑络”的表征，也面临许多难以界定的问题，做不到像“痰浊”和“瘀血”那样的临床“可辨识”。所以寻找“临床特征”是可以作为参考的方式，临床特征包括症状、体征，包括症状的发生、变化形式，包括这些状态下理化指标的综合变化。

在中风病的发病阶段，出现一组非特异性的相关症状，一组症状表现出变化，并且与一组或几组理化指标的变化存在较好的相关和关联，其变化存在联动的特点。这些症状、变化和理化指标构成“临床特征”，如果能够有相对充分的证据，能够相对清晰地界定“临床特征”的内涵和外延，那么“毒损脑络”的临床表征表达就十分值得期待。

5 毒损脑络的临床研究朝向有征可寻

总体来看，中风病发病阶段“毒损脑络”的临床研究引起越来越多的关注。探讨毒损脑络临床表征的表达，成为越来越迫切的需求。进行研究方法和思路的探讨，成为越来越重要的问题。而随着研究的不断深化，毒损脑络的临床表征也越来越趋向于清晰。临床特征包括症状、变化和理化数据，是一组体现了综合性、相关性和有机结合的指标。从临床特征层面，而不是仅仅从症状层面进行探寻，可能成为毒损脑络临床表征研究的重要方法之一，可能成为朝向“有征可寻”的重要路径。

扶正护脑法在缺血性中风急性期治疗中的应用

张根明　指导：孙塑伦　高　颖

缺血性中风急性期的治疗对中风病预后以及功能恢复有着重要而直接的影响，因此历来受到医学界的普遍重视。既往治疗急性缺血性中风多采用熄风、祛瘀、化痰、通腑、清热解毒等祛邪治法，虽有疗效但并不另人满意。本文在总结多年临床经验和科研成果的基础上，提出了缺血性中风急性期全新的治疗方法——扶正护脑法。

1　**扶正护脑法的中医理论和实践基础**

1.1　从古代医家论治中风看扶正

历代医家论治中风虽有外风、内风之分，主火、主痰、主瘀之别，但无不强调正虚。唐宋以前，“内虚邪中”说指导下的方药侯氏黑散，续命汤、小续命汤等，虽重祛风解表，但必兼扶正，在麻、桂之上，配以参、归等补气养血之品。唐宋以后，刘河间力主“心火暴甚”，认为“中风瘫痪者……由乎将息失宜而心火暴甚，肾水虚衰不能制之”，治疗中风着眼于祛火与滋水两个方面；李东垣更是强调“正气自虚”，治疗上十分重视保护人体的正气；朱丹溪论认为“中风大率主血虚有痰”，主张“治痰为先，次养血行血”；明代张景岳则强调“非风”无邪，主张“治此之法，只当以培补元气为主……能复其元，则庶乎可望其愈”，在扶正方面较金元四家又进了一步；至清代叶天士又立“阴虚风动”说，治疗上更重固本，强调以滋补肝肾之阴为第一要义“壮水之主，以制阳光”。王清任认为中风偏瘫、麻木是由“气虚归并”“气虚血瘀”而成，故创补阳还五汤，其主旨在于通过益气达到活血的目的。综观历代医家治疗中风经验，可以看出自始至终均贯穿着扶正思想，特别是在急性期，张景岳甚至提出“凡非风初病而痰气不甚者，必不猜其为痰，而妄用痰药，此大戒也”，并强调只有在“痰涎壅盛……汤液俱不能入”，才“不得不先开其痰，以通药食之道”，足见其非常重视扶正。

1.2　从临床实践看扶正

1.2.1　中风病证候变化规律：国家科技攻关计划 85－919－02－01 课题组采用证候量化诊断方法，对 733 例中风始发态住院患者的证候演变情况进行了为期 4 周的 7 次追踪调查，得出证候积分均值和发生概率的统计结果：风证发病 3 天内居第 1 位，3 天后显著降低，并随病程逐渐降低；火热证 3 天后上升为第 2 位，并保持始终；痰湿证 3 天后上升为第 1 位，并保持始终；血瘀证随病程变化不大，始终处于第 5 位；气虚证第 2 周由第 4 位上升至第 3 位；阴虚阳亢证总体处于最低水平，此结果基本与临床所见相符。可见缺血性中风急性期病情数变，变化较大的证候有风、火、痰、气虚四者；而血瘀和阴虚证基本未变。其演变规律为起病初期风证最盛，随后降低；其后痰、热二证逐渐呈现上升趋势，而气虚证也随之升高。该研究还特别强调了气虚、阴虚的重要作用，指出虽然二者均值和发生概率低于风火痰证，但却在证候组合中占有重要地位。急性缺血性中风早期风邪虽盛，但风邪并非有形实邪，乃肝阳亢逆无制的表现，究其本质是肝肾之真阴亏虚所致。“阴虚则无气”（《灵枢·本神》）说明阴虚是加重气虚的原因之一，而真阴亏虚又导致了痰浊、瘀血、火热等实邪的进一步产生，正因如此，才有随后火热、痰浊、气虚等证积分和出现概率的升高。而加重之火、痰、瘀之邪纠结互化，相兼为患，蕴积化毒，更伤气阴，终成恶性循环。可见正气亏虚是缺血性中风急性期病机的始动因素和关键。该733例大样本的临床证候学调查结果正是从一个侧面印证了以上病理过程。

1.2.2 临床治疗证据：项氏治疗了70例急性缺血性中风患者，并随机分为参麦注射液治疗组和胞二磷胆碱对照组进行前瞻性观察，结果表明治疗组明显优于对照组。于氏以参麦注射液治疗急性脑梗死82例，同时设立了复方丹参注射液对照组，结果显示参麦组疗效优于对照组。胡氏联用川芎嗪注射液和参麦注射液治疗急性脑梗死25例，并观察了25例复方丹参注射液对照组，结果显示治疗组疗效明显优于对照组。邱氏中医辨证合参麦注射液治疗急性缺血性中风120例，治愈68例，显效34例，有效7例，无效例，总有效率达94.1%。以上列举了单用参麦注射液、参麦合活血化瘀中药以及参麦合辨证治疗缺血性中风急性期的几组临床观察病例，并分别与西药、活血化瘀中药作对照，结果表明其疗效均优于对照组。同样据许多文献报道，益气扶正中药如黄芪也有类似的结果。说明缺血性中风急性期采用扶正法或扶正祛邪法治疗，其疗效好于单纯使用祛邪法。

2 扶正护脑法含义和临床应用

2.1 扶正护脑法的含义

“扶正”即扶助正气，增强体质，提高机体的抗邪能力。包括扶助脑髓正气和扶助五脏六腑正气两个方面，对于受病的脑髓和脏腑，可既病防变，减轻损伤；而对未病脏腑，则可预防在先，防止病邪的侵害。

“护脑”指明治疗方向，虽然中风时脑髓和脏腑尽皆受累，但关键病位在脑髓，脑髓受损是因，脏腑变证是果，因此抓住疾病的主要矛盾，最大限度地保护脑髓，减轻损伤，是改善预后和提高疗效的关键。

总之，扶正是手段，护脑是目的，通过扶正使机体包括病变局部和整体均正气得充，气机条畅，达到可能的最佳状态，从而提高人体的抗病能力，最大限度地减轻损伤，恢复脑的生理功能，脑髓得以保护则脏腑既发的病变也就迎刃而解。

扶正护脑法是作为缺血性中风急性期贯穿始终的基本治疗方法而提出的，它遵循中医辨证论治的基本原则，以中医传统理论为依据，体现了辨证与辨病相结合的治疗思想。扶正护脑法不排斥其他治法，既可单独使用，也可视病情而与其他治法如清热法、化痰法、熄风法、祛瘀法、通腑法联合使用，可谓相得益彰。

2.2 扶正护脑法的临床应用

虽然“失养”和“毒伤”均可导致局部脑髓最终死亡、功能尽丧，但其关键在于脑髓失养，脑髓失养不仅是脑脉闭阻后脑髓损伤的始动因素而且也是毒邪内生的根本原因同时又使得局部脑髓抗病能力减低而更易遭受毒邪的侵袭。内生毒邪产生后，因其耗气伤津，在使局部脑髓失养进一步加重的同时，也使得周边脑髓气阴不足，正气渐亏，而周边正气的逐渐虚损又是造成局部病灶向周围扩大、病情逐渐发展的重要原因。然而无论超早期失养脑髓，还是毒损脑髓时受累的周边脑髓均有一定的可复性，这就为急性期扶正护脑法的使用提供了一个很好的时机，抓住这一时机及时扶助正气，不仅可使失养的脑髓增强抗邪能力，减轻损伤，而且可使未受邪之脑髓正气得充，以防损伤进一步扩大，因此针对缺血性中风急性期及早采用扶正护脑法是治疗的关键。

脑脉闭阻的初期，最先出现的病理变化脑髓失养，功能障碍，主要为风证的表现，半身不遂、偏身麻木、口舌歪斜、舌强言謇，严重者可出现神昏，其始发态症状轻重与脑髓失养受损的范围大小有关，此时可伴有或痰，或瘀，或热的表现，但后者是作为中风发病的致病因素长期存在于体内而延至中风发病的，乃积损伤正、全身正气亏虚的产物，并非形成于脑脉闭阻之后，且其表现并不突出。中风始发态的主要病机是脑髓失养，局部脑髓的急性虚损，功能失用。由于脑脉闭阻、病机速变，证不及应，故在始发态脑髓急性虚损的症状仅以肝风内动的形式表现出来，而这种突发的风象也正反证了脑髓急性虚损的存在，正如叶天士在《临证指南医案·中风》所说"因精血衰少，水不涵木，木少滋荣，故肝阳偏亢，内风时起"，王清任在《医林改错》中也说："半身不遂，亏损元气，是其本源。"而张锡纯在《医学衷中参西录》中则更加明确地指出："人之脑髓空者……甚或猝然昏厥，知觉运动俱废。"因此，针对脑髓失养、虚损的病机，其治疗当急以扶正，由于中风之虚损多气虚、阴虚为主，所以可选用中医传统峻补气阴之剂参麦注射液静脉给药，务求其迅速发挥功效。虽则闭阻脑脉不得复通，药力不能随气血达到失养脑髓，但可通过周边脑络渗灌作用，对外围的部分失养脑髓起到扶正护脑作用，一可使其增强抗病能力，减少损伤，二则抑制毒邪的过多生成；而对周边未受损脑髓，则可起到未病先防、先安未受邪之地的作用；同时又使五脏六腑正气得充，从而预防脏腑变证的发生，令气血生化之源不竭，也利于脑髓功能的恢复。中医传统理论强调治病求本，而缺血性中风始发态之本是局部脑髓的急性虚损，所以此时急扶正气正是对该治疗原则最好的诠释。而对未受损脑髓及周身脏腑的扶正保护则体现了中医"治未病"和"整体观念"的思想。

脑脉闭阻后，脑脉不能早期复通，脑髓失养必然会逐渐加重，毒邪因之而生，内生毒邪既成，就会对局部脑髓造成巨大损伤，病情在脑髓失养的基础上进一步加重。主要表现在以下几个方面：①熏蒸局部脑髓，使正气更伤，正虚邪实，终成不逆；②耗伤周边气阴，使周边正气渐虚，失养和毒伤在即；③毒邪下窜，耗伤周身气阴，脏腑气血虚损、紊乱，变证丛生。此时，临床症状加重，除风证表现外，痰、瘀、火热之证也突出地表现出来，虽则痰瘀火热之象，实为毒邪内生之本，因毒邪为三者蕴积而成，故兼具三者特征。风证渐减亦为假象，并非虚损得复，而是新生毒邪日盛，掩盖了正虚之本，待急性期过后，邪实已祛，正虚才会严重地显露出来，这也就是进入恢复期后，证候多以气虚、阴虚为主的原因。正气之虚与毒邪之实因果互济，恶性循环，共同构成了毒邪生成后的病机关键，而病情则因此渐进加重。此时治疗单纯扶正或单纯祛邪都不能达到很好的治疗效果，只有扶正与祛邪并举，才能力挽狂澜，顿挫病势。因正虚为本，且受毒邪所伤，严重时常有正气将脱之势，故治疗仍以顾护正气为根本治法，一则挽救欲竭之气阴，以免气阴大伤，而使后期复中之兆频频，给功能康复带来巨大困难；二则通过扶正可增强机体的抗邪能力，使周边脑髓气阴充盛，不为毒邪损伤，脏腑正气得以补充，防止变证加重或波及更多脏腑；三则达到扶正以祛邪的目的，与祛邪之法联合应用，增强祛除毒邪之力，同时避免了单用祛邪所造成的邪气不除、正气反伤或邪气虽除，正气益虚的不良后果。毒邪既生，蕴积体内，攻脏腑、伤气阴，须尽早祛除方能消减其对人体造成的损害。祛邪要根据邪气的性质采用相应的祛邪方法，做到有的放矢，方可事半功倍，因内生毒邪是由痰瘀热三者蕴积而成，且三者互因互化，胶结难解，所以单纯针对某一邪气治疗，往往收不到很好的效果，只有在解毒的同时，兼顾痰、瘀、热等邪，并视情况而有所侧重，才能更为有效地达到祛邪的目的。值得强调的是，内生毒邪有别于一般邪气，其胶着难解、攻窜脏腑之性甚强，非给其以出路，不能尽除，所以保持腑气通畅，是祛除内生毒邪的关键，而且腑气通畅对于协调脏腑升降之机也起着非常重要的作用。星蒌承气汤就是综合运用通腑、化痰、祛瘀、清热等法以达到祛除内生毒邪目的的经典方药，其中胆星、栝楼清热化痰，大黄、芒硝通腑泻热，而大黄兼有活血祛瘀之功，四药配伍精当，对于缺血性中风急性期痰热腑实患者疗效显著。但因正气亏虚为本，不耐攻伐，故祛邪应中病即止，不可过用而伤及正气，即所谓“大毒治病，十去其六……无使过之，伤其正也”（《素问·五常政大论》）。临床所见到的通下后，肛门失约，常有稀便流出的现象是过下伤气，气虚不摄；而通下后，大便复闭，再通再闭者，一是毒邪盛，二则正气虚，气虚推动无力，阴虚肠道失濡。因此祛除毒邪应以扶助正气为基础，只有扶正与祛邪兼顾，才能使祛邪而不伤正，扶正而不碍邪，共奏正复邪去、邪去正安的最佳疗效，诚如陈修园所说：“邪祛正自复，正复邪自去，攻也，补也，一而二，二而一也。”总之，毒邪形成后，扶正护脑法的应用体现了中医扶正以祛邪和既病防变的治疗思想。

综上所述，扶正护脑法是作为缺血性中风急性期的基础治疗方法而被提出的，其应用当贯穿病变始终，且越早越好。这既体现了中医治病求本，扶正祛邪的治疗原则，又体现了未病先防、既病防变的治未病思想，同时也是辨病与辨证相结合、整体观念在缺血性中风急性期的具体应用。

中风病的病因病机与辨证论治

高　颖

中风病又称卒中，是以突然昏仆、半身不遂、口舌歪斜、言语謇涩或不语、偏身麻木为主要临床表现的一种独立的疾病。相当于西医的急性脑血管病。关于中风病的记载，始见于《内经》，此后《金匮要略》中对中风病的病因、脉证等进行了专门论述，至清代以后逐渐形成了较系统、完整的中风病证治理论。

1　中风病的病因病机

1.1　历代医家的认识　历代医家对中风病因的认识，大体上可分为两个阶段。唐宋以前，多从“外因”立论，金元以后，则以“内因”为主。《内经》中对中风病的记载较多，提出“内虚邪中”的外因论。《灵枢·刺节真邪》指出：“虚邪偏客于身半，其入深，内居营卫，营卫稍衰，则真气去，邪气独留，发为偏枯。”同时认识到中风的发生与个人的体质、饮食、精神刺激等有关。如《素问·通评虚实论》云：“仆击、偏枯，……肥贵人则膏粱之疾也。”

《金匮要略》认为中风之病因为络脉空虚，风邪入中，并创立了在络、在经、入腑、入脏的分证方法。如《金匮要略·中风历节病脉证并治》指出：“邪在于络，肌肤不仁；邪在于经，即重不胜；邪入于腑，即不识人；邪入于脏，舌即难言，口吐涎。”

唐宋以后，尤其是金元时代，多以“内风”立论。如刘河间提出“心火暴甚”；李东垣认为“正气自虚”；朱丹溪强调“湿痰生热”。王履将中风病分为“真中”“类中”。在《医经溯徊集·中风辨》中论述到“因于风者，真中风也！因于气、因于湿者类中风而非中风也。”明代张景岳则倡导“非风”说，提出内伤积损是中风的病因。如《景岳全书·非风》所云：“非风一证，即时人所谓中风证也。此证多见卒倒，卒倒多由昏愦，本皆内伤积损颓败而然，原非外感风寒所致。”至清代以后，叶天士、沈金鳌、尤在泾、王清任等丰富了中风病的治法方药，形成了比较完整的证治理论。如王清任以气虚血瘀立论，创立了补阳还五汤，仍是当今治疗中风病的有效方药。张伯龙、张山雷、张锡纯等认识到中风的发生主要是阴阳失调，气血逆乱，直冲犯脑，从而对中风病的发病机制有了更加明确的认识。

近些年，随着对中风病研究的不断深入，对其病因病机的认识也日臻完善。认为中风病是在气血内虚的基础上因劳倦内伤、忧思恼怒、嗜食厚味及烟酒等诱因，引起脏腑阴阳失调，气血逆乱，直冲犯脑，导致脑脉瘀阻或血溢脑脉之外而发病，其中脑络受损，神机失用是中风病的主要致病环节。

1.2　病因病机特点　中风病的病位在脑髓血脉，涉及心、肝、脾、肾等多个脏腑。其病性属本虚标实。中风急性期以风、火、痰、瘀等标实证候为主，常由于脑络受损，神机失用，而导致多脏腑功能紊乱，出现清窍闭塞、腑气不通、痰瘀互阻、血脉不畅等诸多证候，如《内经》中所述的“主不明，则十二官危”。恢复期及后遗症期则表现为虚实夹杂或本虚之证，气虚、阴虚证候逐渐明显，以气虚血瘀、肝肾阴虚为多，亦可见气血不足、阳气虚衰之象，而痰瘀互阻往往贯穿中风病的始终。在疾病的发展过程中，病机转化迅速是中风病的主要特点。如中风急性期表现为风痰瘀血瘀阻脉络之证，可因痰瘀蕴久，从阳化热，而转化为痰热证；如发病时表现为痰热腑实，可因腑气不通，而清阳不升，浊气不降，导致痰浊蒙闭清窍，出现意识障碍。发病时即见神昏者，或为风火上扰、痰热内闭清窍的阳闭证，或为痰湿蒙塞心神的阴闭证。若治疗不当或邪气亢盛，可迅速耗伤正气，转化为内闭外脱、阴阳离绝而危及生命。

2 中风病的辨证论治

2.1 辨证要点

2.1.1 辨病情轻重：根据《金匮要略》提出的中络、中经、中腑、中脏的概念，临床可将中风病分为中经络、中脏腑。中经络者病位浅、病情轻，不伴意识障碍；中脏腑者病位深、病情重，伴有意识障碍。一般缺血性中风起病相对较缓，多无意识障碍，以中经络者为主，少数患者可进行性加重而出现意识障碍，移行为中脏腑；出血性中风多发病急骤，重者起病即见神昏，直中脏腑，轻者，仅表现为半身不遂等症而无意识障碍。

2.1.2 辨病势顺逆：临床应注意观察中风病人神志及瞳神的变化，根据“神”的变化判断病势的顺逆。如起病时神清，而逐渐神识昏蒙者，则病势为逆；如发病即神昏，治疗后意识逐渐转清，则病势为顺；或虽见神昏，而正气未衰，瞳神正常，呼吸均匀，脉象实而有力，则尚有转机之势；若昏愦不知，瞳神异常，出现呃逆、呕血、抽搐、高热等变证，则病势凶险，难以救治。

2.1.3 辨闭证、脱证：闭证：为邪气内闭清窍，属实证。症见神昏、牙关紧闭、口禁不开、肢体强痉。阳闭者，伴面赤身热，气粗口臭，躁扰不宁，舌苔黄腻，脉弦滑数；阴闭者，伴面白唇暗，静卧不烦，四肢不温，痰涎壅盛，舌苔白腻，脉沉滑或缓。脱证：为五脏阳气外脱，属危候。症见昏愦不知，目合口开，四肢松懈瘫软，肢冷汗多，二便自遗。

2.2 证候分类 神识昏蒙、半身不遂、口舌歪斜、言语謇涩或不语、偏身麻木为中风病的五大主症。一般根据病人的症状、舌象及脉象进行中医辨证。中风病的常见证候及其特征如下：

风痰瘀血瘀阻脉络证：病势相对较缓，热象不甚，以半身不遂、口舌歪斜、言语謇涩或不语、偏身麻木为主症，舌质暗淡、苔白腻。

肝阳暴亢风火上扰证：起病急骤，以半身不遂、口舌歪斜、言语謇涩或不语、偏身麻木为主症，伴有头痛、眩晕、面红目赤、尿赤便干，舌红或红绛，苔黄。如风火上扰清窍，可出现神识昏蒙。

痰热腑实风痰上扰证：以便干便秘，舌苔黄腻、脉弦滑为主要特征，以半身不遂、口舌歪斜、言语謇涩或不语、偏身麻木为主症，一般不伴神识昏蒙。若痰热不化，上扰心神，可转化为痰热内闭清窍证。

气虚血瘀证：以气短乏力、口流涎、自汗出、手足肿胀为证候特征，以半身不遂、口舌歪斜、言语謇涩或不语、偏身麻木为主症，舌暗淡，苔薄白，脉沉细。多出现在恢复期和后遗症期。

阴虚风动证：以烦躁不寐、手足心热、口干舌燥、舌红少苔为特征，以半身不遂、口舌歪斜、言语謇涩或不语、偏身麻木为主症。常见于恢复期和后遗症期。痰湿蒙塞心神证：以神昏、肢体松懈瘫软、痰涎壅盛为特征，舌淡暗苔白腻，脉滑或沉缓。痰热内闭清窍证：以神昏或昏愦、鼻鼾痰鸣、项强身热为特征，兼半身不遂，口舌歪斜，舌强不语，舌质红，苔黄腻，脉弦滑数。

元气败脱、心神散乱证：以昏愦不知、肢体瘫痪、手撒肢冷汗多、二便自遗为特征，舌痿，舌质紫暗，脉沉缓或脉微弱。

2.3　分证论治　中风急性期标实证候突出，急则治其标，当以祛邪为主。常用醒神开窍、平肝熄风、清化痰热、化痰通腑、活血通络等治疗方法。闭证当以祛邪开窍醒神法治疗；脱证则以扶正固脱为法；“内闭外脱”者，醒神开窍与扶正固脱可以兼用。恢复期与后遗症期多为虚实夹杂，治宜扶正祛邪，常用育阴熄风、益气活血等法。

中风病主要分证论治方法如下：风痰瘀血瘀阻脉络证：以化痰通络为法，选化痰通络方加减治疗。该方为经验方，主要组成为半夏、茯苓、白术、胆南星、天竺黄、天麻、香附、丹参、大黄等。此方大黄用量宜轻，以涤除痰热积滞为目的，不可过量。瘀血重，舌质紫暗或有瘀斑，加桃仁、红花、赤芍；舌苔黄腻，有热象者，加黄芩、山栀；头晕、头痛，加菊花、夏枯草。痰瘀阻络，易从阳化热，故用药不宜过于温燥，以免助阳生热。

肝阳暴亢风火上扰证：平肝熄风，清热泻火。以天麻钩藤饮为基本方。可选用天麻、钩藤、生石决明、川牛膝、黄芩、山栀、夏枯草等药。头晕头痛加菊花，心烦易怒加丹皮、赤芍；便干便秘加生大黄；若出现神识恍惚，为风火上扰清窍，可配合服用安宫牛黄丸或牛黄清心丸；若出现呕血，可加用凉血降逆之品以引血下行。本证可选用清开灵注射液 20～40ml，加入 5% 葡萄糖注射液 250～500ml 中静脉滴注，每日 1～2 次。

痰热腑实风痰上扰证：化痰通腑。选星蒌承气汤治疗。该方为经验方，主要组成为生大黄、芒硝、瓜蒌、胆南星。热象明显者，加黄芩、山栀；年老体弱津亏者，加生地、麦冬、玄参。方中大黄用量以 10～15g、芒硝用量以 6～10g 为宜。

气虚血瘀证：益气活血。以补阳还五汤化裁。选用黄芪、当归、赤芍、川芎、桃仁、红花、地龙等药。气虚明显者，加党参、太子参；言语不利，加远志、石菖蒲、郁金；心悸、喘息，加桂枝、炙甘草；肢体麻木，加木瓜、伸筋草；下肢瘫软无力，加川断、桑寄生、杜仲、牛膝；小便失禁加桑螵蛸、益智仁；血瘀重者，加莪术、水蛭、鬼箭羽、鸡血藤等破血通络之品。急性期若见气虚血瘀证，多主张黄芪不宜重用，以免助热生火，加重病情。

阴虚风动证：育阴熄风，活血通络。以镇肝熄风汤加减。选用龙骨、牡蛎、代赭石、龟板、白芍、玄参、天冬、牛膝、川楝子、茵陈、麦芽等。可加钩藤、菊花熄风清热；夹有痰热者，加天竺黄、竹沥、川贝母；心烦失眠者，加黄芩、山栀、夜交藤、珍珠母；头痛重，加生石决明、夏枯草。半身不遂，肢体拘急麻木者，加当归、赤芍、丹参、鸡血藤、水蛭等活血通络药。

痰湿蒙塞心神证：温阳化痰，醒神开窍。涤痰汤合苏合香丸治疗。选用半夏、茯苓、陈皮、胆南星、竹茹、石菖蒲等药组方，可同时鼻饲或灌服苏合香丸。寒象明显者，加桂枝温阳化饮；兼有风象者加天麻、钩藤平肝熄风。

痰热内闭清窍证：清热化痰醒神开窍。羚羊角汤合安宫牛黄丸治疗。选用羚羊角、珍珠母、竹茹、天竺黄、石菖蒲、远志、夏枯草、牡丹皮等。痰多者，加竹沥、胆南星、浙贝母、全瓜蒌；热甚者，加黄芩、山栀、莲子心。可配合服用安宫牛黄丸，每次1~2丸，6~8小时灌服或鼻饲1次。还可选用清开灵注射液40ml加入5%葡萄糖注射液500ml中静脉滴注，每日1~2次。

元气败脱、心神散乱证：益气回阳固脱。参附汤加减。以人参、附子为基本药物，汗出不止加山萸肉、黄芪、龙骨、牡蛎、五味子以敛汗固脱；兼有瘀象者，加丹参、赤芍、当归等。可选用生脉注射液或参麦注射液20~40ml，加入5%葡萄糖注射液100~200ml中静脉滴注。

3　中风病诊疗经验

3.1　“类中风”概念的提出　中医所认识的中风病是指以突然昏仆、半身不遂、口舌歪斜、言语謇涩或不语、偏身麻木五大主症为特征的疾病。虽然中风病相当于西医的急性脑血管病，但以五大主症为主的中风病，多数相当于颈内动脉系统病变的脑卒中，而椎—基底动脉系统的脑血管病常表现为五大主症以外的症状体征，而不符合经典的中风病概念。因此，我们在临床中将一些不以中风病五大主症为主要临床表现的脑卒中命名为类中风病。椎－基底动脉系统及部分颈内动脉系统的脑血管病，临床以突发眩晕，或视一为二，或言语不清，或不识事物及亲人，或步履维艰，或偏身疼痛，或肢体抖动不止等为主要表现，而不伴有半身不遂等五大主症，或兼见一、二，但症状较轻者，均可归入类中风病的范畴。根据类中风病所表现的症状、体征之不同，又分别命名为类中——风眩、风癔（懿）、风痱、风痹等。如风眩是指以卒发眩晕为主要症状的脑卒中，可伴恶心呕吐、视物模糊或视一为二，坐立不稳，如坐舟车，还可兼有肢体麻木、力弱等症，病情较重者可直中脏腑而出现意识障碍。风癔（懿）是以突发舌强言謇或言语不能，不识事物与人为主要特征；风痱是以突然出现坐立行走不稳、双手笨拙为特征；风痹则以突发一侧肢体剧烈疼痛为特征。由于类中风病的表现复杂，上述症状体征有时可以兼见，一般根据主要临床特征进行类中风的分类诊断，因此，其命名较多，目前难以统一。

3.2　化痰通腑法的运用　中风病急性期常因中焦气机不利，痰热壅滞，腑气不通而见痰热腑实之证。若大便多日不解，浊气不降，上蒙清窍可加重意识障碍。及时运用化痰通腑法治疗，一可通畅腑气，祛瘀通络，敷布气血，促进半身不遂等症的恢复；二可清除肠胃痰热积滞，使浊邪不得上扰神明；三可急下存阴，以防阴劫于内，阳脱于外。而正确运用化痰通腑法，掌握通下的时机，是治疗痰热腑实证的关键。一般在中风急性期出现腑气不通征象时，即可运用化痰通腑法，其主要临床指征为舌苔黄腻、脉弦滑、便干便秘。大黄、芒硝的用量需根据病人的体质而定，以大便通泻为度，不宜过量，防止耗伤正气，一般腑气通后，即改用清热化痰等法治疗。若用药后虽大便已通，但舌苔剥脱，舌质红或红绛，则为邪热伤阴之象，应改用清热养阴法。若采用星蒌承气汤治疗而仍腑气不通时，可改用大柴胡汤，或加入行气之品。

3.3　辨证论治的动态观　中风病具有起病急，变化快的特点，在临床治疗中，应注意观察中风病的证候演变规律，根据辨证立法、依法组方的原则，选方用药，并根据其证候的变化特征，及时易法更方，强调辨证论治的动态观，而采用系列方药治疗可充分体现动态治疗的效果。如中风急性期表现为风痰瘀血痹阻脉络证者较多，一般先采用化痰通络汤治疗，但若痰瘀郁久化热，转化为痰热腑实证，则应及时改用星蒌承气汤以化痰通腑泻热，待腑气通后，即转为化痰清热法治疗；如起病时属肝阳上亢证，多选用天麻钩藤饮加减治疗，但若风火上扰清窍出现神昏时，即改用安宫牛黄丸等清热化痰开窍药治疗。恢复期虽采用益气、养阴、活血通络治疗，但有时可转化为痰热证，当随时易法更方，清化痰热。总之，中风病的治疗应以证候学的观察为基础，以辨证论治为原则，做到法随证变，依法选方，才能取得较好的临床疗效。

耳背割治法治疗周围性面瘫的临床研究

韩小军　刘　岑　李宗衡　梁晓薏

现代医学认为，周围性面瘫是面神经及其周围组织发生非特异性炎症，水肿，使面神经在神经管内受压所造成的，一般认为骨质的面神经炎管特别狭窄，刚好容纳面神经，一旦缺血发生，则产生水肿。而导致压迫性缺血的恶性循环。诱发因素有寒冷，情绪异常，感染，致使面神经营养血管收缩缺血，而产生毛细血管扩张，导致组织水肿，从而使面神经受压、脱髓鞘，重则轴突变性。此病的治疗方法较多，如激素、中药口服、针刺、面部外敷及离子导入等，但如何选择最佳疗法，提高治疗效果，仍是当前亟待解决的问题。韩小军教授采用民间耳背血管割治放血疗法，16年来治疗100例患者，获得满意疗效。为客观评价这种治疗方法的疗效，同时对耳背割治疗法的技术操作规范及安全性进行评估，而做如下研究。

1　文献资料

1.1　口僻的病症名称及症状特点

周围性面瘫是一种独立存在的常见疾病，目前中医的病名为“口僻”“口喎”“喎僻”。

临床见症主要是单纯口眼歪斜，中医对此早有记载，如《灵枢·经脉》曰：“足阳明之筋……卒口僻，急者目不合，足之阳明，手之太阳，筋急则口目为僻。”上文所描述的口角歪斜，眼目不能闭合，正是典型的周围性面瘫的两个主症。《诸病源候论》所谓：“偏风口喎，是体虚受风……使其筋急而不调，故令人口喎僻也。”其中“喎僻”者作为病名，虽“喎”与“僻”都是歪斜意，所表达的含义与“口僻”无异。

口僻的特有症状是突然发生一侧口角歪斜的表情肌瘫痪，额纹消失，眼裂扩大，鼻唇沟平坦，口角下垂，面肌被牵拉至健侧，病侧不能皱眉，扬眉，闭目时眼球转向上外方，露出角膜下白色巩膜，鼓气吹口哨时患侧漏气。进食时，食物残渣滞留于齿颊间隙内，流口水，口角流涎。部分病人伴有耳后、乳突、耳根部搏动性疼痛，可伴有发热恶寒及外耳道及耳郭部疱疹症状，称面神经炎或贝尔氏麻痹（Bell palsy）。症状3~5天达到高峰，一周趋于平稳。多数病人，1个月好转，但易留有后遗症，给病者带来极大的苦恼。

1.2　口僻与中风的关系

历代医家多把口僻归入风门之中，现行《中医内科学》也将口僻附于中风篇，或与中风病混为一谈。随着中医证候规范化的实施，已经明确中风的诊断是以突然昏仆，不省人事，半身不遂，偏身麻木，口角歪斜，言语謇涩为主症，必须有两个以上主症方可确立诊断，若单见口角歪斜，而无他症，不能诊为中风病。正如《医学全录》谓：“凡半身不遂者口眼歪斜，亦有无半身不遂者……多属阳明经病。”明确指出无半身不遂，而单见口眼歪斜者，乃阳明经受病之口僻，不属于中风病。从病因病机及预后看，中风多由脏腑阴阳失调，风阳内动，气血逆乱，冲破脑络或壅塞脉络为患，病在脏腑，病情较重。轻者中经络而偏枯，重者中脏腑而神昏，甚则阴阳离绝而死亡；而口僻多因脉络空虚，外风入中，经脉阻滞，气血运行不畅，筋脉失养，病在筋脉，病情较轻。颅脑影像学检查，口僻无特殊表现，中风则多有缺血性及出血性的特有表现。

1.3 口僻的病因病机

传统中医认为口僻病，是由体虚外感风寒之邪阻滞经脉，气血不畅，筋脉失养所致。然而细观临床病因，除外感风寒外，尚有因于风热及内伤者。凡因生活起居不慎，睡卧当风，或迎风而处，感受空隙所来之风寒，邪阻经络而发病。此多与清明前后，祭扫坟墓时受风寒或夏秋交季仍开窗入睡受寒而发病者居多；另外，咽痛发热后出现的口眼歪斜，多伴耳际疼痛，甚或耳郭疱疹等，显然因于外感风热毒邪，阻滞足少阳胆经所致，不通则痛，毒邪瘀积，则生疱疹；尚有部分患者发病在情绪波动或烦劳之后，因情志不畅，肝失疏泄，肝胆郁热，或心中烦热，内热郁蒸于表，复感外邪，内外相合，阻滞经络；或因烦劳过度，经气不足，卫外失固，自汗表虚，风邪乘虚而入，阻于经脉为病。

1.4 口僻的受病经络

许多医家认为口僻主要是阳明经受病，因为足阳明胃经在头面走行最长，范围最大，所以太阳外中于风邪，阳明经者受之，导致阳明经气血瘀滞，筋脉迟缓。

2 临床资料

3 主要研究内容及研究方法

3.1 研究内容

本课题是针对周围性面瘫治疗的临床研究。采用耳背割治疗法与针刺疗法对比的研究手段，观察特发性周围性面瘫简称面神经炎或贝尔氏麻痹（Bell palsy）急性期患者面部表情肌瘫痪的改善程度，客观评价两种治疗方法的疗效。同时，对耳背割治疗法的技术操作规范及安全性进行评估。

3.2 研究目标

通过耳背割治放血法治疗周围性面瘫急性期的研究，探讨一种有效、简便、经济的治疗方法。

3.3 研究方法

采用平行随机对照的前瞻性研究，数据经 SPSS10.0 统计软件分析。

诊断依据及标准：根据上海科学技术出版社《实用神经病学》第二版 1994 年对本病的诊断及鉴别：

①突发单侧表情肌瘫痪：额纹消失或变浅，病侧不能皱眉，眼裂扩大，闭目不合。

②鼻唇沟平坦，口角下垂，面肌被牵向健侧。

③鼓腮时漏气，进食时食物残渣滞留于齿颊间隙内，流口水，泪液外溢。

④磁共振检查，排除大脑半球或后颅窝病变及其他病因所致面瘫。

纳入病例标准：符合诊断标准，①+②+③+④或①+②+④。并且发病 1~10 天内，年龄在 18 至 60 岁之间。

排除病例标准：年龄在 18 岁以下或 60 岁以上；妊娠或哺乳期妇女；或合并心、脑、肝、肾、造血系统等严重原发性疾病或全身衰竭者，糖尿病、恶性肿瘤、精神病患者，有出血倾向的患者；或病情危重，难以对治疗的有效性和安全性作出确切评价者。

病人来源：东直门医院门诊病人。纳入病例共计 70 例。

治疗方法：治疗组：耳背血管割治法

术前准备，①术中所用双面刮脸刀片应在75%酒精中浸泡1小时以上。②术前嘱患者须饮水500~800ml，以便术中血液引流顺利。③选患侧耳背近耳轮处明显血管一条，术前按摩局部血管处2~3分钟，使其血管充血。④常规碘酒、酒精消毒耳周、耳背皮肤，严格自内向外无菌操作。术中所使用的双面刮脸刀片统一选用弹性及韧性好的蓝吉列品牌。

术式：术中持刀片以斜置30°~45°使用为准，刀片纵向垂直划破血管，使血液浸泡4×4cm敷料2~3块，注意当一块敷料被血液浸透后，再换另一块，以准确估计伤口出血量。衡量标准，湿透4×4敷料一块为10ml。待伤口不出血后，患处覆盖无菌双层敷料，胶布固定。

术后1周内勿浸湿伤口局部，以免感染。

对照组：传统针刺疗法

以祛风，通经络，调气血为原则，选穴为阳白、攒竹、四白、颊车、地仓、牵正、迎香、风池、合谷、印堂。每次选穴4~5个，30号1.5寸毫针弱刺激20分钟，每日或隔日一次。

观察方法、指标：于治疗前及治疗第1、2、3、7、15、30日观察面神经眼支、上颌支、下颌支所支配的面部表情肌的运动功能，填写观察记录。

疗效评价标准（自定）

痊愈：治疗后15~30日症状和体征消失，面部表情肌的运动完全恢复功能。

显效：治疗后15~30日症状和体征基本消失，发病30日内仅在微笑及讲话时见局部表情肌运动功能恢复不完全。

有效：治疗后面部体征有部分改善。发病30日内局部表情肌运动功能恢复不完全。

无效：疗程超过2个月，症状体征恢复不全者。

4 结果

耳背割治法治疗周围性面瘫急性期患者，术后均未出现感染的不良后果，大部分患者施术一次可获得满意疗效，手术及早实施者，治疗效果好；出血量少于10ml者局部体征改善较缓，需补做第二次手术，但施术两次后仍无效者为0例。并且大部分患者耳后及乳突部疼痛即刻解除，鼻唇沟、额纹、眼裂的体征治疗3日内改善为15例，占总观察例数的21%，对照组为0。统计附表1显示两组患者治疗15日后疗效具有非常显著的差异性；继续观察显示两组患者治疗30日后疗效无显著的差异性（附表2），但耳背割治组的愈显率高。证明耳背割治法治疗周围性面瘫疗效确切可靠。较针刺治疗见效快，疗程短，愈显率高，经济快捷。

附表1　两组15日疗效比较

组别	N	痊愈		显效		有效		无效		总有效率	
		n	%	n	%	n	%	n	%	n	%
割治组	38	26	68.42	10	26.31	2	5.26	0	0	36	94.73
针刺组	32	3	9.38	10	31.25	18	56.25	1	3.13	24	40.63

两组间总有效率比较：卡方检验，$P<0.01$，$\chi^2=15.03$

附表2　两组30日疗效比较

组别 N	痊愈		显效		有效		无效		总有效率	
	n	%	n	%	n	%	n	%	n	%
割治组 38	26	68.42	10	26.31	2	5.26	0	0	36	94.73
针刺组 32	12	37.50	16	50.00	3	56.25	1	9.38	24	87.50

两组间总有效率比较：卡方检验，$P>0.05$，$\chi^2=2.98$

5　治疗体会

5.1　割治治疗一般规律

耳背割治放血治疗特发面神经麻痹，是通过放血后面神经水肿受压迫得到迅速缓解而改善症状，以急则治其标；中医药辨证论治以清利肝胆湿热，疏散风寒，益气活血，熄风活络，使络通畅，以缓则治其本。从本组病例看，以肝胆湿热型多见，衡心态，从而保持气血的调和；气虚自汗者，平时要注意服用益气敛汗药品，以固卫气这些患者，病前多有情绪抑郁，复受风寒及邪毒而发病，所以提示人们要遇事勿急躁，学会平。即使面瘫症状此次已治疗痊愈，仍应延续治疗自汗气虚证，以避免病情的复发，正所谓“正气存内，邪不可干”。

一般于术后，大部分患者耳后及乳突部疼痛即刻解除，鼻唇沟，额纹，眼裂的体征恢复约在第2~3天后最明显，如术后1周，症状体征恢复不理想，可做第二次手术，凡做此手术者，不用再配合针刺术，以免因针刺手法的轻重而影响手术疗效。割治术中，放血量也很关键，出血量少于10ml者（衡量标准，湿透4×4敷料一块约为10ml），局部体征改善的也差，往往需补做第二次手术。治疗中发现年龄轻者，手术及时者，疗效好，治愈率高，分析原因，气血旺盛，阴阳偏胜偏衰易于调整。

5.2　割治治疗意义

本研究首次证明耳背割治法治疗周围性面瘫疗效确切可靠。具有见效快，疗程短，愈显率高，经济快捷的优势。凡做此手术者，不用再配合针刺术，以免因针刺手法的轻重而影响手术疗效。该治疗方法不仅遵从中医理论，是中医特色的体现，而且创新之处在于首次运用统计学手段研究民间耳背割治法治疗周围性面瘫的疗效，为今后进一步研究耳背割治及针刺等治疗方法的治疗时点、时效关系提供依据。同时此项研究初步规范了耳背割治法的技术操作和疗效评价标准。

6　讨论

许多医家认为本病主要是阳明经受病，因为足阳明胃经在头面走行最长，范围最大，所以太阳外中于风邪，阳明经者受之，导致阳明经气血瘀滞，筋脉迟缓。然而大多数患者在发病前后出现耳际疼痛，甚至外耳道、耳郭部有疱疹，为足少阳胆经所循。足少阳胆经起于眼外角，上行头角，下至耳后，入缺盆，有一支经络从耳后入耳内，出走耳前至眼外角，另有一支脉从眼角下走大迎穴。耳际疼痛及疱疹的部位都与足少阳胆经循行相一致，其机理为胆经气血麻痹，不通则痛。故认为本病的发生与足少阳胆经关系密切。

周围性面瘫目前尚无公认统一的临床疗效评价体系，规范耳背割治法的技术操作和疗效评价标准，制定精细的客观定量标准；进一步研究耳背割治及针刺等治疗方法的治疗时点、时效关系，进行成本——效益的客观评价；探讨周围性面瘫的中医证候分布规律及与耳背割治法的证效关系，观察耳背割治法的疗效与中医证候的相关性。是今后研究的努力方向。

血管性痴呆分期辨证及综合治疗的探讨

谢颖桢　高　颖　邹忆怀　指导：王永炎　张伯礼

血管性痴呆（VaD）是老年期痴呆最常见的类型之一，多在中风的基础上发生。其发病率已随着世界人口老龄化、中风发病的轻型化和多样化不断上升，成为严重危害中老年人健康和生存质量的常见病和多发病。临床上VaD分为多发梗塞、皮层大面积梗塞、关键部位梗塞、痴呆及皮层下动脉硬化型脑病（SAE）等几种类型。不同类型的VaD其临床起病形式、病情进展情况略有区别。据我们初步的临床观察，认为急性或亚急性起病病情易波动，阶梯样下滑仍为VaD的主要临床特征。这与阿茨海默性痴呆（AD）隐袭起病、渐进加重的起病及病程进展特征明显有别。目前关于AD病因及发病机理尚不清楚，而VaD继发于脑血管病，与多种因素相关。迄今为止，国内外尚无有效控制AD与VaD病程进展的方法和药物。通过临床观察初步发现，根据病情VaD可分为平台、波动和下滑三期。证候学观察发现各期证候特点不同，各期病情对预后的影响不同。VaD临床病情演变特点，为发挥中医药整体调节在延长平台期、延缓病程进展方面的优势，提供了有利契机。不仅如此，中医药在中风病治疗方面积累的经验，亦为控制VaD病情波动下滑奠定有利基础。本文拟从纵向分期辨证，横向综合控制危险因素、加强护理康复相结合探讨VaD的治疗。

1　关于VaD分期辨证的考虑

1990年中华全国中医学会老年医学会和内科学会制定的《老年呆病的诊断、辨证分型及疗效评定标准》中，将呆病（包括AD与VaD）分为虚实两类，提出髓海不足，肝肾亏虚，脾肾两虚，心肝火盛，痰浊阻窍，气滞血瘀6个证型，但并未对中风后智能障碍（VaD）与AD辨证分别论述。随着对VaD认识的不断深入，许多学者纷纷提出一些新的认识和看法。多数学者认为VaD共同的病理因素为虚、痰、瘀，并且提出肝肾精亏或脾肾不足兼痰瘀阻窍，及气虚血瘀，痰浊蒙窍，痰热内扰，心火亢盛等为VaD主要证候。VaD证候本虚标实的特点在以上认识中得到充分体现，VaD致病特征亦从不同层面得到反映。由此可见，关于VaD发病机理及证候的研究都已取得可喜的进步。

本项研究通过对VaD证候较为系统的观察发现，在VaD演变发展过程中，存在三个相对独立的时期，即病情相对平稳的平台期，病情波动期及下滑期。在此三期，其证候特征及病理机转各不相同。平台期，以认知、心理行为及日常生活能力等总体状况稳定为特征。其病证以本虚标实兼夹，虚实力量相对平衡为特点。肾虚、痰瘀内阻VaD这一基础证候特征在此期体现最突出。VaD正气虚损是以肾虚为核心，常出现或阴精亏损为主，或以阳气不足为著，或阴阳俱损三种基本证候。且在疾病演变发展过程中，正气虚损逐渐加重，多可出现由气虚血少，阴损及阳以至阴阳互损、阴阳俱虚的变化。波动期，以认知状况出现轻度加重或时好时坏，心理行为可见异常、日常生活能力下降，或伴有中风先兆等改变使总体状况有加重趋势为特征。其病证以痰浊瘀阻、蒙窍，痰热内扰或风痰瘀阻为主，以浊实之邪壅盛为主要特征。若诸浊实之邪壅滞不散，蕴化成毒，可伤络败髓导致病情加重。因此，波动期是及时遏制病情进展的关键期。下滑期，以认知状况出现恶化，日常生活能力明显滑坡，常伴有再次中风的证候，总体状况下降幅度显著为特征。其病证以浊毒壅盛为特征，出现以痰浊、火热壅盛，腐化秽浊，蒙窍扰神，内风扰动等病理改变；表明诸邪相合，郁蒸腐化，酿生浊毒，浊毒败坏形体，夺扰神明致神机失用为其共同的病理机制。毒邪是 VaD 病情阶梯样下滑的关键。

据此，我们为 VaD 临床辨证宜先分期，再分型，以利从整体上定位、定性，把握疾病的演变转归趋势。现将各期常见主要证型总结如下。

平台期：以神情呆滞、反应迟钝、善忘失算、懒动少言、肢体笨拙、舌质暗、脉沉弦为主要表现；或兼有腰膝酸软，尿频、急迫或尿失禁，头晕昏沉，视物模糊，半身不遂，言语不利以及四肢不温，气短乏力等症。根据痴呆主症及兼有症状，发现临床此期基本以肝肾精亏、痰瘀阻络，脾肾不足、痰瘀阻络，肝脾肾虚、痰瘀阻络为常见证候。

波动期：以呆滞明显，头昏沉、嗜睡懒动加重，痰涎增多，口中黏腻不爽流涎，口臭，心烦不寐；或便干便难，苔白腻、黄腻或厚腻，脉滑等痰浊瘀阻、蒙窍，痰热内扰的以实邪渐盛为主要特征的证候，或可见头晕头痛、心烦急躁易怒、舌强肢麻、口中流涎、痰黏、言语不利加重，苔腻、脉滑等以风痰瘀阻扰动为主要证候。结合本虚情况、浊邪从化及体质因素等临床症征，发现此期常见肝肾阴亏、风痰瘀阻，脾肾不足、痰浊瘀阻及痰火扰心，心肾不交等证候。

下滑期：以呆滞加重，双目无神，不识事物，面色晦暗，秽浊如蒙污垢或兼面红微赤，口气臭秽，口中黏涎秽浊，溲赤便干或二便失禁，肢麻、颤动，舌强语謇，烦躁不安甚则狂躁，举动不经，言辞颠倒，苔厚腻，脉浮弦大或弦实有力或脉细数等为主的临床表现。

四诊合参表明此期以风火上扰，浊毒阻络，痰浊蒙窍，浊毒阻络及痰火扰心，浊毒阻络为常见证候。需要指出的是，三期诸证候的划分，并不能全部概括临床千变万化的疾病特征，只是重点反映疾病发展变化中的主要趋势；同时在临床具体病例的辨证中，可因痴呆轻重程度的不同，素体阴阳消长及虚实程度的不同，平台、波动及下滑三期的间隔，长短不一，还当进一步分析，以利治疗。

2 关于 VaD 治疗的思考

VaD 的治疗是一个长期的过程，根据 VaD 的病因病理特点及疾病发展变化趋势，认为治疗宜从延长平台期，控制缩短波动期，从而防止病情下滑入手；VaD 又是多因素性疾病，涉及生物社会心理范畴，临床治疗范畴不应仅限于药物，而应为融药物及行为治疗、康复护理为一体的广义综合治疗概念。为此，谨在治疗原则方面提出一些认识，以便临床参考。

2.1 注重“通”“调”，分期辨证论治为要

正气虚损，痰瘀阻络贯穿 VaD 病程始终，因此临床以通补兼施为治疗大法。VaD 本为正虚，补虚以补肾为中心，或兼以益气、养阴、柔肝、填精等。但治疗时不宜一味进补，呆补则易壅滞。所谓“通”，包括通络活血，化痰降浊，通畅腑气，泄热熄风，开窍醒神，皆谓之通。通补之中，补以助通，通中寓补，应把握“通”，以通为原则。强调以

通助调，以“调”为宗旨。“调”是以调理气机，调节脏腑功能，调和阴阳，和解疏导为目的的治疗。

邪不结不成毒，“通”“调”之治，意在疏通调和，以使气血运行，津液敷布正常，脏腑阴阳相对平衡协调，在平台期可望减轻痰瘀互结之势，使病情不断趋于稳定好转；在波动期则有利于祛除壅滞之痰浊郁热，防止浊毒酿生为害。因此，平台期、波动期、下滑期之治虽不离“通”“调”原则，但侧重不同。平台期，补虚通络祛痰并治，提倡通补兼施；波动期，化痰清热通络熄风，强调以通为主；下滑期，以疏散诸邪，条畅气机，降浊解毒，醒神开窍，急治其标为要。波动下滑期，中药治疗可借鉴在中风等急症方面的研究成果，采用口服静脉制剂相结合治疗。三期治疗中，平台期是基础，波动期是关键，下滑期重在解毒降浊，宜防生诸变。所以分期辨证治疗非常重要。

2.2　调动内因，结合外因，早期、综合治疗

除智能障碍及由之引起的工作、社会、生活能力减退外，自知力、人格相对保持完整，并见精神、情感失调、主动性减弱亦为VaD临床特征。因此，对VaD这种属生物—心理—社会医学范畴的疾病，治疗除药物外，心理行为的治疗与康复不容忽视。指导患者调节情志，保持心情舒畅，心境平和，有助于稳定病情。情绪低落、抑郁较重者应酌加药物治疗；劝导患者矫正不良行为与习惯，如烟酒嗜好、饮食偏嗜等，学习建立有益于健康的行为模式，有利于控制病情。同时，鼓励患者发挥主观能动性，关注周围事物，坚持认知、记忆、思维障碍等功能的恢复训练，增强自理能力，提高生活质量则是治疗与康复的关键。家属及看护者对患者的精神鼓励、家庭社会环境支持，及适度引导其从事力所能及的活动，亦为改善患者心理智能状态并维持病情稳定的重要因素。对肢体活动功能有一定障碍者，鼓励适度锻炼的同时，应注意加强保护，防止跌倒外伤。

本项研究亦发现，早期发现、诊断，早期治疗，疗效较好。长期坚持控制中风及血管性痴呆的危险因素如控制血糖、血脂、血压，保持大便通畅，注意保暖，防止外感诸邪，适度饮水，防止脱水，改善血液动力学状况等措施，对稳定病情具有重要作用。VaD的治疗是一个药物与心理行为结合，治疗与康复护理结合，中西医相结合，医患及家庭社会协力合作的综合过程。其中，充分调动患者的积极性，发挥综合治疗的优势，对改善本病转归及预后亦非常重要。

综上所述，从控制VaD疾病纵向发展的角度看，分期辨证，在平台期发挥中医药优势，稳定病情，在波动、下滑期采取中医急救措施，或中西医结合治疗，对延缓病程进展、有效控制和防止阶梯样下滑具有重要意义。VaD又为多因素性疾病，涉及生物—社会—心理范畴，横向控制多种VaD相关危险因素并结合护理及各种康复措施，可调动多方因素提高患者生存质量。纵横两方面相结合的治疗思路，是根据既往临床对VaD的观察及对VaD发生发展机理认识基础上提出的，是为建立中医药辨证治疗VaD方案的基础工作，有待于在今后的临床研究中不断深入、完善。

呼吸科

扶正祛邪治疗老年外感热病的临证体会

王成祥

老年人脏腑功能已趋衰弱，正气抵御外邪能力降低，罹患外感热病的机会明显增多，并且患病后更易呈现正虚邪盛病理状态。正虚当扶正，邪盛当祛邪，因此扶正祛邪成为老年外感热病的重要治疗原则。但扶正不当易致留邪，祛邪太过，更伤正气，因此发挥辨证论治优势，恰当地处理扶正与祛邪二者关系显得特别重要，以下是随师临床及自己临床实践的体会。

1　扶正祛邪当因人而异

虽然多数老年人存在正虚，但也有年高体健正气不虚或虚损不明显者。即使正虚也存在着气血阴阳虚损及轻重程度的不同，因而感受邪气的性质及入侵后证候传变往往也不相同，因此扶正祛邪当随之而异。

素即气虚，卫阳不固者，多易感受风寒之邪，临床表现为经常感冒，晨起或受寒时，喷嚏连连，鼻流清涕，肌酸乏力，畏寒，不发热或低热。此类病人，扶正之品黄芪、人参、党参尽可加用，不必犹豫；祛邪药物当选用温散但发汗不甚之品，如荆芥、防风、苏叶之属。玉屏风散及补中益气汤即较好地体现了这个原则，扶正采用了黄芪、白术，祛邪以小剂量的防风、柴胡等，临床应用恰当，多可收到良好疗效。

素体阴虚多火者，最易感受风热、燥热之邪，即使感受风寒也极易化热，表现为面赤身热，口渴引饮，很快出现舌红少苔或无苔。治疗此类患者，扶正当选用寒性养阴生津药物，如玄参、生地、知母等。祛邪药物最好选用甘寒清热及咸寒清热之品，苦寒之品性燥易伤阴津，不作首选。

至于年老但素体康健，病后出现发热、恶寒或不恶寒，咳喘，痰黏难咯者，不可因年老而推断正虚，不加辨证地选用黄芪、黄精、党参等温补之品，否则可能使热势更炽。曾治2例老年肺热病患者，因加用黄芪、黄精等补益之品，而出现发热增高、伤津化燥之变证，教训应当借鉴。

2　扶正祛邪当因邪而异

老年人即使平日无正虚表现，但脏腑功能衰弱的本质已然存在，若感外邪，邪气一加消耗，就极易损伤正气，出现正虚之象。感邪性质不同，对人体正气的损耗也不同。寒湿伤阳，燥热伤阴，故扶正祛邪当随之而异。

寒湿之邪引起的病证，对年青体壮者可能仅仅阻碍阳气，但不会引起阳虚，对于老年患者，因阳气已趋衰弱，寒湿一加消耗，极易导致阳气虚弱，因此在祛寒湿的同时，加入适量的助阳药物有助于寒湿的祛除。

燥热之邪引起的病证，对于老年患者，更易引起阴伤，甚则阴亏。养阴扶正之品选择时，当根据阴伤的程度梯次用药，津伤者可选用芦根、沙参、麦冬之品，阴伤者，加生地、玄参之类，阴亏者加熟地、龟板等。如果不加辨证，一概选用黄精、熟地等滋补养阴之品，极易导致热势鸱张，倍伤其阴。

3 扶正祛邪当因病情的不同阶段而异

在病情的不同阶段，邪正斗争的程度不同，邪盛、正虚所占比重也不同，扶正祛邪当因之而异。

卫分阶段，邪气入侵，机体正气抗邪能力正逐步加强，如果表现为发热恶寒症状较重，表示正气抗邪力量尚强，一般不采用扶正。如果病情发展快，有伤阴趋势，可加用甘寒养阴生津之品。若表症不甚，而畏寒低热缠绵不解，或不发热，可加入益气扶正之品，如黄芪、白术、太子参、党参之类。此类病例的治疗，若不扶正，虽加大祛邪力度，也难收效。若加扶正之品，祛邪之品虽仅用柴胡6g，也能收佳效。临床确如此，同仁可试用之。

气分阶段，机体抵抗力已充分调动起来，多不需扶正，如果热势较甚，可加入甘寒清热养阴之品，如芦根、白茅根等，既增强了祛邪力量，又可防止邪气伤津。

出现营血分证侯，表示正气虚弱，邪热内陷，治疗时扶正祛邪不可偏颇。正虚主要表现为阴液亏损，并且处于营血分之邪气仍在不断消耗阴液，因此扶正当选用寒凉养阴，以增液汤为佳；另外，邪热炽盛是导致热入营血的主要因素，因此清热祛邪更为重要。应用时首当加大寒凉清热力度外，还当加入凉血散血之品，以使邪气从血分而解。

老年外感热病恢复期，正气在与邪气交争过程中明显受损，多有正虚表现。寒湿、湿热者多表现为阳气不足，燥热与风热者多表现为阴伤，扶正当随证灵活应用。祛邪当根据有无邪气遗留、遗留多少，酌加祛邪。此期也不可一概选用温补之品，否则有死灰复燃之虑。

老年肺热病后期，尤其是有肺部宿疾者，常遗留咳嗽、喘息、咯吐黄痰或白黏痰，肺部湿啰音不消失，X线提示肺部炎症未完全吸收者，即使继续加大寒凉药物也不会奏效，而加用当归、熟地、黄精等补益之品，常能收到明显的效果。实验也证明，这类补益药物能明显提高巨噬细胞的吞噬功能。

总之，在治疗老年外感热病时，首当分清有无虚损，气血阴阳何处虚损，虚损到什么程度；感受邪气的性质，严重程度，侵犯部位等，然后有针对性地选择扶正祛邪，如此既可防止扶正恋邪，又可防止祛邪伤正。

二陈汤加减在肺系疾病中的运用

田秀英

一切湿痰证均是二陈汤在临床上的适应证，“脾为生痰之源，肺为贮痰之器”。《名医方论》云：“二陈为治痰之妙剂，其于上下左右，无处不到，然只能治痰之标，不能治痰之本，痰本在脾在肾，治者详之。”《证治准绳》云：“善治痰者，不治痰而治气，气顺则一身津液亦随气而顺矣。”笔者认为，二陈汤既可畅气机，健脾化痰以杜生痰之源，又能消解痰涎、化痰以达到健脾之目的。故肺系疾病无论用于治标，还是用于培本，均可选用二陈汤加减化裁治疗。

1 源流与发展

二陈汤最早见于宋代陈师文所著《太平惠民和剂局方》（公元 1151 年）一书卷四绍兴续添方，由半夏、陈皮、白茯苓、炙甘草经过㕮咀，每服 4 钱，用水一盏，生姜七分，乌梅一个，同煎六分，去渣热服。用治“痰饮为患，呕吐恶心，或头眩心悸，或中脘不快，或发为寒热，或因食生冷脾胃不和”等症。近代使用取前四味饮片煎服或用蜜，或生姜汤，或水泛为丸，燥湿化痰，理气和中。《金匮要略》中的小半夏加茯苓汤，具有和胃止呕、散饮降逆、引水下行的功效。无论在组方原则，还是在临床应用上都具有很大的同一性。因此可以认为二陈汤源于小半夏加茯苓汤。《和剂局方》的二陈汤是在此方的基础上添加陈皮、甘草、乌梅而成。二陈汤为后世医家治疗痰饮的主方，而原方中的生姜、乌梅临床已多不使用。

2 性能与功用

二陈汤属于燥湿化痰剂，也是中医治疗痰证的基础方，功能为燥湿化痰，理气和胃，适用于痰湿内停，脾胃不和之证。症见咳嗽痰多色白，胸膈胀满，恶心呕吐，或头眩心悸，舌苔白润，脉滑的湿痰咳嗽等症。方中半夏辛温而燥，最善于燥湿化痰，且能降逆止呕为主药；辅以陈皮理气，燥湿化痰，使气顺痰消；佐以茯苓健脾渗湿，湿无所聚，则痰无由生；使以甘草和中健脾，调和诸药，脾运健则湿自化，湿已去则痰自消；生姜降逆化痰，助半夏、陈皮以行气消痰。

复用少许乌梅收敛肺气，与半夏相配伍，有散有收，相反相成，全方共奏燥湿化痰、理气和中之功效。

3 临床湿痰证

湿与痰异名同类，湿为痰之渐，痰为湿之聚，在临床上既是病理产物，又都是致病因素，因病而生痰的有风痰、热痰、寒痰、燥痰、湿痰等。因痰而致病的有“痰饮”“痰火”“痰核”“痰疟”“顽痰”“宿痰”“伏痰”等病证。而湿痰之证多由脾不健运，湿邪凝聚，气机阻滞，郁积而成。痰饮犯肺，症见咳嗽痰多；痰阻胸膈，则气机不畅，以致痞满不舒；胃失和降，反而上逆，发为恶心呕吐；浊阴凝聚，清阳不升，则为头目眩晕，饮邪凌心，则心悸不眠。痰浊随气升降，无处不到，如痰蒙神窍则神昏、癫狂；风痰窜动，可发惊风、痛证；痰火互结，可生瘰疬瘿瘤；痰阻经络，可致半身不遂；痰流肌肤，可生阴疽；痰注关节，可成鹤膝。如上诸症无不因痰浊为患。故治疗均宜化痰为先，均可以选用二陈汤为基本方化裁治疗。

4　**加减化裁**

4.1　咳声重浊，痰多气喘因痰阻气逆所为者，宜降逆平喘，加厚朴、杏仁，取其半夏厚朴汤之意；咳嗽痰多也可以与《韩氏医通》的三子养亲汤合方以加强化痰功效。两方合为一体是治疗咳喘痰多的常见方剂。痰色转黄时，需以寒凉之品葶苈子易白芥子。常用于上呼吸道感染、急慢性支气管炎的治疗。

4.2　阳虚阴盛，湿从寒化，脾失健运，症见久咳气喘，胸胁满闷加桂枝、白术，取苓桂术甘汤之义。意在温肺化饮，健脾渗湿，常用于心、肺功能不全而见咳嗽、咯痰的辅助治疗。

4.3　寒饮内停，症见咳逆倚息不得卧，咳嗽痰稀，喜唾，舌苔白滑，脉弦迟，因寒饮潜伏于肺者，宜温肺化饮，加细辛、干姜、五味子，与苓甘五味姜辛汤合方，用以温肺化饮。常用于治疗阵发性呼吸困难，咳吐白色泡沫痰的肺心病导致全心衰的患者。由于本方辛温药较多，对肺热、肺燥的咳嗽证忌用。

4.4　若痰热内郁或胆虚痰热上扰，症见虚烦不眠，胸闷，咳嗽，口苦，惊悸、呕涎等症，宜加竹茹、枳实。枳实与半夏配伍化痰降逆作用比二陈汤强，竹茹与陈皮相配和胃理气作用比二陈汤好。全方燥湿化痰，清热除烦，以达和胃、清热化痰之目的，即取《千金方》的温胆汤之意，常用于肺部感染性疾病的治疗。

4.5　若痰饮留积不散，胸隔痞塞，胸胁胀满，喘急痰嗽，涕唾黏稠，头目眩晕，甚则发生痰厥。舌苔黄腻，脉滑。宜加天南星、枳实。枳实下气降逆，天南星搜风去痰，故导痰下行，燥湿豁痰，行气开郁。即取《济生方》的导痰汤之意。常用于气管炎、支气管炎及肺部感染性疾病的治疗。

4.6　若因痰热互结于肺出现咳嗽痰黄，黏稠难咯，舌质红，脉弦滑数等痰热壅肺证时，宜加入瓜蒌、黄芩、天南星、枳实、杏仁等，取《医方考》的清气化痰丸之意。或与千金苇茎汤合方，用于支气管扩张症、肺脓肿及肺部感染性疾病的治疗。

4.7　若因肺肾阴虚或阴血不足，脾湿生痰或水泛为痰，痰带咸味，咳嗽气急，喘逆多痰，宜加当归、熟地，取其《景岳全书》的金水六君煎之意，滋阴与化痰并用，使驱邪不伤正，扶正不留邪。主要用于慢性喘息性支气管炎、支气管扩张症、肺间质纤维化、阻塞性肺气肿、慢性肺原性心脏病等肺系疾病缓解期的培本治疗。

5　**小结**

肺系疾病泛指呼吸系统的疾病而言，咳、痰、喘是肺系疾病最常见的三大主证，痰是其中之一。“治病必求于本”，这是中医辨证论治的一条基本原则。若因痰而致的肺系疾病，抓住了祛痰这一中心环节，实质上也就是抓住了疾病的本质。辨证组方是中医学辨证论治体系中理、法、方、药的重要组成部分，前人经过长期的医疗实践，总结形成了许多有很好临床疗效的经方与验方。对于古人的经验，首先也应当是继承，只有继承才能有发展，继承是发展的基础，这就要求对中医理论务求融会贯通。反之，只有继承而没有创新，学术将停留在一个水平上，也就没有了发展。医生在临证时往往需要灵活运用前人的经方、验方，这正是继承与发展的一种形式，它应包括对前人经方、验方作药味的增减，药量的调整，方剂的重组，有时则需要依据国内外现代药理研究及实验研究结果等诸多方面的进展作相应变通，为了提高疗效，常常需要加减化裁以达到提高疗效的目的。

益气活血化痰方对慢性阻塞性肺疾病模型大鼠肺组织病理学的影响

冯淬灵　金　焱　武红莉　武维屏

慢性阻塞性肺疾病（chronic obstructive pulmonary disease，COPD）是以不完全可逆的气流受限为特征，常呈进行性加重，且多与肺部对有害气体或有害颗粒的异常炎症反应有关。其主要临床特征是肺功能的持续性下降。COPD 的发病机制尚未完全明了，目前公认炎症反应、蛋白酶－抗蛋白酶失衡、氧化应激是 3 条重要的作用途径，其中炎症反应占主导地位。笔者采用气道内灌注内毒素（LPS）加烟熏的复合方法复制 COPD 大鼠模型，观察益气活血化痰中药对其肺组织形态学的影响。

1　材料与方法

1.1　动物分组与造模　清洁级 Wistar 大鼠 64 只，北京生物制品研究所动物中心提供，雌雄各半，体重（250±20）g，鼠龄 12 周，合格证号：SCXK（京 2002～2003）。随机分为 8 组，每组 8 只。正常对照组：空白对照；模型组：分别于第 1、8、15、23 天气管内给予 LPS 200μg/200μl，第 2～7、9～14 天每日给予大前门牌香烟烟熏 30min。从第 20 天起每日予温开水灌胃，1ml/100g 体重；益气活血化瘀中药 20、30、40 天组（h20、h30、h40 组）：分别从造模第 20、30、40 天起每日予益气活血化痰方，按照 1.83g 原药材/kg 的剂量灌胃。罗红霉素 20、30、40 天组（r20、r30、r40 组）：分别从造模第 20、30、40 天起按照 35mg/kg 剂量给予罗红霉素灌胃。于第 91 天测定肺功能，处死动物。

1.2　主要试剂及药物　LPS 由美国 Sigma 公司生产（批号 62012）；大前门香烟由北京卷烟厂生产；益气活血化痰方水煎液：由黄芪、清半夏、水蛭等按一定比例组成，药材购于北京中医药大学东直门医院，水煎醇沉后，浓缩至 2g/ml，将百令胶囊按人每天 0.8g，以体表面积折算率换算成大鼠等效剂量，溶解于益气活血化痰方水煎液中，冷藏储存；熏烟箱（35cm×40cm×50cm），北京中医药大学东直门医院药理实验室提供。

1.3　取材方法　腹主动脉放血处死动物后，迅速开胸分离肺脏，然后夹闭右肺，以 0.9% 氯化纳溶液 3ml 灌洗左侧肺脏，松开右肺，夹闭左侧肺脏，用含有 1/1000DEPC 的 4% 多聚甲醛溶液在 20cmH_2O 压力下进行灌注固定，30min 后投入多聚甲醛溶液中固定 1 周。取固定好的组织，在最大横径处切 3mm 厚的组织块，常规脱水，二甲苯透明，用自动石蜡包埋机包埋，切成 4μm 厚的切片，进行常规苏木素－伊红（HE）染色、天狼星红染色、马逊染色。

1.4　支气管形态学测量方法　随机选取病理切片中内周长 <1000μm，长径/短径 ≤ 2，较规整的小支气管，每个标本选 3～6 个支气管横截面积，采用 METAMORPH 图像分析系统中 measure 模块的 regionmeasure 选项进行如下指标测量。管腔的内周长（Pi）及相应面积（Ai）；平滑肌层内侧、外侧面积（Asmi、Asmo）；气道外壁所围面积（theouter-adventitialarea，Ao）；管壁总面积（WAt）＝Ao－Ai，平滑肌层面积（WAsm）＝Asmo－

Asmi，以内周长进行标准化，结果以单位长度的管壁面积（WAt/Pi，$\mu m^2/\mu m$）表示管壁厚度，同样以单位长度的平滑肌层面积（WAsm/Pi，$\mu m^2/\mu m$）表示平滑肌层的厚度。以固定颜色模式界定胶原，测定气道壁胶原面积（WAc），同样以管壁内周长标准化，以WAc/Pi表示胶原层的厚度。

1.5　统计学方法　采用SARS 9.0统计软件，数据用（$\bar{x}\pm s$）表示，2组计量资料比较采用t检验，多组计量资料采用单因素方差分析及析因分析、两两间比较采用SNK检验，非正态分布资料采用非参数检验。

2　结果

2.1　肺组织病理形态学观察

2.1.1　苏木素－伊红染色：药物干预各组气道壁炎症及上皮层改变较模型组有不同程度的减轻。

2.1.2　天狼星红染色：偏振光下观察，COPD模型组小气道壁Ⅰ型胶原较对照组增多，沉积于除上皮外的气道壁各层，固有膜胶原凸入高耸的上皮皱褶内，外膜胶原延伸至周围肺组织。用药组气道壁胶原沉积不同程度减少。Ⅲ型胶原各组表达均较少。

2.1.3　马逊染色：光镜下观察结果，模型组胶原纤维较对照组增多，药物干预组较模型组减少。

2.2　小气道形态学测量（见表1、表2）

表1　小气道形态学测量（$\bar{x}\pm s$，μm）

组别	n	Pi	管壁厚度	平滑肌层厚度
对照组	14	602.8±160.1	20.93±4.43	12.14±2.34
模型组	10	699.4±161.6	36.75±8.90**	19.04±6.00*
h20组	6	613.6±137.4	25.80±4.18#	13.45±2.23
h30组	6	563.4±151.5	24.06±8.53#	12.15±5.78
h40组	7	660.6±178.8	29.90±7.74	16.22±4.08
r20组	12	631.3±160.4	26.53±7.91#	14.39±5.29
r34组	5	735.5±62.6	27.60±7.78#	19.43±4.44

注：与对照组比较，*$P<0.05$，**$P<0.01$；与模型组比较，#$P<0.05$。

r34：r30、r40组由于取材原因，气道数较少，故合为1组，记作r34。n为小气道数(下同)。

表2　小气道胶原层厚度测量（$\bar{x}\pm s$，μm）

组别	n	Pi	胶原厚度
对照组	6	663.5±152.7	2.00±0.91
模型组	6	528.9±133.5	5.37±3.37**
h20组	10	562.3±155.9	2.41±1.23#
h30组	5	610.5±195.6	2.13±1.40#
h40组	9	536.4±108.4	2.95±2.66#
r20组	4	557.3±70.1	2.21±0.34#
r34组	8	548.0±162.1	3.35±1.90

3　讨论

我们采用气管注入LPS加熏香烟复合法制备大鼠COPD模型，模型组肺组织病理形态学显示小气道上皮层增厚，管腔内炎细胞和黏液聚集，炎细胞侵及气道壁各层，管壁增厚，小气道周围肺泡腔扩大肺气肿形成。动物肺功能检查结果显示，模型组肺呼气总阻力（Re）较正常组升高，模型组最大通气量（MVV）、第 0.3 秒用力呼气容积与用力呼气容积的百分比（FEV 0.3/FVC）、用力呼气流速（FEF 25～75）均较正常组降低，2 组比较有显著性差异（$P<0.05$）。本实验所建立动物模型病理形态和功能改变基本符合人类 COPD 的特点。

支气管肺组织的炎症、损伤、修复、重塑是 COPD 不断进展的病理基础，细胞外基质过度沉积与小气道平滑肌层增厚共同构成 COPD 气道重塑的病理基础，其中以胶原为主的细胞外基质过度沉积在 COPD 气道重塑中占重要地位。细胞外基质增厚对气道阻力增高有显著影响，以气道形态结构分析为基础的数学模型显示：平滑肌层以内气道壁厚度的增加将会使一定量的平滑肌收缩时产生气道缩窄的效应增大，而平滑肌以外细胞基质沉积增加造成了外壁面积增加，致使气道－肺实质相互间的依赖作用（airway－parenchymalinterdependence）减弱，从而使气道缩窄效应增强。Kuwano 等将气道壁分为 3 层：①内壁，上皮腔缘至平滑肌内缘；②平滑肌层；③外壁，平滑肌外的结缔组织层。内壁面积正常为 20%，若平滑肌缩短 30%，气流阻力可增加 7.6 倍；若内壁面积增至 40%，同样平滑肌缩短 30%，气流阻力可增加 80 倍，外壁增厚者若平滑肌缩短 35%，气流阻力可较外壁正常者增加 6～7 倍。可见气道内、外壁胶原及其他细胞外基质增多，无疑可使气道的可塑性下降，尤其在平滑肌收缩和管腔内黏液聚集时，可导致气道阻力显著增高。

根据 COPD 的主要临床表现，应归属于中医“咳嗽”“喘证”“肺胀”等范畴。随着中医药防治 COPD 的广泛研究，对其病机认识日趋深入。王氏认为气虚血瘀痰阻是 COPD 稳定期的主要病机特点，虚、痰、瘀是其病机关键，并提出益气活血化痰法是治疗 COPD 稳定期的重要方法。益气活血化痰方主要由黄芪、半夏、水蛭等药组成，方中黄芪为补气升阳之良药，善治脾气不足及肺气亏虚之证，对气虚血滞者可补气而行滞。半夏辛散消痞、化痰散结，与软坚散结之品同用，化络中之痰凝。水蛭功专破血逐瘀。方中诸药合用，共奏益气活血、化痰通络功效，使肺气得补，痰瘀同化，肺络隧通，气机调畅。

本实验中 HE 染色结合支气管形态学测量结果显示，模型组小气道腔内炎细胞浸润，黏液聚集，从造模 20d 起管壁厚度及平滑肌较正常组显著增厚。模型组小气道壁各层Ⅰ型胶原显著增多。益气活血化痰中药复方 20、30d 干预组炎症细胞数量减少，气道壁及胶原厚度较模型组显著减小；中药 40d 干预组与模型组比较气道壁、胶原及平滑肌厚度统计学无显著差异。

本实验结果提示，益气活血化痰方可能主要通过抑制炎细胞浸润，干预以胶原为主的细胞外基质过度沉积、平滑肌的增生/肥大，从而干预 COPD 气道重塑，延缓气流受限进程。不同时间点给药气道重塑的严重程度不同，说明早期干预疗效更佳。早期给予罗红霉素也可以干预 COPD 模型大鼠气道结构重塑，其机理有待进一步研究。

益气活血化痰法对慢性阻塞性肺疾病患者血清中 TGF－β_1 及 IL－28 表达的影响

苏惠萍　武维屏　冯淬灵　周绍忠　田秀英　金晨曦

日前普遍认为，慢性阻塞性肺疾病（COPD）以气道、肺实质和肺血管的慢性炎症为特征，气道壁结构重构、胶原含量增加及瘢痕组织形成是 COPD 发病过程中的重要病理改变，在此病理改变基础上形成气腔狭窄，引起固定性气道阻塞。虽然 COPD 的发病机制尚未完全明了，但转化生长因子－β_1（TGF－β_1）因其强大的促进细胞外基质沉积的作用已被证实与气道壁结构重构的病理过程密切相关。白细胞介素 8（IL－28），是一种对炎症细胞具有较强趋化作用的细胞因子，在 COPD 气道炎症反应和变态反应中具有重要的调节作用。近年来许多研究证实，COPD 患者血浆中 IL－28 水平明显增高，所以 IL－8 可以反应气道炎症程度。本项研究是探讨中医益气活血化痰法对慢性阻塞性肺疾病病理变化的干预途径及作用机理。

1　临床资料

1.1　纳入病例诊断标准

1.1.1　西医诊断标准：根据 2001 年美国国立心、肺、血液研究所（NHLBI）和世界卫生组织（WHO）共同发表的《慢性阻塞性肺疾病全球倡议》及我国 1997 年《慢性阻塞性肺疾病诊治规范》制定。临床上以咳嗽、咯痰为主要症状或有喘息，每年发病持续 3 个月，并连续 2 年或以上。排除具有咳嗽、咯痰、喘息症状的其他疾病（如肺结核、尘肺、心脏病等）。1s 用力呼气容积/用力肺活量（FEV1/FVC）＜70%，1s 用力呼气容积占预计值的比值（FEV1%）＜80%。近 2 周内未出现急性加重。

1.1.2　中医辨证（诊断）标准：符合上述西医诊断标准，中医证候属气虚血瘀痰阻证。根据中华人民共和国卫生部药政局关于《中药新药临床研究指导原则》第一辑有关虚症部分的辨证标准，第二辑有关血瘀证的辨证标准，中医基础理论中有关痰证的诊断制定。①气虚：气喘、气短、活动后加重，乏力，腰酸腿软，脉沉细。②血瘀：脉络瘀阻（如口唇爪甲紫绀，或皮下瘀斑，或肤表丝状如缕，或腹部青筋外露，或下肢胀痛）；舌质紫暗或有瘀斑、瘀点；涩脉。③痰阻：喘咳咯痰，舌苔腻，脉滑。

1.2　一般资料

1.2.1　两组性别、年龄情况：选取符合纳入病例诊断标准 COPD 缓解期患者 72 例，采用随机单盲法分为 2 组。治疗组 35 例，其中男性 16 例，女性 19 例，平均年龄为（60.6＋8.9）岁；对照组 37 例，其中男性 18 例，女性 19 例，平均年龄为（56.6＋8.8）岁；2 组病人性别、年龄比较经统计学处理无显著性差异（$P>0.05$），具有可比性。

1.2.2　两组肺功能情况治疗组与对照组肺功能指标 FEV1 及 FVC，经统计学 wilcoxon's Z 值法检验，2 组统计结果无显著差异（$P>0.05$），具有可比性，结果见表 1、

表 2。

表 1 治疗组与对照组 FEV1 比较

组别	n	Q_1（P_{25}）	median	Q_3（P_{75}）	Wilcoxon's 法	
					Z 值	P 值
治疗组	35	50.80	72.85	85.30	-0.2341	0.81493.22
对照组	37	64.2	80.0	83.3		

表 2 治疗组与对照组 FVC 比较

组别	n	Q_1（P_{25}）	median	Q_3（P_{75}）	Wilcoxon's 法	
					Z 值	P 值
治疗组	34	56.800	68.165	76.470	0.2641	0.7917
对照组	35	59.80	67.50	72.50		

2 研究方法

2.1 治疗方法 治疗组口服益气活血化痰中药制剂“肺康冲剂”（黄芪、水蛭、海蛤壳等），每次 10g，每日 3 次，疗程为 3 月；空白对照组不予任何干预。

2.2 观察指标及方法

2.2.1 放射免疫检测法（放免法）：检测治疗前后 COPD 患者血清中转化生长因子 β_1（）含量。

2.2.2 双抗体夹心 ABC-ELISA 法：检测治疗前后 COPD 患者血清中 IL-28 的含量。

2.3 统计学方法 正态分布资料用均数与标准差（$\bar{x}+s$）描述，假设检验用成组比较的 t 值法。非正态分布资料用中位数（m）与四分位数（Q_1，Q_3）描述，Q_1 为下四分位间距（第 25 百分位），Q_3 为上四分位间距（第 75 百分位），假设检验用成组比较的 wilcoxon's Z 值法。

3 结果

3.1 两组疗前血清 IL-28 及血清 TGF-β_1 水平 治疗组与对照组疗前血清 IL-28 及血清 TGF-β_1 水平，经统计学 wilcoxon's Z 值法检验，2 组统计结果无显著差异（$P>0.05$），具有可比性，结果见表 3、表 4。

表 3 治疗组与对照组 IL-28 比较

组别	n	Q_1（P_{25}）	median	Q_3（P_{75}）	Wilcoxon's 法	
					Z 值	P 值
治疗组	35	0.305	0.460	0.643	-1.8703	0.0614
对照组	37	0.403	0.586	0.777		

表 4 治疗组与对照组 TGF-β_1 比较组别

组别	n	Q_1（P_{25}）	median	Q_3（P_{75}）	Wilcoxon's 法	
					Z 值	P 值
治疗组	35	163.32	181.01	208.46	0.1127	0.9103
对照组	37	161.99	177.93	209.79		

3.2 2 组疗后血清 IL-28 水平比较 治疗组与对照组疗后血清 IL-28 水平比较，经统计学 wilcoxon's Z 值法检验，2 组统计结果有显著差异（$P<0.01$），结果见表 5。

表5　治疗组与对照组 IL－28 比较

组别	n	Q_1 (P_{25})	median	Q_3 (P_{75})	Wilcoxon's 法	
					Z 值	*P* 值
治疗组	35	0.193	0.292	0.357	－3.8928	<0.01
对照组	37	0.340	0.535	0.739		

3.3　2组疗后血清 TGF－β_1 水平比较　治疗组与对照组疗后血清 TGF－β_1 水平比较，经统计学 *t* 检验，2组统计结果有显著差异（$P<0.01$），结果见表6。

表6　治疗组与对照组 TGF－β_1 比较（$\bar{x}+s$）

组别	n		*t* 值	*P* 值
治疗组	35	165.5897+17.4967	－5.64	<0.01
对照组	36	199.9761+28.2841		

3.4　2组治疗前后 IL－28 差值比较　治疗组与对照组治疗前后 IL－28 差值比较，经统计学 wilcoxon's *Z* 值法检验，2组统计结果有显著差异（$P<0.05$），结果见表7。

表7　治疗组与对照组 IL－28 比较

组别	n	Q_1 (P_{25})	median	Q_3 (P_{75})	Wilcoxon's 法	
					Z 值	*P* 值
治疗组	35	－0.0183	0.1891	0.5840	2.0055	0.0449
对照组	37	－0.2589	－0.1349	0.3371		

3.5　2组治疗前后 TGF－β_1 差值比较　治疗组与对照组治疗前后 TGF－β_1 差值比较，经统计学 wilcoxon's *Z* 值法检验，2组统计结果有显著差异（$P<0.05$），结果见表8。

表8　治疗组与对照组 TGF－β_1 比较

组别	n	Q_1 (P_{25})	median	Q_3 (P_{75})	Wilcoxon's 法	
					Z 值	*P* 值
治疗组	35	0.0262	0.1204	0.1950	4.2842	<0.001
对照组	36	－0.1028	－0.0345	－0.0185		

以上研究结果显示，2组治疗后 COPD 患者血清中（TGF－β_1）含量及血清中 IL－28 含量比较，治疗组较对照组明显降低（$P<0.01$），均有显著统计学差异；2组治疗前后血清中（TGF－β_1）差值及血清中 IL－28 的差值比较，治疗组大于对照组（$P<0.05$ 及 $P<0.01$），2组比较均有统计学差异。

4　讨论

根据 COPD 临床表现，本病归属中医"肺胀"范畴。多数中医学者认为，在 COPD 的中医病机演变过程中，正虚由轻渐重，而痰、瘀贯穿始终。气虚为本，血瘀、痰阻为标。稳定期外邪暂未入侵，但虚、痰、瘀三者仍相合为患，形成 COPD 稳定期的主要病机特点。本项研究正是在此中医理论指导下，应用益气活血化痰法，针对 COPD 稳定期患者进行治疗，方药组成以益肺为主，兼补脾肾，补气而不恋邪；气血同调，痰瘀并重，活血化痰，祛邪而不伤正，充分体现了中医整体辨证治疗的特点。本项目研究组成员在既往临床工作中，已开展益气活血化痰法治疗 COPD 研究工作多年，初步证实益气活血化痰中药制剂，确有缓解"肺胀"患者临床症状，提高"肺胀"患者功能纠正组织缺氧及二氧化碳潴留等作用。本项研究意义正是以现代医学对 COPD 最新研究结论为依据，从细胞分子水平研究中医药防治 COPD 有效作用机理，探讨中医益气活血化痰法对 COPD 患者气道壁结构重构过程中相关因素的干预作用。

本研究结果显示，治疗后，血清中 TGF－β_1 的含量有明显下降趋势，说明中医益气活血化痰法可能抑制血清中 TGF－β_1 增长，结合 TGF－β_1 其强效的刺激细胞外基质沉积的作用，提示我们中医益气活血化痰法在 COPD 进行加重过程中，可能对气道壁结构重构的形成有一定的干预作用。

COPD 气道炎症是以管腔内中性粒细胞聚集为主，而管壁则是以 T 淋巴细胞浸润为主的慢性非特异性炎症。IL－28 主要趋化中性粒细胞、T 淋巴细胞、嗜酸性粒细胞等到达炎症部位引起炎症或变态反应，IL－28 是迄今所发现最强的中性粒细胞趋化和活化因子，而中性粒细胞是体内急性炎症的最重要反应细胞。气道内 IL－28 水平升高趋化并激活中性粒细胞，而中性粒细胞弹性蛋白酶的释放又能诱导气道上皮细胞 IL－28 基因的表达，引起 IL－28 的进一步分泌，形成恶性循环，增强炎症反应，导致慢性炎症和持续损伤。因此 IL－28 在 COPD 气道炎症反应和变态反应中具有重要的调节作用，可以反应气道炎症程度，可作为判断气道炎症程度的重要标志之一。本研究结果显示，治疗后血清中IL－28 含量减少，表明中医益气活血化痰法可能有使气道炎性细胞分泌 IL－28 减少、气道炎症减轻的作用。

COPD 的形成和发展是一个非常复杂的病理变化过程，其中慢性气道炎症和气道壁结构重构是两个重要环节。本项研究样本量较小，只是从分子水平上初步探讨中医益气活血化痰法防治 COPD 的作用机理。通过本项研究说明中医益气活血化痰法对两个重要环节可能有一定的干预作用，值得今后进一步深入开展相关内容的临床与实验研究。

肝与咳、喘、哮

武维屏

咳、喘、哮之病与肝的密切关系，古今医家早已重视。《素问·咳论》云：“肺咳之状，咳则两肋下痛，甚则不可以转，转则两肋下满。”《素问·脉要精微论》云：“肝脉搏坚而长……因血在肋下，令人喘逆。”《万病回春》更有“自古咳嗽十八般，只有邪气入于肝”之说。清代名医叶天士较为重视从肝论治咳喘病。今人卜平已总结有“叶天士喘咳病治肝十一法”（《辽宁中医杂志》1986年二期）。笔者在临床上对咳、喘、哮病的治疗，重视调畅气机，通利气血，祛邪扶正，助肺宣降，运用调肝理肺法取效较多，现就肝对肺的影响及常用调肝理肺法则作一简述。

1　肝肺生理相关

肝肺生理上的相互关系，主要表现在如下四个方面：

1.1　共司气机升降，主气在肺，调气在肝　《素问·六微旨大论》曰：“升降出入，无器不有。出入废则神机化灭，升降息则气立孤危。”《顾氏医镜》曰：“升降者，病机之要也，升为春气，有散之之义，降为秋气，有敛之之义。”肺居上焦，为华盖，其气清肃，肺主降；肝居下焦，其气升发，肝主升。《读医随笔》云：“黄元御专主左右升降之说，以心肺阳也，随肺气而右降，肝肾阴也，随脾气而左升。”肝与肺一升一降，共同维持气机升降。又人身之气，虽然其主在肺，其根在肾，但其调在肝，气之有调有主，有纳有出，有升有降，方可不郁，不壅，使脏气功能得以正常发挥。

1.2　共主气血调畅，肝主疏泄，肺主治节　气为血帅，血为气母，气血相依。肝藏血，肝主疏泄；肺主气，治节出焉。疏泄即疏通、宣泄之义；治节即治理调节之意。肝的疏泄功能，肺的调节推动作用，对人身气、血、津、精的运行与输布皆有着重要的作用，因此笔者认为肝肺二脏，一血一气，对人身气血调畅至关重要。

1.3　相克乘侮互制，金代木荣，木火刑金　在五行之中，肝属木，肺属金，金应克木，以使木火不不燃，维持木气升发，繁茂自荣，金清自润，肃降自然如常，但金克木不能太过，克之太过则木气不荣；反之若金不能制木，或木旺火亢，又可反侮肺金，易形成木叩金鸣或木火刑金。

1.4　经络联系相关　《灵枢·经脉》曰：“肝足厥阴之脉……其支者，复从肝别出贯膈，上注肺。”由于有此经络联系，故肝肺二脏关系就更为密切。

2　咳喘哮与肝相关病机

程杏轩《医述》《冯氏锦囊》语：“肝者，干也，其性多动而静少，好干犯他脏者也。”引《医宗已任编》语：“肺之空窍，只受得脏腑中固有之气，受不得一分邪气耳。”由于上述肝肺两脏脏气特点，经络联系，注定肝对肺的病理影响较大。再加之均与风邪、痰浊、气滞、瘀血、火热等病邪关系密切，肺之咳、喘、哮病又往往以上述邪浊为病机的标实一面，这就使咳、喘、哮病发生受肝影响者较多，其与肝相关的病机大致有如下几种：

2.1　枢机不利　肝胆相表里，为开合之枢机。枢机通利，则升降出入油然无碍；枢机不利，则肺气出纳即受阻碍。肝肺之气升降亦即失调。肝气不得升发，肺气难以肃降，肺气逆而作咳、作喘、与伏痰搏击又可成哮。枢机不利多源由：①邪侵：外邪袭表，进而里传，使少阳枢机不利。②气郁：肝喜条达而恶抑郁，忧思恼怒，情志不遂，使肝气郁结，气机阻滞而枢机不利。此东垣所谓："肝郁而力不得舒。"③血瘀：肝为藏血之脏，肝气郁滞，血行不畅，或跌仆损伤，则可成瘀而致枢机不利。④肝虚：肝体阴而用阳，肝血不足，肝气无力而舒，也使气郁而枢机不利。此东垣所谓："肝虚而力不能舒。"⑤痰阻：气结痰凝，痰气互阻，也可致枢机不利。

2.2　木叩金鸣　肝气久郁，或暴怒伤肝，肝气亢旺，不受金制，反来侮金，肝气上逆于肺，使肺气肃降之能，升多降少，气逆而发咳、喘、哮证，又气滞血瘀，瘀血乘肺，则咳逆喘促更甚。笔者理解《素问·至真要大论》所云"有所坠恐，喘出于肝"即有此意。可见木叩金鸣，当指肝木之实邪犯肺，而前述枢机不利则有虚有实，也可认为枢机不利的实证，即可形成木叩金鸣。

2.3　木火刑金　肺属金，最畏火。"气有余便是火"。肝气郁久化火，或肝经实热、湿热内盛，火热循经上逆于肺，肺失肃降而发咳嗽，迫血妄行而发咳血等证。若肺阴本虚，或肺气阴两虚之体，木旺更易侮金。若本有木火刑金之势，肺又感受外邪，风火相煽，则咳、喘、哮证发作更甚。

2.4　风摇钟鸣　风为百病之长，善行而数变，临床上哮证发病，多骤发骤止，反复发作，与风邪致病特点极相符合。风有内风、外风之分，外风始受于肺；内风始生于肝。外风多挟寒热暑湿袭肺而致咳嗽或喘证哮证。此肺之自病，固然多见。但因肝之阴血亏虚，血燥生风，阴虚风动而内风上扰，摇钟而鸣者也不乏见。若本为虚风内伏之体。肺又感受外邪，非但金不能平木，反由外风引动内风上扰于肺，荡击肺金而作鸣者更为多见。

2.5　木郁生痰犯肺　古代医家早已重视痰与七情、气滞的关系。李梴《医学入门》曰"为痰为积本七情"；赵献可《医贯》云"七情内伤、郁而生痰"；李用粹《证治汇补》有"惊恐忧思，痰乃生焉"之说。笔者认为郁痰当指生痰因素以肝为主导环节者。如肝气郁结，失于疏泄，津液失布，凝而成痰；肝郁化火，郁火灼津，炼液成痰；肝气郁滞，横克脾土，脾失健运而痰浊内生。此皆因肝郁而生痰，可谓之郁痰。郁痰有寒热之别。另有饮食劳倦，先伤脾胃，脾不健运，斡旋失职，痰浊内生。若先因痰浊中阻，木不能疏土又成土壅木郁之病机，此则因痰而郁。由于肺为贮痰之器，无论因郁生痰，或因痰而郁，所成之痰，皆可贮于肺，壅阻肺气，不得宣降，而发咳、喘、哮诸证。

2.6　肝肾不足及肺　肝肾乙癸同源，肺肾金水相生，禀赋薄弱或劳欲久病，耗伤肝肾之阴，真阴亏虚，则虚火内生，上炎灼肺；水不涵木则肝阳上亢，风阳内动，易冲逆犯肺或木叩金鸣或风摇钟鸣，而发咳、喘、哮诸证。若阴损及阳，或肾气阴两伤，气之根本不固，摄纳无权，逆气上奔，气出多入少，更易发虚喘险候。张锡纯在《医学衷中参西录》中特别强调肾纳气与肝息息相关，称"水足木荣，龙火自潜，冲气不冲"，主张治肝肾阴虚之喘，当用"滋阴补肾而佐生肝血镇肝气及镇冲降逆之药"。任应秋先生也曾说："肾为气之根，肝为肾之子，肝肾有亏，气不摄纳，不纳则浮散而咳，病在下焦而本末两伤。"

总之肝以枢机不利，木叩金鸣，木火刑金，郁痰犯肺，肝肾不足及肺等病机形式，影响肺的宣降功能，从而出现咳、喘、哮等病证。

3 咳、喘、哮从肝肺论治常用五法

3.1 疏肝理肺法 适用于枢机不利或木叩金鸣所致之咳、喘、哮证。此类患者，咳、喘、哮发病或加重常与情志有关，女性与月经期关系密切，呛咳少痰，或喘鸣气逆，必伴见胸胁胀满，或胁肋胀痛，苔薄白或薄黄，脉弦。笔者常根据其病机特点，分别选用小柴胡汤（邪入少阳）、四逆散（偏于气滞）、《通俗伤寒论》柴胡枳橘汤（偏于气滞痰阻）、逍遥散（偏于血虚肝郁）、桂枝茯苓丸（偏于血瘀）等方化裁。药物如柴胡、黄芩、清半夏、枳壳、赤芍、白芍、苏梗、苏子、白前、桃仁、杏仁等。若兼外邪袭肺，当予三拗汤、麻杏石甘汤或桂枝加厚朴杏子汤等合方。气滞证突出，除重用枳壳、苏梗、苏子外，多加配陈皮、香附、炒莱菔子等药。血瘀证明显，偏寒瘀多用当归、川芎；偏瘀热多用酒军、茜草、广地龙。痰浊内阻多加用二陈汤、三子养亲汤之药，痰热内停多选加小陷胸汤或漏芦连翘散之品。若肝阳亢旺，常加入平肝熄风之钩藤、白蒺藜、代赭石等药。另外还视其咳、喘、哮三者孰轻孰重，选方用药时，重视其镇咳、平喘、解痉之力的发挥。

3.2 清肝泻肺法 适用于木火刑金所致之咳、喘、哮证。此类患者或干咳少痰，或咳呛阵作，或哮喘时发，或见有咯血。但皆有面赤咽干，舌红，苔薄黄，脉细弦或弦数见症。笔者常视其肝肺热之轻重，分别选用泻白散合黛蛤散加减，或用热咳验方（焦栀、酒芩、知母、苏子、桑皮、葶苈子）进行化裁。常用药如桑白皮、地骨皮、黄芩、青黛、海蛤壳、白前等。若肺阴虚加沙参、麦冬、百合，若兼有痰热，多合入小陷胸汤或贝母瓜蒌散。

3.3 柔肝熄风，宣肃肺气法 适用于阴虚之体，风阳内动，或外风引动内风，而致风摇钟鸣病机的咳、喘、哮证。其临床特点为咳嗽阵作，或咳喘哮鸣时发止，或时轻时重，多可寻及明显诱因（过敏原），胁肋隐痛，胸憋干咳，或干喘、干哮无痰，咽干口渴，舌红少苔，脉弦细。笔者常用过敏煎加减（柴胡、防风、乌梅、五味子、甘草）。若兼枢机不利，多合入小柴胡汤或四逆散；若有外风引动者，鼻塞清涕，喘憋息粗，多合入麻杏石甘汤；若气逆不降，难以平卧，再加入泻肺散（葶苈子、莱菔子）。肺肝有热，可合入泻白散；兼有痰热，多合入小陷胸汤或漏芦连翘散。也常配入虫类搜剔及平肝镇纳之品，如地龙、蝉衣、僵蚕、全蝎、灵磁石、钩藤、沉香粉等药。

3.4 疏肝利肺化痰法 适用于郁痰内生或因痰而郁之病机引起的咳、喘、哮证。由于痰有寒热之别，临床见证虽有不同，但胸胁脘腹胀满或胀痛，胸闷憋胀，苔腻多是其共有见证。寒痰多伴有便溏纳呆，痰稀白，苔白腻，脉濡滑或沉滑；热痰多伴有便秘，口渴不欲饮，痰黄黏，苔黄腻，脉弦滑或滑数。笔者常用自拟柴朴二三汤（半夏厚朴汤加柴胡、炒莱菔子、陈皮、白芥子），药如半夏、厚朴、茯苓、苏梗、苏子、陈皮、柴胡、炒莱菔子、白芥子，治痰浊内阻犯肺。用自拟柴胡陷胸汤（大柴胡汤合小陷胸汤），药如柴胡、黄芩、半夏、枳实、赤芍、大黄、瓜蒌、葶苈子、胆星，治痰热犯肺。用《景岳全书》金水六君煎治血气不足，肺肾虚寒，痰浊久伏。用当归芍药散治肝血不足，脾虚痰湿内盛。若兼有表证，当加宣肺之品，如荆芥、桔梗、杏仁、麻黄等。兼有痰瘀互阻，加桃仁、茜草等。若热盛加鱼腥草、蒲公英、蚤休等药。

3.5 养肝益肾肃肺法 适用于肝肾阴虚、虚火犯肺或肝肾不足、气失摄纳所致之咳、喘、哮证。此类病机，多见于咳喘日久不愈，或年老体弱之人。偏阴虚火旺者，证见喘咳，或哮鸣以夜为甚，或易发于子丑之时，腰膝酸软，盗汗气短，每发易见面红烦躁，痰少且黏，难以咯出，舌红瘦，苔薄黄，脉细弦小数。笔者常选用加味一贯煎或滋水清肝饮化裁治之。药如炒川楝、当归、枸杞子、麦冬、沙参、生地、山萸肉、女贞子。咳甚常加钩藤、百部、生紫菀、煨诃子。喘甚常加桑白皮、葶苈子。哮喘甚常加广地龙、款冬花、石韦。若阴损及阳，气失摄纳者，证见咳喘动则加重，呼多吸少，胸憋多汗，心慌气短，甚则张口抬肩，难以平卧，舌胖红，苔薄，脉沉弦促结，或浮大不静。笔者常选用陈士铎《辨证录》定喘神奇丹（人参、牛膝、麦冬、五味子、熟地、山萸肉）加味。依据临床咳、喘、哮证之轻重，除可用前述止咳，平喘、等药外，此种喘咳甚也常加苏子、沉香粉、紫石英，或川芎、全蝎等药。若肝肾阴虚又兼瘀热内伏，证见喘咳夜甚，舌绛红且暗或有瘀斑欠津，苔薄，脉浮弦而大。笔者常用犀角地黄汤合四逆散加味治之。药如犀角粉1g或水牛角30g（先煎）、生地、赤芍、白芍、丹皮、柴胡、枳实、炙甘草、连翘、菖蒲、葶苈子、桑白皮等。若哮喘经久不愈，寒热错杂，虚实并见，痰或白黏或黄，舌红苔白，或舌胖淡苔黄，脉弦，笔者也常用乌梅丸改汤药加减服之以酸苦辛同用，助肺宣降。药如乌梅、细辛、干姜、当归、附片、川椒目、桂枝、黄柏、黄连、党参等。

以上肝肺同治立法，其实质乃在于调气机，畅气血，补虚损，化痰瘀，适寒热，助宣降，从而达到控制咳、喘、哮证发作之目的。

咳、喘、哮证是呼吸系统的常见病、多发病，病机多样，治法多种，本文仅从肝肺途径对其病机、治法作一阐述，不当之外，敬请指正。

支气管哮喘的微观辨证学研究

张永涛　武维平

支气管哮喘（简称哮喘）在国内外均为常见病、多发病，我国的发病率约为2%，国外为5%~10%。统计表明，尽管哮喘的治疗方法在不断改进，但哮喘的死亡率仍在增加。之所以如此，我们认为主要是哮喘的发病机制尚未完全清楚，因而导致治疗上针对性不强，收效不大。虽然西医采用肾上腺糖皮质激素（简称激素）治疗取得了明显疗效，但长时间使用激素，无论是吸入还是口服，都会带来许多副作用，影响疗效。因此，结合哮喘病人血液流变学、血清和气道免疫球蛋白测定、微循环改变以及气道局部组织的病理改变，进行哮喘的微观辨证与防治，不仅可以提高对哮喘病机的认识，拓宽中医防治哮喘的途径，而且可以带动并促进中医临床防治哮喘水平的提高，有助于防治哮喘中药新药的开发与研究。几年来，我们在这方面做了一些工作，取得了一定成绩，报告如下：

1　宏观辨证与微观辨证的方法比较

传统中医辨证由于受条件限制，比较注重整体宏观辨证，认为哮喘的主要病机是"因内有壅塞之气，外有非时之感，膈有胶固之痰，三者相合，闭拒气道，搏击有声，发为哮喘"（明·李用粹《证治汇补·哮证》）。强调气、痰以及非时之感在哮喘发病中的重要性。我们则结合自身工作经验进一步提出了哮喘整体辨证中应重视风、痰、气、虚、瘀几方面综合作用的辨证指导思想，并着重结合现代医学检查的客观指标，开展了哮喘的微观辨证学研究，认为任何脏器功能的改变必然有其组织结构改变的物质基础，而哮喘病人血液流变学、血清和痰液IgE、气道组织及气管分泌液中嗜酸粒细胞（EOS）、中性粒细胞以及嗜酸粒细胞阳离子蛋白（ECP）等明显升高便是哮喘反复发作和气道高反应性（AHR）存在的物质基础，是气道瘀血的客观表现。正是由于气道的这种微观变化，造成病人气道内环境紊乱和肺脏功能失常，成为哮喘发生的病理学基础；而这种气道形态学变化的严重程度，又直接影响着病人哮喘是否发作以及发作的严重程度，是影响哮喘的关键所在。

2　微观辨证的客观依据

现代医学的发展为我们深入研究哮喘提供了越来越多的方法和手段，使我们对哮喘进行微观辨证有了可能。由于长期依靠整体辨证治疗疗效欠佳，因此，近年来我们重视微观变化（即哮喘病人气道组织学的结构改变）在哮喘发病和防治中的重要性，认为气道组织结构的微观变化是AHR存在和影响哮喘发作的关键，要想控制哮喘则必须从微观上祛除导致哮喘发病的物质基础即缓解气道瘀血、控制气道炎症，这是修复气道组织、恢复气道内环境平衡和治理肺脏功能失常的重要措施，是哮喘防治的根本之法。临床观察中我们发现哮喘病人无论发作与否，其血液黏稠度和血清IgE均较正常人明显增高，甲皱微循环有明显的红细胞聚集和瘀血表现，病人血小板黏附率、聚集率以及红细胞压积也均较正常人显著升高（见附表），这与刘恩魁等的观察基本一致。近年来气道活检和支气管肺泡灌洗液（BALF）检查也发现哮喘病人气道黏膜和分泌液中有大量的EOS、中性粒细胞等炎性细胞渗出；病人血清和痰液中肿瘤坏死因子（TNF－α）、ECP、白细胞介素－5（IL－5）等明显高于正常人。在动物实验中我们发现豚鼠整体引喘后出现明显的支气管黏膜上皮的损伤、脱落，黏膜水肿，管壁有以EOS和中性粒细胞为主的大量炎性细胞渗出，毛细血管通透性增加等。这些气道微观结构的变化为我们微观辨证提供了充足、可靠的依据。

60例哮喘患者发作前后血小板黏附率、聚集率比较（$\bar{x} \pm s$）

	发作前	发作后	正常值
血小板黏附率	36.78±14.19**	29.41±14.15*	22.04±8.40
血小板聚集率	35.75±14.64	33.17±11.32	29.06±12.86

注：*$P<0.05$；**$P<0.01$（均为与正常值比较）

3 气道慢性炎症与气道瘀血的关系

从以上气道组织结构的改变上我们不难看出，哮喘病人这种气道慢性炎症改变是一种明显的气道瘀血表现。正是由于这种改变造成了气道局部内环境的紊乱，使肺的宣发、肃降功能以及机体的气机升降功能失调。而人体气血贵在流通，血液瘀滞，“血气不和，百病乃变化而生”（《素问·调经论》）。导致气道瘀血的原因我们认主要为有以下几点：（1）肺肾气虚。早期表现为肺气虚，晚期则以肾气虚为主要表现。肺气虚客观表现为部分病人呼吸道sIgA减少，从而导致肺和支气管对外界抵抗力下降，所以，容易受细菌、病毒等的侵袭而致病，同时，外界抗原也容易进入肺脏，引发哮喘；晚期则因久病及肾或年迈体弱表现为肾气虚、肾阳不足，所以，均不同程度地存在着肾上腺皮质功能低下。这可能是产生瘀血的主要原因。（2）肝肺失调。肝藏血，主疏泄。肝升肺降则气机调畅，气血调和。若情志不畅，肝气郁结，则肝脏功能失常，肝气不升，肺气不降，机体气机失畅，则气血瘀滞，造成瘀血。（3）寒凝气滞。表现为素体脾肾阳虚，所以每当感受寒邪，则出现寒凝阻络、血行不畅，导致瘀血产生。（4）痰阻气道，气机逆乱。外邪伤肺，久则子病及母，损伤中焦，或素体脾阳不足，加之饮食劳倦、伐伤脾胃，水湿运化失常，湿聚成痰，因“脾为生痰之源，肺为储痰之器”，痰浊阻塞气道，造成升降乖戾，气滞血瘀或气虚气不摄血，血液离经外渗，均可出现瘀血。总之，无论肺肾气虚、肝肺失调、寒凝气滞还是痰阻气道，气机逆乱，都会出现气不帅血，血行不畅，气不统血，离经外渗等瘀血现象，在气道则表现为明显的慢性炎症，引起AHR，在此基础上，感受外邪（接触过敏源、感染等）时，瘀血加重，阻塞气道，肺气不宣，气机逆乱，发为哮喘。据此，我们认为，气道瘀血既是肺肾气虚、肝肺失调、寒凝气滞、痰阻气道、气机逆乱的病理产物，也是造成哮喘发生的重要病理因素。

4 活血化瘀对气道炎症和AHR的影响

临床上我们在整体辨证（宣肺化痰降气平喘）用药的基础上，针对导致气道瘀血的病因加用活血补肾的中药如丹参、当归、补骨脂等治疗哮喘收到了良好的疗效，病人不仅临床症状较单纯宣肺化痰平喘得到明显改善，而且治疗后病人血液粘稠度、血清IgE均较疗前明显下降（统计学处理$P<0.01$），并且动物实验中发现，在整体引喘前使用活血化

瘀平喘中药能明显抑制气道 EOS 的渗出和气道上皮细胞的损伤脱落，预防并减轻哮喘发作。许德金等也报道，口服丹参片能够防治支气管哮喘，发现丹参可通过抑制抗原对机体的致敏和防止肥大细胞脱颗粒而防治哮喘发作，并且使用丹参后，病人甲皱微循环中红细胞聚集和瘀血现象明显减轻，动物实验发现丹参可保护气道上皮，对豚鼠整体引喘有明显的抑制作用。但在临床观察中也发现，缓解期病人血液流变学、气道 IgE、ECP 以及 AHR 等仍较正常人高，提示仍有瘀血存在，而且在哮喘的发病中占有很重要的地位，活血化瘀可通过改善气道血流、缓解气道瘀血、减少 EOS 渗出而减轻气道炎症，降低 AHR，并预防或减轻哮喘发作；而哮喘控制后，病人仍有瘀血现象存在，则说明哮喘发作与否可能与瘀血的程度有关。但瘀血的彻底调理可能需要相当长的时间，这方面的问题需要进一步研究。

总之，活血化瘀治疗哮喘之所以有效，我们认为主要是气道瘀血得到了一定的缓解，从而改善了气道局部的内环境，使气道及肺脏功能得以部分恢复。多年来治疗哮喘的经验和研究结果使我们相信，重视哮喘微观辨证中气道瘀血这一主要矛盾，加强活血化瘀在治疗哮喘组方中的比重，将有助于今后哮喘防治水平的提高。

小青龙汤应用之我见

张立山　戴雁彦

小青龙汤是临床治疗水饮的一首常用方，其经典证候是外束风寒，内有停饮。然而其应用范围远不止此，仲景本人亦在《金匮要略》中将其用来治疗溢饮、支饮等。笔者在临床上学习前人经验，对小青龙汤亦常有应用，下面仅就应用小青龙汤中注意的几个问题结合前人经验及自己的体会谈一些看法。

1　小青龙汤主症

小青龙汤主症应以咳喘为宜，至于咳和喘孰轻孰重，从仲景原文看，临床可表现不一。有咳重于喘者，如《伤寒论》第41条说："伤寒、心下有水气，咳而微喘。"指出咳嗽为重，而气喘为轻。也有喘重于咳者，如《金匮要略·痰饮咳嗽病》："咳逆倚息，不得卧，小青龙汤主之。"即是喘息为重，咳嗽为轻。也有咳喘并重者，如《金匮要略·痰饮咳嗽病》："膈上病痰，满喘咳吐，发则寒热，背痛腰疼，目泣自出，其人振振身瞤剧，必有伏饮。"是说咳喘同时俱重。

2　小青龙汤之表证

小青龙汤的经典方证是有表证的，如"伤寒表不解，心下有水气"，仲景虽未明言表证的症状，但可以推断可有恶寒发热、无汗、脉浮紧等太阳伤寒证。临证之时表证可有可无，然饮证为必具，故方中有麻黄、桂枝通阳宣散，干姜、细辛散寒化饮，有表证时麻黄、桂枝用量适当大，甚者可酌加荆芥、防风等解表之品。若无表证，笔者临床发现患者亦常常有遇风冷咳喘加重，痰量明显增多等特点，但见具有寒饮特点，即可选用小青龙汤温肺化饮，不必以有无表证为拘。

3　小青龙汤之辨证关键

小青龙汤症状表现以咳喘为主，但可兼具多种症状表现，因此仲景在原文中列举了大量的或然症。当代伤寒大家刘渡舟教授还归纳了辨小青龙汤证的水色、水斑、水气以及痰、舌、脉的特点，在这些表现中笔者认为痰的性状特点最为关键，辨痰当从色、质、量、味四个方面分析，小青龙汤证痰颜色为白，质地清稀，可呈泡沫状，甚至落地成水，或如凉粉状。痰量多，几乎每咳必有痰出，病房患者可见吐痰盈杯或痰纸满袋。痰大多没有味道，但可有患者自觉痰凉，个别患者痰有咸味。归纳一句话：痰如水样。正如某位医家描述小青龙汤特点为"水样的鼻涕水样的痰"。其他望诊面色必不红赤，颜面虚浮者多，面色黧黑、色素沉着者未必尽见。舌必不红，苔未必尽是水滑，白或白腻亦可，脉以弦、沉多见。

4　小青龙汤的变化

小青龙汤散寒蠲饮疗效卓著，临证有些医家畏惧其发越下焦阳气而不敢应用，而以二陈汤之属药取平和，临证如确系寒饮则非二陈汤类所能力敌，因二陈汤为治疗湿痰之方，温化之力当有不足，但临床小青龙汤可合用二陈汤，如裴永清教授认为如此配伍祛痰也速，笔者临床应用发现其言不谬。另外目前临床确实热性体质较多，饮郁化热也确实常见，如何辨别饮郁化热，按程门雪老前辈经验，凡遇小青龙汤证见口干、溲赤、痰多不爽者即示饮有化热之机，临证处理可仿效仲景小青龙加石膏法，石膏的用量可根据化热的程度酌情选定，笔者有时还选择黄柏或黛蛤散亦可。

5　**小青龙汤的口渴**

小青龙汤的口渴一症临证应当重视。若原本口渴，当为水饮内停，不能化生津液所致，治当小青龙汤；若病情迁延，或从阳化热，从口不渴变为口渴，且出现如前述溲赤、痰出不爽等，当为饮郁化热，治疗当以小青龙加石膏汤；若原本不渴，经服药后出现口渴，且咳喘痰之症明显改善，此口渴反映寒饮得以温化，病情有向愈之机，正如仲景所说："服汤已渴者，此寒去欲解也。"治疗仍以小青龙汤主之。

6　**小青龙汤的疗程**

历代医家在应用小青龙汤时都非常重视应用时间长短。因为小青龙汤药偏发散，药用太久易拔肾气、动冲气，因此仲景在《金匮要略》中以小青龙汤为例为后世详述了过服小青龙的坏证及处理办法。一般认为小青龙汤切忌多服，过服后的表现如仲景所说会出现"多唾口燥，手足痹，其面翕然热如醉状"。笔者临床遇有服小青龙汤五剂后自觉面热、目珠灼热者。至于小青龙汤应用时间仍应本着"观其脉证，知犯何逆，随证治之"的原则，有是证则用是药，不可过于拘泥，笔者有最长连续应用小青龙汤半月而未见不良反应的病例。应用小青龙汤是否出现动冲气的反应不单与应用时间长短有关，也与用药剂量、患者体质等诸多因素相关。

7　**小青龙汤的善后**

如过用小青龙汤出现动冲气的表现，可根据仲景法选择苓桂味甘汤平冲降逆。为防止小青龙汤出现变证，有些医家干脆主张应用小青龙加石膏汤，笔者有时亦选择小青龙汤加龙骨、牡蛎防止冲气上奔。应用小青龙汤取效后为防止过服可改以苓桂术甘汤或苓甘五味姜辛汤收功，或者选择张锡纯所创之从龙汤亦是确当之法。

慢性咳嗽的辨病与辨证

崔红生

咳嗽是呼吸系统疾病的常见症状，临床上通常将咳嗽时间≥8 周，以咳嗽为主要表现，胸部 X 线检查无明显病变者称为不明原因慢性咳嗽（简称慢性咳嗽）。这些慢性咳嗽患者由于伴随症状少，X 线检查无异常，最易被临床医师所疏忽，误诊误治率相当高，很多患者长期被误诊为“慢性支气管炎”或“支气管炎”，大量使用抗菌药物治疗无效；或者因诊断不清而反复进行各种检查，不仅增加了患者的痛苦，也加重了患者的经济负担。不少患者病程长达数年，严重干扰了其日常生活、学习和工作。

慢性咳嗽的病因相对复杂，明确病因是治疗成功的关键。近年的研究表明，几乎所有的慢性咳嗽都可作出病因学诊断，慢性咳嗽的常见原因为咳嗽变异型哮喘（CVA），胃-食管反流性咳嗽（GERC），鼻后滴流综合征（PNDs），感染后咳嗽（PIC）和喉源性咳嗽（LC）等。慢性咳嗽属于中医“内伤咳嗽”范畴，“五脏六腑皆令人咳，非独肺也”。因此，在明确病因的基础上，辨别所累脏腑病位，分析病因病机特点，掌握疾病传变规律，针对不同证候特征进行特异性的中西医辨病与辨证相结合治疗是最佳的治疗选择。慢性咳嗽多病程日久，反复发作，迁延不愈，正虚邪恋，病理性质多为邪实与正虚并见。正虚以肺脾气虚，肝肺阴虚为主；邪实则以痰、燥、风、火突出。故扶正祛邪，标本兼顾当为本病总的治疗法则。

1 咳嗽变异型哮喘（CVA）

CVA 又称咳嗽型哮喘，是支气管哮喘的一种潜在形式或特殊类型，占哮喘的 5%~6%。其以咳嗽为主要临床表现，由于没有喘息，不易被临床医师认识而导致失治、误治。CVA 的诊断包括以下 4 个方面：①无明显诱因持续性干咳 2 个月以上，运动、吸入冷空气或异味以及上呼吸道感染可诱发或加剧；②常在夜间或晨起发作，影响睡眠；③支气管激发试验或舒张试验阳性；④抗感染治疗无效，支气管舒张剂或糖皮质激素治疗有效。CVA 的临床表现为咳嗽反复发作或持续不断，常在夜间或晨起发作或加剧，以干咳为主，时有少量白黏痰，偶伴喘息、胸闷，胁肋隐痛，咽干口渴，舌红少苔，脉弦细。支气管激发试验或舒张试验阳性。辨证属于肝之阴血亏虚，血燥生风，阴虚风动，内风上扰，摇钟而鸣。治宜柔肝熄风，肃肺降逆，方选过敏煎加味，药如乌梅、白芍、柴胡、防风、五味子、钩藤、地龙、桑白皮、杏仁、炙甘草等。有些 CVA 患者咳嗽发作或加剧常与情志波动有关，女性患者又与月经周期关系密切。症见呛咳少痰，阵阵加剧，胸胁胀满，烦躁不安，口苦咽干，苔薄白或薄黄，脉弦。证属肝郁气逆，木叩金鸣。治宜疏肝理气，降逆止咳。方选小柴胡汤合逍遥散化裁，药如柴胡、黄芩、清半夏、当归、白芍、薄荷、香附、枳壳、桑白皮、炙甘草等。肝郁化火，木火邢金者，守上方加丹皮、栀子、黛蛤散清肝泻火化痰；化火伤阴明显者，守上方加知母、贝母、沙参养阴润肺止咳。若患者肺功能提示呈中、重度阻塞型通气功能障碍者，可配合吸入型糖皮质激素或 β_2 受体激动剂治疗，效果更佳。

2 胃-食管反流性咳嗽（GERC）

因胃酸或其他胃内容物反流进入食管导致以咳嗽为突出临床表现者称之为胃-食管反流性咳嗽（GERC）。胃-食管反流是慢性咳嗽的常见原因，其机理不清，可能与咽、喉、气管的咳嗽受体受反流物质刺激引起的支气管收缩有关。典型反流症状表现为胸骨后烧灼感、反酸、嗳气、胸闷等；有微量误吸的胃-食管反流患者早期更易出现咳嗽症状及咽喉部不适。临床上也有不少 GERC 患者无任何反流症状，咳嗽是其唯一的临床表现。患者 24 小时食管 pH 监测是目前诊断 GERC 最为有效的方法，对于没有食管 pH 监测的单位或经济条件有限的慢性咳嗽患者，具有以下指征者可考虑为 GERC：①患者有明显的与进食相关的咳嗽，如餐后咳嗽、进食咳嗽等；②患者伴有胃-食管反流症状，如反酸、嗳气、胸骨后烧灼感等；③排除 CVA 等其他引起慢性咳嗽的疾病。由此可见，GERC 的临床表现可概括为干咳少痰，呛咳不已，易于夜间发作，进食后尤甚，常伴烧心反酸，两胁不舒，夜寐不安，舌淡红，苔薄白，脉弦。究其病因病机，缘胃病日久，土壅木郁，木气生酸，肝胃失和，气机升降失调，肺气上逆而作咳；析其病变部位及传变规律，乃原发于胃，累及于肝，后传于肺。证属肝胃不和，肺失清肃。故本病论治，当以肺为标，肝胃为本；止咳为标，降逆为本。法宜疏肝和胃制酸，肃肺降逆止咳。方选加味左金丸合旋复代赭汤加减，药如柴胡、白芍、黄连、吴茱萸、旋覆花、代赭石、厚朴、郁金、枳壳、苏子、炙杷叶等。若患者烧心反酸明显者，可合用西药制酸药如质子泵抑制剂（如奥美拉唑等）或 H_2 受体拮抗剂（如雷尼替丁等），则效果更优。另外，患者生活方式的调整，如减肥，少食多餐，避免过饱和睡前进食，避免进食酸性、油腻食物及饮料，高枕卧位及升高床头等措施亦有助于本病的康复。

3 鼻后滴流综合征（PNDs）

PNDs 是指由于鼻部疾病引起分泌物倒流鼻后和咽喉部，甚至反流入声门或气管，导致以咳嗽为主要表现的综合征。常有咽喉部滴流感或咽部异物感，于仰卧位或清晨时加重，占慢性咳嗽病因的40%以上。其诊断标准包括以下 4 个方面：①发作性或持续性咳嗽，以白天咳嗽为主，入睡后较少咳嗽；②鼻后滴流和（或）咽后壁黏液附着感；③有鼻炎、鼻窦炎、鼻息肉或慢性咽喉炎等基础病史；④检查发现咽后壁有黏液附着，鹅卵石样改变。PNDs 的临床表现为咳嗽日久，迁延不愈，咳痰稀薄色白量少，伴咽喉部滴流感，频繁清喉，或咽痒不适或鼻痒、鼻塞、流涕，气短乏力，舌质淡、苔薄白，脉细。此类患者平素极易感冒，每因气候变化而诱发，辨证属于气虚不固，营卫失和，清窍不利。治宜益气固表，调和营卫，清咽利窍。方选玉屏风散合桂枝加厚朴杏子汤加减，药如黄芪、白术、防风、桂枝、白芍、厚朴、杏仁、蝉衣、辛夷、苍耳子等。若患者鼻塞、头痛明显者，守上方加苏叶、白芷、细辛辛温通络；若咳痰稀薄量多者，可酌加苍术、半夏、陈皮燥湿化痰；若伴有倦怠乏力、畏寒肢冷者，可守上方酌加党参、仙茅、仙灵脾益气温阳。若患者鼻窦炎反复发作，流黄稠浊涕明显者，守上方加黄芩、鱼腥草、败酱草清热利湿解毒。

4 感染后咳嗽（PIC）

PIC 是指各种病原体如细菌、病毒、支原体、衣原体等所致的呼吸道感染以后继发的咳嗽，感染得到控制后而咳嗽症状不缓解。PIC 临床上非常多见，症状顽固，迁延不愈，常伴有气道反应性增高，患者多表现为刺激性干咳或咳少量白色黏液痰，可以持续 3～8 周，甚至更长时间，X 线胸片检查无异常，抗生素治疗无效。每年多于秋季发病。症见干咳无痰或痰少而黏，伴咽干、鼻燥、喉痒、口渴，舌红少津，苔薄白或薄黄，脉浮数。盖肺为娇脏，喜润而恶燥，喜清肃而不耐寒热。秋季燥令，燥邪侵犯肺系，影响肺之宣发、肃降功能并灼伤肺津，遂发是证。治宜解表清肺，润燥止咳。方选桑杏汤加减，药如桑叶、桑白皮、杏仁、南沙参、炙杷叶、大贝母、山栀子、淡豆豉、薄荷、芦根等。若患者鼻塞、恶风、咽痒等症状突出者，可酌加苏叶、蝉衣疏风解表；若患者病程日久，症见干咳无痰，持续不已，昼轻夜重；甚或痰中挟血，伴有口干咽燥，声音嘶哑，恶心欲吐，舌红少苔，脉细数者，乃肺胃阴伤，虚热内生，气逆于上。治宜滋养肺胃，降逆止咳。方选麦门冬汤加减，药如麦门冬、姜半夏、沙参、玄参、玉竹、百合、五味子、炙杷叶、地骨皮等。

5　喉源性咳嗽（laryngeal cough，LC）

喉源性咳嗽系因咽喉疾病所造成的咳嗽，其主要症状以干咳为主，或呛咳少痰，伴有咽痒如蚁行及异物痰黏喉梗之不适感，咽痒即咳，咳而无痰为其共同临床表现；病位在咽喉，咽喉部位的急、慢性炎症为其共同的病理基础，上呼吸道感染常是本病的诱发因素。本病病程较长，可达数月之久，甚则数年。若症见干咳无痰或痰少而黏，咽痒即咳，伴咽喉肿痛，鼻干唇燥，舌质红，苔薄少津，脉细者，证属肺阴亏虚，虚火上炎，熏灼咽喉，痒作即咳。治宜养阴清肺，润燥止咳。方以养阴清肺汤加减，药如生地、麦冬、玄参、沙参、丹皮、知母、贝母、杏仁、五味子、诃子等。若症见干咳无痰，咽部不适如有异物梗阻，口干舌燥，胸胁胀满甚或隐隐作痛，情志不畅易诱发或加剧，舌红或暗红，苔薄白（腻），脉弦者，证属肝气郁结，津聚痰凝，气机不利，上逆而咳。治宜疏肝解郁，理气降逆。方选柴胡疏肝散合半夏厚朴汤加减，药如柴胡、白芍、枳壳、厚朴、半夏、川芎、大贝母、全瓜蒌、射干、木蝴蝶等。若见胁肋隐痛明显者，酌加川楝子、元胡理气止痛；若见咽红，咽后壁淋巴滤泡增生明显者，酌加桃仁、红花活血化瘀。

综上所述，慢性咳嗽病因多端，病理基础各异，临床疗效不一，辨病与辨证的有机结合是深化疾病实质，优化治疗方案，提高临床疗效的主要手段与方法，本文对引起慢性咳嗽的临床常见疾病的辨病与辨证作一探索与尝试，以期能够起到抛砖引玉之功，亦冀对慢性咳嗽的中西医结合诊治助一臂之力。

应用慈丹胶囊治疗原发性肝癌325例临床疗效观察

王俊显　周超凡　郑伟达

原发性肝癌是严重危害人类健康的重要疾病之一。目前，由于大部分患者发现时已属中、晚期，临床治疗效果较差，因此，如何提高疗效，改善患者的生存质量，成为当前研究的重点。慈丹胶囊由莪术、山慈姑、马钱子、牛黄、黄芪、当归等11味药组成，具有化瘀解毒、消肿散结、益气补中之功。自1994年10月至1997年8月，由北京中医药大学东直门医院等6家医院用慈丹胶囊治疗原发性肝癌325例，取得一定疗效，现报告如下。

1　材料与方法

1.1　一般资料　经病理或临床确诊的原发性肝癌患者，符合中医辨证为瘀毒蕴结证，并能生存2个月以上，肝功能基本正常，年龄18～70岁，生活质量评分>60分，如曾实施化疗，须化疗结束1个月以上而有实体瘤者或手术未能切除者。符合上述要求者325例，随机分为中药组125例，中药加化疗组100例，化疗组100例。中药组中男性106例，女性19例；最大年龄70岁，最小24岁，平均45.6岁；中药加化疗组中男性84例，女性16，例；年龄最大70岁，最小21岁，平均46.8岁；化疗组男性81例，女性19例，年龄最大70岁，最小24岁，平均47.4岁。

1.2　纳入标准　（1）确诊为原发性肝癌（经组织学检查、AFP、影像学检查证实）且中医辨证属瘀毒蕴结证候，并能生存2个月以上者。（2）自愿接受本药治疗或经放疗、化疗等已结束1个月以上而仍有实体瘤者，或手术探查未能切除。（3）年龄18～70岁。（4）肝功能基本正常。（5）生活质量在60分以上者（karnofsky评分法标准）。（6）无严重黄疸腹水、恶病质、肝昏迷及中枢神经系统转移者。

1.3　治疗方法　（1）中药组：慈丹胶囊（原名神州消瘤胶囊，每粒0.27g），5粒/次，每日4次。（2）化疗对照组（插管化疗）：氟脲嘧啶（5－FU）750mg/m²，卡铂200mg/m²、阿霉素（ADM）60mg/m²、栓塞剂用40%碘油8～10ml，第2个月重复用。（3）中药加化疗组：中药及化疗药分别同上两组。疗程：2个月为一疗程，疗程结束后再观察1个月复查。疗程中停用其他抗癌药物。

1.4　疗效标准　瘤体的客观疗效：依WHO疗效标准分为：CR（完全缓解）、PR（部分缓解）、SD（稳定）、PD（进展）。CR：肿瘤消失并持续1个月以上。PR：肿瘤两个最大的相互垂直的直径乘积缩小50%以上并持续1个月以上。SD：肿瘤两个最大的相互垂直的直径乘积缩小不足50%，增大不超过25%并持续1个月以上。PD：肿瘤两个最大的相互垂直的直径乘积增大超过25%。

1.5　疗效观察　2个月为1个疗程，疗程结束后观察1个月复查。治疗前后观察生活质量的变化（按 kamofsky 标准），中医症状变化，甲胎球蛋白（AFP）的变化。

1.6　统计学方法　用 Ridit 分析及 t 检验，以 $P<0.01$ 为有统计学意义。

2　结果

2.1　3组治疗后疗效比较　本组均获随访。其近期疗效：中药加化疗组有效率（42.0%）优于化疗对照组和中药组（$P<0.01$），提示：中药与化疗有协同作用，见表1。

表1　3组患者治疗后疗效比较　例

组别	n	CR	PR	SD	PD	CR + PR%
中药组	125	0	8	83	34	6.4
中药加化疗组	100	1	41	35	13	42.0
化疗对照组	100	0	29	28	43	29.0

2.2　3组治疗后生活质量比较　3组生活质量比较：中药组及中药加化疗组优于化疗对照组，具统计学意义（$P<0.01$）。（表2）

表2　3组患者治疗后生活质量比较　例

组别	n	60分~	70分~	80分~
中药组	125	53	45	27
中药加化疗组	100	17	59	24
化疗对照组	100	44	44	12

注：生活质量以中医证候半定量化为评分标准

2.3　3组1、2、3年生存率比较　经 Ridit 分析，3年生存率随访比较，中药加化疗组生存率明显高于中药组和单纯化疗组（$P<0.01$），中药组亦高于化疗组。（表3）

表3　3组患者治疗后3年生存率随访比较　例

组别	n	1年			2年			3年		
		生存	死亡	生存率%	生存	死亡	生存率%	生存	死亡	生存率%
中药组	125	45	80	36.0	36	89	28.8	24	101	19.2
中药加化疗组	100	67	33	67.0	56	44	56.0	36	64	36.0
化疗对照组	100	21	79	21.0	7	93	7.0	2	98	2.0

2.4　3组治疗后 APP 指标变化　治疗前后比较，中药组下降非常显著，中药加化疗组下降非常显著，化疗对照组变化不显著。提示：中药组和中药加化疗组有较好的降低血中 APP 水平的作用。（表4）

表4　3组治疗前后 AFP 指标变化（mg/ml）　例

组别	n	<30		30~		400~		1000~	
		前	后	前	后	前	后	前	后
中药组	125	29	45	29	43	39	24	28	13
中药加化疗	100	23	53	17	7	30	20	30	20
化疗对照组	100	24	30	21	20	36	24	19	26

注：前：指治疗前；后：指治疗后

3　讨论

原发性肝癌属中医“积聚”” 癥瘕”“癖黄”等范畴。本组 325 例原发性肝癌 3 组疗效相比，中药加化疗组优于化疗对照组和中药组，中药加化疗组治疗后患者生活质量明显优于中药组和化疗对照组。本药对临床症状有明显的改善作用，能提高患者生活质量。慈丹胶囊由莪术、山慈姑、制马钱子、蜂房、鸦胆子、人工牛黄、黄芪、当归、丹参、冰片等中药组成，经研制者多年的临床实践，对原发性肝癌患者改善症状，提高机体免疫力，延长生存期有较好的疗效，部分患者 CT 检查前后对比，出现瘤体明显缩小。3 组各随访 3 年，结果中药组 125 例，死亡 101 例，生存率 19.2%；中药加化疗组 100 例，死亡 64 例，生存率 36.0%：化疗对照组 100 例，死亡 98 例，生存率 2.0%。提示：中药有提高患者生存率的作用。

中医学认为肝癌多为内有脏腑气血亏虚、气滞血瘀，外有六邪淫毒入侵，虚邪中人，邪凝毒结，日就成积所致。根据这一理论，我们尤其重视“瘀毒”，提出了“化瘀解毒、消肿散结、益气补中”的治疗方法。方中取辛温行气破血、消瘀止痛的莪术和甘寒散结化瘀、消肿解毒的山慈姑为君药。臣以消肿散结、通络止痛的马钱子，攻毒消肿的蜂房，清热燥湿解毒的鸦胆子，清心化痰、利胆镇惊的人工牛黄，祛风解痉的僵蚕，活血化瘀的丹参，佐以补中益气的黄芪，补血活血的当归，以消肿止痛的冰片为使药。诸药合用，提高了对肝癌治疗的疗效。

利用基因芯片技术研究薯蓣皂苷抗乳腺癌作用机制

李冬云　高志捷　张开泰　陈信义　王玉芝　叶霈智　许亚梅

既往实验研究表明，在体外细胞孵育条件下，薯蓣皂苷对肺癌、口腔鳞状上皮细胞癌、肝癌、胆管癌、胰腺癌等多种肿瘤细胞均有明显的抑制作用；进一步的动物实验证明，该药对小鼠移植性乳腺癌有很好的抑瘤效果。在此基础上，我们利用基因芯片技术（cDNA microarray），通过寻找薯蓣皂苷作用靶基因，试图说明其作用机制。

1　材料方法

1.1　实验材料

1.1.1　肿瘤细胞系：人乳腺癌细胞系（MCF－7）由军事医学科学院放射医学研究所放射毒理研究室长期培养保存，在该实验室完成细胞培养工作。

1.1.2　药品与主要试剂：薯蓣皂苷从穿山龙生干药中提取，以 DMSO 溶解配成浓度为 100mg/ml 的原液，4℃保存。使用时，用无血清的 RPMI－1640 细胞培养液将原液稀释至所需浓度，过滤除菌；焦碳酸二乙酯（DEPC），美国 Sigma 公司产品；MuMLV 反转录酶，美国 GIBCOBRL 公司产品；Taq DNA 聚合酶（进口分装），购自北京化绿渊公司；DL－2000 分子量标准，购自大连 TaKaRa BIOTECH 公司；Cy3－dUTP（1mM）、Cy5－dUTP（1mM），美国 Amersham Pharmacia Biotech 公司产品；UniHyb™杂交液，美国 TeleChem International 公司产品；Trizol 总 RNA 提取试剂盒，美国 GIBCOBRL 公司产品；Advantage 2 PCR Enzyme System，美国 CLONTECH 公司产品；ArrayItTM PCR 纯化试剂盒，美国 TeleChem International 公司产品；SMART PCR cDNA Synthesis Kit，CLONTECH 公司出品；OLAquick PCR Purification Kit，CLONTECH 公司出品。

1.2　实验方法

1.2.1　细胞总 RNA 提取：将薯蓣皂苷用不含血清 RPMI－1640 细胞培养液稀释至 8μg/ml 浓度，以相等量溶剂的 DMSO 为对照，分别加入实验组和对照组细胞培养瓶中，使药物溶剂在培养体系中终浓度为 16μg/ml，并与乳腺癌细胞共孵育 24 小时后，用 Trizol 总 RNA 提取试剂提取对照组与实验组细胞总 RNA。

1.2.2　总 RNA 鉴定：浓度分析和纯度鉴定：从获得的总 RNA 中各取 1μl，稀释至 100μl 后，利用 DU640 光谱仪分别测定其在 260nm 和 280nm 波长处的吸光度（OD260 和 OD280），通过以下公式计算 RNA 的浓度：RNA（μg/μl） = OD260➡40➡100/1000。

1.2.3　cDNA 荧光探针制备：通过反转录方法，将对照组和用药组细胞总 RNA 合成 cDNA，在反转录过程中分别用不同荧光素（Cy3 和 Cy5）标记的 dUTP 进行杂交，用于分析目的基因的表达情况。利用 CLONTECH 公司的 SMART PCR cDNA Synthesis Kit 进行反转录，并用 LD－PCR 法进行标记。

1.2.4 芯片杂交：利用不同荧光素标记的对照组和用药组细胞单链 cDNA 作为探针，将两者混合后与基因芯片进行孵育，基因芯片上的靶 DNA 将捕获探针中与其互补的片段，从而产生可以通过激光共聚焦扫描仪读取的阳性荧光信号。①分别吸取 4μl 来自对照组和用药组细胞的荧光素探针，各加入 16μl 经 65℃ 预热的 1.25 × UniHyb™ 杂交液并充分混匀，将两种探针合并，混合均匀。②取一同基因芯片的点样区大小合适的盖玻片，并将上述含有探针的杂交液加在盖玻片的一侧边缘上，随后用镊子轻轻将其置于基因芯片上，慢慢将其铺于基因芯片的点样区的表面，将探针均匀分布在盖玻片和载玻片之间。③将盖有盖玻片的基因芯片放到加有 3μl 灭菌水的 ArrayItTM 杂交盒中，密封杂交盒并放置于 43℃ 水浴中杂交过夜。④从杂交盒中取出基因芯片，分别用 1（SSC、0.1% SDS、0.1 SSC、0.1% SDS、0.1 SSC 和蒸馏水各清洗 2 min，然后空气干燥。

1.2.5 图像扫描分析：打开 ScanArrary 3000 预热 15min 后，退出载片架，将芯片 DNA 面朝上放于其上，退回载片架，启动扫描程序分别用 Channel 1 和 Channel 2 按照设定的扫描参数 Laser75%、PMT 65% 对整张芯片进行扫描，随后将点样的 8 个矩阵逐个进行局部放大扫描，每个 Channel 扫描两次并将信号累加，以达到加强阳性信号而降低背景的目的。在计算机上利用 ImaGene 软件包对扫描的荧光信号进行分析，比较每个克隆在对照组和用药组细胞间表达水平的差别。

2 实验结果

2.1 总 RNA 分析及鉴定 利用 Trizol 试剂提取 1×10^7 实验组与对照组的总 RNA，溶于100μl 无 Rnase 水中，稀释 100 倍后紫外分光光度法定量。结果见表 1 与图 1，图 2

表 1 两组细胞总 RNA 的定量

组　别	OD_{260}	OD_{280}	OD_{260}/OD_{280}	浓度（μg/ul）
实验组	0.3950	0.1910	1.58	1.58
对照组	0.4200	0.2121	1.68	1.68

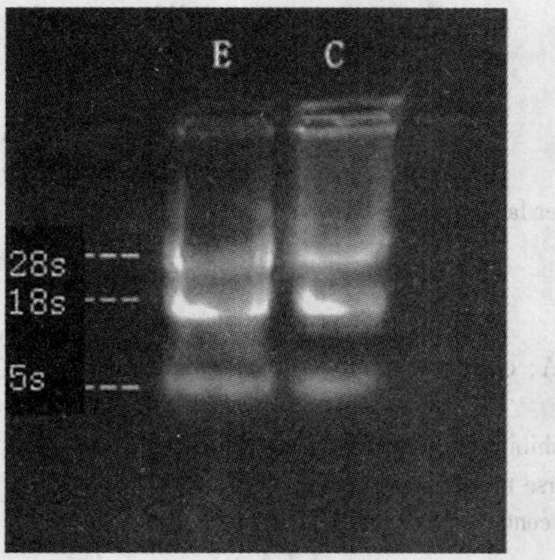

图 1 甲醛变性琼脂糖凝胶电泳图

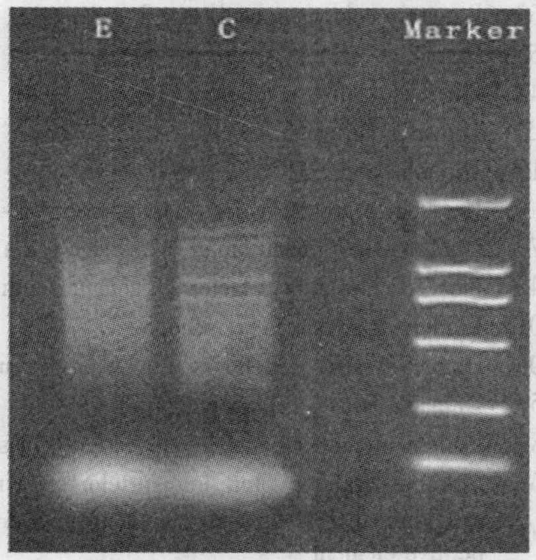

图 2 cDNA 探针琼脂糖凝胶电泳分析

2.2 荧光信号扫描与分析 激光共聚焦扫描以及计算机模拟信号后的扫描，各克隆位置及每个克隆上两种荧光强度的比值，见表 2。

表2 各克隆在基因芯片上位置及两种荧光强度比例

	1	2	3	4	5	6	7	8
1	435470/1.98	128493/2.80	41607/1.000	755416/2.030	754509/29.80	307553/4.79	813179/5.83	50506/1.27
2	1622936/2.7	267634/2.24	31441/1.050	133637/3.690	2115603/1.97	788421/0.80	712562/4.79	52193/1.79
3	360778/4.05	2066352/1.6	1894106/2.9	2074546/1.52	812083/2.580	187614/0.16	1303920/1.5	267420/5.47
4	342181/4.54	1071195/1.6	753620/1.64	681948/4.530	1032405/1.72	296448/5.59	243549/26.8	2141281/4.8
5	358531/2.28	263970/1.81	487777/0.86	755663/20.63	812965/4.030	586725/#	769716/1.82	
6	147287/3.37	24415/3.030	768260/0.73	768064/1.700	134322/#	853906/1.93	2125815/1.5	
7	249856/7.75	41565/3.320	1703980/1.3	280752/1.470	324801/2.50	842806/27.3	272499/2.21	
8	148968/0.28	41650/13.48	810512/2.79	811015/1.950	291057/4.83	292475/0.82	40643/0.260	

2.3 基因表达丰度 整张芯片有60个基因克隆，57个基因克隆有信号。其中，用药前有28个基因克隆高表达；用药后低表达26个（50.88%）；表达无明显差别28个（43.86%）；仅有3个基因克隆高表达，分别是细胞生长因子中的 Platelet - derived growth factor receptor，beta polypeptide（编码40643）、修复相关因子中的 Human chromosome 4 Mad homolog Smad1 mRNA，complete cds（编码187614）与 Homo sapiens MAD - related gene SMAD7（SMAD7）mRNA，complete cds（编码148968）。高表达幅度为0.26%、0.16%与0.28%。荧光强度无差别的基因克隆26个。用药后低表达的基因克隆见表3。

表3 克隆编码、名称、种类及实验前后低表达基因

种类	基因编码	基因名称	实验前荧光强度	实验后荧光强度	倍率（%）
癌症基因	754509	Met proto - oncogene (hepatocyte growth factor receptor)	1024	34	29.8
	243549	Myb proto - oncogene protein	256	10	26.8
	342181	B cell lymphoma protein 2	5376	1181	4.54
	360778	Ataxia telangiectasia mutated (includes complementation groups A, C and D)	3584	884	4.05
	267420	V - erb - b2 avian erythroblastic leukemia viral oncogene homolog 3	512	93	5.47
	41565	n - myc proto - oncogene protein	3584	1078	3.32
	307553	Human K - ras oncogene protein2230	512	107	4.79
	812965	V - myc avian myelocytomatosis viral oncogene homolog	512	127	4.03
抑癌基因	755663	Retinotic acid receptor beta - 2	512	25	20.6
	249856	Retinoblastoma - like 1 (p107)	2816	363	7.75
	681948	Fragile histidine triad gene product	2816	622	4.53
	24415	Tumor protein p53	4608	1518	3.03
	810512	Thrombospondin 1	2816	1009	2.79
生长因子	41650	Hepatocyte growth factor (hepapoietin A; scatter factor)	5120	380	13.5
	813179	Insulin - like growth factor 1 (somatomedia C)	1024	176	5.83
	296448	Insulin - like growth factor 2 (somatomedin A)	768	137	5.59
	324801	Epidermal growth factor receptor	768	307	2.5
周期基因	842806	Human cyclin - dependent protein kinase mRNA, complete cds	768	28	27.3
	291057	Human CDK6 inhibitor p18 mRNA,	1024	212	4.83
	147287	Unknow neighbor: cyclin - dependent kinase inhibitor 1c (p57KIP2)	3072	910	3.37
其他基因	712562	Unknow neighbor : tert_human telomerase reverse transcriptase hest2	256	53	4.79
	1894106	ash1_human p50553 achaete - scute homolog1, contains element TAR1 repetitive element	9984	3442	2.90
	1622936	cytochrome p450IID6 (human)	7680	2793	2.75
	812083	Adenomatosis polyposis coli	768	298	2.58
修复基因	133637	Human DNA - dependent protein kinase catalytic subunit (DNA - PKcs)	2048	555	3.69
	128493	DNA mismatch repair protein MLH1	11008	3936	2.80

从表3可以看出，在用药后表达丰度低的26个基因克隆中，有17个克隆基因表达丰度降低了2.5~5倍（65.4%）；4个克隆表达丰度降低了5~10倍（15.4%）；5个克隆基因表达丰度降低了10倍以上（19.2%）。

3 讨论

3.1 基因芯片技术作用与意义 基因芯片技术是指通过微巨阵（microarray）技术，利用高速机器人或原位合成的方式将大量核酸分子以一定的顺序或排列方式高密度地固定于固相支持物表面，依据碱基互补杂交原理，利用标记的样品探针对大量基因的表达进行监测。利用cDNA片段制备的基因芯片也称为cDNA芯片，通常是通过将相应克隆的PCR产物直接点在支持物表面制成。cDNA是目前应用最为广泛的一种基因芯片，不仅适用于不同组织、细胞以及相同组织细胞在不同状态下众多基因表达状况的研究，而且已经成功地用于对两种样品的基因表达差异进行比较。通过利用不同的荧光素标签而可以直接比较两群RNA中mRNA的相对丰度，只需在较小的体积下进行杂交，所用探针量大大低于传统技术，对芯片杂交信号的计算机处理为比较两种样品间基因表达相对丰度提供了一个定量值。目前，其应用领域主要包括基因表达谱分析、新基因发现、基因突变及多态性分析、基因组文库作图、疾病诊断和预测、药物筛选、基因测序等。其在药物开发领域中有望成为用于基因表达与分析的主宰技术。目前，许多制药公司运用DNA芯片帮助识别药物干预治疗的合适靶标。DNA芯片还被用于检测药物作用下基因表达的改变，用于药物基因组学研究；其在药物筛选与预测药物的毒副作用方面将会发挥越来越重要的作用。

3.2 薯蓣皂苷作用靶基因探讨 本研究尝试将基因芯片技术引入中药抗肿瘤研究中，探讨薯蓣皂苷对基因表达的影响，初步摸索药物作用的靶基因，在基因水平上研究中药抗肿瘤作用的可能机制。实验结果显示，薯蓣皂苷作用前后肿瘤相关基因表达发生了明显变化，其中，50.88%的基因呈现低表达状态，43.86%的基因表达无明显改变，只有5.26%的基因出现高表达。众所周知，基因型决定表型，原癌基因、癌基因的激活和过度表达、抑癌基因的丧失和突变等基因的改变在肿瘤的形成与发展中起着关键作用。可以推测，这些变化与药物抗肿瘤生物活性之间存在着必然的联系。

我们的研究结果显示，HGF/SF属纤溶酶原相关的生长因子家族中的成员（plasminogen related growth factor family)，是功能强大的生长因子，体外器官培养时阻断该基因的表达将导致细胞的非正常发育。突变型受体组织 - met（HGF/SF receptor，Met proto - oncogene）被认定为癌基因。在HGF/SF与组织 - met介导的信号传导系统中，有多种蛋白质分子参与下游的信号传导，其中，P13激酶和MAPK激酶发挥着重要作用，可参与细胞增殖有关的有丝分裂过程，从而促进细胞的分裂与游走。此外，Ras蛋白的激活可能是HGF/SF因子刺激作用的结果；HGF/SF在蛋白酶的调节中也有重要作用，从而促进细胞移动，最后产生分散效应。HGF/SF与组织 - met系统所介导的信号转导系统，不仅是HGF/SF作为一种有丝分裂的必需的正常信号转导过程，而且还与一系列肿瘤的发生、发展过程有关。在多种肿瘤细胞中可以发现组织 - met的过表达，有的肿瘤细胞中有HGF/SF与组织 - met共同表达的现象。薯蓣皂苷干预后可同时引起组织 - met与HGF/SF的低表达，表达丰度下降了29.8倍（组织 - met）与13.5倍（HGF/SF）。Myb癌基因家族被认为与细胞的增殖活性有关。Myb基因表达水平升高，或处于高表达状态，可促使某些类型的正常细胞发生恶性转化，曾有人提出阻断myb基因的表达可称为抗肿瘤治疗的途径之一，也就是说 myb 可以看作抗肿瘤治疗的一种靶基因。实验结果显示，经薯蓣皂苷作用后，myb 基因表达水平下降了近 27 倍，故可以推断，细胞生长受抑现象可能与其能抑制该基因的表达有内在的联系。

细胞周期变化是由一系列细胞周期素依赖性激酶（cyclin - dependent kinase，CDK）进行催化调节的。改变 CDKs 的表达，可以影响到细胞周期的进程。CDKs 调节者与其基底基因的改变在肿瘤的形成中起着重要作用，因而，CDKs 已经成为肿瘤治疗的靶标之一。CDK4 是 CDK 家族中的一员。原癌基因细胞 - myc 编码的转录因子（transcription factor）能够启动细胞周期的折返，从而促进细胞的增殖肿瘤的形成。CDK4 与细胞 - myc 之间存在着相互依赖性关系，当机体靶基因发生变化时，细胞 - myc 能够迅速引起 CDK4 mRNA 表达水平的提高，CDK4 在癌基因细胞 - myc 促进肿瘤形成中的作用通路中起关键作用。FCM 检测结果显示，薯蓣皂苷不同剂量组药物皆能引起 G2/M 期细胞增多。肿瘤相关基因芯片的实验结果也显示：薯蓣皂苷能够明显抑制 CDK4 表达，使该基因的表达丰度降低了 27.3 倍，提示该药抗肿瘤细胞增殖的作用可能与其抑制 CDK4 的表达相关。由 TGF - β 生长因子参与的信号传导网络是组织细胞生命活动的重要调节者。它与有关的细胞因子一起控制着细胞的增殖、分化以及凋亡，在组织的发生发展稳定中起到重要作用，抑制或破坏该传导通路将干扰组织细胞内环境稳定而诱发肿瘤。Smads 基因家族是构成 TGF - β 信号传导通路的重要成员。目前发现 Smads 家族共有 8 个成员，在许多肿瘤组织中可以检测到 Smads 基因的突变或缺失。薯蓣皂苷作用于肿瘤细胞后引起 Smad1 与 Smad7 基因的表达丰度提高，该效应在抗肿瘤作用中的意义有待深入研究。

3.3　存在问题及对策　PDGF 是一个活跃的刺激组织细胞生长运动的细胞因子，属癌基因；RARE - 2 是抑癌基因，但是药物作用后引起 PDGF - β 的高表达，RARB - 2 的表达抑制，该现象似乎与药物的抗肿瘤作用效果相违背，有待进一步研究。试验结果未作相关的分子生物学实验进行验证，所以该实验结果是初步而粗浅的，还需进一步完善和丰富。

后继工作将围绕体外肿瘤细胞株模型，运用基因芯片技术以及其他分子生物学技术，筛选薯蓣皂苷的靶基因群，进一步探讨薯蓣皂苷的抗肿瘤作用机制，进行薯蓣皂苷的药物基因组学研究。主要解决以下问题：①量效特异性：本次基因芯片实验只设了一个剂量组，对薯蓣皂苷的作用机制进行了初步探讨。体外实验显示薯蓣皂苷抗肿瘤存在着量效关系。由此推测其抗肿瘤作用在不同剂量下可能有不同或关键基因起主导作用。对这一问题的研究有助于了解薯蓣皂苷的抗肿瘤作用机制。②时效特异性：实验只设了一个剂量组和一个时间点，根据我们的初步观察发现相同的剂量浓度下，作用时间不同细胞形态有不同的变化。由此可以推断薯蓣皂苷抗肿瘤作用不同的药物作用时间可能有不同或关键基因起主导作用。对这一问题的研究有助于了解薯蓣皂苷的抗肿瘤作用机制。③验证靶基因：围绕已经发现的关键基因群，运用 Northern blot、Western blot 以及其他分子生物学方法对基因芯片结果逐一验证，可以结合临床标本对靶基因进行进一步的筛选与肯定。

中医肿瘤学科现状分析与发展思路

李 忠

恶性肿瘤是危害人类健康的重大疾病之一，随着自然科学的发展，恶性肿瘤的临床与基础研究取得了可喜的成就，“综合治疗”的提出，为肿瘤临床治疗提供了更广的空间，手术治疗、放射治疗、化学治疗、生物疗法、中医药治疗等治疗手段相互配合，无疑使更多的肿瘤患者有了根治的希望。其中中医药治疗作为中国传统特色疗法，在当今恶性肿瘤的综合治疗中发挥着巨大的作用。据临床初步统计，70%~80%的肿瘤患者接受了不同程度的中医药治疗。中医肿瘤作为现代中医临床学科的重要组成部分，无论从基础研究，还是临床研究，近年来，均取得了长足的进步和可喜的成绩。

1 学科发展概况

中医肿瘤研究具有悠久的历史，在临床中逐步形成了一定特色和优势，特别是“九五”以来，通过中医学者和中西医学者的不懈努力，中医治疗恶性肿瘤的研究已从简单的临床研究逐步走向了科学化、规范化的大规模临床研究；从简单的中药抗肿瘤实验研究进入中医药抑制肿瘤的分子生物学机制研究，从CNKI文献检索看，“九五”以来中医肿瘤研究领域共发表文章7659篇，涉及临床、实验、文献等领域，临床研究涉及对放化疗的减毒增敏研究、中医药对肿瘤患者生活质量的影响、中医肿瘤临床规范化和疗效标准化研究、中医肿瘤靶向研究等，实验研究涉及了肿瘤患者免疫功能、肿瘤细胞凋亡、肿瘤新生血管、肿瘤多药耐药研究等。可以说，中医肿瘤研究方面取得了巨大的成绩。

1.1 明确中医药在肿瘤防治中的重要作用，主要表现在：①减轻或改善肿瘤患者临床症状和体征，提高肿瘤患者免疫功能和其他功能。②维护肿瘤患者的生活质量。③对放、化疗的增效减毒作用，在控制化疗后骨髓抑制、解决消化系统反应、防治周围神经毒性、减轻放射性炎症等，均取得确切的疗效。④促进肿瘤患者手术后康复，预防肿瘤复发与转移。⑤抑制或稳定肿瘤发展，实现“带瘤生存”。⑥中药外用控制癌性疼痛：我们研制中药外用镇痛贴，临床治疗癌性疼痛，有效率达83.3%。

1.2 中医药抗癌的内在分子机制研究：伴随着现代实验肿瘤技术的发展，中医药在肿瘤研究方面取得了长足的进步和成绩，已采用现代分子生物学、基因组学等方法深入探讨中医抗肿瘤的作用机制。从目前的实验研究发现，中药抗癌主要有以下作用机理：①对肿瘤细胞的直接抑制和杀灭作用。②抑制肿瘤细胞分裂、增殖，诱导分化和（或）诱导肿瘤细胞凋亡。③逆转耐药性。④抗微管作用。⑤抑制拓扑异构酶。⑥增进机体免疫功能。⑦抑制肿瘤新生血管。⑧其他途径：如苦马豆素是高尔基复合体内α-甘露糖酶Ⅱ抑制剂；番荔枝内酯作用于线粒体，干扰能量代谢；茶多酚为抗氧化剂；当归属植物能干扰和拮抗促癌剂的作用。

1.3 中医肿瘤创新理论的研究成就：通过临床学者的不断研究，针对肿瘤不同阶段临床特点，提出了毒邪为主说、痰邪为主说、瘀血为主说、气郁学说、阳虚学说、正虚学说、耗散学说等学术观点，其中肿瘤“耗散病机假说”和“固摄扶正法”的提出，为中医肿瘤临床研究提供全新的思路和方法。

1.4　抗癌中药制剂的研究：“九五”以来肿瘤治疗中的中药制剂研究已取得了较大的进步，制剂种类涉及针剂、片剂、胶囊剂、丸剂、口服液、膏剂等多种剂型，品种日益增多。康莱特注射液、榄香烯乳注射液、华蟾素、爱迪注射液、得力生注射液、消癌平注射液、复方苦参注射液、金复康口服液、珍香胶囊、金龙胶囊、慈丹胶囊、参莲胶囊、平消胶囊、回生口服液、贞芪冲剂、参一胶囊、梅花点舌丹、西黄丸、利佳片等等。这些药物的研发，不仅推动了中医药在肿瘤研究领域的发展，同时对提高肿瘤临床疗效、改善患者生活质量、延长生存周期、降低放、化疗毒副作用等均具有重要意义。

综上所述，中医肿瘤研究虽然已取得了可喜的成绩，但也存在不足，特别在中医肿瘤文献资料的整理与研究、名老中医经验及民间验方的继承与整理、中药抗癌制剂的临床应用、实验研究与临床的真实情况相距太远、中药抗癌药物的研发过于强调中药单体成分研究，忽略了复方的研发等方面有待进一步改善。今后的研究应重点突出文献与经验的整理、临床规范化与疗效标准的确定、强化实验研究，阐明中医药治疗肿瘤的内在机制、重视中医抗肿瘤新药与新剂型的研究等方面。

2　学科进展

“九五”以来中医肿瘤研究范围进一步扩大，中医学者从多层次、多角度验证了中医药在肿瘤治疗中的独到作用，明确了中医药在肿瘤综合治疗中的作用，并结合现代医学的最新进展，在采用中医药提高肿瘤患者生活质量、预防转移复发、抗肿瘤多药耐药、中药对肿瘤新生血管的干预及对放、化疗减毒增敏等方面进行了一系列研究，取得了可喜的成绩。就近“九五”以来中医肿瘤学科发展作一综述。

2.1　肿瘤临床规范化、疗效标准化与循证医学研究

林洪生教授依据循证医学的原理，提出了规范化治疗方案制定的设想，并阐明了制定规范化治疗方案的关键环节。林洪生教授认为中医肿瘤规范化治疗方案或临床指南（以下简称规范化治疗方案）是为中医治疗肿瘤提供一套系统的、成熟的治疗策略，它可以帮助医师和病人作出有关治疗的决定，在临床实践中为有序诊疗奠定良好的基础，使治疗获得更好的效果和减少费用。

储大同教授认为中医肿瘤临床疗效评定首先应该用 PFS 或者 TTP 作为第一标准，第二应该用 Quality of life（生活质量）。生活质量作为第二条，然后是其他的标准，才可以把中位生存、有效率、一年生存、两年生存等等放入其他更次要的评判目标。也只有这样做才对中医药的发展更有利，而且也更加符合现在 FDA 在评判标准上的一个关键性转变。

近几年来，关于中医药治疗肺癌的高质量循证医学研究证据不断出现。陈志峰等用 Meta 分析方法，统计了我国近 7 年来单纯采用中医药治疗肺癌，并以单纯化疗作为对照的文献 14 篇，累积病例 1909 例。结果中药组的稳定率（CR + RR + MR + NC）是化疗组的 2.1 倍（OR = 2.10），而化疗组的有效率（CR + PR）是中药组的 1.48 倍（OR = 1.48）。但中药组中位生存为 335.4d，化疗组为 231.8d。显然，中医药治疗肺癌的特点是带瘤生存，与杀伤作用为主的化疗有明显的差异。周岱翰等观察中医药在提高Ⅲ、Ⅳ期非小细胞肺癌生存期中的作用，探讨晚期非小细胞肺癌的治疗方案。采用前瞻性、多中心、

随机、对照的临床研究方法，将符合标准的病例按1∶1∶1比例分成中医组、中西医组以及西医组，临床试验在6家医院进行，纳入研究的合格病例294例，其中中医组99例，中西医组103例，西医组92例。用Kaplan－Meier法分析主要终点指标中位生存期及中位疾病进展时间。结果显示：中医组、中西医组、西医组中位生存期分别为292d、355d、236d，1年累积生存率分别为45.38%、48.86%、42.17%（组间比较，$P=0.4508$）。中位疾病进展时间3组分别为187d、219d、180d，1年累积疾病无进展率分别为33.22%、37.44%、28.28%（组间比较，$P=0.2890$）。从而得出结论，由于样本量的原因，组间比较未出现显著性差异，但就总体趋向来看，中医药治疗可使Ⅲ、Ⅳ期非小细胞肺癌的中位生存期达到近10个月，与化疗联合应用可进一步提高生存期至近12个月，是一种有效的治疗方案。广安门医院为牵头单位的“十五”攻关课题在全国8家医院共选择符合中晚期原发性非小细胞肺癌首治患者587例，中西医结合组和西医治疗组采用多中心、随机双盲安慰剂平行对照的方法，入组414例（治疗组199例、对照组215例），同期入组中药治疗组173例进行开放平行对照。中位生存期观察结果显示：中西医结合组12.03个月，疗效最好；中医治疗组10.92个月，次之；西医治疗组8.46个月，西医治疗组与中西医结合组比较有统计学意义，$P=0.0118$。此项结果明确了中药延长肺癌患者生存期和提高生存质量的作用。总体而言，“带瘤生存”和生命质量的提高是中医中药治疗中晚期肺癌有别于当前现代医学治疗的显著特征。因此，结合中医药的作用特点，建立以患者的治疗到进展的时间（TTP）、带瘤生存期、中位生存期、临床受益率、生存质量及免疫功能等为主要着眼点的中医药自身的临床疗效评价体系迫在眉睫，新的疗效评价体系将是全面展示和评价中医药作用的关键。

2.2　中医维护生活质量的研究

生活质量（quality of life，QOL）是近年医学领域颇受重视的课题。以往QOL作为一个社会学概念，反映了人类为提高生存水平和提高生存机会所进行的活动能力，引入到医学领域，则QOL成为对躯体、精神及社会适应能力的综合健康评价指标。在肿瘤临床中注重QOL的评价，对评价治疗效果和治疗方法都是有益的。例如对肿瘤的治疗疗效评价时，常十分强调肿瘤的缓解率。如果只过度强调肿瘤局部大小的变化，往往会对患者整体关注不够，有的患者肿瘤局部缩小了，甚至达到了完全缓解的程度，但是全身状况很差，生活质量很低，结果寿命并不延长，使个人或社会并不真正受益。随着医学的发展，临床治疗学已由传统的生物学模式转向生物—社会学模式，医学的重心从以“病”为中心，转向以“人”为中心，临床医生在关注肿瘤局部的同时，更应顾全整个机体，其中包括患者的心理、精神及其社会适应能力，从而使治疗效果具有更加全面、实用的综合价值。

2.3　中药抗癌药物的筛选研究

近年来，从中药中提取的抗肿瘤有效成分日益得到人们的重视。据不完全统计，来源于植物药的抗癌制剂，占总抗癌药的32.25%。紫杉醇、喜树碱、长春新碱已为人们广泛接受，作为某些肿瘤的首选药。从中药研制开发新药具有广阔的前景。下列将近10年来，动物实验中抗癌作用比较显著的中药综述一下，为进一步开发新药提供思路。

2.3.1　植物药

2.3.1.1　生物碱

①骆驼蓬（Peganum hannala）种子中提取的骆驼蓬总碱，用于治疗消化道肿瘤。

②苦马豆素（swainsonine）是从澳大利亚苦马豆属植物 Swainsona canescens 果实和北美疯草（黄芪属植物 Astragalus spp. 和棘豆属植物 Oxytropis spp.）分离到的，它是高尔基复合体内的 α－甘露糖苷酶Ⅱ抑制剂。它能抑制肿瘤的生长与转移；增强 NK 细胞和 LAK 细胞对肿瘤的杀伤力；刺激骨髓细胞增殖。

③生乌头（Aconi2tumkusnezoffii）的不同提取物对 H22 小鼠的抑瘤率为 30.0%~76.2%，其抗癌活性可能主要源于其毒性成分酯型生物碱乌头碱、新乌头碱。

④岩黄连（Corydalis thalictrifolia）提取物对小鼠肉瘤 S180 的抑制率为 33.03%，对 EAC 的抑瘤率为 36.76%。

2.3.1.2　苷类

①绞股蓝（Gynostemma pentaphyllum）对小鼠 EAC 的生长抑制作用实验中发现，大田绞股蓝及新鲜绞股蓝愈伤组织可使 EAC 小鼠生命延长率分别达到 46.6% 和 40.7%。对实体型 EAC 抑瘤率分别达 36.2%，33.1%。绞股蓝皂苷的抗癌机制可能为增强荷瘤小鼠的免疫能力；并能对抗环磷酰胺引起的骨髓抑制，微核率升高等作用。

②重楼（Paris polyphylla）总皂甙剂量 5，10mg/（kg·d）×7，对荷 H22 小鼠肿瘤生长抑制率分别为 42%、63%。机制可能为阻止同位素核酸前体掺入 H22 动物移植性肿瘤细胞形成 DNA，RNA，干扰其物质代谢，从而达到抑瘤作用。

③狼毒大戟（Euphor2bia fischeriana）水提物（10~40g/kg·dip），醇提物（2.5~20g/kg. dip）连续 10d，对小鼠移植肝癌，肺癌的生长抑制率为 30%~63.37%。

2.3.1.3　黄酮

①槐角（Sophora japonica）中所含的异黄酮类成分染料木素、山奈酚、槐苷等成分治疗消化系统恶性肿瘤有效率为 40%，染料木素对人体鼻咽癌 KB 细胞有细胞毒活性。

②黄芩（Scutellaria baicalensis）黄酮能有效地抑制拓扑异构酶Ⅱ的活性，抑制 3 种肝癌细胞系的增殖，能诱导 KIM－1 细胞发生凋亡。

2.3.1.4　多糖

①黄芪（Astragalus membranaceus var. mongholicus）多糖对小鼠 S180、H22 裸鼠、人的 Anip973，人 HC 腹水型细胞瘤株均有明显抑制作用，抑瘤率分别为 41.7%~54%，36%~40%，33%，20%。

②刺五加（Acanthopanax senticosus）能减轻抗癌药的毒性，增强体内非特异性抵抗力的作用；甘草（Glycyrrhiza uralensis）多糖能诱导 B 细胞分化，诱导巨嗜细胞分泌 IL－1 样物质，促进巨嗜细胞的吞噬功能，提高 NK 细胞及 ADCC 的活性。

③竹荪（Dictyophora in2dusiata）的深层发酵菌丝体可明显提高小鼠腹腔巨嗜细胞的吞噬功能，并明显增加免疫器官的重量。对小鼠 S180 肿瘤的抑瘤率达 40.63%，其抗癌活性是多糖部分，具有明显抑制肉瘤 S180 的作用，抑瘤率达 58.93%。

④裂蹄木层孔菌（Phellinus linteus）子实体对 S180 细胞的抑制率为 36.8%，菌丝体对 S180 细胞的抑制率为 47.2%；菌丝体多糖对 S180 移植性肿瘤生长抑制率为 50.5%，对 L1210 移植性肿瘤的生长抑制率为 50%，它对肿瘤细胞无直接杀灭作用，只具有增强机体内免疫力作用。

⑤云芝（Polystictus versicolor）多糖对 ICR 纯种小鼠移植 S180 有明显抑制作用，10mg/kg 腹腔给药抑制率达 60%~70%，小鼠口服云芝胞内多糖，对其移植性肿瘤 S180、

H22 的抑瘤率为 30%~47%。

⑥香菇多糖是一有效的免疫调节剂，对腹水型 S180、H22 小鼠每只给予 4.35mg，抑瘤率分别达 47%、40%。生存期前者由（20.0±4.2）延长到（28.3±9.5）d，后者由（20.0±4.2）延长到（30.0±5.5）d。同样对 B22 小鼠和 Hep 小鼠抑瘤显著，前者给予 6.6mg/kg. d×10 的抑瘤率为 42%，后者给予 5mg/kg. d×10 的抑瘤率为 43%，抑瘤率的增加与免疫活性的增加呈正相关。

2.3.1.5　其他成分

①紫草（Arnebia euchroma）素的抗肿瘤活性，以 5~10mg/（kg·d）剂量，可完全控制雌鼠（ICR）的 S180 的生长，一些紫草素的衍生物如：alkannan，二氢紫草素和环紫草素也有抑制小鼠 S180 的作用。

②从凤尾蕨属半边旗（Pteris semipinnata）的乙醇粗提物中分得的一个二萜成分具较强抑瘤作用。体内抗瘤实验表明，半边旗水提物对小鼠移植性 S180 肉瘤、HepA 肝癌（剂量 5.0g 生药/kg·d）的抑瘤率为 48.2%、49.3%。药物毒性很小，形态观察提示，可能具有诱导肿瘤细胞分化的功能，机制可能与抑制蛋白质的合成有关。

③从冬凌草（Rabdosia rubescens）分离得贝壳杉烯类二萜成分冬凌草素，可能为细胞周期非特异性抗肿瘤药，而对指数生长期中的细胞作用更强，冬凌草醇提物对 ESC 有明显疗效，其醇提物以 10g/kg ip 时，肿瘤抑制率为 45.1%~64.3%，水提物以 30g/kg ip 时肿瘤抑制率为 44.2%~44.8%。临床研究表明，冬凌草治疗食管癌、原发性肝癌等有一定疗效，可开发成一种抗癌新药，或抗癌化疗药的辅助药。

④仙鹤草（Agrimonia pilosa）100、200mg/kg 对 Mgc803 裸鼠移植瘤瘤重抑制率分别为 34.6%，48.5%；对 SPC-A-1 细胞为 39.6%，49.3%；对 Hela 细胞为 20.6%，42.6%。agrimonlin 为仙鹤草中的主要抗肿瘤成分，抗肿瘤作用可能是由于药物通过对肿瘤细胞以及某些免疫细胞的作用而增强宿主的免疫反应所致。

⑤紫菀（Aster tataricus）根中的甲醇提取物中分离得到新型环肽，对 S180 呈现抗肿瘤活性。

⑥从姜科植物温莪术（Curcuma wenyujin）中分得的抗癌有效成分 β-榄香烯，临床应用具有广谱抗肿瘤效果。实验表明，榄香烯能抑制肿瘤细胞生长代谢，减少其有丝分裂，并导致受影响的肿瘤细胞快速凋亡。

2.3.2　动物药

①鲨鱼软骨提取物存在一种抑制肿瘤新生血管形成的生物活性多肽类物质，对实体肿瘤的疗效确切。

②蚕宝素为家蚕（Bombyx mori）可透析物，80mg/kg 蚕宝素对小鼠 S180，H22 移植性肿瘤瘤重抑制率分别为 41.1%，43.1%，并能显著抑制 RNA 的合成。

③白蚁（Coptotermes formosanus）为鼻白蚁科家白蚁的干燥全体，主含纤维素酶，追踪信息素。白蚁干粉口服对小鼠 S180，U14，Ars 癌细胞抑制率分别为 31.25%，41.70%，30.90%，并能增强细胞的免疫功能，可用于消化道肿瘤、肺癌、子宫颈癌。

④斑蝥（Mylabris phalerata）主含斑蝥素，对小鼠 S180，淋巴细胞性白血病抑制率达 35%~46%，38%~66%，它能抑制癌细胞蛋白质的合成，从而抑制其生长、分化。

⑤蟾酥对 Hela 细胞、白血病、人肝癌、卵巢癌等细胞均有抑制作用，华蟾素注射液

对动物移植性肿瘤抑制率达30.4%~63.7%，尤其对小鼠肝癌抑制更明显。

2.3.3 矿物药

氧化砷（As2O3）主要存在于砒石、雄黄等天然矿石中，用氧化砷对早幼粒细胞白血病细胞株NB4处理的实验结果表明，处理后的NB4细胞显示凋亡特性、形态学改变和DNA降解，出现染色体浓缩、核碎裂及凋亡小体。

2.4 中医药抗癌的内在分子机制研究

伴随着现代实验肿瘤技术的发展，中医药在肿瘤研究方面取得了长足的进步，已采用现代分子生物学、基因组学等方法深入探讨中医抗肿瘤的作用机制。从目前的实验研究发现，中药抗癌主要有以下作用机理：

2.4.1 对肿瘤细胞的直接抑制和杀灭作用：菌类多糖（如猪苓多糖、香菇多糖等）是通过改变瘤体细胞膜的生长特性；抗自由基作用；影响瘤体细胞的蛋白质和核酸合成等机制来发挥其抗瘤作用。马建中报道，茶叶可通过直接杀伤癌细胞和提高带瘤机体免疫功能的双重作用达到防治肝癌目的。

2.4.2 抑制肿瘤细胞分裂、增殖，诱导分化和（或）诱导肿瘤细胞凋亡：诱导细胞凋亡是目前最为热点的中药抗肿瘤机制。越来越多的证据表明，中药抗癌的疗效与中药诱导肿瘤细胞凋亡有关。三尖杉属植物为我国特产树种，其有效成分高三尖杉酯碱可诱导HL-60白血病细胞凋亡，机理之一是增加促凋亡蛋白Fas水平，Fas蛋白增高的原因可能是高三尖杉酯碱促进Fas mRNA转录为Fas蛋白。邓友平等研究证实As2O3能诱导人食管癌Eca-109细胞凋亡，并伴随原癌基因c-myc降调节。袁淑兰研究表明：丹参酮和维甲酸对人宫颈癌ME-180细胞均具有较好的诱导分化作用。

2.4.3 逆转耐药性：多药耐药性（multidrug resistance，MDR）是指肿瘤细胞对一种抗肿瘤药物耐药的同时，对其他结构和机制不同的药物也产生耐药性。姜晓峰等研究发现大黄素可增加罗丹明123在耐阿霉素（adriamycin，ADR）人乳腺癌MCF-7/ADR细胞中的蓄积并减少其外排，减少P-gp的表达，从而提高细胞内药物的有效浓度。郭娟娟等研究证明冬凌草的有效成分冬凌草甲素对多药耐药细胞系K-562/A02有诱导凋亡、逆转耐药性的作用。另有研究证实，粉防已碱、蝙蝠葛碱、左旋四氢马汀、人参皂苷Rb1等对逆转MDR表现出明显作用。

2.4.4 抗微管作用：肿瘤细胞的重要特点是无限制的快速繁殖，作为细胞分裂的重要过程，微观骨架的解聚和纺锤体的形成是抗肿瘤化疗药物筛选的重要靶标。目前研究发现紫杉醇能特异地结合到小管的β位上，导致微观聚合成团状和束状并使其稳定，从而抑制微管网的正常重组。紫杉醇具有很强的抑制肿瘤细胞活性，IC50值小于10nmol/L（耐药细胞株系除外），对肿瘤细胞生长的抑制作用与对纯化的微观蛋白的作用一致。

2.4.5 抑制拓扑异构酶：拓扑异构酶在DNA复制过程中起着重要作用。通过干扰拓扑异构酶达到抗肿瘤作用不失为一个重要途径。传统中药喜树树皮中提取的生物碱及其衍生物能够特意性抑制DNA拓扑异构酶Ⅰ，使细胞周期停滞于G2期或生成S期的细胞凋亡。有报道显示，螺旋藻提取物的水溶性成分和DMSO可溶性成分浓度分别为3.2μg/ml和80μg/ml时能完全抑制TOPOⅠ介导的负超螺旋Pbr322解旋反应，且水溶性成分在高浓度时可直接引起DNA的双链断裂。表鬼臼毒素类药物干扰拓扑异构酶Ⅱ，抑制DNA重组且在DNA内引起蛋白断裂，从而使染色体畸变和细胞死亡。此外，灵芝提取物、蟾酥提取物、Topoteacan（TPT）、半边旗等对 DNA 拓扑异构酶Ⅰ、Ⅱ均有抑制作用。

2.4.6 增进机体免疫功能：调节机体免疫功能状态，使机体的抗肿瘤免疫功能得以加强是中药抗肿瘤重要机理之一。人参皂甙可促进小鼠血清 IgG、IgA、IgM 的生成及淋巴细胞转化，还可使环磷酰胺所致的白细胞数减少，体液免疫和细胞免疫功能抑制等恢复正常。徐凤云等报道，肺复康口服液对荷 S37 肉瘤小鼠免疫器官功能有显著促进作用，使腹腔巨噬细胞吞噬功能显著增强，并能显著促进 conA、LPS 诱导下 T、B 淋巴细胞增殖反应过程，对荷瘤小鼠的细胞免疫和体液免疫功能均有增强作用，而且对荷瘤小鼠肿瘤的生长有显著抑制作用，抑瘤率近似于环磷酰胺。

2.4.7 抑制肿瘤新生血管：研究发现，人参提取物 Rg3 能有效抑制肿瘤新生血管生成，减少肿瘤内微血管的数量，从而对预防肿瘤转移复发具有较大的意义。

2.4.8 其他途径：在研究中也发现，一些中药是通过另外的途径而抑制肿瘤细胞生长的。如：苦马豆素是高尔基复合体内 α-甘露糖酶Ⅱ抑制剂；番荔枝内酯作用于线粒体，干扰能量代谢；茶多酚为抗氧化剂；当归属植物能干扰和拮抗促癌剂的作用。活血化瘀抗癌方药能调整凝血机制，使过高的血浆纤维蛋白原趋于正常，调节神经内分泌机能，增进自稳机制。陈泽熊等用主要由莪术、半枝莲等组成的抗癌方剂对人结肠癌细胞株端粒酶活性进行研究，结果表明该抗癌方剂对端粒酶的活性有较强的抑制作用。

2.5 中西医结合肿瘤临床研究

“中西医结合治疗癌症”是从中国实际出发，融中西医学各自优势为一体，发挥传统中医特色，提高西医药学，两者相互相成，实行互补结合的具有中国特色的防癌治癌道路。“九五”以来，我国在中西医结合治疗恶性肿瘤方面可谓硕果累累，成绩非凡。特别在倡导肿瘤“综合治疗”的今天，中西医结合治疗恶性肿瘤就更显其优势和特色，被公认是继手术、放疗、化疗及生物免疫治疗之后的第五大治疗方法，是癌症多学科综合治疗中的有效方法之一。

从目前资料分析，中西医结合的主要成果可概括为：①中西医结合治疗能增加疗效，减少副反应，延长生存周期，提高生存质量。②中西医结合对肿瘤的诊具有思路广、方法多、指标全面的特点。③中西医结合诊断手段较客观，治疗措施较有力，对病情转归的判断较准确。④中西医结合对晚期肿瘤病人的对症治疗中有独到之功。

通过长期的医疗实践，中西医结合在癌症中的应用主要体现在以下几方面：

2.5.1 中西医结合提高癌症外科治疗效果，减少手术并发症：凡能行手术切除的肿瘤均应手术切除治疗，通过手术可极大限度地减少病体内的癌细胞数目，使宿主与癌细胞比势改变有利于宿主，也可有利打破癌细胞的免疫封闭。但手术造成的损伤和破坏则可用中西医治疗使之恢复，特别是中医药在此的作用值得重，许多外科专家对围手术期的中医药治疗的作用充分肯定，这方面是值提倡和推荐的。

2.5.2 中药与放疗结合：目前研究表明：中药与放疗结合可以减少放疗所致的毒副作用。中医认为放射线是一个热性物质，其在杀伤癌细的同时，亦作为“热毒”作用损伤人体气阴，临床中，我们常选用益气养阴、凉血解毒之品，如：沙参、麦冬、玉竹、紫草、丹皮、生地等以减少毒副作用。对于放疗而致的皮肤及黏膜损伤，中药外用亦有很好的疗效。此外，中药与放疗结合提高放疗的临床疗效。研究表明，活血化瘀中药能改善微循环，促进血液循环，增加病变部位癌细胞的氧含量，使乏氧癌细对放射线敏感，从而增加放疗效果。临床常选用桃仁、红花、三棱、莪术、赤芍等。

2.5.3 中药与化疗结合：化疗药物治疗近几年发展很快，疗效亦确切，但化疗所引起的毒副作用亦为众所周知，并在一定程度上限制了化疗药物的使用。而中药与化疗结合一方面可以减少或减轻化疗的毒副反应。另一方面可以增强机体的免疫能力，提高癌细胞对化疗的敏感性，增加临床疗效。

2.5.4 预防肿瘤复发转移，阻断癌前病变：活血化瘀能改善患者的血液高凝状态，降低和减少肿瘤的转移和复发。采用清热解毒，清除内热，气血流行通畅，恢复机体的机能平衡，增强抑制癌细胞繁殖的能力，使某部位的癌瘤得到控制或治愈。

中西医两种不同体系融会贯通对提高肿瘤临床疗效具有重要的现实意义。中西医结合在理论研究和临床应用有很大潜力可挖掘。在基础理论的探讨中，肿瘤治疗作用机理方面已提出许多新课题，如中西医药伍用有机结合如何增强抗癌作用，减轻了毒副反应，中药对化放疗增敏增效的机理等课题研究深入的开展，有可能在癌症治疗学上出现新的突破。在肿瘤不同发展阶段，病者不同表现时，祛邪与扶正治则的实施，包括中西医药各种手段恰当地运用，以有效地打击、抑制肿瘤，保护机体正气，掌握治疗的规范与标准（或客观指标），本身就是治疗的辨证法。因此建立起规范化的治疗，是当前中西医治疗肿瘤一个重要的结合点。

中医药在治疗肿瘤表现调理机体内环境，提高机体免疫功能方面已见有很大的优势，这点与现代生物与基因治疗着眼调理、抑制癌基因，促进机体免疫功能的恢复，或通过刺激造血因子促进病人骨髓功能恢复以抑制肿瘤，其目的两者是吻合的。中西医药在这方面各自发挥优势，两者相辅相成，融为一体，可有效地加速研究获得成果，带给患者更多的希望。

3 学科发展存在的问题

目前已有大量临床研究证实中医药具有改善肿瘤患者生存质量，增加体重，稳定瘤体，提高免疫力的作用。近年来，中医药抗肿瘤的基础研究也进一步地深入开展，已经从原来的细胞水平发展到了分子水平及基因水平。目前研究的成果总的来说是通过以下几个方面而发挥临床功效的：诱导细胞分化，促进细胞凋亡，调节免疫功能，直接杀伤肿瘤细胞，抑制肿瘤新生血管的生成，逆转肿瘤细胞的多药耐药，抗突变作用，抗肿瘤细胞的转移。中医药抗肿瘤是多方向、多途径、交叉发挥作用的，在临床中应坚持辨证论治与辨病论治相结合。作为中医肿瘤工作者，我们要正确认识自己，既要了解自己的不足，也要充分发挥中医药的优势和特色。目前学科发展中主要存在的问题如下：

3.1 中医肿瘤文献资料的整理与研究欠缺。在中医学浩瀚的医籍中，我们不难发现大量关于肿瘤的论述，收集到大批临床行之有效的方剂。但从目前中医肿瘤的研究现状看，研究的重点往往放在了中药抗癌机理研究方面，忽略了对传统文献的整理与研究，使许多好的经验、好的方法，无法在临床更好地发挥作用。

3.2 名老中医经验及民间验方的继承与整理不足。名老中医治疗肿瘤的经验是我们临床研究的宝贵财富，如何更好地继承和发扬老中医的特色和经验是我们目前面临的一个重大问题。从既往的情况看，对名老中医的经验继承不足，更无法进一步发挥。民间验方也是中医肿瘤临床研究的宝贵经验，但目前由于多方面因素，对民间验方的整理和研究工作严重不足，造成许多有效的民间验方无法更好地应用于临床中。

3.3　中药抗癌制剂单调。目前尚无具有广泛治疗作用的临床制剂问世，大多数中药制剂为辅助治疗用药。

3.4　中药抗癌制剂的临床应用缺乏规范：中药抗癌制剂临床应用效果并不理想，问题关键在于中药制剂临床应用缺乏规范指导。中医用药的关键在于辨证论治，无论汤药，还是中成药应用均应遵守这一原则。但目前临床看，抗癌制剂基本处于盲目的应用，临床缺乏规范指导，这是造成中药疗效低的主要原因。

3.5　实验研究与临床的真实情况相距太远：目前研究，多数是从实验到实验，缺乏临床环节的支持。课题研究往往重视机理的研究，注重采用现代分子生物学的办法去研究，而忽略了临床的实用性。所以，目前，虽然每年国内有大量的中医肿瘤研究方面的科研成果，但突破性的成果几乎为零。

3.6　中药抗癌药物的研发过于强调中药单体成分研究，忽略了复方的研发：中药单体成分的研究可以说是现代中医药发展的一个方向，但不应由于过分单体成分的研究，忽略了中医复方的研究。从中医理论和临床上看，中药复方才能体现中医的治病精髓，单体成分虽然是现代中药的发展，但其已完全脱离了中医理论。因此，要更好地推动中医肿瘤整体水平的提高，复方研究是关键。

3.7　临床研究中缺乏规范：中医药是肿瘤综合治疗的重要手段，何时应用以中医为主的治疗，何时选用中西医合并治疗，其间存在极大的临床技巧，需要丰富的临床经验和大量中西医治疗肿瘤的知识。目前存在的问题是：治疗肿瘤的中医师水平参差不齐，许多医师没有经过肿瘤的专业学习或培训，因此，不了解西医的治疗方法和治疗所带来的效果及毒副作用，因此不能合理应用中药并恰当地将中医治疗和西医治疗有机地结合起来，取长补短。中医的治疗应该是“有序治疗”与“整体治疗”，即根据病人病情进展、机体邪正消长状态，采取不同的阶段性的治疗策略；何时以扶正为主，何时以祛邪为主均应根据具体情况而定。一些医师缺乏整体治疗观念，往往是一味攻下或一味的补养，而不能进行合理的有序治疗和整体治疗。合理的中医治疗与西医治疗搭配可以明显减轻痛苦，提高疗效，延长患者生存时间。但是一些没有西医肿瘤专业知识的中医师，往往过分强调中医药的治疗效果而延误有效西医治疗的选用，或不了解患者目前的西医治疗情况而导致不恰当的中医治疗。还有，目前由于对中医临床的忽略，许多中医肿瘤科的医生不能很好地应用中医理论来指导临床，中医整体水平呈现下降趋势。同样，对于西医医师也存在同类问题：一些医师往往因不了解中医药在肿瘤中的治疗疗效，不知如何选择或何时选择而拒绝中医治疗，影响了治疗效果。

4　学科发展趋势

中医药在肿瘤中的应用是我国肿瘤治疗的优势和特色，如何在保持中医特色的基础上，引入现代最新的肿瘤研究成果，使中医肿瘤学术发展与国际肿瘤研究接轨？这应该是我们值得思考的问题。

4.1　近期中医肿瘤研究领域有望取的显著进展或突破的研究方向

4.1.1　中医肿瘤创新理论研究：目的在于从多层面探索中医肿瘤特色病因病机、辨证规律等，构建全新的、具有突破性的中医肿瘤创新理论体系与方法。

4.1.2　中医肿瘤证候学研究：采用文献整理和临床流行病学调查的方法，根据不同肿瘤的临床证候特点，对证候核心特征进行规范化研究；进行肿瘤病证结合及方证对应研究；建立中医肿瘤证候研究的现代方法；开展证候基因组及蛋白组学的探索性研究。

4.1.3 中医药维护肿瘤患者生活质量的研究：生活质量研究是目前肿瘤临床研究的重要课题。临床研究显示：中医药在改善肿瘤患者生活质量方面具有明显的优势和特色，开展中医药维护肿瘤患者生活质量的研究对发展中医肿瘤学科具有重要意义。

4.1.4 中医肿瘤临床规范化和疗效标准化研究：中医肿瘤临床规范化的建立是提高中医肿瘤临床整体水平的关键，也是中医肿瘤临床研究与国际接轨的关键。而中医肿瘤临床疗效标准的确立，将为中医肿瘤临床科研提供更可靠的基础。所以，开展中医肿瘤临床规范化和疗效标准化研究，对提高中医肿瘤学科的整体水平具有重要意义。

4.1.5 中药外用控制癌性疼痛的研究：解除癌症患者疼痛是提高患者生存质量的一个重要环节。中药外用缓解癌性疼痛是中医药在肿瘤治疗中的特色与优势，具有很好的研究基础，有望取得显著进展与成绩。

4.1.6 中医肿瘤诊断研究：中医诊断是中医肿瘤临床诊疗的特色，近年来引起临床医家的广泛重视，特别在舌诊、耳诊等方面对早期发现、判断肿瘤预后有一定的意义，可能在预测肿瘤方面取得突破。

4.2 需要长期稳定支持重点攻克的关键问题

4.2.1 中医抗肿瘤新药与新剂型的研究：中医抗肿瘤药物的研究是目前中医肿瘤治疗发展的关键，我们应从辅助用药研究转向特色中药抗癌药物的研究开发。药物剂型研究应逐步转向新型给药抗癌制剂开发，如外用经皮给药制剂、控缓释制剂等。

4.2.2 中医药防治放、化疗毒副反应的研究：放、化疗是目前肿瘤临床治疗的主要手段，但由于其严重的毒副作用，影响了其临床的应用。中医药在减轻放、化疗毒副反应方面具有明显的优势，深入开展中医药防治放、化疗毒副反应的研究，能有效提高中医肿瘤学科在肿瘤防治中的地位与作用。

4.2.3 中医药预防肿瘤转移与复发的研究：肿瘤转移与复发是临床肿瘤治疗失败的主要原因，中医药在预防肿瘤转移与复发方面具有潜在的优势，开展中医药预防肿瘤转移与复发的研究，对提高肿瘤临床治疗效果具有重大意义。

4.2.4 体质与肿瘤发病的相关研究：从中医体质角度探讨患者体质与肿瘤发病的相关性，将为“治未病”提供理论基础，并为预防肿瘤提供新途径与方法。

4.2.5 中药单体及复方抗肿瘤作用分子机制的研究：中药单体及复方抗肿瘤作用的研究是中药新药研究的基础，其不仅为中医抗癌研究提供可靠的实验研究数据，也为药物研发奠定了基础。积极开展中医药抗多药耐药、对放化疗减毒增敏、对肿瘤血管生成及靶向作用的研究。

4.3 中医肿瘤学科发展对策建议

根据中医肿瘤学科发展趋势、目标我们考虑中医肿瘤未来发展应该从以下几个方面着手。

4.3.1 文献与经验的整理：中医药学的发展来源于临床，传统文献资料和经验是中医学发展的基石。传统中医文献中蕴涵了丰富的经验总结，所以，中医肿瘤学的发展必须落实了传统中医文献与经验的整理与研究。①加强对中医药古籍文献的研究，从古籍文献中吸取精华。通过古籍文献的整理与研究，丰富和充实中医肿瘤的科学内涵。②加强对名老中医及民间经验的整理和继承，通过这些宝贵经验的总结，从中寻找肿瘤治疗的更好思路与方药。

4.3.2 临床规范化与疗效标准的确定：中医肿瘤临床规范化的建立是提高中医肿瘤临床整体水平的关键，也是中医肿瘤临床研究与国际接轨的关键。而中医肿瘤临床疗效标准的确立，将为中医肿瘤临床科研提供更可靠的基础。要实现这一任务，必须从以下几方面着手。①提高中医临床医师的整体水平，强化中医基本功的训练和临床科研能力的培养，开展系统、规范化的中医肿瘤培训。②建立规范化的中医抗癌制剂的临床应用指南，避免临床的盲目应用。③建立有效、合理、规范、有指导意义的中医规范化治疗的临床指引。方案制定要注重科学性、可重复性、可操作性并保持一定的灵活性。传统医学与现代医学在诊疗方法上有很大不同，往往不限于一病一方，一方一药，临床研究存在较大的难度和复杂性。不能简单地套用现代医学的模式，将特定的方药作为研究对象，必然脱离临床实际，其合理性与可重复性就会受到影响，难以在临床得到推广。中医治疗的特点是将中医的治则治法应用于中医临床诊疗全过程，是联系辨证与用药之间的枢纽，有相对固定的内容。制定规范化治疗方案抓住了这一环节就可以做到“方以法立，随证加减”，即抓住了研究的最佳切入点。④从中医药治疗特色出发，制定符合中医临床的疗效判定标准。如：从肿瘤患者生活质量、肿瘤无疾病进展期等指标确定统一的中医疗效标准。⑤开展多中心，随机，大样本的临床研究，为中医肿瘤研究提供更科学的依据。

4.3.3 强化实验研究，阐明中医药治疗肿瘤的内在机制：近年来，中医药抗肿瘤的基础研究已经从原来的细胞水平发展到了分子水平及基因水平。如何利用现代分子生物学技术更好的阐明中医抗肿瘤的内在本质是中医肿瘤学术发展的关键。①提高中医肿瘤研究的整体水平，强化临床与实验研究的有机结合，避免从实验到实验的简单研究模式，避免单纯追求高新指标的所谓的机制研究。改变既往在药物临床疗效尚不肯定时即进行机理研究的倾向，吸取中医药肿瘤基础研究的经验和教训，合理应用现代研究的前沿技术，研究既要有显著的中医特色，又要有鲜明的时代特点。②积极开展中医药抗多药耐药、对放化疗减毒增敏、对肿瘤血管生成及靶向作用的研究。

4.3.4 重视中医抗肿瘤新药与新剂型的研究：中医抗肿瘤药物的研究是目前中医肿瘤治疗发展的关键。我们应根据中医理论和现代药学发展，从以下几个方面开展中医抗肿瘤药物的研究。①注重中医抗癌复方的研究，不仅要加强抗癌辅助中药的研究，更重要的是治疗癌症药物的研究。②加强抗癌药物单体的研究。③开展抗癌中药新剂型的研究。

目前中医治疗肿瘤取得了相当大的成就，得到国内外同道和患者的极大认同，但还存在一定问题，中医治疗肿瘤的研究仍然任重道远。我们只有在继承传统中医精髓的基础上，不断提高中医肿瘤研究队伍的整体水平，合理利用现代最新的科研成果，将科研、临床与研发有机结合，才能使中医肿瘤研究成果能得到国际学术界的认可。

恶性肿瘤新生血管研究进展

陈信义　徐　力　张燕明　孙　韬

据 WHO 国际肿瘤研究理事会（IARC）负责人 Dr. Bernard Stewart 报道，预计到 2020 年全球肿瘤发病率将上升 50%。每年将有 1500 万肿瘤患者。由于卫生知识普及程度以及诊断技术等因素，一些发展中国家肿瘤初诊时 80% 已属于中晚期，常需要采用包括化疗、放疗、生物免疫治疗以及其他能够使用的各种措施综合运用，以设法提高患者生活质量、延长生存期。在这些综合治疗措施中，抗肿瘤血管生成治疗近年来倍受研究者重视。与其他疗法相比，抗肿瘤血管生成治疗更具有靶向性，且禁忌证少，不良反应低。因而，具有潜在的理论探讨价值和临床应用前景。

1　肿瘤生物学特性研究

早在 20 世纪初，Goldman 就观察到血管围绕肿瘤生成（angiogenesis）现象。1968 年 Greenblatt 和 Shubik 提出了肿瘤可产生弥漫性血管生成物质的假设。1971 年 Folkman 依据前人研究及自身工作，提出了肿瘤生长和转移依赖血管生成，阻断血管生成是遏止肿瘤生长的有效策略这一学说，主要内容包括：①大部分实体瘤可长期处于无血管生成的休眠（dormant）状态，在无血管状态下，肿瘤依靠简单被动扩散获得营养，最大生长直径小于 1～2mm。②在一定状态下，周围血管通过芽生（sprouting）方式生成新血管并进入肿瘤组织。③肿瘤细胞产生的肿瘤血管生长因子（tumor angiogenesis factor，TAF）能触发肿瘤血管生成。④通过抑制 TAF 产生或直接针对新生血管的内皮细胞等策略阻断血管生成，有可能抑制肿瘤生长。⑤抗血管生成只能使肿瘤停止生长或缩小至直径为 1～2mm 的无血管状态，而并非能彻底根除全部肿瘤细胞。1976 年 Gullion 的工作显示，癌前组织细胞在演变成癌细胞过程中获得了血管生成能力，但该领域研究直到 Folkman 在 1987 年从肿瘤细胞中分离获得第一个 TAF，即碱性成纤维细胞生长因子（basic fibroblast growth factor，bFGF）后才引起学术界广泛兴趣。尤其近 10 年来，人们对肿瘤血管生成机制进行了深入研究，数十种内源性血管生成激活因子（pro－angiogenic molecules）和血管生成抑制因子（anti－angiogenic molecules）已被分离与鉴定，二者平衡状态所决定的“血管生成开关”（angiogenic switch）系统已被广泛接受。因此，依据肿瘤生长与转移有赖于血管生成这一现象，针对肿瘤血管生成分子机制所设计抗血管生成治疗策略，已成为目前肿瘤治疗热点研究领域，许多血管生成抑制剂也相继进入临床试验。

肿瘤血管在细胞组成、组织结构及功能特点上与正常血管有明显差异。如肿瘤血管缺乏完整血管的周边细胞，使其对氧浓度或激素浓度改变的承受力降低；血管壁并非由单一的内皮细胞层构成，单纯肿瘤细胞或肿瘤细胞与内皮细胞之间均可形成血管壁内层细胞，形成马赛克样血管。与正常血管相比，肿瘤血管表现为高度无序、迂曲、膨胀、粗细不匀、分支过多等。这种分布状态可导致血流紊乱、缺氧及酸性物质堆积区形成。肿瘤血管超微结构同正常血管也有差别，其管壁细胞间隙增宽，有很多开口，缺乏管内支持结构，且基底膜断裂或缺失。此外，肿瘤血管内皮细胞表现为形态异常、重叠生长、突入管腔等，这些改变导致肿瘤血管泄漏增加。肿瘤内缺乏正常的淋巴管结构，外渗液体的回流受阻，使组织间隙压力过高。研究表明，抑制正常组织血管生成的调控机制并不能控制肿瘤血管生成。肿瘤新生血管缺乏神经支配和对血管活性物质反应的结构基础，在形成后不再进一步分化为相应的动、静脉，也无平滑肌成分，不具有收缩功能。与静止的血管内皮细胞相比，肿瘤血管的内皮细胞增生活跃，细胞表面的生长因子（VEGF）受体 KDRFlt－1 和整合素 $\alpha v\beta 3$ 等分子表达上调。Croix 等人用基因表达系列分析方法证实了肿瘤血管内皮细胞与非肿瘤血管内皮细胞的基因表达存在着区别，并发现了 79 个基因有表达差异，其中 46 个在肿瘤血管内皮细胞中表达增加，而在其他血管内皮细胞，包括胚胎血管内皮均不表达或表达甚低。

2　肿瘤新生血管形成机理及与肿瘤转移关系研究

虽然肿瘤血管生成是一个动态的连续过程，但从病理角度可分为六个相对独立的步骤：①肿瘤的各种成分释放多种血管生成因子。②血管内皮细胞（EC）在血管生成因子作用下出现形态学改变，包括各种细胞器数目和大小增加、伪足出现。③EC 和肿瘤细胞释放蛋白溶酶以降解毛细血管基底膜和周围的细胞外基质，继而引起细胞外基质重塑。④EC 从毛细血管后微静脉迁徙出来形成血管新芽。⑤EC 增殖。⑥肿瘤微血管分化和成型。可以设想，不同类型的抗肿瘤血管生成药物可针对以上各环节及其发生过程中生化改变而起作用。

原发和转移性肿瘤在生长、扩散过程中都依赖血管生成。有证据表明，肿瘤生长和扩散转移与血管生成密切相关：①在肿瘤直径小于 2mm 时，肿瘤生长缓慢，原发肿瘤仅局部浸润，尚不发生转移，成为所谓“潜伏期”。只有当肿瘤继续生长大于 2mm 时，微血管逐渐形成，肿瘤实体随之迅速增大，进而发生扩散与转移。②肿瘤实体内微血管数量与肿瘤转移潜能成正相关。对黑色素瘤及乳腺癌观察中发现，肿瘤实体内微血管数目增多提示预后欠佳。③某些血管生成素与生长因子如 VEGF、EGF、FGF 通过促进血管生长大大增加了肿瘤转移概率。④某些血管生成抑制剂能抑制肿瘤在体内生长与转移，但在体外培养时不能抑制肿瘤细胞生长。基于以上事实，研究血管生成抑制剂以达到阻断肿瘤转移已成为抗肿瘤研究的重要热点。研究还证实，随着肿瘤血管生成数目不同，肿瘤转移及复发机率也有明显差异。Brem 等首先提出肿瘤内血管数量可能与肿瘤分级和侵袭性相关。Bosari 等对 187 例乳腺癌患者进行了长达 9 年的随访研究发现，微血管密度与乳腺癌预后密不可分，而且为一独立预后因素。Weinder 等也发现，乳腺癌组织的微血管密度与腋淋巴结转移或远处转移有明显的相关性。此后，国内外许多学者通过对各种系统肿瘤研究发现，肿瘤组织的微血管密度几乎是所有实体瘤独立的预后因素。

3　抗肿瘤新生血管形成对策

肿瘤血管生成抑制剂临床试验始于 1988 年。目前，依据肿瘤血管发生机制设计的血管抑制剂较多，归纳起来主要有细胞外基质降解抑制剂、黏附分子抑制剂、活化的内皮细胞抑制剂血管生成因子或受体抑制剂、细胞内信号传导阻断剂五类。

阻断血管生成因子代表性药物为 SU5416、SU6668、干扰素 $\alpha-2a$。SU5416 是新合成的 VEGF 受体 Flk－1/KDR 酪氨酸激酶的抑制物。Ⅰ期临床试验提示，对肝癌和非小细胞肺癌及脑胶质瘤有较好的临床疗效，可用于防止肿瘤复发，其远期疗效期望通过Ⅲ期临床试验进行评估。SU6668 可作用 VEGF、bFGF 和 PDGF 受体，从而阻断血管生成因子的合成和释放，并拮抗其作用。Ⅰ期临床试验提示，对非小细胞肺癌有较好疗效。干扰素 α-2a 正在进行Ⅲ期临床试验，主要用于治疗婴幼儿致命性血管瘤。

20 世纪 80 年代开始研究基质金属蛋白酶抑制剂（TIMP），这类抑制剂可抑制金属蛋白酶活性，防止细胞外基质降解和基底膜破坏，以达到抑制肿瘤血管生成效应。目前已有天然 MMP 抑制物，如 neovastat（Ⅲ期临床试验）；人工合成的 MMP 抑制物，如 BAY12-9566（Ⅲ期临床试验）、AG-3340（Ⅲ期临床试验）、CGS-27023A（Ⅱ期临床试验）、COL-3（Ⅱ期临床试验）、BB2516（Ⅱ期临床试验）、MS-275291（Ⅰ期临床试验）等。BB2516 是新一代合成的 TIMP，也是最早进入Ⅱ期临床试验的口服 TIMP。主要用于卵巢癌、胰腺癌、前列腺癌和乳腺癌治疗。

从以上可以看出，血管生成抑制剂的研究正展现出诱人应用前景。目前，抗肿瘤血管生成研究主要涉及以下几个方面：①完成已发现的血管生成抑制剂临床前与各期临床研究；②寻找更有效的血管生成抑制剂；③识别肿瘤血管生成与正常血管生成过程之间差异，进行更有选择性治疗；④将血管生成抑制剂与其他治疗模式有机结合，探索抗肿瘤有效的新综合治疗方案。

4 中草药研究动态

中医药在肿瘤治疗中有不可忽视的作用，在抗肿瘤血管生成领域也必将发挥其独特的效果。现有的资料显示，中医抗肿瘤血管生成研究已显示出可喜的苗头。朱国福等认为，中药抑制肿瘤血管生成有一定的理论基础，其理由有：①某些中药或有效成分如云芝多糖、香菇多糖、虫草多糖、十全大补汤、小柴胡汤以及柴胡、当归、川芎、桂枝等有良好的诱生肿瘤坏死因子（TNF）、提高 TNF 活性效应；黄芪、当归、党参、芍药、猪苓多糖等皆可诱生 TNF。TNF 是抑制肿瘤生长的有效物质，它在体内的抗肿瘤作用非常复杂，涉及体内一系列生化反应，并随机体代谢状态的改变而变化。TNF 既可直接杀伤肿瘤细胞，也可通过阻断肿瘤血液供应、促进宿主炎症反应、刺激巨噬细胞细胞毒活性和刺激产生肿瘤特异性细胞毒抗体等途径发挥作用。肿瘤内的新生血管是 TNF 的攻击目标。TNF 在早期增高血管内皮细胞的凝血活性，而后造成内皮细胞损伤，进一步加重局部循环障碍。TNF 还能抑制肿瘤诱导的毛细血管内皮迁移，阻碍肿瘤内血管生成。②大量的临床实践证实，某些中药或复方有抑制肿瘤转移作用，推测可能与其抗肿瘤血管形成机制有关。因此，近年来中药或有效成分抑制肿瘤血管生成研究非常活跃，也具有明显的广度和深度。

4.1　姜黄　姜黄是常用的传统中药，来源于姜黄属植物的根茎。姜黄主要活性成分是姜黄色素和挥发油，具有抗炎、抗氧化、降血脂和抗肿瘤等多种作用。近年来，姜黄活性成分的抗肿瘤作用引起了广泛关注。姜黄素、脱甲氧基姜黄素和双脱甲氧基姜黄素是姜黄中的三种主要色素，混称姜黄色素。李剑明等研究证明，3 种姜黄色素单体能够抑制内皮细胞生长，表明抑制血管生成是其抗肿瘤的主要机制之一。

4.2　逆癌酮　以往研究发现丹参酮具有抗肿瘤作用。逆癌酮是以丹参酮为主要成分的中药制剂。作者以逆癌酮对 A549 细胞系和 PLA-801D 细胞系恶性表型的逆转作用研究结果表明，在体外状态下，逆癌酮可下调肿瘤细胞 VEGF、CD44V6 的表达水平，上调 PLA-801D 细胞的 nm23-H1 的表达水平。提示逆癌酮有抗肿瘤血管生成效应。

4.3　海参　海参是我国传统的补益药，含有多种生物活性物质。实验研究证实，海参的活性成分具有抗凝血、抗肿瘤、增加免疫力及抗病毒等作用。胡人杰等发现海参与可的松合用有极为明显的抑瘤增效作用。肝素与可的松合用具有肿瘤血管生成抑制作用，而海参的化学结构、生物活性与肝素有相似之处，故推测海参与可的松合用能抑制肿瘤血管生成。

4.4　乌三颗粒　乌三颗粒为临床经验方，已获Ⅱ期临床批文，主要功效为益气养阴、软坚散结。石锦萍等进行了乌三颗粒对肿瘤新生血管形成干预的研究。作者采用免疫组化染色法、病理彩色图像定量分析法，对小鼠S180肉瘤组织进行了MVD、VEGF、bFGF表达的检测。结果显示，乌三颗粒能明显下调MVD、VEGF、bFGF的表达，表明乌三颗粒对肿瘤血管生成有明显的干预作用，这可能是乌三颗粒抗肿瘤的重要机制之一。

4.5　人参皂苷Rg3　人参皂苷Rg3是中药人参中的四环三萜皂苷，其分子式为$C_{24}H_{72}O_{13}$。研究表明，人参皂苷Rg3体外对小鼠腹水肝癌细胞（MM1）、黑素瘤B16FE7细胞、人小细胞肺癌细胞（OC－10）和人胰腺癌细胞（PSN－1）的浸润具有较强的抑制作用。人参皂苷Rg3对高转移性小鼠黑素瘤B16FE7细胞肺转移及Balb/C小鼠结肠癌细胞肺转移具有抑制作用。其抗肿瘤转移机制与其抑制肿瘤细胞浸润、黏附和抗血管生成的活性有关。

4.6　大豆异黄酮　选用人乳腺癌细胞株MCF－7裸鼠异种移植，探讨大豆异黄酮及其主要有效成分金雀黄素对人乳腺癌细胞裸鼠移植瘤生长及其血管生成的影响，通过观测移植瘤的重量、出瘤时间、成瘤率，同时，应用免疫组化技术观察MVD。结果显示，肿瘤组织内可见形态不规则，且无明显管腔的新生血管，血管分布以肿瘤组织的边缘处为多见，各组微血管记数金雀黄素组最少，出瘤时间及成瘤率各治疗组都明显减少，以金雀黄素组最为明显，其次是高黄酮组和低黄酮组。根据实验可以看出，大豆异黄酮的主要有效成分金雀黄素能减少肿瘤血管生成，从而抑制裸鼠移植瘤在体内生长。

4.7　康莱特注射液　康莱特注射液（KLT）是从中药薏苡仁中提取的有效抗癌活性物质。并通过先进的技术制成用于静脉、动脉注射的新型脂肪乳剂。张良等进行的康莱特注射液对血管生成影响的体外实验研究发现，采用无血清培养基培养主动脉环共2～8天，实验共分3组（对照组、0.1mg/ml VitE组、10μl/ml KLT组），每组8个血管环，倒置显微镜观察。结果发现，KLT能明显抑制新生血管生成，加快血管进入衰退期，抑制作用明显优于VitE。说明抑制血管生成是KLT抗肿瘤的方式之一。

4.8　鲨鱼软骨提取物　近10年来，不同的实验室从不同的鲨鱼软骨中获得了相对分子量大小不一、生物活性也有差异的鲨鱼软骨血管生成抑制因子（SCAIF）。它们都具有抑制血管生成的生物活性和对荷瘤小鼠的确切抑瘤效果。2000年和2001年，有学者从我国沿海鲸鲨软骨中提取分离了两种高度纯化了的血管生成抑制因子$SCAIF_1$和$SCAIF_{80}$，它们对内皮细胞的增殖与迁移具有显著抑制活性，对鸡胚尿囊膜血管生成也有明显抑制作用，并且均呈剂量依赖关系。

5　肿瘤血管抑制剂应用前景分析

目前，用于肿瘤治疗的药物大多数缺乏肿瘤细胞靶向性，在杀伤肿瘤细胞的同时，也杀伤大量骨髓及其他正常的增殖旺盛细胞，而产生严重的不良事件，使病人难以承受。其次是由于肿瘤细胞的不均一性及肿瘤细胞基因组的高度不稳定性，使得少数耐药细胞得以生存或肿瘤细胞在治疗中获得耐药性，继而对进一步的治疗产生极为不利的影响。再则由于肿瘤组织血管结构异常及间质压力升高，使药物从血管进入间质进而到达肿瘤细胞的传递变得非常有限，局部药物浓度较低，而影响临床疗效。相对以上常规化疗措施的弊端，抗肿瘤血管生成策略有以下潜在优势：①血管内皮细胞的基因组较为稳定，针对血管内皮细胞的治疗不易获得耐药性。②正常成熟组织毛细血管内皮细胞处于静止状态，而肿瘤血管内皮细胞增殖活跃，出现许多相对特异的标记分子，如 VEGF 受体、E－selectin、Tie 受体等，它们的表达较正常静止内皮细胞可高达 50 倍以上，是潜在的抗肿瘤血管靶向分子。③由于肿瘤血管本身是药物的靶部位，因此，药物易于到达并在局部形成较高浓度。④从理论上推算，一个内皮细胞要饲养 50～100 肿瘤细胞。因此，针对血管内皮细胞比直接针对肿瘤细胞更为有效。⑤肿瘤生长的血管依赖性为所有肿瘤共性，即使血液系统的非实体性肿瘤，如急性淋巴细胞性白血病等，在骨髓中也有大量新生血管的形成。因此，针对肿瘤血管治疗策略具有抗瘤的“广谱性”，在理论上适合对不同肿瘤的治疗。

尽管抗肿瘤血管生成呈现出诱人的应用前景，但仍有不少问题有待解决。存在的主要问题有：①目前的抗肿瘤血管生成研究是以实验动物为研究对象，其肿瘤生长模式、肿瘤对药物的反应程度等与临床实际情况有较大差别。因此，需建立更好的动物模型使其更客观地反映临床实际。②由于抗肿瘤血管生成药物不同于化疗药物，显效较慢。因此，确定其评价指标及对其临床应用的有效性进行合理评价尚存在一定困难。③抗肿瘤血管生成在临床可能主要用于预防肿瘤的复发和转移，需有较长时间的用药周期，长期用药的毒副作用尚待评价。④由于血管生成是网络状调节机制，使针对单一靶点的治疗难以奏效，需寻求理想的用药配伍。同时，需探索抗肿瘤血管生成药物同常规化疗药物的配伍应用效果。⑤一些动物实验表明，药物对快速生长的肿瘤血管内皮细胞有效，但对缓慢发生的人类肿瘤，其疗效需进一步研究。⑥对肿瘤血管内皮细胞的基因稳定性和不同部位肿瘤血管内皮细胞对药物反应性是否一致尚缺乏系统研究，而它们将直接影响抗肿瘤血管生成的治疗效果。最近有研究者分别在黑色素瘤、浸润性前列腺癌和脑胶质瘤中发现，低分化的肿瘤细胞可丧失原有的组织特性，直接形成不需内皮细胞参与的“血管网”，这无疑给抗血管生成治疗带来新的困难。

近年来，我国科研工作者已高度重视肿瘤血管生成抑制剂的寻找和研究，并取得了一些成绩，如中国科学院上海药物研究所建立了一系列肿瘤血管生成抑制剂筛选研究的相关模型，发现了一批天然的新化合物及合成物具有抑制血管内皮细胞增殖、迁移以及对抗血管生成因子刺激肿瘤细胞增殖和下调 VEGFR/flt－1 的作用。中国医学科学院生物技术研究所发现一批来源于微生物的产物具有很强抑制肿瘤血管生成活性。国家重点基础研究发展规划项目（973）的“重要疾病创新药物先导结构的发现与优化”项目将肿瘤血管生成抑制剂先导结构的发现与优化作为重要研究内容。但从总体上讲，抗肿瘤血管生成机制研究和抗血管生成药物研发与经典的抗肿瘤研究相比，起步较晚，研究基础还较薄弱，特别是中医药抗肿瘤血管生成研究还需进一步加强。

体质的分层、分类诊断初探

张洪钧

本文认为，体质，指生命体的基本构成物质和基本结构（含气质）。体质异常是内伤性疾病发生的根本原因、是治病求本的必然着眼点，这使体质学具有独特、不可缺少的临床价值。《灵枢》的《通天》《阴阳二十五人》《论勇》《本脏》《五变》等多篇给出了多种体质、气质诊断方案，今人多不用，另创多种。本文基于《内经》等先贤的体质研究，结合实际经验，先明确建立体质诊断方案的思路，将先贤今贤各种互不关联的分类诊断方法进行有机统一、关联、形成一个整体体系，并示范性地提出诊断指标，供同道共谋、完善。

1　体质诊断的内涵

中医学认为，父母之精及天地阴阳五行之气妙合，形成人的基本构成物质，进而生成脏腑经脉四肢百骸（形/精）、阴阳气血（气）、七情五志（神），各部分依阴阳五行相互作用转化规律形成一有机整体，即人体的结构。其中以五神藏及精气（元阴元阳）为最深层、最基本结构，六腑四肢皮毛为浅层附属。生命基本构成物质决定了其先天、根本、终生难变的形气神特点，本文称为先天体质。人体的基本结构，即脏腑精气，可随年龄及环境发生持续盛衰改变，即后天体质。另，体质诊断中还包含长期存在于人体内的邪气，源于天地、父母、生命形成过程中的疾病等，称为体质性邪气。如，男性阳刚，是先天体质特点；老年后精枯肾衰，是后天体质特点。

生命的结构功能具有层次性。如，外邪入侵的层次为由表而里，由浅而深。普通外感、四肢外伤对五脏活动影响甚微，对先天更难产生影响，故而对体质诊断几乎没有意义。本文认为，体质的诊断层次不宜浅于五脏，只有影响到五脏及更深层次的因素才是体质影响因素。

体质的层次性认识，是理解体质、解决古今体质分类争端、决定具体疾病易患体质（疾病内因）探察时的分析深度及干预深度等问题的一大关键。略如，《灵枢·通天》中的“太阳之人”指先天阳气禀赋盛，形体盛壮，寐沉且不一定早醒、后天阴不虚时反喜热；而“阴虚火旺之人”则指其后天阴阳盛衰，必然畏热，寐少且浅、早醒，多形瘦。同为阳盛，层次不同，所导致的生理、病理现象很不相同。

先天决定后天，后天又有一定可变性，故两种体质诊断相关、互参但不可互替。体质的诊断，应该包含先天禀赋（先天体质）诊断、后天精气阴阳及五脏盛衰（后天体质）诊断、体质性邪气的诊断三部分才完整、彻底，诊断格式举例为：“木形人/阳性人，阳盛阴弱、肝盛脾弱质，夹湿邪”。此即体质的分层、分类诊断。

2　体质的诊断指标

与疾病和证候诊断指标相比，体质的诊断指标有如下特点：

2.1　既可以是生理性的生命指征，如形体盛壮、颧高唇厚，也可以是病理性的症状体征——不管人体是否有病，体质时刻存在。

2.2　疾病易患体质的检测时间点在疾病发生前，乃至可上溯到胎孕时父母的体质状态和天地运气状态。

2.3　是反应人整体及深层生命状态的诊断指标。

2.4　需从形、气、神三方面全面进行才能使检测完备、诊断准确。如，原发性高血压与高脂血症患者平素的形、气特征不易区别，但性格差别较明显，由此才易于将两者的易患体质区别开来。

2.5　表现体质异常的某些征象只是在劳累、疾病、应激状态时才表现出来，此时人体处于“未病状态”。如，劳累时易头痛/失眠提示体虚，感冒后很少发烧却易咳嗽痰多是素体气虚，紧张时易小便频频/遗尿提示肾精弱气浮/肾虚——“易于出现……”是体质问诊、描述的常用语式。

2.6　表现体质异常的某些征象也有的只是处于正常与病态之间，即所谓“生理性病理现象”，这种情况也提示“未病状态”。如，入睡快、深沉但早醒，睡得再晚也是定时醒，皆提示气盛精弱（不一定阴虚火旺）；总是大便排解时间过长为脾虚肾弱，饮食嗜咸提示肾火、嗜甜提示脾弱。

3　**体质的分层分类诊断方案**

3.1　先天体质

3.1.1　五态人：薛崇成、杨秋莉依《灵枢·通天》为主制订的诊断标准

太阳型：傲慢，自用，主观，冲动，有野心，有魄力，任性而不顾是非，暴躁，易怒，不怕打击，刚毅，勇敢，激昂，有进取心，敢坚持自己的意见，敢顶撞。

少阳型：好社交，善交际，开朗，敏捷乐观，轻浮易变，机智，动作多，随和，漫不经心，喜欢谈笑，不愿静而愿动，朋友多，喜文娱活动，做事不易坚持。

太阴型：外貌谦谨，内怀疑忌，考虑多，悲观失望，胆小，阴柔寡断，与人保持一定距离，内省孤独，不愿接触人，不喜欢兴奋的事，不合时尚，保守，自私，看他人成败而定自己动向，不肯带头行事。

少阴型：冷淡，沉静，心有深思而不外露，善辨别是非，能自制，警惕性高，有嫉妒心，柔弱，做事有计划，不乱说，不轻举妄动，谨慎，细心，稳健，有持久能力，耐受性好。

阴阳和平型：态度从容，尊严而谨慎，有品而不乱，喜怒不形于色，居处安静，不受物惑，无私无畏，不患得患失，不沾沾自喜、忘乎所以，能顺应事物发展规律。

诊断方法：以各型得分与常模对比，定量确定五态偏向。

3.1.2　五形人：

木形人：形体瘦长，面长；肤色苍；敏感；多才；喜忧劳于事；好发恻隐之心但多怀高慢、武断；少力，易于中气不足或相对不足，表现为痰饮水湿，大便不调或大便不干但排便时间长，等；易生风动之相，如震颤等。

火形人：圆面小头；肤红；好动；性格外向，喜交游，少忧虑（温和多喜或虽性急易怒，但怒后则不再计较）；辞让、助人；见事易明了、反应快；易得上焦热证；易上实下虚、外盛内虚，易藏精不足，如生理上表现为精力旺盛而性成熟时间延迟等（《灵枢·阴阳二十五人》所谓“好颜急心，不寿暴死”即是）。

土形人：大头圆面；肤色黄；形体丰满、四肢匀称；和缓；敦厚利人，随顺不争；不依附奉迎权势；嗜食，易生湿。

金形人：面方小，体瘦小；肤白；严肃冷静；条理分明；易悲，夸大负性作用；思维及动作快而准确、有力（《灵枢·阴阳二十五人》谓“身清廉，静悍，善为吏”）。

水形人：颧骨高宽；面色黑或不平或白；腹大、尾骨长；耐力好；能忍辱，卑下恭敬；好掩饰；很会察言观色而随机应变；多技巧；挑剔，很易观察别人过错且心不放过；内心冷漠；防范意识过强，疑心重；孝顺尊长，奉迎权势，对外则袒护家人；易得水湿壅盛之病。

阴阳平和、五行均衡之人：形体适中，五官端正；面色光泽，谦和从容；五脏坚固，体健少病。

五形人诊断方法：以木形人为例，具有上述木形人形气神特征中的任意 2~3 项为木行禀赋充足，多于 3 项为过盛，仅有 1 项或全没有为不足。实际上，每个人都是五行禀赋俱全的，只是比例侧重不同。即，每个人都是上述各形人按不同比例复合的复合型人，不存在单纯的任何一形人。

3.2 后天体质

3.2.1 阴阳体质

气盛精弱（阴阳气盛而阴精弱）质：多形体盛壮，圆或方圆面；精力极充沛，语高气盛，好动；耐寒热；睡眠极好；易藏精不足，外盛内虚，如生理上表现为精力旺盛而性成熟时间延迟等；少忧虑。

阳气盛阴气弱质：形体偏瘦；精力较充沛；明显怕热喜凉；少睡即精力旺盛，早醒而不能睡懒觉，夜间精力比白天旺盛，晚睡（“夜猫子”）；应激时易手足心热和失眠；易得热性疾病；易上实下虚；较少感冒（年少于3 次），感冒后很少高烧（少于1/3）；情绪易亢奋。

阴阳俱弱质（先天不足质）：肉软气弱，易寒易热而多偏热，藏精不足，更易精气外泄。

阳弱阴盛质：面白或易暗；精力差，不好动；较常人怕冷；易于感冒（年多于 6 次），感冒后很少发烧（少于1/3）；不喜或畏冷饮食（食之易腹痛腹泻）；五脏阳气不足征；沉静冷漠，独处。

上述各体质至少具有任意四项即可诊断。

3.2.2 五脏体质

肝盛/衰：肝盛则易怒，怒则发，胆大无畏、敢作敢当；五味喜辛；美髯；气易上行则大便易干；肝旺则克脾，易于大便结滞不畅；易生风动之相，如震颤等。肝弱则恐、胆小；易于疏泄不利而胸胁闷胀、口苦；易于气弱而神疲、弱视；爪甲枯脆不平；头发枯干稀细。

心盛/衰：心盛则多喜、少忧虑；心不易存事，随和；若无忧无虑、“少心眼”、过于随和则为心火过盛；少恐惧，少警惕；易于入睡；手心热，易得上焦热证；易上实下虚。心弱则多悲，易怔忡不宁，寐浅易醒。

脾盛/衰：脾土盛则喜思考，操心利人；唇坚韧、厚薄适中，形体丰满匀称；食纳及大便均佳。脾土弱则易担心、忧虑，过于喜操心劳神；体瘦肉软；喜甜食；饮食少或食后难消；大便不调或大便不干但排便时间长（多于 10 分钟），等；易失于对五脏的镇摄而生阴火，表现为诸如“慢脾风”、易自汗、阳物易举等。

肺盛/衰：肺盛则沉静、自律；细致，谨慎；易于抑郁、伤感、夸大负性作用；不易外感；五味喜酸；腠理致密。肺虚则自制力差；腠理疏松；易汗；易外感；大便易干。

肾盛/衰：主作强，盛则耐力佳；性功能强；主骨，颧高骨坚、齿固；耳厚；五味喜咸；主闭藏，能固护精气，使之不随意外泄。肾弱则多恐，胆小易惊，畏缩；骨小，齿摇易脱；耳薄；性成熟晚或性力弱；受惊吓时易遗尿，或3岁后仍常尿床；或有先天不足之五迟五软。

3.3 邪气体质

邪气的种类，母体及父体内生邪气有风寒湿燥火内生五邪，天地邪气有风寒暑湿燥火六淫，其中的“暑”作用于人体可分解为火和湿，人体内生邪气也不过内生五邪及进一步导致的痰瘀二邪。但是，痰和瘀是病理结果而不属原始病因，病变层次偏表浅，故笔者不主张将痰、瘀体质单列。在临床上，体质性火邪和湿邪较易见：

火邪体质：自幼畏热贪凉；易生疖肿、痱疹，口唇鲜红，喜冷饮食而便秘，感冒后易于高热；手足心热而无失眠早醒倾向，等。若性急暴躁，说明邪气源于父母。

湿邪体质：思维及动作缓慢；自幼汗脚，易得湿疹、湿脚气，皮脂分泌旺盛，饮水过多或过少，喜干燥食品，厌甜食，易生白痦，易生痰，感冒后或阴雨天易于头身沉重，等。若性情执拗，说明邪气源于父母。

用上述分类诊断、结合西医生理病理学研究、通过临床流行病学调查，笔者已初步地区分开了下列疾病的病因：急性白血病易患人群/体质为火形人，发病机制是造血细胞内火气过盛、金水收藏之气虚损、障碍，致使细胞分化阻滞于幼稚期（即恶变）；慢性粒细胞白血病是造血细胞内湿毒伤土，化气不行而造成的细胞恶变，其向急性白血病转化的危险性与细胞内火气过盛正相关；慢性再障均有先天禀赋不足，造血细胞因精气不足而逐渐死亡；急性再障为火夹湿邪，造血细胞内部火/湿气过盛加造血细胞外的火邪，二火相引，使造血细胞迅速死亡；原发性高血压病易患人群为木火形人，发病机制是肝心阳亢而脾肾气弱，湿热痰瘀结滞血脉。这些诊断都已初步得到了临床疗效的反证（另文）。

4 未病状态的分类诊断

未病状态就是已有内在体质异常但这种异常的程度尚未足以导致脏腑精气等的功能失常，即疾病前期。所以，未病状态就是异常体质状态，体质异常的检测与诊断就是未病的检测与诊断，纠正体质的异常就是最有效的治未病。

5 讨论

对体质的考察需全面、准确，能切实指导临床实践。全面指考察包含形气神三方面、先后天两个层次、正气邪气两部分；切合临床实用指能准确找出体质的异常及其异常的来源，从而找出疾病发生的内在根本原因，实现治病/防病求本，此处尤当注意应着眼于患者发病前的体质异常探查才能找到病因。体质指生命体的物质基础，不是功能；体质是证候产生的物质基础，故其诊断指标、诊断方法与证候有别，不是证候的翻版。笔者实践，《灵枢》五态人与五形人体质分类诊断方案切实可用，而后天精气阴阳及五脏盛衰体质、邪气体质的诊断则需同道长期共谋，本文仅是抛砖引玉。

晚期非小细胞肺癌中医证候特征回顾性临床研究

侯 丽 姜 苗 陈信义 李 忠

在临床实际中，75%的非小细胞肺癌（non - small - cell lung cancer，NSCLC）患者在确诊时已属晚期，失去了手术根治机会，生存期有限。多学科交叉的综合治疗措施已成为晚期 NSCLC 治疗的热点，被认为是最佳治疗模式，这其中包含了中医药治疗，并日益受到关注，近年我科承担了首都医学发展基金重点支持项目"晚期非小细胞肺癌优化中医治疗方案研究"，我们通过对 105 例患者的中医临床症状、舌脉、辨证分型等的回顾性研究，以期探索其中医临床证候特征以及中医药参与治疗的优势环节，从而更好地发挥中医药的特色。

1 病例标准

1.1 纳入病例标准 ①经病理学和影像学确诊的ⅢB－Ⅳ期非小细胞肺癌住院患者；②年龄 18～75 岁；③确诊后尚未接受放化疗或中医药治疗；④预计生存期大于 3 月；⑤无心、肺、肝、肾、血液系统其他严重疾患；⑥1998 年 1 月 1 日以后住院患者。

1.2 排除病例标准（包括剔除病例标准） ①年龄 <18 岁或 >75 岁；②已接受西医或中西医结合治疗；③合并有心、肝、肾等严重疾病患者；④精神病患者；⑤不符合上述纳入标准者；⑥资料不全者。

1.3 诊断标准 非小细胞肺癌诊断标准参照中华人民共和国卫生部药政局颁布的《中药新药临床研究指导原则》中"中药新药治疗支气管肺癌临床研究指导原则"制定。肺癌分期标准参照 UICC 1997 标准制定。症状记分标准参考中华人民共和国卫生部药政局 1997 年发布的《中药新药临床研究指导原则》第 3 辑，拟定中医症状积分标准，按症状有无以及轻、中、重分四级。按照分级标准分别记 0～3 分。

2 研究方法

2.1 临床研究方法 采用回顾性临床研究方法，依病例情况如实填写统一制定的《晚期非小细胞肺癌患者回顾性研究调查表》。所得数据交录入员及专业统计人员进行数据的录入及统计分析。

2.2 统计方法与数据处理 用 Epidata2.1 软件建数据库，两人分别独立录入，计算机审核，锁定。中医症状分析采用因子分析方法进行统计分析。

3 研究结果

3.1 基线资料 依据临床研究方案中制定的纳入病例标准，本次共纳入 105 例。病例分布：北京中医药大学东直门医院 23 例，北京中医药大学东方医院 7 例，卫生部中日友好医院 17 例，中国中医研究院广安门医院 39 例，北京市中医医院 19 例。患者年龄最小 35 岁，最大 75 岁，中位年龄 63 岁。40 岁以下者占 2.86%，40～49 岁者占 11.43%；50～59 岁者占 16.19%；60～69 岁者占 57.14%；70～75 岁者占 12.38%。其中男性 64

例，占60.95%，女性41例，占39.05%，男女性别之比，男性高于女性，与流行病学资料显示男女比例基本接近（2∶1）。病理分型以腺癌最多，占69.52%，与近年流行病学资料一致；其次是鳞癌，占23.81%；其他类型（6.66%）所占比例较少。分期中ⅢB期23例（占21.90%），Ⅳ期82例（占78.10%）。

3.2　临床症状因子分析结果

表1　临床症状因子分析（一）

症　状	第一类因子	第二类因子	第三类因子	第四类因子
神疲乏力	0.73541	0.26736	0.17633	0.14600
少气懒言	0.78549	0.20094	0.19668	0.25499
心悸气短	0.81881	0.13960	0.10051	0.09101
咳嗽咯痰	0.18863	0.81584	-0.12963	0.08329
痰量增多	0.06159	0.82915	0.02223	0.12218
癌性疼痛	0.24327	-0.24368	-0.00230	0.01426
面色无华	0.13243	0.10429	0.12023	0.64398
食欲不振	0.54077	0.00161	0.27931	-0.10448
痰中带血	-0.22825	0.36996	0.02012	0.30002
胸胁胀满	0.68752	-0.13430	-0.12018	-0.18933
失眠多梦	0.70855	-0.14608	0.06114	0.03292
头晕耳鸣	0.22787	0.06965	0.48344	0.11689
夜间盗汗	0.03876	-0.02285	-0.41821	-0.23468
大便干结	0.02166	-0.09586	0.32251	-0.06300
口干咽燥	0.14769	-0.10058	0.44607	0.00120
大便稀溏	-0.04053	0.19735	0.49650	-0.42159
五心烦热	0.29630	0.27876	-0.49080	-0.31636
脘腹胀满	0.24882	0.15412	0.36301	-0.34583
腰膝痠软	0.21201	0.10188	-0.04878	0.42385
恶风自汗	0.15586	0.35679	0.51073	0.20823
时有发热	-0.07571	0.06598	0.00090	0.62681
畏寒肢冷	0.00000	0.00000	0.00000	0.00000

从表1可以看出，第一类因子占主要位置，第一类因子到第四类因子依顺序逐次降低，具体到每个症状据其不同分值，即贡献度大小，取该症状的最大贡献度，将症状进一步归类而得出表2。

表2　临床症状因子分析（二）

第一类因子	第二类因子	第三类因子	第四类因子
神疲乏力	咳嗽咯痰	头晕耳鸣	面色无华
少气懒言	痰中带血	口干咽燥	腰膝痠软
心悸气短	脘腹胀满	时有发热	
胸胁胀满	恶风自汗		
食欲不振	大便干结		
失眠多梦	大便稀溏		
夜间盗汗			
五心烦热			
癌性疼痛			

从表2可以看出，第一类因子症状以气虚、阴虚为主，一般为“气阴两虚”的复合证候；第二类因子症状为肺系症状表现，概括称为“肺系病变”；第三类因子症状以脾胃虚损表现为主，称之为“脾胃虚损”证候；第四类因子症状以肾脏虚损表现为主，称之为“肾气或肾精不足”证候。晚期 NSCLC 症状多且复杂，因子分析的结果发现，以气阴两虚证候最为突出；而脾肾亏虚在肺癌发病中也有一定地位。

3.3 中医辨证分型情况

表3 中医辨证情况分析

中医辨证分型	例数	占病例总数百分比
痰瘀互阻	41	39.05%
气阴两虚	39	37.14%
肺脾气虚	12	11.43%
脾虚痰湿	11	10.48%
痰湿阻滞	8	7.62%
气虚血瘀	8	7.62%
脾肾双亏	7	6.67%
气滞血瘀	6	5.71%
其 他	14	13.33%

注：因同一患者可同时出现多种证候，或见有不同证候，故上述数据相加之和超过实际病例数。其他证型为：痰热阻肺3例、肺肾阴虚、阴虚内热各2例、湿热内蕴、痰毒内蕴、痰饮内停、饮停胸胁、瘀血阻络、瘀毒内阻、阴阳两虚各1例。

表3显示，105例患者中医辨证分型以痰瘀内阻型（41例，39.05%）最多，其次是气阴两虚型（39例，37.14%），其他证型依次为：肺脾气虚型（12例，11.43%）、脾虚痰湿型（11例，10.48%）、气虚血瘀型（8例，7.62%）、痰湿阻滞型（8例，7.62%）等。分析表3，显示病位集中在肺、脾、肾三脏，进一步按气、血、阴、阳、痰、毒等病机特点分析上述辨证分型，气虚型70例（占66.67%）、痰湿型66例（占62.86%）、血瘀型58例（占55.24%）、阴虚型44例（占41.90%）、气滞型6例、湿热型、阳虚型、邪毒型各1例，反映晚期 NSCLC 中医病机特点主要为气虚、痰湿、血瘀、阴虚，而热证、阳虚证少。

3.4 舌象分析 舌象分布见表4～表6。

表4 舌象分布情况

舌象	例数	占描述病例总数百分比
舌淡红苔白腻	20	19.05%
舌淡暗苔薄白	12	11.43%
舌淡红苔薄白	11	10.48%
舌暗红苔薄黄	9	8.57%
舌暗红苔黄腻	8	7.62%
舌红少苔	6	5.71%
舌红苔黄腻	6	5.71%
舌暗红苔白腻	5	4.76%
舌淡暗苔白腻	5	4.76%
舌红苔薄白	5	4.76%
其他	18	17.14%

注：有舌象描述者共105例。

表 4 中 18 例其他舌象分别为：舌红苔薄黄 4 例、舌红苔白腻 3 例、舌紫暗苔白腻、舌紫暗苔薄白、舌淡暗少苔各 2 例，舌紫暗苔黄腻、舌淡暗苔薄黄等各 1 例。可以看出，肺癌患者往往多种舌象相兼出现，105 例患者的舌象描述比较多的是舌淡红苔白腻 20 例（19.05%）、舌淡暗苔薄白 12 例（11.43%）。舌淡红苔薄白通常被认为是正常舌象，有 11 例（10.48%）患者出现。为进一步分析舌象特点，将舌象分舌苔、舌质分别分析如下，见表 5、表 6。

表 5　舌苔分布情况

舌苔	例数	占描述病例总数百分比
苔白腻	35	33.33%
苔薄白	31	29.52%
苔黄腻	16	15.24%
苔薄黄	15	14.29%
少苔	8	7.62%

从表 5 看出，白苔（66 例，62.85%）多于黄苔（31 例，29.53%），腻苔（51 例，48.57%）多于薄苔（46 例，43.81%），白腻苔 35 例（占 33.33%）最多，为患者存在“痰或痰湿”证候的表现，显示“痰或痰湿”是肺癌发生与发展过程中重要因素。

表 6　舌质分布情况

舌质	例数	占描述病例总数百分比
舌淡红	33	31.43%
舌红	24	22.86%
舌暗红	23	21.90%
舌淡暗	20	19.05%
舌紫暗	5	4.76%

从表 6 看出，暗舌（48 例，45.71%）多于淡舌（33 例，31.43%）、红舌（24 例，22.86%），暗舌为患者存在“血瘀”证候的表现，显示“血瘀”是肺癌发生与发展过程中重要因素。

3.5　脉象分析　脉象分析见表 7。

表 7　脉象分布情况

脉象	例数	占描述病例总数百分比
细脉	13	12.87%
沉细	24	23.76%
细滑	11	10.89%
弦细	9	8.57%
细数	4	3.96%
滑脉	7	6.93%
弦滑	12	11.88%
滑数	5	4.95%
沉滑	2	1.98%
弦脉	8	7.92%
濡脉	6	5.94%

注：有脉象描述者共 101 例。

从表7可以看出，病例以细脉、滑脉为主，含细脉脉象者61例，占58.09%；含滑脉脉象者37例（35.24%），细脉主气虚、阴虚，滑脉主痰湿，显示“气虚、阴虚、痰湿”是肺癌发生与发展过程中重要因素。

由此可知，患者舌脉象表现与临床“气阴两虚”“痰瘀互阻”为主的整体辨证分型基本相符。

4 讨论

肺癌是临床常见恶性肿瘤之一。近年来，其发病率在世界范围内呈逐年上升趋势，目前，全世界上每隔30秒就有一人死于肺癌，在全球范围内严重威胁人类健康。我国发病率更是高于全球平均增长速度。肺癌早诊水平有限，非小细胞肺癌（NSCLC）确诊时70%~80%病例已属Ⅲ期（25%~31%）、Ⅳ期（38%~60%），丧失手术根治机会，是肺癌治疗的重点与难点，而倡导采用针对全身兼顾局部的多学科交叉综合治疗模式，提倡个体化原则，其旨在提高生活质量，延长生存期，中西医结合治疗是我国综合治疗模式的特点。

在晚期NSCLC的多学科交叉综合治疗模式中，中医药是综合措施的重要一环。近些年随着晚期NSCLC治疗模式与目的转变，个体化治疗倍受关注，这就使辨证施治的中医药在晚期NSCLC治疗中更加活跃，成为国内外关注的热点。但由于中西医之间理论与实践的差异以及对晚期NSCLC临床证候认识不一，中医药参与治疗的个体化方案居多，缺少多中心、随机双盲临床观察资料，缺乏循证医学（evidence - based medicine，EBM）的证据，治则治法方药的不同导致临床疗效参差不齐，尚未形成规范化治疗方案。因此，目前尚没有充分证据说服众多西医同仁在晚期NSCLC治疗中接受中医药的参与，也没有足够依据为他们提供指导性强、依从性高的中医药参与治疗综合方案。有鉴于此，我们期望通过本项研究探讨晚期NSCLC的证候特征、证型特点，为中医药参与晚期NSCLC的治疗提供研究依据和思路，也为将晚期NSCLC中医药治疗纳入阶段化、综合性治疗轨道做一些有益的探索。

因子分析是一种从分析多个原始指标的相关分析入手，找到支配这种相关关系的有限个不可观测的潜在变量，并用这些潜在变量来解释原始指标之间的相关性或协方差关系的多元统计分析方法。作为多因素统计分析中的一种方法，因子分析在中医药研究中具有广泛的应用前景。譬如，中医辨证、病因病机、治则治法等都属于不可观测现象，如能收集相关方面的资料，并对其进行因子分析，则有利于挖掘中医宝库，总结中医临床经验，开发新的视角和思路，对于中医药的发展无疑具有重大意义。在医学研究中，有一些现象是难以直接观测的，通常称为不可观测现象，它们只能通过其他多各可观测的指标来直接反映。患者临床证候特征规律，也是一个不可观测现象，我们通过对不同患者的临床症状等进行因子分析，从而分析其证候特征。本文采用因子分析的方法，探讨晚期非小细胞肺癌患者临床证候特征。如从表1中只能观测到不同症状的出现频次的多少，而不能观测到不同症状之间的组合情况。从因子分析得到的结果可以看出，晚期NSCLC临床症状多样，除表现有咳嗽咯痰、心悸气短、胸胁胀满、痰中带血等“肺系”症状外，还具有神疲乏力、少气懒言、食欲不振、面色无华、口干咽燥、头晕耳鸣、失眠多梦、夜间盗汗、五心烦热、腰膝酸软等“肺外表现”。通过对诸多症状进行统计学的因子分析发现，神疲乏力、少气懒言、心悸气短、胸胁胀满、食欲不振、失眠多梦、夜间盗汗、五心烦热等典型的气阴两虚症状最突出，其次是脘腹胀满、大便稀溏、腰膝酸软等脾肾两虚症状。而舌脉情况分析结果显示，暗舌、腻苔、细脉所占比例较高，反映痰湿、血瘀也是肺癌发生发展过程中的重要因素。因子 1 为“气阴两虚”的复合证候，因子 2 可概括称为“肺系病变”，因子 3 为“脾胃虚损”证候；第四类因子症状以肾脏虚损表现为主，称之为“肾气或肾精不足”证候。这与临床专家辨证治疗非小细胞肺癌以益气养阴为主，配合健脾化痰、消食导滞等原则相吻合。

本项研究提示，气阴两虚、痰瘀互阻是晚期 NSCLC 确诊时的主要证型。因此，在晚期 NSCLC 治疗中，我们建议以益气养阴与活血化瘀、理气化痰为最基本的治疗法则，可贯穿于整体辨证施治过程中，也应体现在辨证应用中药、中成药或静脉注射液中。可将益气养阴法、活血化瘀法、理气化痰法纳入晚期 NSCLC 规范化治疗的轨道，进行整体化与阶段化治疗，以提高和改善患者生活质量、延长生存期。

随着晚期 NSCLC 阶段性综合治疗模式的确立，中医辨证施治理论的传播和中药新制剂的研发，各种类型的抗肿瘤中药制剂已被推向临床，传统的辨证施治与辨证使用中成药相互结合，使晚期 NSCLC 整体疗效提高已成为可能。由此产生的晚期 NSCLC 中医优化治疗方案与中医药程序化治疗等模式也成为近期研究的热门临床课题。遵循循证医学原则，期望通过多中心、随机的临床观察得到更为切合临床实际，既有临床疗效，又无毒副作用，且经济实惠的优化方案与依从性强的中医药临床用药指导，为更多临床医生治疗晚期 NSCLC 提供决策支持。

肿瘤患者社区康复重在心理干预

贾　玫　陈信义

恶性肿瘤患者存在着不同程度的心理障碍，不但影响疾病预后，而且严重影响患者生活质量。当前以提高生存质量为主要目的多学科综合治疗措施已被国内外学者公认为肿瘤最佳治疗模式。社区康复在肿瘤患者的序贯治疗中占据着重要地位。大量临床研究显示，心理干预有助于提高手术、放化疗的疗效，改善患者预后。在社区肿瘤康复中，心理干预方案不仅是最为常用并有效的，同时也是最为简便而廉价的手段，符合医学药物经济学要求。

1　心理社会因素与肿瘤的关系

恶性肿瘤无论是其诊断还是治疗对每一个个体均是严重的负性生活事件。在患者的个性、应对、认知评价、社会支持和经历等因素的影响下，引发患者各种心理行为反应，这些反应反过来又可以通过对肿瘤发展及预后产生不同的影响。Leshan 对 250 个肿瘤患者和其他病种的住院患者的生活史进行了对比研究，发现肿瘤患者的生活经历有一致性的趋势：①有一段凄凉的童年，感到孤独，孤立，与双亲关系紧张或有敌意。童年没有爱抚也没有友谊。②青年时代，在工作和生活中情绪低落。③以后又发生使自己焦虑的生活事件，如与心爱的子女离别，配偶死亡，这种冲击无法补偿，由丧失变为无望的忧郁，有的人在 6~8 个月内发生肿瘤。

不良事件引起肿瘤的机理尚未阐明。一般认为不良生活事件使机体产生应激，出现抑郁、忧虑、悲伤、紧张、愤怒或焦虑等负性情绪。过度或持久的应激会导致机体内环境失衡，影响下丘脑神经内分泌系统的调节以及自主神经系统的功能，从而降低机体的细胞免疫水平，增加肿瘤发生的机率。乳腺癌的发生、发展与精神因素有关，宫颈癌多见于神经过敏和心灰意懒的已婚妇女，50 岁以上的许多患者，在他们得病之前都有过失去亲人等痛苦的经历。蔡氏等通过对 101 例肺癌与 101 例良性肺部病变患者进行不良生活事件、应对方式与肺癌发病关系研究发现，不良生活事件和消极应对方式对肺癌发生的影响更为显著。相反地，社会支持（social support）与心身健康呈正相关，拥有较多社会支持的个体有较高的心身健康水平，反之则心身健康水平差。因此有学者主张把肿瘤归入心身疾病。Lekander 等对 38 位辅助化疗的乳腺癌患者进行了社会支持与免疫状态的研究，发现化疗结束后 3 个月，社会接触感增加与白细胞水平升高有关，高社会接触的患者有较高的粒细胞数目和比例，以及较低的淋巴细胞、单核细胞比例。这从一个侧面说明了心理干预对于肿瘤患者康复的重要性。

2　肿瘤患者的社区治疗重在康复

恶性肿瘤的发生、发展、治疗效果以及复发、转移、康复等，均与情绪、性格变化密切相关。社区康复是指患者或残疾者经过临床治疗阶段后，为促进患者或残疾者的心身进一步康复，由社区继续提供的医疗保健服务。社区康复不同于医疗康复，它体现了融医疗、预防于一体，心身全面兼顾，连续性、协调性的全科医疗服务的原则，是社区医学的重要组成部分。肿瘤康复的最终目标是最大程度地提高患者的生存质量，使他们具有最理想的社会功能。为此，肿瘤的康复应该从诊断时开始，连续贯穿整个过程。

肿瘤需要综合治疗，肿瘤患者的社区治疗重在康复。由社区为肿瘤患者提供心身全面兼顾的连续性、协调性的全科医疗服务，以减少因肿瘤及其治疗引起的功能、心理和情感上的缺陷，使患者尽可能地恢复正常人的生活。肿瘤康复涉及多个学科。其中，心理康复具有突出的地位。肿瘤康复需要身心兼治，不仅包括躯体康复、功能康复，更应强调心理康复、社会康复，从身心等综合角度切入，以减轻晚期患者的痛苦，提高生活质量。为取得最佳的康复效果，需要患者、家属、医护人员、卫生机构等密切配合，普及肿瘤相关知识，改变不良生活习惯，特别是通过心理培训和辅导，有意识地避免不良心理因素影响患者身心健康，显得尤为重要。

3 中医心理干预疗法有效提高肿瘤患者生活质量

中医心理学认为心理情志因素是一种重要的致病因素，人体对精神刺激反应的核心是肝脏。肝脏通过对气机、血液和情志等的调节，主导人体的应激反应。因此，肝脏功能的正常与否，直接关系到机体其他脏器的生理功能以及疾病的发生、发展和转归。应激反应的机制涉及神经-内分泌-免疫网络在内的多个环节和系统，并影响到人体的各种心理活动。而西医认为恶性肿瘤的发生发展，与神经内分泌失调关系密切。肝脏对内分泌具有促进作用，调理肝气可以纠正内分泌的失调。中医治疗上也十分重视患者的主观感觉和自觉症状，崇尚四诊合参，辨证论治，重视调畅情志，临床中医心理治疗因人而异，因病而异，方法多样，这在很大程度上与西医生理-心理-社会医学模式相吻合。

中医心理干预方案：根据患者不同心理反应和状态，采用个体化中医心理治疗方法，针对性运用如下疗法：①情志相胜疗法：根据五行相互制约关系，用一种情志去纠正相应所胜的情志并有效地调节由这种情绪产生的疾病，从而达到治疗目的。②抑情顺理法：指医生用言语或行为解除患者疑虑，使患者通达致病和愈病之理，使其坚持对病态心理作自我抑制，从而达到治愈疾病之目的。③相反情绪治疗法：指先辨别病态情志的阴阳属性，再设法使患者产生反属性的情志来制约病态情志。④激情刺激疗法：用言语或行为骤然激发患者的某种心理反应，能够使之处于应激状态，借此纠正致病情绪、消除病症的治疗方法。⑤言语开导法：指依靠医生的威望，运用言语开导影响患者使其明达事理或顿时醒悟，树立战胜疾病的信心。⑥解除心因治疗：指对症治疗，"心病还需心药"，弄清病因，重复得病的环境与事件，让患者消除疑虑，直面事实，心病可愈，如杯弓蛇影的典故。⑦其他：包括行为诱导治疗、动作体位治疗、厌恶反射疗法、气功吐纳疗法等。

中医心理干预治疗方案强调个体化，注重心理教育诱导，结合行为训练，并注意让患者家属配合治疗。

恶性肿瘤的治疗不仅仅是临床医疗问题，更重要的是社会问题。中医心理干预治疗已成为肿瘤综合治疗的重要组成部分，对提高肿瘤患者生活质量方面大有裨益，也体现出延长肿瘤患者生存期的趋势。在肿瘤患者的社区康复治疗过程中，心理干预不仅可以延长肿瘤患者生存期，减轻患者心理负担和精神压力，提高患者生活质量，实施过程中还可改善医患关系，缓和家庭经济困难，降低医药费用，既具有重要的临床应用价值，也具有较高的社会和经济效益。

203 例晚期非小细胞肺癌患者临床疗效回顾性研究

姜　苗　陈信义　侯　丽　李　忠　花宝金

肺癌是临床最常见的恶性肿瘤之一，其中非小细胞肺癌（NSCIJC）约占80%，且绝大多数患者在初次确诊时即已进入晚期（IB 期和 W 期），需依靠规范化的西医或中西医结合综合治疗措施以有效地延长疾病进展时间（TTP），提高中位生存期，减少疾病或治疗相关并发症，改善生活质量（QOL）。并在实施综合治疗方案的同时，设法降低费用效果比（C/E）。但是，由于中医与西医基础理论、临床思维以及治疗方法不同，均可能导致临床疗效差异。目前，对于晚期 NSCLC 多主张采用中西医结合治疗方法。为了解和总结中西医结合治疗晚期 NSCLC 的优势和特色，确定中医药治疗的最佳切入点，我们在承担首都医学发展基金重点支持项目“晚期非小细胞肺癌优化中医治疗方案的研究”过程中，对5年来北京地区7家三级甲等中西医结合与单纯西医治疗的晚期 NSCLC 病例进行了系统的回顾性研究。

1　临床资料

1.1　纳入病例标准　①经病理学和影像学确诊的ⅢB～Ⅳ期的非小细胞肺癌患者；②有可观测的瘤灶；③年龄18～75岁；④接受规范化西医或中西医结合治疗；⑤按规定完成2～4周期的化疗；⑥化疗前一月内未接受化疗；⑦化疗前未接受过手术治疗；⑧生存期大于3个月；⑨无心、肺、肝、肾、血液系统其他严重疾患；⑩1998年1月1日以后住院患者。

1.2　排除病例标准（包括剔除病例标准）　①年龄<18岁或>75岁；②未接受规范化西医或中西医结合治疗；③化疗前合并有心、肝、肾等严重疾病患者；④精神病患者；⑤不符合上述纳入标准者；⑥因资料不全，无法判定疗效者。

1.3　病例资料　依据临床研究方案中制定的纳入病例标准，本次可收集到的纳入病例共203例（共住院治疗243次）。其中，中西医结合组88例（共住院治疗127次），单纯西医组115例（共住院治疗116次）。每次住院均至少完成2个周期化疗。其中，单纯西医组平均年龄为（55.31±10.94）岁，中西医结合组为（60.80±8.66）岁；治疗前卡氏评分单纯西医组为（82.53±8.91），中西医结合组为（73.93±9.27）。表明单纯西医组年龄明显低于中西医结合组，其治疗前体质状况亦明显优于中西医结合组。两组差异有显著性（$P<0.001$）。而在疾病分期、病理类型、转移情况等其他各方面，两组均保持均衡，具有可比性（$P>0.05$）.

1.4　诊疗标准　非小细胞肺癌诊断标准参照中华人民共和国卫生部药政局颁布的《中药新药临床研究指导原则》中“中药新药治疗支气管肺癌临床研究指导原则”制定。肺癌分期标准参照国际抗癌联盟（UICC）1997年标准制定。疗效标准参照周际昌主编《实用肿瘤内科学》（第2版）标准制定。

2 研究方法

2.1 临床研究方法 采用回顾性研究方法。参加临床研究者需经过培训以充分了解临床研究方案和各项检查指标，按照两组住院患者住院病历如实填写由研究者统一设计制定的《非小细胞肺癌患者回顾性研究调查表》。其内容主要包括患者所用化疗方案（包括疗程完成情况）以及治疗效果（包括近期和远期疗效指标）。另外，中西医结合组还需记录所用中药静脉制剂、口服中成药的名称、用法及用量；所用中药汤剂的主要立法及药物组成等情况。所得数据交录入员及专业统计人员进行数据录入及统计分析。

2.2 统计方法与数据处理 采用 Epidata2.1a 软件建立数据库，两人分别录入，核实后进行数据锁定；用 SAS 6.12 统计软件进行统计分析。不同治疗组的计量资料采用均数±标准差进行统计描述。采用配对 t 检验比较组内治疗前后差异。两组间比较采用成组 t 检验或非参数 Wilcoxon 秩和检验。计数资料采用绝对数（频数）与相对数（率、比）进行统计描述。组间比较：二分类变量采用卡方检验，单向有序多分类变量（等级资料）采用非参数秩和检验。生存期和疾病进展时间采用生命函数估计法。生存率采用生命表法。

3 研究结果

3.1 近期疗效评估 两组完全缓解（CR）率、部分缓解（PR）率、稳定（NC）率、进展（PD）率比较见表1。单纯西医组肿瘤缓解率（CR+PR）高于中西医结合组；两组病例肿瘤控制率（或称缓解稳定率，CR+PR+NC）差异无显著性（$P>0.05$），但中西医结合组肿瘤控制率有高于单独西医组趋势。

表1 两组病例近期疗效比较［例（%）］

组别	例数	CR	PR	NC	PD
单纯西医组	116	0	41（35.34）	50（43.10）	25（21.55）
中西医结合组	127	0	28（22.05）	78（61.42）	21（16.54）

3.2 以卡氏评分比较两组生活质量比较 两组病例治疗后生活质量见表2。结果显示，中西医结合组卡氏评分改善情况明显优于单纯西医组（$P<0.01$）。

表2 两组病例卡式评分变化情况比较［例（%）］

组别	例数	增加	无变化	下降
单纯西医组	116	18（15.52）	76（65.52）	22（18.97）
中西医结合组	127	67（52.76）	54（42.52）	6（4.72）

3.3 费用效果分析 为了排除因治疗周期数不同造成的误差，本次仅对两组中规范进行2个周期化疗患者（中西医结合组72例，单纯西医组106例）进行统计分析。治疗费用以药品费用、住院费用及时间费用的总和为准，而治疗效果以目前公认的肿瘤控制率（CR+PR+NC）表示。比较两组费用效果比（C/E）。由表3可知，中西医结合组费用效果比优于单纯西医组。与费用较低的中西医结合组比较，单纯西医组随着费用升高，疗效未能相应增加反而下降，故无需计算增长的费用效果比（ΔC/ΔE）。经敏感度分析（略），这一结果依然成立。

表 3　两组疗法的费用效果比比较

组别	例数	费用	肿瘤控制率（%）	C/E
单纯西医组	106	62354.22	76.4（81/106）	816.15
中西医结合组	72	51004.94	87.5（63/72）	582.91

3.4　远期疗效评估　本课题对两组病例生存期和疾病进展时间进行了比较，中西医结合组共 88 例，单纯西医组 115 例。两组失访病例均由治疗开始至末次随访时所得数值作为截尾数据进行统计。统计结果见表 4、表 5。表 4 示：中西医结合组中位生存期似乎高于单纯西医组，但经 χ^2 检验，二者差异无显著性（$P>0.05$）。表 5 示，中西医结合组疾病进展时间似乎较单纯西医组为长，但经统计学处理，两组差异无显著性（$P>0.05$）。

表 4　两组病例生存时间比较（天）

组别	例数	四分位数			均值	标准误
		P_{25}	P_{50}	P_{75}		
单纯西医组	115	155.00	304.00	578.00	417.77	49.05
中西医结合组	88	221.00	354.00	515.00	437.03	44.12

P25 代表 25% 百分位数，P50 代表 50% 百分位数（即中位数），P75 代表 75% 百分位数，下表同。

表 5　两组病例疾病进展时间比较（天）

组别	例数	四分位数			均值	标准误
		P_{25}	P_{50}	P_{75}		
单纯西医组	115	90.00	123.00	255.00	210.00	28.92
中西医结合组	88	120.00	175.00	309.00	252.52	25.27

4　讨论

203 例晚期 NSCLC 临床回顾性研究结果显示：（1）基线资料分析表明两组病例年龄及卡氏评分比较，差异有显著性（$P<0.01$）。这一结果与罗扬等的报道一致。反映出目前接受中西医结合治疗的患病人群疗前在年龄、生活质量方面普遍较接受单纯西医治疗的患病人群处于劣势。（2）近期疗效分析显示，单纯西医组缓解率（CR + PR）高于中西医结合组，而中西医结合组肿瘤控制率（CR + PR + NC）与单纯西医组相似。本研究结果中的单纯西医组缓解率与文献报道基本一致。而中西医结合治疗至少可取得与西医治疗相同的近期疗效（肿瘤控制率），从而使两组患者具有同等机会接受进一步的治疗。（3）生活质量改善为肺癌主要预后因素。重视提高患者的生活质量已成为晚期肺癌临床治疗和研究的重要考核指标。生活质量评估显示，中西医结合组卡氏评分改善情况明显优于单纯西医组。（4）费用效果比（或称成本疗效比，cost/effectiveness，C/E）是一个药物经济学概念。费用效果分析是药物经济学分析的基本方法之一。通过本次临床研究发现，中西医结合组费用效果比优于单纯西医组。（5）临床研究结果发现，中位生存期中西医结合组与单纯西医组分别为 354 天（11.8 个月）与 304 天（10.1 个月），生存期基本相似；中位疾病进展时间中西医结合组为 175 天（5.8 个月），似较单纯西医组 123 天（4.1 个月）为长（$P=0.059$）。我们预测，随着本研究的继续进行、样本含量不断扩大，理应得到具有统计学意义的阳性结果。

对晚期 NSCLC 来讲，治疗目的不外控制临床症状、提高生活质量与延长生存时间两方面。综合近年来 5972 例ⅢB/Ⅳ期 NSCLC 的临床研究结果显示，缓解率为 17%~41%，中位生存期为 7.4~11.4 月，1 年生存率为 27%~48%。多数文献报道显示，中西医结合治疗可明显延长患者生存期。本次研究所得中西医结合组中位生存期也略高于单纯西医组似乎说明中西医结合治疗有延长生存期趋势。此外，我们也发现，在剔除因失访导致的截尾数据后，中西医结合组疾病进展时间（TTP）明显高于单纯西医组。对于多数晚期非小细胞肺癌患者来讲，TTP 较中位生存期及肿瘤缓解率更能够说明治疗效果，其对评估不同治疗方案的临床价值也更有意义，目前 TTP 已经成为评价晚期 NSCLC 临床疗效的重要指标之一。从本文结果可以预测，中西医结合治疗有望成为晚期 NSCLC 的最佳治疗模式，而 TTP 时间段则可能为中医药干预治疗晚期肿瘤的最佳时期。

存在问题：（1）各中心原始病历水平不一，资料完善程度难以令人满意，虽然研究者付出大量时间和劳动，但符合科研标准，最终纳入的样本数未能达到预期计划。（2）由于缺乏有效的随访制度及相关记录，导致失访率较高（外地患者尤为明显），为准确评估远期疗效带来一定困难。（3）由于本项研究为回顾性研究，不可控因素较多，部分指标资料不全，导致课题设计中的部分指标和内容（如肿瘤标志物及免疫指标的变化等）无法统计或所得结果缺乏统计学说服力。一些原本准备解答的问题，如各类中药与患者近期、远期疗效的量效关系问题以及药症对应关系等等，也因此难以得到预期答案。（4）由于研究者自身学术水平和知识范围的限制，在研究方法选择、研究结果分析以及理论阐述方面不可避免地存在诸多不足。针对这些问题，我们认为，应从建立中医肿瘤规范化的专科病案制度、中医肿瘤规范化治疗方案、中医肿瘤规范化诊断和疗效标准、在循证医学指导下开展大样本的前瞻性临床研究、结合临床实际积极开展基础研究等方面采取相应措施予以解决。

老年病科

阿尔茨海默病的流行病学特点及其对公共卫生观念的影响

田金洲　时　晶　苗迎春

自20世纪60年代以来，痴呆的流行病学研究，包括患病率（确定人群内的病例数）和发病率（通常每年的新增病例数）。国际阿尔茨海默病学会（ADI）是77个阿尔茨海默学会组成的国际联盟，成立于1984年，基地设在英国的伦敦精神病学研究所，自1996年起与世界卫生组织（WHO）官方一起工作。ADI组织12位专家，根据已发表的世界各地的痴呆研究和WHO提供的痴呆患病率、发病率和死亡率资料进行估计，于2005年12月在《柳叶刀》上发表了著名的"德尔非研究共识"，指出今天全球有2430万人患痴呆，每年新增痴呆病例460万（每7秒新增1例患者）。患病人数每20年增加1倍，到2040年，全球痴呆病例将达到8110万。

1　中国居各国痴呆人数和增长速度之首

2001年的研究资料显示，有60%的痴呆患者生活在发展中国家，且逐年增加，到2040年将增加到70%。2001年到2040年之间，各国阿尔茨海默病（AD）人数增长不是均衡的。发达国家的痴呆人数预测以100%的比例增长，但中国、印度及其南亚和西太平洋邻国将以超过300%的比例增长，中国的痴呆人数则将以336%的比例增长。拉丁美洲和非洲痴呆人数在未来也将经历一个快速增长，增长比例为235%~393%。这种情况发展的后果是惊人的，据ADI预测，到2040年，中国及其西太平洋邻国将有相当于西欧3~4倍以上的痴呆患者。拉丁美洲国家的痴呆人数（1800万）是北美（3400万）的一半，但到2040年，两个地区的数字将非常相似（分别为9100万和9200万）。

2001年研究资料还表明，痴呆人数最大的7个国家是：中国（500万）、欧盟（500万）、美国（290万）、印度（150万）、日本（110万）、俄罗斯（110万）和印度尼西亚（100万）。到2006年，罹患AD的美国人已有450万，另有百万之众的美国人目前正遭受血管性痴呆（VaD）、路易体痴呆（LBD）和额颞叶痴呆（FTD）的影响。中国是世界上人口老化基数最大的国家，到2006年，65岁及以上老年人口已达1.34亿。根据2005年我国首次流行病学调查结果估计，65岁以上老年人的痴呆患病率为7.8%，其中AD患病率为4.8%，是VaD（1.1%）的4.36倍，且随着年龄增长而增加，患病率北方高于南方，发病年龄西部高于东部。据此估计，我国的痴呆人数已近800万，其中AD近600

万，到21世纪中叶，老年人口将增加到4亿，AD患者将接近2000万。因此，中国不是一个痴呆疾病低发的国家，恰恰相反，而是世界上痴呆人数最多且增长速度最快的国家。

2　**阿尔茨海默病是最常见的痴呆类型**

自20世纪90年代以后，陆续发表的痴呆临床病理学研究证实，5%~10%的65岁及以上老年人患有某种认知衰退或痴呆，其中超过50%的病例是AD原因，且女性多于男性。但中国和亚洲其他国家的发病情况是否与西方国家一样，即AD是否为最常见的痴呆类型过去一直存在争议。有研究表明，1990年以前的中国研究报道AD患病率显著低于VaD，1990年后AD成为了中国最常见的痴呆类型，痴呆患病率平均4.7%，其中AD平均2.8%，VaD平均1.4%；每年痴呆发病率平均11.5‰，其中AD平均7.4‰，VaD平均3.3‰。日本情况与中国十分相似，1992年以前，以VaD为主要痴呆类型，1995年后则AD成为主要痴呆类型。但各国疾病发生的性别趋势都是女性多于男性。

2005年，一项跨越中国4省市（北京、上海、成都、西安）的流行病学调查报告进一步证实，AD是我国65岁及以上老年人中最常见的痴呆类型，其发病率与世界平均水平基本一致，AD作为痴呆类型在所有痴呆患者中的比例也与其他国家情况一致。其中AD患病率为4.8%，女性（6.6%）高于男性（2.9%）。人口标准化后，中国65岁及以上人中AD患病率分别为3.4%（男性），7.7%（女性）和5.9%（两性）；对VaD来说，对应的数字分别是1.4%（男性），1.2%（女性）和1.3%（两性）。该研究总计732例AD和295例VaD被确诊，分别代表了全部痴呆病例的70%和22%加权。AD发病平均年龄为76.9岁，比VaD早9岁（67.7岁），并随年龄增加而增长。从AD发病到诊断平均需2.4年时间，较VaD短1.8年。

3　**阿尔茨海默病具有明显的年龄依赖性**

3个重要的痴呆年龄分组患病率研究即欧洲合作研究（EURODEM）、美国Framingham研究和1945~1985年痴呆患病率文献定量整合研究均显示：痴呆和AD均具有明显的年龄特异性。在65岁以上老年人群中，痴呆患病率每5岁增加1倍以上。所有研究中，被诊断为AD的病例比例（60%~70%）显著高于VaD，痴呆发病率继续随年龄而升高直到85岁，这种升高的比率主要出现在女性患者中。一项跨越中国4省市（北京、上海、成都、西安）的流行病学调查报告也证实，AD随年龄增加而增长，AD加权患病率55~64岁组为0.2%，65~74岁组为1.2%，75~84岁组为5.7%，85岁及以上组为23.3%。而VaD只是显示了很弱的年龄趋势。然而，在65岁以下的患者中，痴呆不如65岁以上的老年人那样常见。在60~65岁人群中，AD患病率大约0.7%；而常染色体显性家族性痴呆如伴皮质下梗塞和脑白质病的大脑常染色体显性动脉病（CADASIL）、早发AD、局部或罕见的痴呆如皮克病、额叶痴呆和朊病毒病可能在65岁以下人群中更为常见。这些疾病常有早发的行为表现。一项基于人口队列的欧洲合作研究表明，年龄标准化的痴呆患病率是6.4%，其中AD是4.4%，VaD是1.6%。该痴呆患病率随年龄而不断升高，65~69岁年龄组为0.8%，90岁及以上组则上升到28.5%。与之相同的是，AD患病率也随年龄而不断升高，65~69岁年龄组为0.6%（占全部痴呆病例的53.7%），90岁及以上组则上升到22.2%；VaD患病率为0.3%（占全部痴呆病例的15.8%），90岁及以上组则上升到 5.2%。尽管多数研究提示，无论痴呆患病率还是 AD 患病率女性均高于男性，但最近的研究并未得出一致性结论。因此，AD 是随年龄而升高的痴呆患病率的主要贡献者，具有显著的年龄依赖性。

4 阿尔茨海默病是全世界致残和累赘的疾病

按照 2003 年度世界卫生报道关于全球疾病负担估计，60 岁及以上老年人中痴呆导致残疾的占 11.2%，远远高于卒中（9.5%）、骨骼肌障碍（8.9%）、心血管病（5.0%）及各种类型的癌症（2.4%）。据一个跨学科专家组的估计共识，除了脊髓损伤和晚期癌症以外，AD 致残加权显著高于任何其他健康情况。虽然痴呆患者是卫生服务的消费大户，但在发达国家痴呆的直接花费主要用于社区和居民照料的支出。英国 461000 例认知损害的老年患者中有 224000 例生活在政府提供的公共设置内，他们每年花费 4.6 亿英镑(8.2 亿美元)，相当于英国国内总花费的 0.6%。家庭照料者仍然是支持痴呆患者的主要群体，痴呆照料中时间消耗是最大的需求，许多照料者不堪其累，需要减少工作才能维持下去。在美国，每年的非正式的花费是 18 亿美元。非正式花费主要指个人生活活动照料，包括家庭照料所承担的花费在内。这些关于疾病负担的估计主要依赖于那些与痴呆患者一起生活的人的个人估计和流行病学调查证据。

ADI 于 2007 年 4 月 16 日在官方网站发布了“全世界痴呆照料花费每年 315 亿美元”的新闻。该文指出，2005 年全世界痴呆照料的直接花费估计为 210 亿美元，非正式照料花费每年为 105 亿美元，北美和欧洲花费最高。其中美国总花费 76 亿美元是最高的，其次是日本 34 亿，中国 28 亿。77% 的总花费发生在世界上发达地区。随着痴呆人数每 20 年翻一番，全世界总花费将很快升高，非正式照料花费也将从每年 105 亿上升到 485 亿美元。

根据以前的研究，发达国家中 73% 痴呆患者生活在家里，并接受非正式的照料，每天接受 1.6h 的个人日常生活活动支持。在发展中国家，估计 90% 的痴呆患者生活在家里，并接受每天 1.6 小时的非正式个人生活活动照料。

一项基于社区的 65 岁以上的 1670 例老年人研究显示，AD 是全部人群中最显著的死亡率预测标志，调整相关变异后的危险比为 1.4。因 AD 死亡的人群归因危险度是 4.9%，其中女性死亡率高于男性。在死亡证明书上，AD 患者的死亡原因更有可能名列为痴呆/AD、其他脑功能障碍、肺炎、脱水，但较少包括癌症。就整体而言，AD 增加 40% 的死亡率，平均生存期（5.9 ±3.7）年。

5 国际社会应对阿尔茨海默病所作的努力

老年痴呆尤其 AD 不仅是老年人群的最大健康杀手，而且是国家财政和家庭花费的主要消耗者。毫无疑问，因 AD 而迅猛增加的医疗需求和照料负担必将对我国乃至全世界的社会经济发展和民众生活继续产生重要影响。何如准备未来的卫生和社会服务体系以应对这种情况，应该是全社会必须深思的问题。

1977 年，美国国立卫生研究院主办了第一个专题会议，启动了 AD 全面研究计划，创建了合适的社会反应和可靠的诊断需求。美国加利福尼亚大学 AD 研究中心 Robert Katzman 教授制定了一项改革措施，以促进 AD 病因研究和治疗发现，从而改变公众的观念，即 AD 不只是年龄增加的后果，而是一种疾病，应该像其他疾病一样被研究被治疗。之后，美国国立神经病学、语言障碍和卒中研究院（NINCDS）组织了一次由国家衰老研究所（NIA）和国家精神卫生研究所（NIMH）支持的会议，由此开始了 AD 复杂的发病机理和可能治疗的科学探索。随后 Robert Katzman 发起在美国纽约成立了由自愿者组成的阿尔茨海默病学会（ADS），从事 AD 的研究、教育和服务。1979 年 10 月 29 日，美国国立卫生研究院联合几个城市的类似组织成立了阿尔茨海默病及相关疾病协会（ADRDA），后来被简称为阿尔茨海默病协会（AA）。至今该协会已经组织了 11 届阿尔茨海默病及相关疾病国际大会、6 届老年痴呆照料大会和 2 届老年痴呆预防大会，成为最具影响力的痴呆国际学术组织。20 世纪 80 年代中期，国家衰老研究所所长 Franklin Williams 在美国国立卫生研究院支持下成立了阿尔茨海默病办公室，开始统一协调国家衰老研究所的 AD 研究。1984 年，国家衰老研究所领导决定发展一个全国的跨学科的研究计划，旨在探讨 AD 的原因和病程以及 AD 与正常衰老的区别。AD 中心（ADCs）的网络概念便开始萌生，经过大约 20 年，建立了遍布美国的阿尔茨海默病中心（ADCs）、阿尔茨海默病临床研究（ADCS）、欧洲阿尔茨海默病联合会（EADC）、国际阿尔茨海默病神经影像初步行动（ADNI），以及临床和遗传学国家数据库（CGND）等研究机构和项目。世界上绝大多数 AD 研究的重大进展都源于这些 AD 中心，包括 1984 年发表且运用最为广泛的 AD 临床诊断标准（NINCDS－ADRDA criteria）及其临床病理学研究成就。

在西方发达国家，进入 20 世纪 70 年代后，由政府支持的学术机构和学术组织牵头，吸收不同学科的人才参加，并集合基础和临床两方面的知识和技术，建立了众多跨学科的研究团队、大型研究项目和资源共享的全国性或世界性的合作网络，使痴呆研究的速度明显加快，反映在研究者、出版物和基金项目的数量迅猛增加。

许多社会名流也为提高普通公众对 AD 的关注而奉献力量。1982 年感恩节，美国前总统 Ronald Reagan 在白宫举行的招待会上宣布了世界上第一个“全国 AD 知晓周”，并向后来发现淀粉样肽氨基酸的美国著名科学家 George Glenner 谈到了其母亲去世时最终也未能认出他来的故事（后来被证实死于 AD）。1993 年，Reagan 在明尼苏达州罗切斯特市的梅奥诊所（Mayo Clinic）被诊断患了 AD。1994 年 11 月 5 日，他发表了一封亲手书写的著名信件，告诉市民“自己刚刚成为患有 AD 的百万美国人中的一员”。1995 年，他与阿尔茨海默病协会一起创立了“罗纳德·里根－南茜·里根研究所”及其基金会，专门从事 AD 的研究。他在患病 10 年后于 2004 年去世。Reagan 与 AD 抗争 10 年，为人类留下的最大遗产之一就是提高了全世界对这类疾病的知晓度。

毫无疑问，AD 也已经成为我国最常见的痴呆类型，由此而迅猛增加的医疗需求和照料负担必将对我国的社会经济发展继续产生重要影响，防治任务十分繁重。然而，我国绝大多数公众对此疾病却仍然陌生，提高我国公众的疾病意识和防治痴呆的水平，是我国医疗保健服务体系和经济社会发展急需解决的重大问题。

遗忘型轻度认知损害的中医证候特征

时 晶 田金洲 苗迎春 毛 敏 赵晓东 房立岩
龙子弋 孙文军 芦红梅 王志良 李晓斌

轻度认知损害（mild cognitive impairment，MCI）是介于正常与痴呆之间的过渡状态，在老年人中的发生率大约为5.3%，并以每年15%、每2年40%、每3年53%的比率发展为痴呆。患者的典型症状是记忆减退，可存在一个或几个认知区域的损害，但还不足以影响患者的日常生活功能，达不到痴呆的临床诊断标准。

轻度认知损害分为三个亚型：遗忘型轻度认知损害、单个非记忆区域的轻度认知损害和多个认知领域的轻度损害。其中，遗忘型轻度认知损害最为常见，主要以记忆损害为主，其他认知领域相对保持完整，主要进展为阿尔茨海默病（AD）。

遗忘型轻度认知损害患者的典型症状是记忆减退，这与中医的“健忘”有些相似，但是轻度认知损害作为痴呆的前期阶段，其又不完全等同于中医的“健忘”，与中医的“呆病”“痴呆”也有关，目前，也有轻度认知损害的中医药干预的相关研究，但是由于缺乏统一的证候诊断标准，影响了中医证候诊断的规范化和疗效判定的标准化，也使相关的中医药研究结果缺乏可信度，因此，本研究通过组间比较，寻找aMCI的中医证候分布特征，旨在为中医药干预治疗aMCI提供辨证依据。

1 研究对象和方法

1.1 研究对象 所有受试者来源于北京东直门医院老年病科就诊的患者和招募的7个社区的居民，受试者年龄在40～85岁之间。其中NC组213名，男65名（30.5%），女148名（69.5%），平均年龄（62.96±8.99）年，受教育年限（11.08±4.11）年。aMCI组159名，男57名（35.8%），女102名（64.2%），平均年龄（64.50±8.79）年，受教育年限（10.48±5.61）年。AD组171名，男60名（35.9%），女111名（64.1%），平均年龄（67.75±8.58）年，受教育年限（8.19±5.01）年。三组受试者性别比较无显著性差异（$P=0.487$）；年龄比较，AD组>aMCI组>NC组，有显著性差异（$P=0.000$）；受教育年限，NC组>aMCI组>AD，有显著性差异（$P=0.000$）。受试者均具有足够的视觉和听觉分辨力接受神经心理学测试，配合研究程序。

1.2 纳入和排除标准

1.2.1 aMCI的纳入和排除标准

1.2.1.1 纳入标准：（1）主诉记忆减退，并经他人证实记忆困难；（2）记忆功能异常的客观证据；（3）简易精神状态检查（MMSE）评分在19分和30分之间（包括30分者）；（4）临床痴呆程度评定（CDR）等于0.5分，记忆项目积分必须至少0.5分；（5）执行功能和日常生活能力正常；（6）没有明显的脑血管疾病：海金斯基评分（HIS）少于或等于4分；（7）哈密尔顿抑郁评定量表（HAMD）积分少于或等于12分/17项量表；（8）年龄在40和85岁之间（包括85岁）。（9）筛选之前12个月内头颅CT或MRI扫描无感染、梗塞或其他局灶性损伤的证据，可以允许一个非关键性脑区的腔隙且不被认为影响了受试者的认知损害。

1.2.2.2 排除标准：(1) 肯定的痴呆：MMSE≤19 分或符合痴呆诊断标准；(2) 明显的脑血管疾病：Hachinski 评分（HIS）大于 4 分或临床脑梗死；(3) 过去 2 年内出现过符合 DSM－IV 标准的中度抑郁或另一种精神疾病，哈密尔顿抑郁评定量表积分大于 12 分/17 项量表；(4) 任何明显的神经疾病如帕金森病、亨廷顿病、正常压力脑积水、脑肿瘤、进行性核上麻痹、癫痫、慢性硬膜下血肿、多发性硬化、严重头外伤史伴有持续神经功能缺损或已知的结构性脑异常。

1.2.2 AD 的纳入和排除标准：主要参照美国国立神经病语言卒中研究所（NINCDS）和阿尔茨海默病及相关疾病协会（ADRDA）的诊断标准。

1.3 研究方法 对于北京东直门医院老年病科就诊的患者和招募的 7 个社区的居民，年龄在 40～85 岁之间者，按照受试者的就诊次序，对其进行神经心理学、影像学、生化学检查，初步筛选出 aMCI 组、AD 组和 NC 组三组，并对患者进行中医证候辨别。

1.3.1 神经心理学评价：由受过神经心理学测评培训的医师对受试者进行简易精神状态检查（MMSE）、即刻故事回忆测试（ISR）、延迟故事回忆测试（DSR）、画钟试验（CDT）、蒙特利尔认知评估量表（MoCA）、Hopkins 语言学习测试（HVLT）、临床痴呆程度评定（CDR）、日常生活活动量表（ADL）、海金斯基缺血量表（HIS）、哈密尔顿抑郁评定量表（HAMD）的测试。

1.3.2 中医证候辨别：采用了中医证候诊断量表及诊断标准，该量表包括 7 个中医证候：肾精亏虚、痰浊蒙窍、瘀阻脑络、阴虚阳亢、热毒内盛、腑滞浊留、气血不足。各项目所得积分值相加即为该证候的积分（最高分为 30 分），积分≥7 分为该证候诊断成立，≥7～14 分为轻度，≥15～22 分为中度，≥23～30 分为重度。

1.4 统计方法 应用 SPSS11.0 统计软件，组间均值比较采用独立样本 t 检验，多组均值多重比较采用单向方差分析，若变量不满足正态分布和方差齐性，则采用非参数检验。样本率比较采用 χ^2 检验。相关分析采用双变量相关分析检验。危险度研究采用 Logistic 回归分析。

2 结果

2.1 aMCI 中医单一证候分析

2.1.1 aMCI 组与 AD 组、NC 组中医证候积分比较

表 1 aMCI 组与 AD 组、NC 组中医证候积分（mean ± SD）

中医证候	NC n = 213	aMCI n = 159	AD n = 171
肾精亏虚	10.60 ± 3.238	11.61 ± 2.648*	12.78 ± 3.399**△
痰浊蒙窍	10.18 ± 3.350	11.94 ± 2.895**	12.23 ± 3.182**
瘀阻脑络	8.95 ± 1.932	9.88 ± 2.731*	10.30 ± 1.942*
阴虚阳亢	9.88 ± 2.731	9.22 ± 2.336	9.96 ± 2.423
气血不足	8.67 ± 1.633	9.55 ± 2.679	8.92 ± 2.510
热毒内盛	9.41 ± 3.703	9.50 ± 3.308	9.14 ± 2.905
腑滞浊留	9.14 ± 2.905	9.40 ± 3.062	10.43 ± 2.873

注：* $P<0.05$，与 NC 组相比，** $P<0.01$，与 NC 组相比；△ $P<0.05$，与 aMCI 组相比。

肾精亏虚证积分，aMCI 组（11.61 ± 2.648）高于 NC 组（10.60 ± 3.238，$P=0.046$），低于 AD 组（12.78 ± 3.399，$P=0.012$）。痰浊蒙窍证积分，aMCI 组（11.94 ± 2.895）显著

高于 NC 组（10.18 ±3.350，$P=0.006$）、与 AD 组（12.23 ±3.182）无显著性差异（$P=0.330$）。瘀阻脑络证积分，aMCI 组（9.88 ±2.731）高于 NC 组（8.95 ±1.932，$P=0.031$）、与 AD 组（10.30 ±1.942）无显著性差异（$P=0.639$）（表1、图1）。

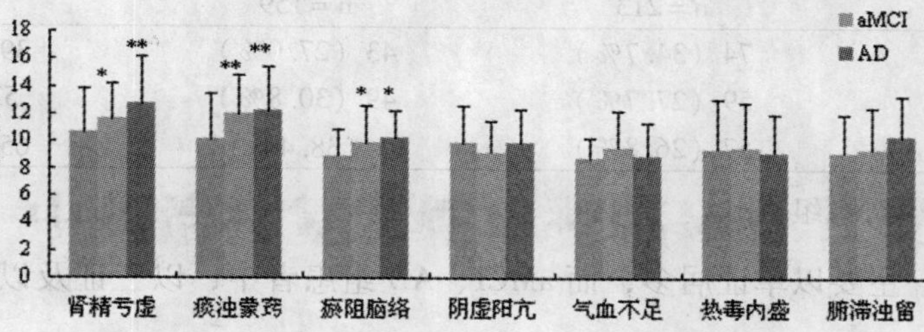

图1　aMCI 组、AD 组和 NC 组的中医证候积分比较

注：$^{*}P<0.05$，与 NC 组相比；$^{**}P<0.01$，与 NC 组相比；$^{\triangle}P<0.05$，与 aMCI 组相比。

2.1.2　aMCI 组与 AD 组、NC 组的中医证候分布比率比较

aMCI 组肾精亏虚证出现比率为 67.6%，与 AD 组（74.3%）均显著高于 NC 组（58.7%）（P 值分别为 0.007，0.001）；aMCI 组痰浊蒙窍证出现比率为 40.9%，与 AD 组（42.7%）显著高于 NC 组（18.8%）（P 值均为 0.000）；aMCI 组瘀阻脑络证出现比率为 35.2%，与 AD 组（34.5%）高于 NC 组（24.9%）（P 值分别 0.030，0.039）；阴虚阳亢、气血不足、腑滞浊留证与 NC 组相比均未显示差异，而 AD 组腑滞浊留证出现比率（13.5%）高于 NC 组（6.6%，$P=0.023$）（表2、图2）。

表2　aMCI 组、AD 组和 NC 组的中医证候分布比率（%）

中医证候	NC n = 213	aMCI n = 159	AD n = 171
肾精亏虚	125（58.7%）	115（67.6%）**	127（74.3%）**
痰浊蒙窍	40（18.8%）	65（40.9%）**	73（42.7%）**
瘀阻脑络	53（24.9%）	56（35.2%）*	59（34.5%）*
阴虚阳亢	60（28.6%）	54（34.0%）	58（33.9%）
气血不足	51（23.9%）	40（25.2%）	45（26.3%）
热毒内盛	15（7.0%）	14（8.8%）	15（8.8%）
腑滞浊留	14（6.6%）	12（7.5%）	23（13.5%）*

注：$^{*}P<0.05$，与 NC 组相比，$^{**}P<0.01$，与 NC 组相比。

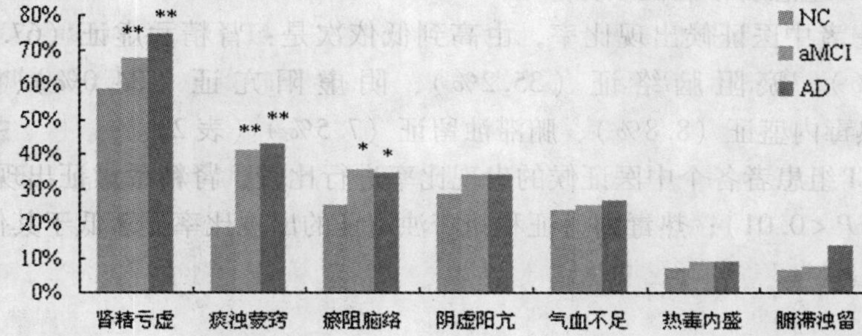

图2　aMCI 组与 AD 组、NC 组的中医证候分布比率比较

注：$^{*}P<0.05$，与 NC 组相比，$^{**}P<0.01$，与 NC 组相比。

2.1.3　aMCI 组与 AD 组、NC 组中医复合证候比较

表 3　aMCI 组与 AD 组、NC 组中医复合证候分布比率（%）

中医复合证候	NC n = 213	aMCI n = 159	AD n = 171
单证	74（34.7%）	43（27.0%）	39（22.8%）*
两证	59（27.7%）	49（30.8%）	53（31.0%）
三证及以上	57（26.8%）	61（38.4%）*	65（38.0%）*

注：* $P<0.05$，与 NC 组相比。

在 NC 组中，主要以单证居多，而 aMCI、AD 组患者中，以三证及以上复合证者居多（表 3、图 3）。

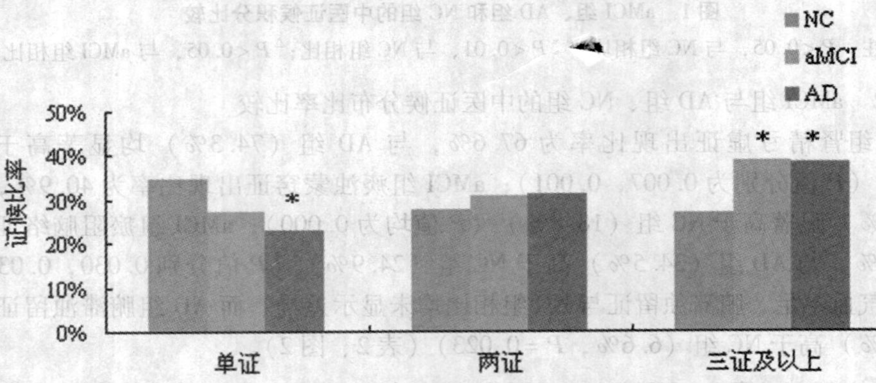

图 3　aMCI 组、AD 组和 NC 组中医复合证候分布比率比较

注：* $P<0.05$，与 NC 组相比。

aMCI 组与 AD 组、NC 组三组中医复合证候情况比较，肾精亏虚复合痰浊蒙窍证出现比率高，aMCI 组与 AD 组患者显著高于 NC 组（P 值均为 0.000）；痰浊蒙窍复合瘀阻脑络证出现比率，aMCI 组、AD 组患者显著高于 NC 组（P 值分别为 0.003，0.000）；气血不足复合痰浊蒙窍证出现比率 aMCI 组高于 NC 组（$P=0.023$），AD 组患者显著高于 NC 组（$P=0.001$）；痰浊蒙窍复合腑滞浊留证出现比率，AD 组高于 NC 组（$P=0.016$），AD 组高于 aMCI 组（$P=0.036$）。

2.2　aMCI 组患者中医证候分布

aMCI 组患者中医证候出现比率，由高到低依次是：肾精亏虚证（67.6%）、痰浊蒙窍证（40.9%）、瘀阻脑络证（35.2%）、阴虚阳亢证（34.0%）、气血不足证（25.2%）、热毒内盛证（8.8%）、腑滞浊留证（7.5%）（表 2）。

对于 aMCI 组患者各个中医证候的出现比率进行比较，肾精亏虚证出现比率显著高于其他各证候（$P<0.01$）；热毒内盛证和腑滞浊留证的出现比率显著低于其他各证候（$P<0.01$）（图 4）。

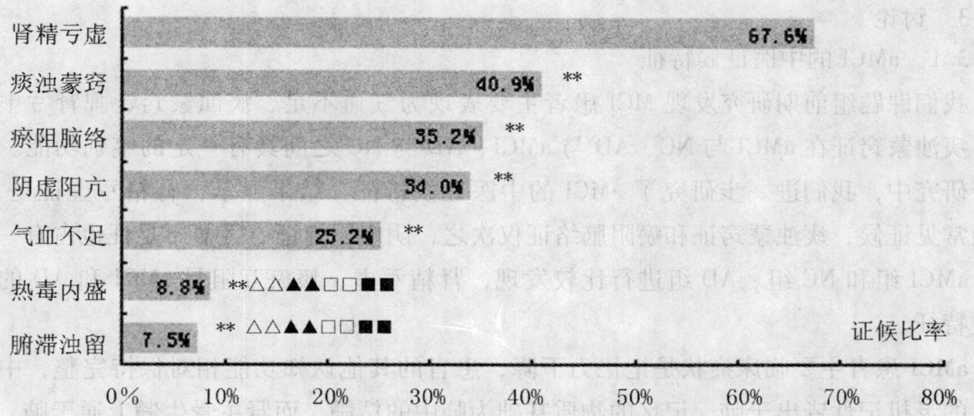

图4　aMCI 组患者中医证候分布比率比较

注：** $P<0.01$，与肾精亏虚证相比；△△ $P<0.01$，与瘀阻脑络证相比；▲▲ $P<0.01$，与痰浊蒙窍证相比；□□ $P<0.01$，与阴虚阳亢证相比；■■ $P<0.01$，与气血不足证相比。

2.3　中医证候对于 aMCI 的危险度研究

用 Logistic 回归分析法研究各中医证候对于 aMCI 的危险度，结果表明痰浊蒙窍证是 aMCI 的危险因素，$P=0.025$，偏回归系数 $B=0.068$（表4）。

表4　各中医证候对于 aMCI 的危险度

中医证候	B	S. E.	Wald	df	Sig.	Exp（B）
肾精亏虚	0.037	0.025	2.263	1	0.132	1.038
痰浊蒙窍	0.068	0.030	5.018	1	0.025*	1.070
瘀阻脑络	0.026	0.029	0.826	1	0.363	1.026
阴虚阳亢	0.016	0.030	0.285	1	0.593	1.016
热毒内盛	−0.069	0.037	3.436	1	0.064	0.933
腑滞浊留	−0.041	0.047	0.742	1	0.389	0.960
气血不足	−0.019	0.034	0.320	1	0.572	0.981

注：* $P<0.05$。

2.4　中医证候与年龄的相关性

NC 组肾精亏虚证积分与年龄呈正相关，相关系数为 0.233，$P=0.009$，NC 组 65 岁以上人群肾精亏虚证积分（11.55 ± 3.602）高于 65 岁以下人群（10.03 ± 2.871，$P=0.010$）（表5）。

表5　NC 组、aMCI 组、AD 组 65 岁以上和 65 岁以下人群中医证候积分比较

分组	年龄	肾精亏虚	痰浊蒙窍	瘀阻脑络	阴虚阳亢	热毒内盛	腑滞浊留	气血不足
NC	<65 岁	10.03 ± 2.871	10.83 ± 3.795	8.82 ± 1.901	10.33 ± 2.828	9.13 ± 3.138	8.44 ± 1.667	8.79 ± 1.976
	≥65 岁	11.55 ± 3.602**	10.19 ± 2.316	9.18 ± 1.964	9.21 ± 2.484	10.27 ± 3.797	10.40 ± 4.336	8.93 ± 1.792
aMCI	<65 岁	11.60 ± 2.499	11.86 ± 2.679	10.48 ± 3.356	8.73 ± 1.614	8.71 ± 11.33	10.00 ± 4.082	9.58 ± 2.854
	≥65 岁	11.95 ± 2.750	12.30 ± 3.167	9.37 ± 2.371	9.68 ± 2.803	10.33 ± 4.163	8.33 ± 1.862	9.17 ± 2.203
AD	<65 岁	11.86 ± 2.679	12.21 ± 3.016	10.11 ± 2.132	10.40 ± 2.849	11.00 ± 7.071	9.57 ± 1.718	9.25 ± 2.221
	≥65 岁	12.80 ± 3.167	12.64 ± 3.603	10.07 ± 1.752	9.76 ± 2.222	8.67 ± 1.923	10.81 ± 3.229	8.76 ± 2.666

注：** $P<0.01$，与 <65 岁的受试者相比。

3 讨论

3.1 aMCI 的中医证候特征

我们课题组前期研究发现 MCI 患者主要表现为气血不足、痰浊蒙窍、脾肾亏虚，而且，痰浊蒙窍证在 aMCI 与 NC、AD 与 aMCI、AD 与 NC 之间具有一定的鉴别功能。本次临床研究中，我们进一步研究了 aMCI 的中医证候特征，结果显示，肾精亏虚证是 aMCI 的最常见证候，痰浊蒙窍证和瘀阻脑络证仅次之，阴虚阳亢证、气血不足证也占有一定比例；aMCI 组和 NC 组、AD 组进行比较发现，肾精亏虚、痰瘀互阻是 aMCI 和 AD 的主要证候特征。

aMCI 患者主要临床症状是记忆力下降，患者的其他认知功能相对保持完整，中医认为人的灵机记性皆出于脑，记忆的物质基础为脑中的精髓，而肾主骨生髓上通于脑，脑髓的充足与否，与肾精关系密切，年老肾精日衰，髓海失充，神志失养，则记性日减。

本次研究结果也证实痰瘀互阻是 aMCI 和 AD 的另一主要证候特征。痰瘀阻于脑脉，脑脉不通，脑气不能与脏气相连接，神机失用，则导致记忆力下降，甚或发为痴呆。

前期研究中，我们发现气血不足证具有鉴别 AD 与 aMCI、AD 与 NC 的功能，但气血不足证在 aMCI 组和 NC 组之间无显著性差异。本次研究结果显示，aMCI 组、AD 组、NC 组三组比较，气血不足证无显著性差异，但是气血不足复合痰浊蒙窍证具有鉴别 aMCI 和 NC、AD 与 NC 的意义。

aMCI 的基本病机是本虚标实，具有多因素复合损伤的病理特点，诸邪往往兼夹并存，交互为患。本次研究结果显示：在 NC 组中，主要以单证居多，而 aMCI、AD 组患者中，以三证及以上复合证者居多，说明多证并存容易引起认知损害。其中，痰浊蒙窍合并肾精亏虚、瘀阻脑络或气血不足证是 aMCI 的中医复合证候的主要特征。肾精亏虚、气血不足、痰浊、血瘀各病理因素之间交互作用，相互影响，最终导致脑力受损，智能衰退。其中，痰浊是最主要和必存的，当肾精亏虚、气血不足、瘀血这些病理因素与痰浊同时出现时，容易引起认知损害，提示各病理因素中，痰浊对于认知的影响更大。

3.2 中医证候对于 aMCI 的危险度

用 Logistic 回归分析法研究各中医证候对于 aMCI 的危险度，结果表明痰浊蒙窍证是 aMCI 的危险因素。近年来，国内外文献报道载脂蛋白 E 基因多态性与阿尔茨海默病密切相关，其中，ApoEε4 等位基因在阿尔茨海默病中的出现频率是 20% 和 51% 之间。载脂蛋白 E 与脂质代谢有关，ApoEε4 等位基因可能通过影响脂蛋白代谢而促使痴呆形成。现代研究证明，脂质代谢异常与中医的痰证相关。那么，AD 和 MCI 的遗传基因和中医的痰浊体质是有相通之处，痰浊体质的人群，是否更容易出现认知功能的损伤，这是一个需要进一步研究的问题。

目前，虽然西医对于 AD 和 MCI 的基础研究已经达到了基因水平，但是相应的预防和治疗措施的研究相对滞后，因此可以进一步探讨痰浊证和 ApoEε4 的相关性，明确中医痰浊体质对于记忆和认知功能的影响，并且对于痰浊体质人群进行早期的筛查和防治。如果中医的痰浊体质可以和西医的载脂蛋白基因相对应，则可以对于载脂蛋白基因携带者的中医防治提供理论支持，同时，也可以为中药化痰药在改善记忆和认知功能，防治 AD 和 MCI 的机理和作用靶点的研究提供一些研究线索和方向。

3.3 中医证候与年龄的相关性

NC 组肾精亏虚证积分与年龄呈正相关，NC 组 65 岁以上人群肾精亏虚证积分高于 65 岁以下人群，说明肾精亏虚证反映了认知正常人群的增龄性变化。随着年龄的增长，肾精亏虚程度逐渐加重，人群的认知程度也会逐渐下降。因此，肾精亏虚证具有年龄依耐性。

老年前期及老年人血脂代谢紊乱与中医证候的相关性研究

韩丽蓓　杨惠民　崔春燕　邢兆宏

目前有关中医药治疗高脂血症的文献报道很多，但对高脂血症证候研究的文献报道较少，我们认为这与高脂血症中医辨证的客观化、规范化、现代化研究发展滞后，缺乏多中心、大样本的流行病学研究有关。为此，我们对北京三家医院100例55~80岁原发性高脂血症患者进行了中医证候调查，就中医辨证分型与血脂脂质成分的相关性作了初步探讨，现报告如下：

1　临床资料

1.1　一般资料　100例高脂血症患者来源于北京中医药大学东直门医院、北京大学第一附属医院、首都医科大学附属北京朝阳医院的门诊和住院病人，男性42例，女性58例，年龄最小者55岁，最长者80岁，平均年龄62.88岁。

1.2　诊断标准及辨证标准　参照中华人民共和国卫生部《中药新药临床研究指导原则》（2002年）制定本研究的诊断标准

1.2.1　西医诊断标准：在正常饮食情况下，2周内2次检测，满足下列4条中的1条或1条以上。（1）TC≥5.72mmol/L；（2）TG≥1.70mmol/L；（3）HDL－C≤0.91mmol/L；（4）LDL－C≥3.64mmol/L。

1.2.2　中医辨证分型标准：肝肾阴虚证：主症：头晕耳鸣、手足心热、腰膝酸软，次症：口干、健忘、少寐；舌脉：舌红少苔、脉细数。脾肾阳虚证：主症：形寒怕冷、面色淡白、神疲乏力、腰膝酸软，次症：头昏、纳少、便溏、脘腹作胀，舌脉：舌质淡胖、苔白、脉沉细。阴虚阳亢证：主症：头痛、头胀、头晕面赤、烦躁易怒，次症：口干、肢麻、大便干结，舌脉：舌质红、苔黄、脉弦。气滞络瘀证：主症：心前区刺痛、胸闷气短；次症：胸胁胀痛、肢麻，舌脉：舌质暗、边尖有瘀点或瘀斑、脉沉涩。痰浊阻遏证：主症：形体肥胖、头重如裹、肢麻沉重、胸闷气短，次症：心悸、乏力、口粘；舌脉：舌质红、苔腻、脉弦滑。

以上各证型中，每个主症2分，每个次症1分，舌脉相符各1分，记分不低于6分，则该证型的诊断成立。

1.3　纳入和排除病例标准　符合高脂血症西医诊断标准，符合中医辨证分型诊断标准1条或1条以上，原发性高脂血症，年龄在55~80岁之间。排除半年内曾患严重创伤或重大手术患者，排除继发性高脂血症者，排除由药物（吩噻嗪类、β－阻滞剂、肾上腺皮质类固醇及某些避孕药等）引起的高脂血症，排除合并肝、肾和造血系统等严重原发性疾病，精神病患者，排除合并心功能不全三级以上患者，排除冠心病及脑血管病患者。

2 观察方法

2.1 观察内容 记录一般情况（性别、年龄、身高、体重），调查中医证候，并记录四诊结果，各证型按《中药新药治疗高脂血症的临床研究指导原则》的症状分级量化表对主症、次症及舌脉进行量化，记录 TC、TG、LDL－C、HDL－C、ApoA Ⅰ、ApoB 值。

2.2 实验室检测方法 总胆固醇测定采用酶法（CHOD－PAP），甘油三酯测定采用酶法（GPO－PAP），高密度脂蛋白胆固醇、低密度脂蛋白胆固醇测定采用直接测定法，载脂蛋白测定采用免疫比浊法。

2.3 统计分析 用国际通用的 SPSS10.0 统计软件对中医证候分型与血脂检测结果进行分析，计量资料用均数±标准差（$\bar{x} \pm s$），以方差分析检验组间差异的显著性。

3 结果

3.1 中医辨证分型 100 例高脂血证患者中，痰浊阻遏证 23 例，脾肾阳虚证 22 例，肝肾阴虚证 21 例，阴虚阳亢证 18 例，气滞络瘀证 9 例，无证候 7 例。在各证型构成比中，以痰浊阻遏证组最多，占 23%，气滞络瘀证组最少，占 9%。

3.2 中医证型与体重指数的关系 体重指数痰浊阻遏证组最高，且分别与脾肾阳虚证组及阴虚阳亢证组相比，经统计学处理，有显著性差异。

3.3 中医证型与血脂脂质成分的关系 在各组中，就 TC、LDL－C 而言，阴虚阳亢证组最高，痰浊阻遏证组最低；就 TG 而言，痰浊阻遏证组最高，脾肾阳虚证组最低；对于 HDL－C，痰浊阻遏证组最低，肝肾阴虚证组最高；至于 APoAI，痰浊阻遏证组、脾肾阳虚证组、阴虚阳亢证组均值均低于正常值；就 APoB，痰浊阻遏证组、肝肾阴虚证组、脾肾阳虚证组、阴虚阳亢证组均值均高于正常值；痰浊阻遏证组主要表现为 TG 单项增高，肝肾阴虚证组、脾肾阳虚证组、阴虚阳亢证组、气滞络瘀证组表现为 TC、TG 双相升高。（结果见表 1）

表 1　辨证分型与血脂分析指标的比较（$\bar{x} \pm s$）

项目	n	TC	TG	LDL－C	HDL－C	APOA1	APOB
痰浊阻遏证	23	$5.27 \pm 1.31^{\#\triangle}$	2.99 ± 1.95	3.37 ± 1.01	$1.08 \pm 0.35^{\#}$	1.33 ± 0.24	1.14 ± 0.39
肝肾阴虚证	21	$6.09 \pm 0.73^{\#}$	2.67 ± 1.84	3.71 ± 0.7	$1.38 \pm 0.29^{\#}$	1.57 ± 0.41	1.25 ± 0.24
脾肾阳虚证	22	5.83 ± 1.08	2.35 ± 1.42	3.41 ± 0.97	1.3 ± 0.55	1.28 ± 0.52	1.15 ± 0.25
阴虚阳亢证	18	$6.41 \pm 1.20^{\triangle}$	2.96 ± 3.54	3.82 ± 0.94	1.22 ± 0.33	1.36 ± 0.38	1.24 ± 0.27
气滞络瘀证	9	5.8 ± 1.15	2.6 ± 1.02	3.49 ± 0.97	1.16 ± 0.31	1.46 ± 0.50	1.08 ± 0.25

注：痰浊阻遏证组与肝肾阴虚证组相比 $^{\#}P<0.05$；痰浊阻遏证组与阴虚阳亢证组相比 $^{\triangle}P<0.05$

4 讨论

高脂血症多见于中老年人，脂质代谢异常是冠心病的独立危险因素，因此，积极防治高脂血症受到了医学界的广泛重视。研究证实，许多中药及复方具有很好的降低血脂和防治动脉粥样硬化的作用，而且在药效上各有侧重，作用机理和途径也有所不同。目前有关中医药治疗高脂血症的文献报道很多，但多属小范围、低水平、重复性研究，各地标准不一，得出的结论尚欠严谨，故进行有关中老年人高脂血症与中医证型之间相关性的大规模、多中心、前瞻性的流行病学研究，利用现代数理统计的方法和现代科技设备，尽快确立客观、规范、统一的证型诊断标准，并利用现代医学科研成果，深入研究与高脂血症相关的现代医学指标，确立公认的、科学的与中医证型相关的现代医学指标群，对进行中医药防治高脂血症的研究具有重要意义。

中医无高脂血症之名，多将其归属于“痰浊”范畴，根据中医理论，五脏皆可以生痰，但其中尤以脾肾两脏为主，素有“脾为生痰之源，肾为生痰之本”之说，这是痰浊生成之内因，又过食膏粱肥甘厚味之品酿痰生湿，同时易引起脾虚，此乃痰浊生成之外因。

通过本课题的研究，我们可以看出在各证型构成比中，以痰浊阻遏证组最多，占23%，痰浊阻遏证组主要表现为甘油三酯单项增高，且体重指数在各组中最高，故我们认为甘油三酯升高与脏腑功能失调，又过食膏粱肥甘厚味之品酿痰生湿关系最为密切。在其余各组中，脾肾阳虚证22例，肝肾阴虚证21例，阴虚阳亢证18例，而且表现为TC、TG双相升高，可见脾肾两脏功能失调是引起血脂代谢异常的重要因素。

本研究提示在防治老年前期及老年人原发性高脂血症时，对于总胆固醇、甘油三酯双相升高者应标本兼治，补脾肾、化痰瘀；对于单纯甘油三酯升高者，则应侧重于化痰浊，调整饮食结构，控制体重。

普外科

参芪扶正注射液对小鼠肝转移癌组织基因表达谱的影响

丁治国　李乃卿　陶德胜　刘东来　杨　扬　史晓光　邢光明　魏永煜　李兰芳

我们既往的研究证实，参芪扶正注射液对小鼠恶性肿瘤具有明显的抑瘤作用。细胞学水平研究也提示，参芪扶正注射液可显著提高 ADM 对 K562/ADM 细胞的凋亡率。本研究在前期工作的基础上，利用小鼠肝转移癌模型，采用大规模、高通量的基因芯片技术，分析参芪扶正注射液对小鼠肝转移癌组织基因表达谱的影响，在分子水平上探讨参芪扶正注射液抑制肿瘤的可能机理。

材料与方法

1　材料

1.1　实验动物及瘤株　采用 4~6 周龄体重 20~24g 的雄性 BALB/C 小鼠（由北京维通利华实验动物技术有限公司提供）；小鼠结肠癌 C26 细胞株（美国引进，中国中医科学院广安门医院肿瘤实验室惠赠）。

1.2　主要试剂　参芪扶正注射液（浓缩液，10ml 相当于党参和黄芪生药各 5g）由丽珠集团利民制药厂提供。

1.3　基因芯片　晶芯小鼠全基因组寡核苷酸芯片，由博奥生物有限公司提供。

1.4　主要仪器　Nano－Drop1000 分光光度计（NanoDrop 公司）；ScanArray Lite 扫描仪（Perkin Elmer 公司）；杂交盒（Corning 公司）

1.5　主要应用软件　扫描软件 ScanArray Lite；芯片数据采集软件 Genpix 5.0；差异基因分析软件 Limma；聚类软件 Cluster3.0；聚类结果展示软件 Java TreeView

2　方法

2.1　动物模型的构建　采用 0.5% 的戊巴比妥钠，50mg/kg，小鼠腹腔内注射麻醉，左侧腋后线肋缘下纵行切口，长 0.5~1.0cm，进腹后于腹外侧找到柳叶状脾脏，牵出腹腔外，用 1ml 注射器从脾下极进针，将瘤细胞液 0.2ml 注射于脾内，拔针后，酒精棉球按压针眼，轻轻按揉脾脏 5 分钟，使瘤细胞经脾静脉进入肝脏，注射区苍白隆起消失后，结扎脾蒂，切除脾脏。术后继续在Ⅱ级动物实验室饲养。

2.2　瘤株的处理　经 3 次皮下接种传代后，无菌条件下摘取瘤体，生理盐水洗涤，剪成小块，匀浆，离心后取沉淀，反复 3 次，培养于 10% 新生牛血清和 RPMI1640 培养液

（含青霉素 100U/ml、链霉素 100U/ml），置 37℃、含 5% CO_2 培养箱中 3 天，每日换液。将细胞液机械吹打成单个细胞，离心取沉淀，加生理盐水调整细胞浓度为 6×10^5/ml，观察细胞活力 >95%，备用。

2.3 动物分组及给药方法 造模小鼠共 20 只，分为两组，每组 10 只。参芪扶正注射液组（参芪组）；生理盐水组（模型组）。参芪组于造模 5 天后，给予参芪扶正注射液 0.15ml（相当于生药 150mg）加生理盐水稀释至 0.5ml，腹腔内注射，隔日 1 次，共 5 次。模型组于造模 5 天后，给予生理盐水 0.5ml，腹腔内注射，隔日 1 次，共 5 次。

2.4 标本处理 于造模后第 15 天，脱颈椎处死小鼠。肝转移瘤标本立即液氮保存送基因芯片检测。观察期间自然死亡的小鼠，剖腹观察记录腹腔情况。

2.5 基因芯片检测

2.5.1 组织样品核酸的制备：用 QIAGEN 公司生产的 Rneasy mini kit 提出组织样品总 RNA；使用分光光度计和电泳方法检测其纯度和完整度；用 Invitrogen life technologes 公司 superscriptll kit 反转录合成 cDNA；用 Affymetrix 公司 RNA Transcript labeling kit 体外转录（同时进行生物素标记），合成片段 cRNA，即可与探针序列杂交。

2.5.2 芯片杂交前预处理流程：见博奥生物公司产品使用说明书。

2.5.3 杂交与洗涤：取 40μl 杂交体系上样，盖上盖玻片，加入保湿液，封闭，42℃保温 16~20 小时；分别用 washing buffer Ⅰ for 2×5 min，washing buffer Ⅱ for 2×5min，washing buffer Ⅲ for 2×5min，95% 乙醇中洗涤，1000rpm，5min 甩干。

2.5.4 芯片扫描：杂交后芯片用 PerkiElmer 公司的 Seanarray Lite 激光共聚焦扫描仪进行扫描，以得到芯片杂交图像。在正式扫描前要调整 Cy3 和 Cy5 两个激光通道的光电倍增管（PMT）的参数，以控制饱和点的个数和两个激光通道扫描的总体信号强度大致相当，然后在高分辨率（5m）下扫描得到可用于数据分析的芯片图像。

2.5.5 数据采集：扫描所得的芯片原始图像，用 Genpix5.0 软件进行数据采集，在其默认参数下进行数据采集，同时对脏点和坏点进行手工标记，以使它们被排除在下游的分析流程之外。

2.5.6 各组进行生物学重复 3 次（即每组各使用芯片 3 张）

2.6 芯片数据处理及分析 在判断各组基因表达时，我们首先利用芯片上所有基因来原始芯片数据采用非线性归一化 Lowess 方法进行校正，使 M vs. A 的散点图的分布趋向于 M=0。使用 limma 软件进行差异基因分析，判定标准必须同时满足以下三个条件：（1）对多次重复的组织中的基因，以表达次数达到 70% 判定为表达（本研究进行三次生物学重复，以表达两次以上为标准）；（2）$M<-1$ 表示基因水平下调，$M>1$ 表示基因水平上调；（3）对两组间的 cy3/cy5 的 Ratio 值的均数进行 T 检验，要求 $P<0.05$。同时满足以上三个条件可判定为上调差异基因或下调差异基因。

3 结果

3.1 大体观察 BALB/C 小鼠经脾注射癌细胞液后，8 天内活跃如常，形体无改变，8 天后开始消瘦，精神差，行动渐迟缓，摄食量下降，腹部渐膨隆。自然死亡 5 只，生存时间 9~15 天，平均（12.49±0.93）天。尸检肝脏均有较多转移灶，转移率为 100%，小鼠肝各叶皆布满大小不一的瘤结节，最大者 1.34×0.87cm。

3.2　芯片分析结果

3.2.1　总 RNA 纯度和完整度检测经紫外分光光度计检测：样品的 A260/A280 介于 1.7～2.0 之间，A260/A230 > 2.0；琼脂糖凝胶电泳（如图 1）：28S 和 18S 条带浓度高，显色强度比为 2∶1，提示 RNA 的纯度和完整度良好。

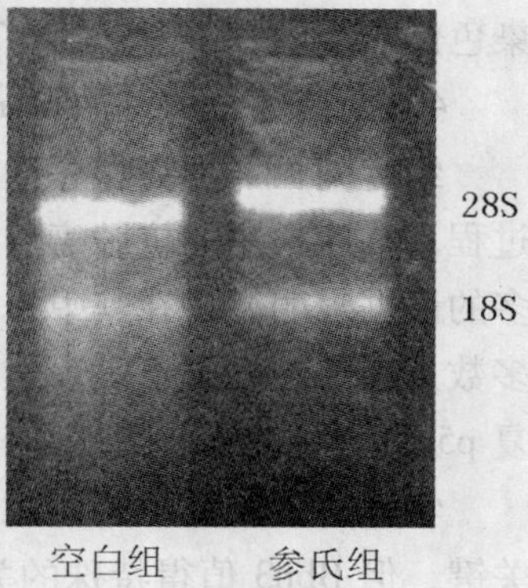

图 1　琼脂糖凝胶电泳检测

3.2.2　基因表达谱扫描分析结果：与模型组比较，参芪组上调基因 123 个，其中 Ensemble 数据库登录 52 个，具体包括：A2lp，Anxa7，Atf1，Bbc3，BRIX _ MOUSE，Cdh16，Dbr1，Dgkb，Dnajc9，Gluld1，Golgb1，Gp49a，Il13，Itpa，K280 _ MOUSE，Laf4，Lrrfip1，Lu，Mospd4，Mre11a，Mst1，N4B3 _ MOUSE，NAH7 _ MOUSE，Nr1i3，Olfr16，Olfr23，Olfr410，Pitpnm，Prodh，Q8BJ46，Q8C218，Q8C4M4，Q8CB92，Q8CBG9，Q8CG80，Q8K3S6，Q8VHZ3，Q9CS61，Q9CVQ8，Q9CW26，Rad51ap1，Rds，Rnf30，Scarf2，Sec15l2，Slc9a3，Sprr2a，Tgif，Tmc3，Tmem9，Tpst1，Vps16；下调差异基因 1 个，其中 Ensemble 数据库登录 0 个。

3.2.3　聚类分析结果：对参芪组中已有功能描述的 52 个上调基因使用 Cluster3.0 进行聚类分析，并使用 Java TreeView 软件进行可视化处理，如图 2：

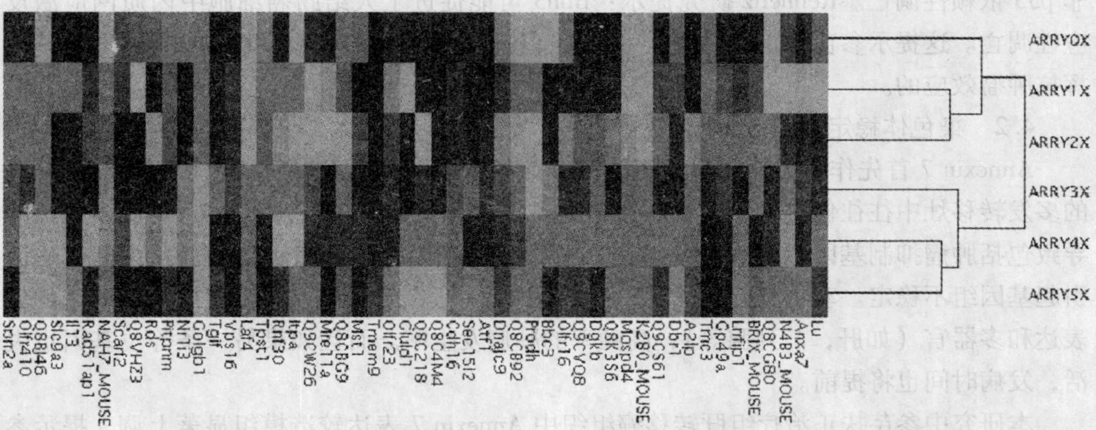

从图中可以看出：此 52 个基因在参芪组（ARRY3X，ARRY4X，ARRY5X）及空白造模组（ARRY0X，ARRY1X，ARRY2X）各聚为一类，两组之间差异显著。

4　讨论

本研究是在我们前期工作的基础上，在基因水平上探讨参芪扶正注射液抗肿瘤作用的机制，在研究中，运用小鼠全基因芯片进行检测，避免了使用功能分类芯片可能导致的作用基因的遗漏；同时严格差异基因的筛选条件，虽然减少了差异基因的发现数量，但最大程度地避免了大量假阳结果的产生，增强了结果的可信度，为进一步研究打下坚实的基础。

通过基因芯片的筛选，本研究发现参芪扶正注射液用于肝转移癌小鼠可诱发肿瘤组织发生一系列基因变化，绝大多数为表达上调的基因，其中凋亡相关基因 Bbn3 及具有稳定染色体功能的基因 Annexin 7 值得注意。

4.1　凋亡相关基因 Bbn3

细胞凋亡又称为程序性死亡，是一种不同于坏死且受基因控制的主动性细胞自我毁损过程。临床常用的抗肿瘤药物和放射治疗方法可以通过多种机制清除肿瘤细胞，但越来越多的证据表明凋亡在其中扮演了中心性角色。p53 是重要的促凋亡基因。研究证实：绝大多数人类恶性肿瘤不是表达不正常的 p53 基因就是 p53 基因活化不良。因此试图提高或恢复 p53 基因活性成为一条有前景的抗肿瘤方法。

学术界已经提出的超过 16 个 p53 相关基因，现在并不清楚是否其中的每个基因都很关键，但 Bbn3 值得特殊的关注。Bbn3 基因又称为 PUMA（p53 up - regulated modulator of apoptosis p53 凋亡的上调组分），Andreas Villunger 研究提示：Bbn3 很可能对所有 p53 介导的与肿瘤相关的凋亡信号都具有促进作用。J. Yu 研究显示：去除 Bbn3 基因可阻止在人结肠癌细胞系中 p53 介导的凋亡。

本研究中参芪组肝转移癌组织中 Bbn3 表达较造模组显著上调，提示参芪扶正注射液可能通过上调 Bbn3 基因，进而提高了 p53 基因活性，促进肿瘤细胞的凋亡而达到抗肿瘤作用的。

此外，在多种培养细胞中还发现：Bbn3 不但能够启动 p53 依赖性调亡，还能够启动非 p53 依赖性调亡。Reimertz 研究提示：Bbn3 可能促进了人结肠癌细胞中内质网应激反应性凋亡。这提示参芪扶正注射液也可能通过其他的凋亡途径以促使肿瘤细胞的凋亡，发挥抗肿瘤效应的。

4.2　染色体稳定基因 Annexin 7

Annexin 7 首先作为男性前列腺癌的一个抑癌基因而被学术界所认识，这种前列腺癌的多发转移灶中往往伴有 Annexin7 的低表达。进一步的研究发现，Annexin 7 低表达可能导致包括肿瘤抑制基因，DNA 修复基因和凋亡相关基因在内的多种信号通路中断，从而引起基因组不稳定。动物实验也证实，Anx7（+/-）杂合子小鼠同时存在 Annexin7 的低表达和多器官（如肝，前列腺等），高频率的肿瘤发生率。而且如果另一条等位基因也失活，发病时间也将提前。

本研究中参芪扶正治疗组肝转移癌组织中 Annexin 7 表达较造模组显著上调，提示参芪扶正注射液可能通过上调 Annexin 7 基因，稳定染色体发挥抗肿瘤作用的。

总之，本研究通过大规模，高通量的基因芯片研究参芪扶正注射液对小鼠肝转移癌组织基因表达谱的影响，推测该药物主要是通过上调多种基因，稳定染色体及促进肿瘤细胞的凋亡而发挥抗肿瘤作用的。本研究为下一步分子生物学方面的研究提供了可靠的线索，在此基础上可进一步研究以明确相关基因的具体信号转导通路。

消化道恶性肿瘤666例手术后的临床资料分析

史晓光　丁治国　倪孝儒　王　广　辛　明　滕占庆　曹　羽　周柯鑫　指导：李乃卿

恶性肿瘤是严重危害人类健康的常见病，随着社会的老龄化，其危害性越来越大。我院自1980年以来，肿瘤外科共收治恶性肿瘤1540余例，其中消化道恶性肿瘤950例。现将临床资料完整者，有确切的病理分类和临床分期的666例手术后患者，进行回顾性的临床资料分析，其结果报告如下：

1　临床资料

1.1　一般资料

1.1.1　年龄分布：本组666例，男442例，女224例，男：女=1.97：1；年龄组分布见表1，最小21岁，最大91岁，其中65岁以上老年患者316例，75岁以上高龄患者124例；地区分布见表2，本市397例，外地269例，本市：外地为1.48：1。

表1　不同年代患者的年龄组分布

年龄组＼年代	1980～1989年	1990～1999年	2000～2003年	合计
21～30	42	3	1	46
31～40	69	19	2	88
41～50	161	27	4	192
51～60	42	65	8	115
61～70	22	74	28	124
71～80	10	47	31	88
81～90	1	7	4	12
91～100	0	1	0	1
合计	345	243	78	666
平均年龄	49.40	59.06	67.95	55.10
男女例数	男245女100	男144女99	男53女25	男442女224

地区分布

表2　不同年代患者的地区分布

地区＼年代	1980～1989年	1990～1999年	2000～2003年	合计
本市	193	162	42	397
外地	152	81	36	269
本市：外地	1.27：1	2：1	1.17：1	1.48：1

1.2 肿瘤位置分布

表3 肿瘤病种及位置分布

病种 例数	食管癌 =73			胃癌 =271					结肠癌 =140				直肠癌 =136		
	上段	中段	下段	胃体	胃窦	胃底	贲门	全胃	升结肠	横结肠	降结肠	乙状结肠	上段	中段	下段
	7	17	47	53	119	20	65	14	62	16	23	39	31	14	91

1.3 病理分类

表4 肿瘤病理分类

病种 分化程度	食管癌	胃癌	结肠癌	直肠癌	肝癌	胰腺癌	胆囊癌	恶性淋巴瘤
高分化	14	41	36	45	肝细胞癌10例，透明细胞癌1例	腺癌20例，肉瘤1例	腺癌7例	
中分化	25	69	54	54				
低分化	14	106	41	37				
未分化	0	45	9	0				
鳞癌	20	10	0	0				
合计	73	271	140	136	11	21	7	7

1.4 临床分期

表5 肿瘤临床分期

病种 分期	胃癌 =271	食管癌 =73	结肠癌 =140	直肠癌 =136	肝癌 =11	胰腺癌 =21	胆囊癌 =7	恶性淋巴瘤 =7
Ⅰ期	31	0	0	1	0	0	0	0
Ⅱ期	45	40	66	76	2	15	2	1
Ⅲ期	123	23	74	59	9	6	5	6
Ⅳ期早	80	0	0	0	0	0	0	0
Ⅳ期晚	20	0	0	0	0	0	0	0

1.5 手术前合并症

表6 肿瘤患者术前合并症

病种 合并症	胃癌 =271	结肠癌 =140	直肠癌 =136	食管癌 =73
糖尿病	34	17	12	14
高血压	35	15	19	9
老慢支	6	2	3	3
脑血栓	3	4	2	1
癌灶出血	7	3	0	5
冠心病	7	8	6	2
内瘘	1	0	0	0
肠梗阻	0	16	6	0
侵犯子宫	0	0	4	0
侵犯输尿管	0	0	1	0
陈旧心梗	1	2	1	0

2 治疗方法

2.1 肿瘤手术方法

表7 肿瘤手术方式

病种 \ 方式	根Ⅰ D1B2	根Ⅱ D2B2	根Ⅲ D3	联合切	右半切	横结切	降结切	乙状切	保肛根治	切肛根治	弓上吻合	弓下吻合	右肝切	左肝切	联合切	姑息切	造瘘	探查术
胃癌 = 271	84	93	10	7												35	14	28
结肠癌 = 140					60	16	21	28									10	5
直肠癌 = 136									46	80						3	7	
食管癌 = 73											17	44						12
胰腺癌 = 21																17		4
肝癌 = 11														5	6			

2.2 综合治疗方法

2.2.1 化疗 + 参芪扶正注射液：化疗采用 FMV 方案，参芪扶正注射液使用本院制剂室生产的 20ml 瓶装注射液，每日一瓶，4 周为一疗程，临床观察疗效及安全性，共 146 例。

2.2.2 术后使用鸦旦子乳注射液化疗：鸦旦子乳注射液为沈阳药学院生产的抗癌药，本院承担Ⅲ期临床观察 45 例。

2.2.3 乌头碱术后镇痛疗效观察：本课题承担乌头碱新药Ⅲ期临床观察 35 例。

3 结果

3.1 手术后生存时间

表8 手术后生存时间

生存时间 \ 病种	胃癌 = 271	结肠癌 = 140	直肠癌 = 136	食管癌 = 73
围手术期死亡	8	5	1	3
3 个月	12	3	3	3
6 个月	43	12	9	8
1 年	63	23	24	11
2 年	35	18	8	15
3 年	50	22	32	14
5 年	60	57	59	19
五年生存率	22%	40%	43%	26%

3.2 手术后并发症

表9 肿瘤患者术后并发症

并发症 \ 病种	胃癌=271	结肠癌=140	直肠癌=136	食管癌=73
多脏衰	5	4	2	0
吻合口瘘	4	2	1	3
切口裂开	2	5	3	0
术后出血	2	0	0	0
肺部感染	21	5	3	5
术中大出血	0	0	2（图钉按压）	0
伪膜肠炎	0	1	0	0
出口梗阻	3	0	0	2
神经麻痹	0	0	1	0

3.3 癌灶切除率及根治率

表10 癌灶切除率及根治率（%）

治疗结果 \ 病种	胃癌=271	结肠癌=140	直肠癌=136	食管癌=73
切除例数	229	125	129	68
根治例数	194	118	126	61
切除率	84.50%	89.28%	94.85%	93.15%
根治率	71.58%	84.29%	92.64%	83.56%

4 典型病例

案例一

董某某，男，46岁，住院号13683，因肛管平滑肌纤维肉瘤及左肝叶转移，于1980年5月20日施行经腹会阴肛管肉瘤根治术，以及左肝叶切除术。术中因采用膀胱截石位，左下肢高架压迫腓总神经，术后遗留神经麻痹性足下垂，半年后好转。1981年4月14日二次手术，切除会阴部复发性癌灶。1983年9月因肝、骨骼广泛转移衰竭去世，术后生存时间3年4个月。

案例二

耿某某，男，65岁，住院号23122，因胃底、胃体癌，于1980年4月25日施行全胃切除，带蒂N形空肠代胃术。术后营养状态较好，使用参芪扶正注射液2个疗程，生存时间4年2个月。

案例三

董某某，男，70岁，住院号15923，因食管中段癌，于1985年5月30日施行食管癌根治术。术中采用胸部皮下隧道颈部食管－胃吻合术，术后因动脉硬化吻合口血供不足，引起吻合口瘘，换药40余天瘘口愈合。术后生存1年3个月，因胸腔广泛转移衰竭死亡。

5 讨论

5.1 癌谱流行病学趋势

本组调研对象主要是消化系统恶性肿瘤，肺癌、乳腺癌、妇科恶性肿瘤、甲状腺癌，以及体表恶性肿瘤不在研究分析之列。

由于我国人口逐渐老年化，消化道恶性肿瘤的发病年龄也逐渐增多。20 世纪 80 年代住院手术的 345 例病人，平均年龄为 49. 40 岁；90 年代手术的 243 例，则平均年龄为 59. 06 岁；2000 年以来收住手术患者 78 例，平均年龄为 67. 95 岁，充分说明恶性肿瘤是危害老年人身体健康的主要疾病。

由于我国医疗体制的变革，从全民合作医疗制，逐渐过渡到医疗保险制度，患者选择医院的自由度明显增宽，到西医院做手术的理念更加凸现出来。本市的患者来本院做手术的比例逐渐下降，由原来的 2 : 1 下降到 1. 17 : 1，也就是说消化道肿瘤手术，外地患者几乎能占一半。提示我们，开拓本市医疗市场的重要性和迫切性，而选择特色性治疗方法，又是赢得医疗市场的当务之急。

本研究虽然为大宗病案分析，由于选择收住病人对象的局限性，很难确切反映癌症流行谱的变化，但从中也能看出，近年来肠癌逐年升高，胃癌有所下降，食管癌变化不大。

5. 2　治疗方法的变革

20 世纪 80 年代，由于受国内、外肿瘤手术超根治思路的影响，当时本院消化道肿瘤手术根治的深度过大，切除范围过宽，忽视了患者免疫功能的维护，放松了肠内营养支持的实施，所以五年生存率并没有明显提高，反而增加了对患者的手术创伤，如胃癌根Ⅲ全胃切除 + 带蒂 N 形空肠代胃术。食管癌左侧胸部皮下隧道颈部食管胃吻合术、直肠癌去肛根治 + 左肝叶同期切除术等等。

近十年来，恶性肿瘤手术原则发生了根本性的变革，在保持患者免疫功能的前提下，逐渐趋向低创化和微创化，一些超根治大创伤的手术被慎用和禁用，如Ⅱ期胃癌的根Ⅲ手术、下段直肠癌的保留肛门括约肌手术、乳腺癌的超根治去肋手术等。随着低创化手术原则的开展，消化道恶性肿瘤综合性个体化治疗方案受到青睐，成为关注的热点，如手术切除加区域性放射短波治疗、手术切除加术中热溶疗法、术中化疗或放疗、术后中药免疫治疗等，这些因人而异的个体化治疗方法，能够明显增高患者的生存质量和五年成活率。总之，目前单一手术治疗的思路受到很大的冲击，这给我院肿瘤外科的发展带来很大的机遇，可充分发挥我院中西医结合的优势。

老年肿瘤外科手术风险性较大，术后合并症较多，主要原因是老年人机体的应激能力较差，术前合并症较多，所以围手术期的处理是十分重要的环节。本组术前合并症的占有率为 51. 50%，有的患者占有 3 种以上合并症，其中糖尿病、高血压、冠心病、肠梗阻、癌灶大出血和脑血栓的合并比例较高，并与高龄化成正比。本院术后严重并发症发病率低于国内平均水平，与参芪扶正注射液的干预治疗及注重肠内营养有较大关系。

5. 3　治疗结果及分析

5. 3. 1　手术切除率及根治率：胃癌手术的切除率为 84. 5%（229/271），根治率 71. 58%（194/271）；结肠癌手术切除率为 89. 28%（125/140），根治率为 84. 29%（118/140）；直肠癌手术切除率为 94. 85%（129/136），根治率为 92. 64%（126/136）；食管癌手术切除率为 93. 15%（68/73），根治率为 83. 56%（61/73）。手术效果依次为直肠癌、食管癌、结肠癌和胃癌。胃癌效果较差，可能与病人发现相对较晚、手术根治的难度较大有关；食管癌手术效果较好，则与术前病例选择严谨关系较大，一些相对条件较差的患者，大都采用放射治疗。

5. 3. 2　手术死亡率：本组直接手术死亡率为 2. 55%（17/666），多为合并吻合口瘘和术后多脏衰。术后感染、出血、低蛋白血症，于手术后3个月以内死亡者占3.15%（21/666），该部分患者的死因也与手术创伤的关系较大。二者相加，手术死亡率为5.71%（38/666），明显低于国内有关报道。本院收治患者的平均条件较西医院为差，且大多需要营养支持后方可施行手术治疗，所以平均住院日明显高于西医单位。

5.3.3 术后并发症：术后并发症是指一些严重危及患者生命的并发症，本组发生率为11.17%（78/666），依次为：肺部严重感染34例，多脏器功能衰竭11例，吻合口瘘10例，术后切口裂开10例，出口梗阻4例，脑血管栓塞4例，术中骶前静脉大出血2例（经图钉压迫止血），术后吻合口大出血2例，伪膜性肠炎和下肢腓总神经麻痹各1例。本组术后并发症较国内有关报道相对较低，可能与掌握的评价尺度较严相关。

5.3.4 患者生存时间：胃癌术后3年生存率为40.59%（110/271），5年生存率22.14%（60/271）；结肠癌术后3年生存率为56.43%（79/140），5年生存率为40.71%（57/140）；直肠癌术后3年生存率为66.91%（81/136），5年生存率43.38%（81/136）；食管癌术后3年生存率为45.21%（33/73），5年生存率26.03%（19/73）。

从中可以看出，直肠癌和结肠癌远期疗效明显高于胃癌和食管癌。

5.3.5 手术病例选择原则：老年消化道肿瘤患者，不要因为其年老体弱而轻易放弃手术治疗。由于老年人癌肿的细胞分化较高，增殖趋势较弱，只要处理好术前并存病和术后并发症，其存活时间相对较长。手术病例的选择应遵循以下几个原则：①生理年龄比实际年龄更重要。部分老年虽然已步入65岁以上高龄阶段，但各项生理指标、活动潜力、外在仪表的生理年龄较实际年龄低的多，对这样的肿瘤病人必须采取积极手术的原则。②无严重的基础疾病，心肺代偿功能良好，屏气试验≥25s，肺功能检查的最大通气量（MMC）大于预计值的60%，心脏超声心动图显示左心室顺应性和射血分数接近正常范围，应采取积极手术的原则。③手术方案的总体设计采取个体化、灵活性的原则。对于老年患者虽应重视术后生存时间，但更重要的是术后生存质量的提高，因此，不强调淋巴结清扫的彻底性，要尽量减少手术时间和手术创伤。

大肠癌肝脏转移的手术治疗进展

安松林（综述）　史晓光（审校）

肝脏是大肠癌最常见转移部位，35.0%的患者确诊时已发生肝转移，其中同时性肝转移率为15.0%~25.0%，异时性肝转移率为40.0%~50.0%，尸检发现60.0%~70.0%的大肠癌患者发生肝转移，发生肝转移后患者自然生存期为4~8个月。大肠癌肝转移的治疗方法很多，包括手术治疗、肝动脉栓塞和灌注化疗、静脉化疗、肝脏局部消融治疗等，其中手术治疗是目前疗效最佳的方法，对肝转移灶实行手术切除后患者5年生存率为30.0%~50.0%。随着外科技术的进步，大肠癌肝转移灶手术切除的病死率为0~5.0%，并发症的发生率为33.0%。对于肝转移灶切除后再复发者，如病情允许，可进行复发病灶的再切除，其疗效与首次切除术相当。

1　手术切除率

虽然手术切除可改善大肠癌肝转移患者的生存率，但目前手术切除率仍较低，Cummings在一组13599例大肠癌肝转移病例资料进行总结发现只有833例（6.1%）进行了肝切除。

手术切除率的提高有赖于术前诊断水平的提高。包括B超、CT、MRI等常规影像学检查手段已能对肝转移灶作出较准确的定性和定位诊断，但上述检查认为可切除的病例中，实际有46%不能切除，原因主要是未能发现多发性肝转移、肝内血管胆管侵犯和肝外转移。研究发现诊断性腹腔镜（DL）、腹腔镜超声（LUS）及正电子发射断层扫描（PET）可提高可手术切除患者的检出率，减少不必要的剖腹探查。DL可显示术前影像学无法发现的腹膜种植及淋巴结转移灶，而LUS能检测到隐藏在肝脏部而表面无法发现的微小病灶。PET有助于肝外转移灶的检出，从而减少不必要的剖腹探查，对于高危肝转移者尤为重要。

外科技术的进步促进手术切除率的提高。全肝血流阻断能减少术中失血，尤适用于腔静脉受侵或邻近肝静脉和下腔静脉交界处病灶的切除手术。在移植自身静脉或人造血管的过程中，低温灌注技术的应用延长了肝缺血耐受时间，使肝静脉、腔静脉重建成为可能。

目前各种新辅助治疗措施的发展，为提高手术切除率提供了可能，2004年Adam报道了一组1104例无法手术切除的大肠癌肝转移病例，经过积极的化疗（方案以氟尿嘧啶或CF为基础，再酌情加用奥沙利铂或伊立替康），平均10个周期后，有138例（12.5%）病灶缩小接受了二期手术切除，5年生存率高达33%。因此，凡一时无法手术切除的大肠癌肝转移患者，应进行积极的辅助治疗并定期随访肝转移灶的变化，不放弃手术治疗的机会。

2　手术适应证及手术时机

目前手术适应证尚未提出统一标准，综合多数学者的观点认为：（1）肝转移病灶为孤立结节或病变范围较局限或转移数目小于4个；（2）无肝外转移或邻近脏器（膈肌、门静脉）转移；肝切除量＜50%；（3）肝转移癌灶手术切除后复发者，病灶较局限，且无肝外转移也可考虑再次手术切除；（4）出现肺部转移可行手术治疗者。

对于同时、异时发生的肝转移的手术时机争议较多。有人认为同时发现的肝转移，做同期切除，效往往不好；相反，原发灶切除后1～2年发生的肝转移经手术切除效较好，主要由于：（1）除发现转移灶外还有可能隐藏着微小转移，而术前未能彻底检查或虽经检查却很难发现微小转移。（2）手术暴露困难。（3）存在着感染可能。故主张原发灶切除后4～6个月再行切除。但随着术中B超的应用和再次手术观点的出现，上述观点也发生了动摇，目前一般认为应取决于术中情况，如肿瘤的位置、手术的难易、术中B超的应用与否及外科医生的经验而定。

3　手术方式和切除范围

肝转移可以作楔形、肝段、肝叶或半肝切除，这主要根据病灶的部位、数目和分布而定。多数研究结认为转移癌非解剖性切除和解剖性切除对患者术后生存预后无明显影响。Daria对253例行手术切除的大肠癌肝转移病例进行分析，发现楔形切除组和规则性解剖切除组对术后生存的影响无显著性差异（$P=0.105$）。

有研究显示距转移灶边缘1cm的肝实质内很少见肉眼或镜下微小病灶，说明肝转移经肝内转移较少见，而扩大切除只能增加手术风险、并发症和病死率，并不能降低复发率和提高生存率。因此，目前倾向认为肝切除边缘距肿瘤大于1cm即可被认为是转移性肝癌的根治性切除。

目前对转移性肝癌的肝切除术中有无必要行肝门淋巴结清扫，亦存有争议。多数学者认为，大肠癌肝转移的肝门淋巴结转移系由肝转移灶转移而来，而不是从原发灶经主动脉旁、腹主动脉淋巴结途径转移而来，所以在肝转移癌切除同时，应行肝门淋巴结清扫。

4　转移癌灶的延时切除

对肝内多发或积较大的转移癌，不能同期手术切除，可先行原发大肠癌切除及肝动脉插管化疗或门静脉栓塞，使肿瘤缩小以便手术切除。术前门静脉栓塞（PVE）和肝动脉栓塞化疗（TACE）二者结合既可降低癌灶负荷、减少术中门静脉癌栓转移机会，又可诱导余肝增生，有助于提高多发性肝转移癌手术切除的可行性及安全性，尤其对少数有巨大孤立且局限的转移性肝癌患者效明显。术前PVE通过提高术后余肝代偿性降低广泛肝切除后可能的肝代偿不足。没有肝硬化的患者术前PVE可望使肝脏未栓塞部分代偿增生积增加达40%～60%。较常见的是右门静脉栓塞，左门静脉栓塞后也可满足扩大左肝切除，而肝动脉栓塞后无相似结。

5　术后复发及再手术问题

术后复发是影响长期生存最重要的因素之一。40%～50%首次肝切除术后肝脏再发，其中20%～30%局限在肝内。再次手术与首次相比，手术病死率、并发症、生存时间及复发方式均无差异，5年生存率16%～30%，是安全有效的首选治疗手段，二次肝切除后复发者如条件允许仍可行第三次肝切除术，Adam等报道60例第二次肝切除术后复发患者行第三次肝切除，从第一次肝切除计起的5年生存率为65%，第三次肝切除术后5年生存率为32%。如有根治可能，应争取手术切除。但因再次手术后复发率仍高达60%，故复发再切除宜在以下条件下进行：（1）原发灶切除时周围脏器未累及；（2）能彻底切除转移灶；（3）首次手术肿瘤直径小于6cm；（4）再次复发肿瘤为单发。另有研究发现当复发灶多于3个，伴局部淋巴结转移或肝外浸润转移时，再切除意义不大。再次手术切除率较低，仅为24%，多数患者因肝外转移及肝内的多发播散转移而失去手术机会。因此在同样能取得根治的情况下首次手术多主张行局限性手术以保留较多肝实质，以便复发后可获得更多的再次手术机会。虽然再次手术因手术粘连，解剖标志发生改变等增加了手术难度，但由于肝脏再生力强，所以再切除一般不会引起肝功能衰竭。

6　关于肝肺转移灶的联合切除

肺脏是大肠癌除肝脏外最常见的转移部位，约占大肠癌患者的17%~22%。未治疗的肺转移患者2年生存率低于10%，有肝、肺同时或异时转移的大肠癌患者预后更差。故以往存在肝肺转移的大肠癌被认为是外科禁忌。随着近年手术切除局限性肝脏或肺脏转移后患者生存率的提高，外科切除肝或肺转移灶治疗大肠癌逐渐为人们所接受。肝、肺联合脏器切除在治疗大肠癌转移灶的治疗相关报道较少，Smith 报道10例大肠癌肝肺联合切除术后中位生存时间为18个月，5年生存率达52%。Murata 报道30例行大肠癌原发病灶切除和肝肺联合切除术（17例肝切除后行肺切除、12例行肝肺同时切除、1例肺切除后行肝切）的中位生存时间分别为49个月（11~149个月）和30个月（7~108个月），肝肺联合切除术后1、3、5年生存率分别达86.17%、49.13%和43.18%，无围术期病死率，仅3例有轻微并发症（胸腔积液、胆漏和切口脂肪坏死）。Kabayashi 对大肠癌肝肺转移联合切除（同时或异时）的47例患者和同期351例肺转移切除患者生存分析也证实，肺转移不能与其他肝外转移等同，当作肝切除预后差的因素。因此，大肠癌肝肺转移患者的外科治疗预后明显较未手术者好。

肝肺联合切除扩大了转移性大肠癌的手术指征。只要能耐受手术和维持正常肝肺功能需要，可行单/双侧肺部病灶切除，若无肝脏、肺脏以外转移灶，存在肝和（或）肺转移的大肠癌患者均可以考虑手术切除，而且转移再发患者只要条件允许，均可考虑再次手术或多次手术。

7　影响手术预后的主要因素

文献报道影响大肠癌肝转移手术治疗预后的因素相当多，这些因素对预后评意义亦各不相同，如肝转移灶大小、数目，转移灶肉眼类型及有无纤维包膜，肝内有无卫星转移灶及有无肝外转移，围术期癌胚抗原水平，手术方式切缘距癌灶距离，术中低血压次数与围术期输血量等。这种时间跨度大且缺乏前瞻性研究一定程度限制了判断的准确性。影响预后的主要因素有：肝转移时间（同时）、转移癌灶数目（<3）、癌灶直径（<8cm）、肝双侧转移、切缘（<10mm）、肝外转移、肺转移灶数目等。应用冷冻治疗和射频消融技术也可杀灭肝切缘残留癌细胞达到根治目的。随着外科理论和诊断手段及手术的提高，围术期死亡和并发症得到了控制，以往认为是手术禁忌的病例也得到了根治性切除和较好的预后。目前积极观点认为完整切除肝转移灶比癌灶数目是更重要的独立预后因子，只要能够完整切除癌灶，切除直至8个转移灶和孤立转移灶的生存时间可以相同。虽然癌灶数目不是手术禁忌，但明显降低了手术切除率。

大肠癌位于西方国家恶性肿瘤死因的第二位，总发病率约50/10万，其中肝转移是死亡的主要原因，随着肝切除技术的改进以及肝脏切除安全性的提高，根治性切除已经成为大肠癌肝转移的标准化治疗措施，也是唯一可能获得治愈的措施。此外，随着转移性肝癌的影像学定位诊断、预后因素、手术时机、复发再手术、肝肺转移灶联合切除以及综合治疗等方面研究的进展，大肠癌肝转移治疗的远期疗效也显著提高。因此，对于结直肠肝转移患者应予以积极治疗。

围手术期的研究现状与进展

李乃卿

20 世纪末期，临床医学模式发生了重大变革。在外科领域中重症监护、临床营养支持、麻醉技术和取代外科获得了令人注目的进展，一些新的理念如“快速康复医学”“临床路径治疗策略”“损伤控制性手术”等逐渐深入人心，使外科医师从传统的手术观念中解脱出来，并将患者的存活率和生存质量作为追求的终极目标，而手术的成功率放在次要的位置。

近年来，“循证医学”推动了围手术期研究热潮的兴起，并取得了可喜的成绩。目前外科医师充分认识到“围手术期”的重要性，并积极的投入到围手术期的深入研究的课题中。

1　围手术期的概念和意义

1.1　围手术期的概念

围手术期（Perioperafive period）一词见于20 世纪70 年代国外文献中，其后国内逐渐有人使用。1981 年第二十六版的 Doland's 医学词典曾对该词加以解释，认为围手术期是：“从病人因需住院作手术时起到出院为止的时限。”1988 年11 月中国人民解放军普外科围手术期研讨会曾对围手术期的概念进行了讨论，并作出如下的规范：“围手术期是指从确定手术治疗时起，到与本次手术有关的治疗结束止的这一段时间。”我们认为这基本含盖了围手术期的概念，表达了围手术期是以手术治疗为中心，包括手术前、手术中、手术后的这段过程的综合性处理。严格地讲围手术期是没有准确的时间规定，它不同于产科学“围产期”（Perinatal period），它的含意较为明确，是指妊娠28 周至分娩后1～4 周。不同的外科疾病围手术期有不同的规定：

1.1.1　诊断已明确，病人入院接受手术治疗，术后治愈出院。其围手术期则从住院日至出院日。

1.1.2　诊断尚不明确，需住院作进一步检查，则围手术期应在诊断明确并决定手术时开始。

1.1.3　诊断已明确，但须先行非手术治疗，则围手术期应从非手术治疗结束，决定改用外科手术治疗日开始。

1.1.4　诊断已明确，也决定进行手术治疗，但尚需进行一些药物准备。围手术期则起自药物准备。

1.1.5　诊断明确，手术治疗也确定，手术后外科情况已结束，但遗留一些问题需继续住院治疗。其围手术期应从决定手术日开始至手术治疗结束时为止，如门静脉高压症食道静脉曲张入院行脾切除门奇静脉断流术。术后，切口愈合但原有肝硬化需继续治疗。围手术期应止于切口愈合，病人离床时为止。

"围手术期"一词的问世，引起了医学界的极大重视，竞相对围手术期的概念和临床意义、围手术期处理的范畴、围手术期的处理方药和新技术，进行了深入而广泛的探讨，并取得了很大的成绩。

1.2　围手术期的临床意义

围手术期的概念包括两个内涵：一个是时间性"规范"，即围手术期起、止时间的界定；另一个是理论性"观念"，即围手术期"由手术前准备、手术中操作、手术后处理和针对上述三方面的操作规则及管理制度所组成"，此概念远远超越了围手术期处理的工作内容，而融入了诸多医学法规的约束。

手术是治疗外科疾病的重要手段，同时又是一个创伤过程，这势必会给病人带来心理上和生理上的负担。诚然，良好的麻醉、娴熟的手术技巧是手术成功的重要保证。但忽视了围手术期处理，不把手术前、中、后三个阶段作为整体，将会给病人带来并发症、后遗症等不良后果，故三者不可缺一。从重要性来讲，完善的围手术期处理较单纯的手术技巧更为重要，因为围手术期处理从手术病人整体来考虑，包含病人的体质与精神准备，手术方案的选择，特殊情况的处理，手术后并发症的预防与处理等。有了这些才能确保手术的成功。否则，很可能会出现手术成功而治疗失败的结局。

2　围手术期研究现状

2.1　西医外科围手术期处理的研究现状

近年来随着临床外科医疗技术水平的提高，诊疗设备的进步和各种基础实验研究的广泛开展，国内外西医外科在围手术期处理方面都进行了大量的研究，并已经取得了很大的成绩。归纳起来有以下几个方面的变化：

2.1.1　各种先进检测仪器越来越多地被应用于围手术期处理和危重病人地抢救中，大型手术围手术期的抢救组织，已形成了人员和设备的专业化。麻醉恢复室、术后监护病房、专科病房已成为各类手术后病人得到最合理医疗和护理的加强病房。

2.1.2　强调围手术期病人的身心疗法。心理学治疗已形成独立的医疗学科，它对手术的顺利进行和术后的早日康复有重要意义。

2.1.3　围手术期的临床营养支持（PN）已成为独立的研究科学，并显著地减少了因严重营养障碍而引起的并发症，胃肠道广泛切除引起的超短肠综合征的病人其死亡率也大幅度的下降。

2.1.4　合并休克的病人、多脏器功能衰竭的病人手术时机和适应证的研究。术前施行快速有效地抗休克措施；准确的病因定位和祛除病源的简易手术；中晚期严重休克病人的扩张血管药物的应用等等，为降低危重病人手术的危险性，提高抢救成活率提供了可靠的保障。

2.1.5　各种术式的改进、术中的失误等而导致的医源性损伤问题，已成为学术界越来越关注的问题，并制定合理的应答对策。

2.1.6　器官移植围手术期处理中的脏器保存、抗排异反应的防治问题获得较快进展。

2.1.7　麻醉学科获得突破性进展。术中心、肺功能的监护、给药途径的选择、麻醉药物的优化和术后镇痛泵的应用，使各类手术处于安全、无痛、微创的状态。麻醉技术的进步大大拓展了外科的手术范围和深度。使外科工作发生了"质"的变化，即由单纯的功能毁损性切除到生理功能再造的新的境界。

2.1.8　手术中各种吻合仪器及材料的应用，各种机械化止血方法，以及腔镜、电镜的广泛应用，使外科操作由必然王国进入自由王国。外科医师将在艺术享受中完成各种治疗措施，这是现代化技术赋予外科的极大魅力，如腹腔镜的微创技术，电镜的联合应用，氩气刀、超声刀和结扎速的高效止血，“高频刀”和“γ刀”的毁损治疗技术，不仅提高了手术的安全性，更主要是拓宽了外科手术的治疗领域。

2.1.9　大多数临床实验研究的结果对于围手术期长期大量地预防性使用抗生素的问题均持否定的态度。Ⅰ类无菌切口使用抗生素不能降低切口感染率。Ⅱ类和Ⅲ类切口使用预防性抗生素则多主张自手术前4～6小时开始，一次性大剂量抗生素静脉输入被提倡。预防性给药超过3天则不能降低切口感染率。阑尾切除术和择期性结肠、直肠手术的应用抗厌氧菌药物（如甲硝唑），近年来被大量提倡。术前肠道内容物的有效排空被认为是比单纯应用肠道抗生素更有效的措施，已引起临床外科工作者的重视。

2.2　中西医结合围手术期研究的现状

我国广大中西医结合临床外科工作者，在腹部围手术期处理的研究中也做了大量的工作，把祖国医学的丰富诊疗经验和手术疗法的不断改进结合起来，取得了较好的成就，综合起来有以下几方面：

2.2.1　结合四诊客观化的研究，利于中医整体辨证分析的优势，将望、闻、问、切在抢救危重病人中广泛的应用：从观察神、色、气、血等的变化可以及时地对病人进行客观预后评价；应用近年来研究成功地脉象仪、舌象分析仪等现代化微观分析仪器，结合现代医学的ICU监测系统，为大型手术围手术期处理和危重病人抢救提供了更加完整而准确的诊疗信息，诸多中西医结合的诊疗规范为提高术后抢救成功率打下了基础。

2.2.2　在中西医结合治疗急腹症和外科感染性疾病中，利用中医中药的疗效优势，可以缓解急性症状，提高病人的的耐受力，变急诊手术为择期性手术，从而大大地降低了手术死亡率和术后并发症，如重症胰腺炎“动静结合”的中西医结合综合疗法，可使死亡率降低在8%以下；多脏器功能衰竭的“三证三法”综合治疗，可显著的提高患者的存活率。

2.2.3　广泛开展围手术期中医中药疗法的深入研究。较早地进行了腹部手术后减少应用“二管一禁”的临床观察和实验研究；探讨制订手术前和手术后中药应用的规范和指南。

2.2.4　利用中医中药“通里攻下”的治疗原则，开展结肠和直肠手术前肠道准备的临床研究，从而替代了传统的抗生素和灌肠的肠道准备方法，避免了长期应用抗生素带来的不良反应和灌肠引起的肿瘤远处转移。

2.2.5　应用中医辨证论治的原则，在预防和治疗围手术期的并发症，预防术后肠粘连等方面进行了大量的临床和实验研究工作。其他，如扶正培本法、活血化瘀法、软坚散结法等的深入研究均已取得了可喜的苗头。总之，中西医结合疗法在腹部外科围手术处理中的研究工作虽然起步不久，但是已经显示出广阔的应用前景。

3　中西医结合围手术期的展望

围手术期的内容不是固定不变的，它将与时俱进不断的演变和更新，随着疾病谱的变化和医疗技术的高速发展，围手术期将发生阶段性的演进。

3.1 围手术期处理逐渐向高科技和微观化进展

目前“手术刀”仍是“外科治疗”的替代词，但随着疾病谱的变化和分子生物学的高速发展，手术刀的真正作用将逐渐被淡化，如腔镜手术、电镜手术、介入治疗、基因克隆技术等将逐渐取代手术刀的作用。有些疾病在实验室就可以完成治疗的全过程，此时围手术期的内容和临床意义都产生了重大变革，如动静脉血栓就不需要手术取栓，血管内介入“微小机器人”就可以达到“清道夫”的目的。此时围手术期处理提升到新的水准和境界。

3.2 围手术期中医药的参与率将取决于中药现代化的程度

众所周知，手术对机体是一个毁损的过程，而围手术期处理是对患者全面康复的阶段。扶正培本、清热解毒、活血化瘀等中医治疗法则具有显著的康复疗效，如参芪扶正注射液的补益作用，双黄连注射液的抗炎作用，血栓通注射液的活血化瘀作用，其临床疗效深受广大医患的好评。这些中药新药都是由于剂型先进、起效快速适用于“危重病”的救治工作而广泛应用于围手术期的法定中药。

3.3 围手术期处理，是中西医结合的理想结合点

在外科领域中，围手术期的重要性我们怎么强调也不过分，这是大家的共识；而围手术期的中西药结合程度，我们怎么努力也难以满足，这是目前的现实。围手术期是一项艰难而厚报的探索课题，任重而道远，艰辛而劳苦，必须发挥集体协作的团队精神，制定出符合我们国情的“围手术期中西医结合处理”规范或指南。目前我国已成立了围手术期中西医结合专业委员会，相信不久在临床和基础研究中，会取得突破性的成绩。

关于教材修订的若干要素

辛　明　李乃卿

教材是知识的载体和时代的产物，是推进素质教育和培养人才的重要保证，就其在教学中的意义而言，我们怎么强调也不为过。

一本高质量的教材是在教学实践中千锤百炼，不断修订产生的，所以教材的建设是一项艰巨复杂的工作。关于教材修订的间隔时间，是由教材的质量和时代的需求决定的。国内高校原则上 5 年，国外原则上 3 年，当然不是绝对的。美国有的经典教材 20 年不变。

教材要不断修订，修订就是修改订正，绝不是仅仅改正错别字和标点符号，如果仅限于文理上的通顺，就不是修订而是重印。

根据高等教育学会刘振民秘书长今年修订规划教材《西医外科学》要求的有关精神，修订的基本要素是 14 个字：创新、锤炼、瘦身、适度、贯气、借鉴和改错。

1　创新

创新有两层意思：其一，教材体系上有所创新，如内容方面在继承的基础上有所发展，教学方法有所革新；其二，教材内容的设计、编排及文字的表述上有利于培养学生的创新意识和创新能力，这实际上就是只是的传授和运用之间的衔接关系。传统教材偏重于知识的传授，现代教材偏重于知识的运用，两者如何和谐统一，这曾经是束缚教材改革的“瓶颈”，是今后教材修订的重要环节。

2　锤炼

锤炼也就是千锤百炼的意思。教材的理论要素、基本理论、基本知识和基本技能都要正确无误，要做到正确、准确、精确，要经得起推敲和质疑，可以发挥法证的效益。教材在涉及核心理论或基本概念时，切忌模棱两可、是是非非。可以引用案例来引导学生，启发学生的思考和分析。

3　瘦身

瘦身是针对适于膨胀的教材而言，用现时的流行语就是“减肥”。教材不是越厚越好，合理的教材篇幅是依据教学时数而定的，大概一个授课时间不超过 4000 ~ 5000 字。当前有两种情况需要我们关注：一是 20 世纪 80 年代开始各学校可以自行制订教学计划，因此每门课程的课时不十分统一，而西医外科这方面最为突出，由 50 学时到 150 学时差异十分显著。其中可能受医疗市场需求得影响因素较大。二是教材的瘦身目前还不能向国外学习，比如美国高校教材是绝对开放的，不受教学大纲的限制。一部《微生物学》能编出 280 万字，我们国家要考虑教材的成本，要想到学生得承受能力，因此瘦身是必要的。

我们必须提出，教材不是教师的“授课大纲”除了授课使用以外，临床实习阶段有重要的参考价值。目前，我们外科的实习同学一般手中拿的是裘法祖主编的《外科学》。这只能说明我们教材编写存在很大问题。“瘦身”不能患上“瘦病”，过度瘦身只剩下骷髅，这种教材是有害无益的。

4　贯气

所谓“贯气”就是教材要求按照统一得体例和风格。一以贯之，气脉要通畅，风格要一致。

我们的教材是由主编统领全书，专家分工负责章节编写。优点是突出专家特长和优势，扩大了参与面，问题是由于编写人员学术水平有高有低，行文风格不尽相同，因此难免产生气脉不通、瘀结阻塞现象。众所周知，教材是一种特殊的文体著作，能写专著的不一定能写好教材，特别是集体编写的教材，不能过分张扬各自不同的语言特色，不能追求个体化的写作风格。修订时要重视内容层层递进，环节上要环环相扣，要纲举目张、规范统一，要淡化个人色彩，个人融入集体，要把手中五颜六色的“彩色笔”换成颜色统一的“一支笔”，主编要一以贯之，疏通全书。

5　适度

适度是指教材的难易度要恰当、合理和平衡。“适度”与“瘦身”的侧重点不同，如果说“瘦身”是在“量”的内容上进行删减，那么“适度”则是在“质”的深浅上的平衡，要寻求一种合理的“难易度”。有的学生反映“水电平衡”较难掌握，不易运用，教师就应善于将“微观世界”知识提到宏观临床输液“案例”来解决，教材修订时也尽量接近与学生的距离。又比如，关于“疼痛”的概念，据说有几十种解释，有的专家关于“疼痛”可以写本专著，世界卫生组织将“疼痛”提高到“一类疾病”，并非是“并发症”，是人体五大生命体征之一，这更增加了理解的难度，遇到此类问题可以让学生在今后的实践中进行理解，教材中不必就概念进行长篇解释。

6　借鉴

编写教材不能没有借鉴，尤其要借鉴本学科历版教材的长处和优点，克服既往教材的不足和问题。比如五版统编教材“西医外科学总论”，精练的26万字将总论知识归纳的完整而又系统，医理正确，文理通顺。但是由于临床应用接近20年，没有认真进行修订，很多基本概念滞后甚至错误，因为无各论内容，不符合外科教材的需求，我们需要借鉴西医《外科学》的优秀教材，结合中医院校的教学特点，进行创新性的编写工作。在内容结构方面有别于西医教材，各论编写弃用西医院校外科学的按部位结构，采用人体的器官系统结构为序，讲述很具系统性和合理化，可减少不必要的重复；总论与各论的比例为1：1：1左右，比较符合中医药人才的培养。

由于国外教材偏重于学生的自学，而国内偏重于教师的教学，学习的思路和方法完全不同，通过借鉴，应形成既有利于教学，又有利于自学的教材，这可能就是中国式创新教材。

7　改错

顾名思义，就是修字改错。其实这是修订教材的首要任务，必须把教材中的错误率降到最低限度。现在的教学用手写的不多了，我们不能把差错推到电脑上，文责自负是不变的定律，电脑是不负责任的。

因此恳请各位编委将您写的原书稿与教材中相关部分认真对照，便于今后教材的修订。

总之，教材是教学的关键部分，一部好的教材是集体劳动的结晶，在今后的修订中必须坚持精品意识，坚持科学的定位思想，贯彻“育人为本”的教学理念，通过参与教材的编写，肯定能多多提高老师们的编辑功力，丰厚自己的专业功底，拓展自己的语言学、心理学和教育学的广博学识，这是一件辛苦而厚报的工作。

在此，谢谢大家对编写教材的积极支持，永远铭记我们和谐、战斗的集体！

两种工艺制备的参芪扶正注射液增效减毒作用的实验研究

周柯鑫　丁治国　刘东来　谢海燕　汪唐顺　陈振宙　周春宇

参芪扶正注射液是国家中药二类新药，由党参、黄芪组成，原工艺过程为党参、黄芪二药混合提取制备，在生产实践中发现单味药预提取后，二药提取物再进一步混合提取有效成分，便于产业化大生产。为了验证工艺的药效学情况，依据《中药新药研究指南》中的治疗恶性肿瘤中药的药效学研究的相关规定，进行两种工艺制备的参芪扶正注射液增效减作用的药效学对照研究。

1　材料与方法

1.1　材料

1.1.1　BACB/c 健康纯系小鼠，雄性，体质量 16~18g。由中国医学科学院实验动物研究所提供。合格证：SCXK（京）2004－0001；实验动物使用许可证：SYXK（京）2004－0009。

1.1.2　主要药物

参芪扶正注射液（参、芪单独提取工艺，简称现工艺）：由丽珠集团利民制药厂提供。生产批号 071001，规格 10ml/支，1g 生药/ml。

参芪扶正注射液（参、芪混合提取工艺，简称原工艺）：由丽珠集团利民制药厂提供。生产批号 071005，规格 10ml/支，1g 生药/ml。

甲氨蝶呤注射液，澳大利亚，进口药品注册证号 H20050459，批号：CN38A

注射用环磷酰胺，山西普德药业有限公司，生产批号 20070202，规格 0.2g/支。

1.1.3　瘤株：S180 细胞株，由中国中医科学院中药研究所提供。

1.1.4　主要仪器及软件：美国 BD 公司 FACSalibar 流式细胞仪；SORVAL SUPER T21 离心机；BDCBA 软件；BECKMAN COULTER AC－T－DIFF－2 全血细胞分析仪；CellQuest 软件；CKPACS－G 中科恒业细胞图分析仪。

1.1.5　主要试剂：BDCytometric BeadArray（CBA）Mouse Th1/Th2 cytokine kit；BD-caliBRTE 3 Beads；MSCD3 EFITCMAB0.1 MG145－2c11；MSCD4 PEMA0.2 MGGK1.5；MSCD8 APE MAB0.2 MG53－6、7。

1.2　方法

1.2.1　肿瘤细胞悬液的制备取生长良好的 S180 传代小鼠，无菌条件下抽取小鼠腹水液，用生理盐水将腹水液稀释，1500 转离心 5min，反复 2 次，然后将细胞吹散至单个细胞，在显微镜下将细胞调至 1×10^6/ml。

1.2.2　分组：将 BALB/c 小鼠按体质量随机共分为 2 组即正常小鼠和荷瘤小鼠组，每组均随机分成 3 小组。分别为模型对照组（简称对照组）；参、芪单独提取工艺制备的参芪扶正注射液4g/kg组（简称现工艺组，相当于临床人用药量）；采用参、芪混合提取工艺制备的参芪扶正注射液4g/kg组（简称原工艺组，相当于临床人用药量）。

1.2.3　给药方法

对照组：使用无菌生理盐水，按照0.02ml/g腹腔注射。

现工艺组：注射液配制：取原液2ml，加无菌生理盐水8ml，混匀，相当于0.2g生药/ml；本组小鼠按照4g生药/kg给药，按照0.02ml/g腹腔注射原工艺组：使用原工艺制备的参芪扶正注射液原液调配，用药方法同现工艺组。

1.2.4　环磷酰胺：取注射用环磷酰胺0.2g，溶于100ml生理盐水中，混匀，每次按照75mg/kg腹腔注射，共两次。各组化疗给药方法相同。

1.2.5　甲氨蝶呤：抽取4ml甲氨蝶呤原液，使用生理盐水配至100ml，相当于4mg/ml，按照150mg/kg一次性腹腔注射。各组注射方式相同。

1.2.6　统计学方法

各组均数用（$\bar{x}\pm s$）表示，采用The SAS System for Windows v 6.12进行统计处理，多组均数比较用方差分析及LSD－t检验。生存率比较使用χ^2分割法，$P<0.05$为比较有差异。

2　实验内容

2.1　参芪扶正注射液对正常小鼠甲氨蝶呤致死作用的影响

各组使用相应参芪扶正注射液或生理盐水腹腔注射，每日1次，连续注射12d，于第2次注射后12小时，各组小鼠称质量，并给于甲氨蝶呤一次性腹腔注射，从次日起观察并录各组小鼠的每日死亡情况，末次注射后24h截止统计，录各组生存数，计算生存率。

2.2　参芪扶正注射液对荷瘤小鼠甲氨蝶呤致死作用的影响

各组使用相应参芪扶正注射液或生理盐水腹腔注射，每日1次，连续注射12d，于第2次注射后12h右腋部常规消，皮下接种S180瘤细胞液0.2ml/只，接种后6h，各组小鼠称质量，并给于甲氨蝶呤一次性腹腔注射，从次日起观察并录各组小鼠的每日死亡情况，末次注射后24h截止统计，录各组生存数，计算生存率。

2.3　参芪扶正注射液对化疗干预下荷瘤小鼠的肿瘤坏死因子、体质量、肿瘤及部分免疫器官的影响

各组动物使用相应参芪扶正注射液和生理盐水常规腹腔注射，每日1次，连续注射9d，于第2次常规注射后12h，右腋部皮肤常规消，皮下接种S180瘤细胞液0.2ml/只，于第5次常规注射后12h，给予第1次腹腔注射环磷酰胺，再于第7次常规注射后12h，给予第2次腹腔注射环磷酰胺，末次给药后24h，将小鼠称质量，摘取眼球取血0.5ml，收集后4℃静置30min，3000rpm离心10min，收集上层血清50μl，用美国BD公司FACS-Calibar流式细胞仪检测肿瘤坏死因子α，BD CBA软件分析检测结果。

将小鼠脱颈处死后，立即进行解剖，分别取出肿瘤，肝，脾及胸腺，吸去血液，去除脂肪、系膜，使用电子天平称取其湿重，按下列公式计算肿瘤指数，抑瘤率，肝指数，脾指数及胸腺指数：

肿瘤指数＝肿瘤重量/体质量×100%；

抑瘤率＝（对照组瘤重－实验组瘤重）/对照组瘤重×100%

肝指数＝肝重量/体质量×100%；

脾指数 = 脾重量/体质量 × 100%；

胸腺指数 = 胸腺重量/体质量 × 100%；

2.4 参芪扶正注射液对化疗干预下荷瘤小鼠血液中白细胞总数、淋巴细胞总数、T淋巴细胞亚群及骨髓细胞构成比例的影响

各组动物使用相应参芪扶正注射液和生理盐水常规腹腔注射，每日 1 次，连续注射 8d，于第 2 次常规注射后 12h，右腋部皮肤常规消毒，皮下接种 S180 瘤细胞液 0.2ml/只，于第 5 次常规注射后 12 小时，给予第 1 次腹腔注射环磷酰胺，再于第 7 次常规注射后 12h，给予第 2 次腹腔注射环磷酰胺，末次给药后 24h，将小鼠称质量，从小鼠眼眶后静脉丛取血，各收集血液 100μl 和 200μl 存放于 2 只肝素处理过的 EP 管中，用 BECKMAN COULTER AC－T－DIFF－2 全血细胞分析仪进行全血细胞检测，美国 BD 公司 FACSCalibar 流式细胞仪进行 T 淋巴细胞亚群检测，CellQuest 软件获取和分析数据。

将小鼠脱颈处死后，立即进行解剖，取右侧股骨，使用 1% 新生牛血清将骨髓冲出，进行涂片，使用 CKPACS－G 中科恒业细胞图分析系统高倍视野下计数 200 个有核细胞，分别记录粒细胞系及淋巴细胞系中各期细胞的个数，行骨髓有核细胞构成比例检测。

3 结果

3.1 参芪扶正注射液对正常小鼠、荷瘤小鼠甲氨蝶呤致死作用的影响

化疗后 10d 两个实验实验组生存率皆高于对照组，其中正常小鼠现工艺组高于对照组，荷瘤小鼠 2 个实验组生存率皆高于对照组，差异有统计学意义（$P<0.05$）；两种工艺制剂生存率比较，差异无统计学意义（见表1）。

表 1 参芪扶正注射液对正常小鼠、荷瘤小鼠甲氨蝶呤致死作用的影响（$\bar{x}\pm s$）

组别		动物数（只）	化疗后各时间点小鼠死亡数（第 天）										生存数（生存率 %）
			1	2	3	4	5	6	7	8	9	10	
正常小鼠	甲氨蝶呤组	26	0	0	0	2	5	3	2	3	1	1	9（35）
	甲氨蝶呤 + 现工艺组	22	0	0	0	0	2	3	1	0	1	0	15（68）*
	甲氨蝶呤 + 原工艺组	22	0	0	0	1	3	2	2	1	1	0	12（55）
荷瘤小鼠	甲氨蝶呤组	26	0	0	1	3	5	4	3	3	1	1	5（19）
	甲氨蝶呤 + 现工艺组	22	0	0	0	2	3	2	1	0	2	1	11（50）*
	甲氨蝶呤 + 原工艺组	22	0	0	0	3	2	1	2	1	1	0	12（55）*

注：与对照组比较 * $P<0.05$

体质量：减去肿瘤重量后，实验组与单纯化疗组无显著性差异。现工艺制剂优于原工艺制剂，差异有统计学意义（$P<0.05$）（见表2）。

表 2 参芪扶正注射液对化疗干预下荷瘤小鼠体质量的影响（$\bar{x}\pm s$）

组别	动物数（只）	第 1 天体质量 g	第 10 天体质量 g（去瘤后）
单纯化疗组	12	15.58 ± 0.74	15.23 ± 0.82
化疗 + 现工艺组	9	15.43 ± 0.47	15.52 ± 1.31▲
化疗 + 原工艺组	9	15.26 ± 0.47	14.64 ± 0.90▲

注：与对照组比较 $P<0.05$；与原工艺组比较▲ $P<0.05$，▲▲ $P<0.01$。

肿瘤重量和抑瘤率化疗 + 现工艺组瘤重明显低于单纯化疗组，差异有统计学意义（$P<0.05$），化疗 + 原工艺组与单纯化疗组比较，差异无统计学意义。两种工艺制剂比较无

显性差异。各组与单纯化疗组比较，抑瘤率提高为：化疗 + 现工艺组 24%、化疗 + 原工艺组 22%。化疗 + 现工艺组肿瘤指数明显低于单纯化疗组，差异有统计学意义（$P<0.05$），化疗 + 原工艺组与单纯化疗组比较，差异无统计学意义。两种工艺制剂比较无显性差异（见表 3）。

表 3　参芪扶正注射液对化疗干预下荷瘤小鼠瘤体的影响（$\bar{x} \pm s$）

组别	动物数（只）	肿瘤重量 g	肿瘤指数	抑瘤率%
单纯化疗组	12	0.49 ± 0.11	0.0314 ± 0.0066	
化疗 + 现工艺组	9	0.37 ± 0.18*	0.0227 ± 0.0105*	24
化疗 + 原工艺组	9	0.38 ± 0.10	0.0252 ± 0.0063	22

注：与对照组比较 * $P<0.05$。

3.2　参芪扶正注射液对化疗干预下荷瘤小鼠的肿瘤坏死因子 α、体质量、肿瘤及部分免疫器官的影响

肿瘤坏死因子 α：单纯化疗组：12 只小鼠，TNF－α（51.94 ± 29.23）pg/ml，化疗 + 现工艺组：9 只小鼠，TNF－α（144.49 ± 94.79）pg/ml，化疗 + 原工艺组：9 只小鼠，TNF－α（102.81 ± 51.28）pg/ml。实验组皆高于单纯化疗组，其中化疗 + 现工艺组与单纯化疗组比较，差异有显著统计学意义（$P<0.01$），化疗 + 原工艺组与单纯化疗组比较，差异有统计学意义（$P<0.05$），两种工艺制剂比较，差异无统计学意义。

化疗 + 现工艺组的脾指数与单纯化疗组比较，差异有统计学意义（$P<0.05$）；实验组别的肝指数、胸腺指数与单纯化疗组比较，差异皆无统计学意义；两种工艺制剂比较无显著性差异（见表 4）。

表 4　参芪扶正注射液对化疗干预下荷瘤小鼠肝、脾、胸腺等部分免疫器官的影响（$\bar{x} \pm s$）

组别	动物数（只）	肝指数	脾指数	胸腺指数
单纯化疗组	12	0.0526 ± 0.0049	0.0035 ± 0.0006	0.0010 ± 0.0004
化疗 + 现工艺组	9	0.0549 ± 0.0040	0.0042 ± 0.0008*	0.0010 ± 0.0003
化疗 + 原工艺组	9	0.0550 ± 0.0038	0.0044 ± 0.0005**	0.0011 ± 0.0004

注：与对照组比较 * $P<0.05$，** $P<0.01$；与原工艺组比较 ▲ $P<0.05$。

3.3　参芪扶正注射液对化疗干预下荷瘤小鼠的白细胞、淋巴细胞、T 淋巴细胞亚群及骨髓细胞构成比例等免疫功能指标的影响

白细胞总数、淋巴细胞总数，实验组皆高于单纯化疗组，化疗 + 现工艺组与单纯化疗组比较，差异有统计学意义（$P<0.05$），化疗 + 原工艺组与单纯化疗组比较，差异无统计学意义。两种工艺制剂比较，差异无统计学意义（见表 5）。

表 5　参芪扶正注射液对化疗干预下荷瘤小鼠白细胞总数及淋巴细胞总数的影响（$\bar{x} \pm s$）

组别	动物数（只）	白细胞总数（$\times 10^9$/L）	淋巴细胞总数（$\times 10^9$/L）
单纯化疗组	10	3.46 ± 0.79	2.13 ± 0.26
化疗 + 现工艺组	8	4.56 ± 1.16*	2.68 ± 0.59*
化疗 + 原工艺组	8	4.39 ± 0.78	2.49 ± 0.58

注：与对照组比较 * $P<0.05$

T 淋巴细胞亚群：实验组 $CD4^+$ 皆高于单纯化疗组，其中化疗 + 原工艺组与单纯化疗

组比较，差异有显著统计学意义（$P<0.01$），化疗+现工艺组与单纯化疗组比较，差异有统计学意义（$P<0.05$）。实验组 $CD8^+$ 皆低于单纯化疗组，其中化疗+现工艺组与单纯化疗组比较，差异有显著统计学意义（$P<0.01$），化疗+原工艺组与单纯化疗组比较，差异有统计学意义（$P<0.05$）。实验组 $CD4^+/CD8^+$ 皆高于单纯化疗组，其中化疗+现工艺组与单纯化疗组比较，差异有显著统计学意义（$P<0.01$）。两种工艺制剂比较，$CD4^+$、$CD8^+$、$CD4^+/CD8^+$ 值差异无统计学意义（见表6）。

表6　参芪扶正注射液对化疗干预下荷瘤小鼠血液中T淋巴细胞亚群的影响（$\bar{x} \pm s$）

组别	动物数（只）	$CD4^+$（%）	$CD8^+$（%）	$CD4^+/CD8^+$
单纯化疗组	10	68.63±3.40	12.91±1.06	5.35±0.51
化疗+现工艺组	8	72.31±4.22*	10.87±1.18**	6.74±1.00**
化疗+原工艺组	8	73.50±2.71**	11.39±1.95*	6.62±1.23**

注：与对照组比较 * $P<0.05$，** $P<0.01$。

骨髓中早幼粒细胞实验组皆高于单纯化疗组，其中化疗+现工艺组与单纯化疗组比较，差异有显著统计学意义（$P<0.01$）。现工艺制剂高于原工艺制剂，差异有显著统计学意义（$P<0.01$）。杆状核粒细胞实验组皆低于单纯化疗组，化疗+原工艺组与单纯化疗组比较，差异有显著统计学意义（$P<0.01$）；化疗+现工艺组与单纯化疗组比较，差异有统计学意义（$P<0.05$）。两种工艺制剂比较，差异无统计学意义。淋巴细胞实验组皆高于单纯化疗组，其中化疗+现工艺组与单纯化疗组比较，差异有统计学意义（$P<0.05$）。两种工艺制剂比较，差异无统计学意义（见表7）。

表7　参芪扶正注射液对化疗干预下荷瘤小鼠骨髓中有核细胞构成比例的影响（$\bar{x} \pm s$）

组别	动物数（只）	粒细胞系★					淋巴细胞系★
		早幼粒	中幼粒	晚幼粒	杆状核	分叶核	
单纯化疗组	10	14±7	33±10	31±10	30±11	24±7	22±7
化疗+现工艺组	8	47±16**▲▲	33±9	24±10	21±8*	16±8	40±9*
化疗+原工艺组	8	27±10	29±7	24±7	16±10**	17±12	34±21

注：★为200个骨髓细胞中的所占个数；与对照组比较 * $P<0.05$，** $P<0.01$；与原工艺比较▲▲ $P<0.01$。

4　讨论

抗癌中药大体上有四方面的作用：（1）抑杀肿瘤细胞的祛邪作用；（2）调节机体免疫功能等抗癌潜能的扶正作用；（3）提高手术、放疗、化疗等效果的增敏作用；（4）降低其他治疗方法（放疗、化疗）副反应的减少作用。凡是具有显著祛邪作用的可称为抗癌药；若祛邪作用较弱或不明显，但具有（2）、（3）或（4）等方面的作用者，可称为抗癌辅助药。参芪扶正注射液以我国传统补气药物党参、黄芪为原料，采用现代科技提取分离出有效成分配置的静脉针剂，有扶正固本、益气补虚之功效，又对化疗药物有增效减少的作用，为抗癌扶正支持药物。

基础研究与临床观察表明，党参有增强淋巴细胞转化、抗体形成细胞的功能，黄芪对T淋巴细胞和B细胞有较好的保护作用和双向调节作用，对淋巴细胞具有明显的直接活化作用。本实验研究显示，在临床常用剂量上，参芪扶正注射液可降低甲氨蝶呤对荷瘤小鼠的致死作用，提高化疗干预下荷瘤小鼠肿瘤坏死因子α的水平，减轻化疗对荷瘤小鼠脾脏的抑制，证实了参芪扶正注射液可以提高化疗药的抑瘤率，改善生存质量，保护骨髓造血功能，提高化疗药物的疗效，减轻化疗药物的 副反应的作用，与临床观察结果一致。

本实验结果显示，现工艺组化疗干预下小鼠体重降低不明显，与原工艺组比较，差异有统计学意义（$P<0.05$）；化疗干预下骨髓早幼粒细胞数比较，现工艺组高于原工艺组，有显著统计学意义（$P<0.01$）。其他方面比较，两种工艺比较差异无统计学意义。参芪扶正注射液的生产，原工艺采用单纯“药材量投料”控制药品质量的常规方式，现工艺采用了“药材投料结合中间提取物组分含量”的方法来稳定药品质量，便于产业化大生产。实验结果说明现工艺在增效减少方面优于或等同于原工艺，证实了现生产工艺的优越性。

蝮蛇抗栓酶治疗变异型心胶痛30例疗效观察

刘春俊　安增华

变异型心绞痛（VAP）属自发性心绞痛，多于白天或夜间同一时间发作，无明显诱因，为冠状动脉突然痉挛所致，大多发生心肌梗死。为控制病情，减少心肌梗死的发生机会，我院自2002～2006年9月用蝮蛇抗栓酶治疗VAP30例，疗效满意，现报道如下。

1　临床资料

1.1　一般资料　本组30例患者中，男22例，女8例，年龄最大72岁，最小36岁，单纯变异型者1 6例，变异型合并劳力型（VAP＋EAP）者14例，2例有陈旧性心肌梗死病史，2例住院期间发生急性心肌梗死（AMI），梗死部位与心绞痛发作时S T段抬高的导联相符合。

1.2　治疗方法　在常规应用肠溶阿司匹林、镁极化液，硝酸酯类、钙拮抗剂的同时，加用蝮蛇抗栓酶1.0μ静滴10d，注意监测出、凝血时间、凝血酶原时间。

1.3　疗效判定　显效：心绞痛症状消失，停用硝酸酯类，缺血性ST－T恢复正常。有效：心绞痛发作频率，持续时间减少，缺血性ST－T有所改善。无效：用药后无变化或加重。

1.4　结果　显效22例，有效6例，无效2例，总有效率93.3%，2例住院期间发生AMI，症状较轻，预后良好。

2　讨论

2.1　VAP常在安静时发作，持续时间较短，是因为夜间副交感神经兴奋性增加，其末梢释放的乙酰胆碱（ACh）增加，ACh使正常人血管扩张，但当血管皮细胞受损后，病变部位处于高度激惹状态，此时ACh使血管收缩，同时，夜间人体环境中H^{+}浓度降低而使Ca^{2+}作用增强，从而使血管痉挛更易发作。

2.2　蝮蛇抗栓酶能降低血浆纤维蛋白含量，降低血黏度，使血液处于一种低凝状态，增加缺血区的血流以及溶栓、抑栓，降脂，改善循环，减少血栓素，增加前列环素等功效。我们在常规就用钙拮抗剂的基础上加用蝮蛇抗栓酶，既能抑制血管痉挛，又能使血液处于一种低凝状态，有效地控制了VAP，防止其进一步发生AMI。

两种小鼠结肠癌肝转移造模方法的比较

杨 扬 李乃卿 李兰芳 邢光明 贯立群 周成帆 丁治国 田 明 宁小晶

随着分子生物学的深入研究，基因芯片作为基因组及后基因组时代的主要研究技术，已成为揭示中药作用机理的重要武器。基因芯片检测技术的前提是成功而适用的动物模型，首先需要获得足够的 RNA 检测量，所以成功的造模方法是研究课题成败的关键所在。下面就我们近期进行的结肠癌肝转移的造模方法总结如下：

1 材料和方法

1.1 材料

1.1.1 实验动物：小鼠为（4~6）周龄体重（20~24）g 的雄性 BALB/c 小鼠（由北京维通利华实验动物技术有限公司提供），在 II 级动物实验室饲养。

1.1.2 瘤株：小鼠结肠癌 C26 细胞株（美国引进，广安门医院肿瘤实验室惠赠）。经 3 次皮下接种传代后，无菌条件下摘取瘤体，生理盐水洗涤，剪成小块，匀浆，离心后取沉淀，反复 3 次，培养于 10% 新生牛血清和 RPMI1640 培养液（含青霉素 100 单位/ml、链霉素 100 单位/ml），置 37°C、含 5% CO_2 培养箱中 3d，每日换液。将细胞液机械吹打成单个细胞，离心取沉淀，加生理盐水调整细胞浓度为 6×10^5/ml，观察细胞活力 > 95%，备用。

1.1.3 参芪扶正注射液：由丽珠集团利民制药厂提供

1.1.4 5-Fu 上海旭东海普药业有限公司生产，产品批号 060402。

1.2 造模方法

1.2.1 脾脏注射切脾法：小鼠称重，采用 0.5% 的戊巴比妥钠，50mg·kg^{-1}，腹腔内注射麻醉（3~5）min 麻醉成功后，用胶布固定小鼠于手术台上。安尔碘皮肤消毒，左侧腋后线肋缘下纵行切口，长约（0.5~1）cm，进腹后于腹外侧找到柳叶状脾脏，牵出腹腔外，用 1ml 注射器从脾下极进针，将瘤细胞液 0.2ml 注射于脾内，拔针后，酒精棉球按压针眼，轻轻按揉脾脏 5min，使瘤细胞经脾静脉进入肝脏，注射区苍白隆起消失后，结扎脾血管及胃短动静脉，切除脾脏，查无出血，依次间断缝合肌肉、皮肤关腹。术后继续在 II 级动物实验室饲养。

1.2.2 脾脏注射保脾法：造模方法基本同切脾法，拔出针头后酒精棉球压迫注射部位（1~2）min，0 号丝线逐层关腹。

1.3 分组 造模小鼠共 80 只，分为 4 组，1 组~3 组各含有 16 只小鼠，1~8 号为保脾小鼠，9~16 号为切脾小鼠；4 组含有 32 只小鼠，1~17 号为保脾小鼠，18~32 号为切脾小鼠。

1.4 给药方法

观察一组和观察三组造模 5d 后，给予参芪扶正注射液 0.15ml（相当于生药 160mg，为成人用量的12倍）加生理盐水稀释至0.5ml，腹腔内注射，隔日1次，共5次。

观察二组和观察三组造模后5d，给予5-Fu化疗，5-Fu 0.02ml（0.5mg），加生理盐水稀释至0.2ml，腹腔内注射，隔日1次，共3次。

2 结果

小鼠造模后自由进食，每日进行严密观察，记录体重及活动情况。中间自然死亡者，进行剖腹观察腹腔肿瘤生长情况以及肝转移程度。

于造模后第12d和第15d两个时间点，脱颈椎处死小鼠。第12d处死23只，其中切脾8只，肝转移标本送基因芯片检测；未切脾组15只，肝转移标本送病理行免疫组织化学检查及电镜、光镜观察。第15d处死小鼠22只，其中切脾组10只，肝转移标本送基因芯片检测；未切脾组12只，肝转移灶及癌周组织标本送病理检查。

其余35只为两个时间点中间自然死亡，剖腹观察记录腹腔情况。

2.1 大体观察

BALB/c小鼠经脾注射癌细胞液后，8d内活跃如常，形体无改变，8d后开始消瘦，精神差，行动渐迟缓，摄食量下降，腹部渐膨隆。自然死亡35只，生存时间（9~15）d，平均（12.49±0.93）d。尸检切脾组21只，肝脏均有较多转移灶，转移率为100%；未切脾组14只，肝转移率为100%。

造模后12d、15d两次处死小鼠共45只。两组均有转移瘤，转移率为100%。切脾组18只，小鼠肝各叶皆布满大小不一的瘤结节，最大者1.34cm×0.87cm；未切脾组27只，肝内转移灶明显较少，可见散在米粒大小的白色结节，肝脏形态变化不大。

血性腹水切脾组为11只，发生率为61.1%（11/18）；未切脾组4只，发生率为14.81%（4/27）。详见表1，图1。

2.2 肝内转移情况

详见表1，图1。切脾组肝脏转移明显，各肝叶布满瘤结节，血性腹水发生率为61.1%（11/18）；未切脾组肝转移率也为100%，但仅是散在的小结节，一般为针尖及米粒大小，转移灶不能满足基因芯片检测所需组织量，仅能行免疫组化检测。

3 讨论

尸检报道，大肠癌（结、直肠癌）死亡的患者，60%~70%存在肝转移，针对大肠癌具有较高肝转移的特点，提出了行大肠癌肝转移的动物造模，大致有以下几种方法：

3.1 几种造模方法比较

按动物种类分为裸鼠、大鼠、小鼠等；按细胞来源分为人细胞株和动物细胞株；按造模方法分为脾内、门静脉、回结肠静脉、肝内注射等。结肠癌肝转移模型的建立为研究大肠癌肝转移的生物学行为、癌细胞的异质性、肿瘤转移机理以及抗癌药物的筛选提供了重要的基础试验方法。

预实验中小鼠结肠癌C26细胞株的接种部位主要有：

①经尾静脉接种：本课题在预实验时尾静脉注射2只小鼠，接种后15d自然死亡，仅有肺转移，无肝脏转移，此法不适合肝转移模型的建立。

②结肠壁接种：该方法模拟人体大肠癌的转移途径，希望形成肠系膜淋巴结到肝脏转移的模型，但成功率较低，本组预实验结果2只小鼠皆无肝内转移，而且造模难度较大。

③直接肝内注射：此法不符合结肠癌肝转移的途径，接种后一般为单发浸润性生长，

需多点注射，仔细压迫止血，本组预实验 2 只小鼠，生存期分别为 15、20d。

④经脾接种：又分为接种后切除脾脏和保留脾脏两种方法。后者的缺点在于形成肝转移癌之前，脾脏肿瘤发展较快、较大，且多伴有血性腹水，肝内结节尚小小鼠就自然衰竭死亡。

我们体会脾脏切除法建立肝转移模型的优点在于：

①更好地模拟了大肠癌根治术后血行转移肝脏的途径和过程；

②此模型肝转移高达 100%；

③肝转移为弥漫性各叶转移，结节最大直径达 1.34cm，能满足各种检测方法取材的需要，尤其基因芯片取材时需要近 500mg 组织；

④在切断脾蒂前已将脾脏完全显露，便于脾下极进针注射瘤细胞液及结扎脾蒂切脾，不易引起脾脏大出血；

⑤肝转移癌的组织学特点、超微结构的生物行为与结肠癌大体一致，且保持了 CEA（癌胚抗原）的诸多特点。

3.2　小鼠自然生存期

不同癌株和不同的接种方法，BALB/c 小鼠的生存时间是截然不同的。

邱红明组 以脾脏注射保脾法用人大肠癌 HT－29 瘤株为 8 只小鼠造模，待小鼠自然死亡，生存期为（30～35）d［（32±2.1）d］；许勤组以脾脏注射保脾法用小鼠结肠癌 C26 瘤株为 18 只小鼠造模，待小鼠自然死亡，生存期为（15～21）d［（18.2±1.8）d］；左国华组以脾脏注射切脾法用人大肠癌 HCC 瘤株为 8 只小鼠造模，待 20d 处死小鼠；笔者以脾脏注射保脾法用小鼠结肠癌 C26 瘤株为 40 只小鼠造模，生存期为（9～15）d［（11.64±1.49）d］，其中 27 只为处死；笔者以脾脏注射切脾法用小鼠结肠癌 C26 瘤株为 40 只小鼠造模，生存期为（11～15）d［（13.05+0.71）d］，其中 18 只为处死。

3.3　实验方法的选用原则

本实验方法较好地模拟了大肠癌根治术后血行肝转移的过程，支持肿瘤细胞转移具有器官特异性的观点。但在实验选用造模方法和细胞瘤株时，应特别注意小鼠的自然生存期，脾脏注射后保留脾脏时，脾脏转移较肝内明显加快，动物因脾瘤自然生存期较短，平均为 11.64d 左右，不适用于验证周期较长的药物实验，对于基因芯片检测的多时间点也应合理选择。人的大肠癌 HT－29 细胞株和 HCC 细胞株，小鼠的自然生存期均可达到 30d 以上，较适合抗癌药的筛选试验。

选择结肠癌肝转移的造模方法，应以经脾注射后切除脾脏的方法最佳，这是一种可靠而稳定的动物模型，适用于化疗药物的筛选，大肠癌肝转移的免疫治疗及腹腔灌注化疗等试验研究。

通腑汤直肠高位滴注的临床研究

倪孝儒　李乃卿　李雪蕾　王　滨　周春宇　解　朴　史晓光　滕占庆

1　研究对象选择与分组

1.1　纳入标准

中医纳入标准：参照中医诊疗术语（GB/T16751.3－1997），中医辨证有气机不畅、腑气不通证的病人，证见胃脘痞满、腹部胀痛、呃逆嗳气、纳呆便闭、得肠鸣矢气而觉舒、脉弦。

西医纳入标准：腹部外科术后胃肠道运动功能障碍的病人，临床表现为腹痛、腹胀、肠鸣音减弱或消失以及无自主排气、排便。本研究纳入的观察病例包括全麻胆囊切除术后，全麻坏死性胰腺炎、胰腺坏死病灶切除术后，全麻胆囊切除＋胆总管探查＋“T”管引流术后，连续硬膜外阻滞麻醉阑尾切除术后及连续硬膜外阻滞麻醉胃大部切除术后的患者。

1.2　排除标准

①原发性胃肠运动功能失调：包括胃食管反流征、特发性胃轻瘫、胃十二指肠溃疡，十二指肠胃反流、非溃疡性消化不良、特发性小肠假性肠梗阻、肠易激综合征及习惯性便秘、溃疡性结肠炎、消化道肿瘤等。②继发性胃肠运动功能失调：包括糖尿病性胃轻瘫、进行性系统硬化症、全身性肌营养不良、胃肠性癔症等。③其他：包括痔，肛瘘，肛裂，严重心脏疾患，全身衰弱症状严重，怀疑肠穿孔、肠出血等。

1.3　分组

将资料完整的60例住院病例，随机分为3组，肛肠组20例，术后给予通腑汤直肠灌注；口服组20例，术后口服通腑汤；盐水组20例，术后给予高渗盐水直肠灌注。3组性别、年龄、手术类型、手术后6 h体表胃结肠肌电指标及血浆胃肠激素均无差异（$P > 0.05$）。

2　治疗方法

肛肠组、口服组给予通腑汤，由北京中医药大学东直门医院药剂科提供，200ml瓶装，每毫升含量相当于生药0.75g。对照组药物用生理盐水180ml加开塞露40ml，各组均于术后第6小时末，直肠灌注或口服治疗药物，从第2天起，每日2次，直至病人恢复自主排气停止给药。

直肠给药的条件控制：每次直肠灌注药物前，将药物加热至37～38℃，药液的pH尽量接近8.3～8.4之间。病人左侧卧位，双膝弓屈，插管深度宜在15～18cm，用一次性输液器控制滴速，200ml药物10min内滴完。

3　疗效评价指标

3.1　肠鸣音恢复时间　从术后结束时刻起至病人恢复正常肠鸣音止。正常畜牧业系指频率为4~5次/min，每次声响及音调无异常发现。给药后每1h腹部听诊1次，最少计时单位为1h。

3.2　自主排气时间　从手术结束时刻起至病人恢复第一次自主肛门排气止。以病人主诉为依据，最少计时单位为10min。

3.3　体表胃肠肌电活动　给药后1h，测各组病人体表胃窦、升结肠和降结肠体表肌电平均振幅（Ap），平均过零频率（Fz）。

3.4　胃肠激素测定　给药后1h，测各组病人血浆胃动素（MOT）、血浆降钙素基因相关肽（CGRP）水平。

4　结果

4.1　肠鸣音恢复时间

肛肠组肠鸣音恢复时间为（14.6 ±4.9）h，口服组为（19.5 ±8.1）h，盐水组为（28.3 ±7.3）h，经卡方检验，肛肠组优于盐水组，两组差别有非常显著统计学意义（$P<0.01$），且肛肠组优于口服组，两组有显著的差异（$P<0.05$）。

4.2　自主排气时间

肛肠组排气时间为（30.4 ±6.3）h，口服组为（37.2 ±10.4）h，盐水组为（50.8 ±11.7）h，经卡方检验，肛肠组优于盐水组，两组差别有极显著统计学意义（$P<0.01$），并且肛肠组优于口服组（$P<0.05$）。

4.3　体表胃结肠肌电

结果见表1、表2

表1　肛肠组与盐水组手术前后及给药后体表胃结肠肌电Ap比较（μv；$\bar{x}\pm s$）

组别	n	胃体	胃窦	升结肠	降结肠
手术前	60	124.5 ±11.9	129.4 ±16.3	140.1 ±16.7	149.8 ±15.5
手术后	60	99.6 ±11.7*	104.4 ±14.6*	109.2 ±15.1**	117.5 ±8.6**
肛肠组药后	20	102.3 ±11.6	148.0 ±10.3##	145.3 ±9.9#	148.2 ±11.1#
盐水组药后	20	101.4 ±16.9	99.6 ±18.8	123.9 ±10.9	132.2 ±13.1

注：手术前后t检验：*$P<0.05$ **$P<0.01$；肛肠组与盐水组F检验：#$P<0.05$；##$P<0.01$

表2　肛肠组与盐水组手术前后及给药后体表胃结肠肌电平均过零频率（Fz）比较（μv；$\bar{x}\pm s$）

组别	n	胃体	胃窦	升结肠	降结肠
手术前	60	2.99 ±0.70	3.01 ±0.22	9.51 ±1.03	10.08 ±1.13
手术后	60	2.40 ±0.51*	2.43 ±0.25*	7.06 ±0.53*	8.60 ±0.46*
肛肠组药后	20	2.42 ±0.15	3.69 ±0.67##	10.88 ±0.54##	11.45 ±1.09#
盐水组药后	20	2.39 ±0.19	2.43 ±0.62	7.52 ±0.18	9.22 ±0.43

注：手术前后t检验：*$P<0.05$ **$P<0.01$；肛肠组与盐水组F检验：#$P<0.05$ ##$P<0.01$

4.4 两组用药前后血浆胃肠激素浓度比较

结果见表3

表3 给药前后血浆胃动素（MOT）、血浆降钙素基因相关肽（CGRP）浓度比较（μmol/L；$\bar{x} \pm s$）

组别		MOT	CGRP
肛肠组	给药前	90.6 ± 11.2	52.3 ± 6.7
	给药后	$168.8 \pm 14.5^{\#\#**}$	$33.6 \pm 7.8^{\#\#**}$
盐水组	给药前	91.2 ± 8.1	51.5 ± 9.8
	给药后	93.7 ± 12.5	52.7 ± 10.3

注：组内药前药后 F 检验：$^{**}P<0.01$；肛肠组与盐水组 F 检验：$^{\#\#}P<0.01$

5 讨论

腹部手术后消化系统的消化、吸收、运动、内分泌等功能均存在不同程度的障碍，尤其是胃肠运动功能的紊乱，其原因可能与麻醉、手术应激、腹腔内炎症或损伤、电解质紊乱（如低钾血症）、全身营养不良和各重要脏器的功能障碍有关。术后胃肠功能紊乱的主要表现为腹胀腹痛肠鸣音减弱或消失停止自主排气和排便。术后胃肠功能紊乱的病理特点是胃肠蠕动的抑制和消化道液体的潴留。

通腑汤依据中医理论立法组方，针对腹部手术病人胃肠道运动功能障碍所表现的中医证候，设立通里攻下、行气理气、养血活血之法，选用大黄、芒硝、枳壳、木香、当归、炒莱菔子等12味中药，证治相合。采用直肠给药的方法，即可以克服腹部手术后病人口服中药汤剂存在的客观困难，也能发挥直肠吸收药物有效成分迅速、肝脏首过效应较小的优势，部分药物流入直肠，还可以发挥通腑汤对结肠运动的调控作用。直肠灌注通腑汤能够使腹部手术后胃窦、小肠和结肠的运动功能低下得到改善，使胃肠蠕动增强，促使术后胃肠道运动功能早期恢复，降低术后肠粘连、粘连性肠梗阻的发生率。

胃肠道运动功能的控制与胃肠道平滑肌的肌源性调控、机体自身的神经－内分泌－免疫网络的调控以及外来物质对该网络的调控和对平滑肌的直接调控有关。直肠灌注通腑汤后，部分药物存留于直肠内，部分药物流入结肠，药物通过与肠黏膜的物理和化学感受器传入神经冲动，或者药物的有效成分经肠黏膜吸收进入循环系统，作用于胃肠运动调控机制的某些环节而促进胃肠道的运动功能。通腑汤能够提高术后结肠肌电活动的振幅和频率，从而形成了该药有效成分对结肠平滑肌的直接调控作用。

此外直肠灌注通腑汤后，血浆胃动素（MOT）水平升高，血浆降钙素基因相关肽（CGRP）水平降低，使得胃窦和小肠运动得到改善，这主要与该药物对肠神经系统的调控/或肌源性调控的影响有关。

肠黏膜通透性的常用测定方法

滕占庆　李乃卿

肠道不仅是一个吸收和消化的器官，同时在机体非特异性抗感染防御系统中起着重要作用。完整的肠黏膜屏障功能是肠道多种功能得以正常维持的基础。在创伤和感染等应激情况下，肠道的屏障功能受到削弱或损害，肠黏膜通透性增高，引起全身各器官的损害。胃肠道被认为是导致多器官功能障碍综合征（multiple organs dysfunction syndrome，MODS）的“动力部位”和靶器官。因此，测定肠黏膜的通透性，对于监测危重病的病理生理改变，探索有效的防治措施有重要意义。

1　乳果糖与甘露醇排泄率比值

糖分子探针包括甘露醇、乳果糖、鼠李糖、纤维二糖等。这些大分子糖在肠道以简单扩散方式通过肠上皮，无毒性，无免疫原性，不被机体代谢，尿中浓度比血浆高约100倍，易于检测，因此是临床上常用的测定肠通透性的方法。与其他几种糖分子探针相比，甘露醇和乳果糖回收率较高，受肠腔内渗透压影响较小，是目前比较理想的两种糖分子探针，现被广泛应用。更重要的是可以在活体（动物或患者）上观察肠黏膜通透性的变化。常用的测定方法有气相色谱法、比色法、酶学法、气－液相色普法等。有学者用带特殊电化学检测器的高效液相色谱法（HPLC－PED）测定尿中乳果糖与甘露醇排泄率比值（L/M）以代表肠黏膜通透性的变化。用带脉冲电化学检测器的高压液相色谱仪测定尿中的乳果糖（lactulose，L）与甘露醇（mannitol，M）水平，并通过计算L/M比值来评价人体肠黏膜通透性的方法，标本处理过程简便、分析时间短，是评价人体肠黏膜通透性很实用的方法。

1.1　有关的理论依据

检测尿中一些正常情况下从肠道基本不吸收的物质（示踪物）来评价胃肠黏膜屏障功能为本法基本依据。乳果糖与甘露醇是中国卫生部药审通过的药品，作示踪物时无副作用，且用量很小，适用于临床应用。正常情况下尿中的乳果糖与甘露醇含量极少，二者均不被机体代谢，口服后可以原形从尿中排泄，故尿中的排出量可反映肠道的吸收量。目前认为示踪物能否通过肠黏膜主要取决于其相对分子质量的大小。乳果糖与甘露醇在肠道的吸收途径不一样：乳果糖是双糖，相对分子质量较大，主要通过小肠黏膜细胞间的紧密连接透过肠黏膜，这也是细菌及其毒素通过肠黏膜的途径，所以乳果糖的通透性可反映肠黏膜的屏障功能。而甘露醇是单糖，相对分子质量较小，主要通过肠黏膜细胞膜上的水溶性微孔透过肠黏膜。在疾病状况下肠黏膜可能萎缩，吸收面积减少，甘露醇通过的量会减少。同时，因肠黏膜细胞间的紧密连接受到破坏，乳果糖的通过量却会增加，这样就会导致尿中乳果糖与甘露醇排出量比值（L/M）的增加。

1.2　测定方法

测定尿中糖类常用的方法有：薄层层析、气相色谱和高压液相（HPLC）法等。两种方法因分析时间长、干扰因素多、标本予处理复杂等而受到限制；HPLC 法因快速、准确、重复性好，故最为常用。但传统的 HPLC 法检测的敏感性较低。带脉冲电化学检测器的高压液相色谱法（HPLC - PED）的应用，大大提高了检测的敏感性和特异性。操作的基本步骤是：测定患者禁食 10h。口服乳果糖与甘露醇后，收集 6h 内全部尿液，记录尿量并取 20ml 尿液标本，滴入 2% 硫柳汞 2 ~ 4 滴防腐后，置 - 20℃ 保存。取待检尿 5ml，离心 10min（5000r/min）。将上清液 1ml 加入 1g 阴离子树脂中过滤除离子，再用滤器过滤（孔径 0.22μm）后，上机（带脉冲电化学检测器的高压液相色谱仪，DIONEX，USA）进行色谱分析。分析后的色谱图形用 PeakNet（DIONEX）配套软件进行积分处理，测得峰面积，并建立乳果糖与甘露醇标准计算公式，根据标准曲线公式算出标本中乳果糖与甘露醇浓度，计算出 L/M 比值。该法分"常量法"和"小量法"法，常量法需口服较大量乳果糖（10g）和甘露醇（5g）以提高其在尿中浓度，但会导致部分患者轻度腹痛（33.13%）和腹泻（20%），而影响结果可靠性。小量法口服乳果糖（2g）和甘露醇（1g）后，不出现腹痛、腹泻等不良反应，15 ~ 20min 左右即可完成一次分析。

1.3　临床意义

肠道在维持机体正常营养中有极重要意义。肠黏膜屏障具有预防微生物及其毒素由肠腔侵入肠外器官的重要作用。创伤、手术、放疗、化疗、严重肠黏膜破损或感染、重症胰腺炎等应激状态或长期进行肠外营养时，肠黏膜的结构和功能（包括消化吸收和屏障功能）会严重受损而导致肠黏膜萎缩和通透性增高。创伤及重度感染患者，通过炎性介质和细胞因子的介导及细菌内毒素作用，可出现肠黏膜水肿、肠绒毛高度降低、肠系膜血管收缩、血流量减少而加速细胞凋亡。又可因肠液大量排出、肠粘连及细菌和毒素的移位，而合并肠梗阻、肠源性败血症、MOF 而危及生命。及时判断肠黏膜破损程度以及患者有无细菌移位对重症患者的病情判断及治疗均有极重要的理论和实践意义。目前因临床上很难获得细菌移位的直接证据，从而认为肠黏膜通透性增高是肠黏膜屏障功能受损的早期指标，也是细菌移位的早期表现。用 HPLC - PED 法测定尿中乳果糖与甘露醇水平，并通过 L/M 比值了解和评价肠黏膜通透性，是反映肠黏膜通透性的理想指标，目前已为美国较多实验室广泛采用。HPLC - PED 法测定正常国人尿中 L/M 比值显示：常量法为 0.026 ± 0.006（0.019 ~ 0.036）。小量法为 0.036 ± 0.0008（0.028 ~ 0.052）。对手术后患者的观察表明，术后第 5d 与术前和术后第 10d 相比显著升高（$P < 0.01$），且升高的程度与应激程度呈正相关（$r = 0.762$，$P < 0.01$）。术后第 10d 的比值又见降低，与术前相比无显著性差异（$P > 0.05$）。说明创伤应激也可损伤肠黏膜屏障，创伤越重，则肠黏膜屏障损害越明显，而创伤并不一定是胃肠道本身的损伤。一些非特异性因素，如胃排空、肠蠕动、肠黏膜表面积、心排出量和肾清除能力等对乳果糖与甘露醇吸收的影响相同，从而可完全不考虑它们对 L/M 比值的影响。肠道是应激作用的中心靶器官，创伤越重，禁食时间越长，肠黏膜损伤就越重。用 L/M 比值了解肠黏膜屏障功能是可行的，临床上会有很好的应用前景。

2　硝酸镧标记

硝酸镧是一种高密度的重金属，其颗粒大小为 1 ~ 4nm，不能穿过正常的细胞间紧密连接和细胞膜，因而作为细胞间隙的示踪物用于超微结构的研究。近年来，不断出现用其对血睾、血辜、血气等屏障的示踪研究的报道。史颖辉等利用硝酸镧块染技术显示了大鼠烫伤后4h空肠黏膜屏障的结构变化，发现作为肠黏膜屏障主要结构的上皮细胞间紧密连接，在烫伤后早期（4h）已为镧穿过，揭示此部位的损伤及黏膜屏障的开放通道存在，与文献报道的用HRP示踪法结果相一致。同时在实验中尚观察到肠黏膜上皮细胞膜通透性增加而导致硝酸镧在细胞内染色。当细胞膜受到可逆性损害时，而膜结构完整性缺陷未发生，镧即可使细胞内的线粒体等膜结构染色，因此为同时观察细胞膜通透性的敏感方法。

利用硝酸镧块染法的优点：①镧能同时标记示踪肠黏膜屏障及肠绒毛内毛细血管通透性改变后的形态结构的变化；②可在同一动物上同时取材，节省了实验动物；③实验所用试剂经济易得、方法简单；④与HRP示踪法相比，除具有上述优点外，尚可因取材后用镧盐作固定，避免了异体蛋白进入组织内而导致机体释放组织胺等活性物质引起的毛细血管通透性的增加，以及避免了用附加手术创伤进行肠道灌注所造成的非原发病理因素的干扰。在应用硝酸镧块染技术时，注意如下事项：①因镧盐遇碳酸、磷酸及高的碱性环境即产生沉淀，故配制含镧固定液时，不能应用碳酸或磷酸缓冲液。我们应用二甲砷酸钠，临时配制，严格控制pH值在7.4～7.6之间，可获均一的镧胶体溶液；②因镧盐穿透力较弱，所取组织块不宜太大，将其最表面修掉进行超薄切片，以防人为损伤造成的假象；③切片可不作电子染色，以区别因铅、铀染色的高电子密度区所造成的假阳性。

陈海龙等以酵母多糖腹腔注射复制大鼠MODS模型，在实验中用硝酸镧作示踪物在电镜下观察多器官功能障碍综征大鼠肠黏膜通透性的改变。发现MODS时电子密度高的镧颗粒沿着细胞周缘沉积在肠上皮细胞间隙中；在部分标本中镧颗粒透过细胞膜进入到细胞内，表明MODS时肠黏膜通透性和细胞膜通透性均明显增高。

3　二胺氧化酶的测定

二胺氧化酶（diamine oxidase，DAO）的生理及测定方法：年来国内学者测定血和组织DAO的方法，结果其他相关指标对严重创伤的多种动物模型和烧伤患者血和小肠组织DAO变化特征进行了研究，通过同时研究血Lac、D乳酸、LPS、TNF等相关指标和实验动物小肠组织作病理观察，表明血和组织DAO的变化与相关指标和组织病理观察结果相一致，且见DAO的变化更早，更为灵敏。DAO存在于哺乳动物的黏膜或绒毛上层，其中大部分存在于小肠黏膜绒毛，极少部分存在于子宫内膜绒毛中。它可将腐胺化成氨基丁醛，并进一步环化成一种吡咯啉，是具有高度活性的细胞内酶，其活性与绒毛高度和黏膜细胞的核酸和蛋白成密切相关，是反映小肠黏膜结构功能的较为理想的指标。组织和血浆中DAO含量变化来自于两条途径，一是坏死肠黏膜细胞脱落入肠腔，使肠黏膜DAO活性降低，二是DAO进入肠细胞间隙淋巴管和血流，使血DAO升高。因此，在临床和实验动物的研究中，通过测定血和小肠组织中的活性变化，反映小肠的黏膜屏障功能，尤其可在无创情况下测定血DAO活性来反映肠道损伤和修复情况。

烧伤患者血和烧（烫）伤实验动物DAO的变化：30%体表Ⅲ度烫伤大鼠10h可见血浆DAO显著升高，发生侵袭性感染后，第5和8日也显著升高，而小肠组织内DAO有不同程度的降低，小肠DAO的变化与血DAO的变化呈负相关，提示肠黏膜细胞受损，DAO释放入血增多。此时病理检查结果表明小肠绒毛萎缩变短，固有层慢性炎细胞增多。35%Ⅲ度烧伤小型香猪的血浆DAO伤后在24h和第7及12日也显著升高；21例烧伤面积在(64.5±21.9)%的烧伤患者在伤后1、3、7和14日血浆DAO活性显著升高，21日降至正常水平。

缺血再灌注损伤修复：内毒素血症动物模型中 DAO 变化：山羊失血致低血容量性休克和大鼠缺血再灌注后静脉给 LPS 早期均见血 DAO 活性显著升高，肠组织病理检查也见小肠黏膜损害。相关分析还显示 DAO 的变化与血乳酸、LPS 和 TNF 的变化高度相关。结果均表明血浆 DAO 的变化对判断小肠黏膜屏障功能损伤有帮助。在饲入大肠杆菌复后低血容量性休克实验兔的研究中，见伤后 24、48 和 72h 血浆 DAO 显著升高。

DAO 在不同动物模型研究中变化的意义：在年的研究中，许多作者还将测定血和小肠组织 DAO 的活性变化应用于各种形式肠道损伤的研究中，以反映肠黏膜损伤和修复情况。袁氏等在 Jkusche 方法的基础上测得辐射损伤后大鼠肠黏膜和血浆 DAO 的变化随照射量加大而降低，并见大鼠空肠和血浆 DAO 活性在照射后的变化基本相似。另有作者在激活内源性 bFGF 对肠缺血再灌注所致肝、肾及肠道损伤的保护作用研究中，发现早期（6h）即见血浆中 DAO 活性升高，且见碱性成纤维细胞生长因子（bFGF）治疗组明显高于对照组。黎君友等在低温枪伤犬的研究中，也发现枪伤后 6h 血浆 DAO 显著升高。

目前的资料报道，对 DAO 的测定方法有两种：一种是在 Jkusche 方法基础上稍加改进的放射活性测定法，国内已有研究报告；另一种方法以分光光度法测定，因其具有方法简便，经济，速度快，重复性好，结果稳定等优点，目前在创伤领域的临床和实验研究中较多应用，尽管方法简单，但也存在受溶血因素影响的弊端。早期对肠黏膜屏障功能影响的研究中发现，烫伤后 1、2 和 4h 大鼠血浆均存在（+）~（++）的溶血，此时 DAO 会明显升高，其中既有 DAO 释放入血增加，也受溶血因素的影响。另外资料所见其测定结果只反映肠道黏膜屏障功能受损伤和修复情况，对小肠损伤的严重程度的判断有待深入研究。

4　D－乳酸浓度的测定

D－乳酸是细菌发酵的代谢产物。当肠黏膜生物屏障受损时，肠道中细菌产生的 D－乳酸通过受损肠黏膜经循环入血。哺乳动物没有 D－乳酸脱氢酶，在 D－2－羟酸脱氢酶（D－2－HDH）作用下代谢为丙酮酸，但全身清除率低，只有 L－乳酸的 1/5，因此，在肠黏膜受损和肠黏膜通透性增加时，可见血中 D－乳酸水平升高。陈秀凯等发现在脑损伤的实验中，伤后 1h D－乳酸浓度已开始升高，后持续保持在高水平至 24h 下降至略高于正常，且第一峰升高的幅度大，持续于高水平的时间较长，恢复早。伤后 24hD－乳酸降至正常水平，但病理结果显示，肠黏膜仍处于损伤状态，这种现象考虑与 D－乳酸的产生机制有关，即 D－乳酸的产生需一定的底物——碳水化物，而大鼠受伤后饮水较多，而进食较少。说明 D－乳酸用于肠黏膜损伤的早期诊断较为敏感。后又逐渐升高，于 72h 形成另一小峰，至伤后 168h 基本降至正常水平。对其小峰的形成可能与下列因素有关：随着进食量逐渐增加，肠道内有了一定量的碳水化物；肠黏膜屏障功能的部分恢复。我们在腹腔间室综合征动物实验中发现，维持腹内压 30mmHg 1h，门静脉血中 D－乳酸水平显著高于对照组，表明腹腔高压是造成肠黏膜通透性增高的独立因素。

姚咏明等发现，小肠缺血再灌注使门、体循环 D－乳酸水平显著升高，这可能与肠黏膜屏障受损及肠道细菌/毒素移位入血有关。同时，本研究还提示，即使不伴有再灌注损伤，单纯肠缺血也可引起循环 D－乳酸水平显著升高。他们的研究表明，肠缺血时血浆 D－乳酸水平明显上升，再灌注后其改变呈进一步升高趋势，并与再灌注损伤引起的小肠黏膜进行性受损相关。这样，血浆 D－乳酸水平可反应急性肠缺血再灌注时肠黏膜屏障功能的损害。该实验中，肠道缺血再灌注引起血浆 D－乳酸水平持续升高的机制尚不完全清楚，可能与肠系膜上动脉夹闭性休克导致肠黏膜损害和通透性增高、引起细菌及其代谢产物侵入门静脉有关。病理观察结果显示缺血时肠黏膜明显受损，再灌注时则进一步加重。其次，肠道通透性增高引起内毒素血症及炎性介质释放，特别是肿瘤坏死因子。业已证明，肠源性内毒素/细菌移位可诱导其成、释放，加重肠黏膜屏障功能损害。此外，有人报道肠道缺血再灌注损伤可伴有肠道菌群过度增殖，导致 D－乳酸释放增多而大量入血。有人发现休克和复苏后肠道革兰阴性菌过度增殖，肠道内细菌产物（如内毒素）的含量随之亦明显增高，进一步证实了上述观点。最后，由于肝脏不能代谢 D－乳酸，肠缺血再灌注损伤后门静脉和体循环 D－乳酸水平均持续升高，这样通过外周血其含量监测即可反映肠黏膜损害状况。因此，该研究为 D－乳酸应用于缺血再灌注时急性肠损伤的诊断提供了实验依据。值得注意的是，肠缺血末体循环 D－乳酸的增高似乎比门静脉明显，其原因尚不清楚。推测与肠黏膜屏障发生损伤性改变后 D－乳酸部分通过肠壁内的毛细淋巴管，经胸导管直接进入体循环有关。所以急性肠缺血再灌注可致肠黏膜屏障破坏，使门、体循环 D－乳酸水平显著升高，其含量与小肠黏膜损害密切相关。因此，D－乳酸可作为新的血浆标志物应用于急性肠黏膜损害的早期诊断。

5　荧光素异硫氢酸葡聚糖（FITC－D）和辣根过氧化酶Ⅱ型（HRP－Ⅱ）

肠黏膜通透性主要是指对相对分子质量＞150 的大分子物质的渗透，是反映肠黏膜屏障功能损害的重要指标。目前用于测定肠黏膜通透性的分子探针主要有糖分子探针、同位素探针和聚乙二醇类分子探针等三种，各有优缺点。理想探针应在肠道以简单扩散的方式通过肠上皮细胞，不被机体所代谢，无毒及无免疫原性，可以原形 100% 从尿中排泄，且检测方法简单易行。程君涛等参考国内外文献资料并加以改进，应用荧光素异硫氢酸葡聚糖（FITC－D）和辣根过化酶Ⅱ型（HRP－Ⅱ）两种不同相对分子质量大小的探针对腹内高压后肠道通透性的改变进行研究。FITC－D 与 HRP－Ⅱ皆为大分子物质，在正常情况下不通过或极少通过肠黏膜屏障进入血循环，故测定门静脉血中两种分子探针的含量，可检测肠黏膜通透性的改变。应用该方法，避免了可能因腹内高压导致肾功能障碍而影响糖分子探针如甘露醇、乳果糖在尿中排泄以及同位素放射性污染的影响。

此外，还有同位素标记、聚乙二醇类（PEGs）、酚黄酞、肠黏膜通透性变化的组织病理改变等测定方法。

泌尿外科

磁共振水成像（MRU）在肾移植术后尿路梗阻中的应用

李　响　韩志友　王　玮　张　愚

我院自1998年1月至2000年12月共行同种异体肾移植920例，对肾移植术后出现尿路梗阻的部分患者，采用磁共振尿路造影（MRU）方法诊断，效果满意，报道如下。

1　资料与方法

本组31例病人，男性19例，女性12例。年龄21.63岁，平均45岁。输尿管膀胱吻合口狭窄或梗阻15例，7例输尿管瘢痕狭窄，出现狭窄或梗阻时间为术后10天，2年，输尿管下段瘘5例，输尿管膀胱吻合1∶3瘘4例，出现时间为术后16天和24天，肾盂瘘1例出现时间为术后30天。以上病例均有彩色B超对照。MRU检查前无特殊准备，检查时不可加腹带及腹压。应用SIGNA Hovizon Lx 1.5T磁共振成像系统，San工作站。采州白旋同波（SE）序列作冠状定位像及轴位T1加权像，再快速白旋同波（FSE）与脂肪抑制技术作轴位T2加权像，与冠状位重T2加权像。视野36.48cm，层厚2～3mm，无间断连续扫描。2次激励，扫描时间3.6分钟。应用最大强度投影（MIP）技术在工作站上对感兴趣区进行三维（3D）旋转观察，选择最佳影像摄片，录像，用于诊断。

2　结果

31例MRU影像充分显示出肾移植术后尿路情况，显示移植肾脏形态，肾盂、输尿管有无扩张及有无瘘，膀胱充盈情况。31例均手术治疗，术中所见与MRU影像符合，无假阴性和假阳性结果。本组有21例，移植术后拔出输尿管内J形管后出现移植肾区胀痛，尿量减少。彩色B超显示：肾盂扩张。经行MRU示输尿管膀胱吻合El狭窄或梗阻。手术探查得到证实。另有7例肾移植术后拔出输尿管支架管后2～12天即出现移植肾区胀痛、包块、发热、伴有或不伴有尿量减少。B超显示：移植肾血流丰富，血管阻力不高，肾周大量积液。MRU显示：5例输尿管下段瘘，4例输尿管膀胱吻合口瘘。1例为肾盂瘘。

3　讨论

磁共振水像是利用了重T2的效果，即长TR加特长TE，使含水器官显影的原理。该技术对流速慢或停滞的液体（如脑脊液、胆汁、尿液、肠内液等）非常灵敏，于I－I高信号，而使实质性器官和流动液体（如动脉血）呈低信号，两者结合，则在低或无信号背景上产生高信号的液体像，从而达到成像的效果。核磁共振水成像近几年来发展迅速，它在泌尿外科中的应用即磁共振尿路造影（Magnetic Resonance Urograph）MRU，对泌尿系梗阻具有良好的诊断价值。MRU 显示尿路梗阻，输尿管扩张和肾积水的优点非常突出，尤其在肾功能损害患者，MRU 明显优于 IVP。用 MIP9 最大强度投影重见像所见犹如直接注入对比剂或静脉肾盂造影像一样。实际上水成像不需要注射任何对比剂。有资料表明，在具有正常功能的尿路扩张肾积水患者中，IVP 与 MRU 显示率没有明显区别，两者附合率达 100%，但在肾功能受损者，IVP 往往不能良好显影，而 MRU 则可充分显示梗阻情况与病理改变，在输尿管扩张弯曲明显者 MRU 可通过三维成像充分显示（三维成像可以显示输尿管内的血块、肿瘤、结石等病变）。肾移植术后可能发生泌尿系统并发症，发生率约为 3.15%，其中最为常见的是尿瘘和输尿管梗阻，偶而还可以见到输尿管坏死，移植肾周围脓肿。输尿管的并发症不但是造成肾移植早期失败的一个重要原因，而且直接影响到患者的长期存活。冈此，肾移植术后泌尿系统并发症的及时诊断十分重要。MRU 为我们提供了很好的诊断方法。肾移植术后病人冈输尿管膀胱的吻合位于膀胱前壁，再加上水肿，瘢痕，移植肾功能延迟恢复等原因，给检查带来了许多不利因素。依靠 IVP 检查，移植肾及输尿管常不显影或显影不良，MRU 其三维结构展示了肾移植术后尿路的病理解剖改变，精确显示梗阻的存在及其位置，对发现肾盂、肾盏和输尿管扩张敏感性 100%，男性为 96%。MRL 直观感强，不需要插管，非侵袭性，安全性高，不用放射线，不用造影剂，避免了造影剂引起能肾功能损害，是诊断肾移植术后尿路梗阻的理想的检查方法。MRU 优于排泄性尿路造影最有意义的一点是 MRU 确定梗阻平面不需要延迟成像。MRU 的潜在优点是能够较好地显示肾盂积水的范围和程度，提高发现输尿管周围水肿的灵敏性。当然 MRU 也存在一些不足之处，对肾功能良好者，图像不如 IVP 清晰，同时不适用于体内有金属植入物和因年幼、衰老、病重、不合作者，另外费用较昂贵也限制了 MRU 的应用范围。但考虑到肾移植术后患者病情的复杂因素，MRU 有望作为常规的一种诊断肾移植术后的尿路梗阻的方法。

连续性血液净化治疗肾移植后并发胰腺炎2例并文献复习

吴振起　李　响　韩志友　马雪涛

肾移植术后并发急性胰腺炎在临床上仅有少量报告，病情发展迅速，是具有高死亡率的并发症。我院2002年开展肾移植至今发生2例，现报告如下。

1　临床资料

例1：患者，女性，56岁，因尿毒症行同种异体肾移植术8个月，术后4年来一直口服泼尼松10mg/d，普乐可复3.5mg/d，定期复查血尿素氮、肌酐均正常，血糖正常。患者因上腹部不适、伴腹胀腹泻2d收入院。入院查体：神志清楚，心、肺、腹未见阳性体征。移植肾彩超示移植肾各级血管彩色血流呈树枝样分布。入院后第3天开始出现上腹部灼痛、腰背部疼痛，头痛、头晕、烦躁。查体：BP 70/40mmHg，HR 120次/min，神志尚清楚，心、肺未见阳性体征，全腹压痛，无反跳痛及肌紧张，肠鸣音弱。化验尿淀粉酶为261U/L（0～800U/L），血淀粉酶2238U/L（28～100U/L），血脂肪酶5352U/L（0～190U/L），尿素氨10.7mmol/L，肌酐251μmol/L，B超示胰腺回声模糊，胰尾外侧包膜连续性中断。诊断为急性胰腺炎、感染中毒性休克。给予积极抗休克、抗感染治疗，停用免疫抑制剂，解痉止痛，维持水电解质酸碱平衡，持续胃肠减压，皮下注射善宁抑制胰酶分泌，营养支持等治疗措施。同时我们采用连续性床旁血液净化治疗（CACH）清除炎症因子，血管通路为左前臂动静脉尸体血管搭桥，使用BAX－TER Aquarius机器，置换液为南京军区总医院配方，均以后稀释法输入，置换液流量2.5L/h，血流量150～200ml/min，血液滤过器为AV600s，膜材料为聚砜膜，面积为1.2m^2。使用低分子肝素钙（博璞青0.4ml：4100U/支）抗凝，有凝血倾向时追加，有出血倾向时停用。第1次持续26h，脱水6360ml，置换液量64.3L。以后为日间CAVH，隔日1次，每次持续时间12～24h，每次置换液量在22～35L之间，行第一次CAVH中出现I型呼吸衰竭，给与气管插管，呼吸机辅助呼吸。经过6次CAVH之后患者生命体征平稳，改行规律血液透析，每周3次，给与新赛斯平25mg日2次、骁悉0.25日2次，住院4周时24h尿量达1000ml，但血尿素氮和肌肝未见明显下降，移植肾彩超示移植肾各级血管彩色血流稀疏，移植肾功能丧失，住院六周后出院。改为每周1～2次规律血液透析，并随访至今。

例2：患者，男性，71岁，因尿毒症行同种异体肾移植术5年余。术后一直口服泼尼松10mg/d，普乐可复1mg/d，骁悉1g/d。两年前检查发现血肌酐升高，维持在180～220μmol/L，患者因乏力，恶心时有呕吐2月余收入院。入院后4d出现上腹部局限性疼痛，向腰背部放射，伴呕吐咖啡色物；尿量明显减少，24h尿量为80ml。查体：神志清楚，心、肺未见阳性体征，腹软，上腹部剑突下压痛，无反跳痛及肌紧张，肠鸣音弱。化验血淀粉酶474U/L（28～100U/L），血脂肪酶3980U/L（0～190U/L），尿素氮21.7mmol/L，肌酐356umol/L。B超示胰腺回声减低，胰头胰体回声明显减低；移植肾彩超示移植肾各级血管彩色血流稀疏。诊断：急性胰腺炎，上消化道出血，移植肾失功能。给予积极抗感染治疗，停用免疫抑制剂，解痉止痛，维持水电解质酸碱平衡，持续胃肠减压，皮下注射善宁抑制胰酶分泌，营养支持等治疗措施。同时采用 CAVH 清除炎症因子，血管通路为左前臂动静脉内瘘，使用 BAXTER Aquarius 机器（血透方法和其他参数同例 1）。行无肝素化血液滤过，治疗持续时间 6~10h，均为日间 CAVH，每次置换液量 21~27L 之间。连续治疗 6 次，病人情况明显好转，改为每周 3 次规律血液透析，4 周后出院。门诊复查时发现并发胰腺假性囊肿，未进行手术治疗并随方至今，仍进行规律性血液透析。

2 讨论

急性胰腺炎是肾移植术后的一种严重并发症，由 Startzl 于 1964 年首次报道。根据国外大量临床病例回顾性分析，肾移植术后并发急性胰腺炎的发生率为 1%~11%，病死率比一般人高 53%~60%。

2.1 发病机制 急性胰腺炎的常见病因有胆石症、大量饮酒和暴饮暴食。发病机制至今尚未完全阐明，已有共识是胰腺“自身消化”理论。正常情况下，胰液中的各种酶原不具活性，在上述病因存在时，各种胰酶将通过不同途径相继提前在胰管和腺泡内被激活，这些具有活性的胰酶将产生局部和全身损害，在局部对胰腺及其周围组织产生“自身消化”。近年研究揭示急性胰腺炎时，胰腺组织的损伤过程中产生一系列的炎性介质和细胞因子，前者包括前列腺素（PGS）、血栓素（TXS）、白三烯（LTS）、血小板激活因子（PAF）和各种酶类；后者包括肿瘤坏死因子（TNF-α）、白细胞介素-21β（IL-21β）、白细胞介素-26（IL-26）、白细胞介素-28（IL-28）。动物实验研究发现，导致胰腺炎加重和其他脏器受损的原因是机体的过度炎症反应，而其本质是炎症介质瀑布样释放引起复杂的、相互关联的炎症介质体系。而它的避动是由胰腺组织内单核—巨噬细胞系统被激活后引起的炎症介质释放开始的，其中 TNF-α、IL-21 是早期启动炎症反应的起始因子。

肾移植患者术后长期服用免疫抑制剂，并发急性胰腺炎的发病机制并不十分清楚，肾移植术后皮质类固醇、免疫抑制剂（如他克莫司或环孢素）的使用和病人并发病毒感染可以成为其诱因。研究发现皮质类激素可以引起胰管上皮细胞增生、腺泡扩张、纤维变性、间质性炎症、脂肪坏死。长期应用皮质类固醇还可明显增加患者对细菌和真菌感染的易感性。皮质类固醇还可引起糖耐量降低，甚至发生移植后糖尿病，可因同时使用普乐可复或坏孢霉素而加重。临床报道服免疫抑制剂他克莫司或环孢素均可引起急性胰腺炎，可能与免疫抑制剂在胰腺内的积蓄引起胰腺的毒性有关。动物实验中，他克莫司毒性剂量下可致胰腺腺泡变形等损害。肾移植术后并发急性胰腺炎同样是胰蛋白酶大量合成，消化胰腺组织，导致胰腺炎症反应，胰腺释放血管活性多肽，进入血液循环中，作用于各种细胞，产生大量血管活性物质（5-羟色胺、组织胺、激肽酶等）及活性胰蛋白酶，可显著激活肾素-血管紧张素系统，具有强烈肾毒性，加重移植肾的损害。

2.2 临床诊断 急性胰腺炎的诊断标准：（1）水肿型：腹痛、腹胀、恶心、呕吐、体温 >38 摄氏度；腹膜炎局限于上腹部，体征轻。血清淀粉酶临床检测值是正常最高值 3 倍以上。起病后 6~12h 开始升高，48h 开始下降，持续 3~5d。血清脂肪酶常在发病后 4~72h 开始上升，持续 7~10d，对发病后就诊较晚的急性胰腺炎患者有诊断价值，且特异性也较高。（2）坏死型：在急性水肿型胰腺炎的诊断基础上；腹膜炎加重并伴休克，血尿淀粉酶突然下降。增强 CT 显示，明显肿大的胰腺出现皂泡状低密度区，增强后更明显，同时还有不同程度的胰腺外侵犯。

急性胰腺炎的诊断主要依靠临床症状、体征和实验室酶学检查。肾移植患者因术后长期服用免疫抑制剂（他克莫司或环孢素，霉酚酸酯，皮质类固醇激素），是否是引起急性胰腺炎的又一诱因值得进一步探索。因此，肾移植术后患者出现不明原因的腹痛，应及时行血尿淀粉酶、血脂肪酶及腹部 B 超检查，同时行 CT 检查，以判断胰腺炎的严重程度，对诊断治疗很帮助。本组 2 例患者均未表现明显的腹膜炎体征，但血淀粉酶和脂肪酶均升高，尤以血脂肪酶升高更明显；当病情较重时才被确诊，险些延误治疗。

2.3　治疗肾移植术后急性胰腺炎的常规处理类似于一般急性胰腺炎，以保守治疗为主。给予禁食、胃肠减压；输液维持水、电解质平衡，防止休克；营养支持；尽早应用抗生素；镇痛解痉；减少胰液分泌，如使用 H_2 - 受体阻断剂和生长抑素；使用胰酶抑制剂抑制胰酶活动；营养支持以提高机体的抵抗力，及时调整免疫抑制的用量，以防机体过度抑制。并定期复查 B 超，积极治疗诱发疾病和伴随疾病。

肾移植术后急性胰腺炎并移植肾功能受损的 2 例患者，我们采用连续性床旁血液净化治疗。均取得了较好的效果。自从 Kraner 等在 1977 年首次提出连续性动静脉血液滤过（CAVH）并应用于临床后，急性肾衰竭便可得到有效治疗而不需特殊设备。运用此项技术，允许输入各种液体，可以改善患者的一般情况。之后也经常应用于严重败血症、全身性炎症反应综合征、成人呼吸窘迫综合征、药物和毒物中毒、心力衰竭、肺水肿等病。连续性血液净化治疗（CBP）除具有血流动力学稳定几乎不改变血浆渗透压；很好控制酸碱、电解质平衡；快速清除过多液体和较高的溶质清除率；容易实行深静脉营养和静脉给药；高流量效果明显好于低流量等特点外，连续性血液净化治疗急性胰腺炎还能够清除各种细胞因子，调控细胞因子的释放，从而阻断疾病的进一步发展；还能够明显改善单核细胞的功能，重建肾移植术后急性胰腺炎患者免疫系统内稳状态。CBP 清除物质的主要原理有弥散、对流、吸附，弥散主要是溶质依靠浓度差从高浓度的部位透过半透膜向低浓度的部位流动，主要清除小分子物质；对流是在跨膜压的作用下，溶质自压力高侧透过半透膜流向压力低的分子量在 500～1000Da 以上的物质，引起全身炎症反应的炎症介质的分子量多在此范围，对流可以有效清除循环中的炎症介质，如 TNF－α、IL－6 等；吸附是通过正负电荷的相互作用使膜表面的亲水性基团选择性吸附某些蛋白质、毒物和药物，清除溶质。血液滤过主要以对流和部分吸附清除溶质。采用高容量血液滤过可以显著增加炎症介质的清除作用，特别是对 TNF－α、IL－6 等炎性介质有显著的清除作用，并可改善血液流变学；肾移植术后患者，当出现不明原因的腹痛，应常规检查血尿淀粉酶和血脂肪酶，尤其是血脂肪酶特异性更高；一旦确诊并发急性胰腺炎后，在有条件的医院，应该尽早实行连续性血液净化治疗，控制病情的发展，达到“保命”目的；通过连续性血液净化治疗调节机体的免疫系统，可能有利于移植肾功能的恢复，达到“保肾”目的。

愈创剂外治体表溃疡临床研究

张耀圣

体表溃疡是外科临床最常见的疾病，随着社会的发展，有逐渐增多的趋势。探索治疗溃疡的理想药物，是中、西医共同面临的重要课题。从天然药中寻找无毒副作用的高效药物，成为近十年来研究的热点。中医学治疗溃疡有数千年的历史，积累了极其丰富的临床经验，亟待挖掘、整理、提高。本研究课题通过全面分析古代文献、现代研究进展，结合临床经验，提出了溃疡的病机是：余邪未尽、气血瘀滞、正气损伤。依据行气活血为主，兼以清余邪、扶正气的治法组方，研制出外用药愈创剂（黄芪、丹参、香附、白芷等），用以治疗溃疡，该药剂不含传统外用药品中的重金属药物。

临床研究的目的：通过制定统一的诊疗标准，前瞻性研究设计，采用分组随机配对的方法，进一步观察该药的临床效果、毒副反应、使用方法，并与公认的、疗效确切，传统的含有重金属药物的古代名方生肌玉红膏和临床常用剂0.1%雷夫奴尔作对照。

材料与方法

1　一般临床资料

本组资料从1994年至2000年，由东直门医院门诊和住院病人中选取观察病人160例，并取得完整的临床资料。其中门诊病人124例，住院病人36例。学生18例，工人58例，农民44例，干部12例，司机20例，其他职业者16例。148例患者曾经治疗，12例未经治疗。

2　诊断、选择及排除标准

2.1　诊断标准

2.1.1　体表缺损深达皮下组织或肌层的溃疡。

2.1.2　溃疡面可见脓液、腐肉，有疮周红和（或）肿，疼痛。

2.1.3　脓液细菌培养证实有细菌生长。

2.2　病例选择标准

2.2.1　符合诊断标准。

2.2.2　溃疡面积在2~9cm^2。

2.2.3　年龄18~65岁。

2.3　病例排除标准

2.3.1　疗前有全身症状，需内服药治疗者。

2.3.2　局部骨折及较大的血管、神经、肌腱损伤者。

2.3.3　特异性感染者。

2.3.4　有糖尿病、免疫病、恶性肿瘤等慢性病者。

2.3.5　近期有激素、化疗药史者。

2.3.6　血、尿、便 Rt，肝功、肾功、心电图不正常者。

2.3.7　中断治疗或资料不完整者。

3　分组方法

遵循序贯随机配对的原则。为了保证组间的均衡性，首先将符合上述标准的病例，根据创面面积大小（单位为 cm^2），分为四组：A 组 2～3，～，B 组 4～5，～，C 组 6～7，～，D 组 8～9。然后将每组病例再随机配对分为愈创膏组、生肌玉红膏组、愈创液组、0.1%雷夫奴尔组。

4　疗前情况分析

4.1　性别对比

表 1　膏剂组性别、年龄分布比较

	性别		年龄段		
	男	女	18～29	30～49	50～69
愈创膏组	21	19	14	14	12
玉红膏组	22	18	12	17	11
愈创液组	22	18	13	15	12
雷夫奴组	21	19	13	16	11

4.2　溃疡发病原因分析

表 2　溃疡发病原因比较

原因	外伤感染	烫伤感染	切口感染	脓肿破溃
例数	62（38.75%）	24（15%）	12（7.5%）	62（38.75%）

说明：160 例观察病人中，因创伤和体表脓肿破溃形成的溃疡最多见。

4.3　发病部位比较

表 3　发病部位分布比较

部位	头、手、上肢、颈项	胸、腹、背	臀、会阴、下肢、足
例数	12　20　22　18	18　10　16	10　6　28　20
分部	上部	中部	下部
愈创膏组	14	10	16
玉红膏组	12	13	15
愈创液组	13	11	16
雷夫奴尔组	12	13	15
合　计	51	47	62

说明：160 例发病部位遍及全身，按上部（头、颈、项、手、上肢）、中部（胸、腹、背）、下部（臀、会阴、下肢、足）分类、两组之间统计学处理，无差异。

4.4　发病时间比较

表 4　发病时间分布（天）

时　间	1～	6～	14～	21～	28～
愈创膏组	6	7	8	15	4
玉红膏组	5	8	10	12	5
愈创液组	6	8	8	14	4
雷夫奴尔组	5	9	10	11	5
合　计	22	32	36	27	18

说明：四组发病时间，无明显差异。

4.5 溃疡面积比较

表5 面积分布（cm^2）

组别	$\bar{x} \pm SD$
愈创膏组	5.872 ±2.043
玉红膏组	5.673 ±1.928
愈创液组	5.883 ±2.129
雷夫奴尔组	5.776 ±1.922

说明：从上表可见四组疗前面积比较，无显著差异，统计学处理：$P > 0.05$

4.6 溃疡面细菌分离鉴定

溃疡面细菌分离鉴定方法：

4.6.1 材料

培养基：伊红美兰、双糖等，由中国生物制品检定所生产。

生化系列编号：为细菌鉴定专用。

4.6.2 方法

	肉汤		G^+ 球菌→有关生化鉴定
溃疡面棉签接种→	皿碟	→挑取单个菌落涂片→	－G 染色
	伊红美兰		G^- 杆菌→双糖→生化系列编码鉴定

表6 160例溃疡面检出菌比较

菌属	愈创膏组	玉红膏组	愈创液组	雷夫奴尔组
G +	27	30	28	29
G －	13	10	12	11

菌　名	菌株数	%
金黄色葡萄球菌	72	45%
表皮葡萄球菌	16	10%
化脓性链球菌	16	10%
四联微球菌	2	1.25%
肠球菌	4	2.5%
细球菌	4	2.5%
乙酸钙不动杆菌	2	1.25%
大肠杆菌	8	5%
变形杆菌	8	5%
绿脓杆菌	4	2.5%
大肠埃希氏菌	2	1.25%
硝酸盐阴性杆菌	2	1.25%
中间型枸橼酸杆菌	4	2.5%
鼻硬结克雷伯氏杆菌	4	2.5%
聚团肠杆菌	4	2.5%
合计16种	160	100%

说明：160个创面共检出菌株160株，其中 G^+ 菌株114株，G^- 菌株46株，金黄色葡萄菌株占45%，说明体表溃疡以金黄色葡萄菌造成的感染最多。两组从 G^+、G^- 菌比较，无显著差异。

4.7　局部情况比较

表7　局部情况分布

局部情况	标准	愈创膏组	玉红膏组	愈创液组	雷夫奴尔组
细菌培养<	(+)	40	40	40	40
	(-)	0	0	0	0
腐肉多少<	(++)	35	32	34	33
	(+)	5	8	6	9
脓液质地<	稠	7	8	6	7
	稀	33	32	34	33
疮周红肿<	>1cm	25	24	23	24
	<1cm	15	16	17	16
疼痛<	(+)	40	40	40	40
	(-)	0	0	0	0
肉芽组织	红	0	0	0	0
	暗	35	36	34	33
	灰	4	2	4	3
	白	1	2	2	4

说明：

腐肉多少根据以下标准：

++：腐肉几乎满布溃疡面，多于肉芽组织。

+：腐肉与肉芽组织相间，肉芽多于腐肉。

-：无腐肉，均为肉芽组织。

疮周红或肿：

以溃疡边缘向外测量。

肉芽组织：

红：为正常组织，红活致密、呈颗粒状。

暗：肉芽组织颜色紫暗或暗红。

灰：肉芽组织呈灰暗色、无光泽。

白：肉芽组织色白水肿。

四组间采用卡方检验差异无显著意义，$P>0.05$。

5　观察药物

愈创膏、愈创液、生肌玉红膏、雷夫奴尔。

6　观察指标

6.1　局部情况　溃疡面脓液、腐肉、肉芽组织、疮周红肿、疼痛、细菌培养。

6.2　疗程结束时的愈合情况和愈合天数。

6.3　全身症状　体温、血Rt（发热时）。

6.4　毒副反应　过敏情况，血尿便常规，肝、肾功能及心电图。

7　治疗方法

首先常规作脓液细菌培养，测量溃疡面积，观察创面脓液形质后，用无菌棉球吸净脓液，清除脱落的腐肉，观察肉芽与腐肉多少，测量疮周红肿，常规溃疡周围消毒，然后将药膏均匀涂于溃疡面，厚度约1mm，覆盖无菌敷料、固定，每日换药1次。疗程一个月。出现全身症状者予口服抗生素至症状消失。

8　**疗效判定标准**

以溃疡面积变为指标。

8.1　痊愈　疮面完全为新皮覆盖、愈合。

8.2　显效　疮面愈合2/3以上面积。

8.3　有效　疮面积愈合1/2~2/3。

8.4　无效　疮面积愈合不足1/2、或扩大。

9　**统计学方法**

采用万道软件（SDAS）进行处理：*t*检验、卡方检验、Ridit检验。

结　果

1　治疗5天、10天时局部症状变化

1.1　创面细菌培养

1.1.1　膏组溃疡面细菌培养变化

	5天（+）	5天（-）	10天（+）	10天（-）
愈创膏组	32	8	12	28
玉红膏组	30	10	10	30

1.1.2　液组溃疡面细菌培养变化

	5天（+）	5天（-）	10天（+）	10天（-）
愈创液组	33	7	13	27
雷夫奴尔组	30	10	11	29

说明：上表可见治疗5天、10天时，创面细菌培养，两组之间无差别。

1.2　腐肉情况

1.2.1　膏组腐肉脱落变化

时间	5天			10天		
++腐肉	++	+	−	++	+	−
愈创膏组	24	14	2	10	24	6
玉红膏组	23	12	5	13	20	7

$P>0.05$

1.2.2　液组腐肉脱落变化

时间	5天			10天		
++腐肉	++	+	−	++	+	−
愈创液组	22	13	5	11	23	6
雷夫奴尔组	21	12	7	14	22	4

$P>0.05$

说明：治疗5天、10天后，腐肉多少两组之间无显著差异，$P>0.05$，但与疗前相比，10天时两组，$P<0.01$。

1.3　疮周红肿

1.3.1　膏组疮周红肿变化

时间	5天		10天	
红肿	>1cm	<1cm	>1cm	<1cm
愈创膏组	26	14	6	34
玉红膏组	32	8	26	14

5天：$P<0.01$　　10天：$P<0.001$

1.3.2　液组疮周红肿变化

时间	5天		10天	
红肿	>1cm	<1cm	>1cm	<1cm
愈创液组	27	13	7	33
雷夫奴尔组	33	7	24	16

5天：$P<0.01$　　10天：$P<0.001$

说明：从上表可以看出，用药5天~10天时在消退红肿方面，两组之间，$P<0.01$，观察组明显优于对照组

1.4　脓液形质

1.4.1　膏组脓液形质变化

时间	5天		10天	
脓液	稠	稀	稠	稀
愈创膏组	13	25	20	10
玉红膏组	10	28	11	22

$P>0.05$　　10天：$P<0.01$

1.4.2　膏组脓液形质变化

时间	5天		10天	
脓液	稠	稀	稠	稀
愈创液组	12	26	21	9
雷夫奴尔组	11	27	10	23

5天：$P>0.05$　　$\chi^2=P<0.01$

说明：治疗5天后两组脓液比较无差异，$P>0.05$；治疗10天时两组脓液变化：$P<0.01$。观察组脓液偏稠，而对照组脓液偏稀。

1.5　疮面疼痛变化

1.5.1　膏组溃疡面疼痛变化

时间	5天		10天	
疼痛	+	−	+	−
愈创膏组	15	25	5	35
玉红膏组	10	30	20	20

5天：$P<0.001$　　10天：$P<0.001$

1.5.2 膏组溃疡面疼痛变化

时间	5天		10天	
疼痛	+	−	+	−
愈创液组	16	24	6	34
雷夫奴尔组	11	29	21	19

5天：$P<0.001$　10天：$P<0.001$

说明：治疗5天、10天时两组之间疼痛变化，$P<0.001$，观察组疼痛明显减少。

1.6　肉芽组织变化

1.6.1 膏组肉芽组织色泽变化

时间	5天				10天			
肉芽	红	暗	灰	白	红	暗	灰	白
愈创膏组	20	16	2	0	36	4	0	0
玉红膏组	13	22	4	1	16	20	4	0

5天：$P<0.01$　10天：$P<0.001$

1.6.2 膏组肉芽组织色泽变化

时间	5天				10天			
肉芽	红	暗	灰	白	红	暗	灰	白
愈创液组	20	16	2	0	36	4	0	0
雷夫奴尔组	13	22	4	1	16	20	4	0

5天：$P<0.01$　10天：$P<0.001$

说明：治疗5天、10天时，两组肉芽组织色泽变化有显著差异，观察组肉芽好转明显优于对照组。

2　愈合疗效

2.1　膏组愈合疗效比较

疗效	n	痊愈（%）	显效（%）	有效（%）	无效（%）
愈创膏组	40	32（80）	5（12.5）	2（5）	1（2.5）
玉红膏组	40	28（70）	6（15）	3（7.5）	3（7.5）

$P<0.05$

2.2　液组愈合疗效比较

疗效	n	痊愈（%）	显效（%）	有效（%）	无效（%）
愈创液组	39	30（76.9）	4（10.26）	3（7.69）	2（5.13）
雷夫奴尔组	39	26（66.7）	5（12.82）	4（10.26）	4（10.26）

$P<0.05$

说明：治疗结束后两组的疗效分别为：观察组：愈合32例，显效5例，有效2例，无效1例；对照组：痊愈28例，显效6例，有效3例，无效3例。经Ridit统计方法处理：两组之间，$P<0.05$。

3　治愈天数和每日愈合面积比较

膏剂组和液剂组病人，经一月治疗后，溃疡面积2～6cm^2的疮面全部愈合。

3.1　膏组愈合时所需的治疗天数及每天愈合面积比较如下：

痊愈天数比较

组别	n	$\bar{x} \pm SD$
愈创膏组	32	14.435 ± 1.727
玉红膏组	28	17.846 ± 2.810

$P < 0.05$

每日平均愈合面积比较 $\bar{x} \pm SD$（cm^2）

组别	n	疗前面积	每日平均愈合面积
愈创膏组	32	4.418 ± 1.236	0.303 ± 0.068
玉红膏组	28	4.546 ± 1.305	0.253 ± 0.056

2.2　液组愈合时所需的治疗天数及每天愈合面积比较如下：

痊愈天数比较

组别	n	$\bar{x} \pm SD$
愈创膏组	30	15.739 ± 2.544
雷夫奴尔组	26	19.654 ± 3.805

$P < 0.054$

每日平均愈合面积比较 $\bar{x} \pm SD$（cm^2）

组别	n	疗前面积	每日平均愈合面积
愈创液组	30	4.399 ± 1.145	0.283 ± 0.076
雷夫奴尔组	26	4.512 ± 1.308	0.234 ± 0.066

说明：两组疗前面积比较，无显著差异，具有可比性。痊愈天数和平均每日愈合面积比较，有显著差异，$P < 0.05$。

4　**毒副反应**

经疗前和疗后检查，未发现肝、肾、心功能异常者，尿、便 Rt 均在正常范围，血 Rt 除三例有增高外，余均正常。愈创膏组一例于第 3 天出现发热，血象增高，玉红膏组二例分别于第 3 天、第 4 天出现发热，血象增高，经口服先锋Ⅳ和氟哌酸，而体温、血象均转正常，未停外治，160 例未见过敏反应。

讨　论

溃疡约占外科门诊病人的 1/5 以上，即使面积很小的溃疡，可因发病部位的特殊，给人们的工作、学习和生活带来很大的影响，甚至威胁生命。同时溃疡又属于许多疾病共有的病理过程，存在于临床各科，溃疡的研究，具有广泛的指导意义。溃疡病涉及创伤、感染、组织修复多个医学领域，必须用整体观念为指导，既要消除外来不利因素，又要调动机体的恢复能力。辨证论治是研究溃疡的最佳方法。

1　**溃疡病因病机辨证的探讨**

中医早在 2000 年前即有溃疡的治疗。但历代医家对溃疡的认识并不一致。从病因看，各种外来邪毒均可导致溃疡，而内伤七情、饮食不节亦可导致溃疡，所以凡溃疡均有邪毒存在。对病理机制的认识，古人没有进行详细的阐述，有认为属“气血不足”或“脾胃不足”而强调补益的。也有认为“有虚有实”应辨证分析。这主要是整体内治方面的观点。对局部的认识，有“余邪未尽”，有“瘀毒阻滞”，亦有“气血虚而不荣”等。导师王沛教授认为：溃疡确实存在正气不足的一面，同时也有邪毒未尽。但必须从邪正相争的角度入手，整体把握其病机，《内经》重气血的理论不但对肿疡消散有指导，对溃疡的治疗亦有意义。根据导师的思想观点，笔者对溃疡腐肉与肉芽相交的溃疡基底部，运用气血的理论，探讨了邪正相争的特点，结合历代医家的认识、临床用药经验，以及西医对溃疡病理的认识，提出了“气血瘀滞”是溃疡病机的焦点，存在于新肉与腐肉之间，该区域的变化，决定了溃疡的发展转归。这一区域使溃疡在“腐肉”与“新肉”之间形成了连续的过渡的动态阶段，也就是溃疡病理的关键，即《内经》“治病必求于本”的“本”。古人文献中亦有人对此有所提及，如巢元方认为溃疡四周突起，是毒热不尽、经络尚壅、血气不致；程钟龄认为溃疡由“瘀肉夹杂”而不愈；陈实功认为洗方有疏通溃疡气血的作用。但并未予以进步探讨，而且均认为这种瘀腐应该腐蚀清除。这样就使溃疡外治，局限于去腐。而所谓的“腐肉”其实也包括了病而未死，可以转为正常组织的病态组织。这种清除瘀腐，腐尽生肌长肉的观点，导致了临床中割裂溃疡病理过程中的过续性，形成了治疗的片面和不完善。本组临床观察的160例病人中，局部表现：腐肉与脓液占100%，疮周红肿占100%，疼痛占100%，肉芽组织暗红、紫暗88.75%，灰白不泽占11.25%。脓液是邪毒与气血相争化热，热胜肉腐熏酿而成，脓液是气血载毒外出的表现。腐肉者，坏肉也，是毒热损伤肌肉坏死，但未成脓者。创面存在脓腐，是邪毒未尽。疮周红或肿是邪毒壅滞气血的表现，偏于红者为阳气内郁较重，偏于肿者，是阴血不运所致。临床中慢性溃疡疮肉皮色晦暗不泽，疮口僵肿不消，是气血凝滞较重的表现。肉芽暗红、紫暗，是瘀血阻滞所致，且夹有郁热；白灰不泽是气血受阻，疮面不荣所致。溃疡面疼痛是不通的表现，一旦瘀滞疏通，肉芽正常则疼痛消失。由此可见临床宏观症状证实了气血瘀滞，余邪未尽，气血损伤的病理观点。

2 治疗及方药

根据辨证外治采用行气活血为主，辅以清余邪、益气血的方法，着眼于疏通瘀滞，使病变组织转化为正常组织，气血荣于创面，托毒外出，则腐肉自脱，新肉自长。从临床观察用药10天时，腐肉明显减少，肉芽转为红润。行气活血既有利于邪气的清除也有利气血之补益。由王沛教授经验方制成的愈创剂（黄芪、丹参、香附、白芷等），以丹参养血活血，香附行气消肿，生芪补气，白芷引余邪外达，共凑活血行气、补气血、除邪毒之功。该方丹参苦微温，入心肝经，活血祛瘀、安神宁心、排脓止痛。《日华子本草》说：“排脓止痛，生肌长肉。”《景岳全书》说该药“能养血活血，生新肉、行宿血……此心脾肾肝血分之药”。亦能“排脓止痛、长肉生肌”。香附辛微苦甘平，入肝、三焦，理气解郁止痛。王教授经30余年临床实践，认为此二药外用有良效，具有推陈致新之功，且能消肿止痛。黄芪甘微温，入肺脾，生用托毒生肌。《本草备要》认为：“生肌、生血、排脓内托，疮痈圣药。”《本草汇言》认为“可以生肌肉”，《药品化义》认为：“诸毒溃后，收口生肌”。白芷辛温，入肺脾胃、祛风、燥湿、消肿。《本草汇言》说：“遍通肌肤以至毛窍，而刺泄邪气。”“如疮溃糜烂，排脓长肉。”综观本方通散之药多故以麻油甘缓其性，使其疏而不伤。

3　临床疗效分析

本组观察采用古代溃疡外用名方生肌玉红膏作对照，陈实功评价该方时说："此乃外科收敛药中之神药也。"用之"其腐肉易脱，新肉易生，疮口自敛"。经160例病人观察，此二药具有抑菌作用，使用10天时溃疡面细菌生长由40例分别降至12例（愈创膏）和10例（生肌玉红膏），生肌玉红膏好于愈创膏，但无统计学意义。均有去腐肉的功效，而愈创膏优于生肌玉红膏，有统计学意义。生肌玉红膏偏凉，又兼腐蚀，不利于创面微循环改善，使腐肉不脱。二药均能消除疮周红肿，但愈创膏明显优于玉红膏，说明愈创膏消肿之力较强、玉红膏无行气之药，不利于消肿。二药均能使脓液转稠，以愈剂膏为优，中医认为脓稠为气血充足之象，利于愈合；而脓稀为气血不足，难于生肌。从肉芽组织色泽看，愈创膏使肉芽组织好转明显优于玉红膏。38例2～6cm^2溃疡的愈合天数说明，愈创膏优于玉红膏，平均提前约3天。每日平均愈合面积，愈创膏为0.2627cm^2，玉红膏为0.2059cm^2。愈创膏优于玉红膏。总体疗效愈创膏优于玉红膏。从本组临床观察说明行气活血法是外治溃疡的最佳选择，临床疗效显著，取代含汞等重金属药，亦能收到满意的临床效果。

移植肾活检的临床实用性研究

张　恩　李　响　韩志友　吴振起　俞鸿凯　吴雅冰

终末期肾病（ESRD）的发病率，我国为每50~100人/百万人。肾脏移植目前是终末期肾病患者最佳的治疗手段之一。随着手术技术日臻完善以及各种新型免疫抑制剂的出现，移植术后人肾存活率已有很大提高。但令人遗憾的是，肾移植后虽常规应用激素等免疫抑制剂，病人仍受多种危险因素困扰，如急性排斥反应，免疫抑制剂毒性反应，慢性排斥反应，病毒感染，高血压等，而移植肾的其他合并症如急性肾小管坏死，肾动静脉栓塞、输尿管梗阻、肾周围积液等亦不罕见。由于移植肾病变的临床表现缺乏特征性，多以尿量变化和肌酐、尿素氮上升为主，病理诊断病因复杂多样，单靠临床征象难以确诊。

针对肾移植受者的术后监测，移植肾活组织检查被认为是鉴别各种移植肾功能减退原因的金标准。然而，有关移植肾活检的益处和依据病理结果进行治疗病例的预后等相关研究报告甚少。在Matas等人进行的一项44例病人的前瞻性研究中发现临床治疗计划通常会依据病理结果进行调整，但在此研究中由于取检方法的问题，有20%的活检标本不适用于诊断。同时，缺乏能够支持依据活检结果调整治疗方案的远期预后研究报道。Kiss与Matas等人所进行的回顾性研究都得出相似的结论，即病理所见常常导致治疗方案的改变。在这些研究中，药物剂量的增减作为治疗方案调整的指标，但由于缺乏与活检前临床诊断和治疗方案的对比，也很难评价移植肾活检对临床治疗的真正影响。同样，对于非移植肾活检的价值也存在争议。

在环孢素应用之前，肾移植受者发生排斥反应时临床表现非常明显。而自从进入环孢素时代以来，如果没有病理组织学检查，很难鉴别排斥反应与环孢素中毒之间的差异。在本次研究中，我们预期性地评估了移植肾活组织检查对于应用环孢素的移植受者的临床价值，所有病人活检后随访一年以观察治疗调整的效果和移植肾存活情况。同时，我们回顾性地分析了病理诊断为排斥和中毒的病例，以观察临床与实验室检查结果在两者鉴别诊断中的意义。

1　试验材料与方法

1.1　研究对象　我院1997年1月至2002年1月对188例接受肾移植术的患者施行术后移植肾病理检查，其中男性176例，女性68例，年龄（44.3+8.4）岁，尸体供肾183例，亲属活体供肾5例。供受体血型相合，淋巴细胞毒实验小于10%，热缺血5~12分钟，冷缺血时间4~16小时，移植肾动脉与髂外或髂内动脉吻合，肾静脉与髂外静脉吻合。术后行移植肾穿刺活检术228次，活检次数平均1.2次（1~3次），活检时间从术后第15天到术后11年不等，平均41个月。

1.2　活检前免疫抑制方案　所有病人移植术前均采用环孢素A，硫唑嘌呤或骁悉，强的松诱导，术后应用环孢素-A，硫唑嘌呤或骁悉，强的松诱导，术后应用环孢素-A，硫唑嘌呤或骁悉，强的松的三联基础免疫抑制方案。环孢素剂量2.5~5.5毫克/公斤体重/天，术后移植肾功能恢复不良病人应用抗淋巴细胞免疫球蛋白和小剂量环孢素直到移植肾功能恢复。

1.3　活检适应证　移植术后考虑肾功能延迟恢复治疗2~3周未见好转，或术后三个月以上移植肾功恶化（尿量异常、肌酐上升），于临床疑诊急性排斥、环孢素A（CyA）中毒、慢性排斥等，经临床诊断治疗效果不佳（肌酐水平不降或上升），除外移植肾血管血栓或梗阻等外科病变和全身出血倾向，即行肾活检。

1.4　活检操作　228次肾活检均采用B超引导固定架定位穿刺活检术，活检前患者的血压须控制在160/100mmHg以下，穿刺前2d内的血小板计数及出凝血时间正常。患者采取仰卧位，在左或右下腹移植肾区消毒、铺巾，B超引导下，使用（Tru-cut，16号）自动弹射穿刺针，利多卡因皮下局麻后进针，穿刺部位首选移植肾下极（在下极无合适穿刺点时，可选择移植肾上极或背侧），选择点为移植肾下极外侧区域、由超声探头穿刺固定架确定进针角度，固定穿刺针斜角进针（与穿刺点肾脏表面的垂直线呈15°~30°~45°夹角），应尽量避开肾门（输尿管及肾血管蒂）。进针深度应控制在实际进入肾脏2~3cm的范围内（探头距离+皮肤到达肾表面的距离+2~3cm）。进针时应缓慢、并于B超观察由助手启动穿刺枪开关，快速刺入移植肾实质，迅速拔出穿刺针。随后嘱患者恢复呼吸，按压穿刺部位30分钟，卧床6h。检查是否取到肾组织，以及组织是否能满足检查所需，必要时可重复穿刺1~2次。穿刺时应避开肾周血肿、淋巴漏部位，避开手术切口（瘢痕组织形成）和避免穿及腹腔、髂骨。

1.5　标本制备及取材标本质量判断　188例移植肾活检标本立即用100g/L甲醛溶液固定后，组织块用石蜡包埋，分别行HE、PAS染色，切片置装有微标刻度尺的BH2型Olympus光学显微镜下观察。切片中含小动脉和肾小球数多于10个为取材质量良好，肾小球数太少或无小球标本为标本质量差，须行再次取样。

1.6　移植肾病理诊断标准　排斥反应的诊断依据BANFF分类方案；环孢素中毒依据文献公认的标准。

1.7　对移植术后三个月以上病人依据病理检查结果调整基础免疫抑制治疗计划，并据此分为治疗方案调整组和治疗不变组，明确治疗方案的调整情况，分别收集两组穿刺前和穿刺后一个月肾功能指标进行对比分析，随访一年观察治疗效果和移植肾存活情况。

1.8　治疗有效标准：尿量恢复正常，肌酐水平下降。

1.9　对移植术后三个月以上病人病理诊断为慢性排斥反应和环孢素中毒者，收集血压、体温、体重增加值、环孢素剂量、环孢素谷浓度和肌酐增长幅度等临床指标进行统计处理，分析其临床鉴别诊断意义。

1.10　数据处理方法　计数资料以例数及百分数表示，计量资料以均数±标准差表示。

2　实验结果

2.1　本研究所作188例病人的228次移植肾穿刺活组织检查术后发生肉眼血尿或显微镜下尿红细胞数增多者19例（10.1%），经卧床和对症止血治疗后2周内均好转。未见穿刺引起的腹腔出血、肾周血肿和移植肾动静脉瘘发生，无肾周脓肿、泌尿系感染，无穿刺造成的病人死亡。

2.2　本组移植术后三个月内移植肾穿刺活检者24例活检结果总结为：急性排斥反应5例，环孢素中毒2例，急性肾小管坏死7例。其中穿刺术前诊断急性排斥反应的18例病人中，急性排斥反应14例，环孢素中毒1例，肾小管坏死3例；术前诊断肾小管坏死的6例病人中，急性排斥反应1例，环孢素中毒1例，急性肾小管坏死4例。穿刺病理结果与临床诊断相符者18例（75%），不符者6例（25%）。（见表1）

表1　移植术后三个月内组活检前后诊断情况对照

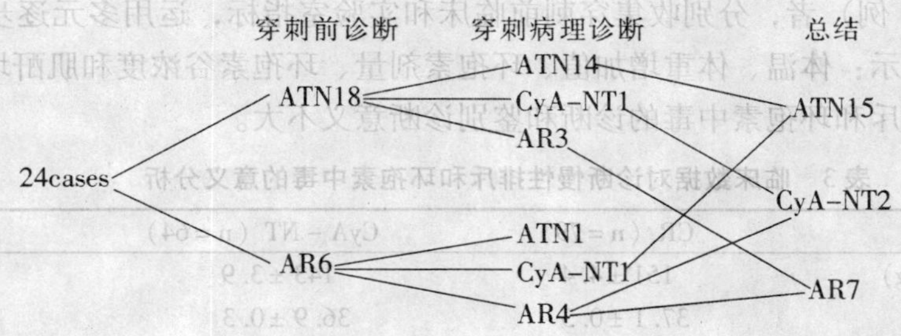

注：1.AR=急性排斥反应；2.CyA-NT=环孢素肾中毒；ATN=急性肾小管坏死。

2.3　本组24例病人活检前考虑为移植肾功能延迟恢复（移植术后早期少尿，肌酐指标上升，或术后一周内需要血液透析的病人），治疗方案为多克隆抗体联用小剂景环孢素，故穿刺后未改变基础免疫抑制治疗方案。

2.4　本组移植术后三个月以上164例活检结果：慢性排斥79例，药物巾毒64例，其他（急性排斥6例，间质性肾炎2例，肾小球肾炎或肾病12例，巨细胞病毒感染1例）共21例。其中穿刺术前诊断慢性排斥反应113例巾，慢性排斥62例，环孢素中毒41例，其他（急性排斥6例，肾小球肾炎或肾病3例，间质性肾炎1例）共10例；临床诊断环孢素中毒42例中，慢性排斥15例，环孢素中毒22例，其他（肾小球肾炎或肾病4例，间质性肾炎1例）共5例；术前诊断为其他病变的9例中，慢性排斥2例，环孢素中毒1例，其他（肾小球肾炎或肾病5例，巨细胞病毒感染1例）共6例。穿刺病理结果与临床诊断相符者90例（54.9%），不符者74例（45.1%）。（见表2）

表2　移植术后三个月以上组活检前后诊断情况对照

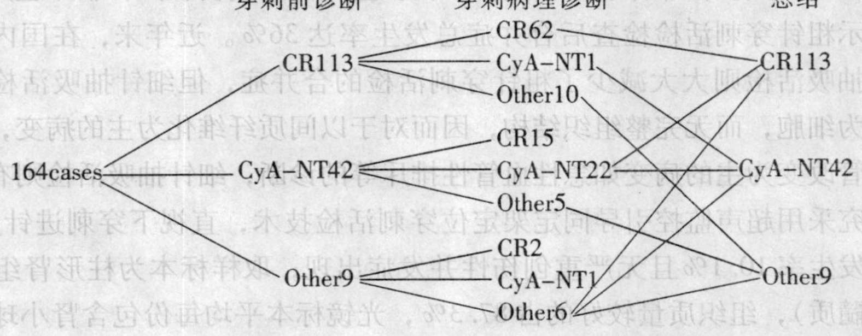

注：1.CR=慢性排斥反应；CyA-NT=环孢素肾中毒。

2.5 依据病理结果将164例病人分为治疗调整组74例和治疗不变组90例，穿刺一个月后监测肾功能情况，治疗调整组74例中53例（71.6%）治疗有效，治疗不变组90例中68例（75.6%）治疗有效；穿刺一年后移植肾有功能存活率：治疗调整组83.8%（62例）和治疗不变组78.9%（71例）。两组间治疗有效率和一年移植肾有功能存活率相近（$P>0.05$）。

2.6 如表3所示，移植术后三个月以上病人依据病理诊断为慢性排斥反应（79例）和环孢素中毒（64例）者，分别收集穿刺前临床和实验室指标，运用多元逐步回归方法分板数据、结果提示：体温、体重增加值、环孢素剂量、环孢素谷浓度和肌酐增长幅度等临床指标对慢性排斥和环孢素中毒的诊断和鉴别诊断意义不大。

表3 临床数据对诊断慢性排斥和环孢素中毒的意义分析

	CR（n=79）	CyA-NT（n=64）	P
收缩压（mmHg）	151±4.4	143±3.9	NS
体温（℃）	37.1±0.3	36.9±0.3	NS
体重增加值（kg）	1.0±0.4	0.9±0.3	NS
环孢素剂量（mg/kg·d）	3.5±1.0	3.8±1.1	NS
环孢素谷浓度（ng/ml）	169.8±13.3	178.4±14.1	NS
肌酐增加值（mg/dl）	1.2±0.3	1.4±0.5	NS

注：1. CR=慢性排斥反应；CyA-NT=环孢素肾中毒；2. 运用逐步回归分析。

3 讨论

目前，移植肾的活组织检查通常用于移植肾失功或功能不良的明确诊断。过去的很多研究都试图通过对照穿刺的风险与并发症，来分析它的临床应用价值。但这些研究的结论多属于回顾性病理学分析研究，而在以下方面有所缺欠：（1）缺乏活检结果用于指导临床治疗的前瞻性报告，（2）缺乏跟踪随访结果以验证穿刺后对治疗方案调整的合理性，（3）一些单位采用的穿刺方法比较原始不够精确，增加了穿刺并发症的发生，同时限制了取样的质量。

常用的移植肾活组织检查方法有放肾活检、粗针穿刺活检、细针抽吸活检。开放肾穿刺检查仍无法确诊的病人，一般不作为常规检查手段。传统粗针穿刺活检是最经典，也是最准确的方法，但因其仅依靠体表触诊定位取检质量不高且创伤较大，临床应用有一定顾忌。有资料显示粗针穿刺活检检查后合并症总发生率达36%。近年来，在国内外逐渐广泛开展的细针抽吸活检则大大减少了粗针穿刺活检的合并症，但细针抽吸活检要求比较高，所取标本为细胞，而无完整组织结构，因而对于以间质纤维化为主的病变，如慢性排斥反应及以血管改变为主的病变如急性血管性排斥等的诊断，细针抽吸活检则有明显的局限性。本组研究采用超声监控引导同定架定位穿刺活检技术，直视下穿刺进针定位精确，术后总并发症发生率10.1%且无严重创伤性并发症出现；取样标本为柱形肾组织（包括完整肾皮质与髓质），组织质量较好的占87.3%，光镜标本平均每份包含肾小球（13.0±7.0）个，符合取样要求。

在本研究中，我们前瞻性地探讨了移植肾活检对移植肾受者的临床用途。分析了由于依据病理学发现而做出治疗方案改变的病例所占的比率，并观察和监测治疗方案对病人所产生的效果和移植肾的存活与功能情况。研究发现，依据穿刺结果调整治疗方案的病例占总病例数的比率多达45.1%，也就是说，依据临床症状和常规检查所做出的诊断中有超过40%的病例属于误诊，这一结果与其他关于肾移植相关的临床误诊率的研究结果相当。分析结果发现，治疗方案的调整是双向的，具体地说也就是一些病人依据临床表现诊断为慢性排斥反应而病例诊断为环孢素中毒，还有一些病人临床诊断为环孢素中毒而病理检查发现为排斥反应，51例病人依据穿刺活检结果避免了不必要的过量免疫抑制治疗，相应地17例纠正了免疫抑制不足。与个别研究报告对肾移植后期实行移植肾活检的价值提出的质疑相反，我们发现对移植治疗方案的调整可出现在肾移植后的各个时期。在活检前诊断为移植肾功能延迟恢复考虑为肾小管坏死的病例组（6例），活检后治疗未作调整，但通过活检我们发现病理诊断急性排斥的病例1例，环孢素中毒的1例。这与活检的必要性并不矛盾，而是由于应用抗淋巴细胞免疫球蛋白，以及为防止环孢素毒性作用应用小剂量药物，故未对基础免疫抑制方案进行调整。

分析表明治疗调整与未作治疗调整的两组病人对治疗方案的反应与移植物存活的情况是相似的（71.6%，83.8% vs75.6%，78.9%），我们有理由认为，依据活检结果对治疗方案的调整是恰当的。也可以作这样的假设：如果没有活检病理学检查，45.1%的病人初期将接受不适当的处理（或不足或过度的免疫抑制治疗），而对原发病治疗的延误将对治疗效果以及最终的移植肾存活产生明显的负面影响。值得一提的是，我们的治疗有效率低于国外同类报道。分析原因在于与其他中心将移植肾穿刺活检作为定期检查相比，本组病人的活检标准滞后（多在移植肾功能出现明显异常，移植肾已严重受损后）。进一步分析显示：虽然两组病人对治疗方案的反应与移植物存活的情况是相似的，但治疗调整组环孢素中毒42例（56.8%），未调整组慢性排斥反应62例（68.9%）。文献报道，环孢素动脉病变的很早期阶段表现为动脉外层或基质内少量蛋白沉积；不同程度的环孢素动脉病变伴随平滑肌细胞空泡样变性和血管壁内多块蛋白沉积，血管腔狭窄。早期停用环孢素A三年后，仅发现轻微非特异性动脉病变。如果损伤严重呈环状病变，动脉可能完全变成疤痕，在未完全损伤的血管中，沉积的蛋白呈进行性减少，血管壁重建，而慢性排斥时肾组织硬化和纤维化是不可逆的。两组治疗效果相近反映了前者延误诊断，错过了逆转环孢素中毒的时机。因此，常规进行移植肾穿刺活检显得十分重要。

本组研究的数据资料显示，与病理活检相比，临床表现与实验室检查对区分慢性排斥反应和环孢素中毒缺乏特异性。虽然本组病例数相对较少，进一步的分析研究应做大样本的实验对照，但仍具一定的代表性。同时需要强调的是，当前各种新型免疫抑制剂如骁悉、FK506、雷帕霉素和抗淋巴细胞免疫球蛋白等有可能对移植肾功能减退的临床和病理表现产生影响。

总之，移植肾活组织检查改变了单纯以临床和实验室检查为依据制定的治疗方案。

4　小结

研究结果：①采用超声监控引导固定架定位穿刺活检技术，直视下穿刺进针定位精确，术后总并发症发生率低。取样符合病理检查要求。②观察两组治疗的临床效果和移植肾一年存活率发现两组间无明显差异。分析表明治疗调整与未作治疗调整的两组病人对治疗方案的反应与移植物存活的情况是相似的（71.6%，83.8% vs75.6%，78.9%），我们有理由认为，依据活检结果对治疗方案的调整是恰当的。③结果提示：血压、体温、体重增加值、环孢素剂量、环孢素谷浓度和肌酐增长幅度等临床指标对慢性排斥和环孢素中毒的诊断和鉴别诊断意义不大。

结论：①B超引导穿刺移植肾活检术在肾脏移植患者中应用成功率高且较为安全。②移植。肾穿刺活组织检查改变了45.1%是仅仅依据临床和实验室检查做出的初步诊断，对移植肾病变的明确诊断及确定治疗方案都是必要的。③治疗调整组在治疗效果与移植肾一年存活率方面与治疗不变组相似。

射精表现形式及对早泄的再认识

赵树森　杨博华　张耀圣　张春和　刘凤桐　陈　蕾　刘伟杰　俞鸿凯

早泄的概念一直比较模糊。大量中医文献及现代医学资料的解释仍难以达成共识，众说纷纭，其中存在认识和理解的问题，更重要的是不能为临床实践所接受，甚至与临床表现相差较大。现从研究射精表现形式出发，对早泄的概念推出新的认识。

1　射精表现形式评价

由于射精动作接受多途径的信息，承受多因素的制约，因此便产生射精状态的多样性或多重性。正常男子由于某种原因，非正常射精无治疗也可以转变为正常射精，也可发生阶段性不射精。常见的不正常射精表现有以下几类。

1.1　努射精　可以简单理解成急泄、过早泄。当性交与射精或占有的欲望超越理性或生理机能约束，即兴奋持续发展达到或超过性高潮的阈值水平时，便发生提前射精。这样的射精多为强烈射精欲望所驱动，可以称谓生理射精。生理早泄的关键是阴茎勃起充分，挺举而坚硬。

其多发生在初次性交、新婚青年，或已婚男性但长期禁欲后再次性交时的男子，由于极度兴奋，强烈的欲望，高度紧张，可以发生急泄、强射精，也可以发生非接触性射精，这些行为表现都是非自主性射精。为一过性发生，多属心理性因素所致，情绪稳定或获得一定性生活经验后，均能找到共同达到性高潮或和谐的性生活方式。

1.2　弱射精　非自主性射精勃起挺拔或勃而不坚，阴茎能插入阴道，不能如愿控制阴茎的抽动，稍有抽动即产生不能控制射精感觉；性伴侣的轻微动作，也会加快产生不自主射精。这种性活动不充分，不能随意控制或延长射精时机，虽能维持阴茎硬度与比较满意的阴茎抽动时间段，却无法理性控制射精。属射精活动次低级动作，不能耐受女性动作要求，有性高潮及冲动性射精，具有完整性活动过程，但缺乏强力射精的快感。

1.3　疲劳射精　即早泄，或称非抽动性射精。是射精的低级形式，是一种难以维持阴茎勃起硬度和不能完成理性化射精的非自主排精，是一种不能自我满足的性交障碍。这类病人阴茎能自然勃起，但举而不坚，呈疲惫状态；或依靠手将阴茎纳入阴道。勃起的阴茎在没有纳入女方阴道，或正在插入阴道；阴茎尚未抽动便精液滑出；或性交的全过程只是精液划道而出，阴茎随之疲软并进入不应期，而导致过早射精。这种性行为主要缺乏性感受或性情感交流，更没有高潮期射精快感，瞬间精液滑出。其关键是阴茎无法维持强而有力勃起和稳定抽动的感受。

1.4　不射精，逆射精　不射精是指无精液射出，一般能保持阴茎正常勃起状态，同时也存有阴茎的抽动，但无法感觉射精，也没有精液射出。多为一过性，偶尔发生。

逆行射精是指有射精高潮的快感，却没有精液射出，而精液逆入膀胱。性活动后尿液检查可见大量精虫。

射精表现形式比较见表1。

表1　射精表现形式比较

射精形式	阴茎勃起硬度状态	勃起硬度维持时间	插入阴道状况	抽动频率与幅度	能否控制射精时机	性高潮与射情	射精时阴茎状态
正常射精	粗大胀满直挺而坚硬	阴茎保持个程粗硬直挺	插入顺利	频率幅度自主控制,自由调节	自主或随意控制	感受到射精高潮精液射出	阴茎坚实胀满发热,强力射精
努射精	粗大胀满挺而坚实带冲动性	勃起迅速粗大热胀保持硬度	顺利插入或未插入	有短暂抽动或无抽动	不会或不能控制	欲望强烈胜高潮决,射精急速	粗大坚硬胀满发热,强力射精
弱射精	正常勃起或勃而不坚	鼎力坚持或不能长时间维持	多能自行插入或手助插入	竭力维持勃起或担心抽动	不能控制或控制不住	无序抽动有射精感,精液射出	萎软乏力勃而不坚
疲劳射精（早泄）	勃而不坚或萎软乏力	鼎力坚持或不能维持	未接触或未插入或正在插入	无抽动	无控制	精滑而出,有射精动作	萎软无力
不射精与逆行射精	勃起粗大或勃而不坚	性活动个程维持勃起	正常	正常抽动	不能控制	不射精者无胜高潮,逆行射精有高潮无精液射出	一般硬度

2　早泄的传统认识和概念

古代称早泄为“鸡精”“见花谢”，以此形容射精时间短暂。马晓年认为“早泄指持续地、反复地在最低限度的性刺激之下，在插入之前、插入过程或刚刚插入之后就射精，这是违背自己的主观意愿的”。李花兰认为“早泄是指性交时男性过早射精，可分三度：一度，性交时间少于3min，配偶双方均未达到满足；二度，阴茎刚刚插入女方阴道，性交时间不足1min；三度，阴茎尚未与女方外阴接触，即射精”。戚广崇说“何谓早泄，各家认识不一，当然对严重的早泄诊断是一致的，就是尚未进入阴道就射精”，“早泄的实质是射精中枢所需要的刺激阈值太低”，并归纳出常见的4种诊断标准：（1）以时间为标准；（2）以抽动次数为标准；（3）以性伴侣的反应为标准；（4）以控制射精反射的能力为标准。陶林提出“关于早泄的诊断标准差异很大，一个全球普遍接受的早泄定义仍未达成”，“越来越多的资料表明多种原发性和终生性的早泄病例是有生理学、神经病学和素质反射方面的生物学病因的”，“推论患有早泄的人比无早泄的人有在生物学上更加具有明显的阴茎敏感性”等等。

流行病学的研究表明，“早泄的流行变化很大，在14%~75%之间。在美国一部分有代表性的人群中，一项研究结果显示29%的男性有早泄，这使早泄成为男性性功能障碍中最常见一种。

有关早泄定义及其发病率的资料是复杂多变的，恰恰反映出早泄现象是普遍的，带有一定的社会性。我们应该重新认识早泄，追求性生活质量是社会的进步，单纯苛求性的质量、性的满足是不够科学的，显然有些脱离实际。目前性知识的普及过于渲染性生活的时间概念等，导致了性的茫然或对早泄的曲解。

3　早泄传统概念的误区

3.1　不能充分表达临床意义　“早泄”一词之所以能延续使用千年，单从字面简单解释也不无道理，凡提前在不该射精的时候射精了就是早泄。早泄便成为这一非常笼统而又含糊的概念，成为既简单又无责任的射精形式的代名词。

3.1.1 客观上在性活动时不想射精的时候射精了，临床占有相当大的比例。他们中大多数自信不需要治疗就会恢复到正常，其中包括男性医务工作者和从事男科领域研究者或正常男性几乎都有共同的感受和类似的经历。新婚性经验不足或长时间禁欲后的过度兴奋等，都可以形成快速射精。

3.1.2 相当一部分人自认为是早泄者，他们最基本的共同点在于认为自己射精时间早，而对性生活不满意，他们对性生活质量的要求过于苛刻，也许是不能满足性伴侣的要求，而最终认为自己能力不足。

3.1.3 因对“早泄”的误解而进入性能力低下的误区，性生活中一味强调女方的性满足，认定在女方未达到性高潮前的射精就是早泄。殊不知同一女性，在不同的时期感受也不相同。况且有一部分女性本身患有性高潮障碍或性冷淡，时间再长也是枉然。

3.1.4 除外某些器质性疾病引发，即使严格意义上的早泄，其表现形式也是多种多样的。某些慢性全身性疾病，如比较严重的高血压、糖尿病、神经内分泌系统疾病者；长期、大量服用某些特殊药物的蓄积反应，一些性神经过度敏感者或性功能障碍早期等，均可形成过早射精。因此，单独使用“早泄”一词用来概括性生活中百态是根本不可能的，也是不客观的，是永远不可能被业内人士承认的。戚广崇则认为引起早泄与下列因素有关：(1) 快速自慰习惯；(2) 经验不足；(3) 长期禁欲；(4) 自神不宁；(5) 性伴侣的态度；(6) 器质性病变。

近来，大多数人把早泄与阴茎在阴道内停留的时间联系起来或采用具体数字量化，意欲比较清楚地说清楚早泄。精神科医生把阴茎进入阴道后不足 1min 即出现射精称早泄，而泌尿科医生也可能确定为不超过 30s 称早泄，另一些医生又可能把阴茎在阴道内抽动不足 15 次即射精称之为早泄。美国著名性学家金西在 20 世纪 40 年代所作的调查表明，美国男子性交平均持续时间是 2min。1980 年美国精神病学会指出，早泄是性交期间，射精和高潮不能随意控制而发生在个人期望之前。也有人认定男性在不想射精的时候射精了，就是早泄。这样的解释过于片面、机械和牵强，缺乏科学性分析。由于个体感受敏感程度和自控力的差别，既使同一健康男性先后的性活动也是相差不一。浙江医科大学调查 2709 人次发现，性交持续 5~10min 为多，短者 1~2min，长者达 50~60min，个体差异显著。故以时间定论早泄的理论是站不住脚的。另外，性活动时阴茎尚未进入阴道或刚刚接触阴道即过早射精，临床并不少见，这未必都是早泄，很可能是性的经验不足，或不懂得性协调的秘诀。马晓年认为“早泄”这一诊断必须考虑到年龄、性活动频率、性环境或性伴侣等多种因素。多数早泄者会因为长期以来的性挫折而认为自己是性能力低下的人，并对此深感内疚。”不少男子甚至相当长的时间内存在有非自主性射精的表现，但往往并不需要求治就会自然调整到正常水平。此外，射精速度的快慢和性交体位、阴茎抽动的幅度和频率，以及女性的反应，年龄大小，意识形态，文化水准等都有关联。面对超大的治疗群体，个体差异这么大，射精形式必定是多样和多层次的。现存意义的早泄已经不具备或不能表达临床更多的实际意义。

3.2 忽略了个体射精形式的差异 射精对正常的性活动来讲应该是可望而可及的，是可以理性控制完成的自主性性行为。通过射精而获得一次欣慰的性满足，其中包括性伙伴的性要求。射精是性生活的表现形式，其临床的表现形式是多重性的，既重复又交叉，偶强偶弱，因人而异，因式而定，不可能有固定的模式，满意与否取决于双方的融洽及情感的沟通。性交不是一场拉力赛，所以无论进行多长时间，唯一的标准就是能使双方达到最佳满足。

由于人们对性的理解和认识、文化背景、身体能力、年龄、性交经验等有很大的差别，导致男性在相同时间段内的性交次数、性交时间、性感受程度的不同彼此之间没有必然联系，更没有可比性。人的个性化必然存在各种表现形式的差别，对性愿望的要求标准是不同的，当然包括性活动中的性能力和射精表现也是不同的。若将阴茎勃起充分状态下的强力过早射精与勃而不坚、极不情愿又无可奈何的提前射精统统归纳为早泄，那么早泄一词虽然存在，却丝毫没有实际意义。

4　对早泄的新认识和新概念

早泄一词若指代疾病，准确的概念应该解释为，第一：阴茎在插入阴道之前、插入过程或刚刚插入之后，尚未抽动即射精（定位）；第二：长期阴茎勃而不坚，不能耐受抽动（定性）。二者缺一不可。

性生活主要涵盖性心理和性活动。性心理即性唤起、性兴奋，即对异性性感的追求和对其有得到感的渴求，往往夹带强烈占有的成分和欲望，其中包括承受射精的阈值。性活动则指男子在性刺激、性兴奋的激引下全身各系统参与的一个复杂反应的过程。完整的性活动是连续性升级的动作，是多阶段、多层次的。其中主要包括：性交前准备、阴茎充血勃起、坚硬上举、阴茎抽动、性高潮、射精、获得性满足等等。

人类的性交过程绝对不是单纯生育，更重要的是情感的交流和性的平衡。男性在过度疲劳，或精神疲惫，或精神上准备不足，或仓促应付、勉强性交等，虽有性要求、阴茎能勃起，勉强插入或手助纳入阴道，意欲抽动或轻轻抽动便发生微弱射精或精液滑出的表现，均可称作疲劳射精。疲劳射精只完成了行为射精，对心理射精渴盼的满意程度存有差距感受的软指标是不能测定的，至少目前无法测定。由于人的个体感受差别较大，又因为性感受多为射精前趋的感受，这种感受恰恰是阴茎勃起抽动时的感受，能充分勃起与规律抽动才是性感受的关键。性疲劳导致阴茎勃起受挫，表现为性交能力不足，阴茎勃而不坚，不能耐受抽动，呈现疲劳状态，因此用“疲劳射精”替代“早泄”可能更为准确。

肾盂肉瘤样癌1例

俞鸿凯　张　愚　韩志友　吴克让　鲁香凤　杨会敏

患者　女性，42岁。因右腰腹部疼痛10d，于2004年3月1日入院。入院当天患者出现全程肉眼血尿，发热。查体：右腰腹部触及一球形包块。X线胸片：右肺可见3个3mm×3mm大的点片状影，转移痛不除外，B超检查示右肾7cm×5cm大的低回声肿物，回声不均，界限不清。CT平扫及增强显示：右肾上极—8cm×6cm×5cm大的软组织影，侵及肾实质及肾盂，平扫CT值39HU，增强后CT值不变；右肾实质碎裂并肾周血肿；左肾大小、功能正常。术前诊断：自发性右肾破裂，恶性肿瘤可能性大。于3月5日在全身麻醉下行右肾切除术。术中见右肾上极肾实质全层裂开，肾周脂肪囊下血肿，尿外渗伴感染。右肾上极—6cm×5cm×5cm大的肿物。术中行组织冰冻切片检查显示；坏死组织伴感染，考虑为癌组织坏死，故行肾癌根治术。术中探查肾蒂附近无肿大淋巴结。切除组织病理检查：右肾上极肿物质脆，切而呈灰白色，无包膜，侵及肾盂肾盏。光镜：肿瘤细胞弥漫分布，局部可见腺样结构，瘤细胞呈圆形、椭圆形，核大深染，核仁清，核分裂象易见，胞浆丰富，粉染，可见瘤巨细胞；部分区域癌细胞呈梭形，呈纤维肉瘤样结构，与周围痛细胞有移行过渡，侵及肾实质；连续切片发现一处肾盂移行细胞原位癌。免疫组化：上皮膜抗原（+），细胞角蛋白（+），波状蛋白（+）。诊断为右肾盂肉瘤样癌。

3月10日患者开始咳吐自色泡沫血性痰。X线胸片：双肺密度不均、圆形小结节影，符合癌肿转移。痰病理检查找到未分化癌。4月28口患者死于肺部感染。

讨论　肉瘤样癌是具有肉瘤样成分的癌。国外报道共15例，国内报道3例。未见文献中有关遗传性的报道，本例其兄死于肺癌，因此患者家族史值得注意。本病早期诊断困难，出现症状体征、B超与CT检查发现肿物已属晚期，确诊依据病理诊断。本病首先趋向局部淋巴结转移，而本例为血行肺部转移，提示肉瘤样癌的生物学行为可能有很大差异。治疗方法有手术切除、放射与化学治疗，但疗效均较差，多数患者在诊断后半年内死亡。

自体肾移植治疗肾动脉狭窄介入治疗后再狭窄：3例报告

韩志友　张　愚　李　响　吴雅冰　吴振起　俞鸿凯

引　言

肾动脉狭窄致肾血管性高血压和缺血性肾病，是慢性肾功能衰竭的主要原因之一，介入治疗已成为治疗肾动脉狭窄的有效方法之一。但术后再狭窄的发生率国内鲜见报道。本文观察3例年轻患者自体肾移植术后肾动脉狭窄，经介入治疗失败或再次出现狭窄后的干预效果。

1　对象和方法

设计：病例分析。

单位：北京中医药大学东直门医院泌尿科。

对象：选择2003－12/2006－10北京中医药大学东直门医院泌尿科收治的自体肾移植治疗肾动脉狭窄介入治疗失败或再次出现狭窄的年轻患者3例，均为男性，年龄6～20岁，平均14岁。所有患者及其监护人对治疗方案均知情同意，且得到医院伦理道德委员会批准。3例患者均因头痛，头晕就诊，临床及影像学证据（腹部B超）提示肾动脉开口处狭窄，发现血压高3～10个月，3例均于外院行选择性肾动脉造影检查。其中两例诊断为肾动脉单发局限性狭窄，分别为6岁及20岁患者。

病例1：6岁，诊断为右肾动脉狭窄，行单纯经皮肾动脉球囊成形术，球囊内压力为1013.25kPa，血压无明显下降，入院前半个月再次行经皮肾动脉球囊成形术，扩张压力至2533.13kPa，仍有部分狭窄段未扩开。

病例2：20岁，诊断为左肾动脉狭窄，于外院行肾动脉支架置放术，6个月后血压再次升高，复查肾动脉造影发现支架内再次狭窄。

病例3：14岁，诊断为多发性大动脉炎、双肾动脉狭窄，行双侧肾动脉支架置放术，术后3个月血压再次升高，行肾动脉造影示双侧肾动脉支架内狭窄，行球囊扩张，血压渐降至正常。入院半个月前血压再次升高，行球囊扩张，右侧满意，左侧仍有70%狭窄。

设计、实施、评估者：设计、实施、评估均为本文作者，未采用盲法评估。

方法：入院后查体3例腹部均未闻及明显血管杂音，血沉及免疫学检查均未见异常。3例均行自体肾移植术，均选择全麻。2例肾动脉支架置放术后狭窄者采用腰部切口腹膜外入路，腹膜外游离肾脏，尽可能保留足够长肾动脉，利于工作台手术，切断肾静脉和切断输尿管，将肾脏在工作台低温灌注，去除含支架的肾动脉。年龄小的两例未放置输尿管支架管，另外1例放置。

病例1：6岁患儿超声检查左肾正常，右肾较小，肾动态显示肾小球滤过率左侧43ml/min，右侧9.8ml/min，数字减影血管造影术显示右肾动脉距开口处0.5cm有长

0.8cm 的狭窄段，磁共振血管成像狭窄段处动脉未显示。手术为腹直肌旁切口，进入腹腔，将结肠向内侧推移，切开侧腹膜，游离肾脏，在肾动脉狭窄段远端切断肾动脉，在肾静脉入下腔静脉处用心耳钳部分阻断下腔静脉，在肾静脉根部切断肾静脉，切断输尿管，下腔静脉切口用 5－O 血管缝线连续缝合，关闭腹膜，延长切口，将肾脏移植于同侧髂窝，肾动脉与髂内动脉吻合，肾静脉与髂外静脉行端侧吻合，输尿管与膀胱行隧道式吻合。

病例 2：20 岁患者去除支架段肾动脉后，左肾残留动脉不足 0.5cm，术中切取左侧髂内动脉 2cm，于工作台操作，将髂内动脉与左肾动脉吻合，将延长的左肾动脉与髂外动脉行端侧吻合，肾静脉与髂外静脉行端侧吻合，输尿管与膀胱行隧道式吻合。

病例 3：14 岁患儿双侧放置肾动脉内支架，行静脉肾盂造影检查均提示患侧肾脏显影延缓。数字减影血管造影术显示左肾动脉开口处有动脉支架，近端越过肾动脉开口进入腹主动脉，右肾动脉支架近端则与肾动脉入口处平齐。切取左肾时肾动脉在支架处结扎，去除支架段肾动脉后，左肾残留动脉约 0.6cm，术中肾动脉与髂内动脉端端吻合，肾静脉与髂外静脉行端侧吻合，输尿管与膀胱行隧道式吻合。

3 例患者术后每 3 个月复查肾功能，每年检查泌尿系统 B 超、肾动态或静脉肾盂造影。

主要观察指标：3 例患者术后的肾功能、泌尿系统 B 超、肾动态或静脉肾盂造影。

2　结果

①3 例患者术后 7～14d 血压恢复正常，停用降压药物。术后随访 9～36 个月。②病例 1：6 岁患儿复查超声，自体移植肾较术前增大，血运佳，肾动态示双侧肾脏肾小球滤过率接近。③病例 2：20 岁患者复查超声自体移植肾大小正常，无积水，血运佳，肾图示肾功能正常。④病例 3：14 岁患儿行大动脉炎双侧肾动脉支架置放术的患者，术后第 3 周查静脉肾盂造影提示自体移植肾与右侧肾脏同时显影；两年半后出现右侧腹痛及发热，1d 后自行缓解，未予重视，1 个月后来院复查 B 超右肾已无明显血运，磁共振血管成像提示右肾动脉完全闭塞，左自体移植肾功能完好，未见积水，肾小球滤过率 46ml/min。

3　讨论

肾血管性高血压是各种原因引起的肾动脉入口、主干或其主要分支狭窄，引起肾实质缺血产生的继发性高血压，可以导致心、脑、肾等多种靶器官损害，早期诊断，及时治疗，病变在一定程度上具有可逆性，因而日趋受临床医生的重视。

3.1　常见病因　儿童肾动脉狭窄常见原因为多发性大动脉炎及肾动脉肌纤维发育不良。本组 1 例为多发性大动脉炎，另 2 例考虑为纤维肌性发育不良。

3.2　儿童发病情况　肾血管性高血压占小儿继发性高血压的 5%～25%，本病早期缺乏特异症状，当小儿出现头痛、头晕、抽搐等症状时要重视血压的测量，同时应采取必要的检查手段以排查此病。

3.3　常见的检查方法　多普勒超声、CT 血管成像、磁共振血管成像均是诊断肾血管性高血压的有利工具。彩色多普勒超声因无创、方便等优点可作为肾动脉狭窄的早期筛查，然而因其图像分辨率低存在漏诊现象。磁共振血管成像作为无创的检查方法其准确率比多普勒超声有明显提高，但其对血管狭窄程度的高估现象应予以注意。此外，正常肾动脉开口由于湍流存在，常有信号丧失，分析时应注意区别是正常的信号丧失还是轻度狭窄的存在。数字减影血管造影术仍是诊断肾动脉狭窄的金标准，但因其创伤高、费用高，有一定的痛苦和并发症，同时低龄儿童须在全麻下进行，因此有所限制。近几年来多层螺旋CT血管造影逐步应用于临床，其无创且能准确诊断血管病变，受到极大关注，在一定程度上可替代有创的数字减影血管造影术。

3.4 治疗 肾血管性高血压的治疗应达到以下两个目标：第一是控制长期高血压对心、脑、肾等靶器官的损害；第二是维持和改善肾功能。治疗方式有药物治疗、外科治疗及介入治疗。虽然目前药物治疗可使大多数患者血压降至满意水平，但血压下降后患侧肾脏出现灌注不足，仍导致肾功能受损加重。

3.4.1 常见外科治疗：外科治疗有肾切除、肾血管重建、自体肾移植等。肾切除的适应证主要针对于患侧肾脏无功能，或者是无法施行修复手术或修复手术失败，健侧肾功能良好者。由于肾动脉狭窄修复手术技术的不断提高，对缺血肾脏施行切除的机会愈发减少，其适应证的掌握也日益严格。肾血管重建是将人造血管、同种异体血管、自体血管移植于腹主动脉与肾动脉狭窄部的远端之间，以重建肾动脉的正常血运。各型的肾动脉成形手术，需将自肾动脉平面至肠系膜下动脉之间的腹主动脉暴露出来，手术复杂，创伤较大。常用术式有腹主动脉－肾动脉再吻合术或组织片移植修补术、主动脉－肾动脉旁路移植术、脾动脉－肾动脉吻合术（常用于左肾动脉狭窄）、肝动脉－肾动脉吻合术（常用于右肾动脉狭窄）等。自1963年Woodruff将自体肾移植术用于治疗肾血管性高血压以来，因此项手术施行更为简便、安全、可靠，被更多地用于肾血管性高血压的治疗。特别对一些在原位无法修补的分支病变或对小儿的肾动脉病变的治疗方面，更能显出其优越性。

3.4.2 介入治疗方式及狭窄发生率：介入治疗已成为肾血管性高血压的首选治疗手段。经皮肾动脉球囊成形术及支架置入术为肾动脉狭窄患者提供了可选择的治疗方式。肾动脉球囊扩张可以使动脉狭窄段得到扩张，然而其再狭窄率较高。Sos等报道肾动脉球囊扩张治疗动脉粥样硬化导致的肾动脉狭窄复发率高达50%。van de Ven等亦发现肾动脉球囊扩张术后6个月肾动脉再狭窄率为48%。目前，肾动脉支架放置术是治疗肾动脉狭窄安全和有效的方法。肾动脉支架置入后出现再狭窄的发生率国内鲜见报道，文献报道肾动脉支架置放术后再狭窄率平均为10%~15%。van de Ven分析肾动脉球囊扩张和肾动脉支架置放术的疗效，发现术后6个月行肾动脉球囊扩张者再狭窄率为48%，而行肾动脉支架置放术者为14%。最新研究报道完全生物可吸收药物支架治疗冠状动脉疾病，首选30例患者，6个月试验结果显示无血栓形成，并且心脏事件或重复介入治疗等缺血性主要心脏意外事件发生率低，但尚无在肾动脉再狭窄患者中的研究及应用。

3.4.3 支架内再狭窄

3.4.3.1 机制：血管内支架通过其机械作用阻止血管成形后血管的弹性回缩，即影响血管的重构来预防再狭窄，但支架对血管壁的损伤、异物的炎性反应、支架对血管的长期牵拉作用等可导致血管平滑肌细胞的反应性增殖和内膜增生。一旦内膜增生超过支架扩张给予血管腔的补偿，再狭窄将不可避免。

3.4.3.2 支架种类及临床研究：针对再狭窄发生的可能机制，许多学者对新型支架进行了多方面的研究。金包被的支架1年的再狭窄率为31%，而不锈钢支架的再狭窄率为16%，两年通畅率金包被的支架为39%，而不锈钢支架为78%。平滑肌细胞增生是行支架置入后再狭窄的发病原因之一。携带并释放抑制平滑肌细胞增生的药物洗脱支架是近年来介入心脏病学的一个突破性进展，洗脱支架的应用可以明显降低再狭窄率。目前在世界范围内批准上市的药物洗脱支架有雷帕霉素洗脱支架和紫杉醇洗脱支架。洗脱支架主要用于冠心病的治疗。Kakkar 等尝试将紫杉醇洗脱支架用于 1 例肾动脉内放置支架后支架内再狭窄的患者，取得较好的短期疗效。Zeller 等指出，由于目前洗脱支架在肾动脉狭窄中应用还非常少，有关使用洗脱支架的长期效果现在还不清楚，因此洗脱支架在肾动脉狭窄中应仅限于在临床试验中应用，尚无大样本资料。

3.4.3.3　支架内再狭窄的治疗：介入治疗后失败或再狭窄的处理较为复杂，其中肾动脉球囊扩张失败的患者可以行肾动脉支架置放术、肾血管成形术、自体肾移植术。肾动脉支架置放术后再狭窄的处理较为复杂，可试行球囊扩张或再次放支架，切割式球囊血管成型术也可以用来治疗肾动脉支架置放术后再狭窄。

自体肾移植术用于治疗肾动脉支架置放术后再狭窄，目前国内仅见零散报道，国外也仅见少量报道。本组对这两例肾动脉支架置放术后再狭窄的患者行自体肾移植，获得满意的疗效，术后随访 6 个月至两年，血压正常，自体移植肾形态、功能正常。对已行肾动脉支架置放术的病例，手术难度较大，因为要去除肾动脉支架段，移植肾上所残留的肾动脉过短，行血管吻合时难度较大。若移植肾所带肾动脉残端过短，可先行肾灌注后取一段自体动脉在工作台与肾动脉残端吻合，延长肾动脉后再行肾移植术。

3.4.4　自体肾移植的应用：同种异体肾移植术已成为临床治疗终末期肾病的主要方法，随着移植技术的广泛应用，越来越多的外科医生熟练掌握了肾移植术，这自然促使了自体肾移植术的临床应用。2007 年美国《血管外科学》杂志发表的研究结果显示，对于药物无法治愈的肾血管性高血压患儿，用外科手术可取得很好的治疗效果。对于小儿纤维肌性发育不良及多发性大动脉炎所致的肾动脉狭窄，常规的血管成形术难以成功，但该类患者髂血管正常，可保证移植肾有充分的血供，因此自体肾移植是比较适宜的治疗手段，作者也同意此观点。

肾动脉支架放置术后有再狭窄及血栓形成的可能，支架放置后需长期抗凝治疗，同时应定期复查并指导抗凝药物的使用。本组大动脉炎患者行左侧自体肾移植术，2 年半后右侧放置支架的肾动脉完全闭塞，目前仅依靠左侧移植肾维持肾功能在正常范围。因此对于儿童患者，因其依从性差，支架放置后应引起足够的重视，如有再狭窄需及时处理，选择尽早施行自体肾移植术。

周围血管科

丹参素对缺氧/缺糖损伤的神经细胞线粒体膜电位和凋亡的影响

庞　鹤　朱陵群　张文生　王硕仁　牛福玲　崔　巍

许多研究认为，细胞凋亡时，线粒体发生一系列与细胞凋亡密切相关的变化，包括形态和功能的转变，其中以线粒体膜通透性转化孔（permrability transition pore，PTP）的开放尤为重要。PTP 开放可引起线粒体膜电位（mitochondrion membrane potential，MMP）下降，呼吸链断裂，诱导细胞凋亡和死亡。丹参素是中药丹参的有效活性成分，具有抗缺血缺氧、抗自由基、抑制细胞内 Ca^{2+}i 升高等作用，临床上丹参被广泛用于治疗缺血性心脑血管疾病，但对其作用机理缺乏深入研究。本研究以神经细胞系 SH－SY5Y（human neuro blastomacells）缺氧/缺糖损伤模型摸拟脑缺血性损伤，观察丹参素对神经细胞 MMP 和凋亡的影响。

材料和方法

1　材料

1.1　神经细胞系　SH－SY5Y 由武汉大学典型培养物保藏中心提供（ATCC CRL－2266）。

1.2　药品与试剂　碘化丙啶（propidium iodide，PI）和四甲基偶氮唑盐（MTT）购自 Sigma 公司，Rhodamine123 和 Hoechst33342 购自 Molecular Probe 公司，连二亚硫酸钠（Na_2SO_4）及其他试剂为国产分析纯，丹参素购自中国药品生物制品检定所（批号：81829802，标准对照品）。尼莫地平（nimodipine）购自美国 ICN 公司。

2　方法

2.1　SH－SY5Y 细胞的准备　细胞常规复苏及传代，计数细胞并稀释至 1×10^5/ml，接种于 25ml 培养瓶中，待细胞 80% 融合后，再接种到 96 孔或 6 孔细胞培养板中用于实验。

2.2　缺氧/缺糖模型的制备及分组　随机分为：①模型组：用无糖 Earle's 液（mmol/L）[NaCl 143，KCl 5.4，$CaCl_2$ 1.8，$MgSO_4$ 10，NaH_2PO_4 1.0，HEPES 2.4，pH 7.4] 洗细胞 2 次，加入 0.3mmol/L 连二亚硫酸钠的无糖 Earle's 液，以缺氧/缺糖损伤摸拟脑缺血性损伤。②对照组：不经缺氧/缺糖损伤处理。③尼莫地平组：在模型组基础上加用尼莫地平，终浓度为 100μmol/L。④药物组：在模型组基础上加用不同剂量丹参素，终浓度分别为 15mg/L 和 30mg/L。置 5% CO_2、37℃培养箱中分别培养 2、4、6、12h，收集细胞进行相关实验。

2.3 线粒体活性的测定 实验结束后，96孔细胞培养板每孔加入20μl MTT（终浓度为5mg/ml），37℃温育4h，吸弃MTT，每孔加入100μl DMSO，震荡，充分溶解有活性的细胞中生成的蓝色颗粒。用酶标仪（瑞士 Multiskan Ascent Vl.24 354200627T型）在570nm波长处测定OD值，其OD值代表细胞线粒体活性。

2.4 凋亡细胞计数 按照已报道方法进行，在FACS Calibur型流式细胞仪（美国BD公司产品）上计数10000个细胞，测定各期细胞DNA含量并计算凋亡细胞所占比例。

2.5 细胞形态学观察 参照文献方法：细胞用Hoechst33342和PI双染色15min，用PBS洗1次，重悬于PBS中。用荧光显微镜观察。

2.6 MMP测定 收集细胞，1000r/min，离心5min，弃上清，用新鲜培养基重悬细胞，加入Rho2damine123（终浓度为015μmol/L）37℃ 20min，PBS洗细胞3次，留细胞悬液1ml，在流式细胞仪上用LOG软件分析，绘制MMP变化的平均荧光值分布图。其中横坐标为MMP的平均荧光值的对数值，纵坐标为细胞体积。Rhodamine123是一种阳离子荧光染料，由于线粒体内膜的负电性而滞留在活细胞线粒体内，以其荧光强度变化表示MMP变化（激发光波长480nm，发射光波长530nm）。

2.7 统计学方法 数据用$\bar{x} \pm s$表示，组间显著性比较用医学统计软件SPSS 8.0中方差分析程序进行。

结 果

1 丹参素对SH-SY5Y细胞线粒体活性的影响 见表1。与对照组相比，SH-SY5Y细胞缺氧/缺糖2h时，线粒体活性降低38.80%（$P<0.01$），并随着缺氧/缺糖时间的延长细胞线粒体活性进一步下降，12h时降低63.58%（$P<0.01$），提示缺氧/缺糖损伤可明显造成神经细胞的损伤。丹参素能够明显提高神经细胞线粒体活性，并随着剂量的增加而作用呈增强的趋势。

2 丹参素对SH-SY5Y细胞凋亡的影响 见表2。SH-SY5Y细胞缺氧/缺糖损伤不同时间后，细胞凋亡率明显增高，并随损伤时间的延长，凋亡的细胞也越多，尼莫地平能够拮抗这种作用。丹参素能抑制SH-SY5Y细胞凋亡的发生，与模型组相比有显著性差异，并随剂量的增加而抑制作用更加明显，与尼莫地平组相比无显著性差异（$P>0.05$）。

3 丹参素对神经细胞形态及细胞坏死的影响 Hoechst33342和PI双染色在荧光显微镜下可观察到正常细胞发蓝色荧光，染色质均匀分布，凋亡细胞也发蓝色荧光，但染色质凝集，核皱缩、碎裂，细胞皱缩出芽，凋亡小体产生，坏死细胞发红色荧光。对照组只可见少量的凋亡细胞和极少量的坏死细胞。缺氧/缺糖损伤后，可见大量的凋亡细胞及少量坏死细胞，并随损伤时间的延长而凋亡及坏死细胞均增加，以凋亡细胞为主。而加入丹参素及尼莫地平后，凋亡及坏死细胞均明显减少。

4 丹参素对SH-SY5Y细胞MMP的影响 见表3。细胞经缺氧/缺糖处理后，MMP降低，2h时降低29.17%（$P<0.01$），随着损伤时间的延长MMP进一步下降，12h时降低56.72%（$P<0.01$）。丹参素组的MMP随着损伤时间的延长而降低，但较模型组相应时间点的MMP仍高，提示丹参素具有稳定细胞MMP水平的作用，并随剂量的增加而作用更加明显。

表 1　丹参素对 SH－SY5Y 细胞线粒体活性的影响（$\bar{x}\pm s$，n = 8）

组别	线粒体活性（OD 值）			
	2h	4h	6h	12h
对照组	0.665 ± 0.029**	0.654 ± 0.034**	0.681 ± 0.027**	0.637 ± 0.043**
模型组	0.407 ± 0.031	0.329 ± 0.054	0.291 ± 0.052	0.232 ± 0.060
丹参素组 15mg/L	0.562 ± 0.059*	0.518 ± 0.057**	0.474 ± 0.038**	0.427 ± 0.055**
丹参素组 30mg/L	0.614 ± 0.072*	0.591 ± 0.042**	0.542 ± 0.081**	0.480 ± 0.083**
尼莫地平组	0.614 ± 0.028**	0.623 ± 0.026**	0.587 ± 0.046**	0.503 ± 0.032**

注：与模型组比较，*$P<0.05$，**$P<0.01$。

表 2　丹参素对 SH－SY5Y 细胞凋亡的影响（$\bar{x}\pm s$，n = 8）

组别	神经细胞凋亡的百分率（%）			
	2h	4h	6h	12h
对照组	3.71 ± 1.24**	3.89 ± 1.62**	4.01 ± 1.77**	4.29 ± 1.81**
模型组	18.59 ± 5.37	38.63 ± 10.24	42.05 ± 8.16	45.91 ± 10.22
丹参素组 15mg/L	15.37 ± 3.41*	21.73 ± 5.13*	29.78 ± 6.20**	36.34 ± 5.05*
丹参素组 30mg/L	13.92 ± 4.68*	16.25 ± 3.38**	22.02 ± 7.19**	28.99 ± 7.02*
尼莫地平组	10.90 ± 3.15**	14.31 ± 5.17**	17.96 ± 4.42**	20.81 ± 5.66**

注：与模型组比较，*$P<0.05$，**$P<0.01$。

表 3 丹参素对 SH－SY5Y 细胞 MMP 的影响（$\bar{x}\pm s$，n = 8）

组别	MMP（平均荧光强度）			
	2h	4h	6h	12h
对照组	7.20 ± 0.47**	7.19 ± 0.39**	7.25 ± 0.81**	7.14 ± 0.86**
模型组	5.10 ± 0.38	4.81 ± 0.74	4.13 ± 0.41	3.09 ± 0.81
丹参素组 15mg/L	5.90 ± 0.57	6.22 ± 0.52	5.84 ± 0.49*	5.24 ± 0.37*
丹参素组 30mg/L	6.47 ± 0.43*	6.59 ± 0.40**	6.13 ± 0.53**	5.72 ± 0.56**
尼莫地平组	6.27 ± 0.30**	6.32 ± 0.42**	6.04 ± 0.39**	5.81 ± 0.31**

注：与模型组比较，*$P<0.05$，**$P<0.01$。

讨　论

线粒体是细胞内一个重要的细胞器，是细胞进行呼吸、电子传递、三羧酸循环和氧化磷酸化的场地，也是产生能量的场所，参与细胞凋亡过程。脑缺血性损伤时，在核染色体 DNA 还未片段化之前，神经细胞的线粒体已出现损伤性变化，MMP 开始下降，引起线粒体肿胀，外膜破裂，线粒体内的一些与细胞凋亡有密切关系的物质释放到细胞质中，引发级联反应，导致神经细胞凋亡。在细胞凋亡中，线粒体起着中心调控作用，在某种意义上线粒体可以决定细胞生存与死亡。笔者以培养 SH－SY5Y 神经细胞的缺氧/缺糖为模型，模拟脑缺血性损伤。Rh123 是一种可渗透到细胞内带阳离子的相对无毒的电位敏感性荧光染料，在线粒体膜内、外可形成与膜电位相关的重新分布。本实验通过对细胞进行 Rh123 染色，应用流式细胞仪检测其荧光强度，以反映细胞 MMP 高低。结果表明缺氧/缺糖培养 2h 时，模型组的线粒体活性和 MMP 水平较对照组显著性降低（$P<0.01$），提示缺氧/缺糖损伤可导致 SH－SY5Y 神经细胞的线粒体损伤，线粒体通透性增加，线粒体活性和

MMP 也随之下降，并随缺氧/缺糖损伤时间的延长而变化越显著，提示线粒体氧化磷酸化功能障碍随缺氧/缺糖损伤时间的延长而加重。通过流式细胞仪和细胞形态学观察，发现各组神经细胞的凋亡和坏死也显示出与线粒体活性和 MMP 水平相同的变化趋势。缺氧/缺糖培养 2h 时 SH－SY5Y 神经细胞的凋亡百分率为 18.59%，较正常对照组显著升高（$P<0.01$），形态学观察也发现染色质凝聚，核碎裂，凋亡小体产生。随着缺氧/缺糖时间的延长，细胞凋亡的发生越来越多，坏死的细胞也增多。而丹参素组能显著降低细胞凋亡及坏死的百分率，提示丹参素有良好的抗缺血性损伤作用，可有效抑制缺血性损伤引发的神经细胞凋亡。

MMP 的正常维持是线粒体进行氧化磷酸化产生 ATP 的先决条件，是保持线粒体功能所必需。MMP 下降，线粒体内的翻译及基因转录活动均减少，与凋亡有关的蛋白释放。丹参素对脑缺血性损伤时神经细胞的保护作用，可能是丹参素能够有效抑制缺氧/缺糖损伤对细胞线粒体的损伤，稳定 MMP，改善缺氧/缺糖损伤所致的线粒体氧化磷酸化功能障碍，调节细胞能量代谢的作用，从而抑制神经细胞凋亡的发生。

中药对血管内皮前体细胞（EPC）促进作用的观察

杨博华

近来，应用自体骨髓干细胞移植治疗下肢动脉慢性缺血的报告逐渐增多，但移植后的细胞分化的问题以及如何促进其分化尚未见到相关报道。为了解移植后骨髓干细胞的分化情况以及中药对细胞分化的干预作用，我们应用中药黄芪、三七对骨髓干细胞的体外分化进行了观察，现将结果报告如下。

1　**材料**

1.1　细胞　东直门医院血管外科自体骨髓干细胞移植术患者骨髓血，密度梯度法分离骨髓单个核细胞。

1.2　药物　黄芪注射液（成都地奥九泓制药厂生产，相当于生药材 2g/ml，产品批号：0304004）及血塞通粉针剂（主要成份三七总皂苷，黑龙江珍宝岛制药有限公司生产，每支 200mg，产品批号：20040207）分别稀释成高，中、低浓度，4℃冰箱保存。

1.3　试剂　密度 1.007 的淋巴细胞分离液（中国医学科学院血液学研究所），DMEM 培养基（GIBCO 公司），胎牛血清（北京元亨圣马生物技术研究所），胰蛋白酶（Sigma 公司），CD34 抗体（BD 公司）。

1.4　仪器　德国 Heraeus cell 型二氧化碳培养箱；北京半导体设备仪器厂 JJT1300 型超净工作台；OLYMPUS MIT－2 型倒置相差显微镜；德国 BIOFUGE－28RS 型高速离心机；美国 FACS Calibur 流式细胞仪。

2　**方法和步骤**

2.1　骨髓单个核细胞的分离、接种及体外扩增常规采集骨髓血采集后，小心叠加于淋巴细胞分离液上，密度梯度法分离单个核细胞。调整细胞浓度，接种于培养瓶中，加入完全培养基，置培养箱中，隔日半量换液。细胞贴壁并达 90%。

以上融合后，以消化液消化，完全培养基重悬，调整细胞浓度，重新接种于培养瓶中。传代 1~2 次后，将细胞接种于平皿中。

2.2　实验分组　两种药物各分为高、中、低三个剂量组，并设立空白对照组。（黄芪注射液高、中、低剂量浓度分别为 36、12、4g 生药/L，血塞通粉针剂高、中、低剂量浓度分别为 200、100、50mg 三七总皂苷/L）

2.3　形态学观察　培养三周后，以倒置显微镜观察细胞形态并拍照。

2.4　流式细胞仪检 $CD34^+$ 细胞　培养三周后的细胞，胰酶消化后，离心，加入 CD34 抗体，避光染色半小时，流式细胞仪检测。

2.5　统计学处理　采用 SPSS 10.0 统计软件单因素方差分析，所有数据均以均值 ± 标准差（Mean ± SD）表示，$P < 0.05$ 认为有统计学意义。

3. 结果

3.1 细胞形态学观察 镜下观察，可见细胞贴壁生长旺盛，呈梭形，形状与内皮细胞相似，束状排列，间杂有少量圆形细胞。（图1）

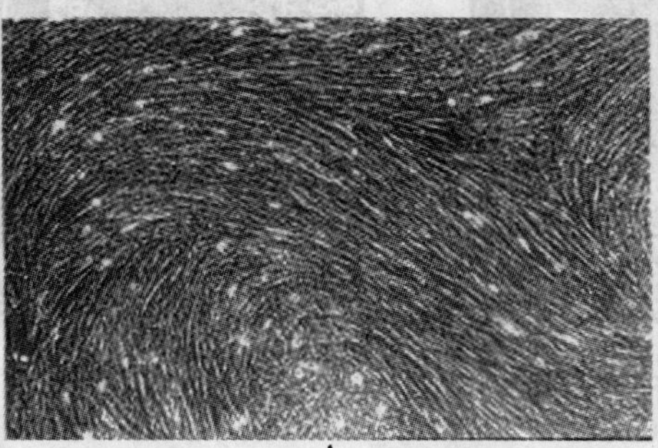
A

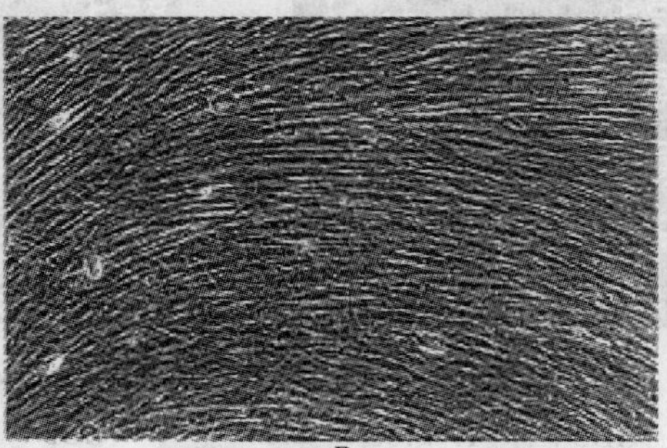
B

图1（A、B）骨髓干细胞体外向内皮前体细胞定向培养过程中细胞生长及形态：生长旺盛的梭形细胞，形状与内皮细胞相似，排列成束状，其间有部分圆形细胞。（图1－A 4×，图1－B 10×）

3.2 流式细胞仪检测 $CD34^+$ 细胞（见表1、2，图2）

表1 黄芪组 $CD34^+$ 细胞百分比

组别	n值	最低值（%）	最高值（%）	均值±标准差（%）	*P* 值
空白对照组	7	0.65	2.26	1.3643±0.4786	
黄芪低剂量组	8	1.55	3.36	2.4375±0.5919	0.039
黄芪中剂量组	8	1.42	6.74	3.4788±1.6650	0.000
黄芪高剂量组	8	0.47	1.95	1.4550±0.4594	0.865

与对照组相比，黄芪低中剂量组 $CD34^+$ 百分比显著增加（$P<0.05$ 及 $P<0.001$），而高剂量组的增加无显著差异（$P>0.05$）。

表2 三七组 $CD34^+$ 细胞百分比

组别	n值	最低值（%）	最高值（%）	均值±标准差（%）	*P* 值
空白对照组	7	0.65	2.26	1.3643±0.4786	
三七低剂量组	4	0.62	1.37	0.8800±0.3344	0.502
三七中剂量组	8	1.19	5.27	4.0563±1.2876	0.000
三七高剂量组	6	4.97	9.32	7.0617±1.6449	0.000

与对照组相比，三七中高剂量组 $CD34^+$ 百分比显著增加（$P<0.001$），而低剂量组较对照组偏低但不具统计学意义（$P>0.05$）。

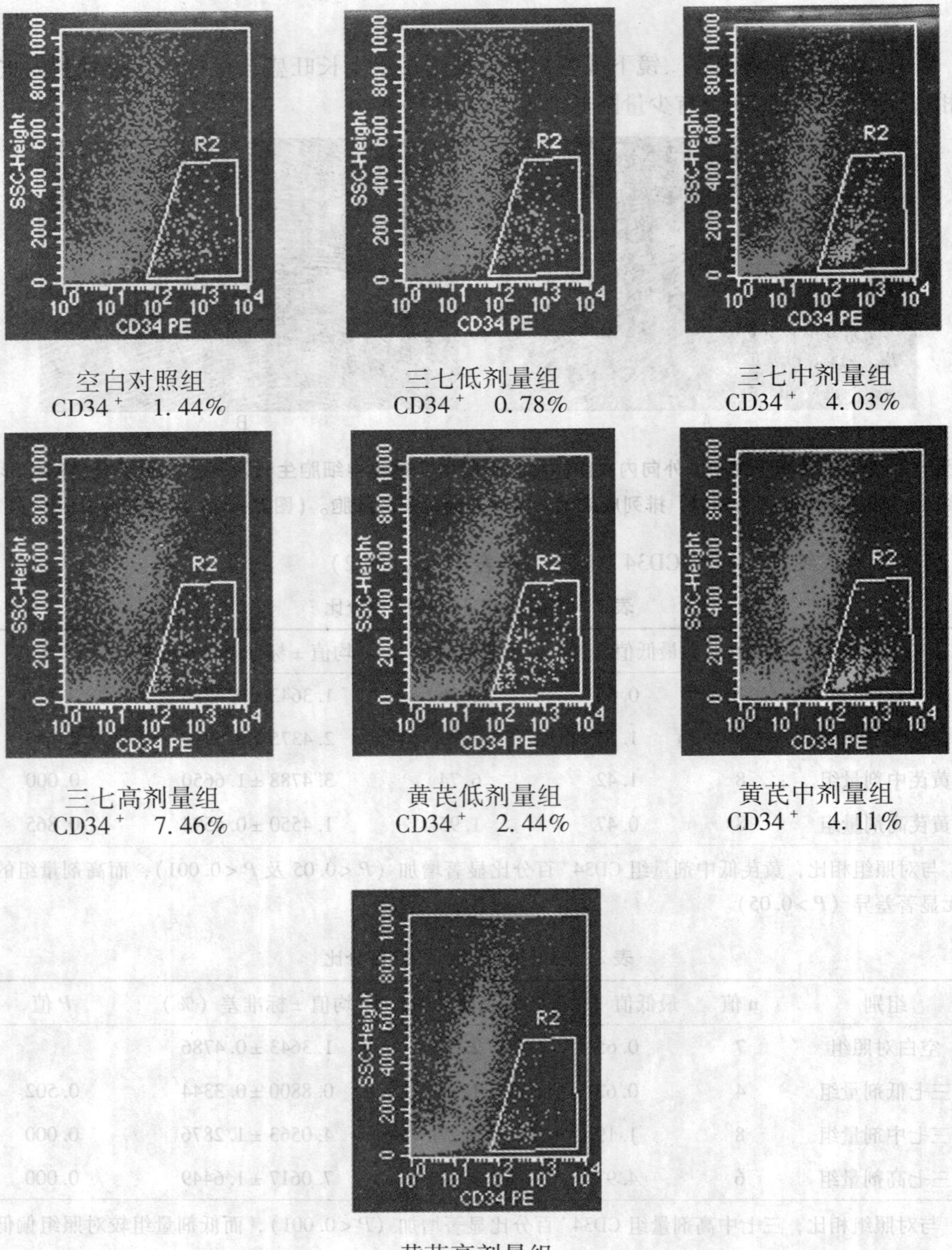

空白对照组 CD34⁺ 1.44%

三七低剂量组 CD34⁺ 0.78%

三七中剂量组 CD34⁺ 4.03%

三七高剂量组 CD34⁺ 7.46%

黄芪低剂量组 CD34⁺ 2.44%

黄芪中剂量组 CD34⁺ 4.11%

黄芪高剂量组 CD34⁺ 1.47%

图 2 流式细胞仪检测 $CD34^+$ 细胞百分比（选取各组有代表性的图形，R2 区呈绿色的为 $CD34^+$ 细胞）

4 讨论

20 世纪 90 年代以来，自体骨髓干细胞移植的出现为下肢缺血性疾病的治疗提供了一条新途径，并因其操作简单、无免疫排斥反应等优点而迅速成为国内外的研究热点。移植后细胞如何定向分化为足够数量的血管内皮细胞以形成大量新生小血管，从而建立有效的侧支循环以改善供血是其中的关键问题。

造成肢体缺血的原因主要为慢性缺血。中医认为，久病耗气，气虚推动无力，血行迟而形成血瘀，甚则阻滞脉络，结成瘀血。加上患者本身多为中老年人，气血已虚。故益气活血为此类疾病的基本治则。在中医理论中，“气血相关理论”“益气活血理论”等与治疗性血管生成相关。药理研究证实，黄芪具有提高免疫力、抗衰老、提高机体应激能力、影响核酸蛋白质代谢、扩张血管降压、调节血糖等作用。有资料表明，黄芪可明显上调VEGF水平，有促进血管内皮细胞增殖及DNA合成的作用。三七能抑制血小板聚集和血浆凝固因子，保护缺血性心肌细胞损伤、抑制血栓形成，降低血脂、血糖、抗炎及抗衰老等方面都有作用。因此，我们选择黄芪、三七分别作为益气及活血的代表药物进行观察。

血管内皮细胞起源于血管内皮前体细胞（endothelial progenitor cell，EPC）。迄今为止，从骨髓、脐血、胎肝和外周血中均可分离并扩增出EPC。已有的研究表明，血管内皮前体细胞是一种具有较强增殖能力、可向血管新生部位趋化并促进血管新生的一种阶段性存在的细胞，可分化为成熟的血管内皮细胞。体外的短期培养尚不能使单个核细胞分化为成熟的内皮细胞，因此我们选择EPC作为研究对象，探讨中药对其的促进作用。

研究发现，功能性的EPC发源于骨髓内的单个核细胞中，骨髓干细胞$CD34^+$部分直接参与后天性的血管新生。许多研究者认为，EPC主要集中在血液和骨髓中的$CD34^+$细胞中。有学者用荧光标记$CD34^+$细胞，然后按比例混合$CD34^+$和$CD34^-$细胞并进行体外培养，发现贴壁的梭形细胞来源于$CD34^+$细胞，$CD34^-$细胞单独培养基本不出现贴壁细胞。进一步研究证实，骨髓单个核细胞中的$CD34^+$部分大多为EPC，$CD34^-$部分则可合成并分泌血管内皮细胞生长因子（VEGF）、碱性成纤维细胞生长因子（bFGF）和单个核细胞趋化蛋白1（MCP-1）等促进EPC的扩增分化，还可合成血管生成素1（Ang-1）促进并维持新生血管的成熟。

本研究中，与对照组（1.3643±0.4786）相比，黄芪低中剂量组$CD34^+$百分比显著增加（$P<0.05$及$P<0.001$），分别为（2.4375±0.5919）、（3.4788±1.6650），而高剂量组的增加无显著差异（$P>0.05$）；三七中高剂量组$CD34^+$百分比显著增加（$P<0.001$），分别为（4.0563±1.2876）、（7.0617±1.6449），而低剂量组较对照组偏低但不具统计学意义（$P>0.05$）。可见，黄芪中浓度组、三七高浓度组促进$CD34^+$细胞增殖的作用最好，且整体看来三七组的促进作用更为明显。骨髓单个核细胞中的$CD34^+$部分大多为EPC，因此上面的结果也反映出黄芪、三七对EPC的促进作用。

EPC可进一步分化为成熟的血管内皮细胞，从而生成大量的新生小血管以建立侧支循环。我们的研究初步证明益气活血药物（黄芪、三七）能够促进骨髓单个核细胞向EPC的转化与增殖，并推测这一作用是通过上调VEGF、bFGF等细胞生长因子的表达，促进EPC的分化、增殖，进而促进内皮细胞的增生，从而促进血管新生。

中西医结合治疗下肢深静脉血栓形成后综合征的临床研究

路　红　李友山　杨博华

下肢深静脉血栓形成（deep vein thrombosis，DVT）是常见周围血管疾病，属传统中医的“股肿”范畴，可演变成下肢深静脉血栓形成后综合征（post thrombosis syndrome，PTS），5 年内发生率超过 50%。我院 2005 年 1 月~2008 年 3 月共收治 DVT122 例，其中 PTS34 例（27.9%），共 37 条肢体，经中西医结合治疗，疗效满意，现报告如下。

1　临床资料

1.1　一般资料　本组 34 例，男 19 例，女 15 例，年龄 39 ~ 82 岁，平均 62.7 岁。DVT 病史 2 月~30 年，平均 9.2 年；PTS 发病时间 1 月~21 年，平均 4.8 年。累及左侧 25 例，右侧 6 例，双侧 3 例，共 37 条肢体。

1.2　入组、排除和分型标准

1.2.1　入组标准：（1）PTS 病程大于 1 月；（2）彩超证实符合慢性深静脉血栓形成的特征；（3）溶栓治疗无效、禁忌证或不具备溶栓指征；（4）中医辨证以气虚血瘀夹湿为主证者，症见：患肢沉重、肿胀，疼痛不明显，皮色暗红，浅静脉扩张，活动后加重，可伴色素沉着和溃疡，舌质暗淡，舌边齿痕，苔白腻，脉沉。

1.2.2　排除标准：（1）急性 DVT 患者；（2）有溶栓指征的 PTS 患者；（3）中医辨证不属气虚血瘀夹湿证者；（4）不合作的患者。

1.2.3　分型标准：全组病例均行彩色多普勒超声检查下肢静脉，按再通情况分型：I 型：完全闭塞（静脉管腔为实性回声，血流充盈管腔 < 10%）16 例；II 型：部分再通，包括 IIa 型：闭塞为主（静脉再通节段为 1 ~ 2 处，血流充盈管腔 10%~30%）12 例；IIb 型：再通为主（静脉 2 节段以上管腔通畅，血流充盈管腔 30%~50%）2 例；III 型：完全再通（静脉管腔通畅，血流充盈管腔 > 50%）4 例。再通率 =（治疗前 I 型例数 - 治疗后 I 型例数）/治疗前 I 型例数 ×100%。

1.3　治疗方法

1.3.1　中医治疗：方剂：治以益气活血，通络祛湿之法，黄芪桂枝五物汤合四妙散加减。药用：生黄芪、桂枝、当归、苍术、黄柏、川牛膝、生苡仁等，水煎服，每日 1 剂。

中药制剂：β - 七叶皂苷钠 15mg，疏血通注射液 6ml，分别加入生理盐水 250ml 中静脉滴注，每日 1 次。

1.3.2　西医治疗：病程在 3 个月以内者，低分子肝素 5000μ，皮下注射，12 小时 1 次，使用 2 周；停用前 2 ~ 3 日起开始口服华法令 2.5 ~ 5mg，每日 1 次，调整剂量以使 INR 维持在 1.5 ~ 2.5；病程大于 3 个月者，肠溶阿司匹林 100mg 口服，每日 1 次。

1.3.3 循序压力治疗仪治疗，压力2～3级，30min/次，每日1次。

以上治疗4周为1疗程。治疗1个疗程后统计治疗结果。

1.4 疗效评定 根据临床评分标准（见表1）评分＝治疗后评分之和/治疗前评分之和。

评价疗效标准：临床治愈：＜0.3；显效：0.3～0.6（不含0.6）；有效：0.6～0.9（不含0.9）；无效：0.9～1.0（含1）。

表1 PTS临床评分表

患肢临床表现	临床评分			
	0	1	2	3
沉重感	无	轻（久站后出现）	中（活动后即有）	重（平时即有）
颜色	正常（与对侧相同）	有时暗红	持续性暗红	持续性青紫
肿胀	无	轻（久站后出现）	中（活动后即有）	重（平时即有）
疼痛	无	轻（活动后出现）	中（静息时即有）	重（需用药止痛）
静脉曲张	无	静脉显露	局部静脉曲张	广泛静脉曲张
色素沉着	无	轻（点状散在）	中（踝部）	重（足靴区）
皮炎	无	轻度	中度	重度
溃疡	无	单发已愈合	单发未愈合	多发未愈合
肢围差（cm）注				
膝上15	＜1.9	2～2.9	3～3.9	4～4.9（以此类推）
膝下10	＜1.9	2～2.9	3～3.9	4～4.9（以此类推）
超声	III型	IIb型	IIa型	I型

注：双侧DVT者，治疗前肢围计为0，每下降1cm计为－1，取双下肢膝上、下数值之和为评分。

1.5 统计学方法 数据以$\bar{x} \pm s$表示，用SPSS统计软件对数据进行重复测量设计的F检验。

2 结果

2.1 疗效评价 34例患者中治愈16例（47.1%），显效16例（47.1%），有效2例（5.8%），总有效率为100%。与治疗前比较，治疗后第3天出现极显著性差异（$P<0.01$），治疗后1周后差异更为显著（$P<0.001$）。单侧肢体发病的31条患肢与健侧肢体周径差与治疗前比较，膝下10cm肢体周径差于治疗后1周开始出现显著性差异（$P<0.05$）。膝上15cm肢体周径差则无明显差异。

2.2 彩色多普勒超声结果比较 见表2，治疗后患肢静脉完全再通率为41.2%。

表2 治疗前后患肢彩色多普勒超声结果

时间	I型	IIa型	IIb型	III型	总计
治疗前例数	16	12	2	4	34
治疗后例数	1	6	13	14	34
占全组比率（%）	2.9	17.6	38.3	41.2	100

3 讨论

DVT急性期通过手术或抗凝、溶栓治疗后，大多可获得满意疗效。但由于各种原因，临床仍有相当数量患者（本组患者占同期患者的27.9%）发生PTS。目前大部分后遗症期患者疗效欠佳，因而被公认为一种慢性难治性疾病。

瘀阻是股肿的基本病机，活血化瘀是其基本治则已成为大多数学者的共识。我们认为，本病发展至后期，病机以气虚血瘀夹湿为主，治疗不宜单纯强调活血化瘀，而应加强益气祛湿力量方可取效。本组病例的中医辨证均属气虚血瘀夹湿证，治疗选用黄芪桂枝五物汤合四妙散加减。黄芪桂枝五物汤是《金匮要略》中益气活血的代表方，四妙散功效清热利湿健脾。

为进一步改善症状，在辨证论治的同时，联合应用中药制剂静脉输注、抗凝及循序压力治疗，以改善患肢血流状态，缓解瘀血症状。β－七叶皂苷钠能降低毛细血管通透性，增加静脉张力，改善静脉回流。疏血通是水蛭、地龙加工而成的冻干粉针剂，主要成分为水蛭素、蚯蚓热碱、蚯蚓素，可抑制凝血酶，抗凝，促进纤维蛋白降解，抗血小板聚集。病程在3个月以内者给予抗凝治疗，以降低血栓复发率。应用循序压力治疗仪可对抗静脉高压，促进静脉回流，减轻肢体肿胀。

对本组PTS患者治疗前后临床评分结果显示，本组患者治愈率为47.1%，总有效率为100%。临床评分于治疗后第3天即出现极显著性差异。患肢彩色多普勒超声结果显示，治疗后静脉完全再通率为41.2%。本组中治疗后髂静脉仍完全闭塞患者1例，静脉造影见左髂静脉外起始部中断，有少量侧支形成，考虑为左髂总静脉受压，导致全肢回流障碍。患肢肢围治疗后无明显变化，但患者临床症状改善，临床评分显示为有效。

通过对结果的分析，我们认为，中西药物配合循序压力治疗仪治疗通过促进下肢静脉再通、侧支循环建立和血液回流等作用，显著改善PTS患者肢体沉重、肿胀、疼痛等自觉症状，促进患肢皮色的恢复和溃疡的愈合。

单侧肢体肿胀的19条患肢与健侧肢体周径差于治疗后持续下降，膝下10cm肢体周径差在治疗后1周开始出现显著性差异，但膝上15cm肢体周径差始终无明显差异。这可能与本组患者病程较长（DVT、PTS病程分别为9.2年、4.8年），血栓已开始机化再通（静脉彩超可证实），静脉瓣膜被完全破坏，组织间液渗出增多，造成局部纤维增生有关。

本观察为初步探索，拟在今后的临床研究中设立随机、对照组进一步深入研究。

膝下动脉腔内成形术治疗重症糖尿病肢体血管病变

鞠　上　杨博华　林冬阳　李友山　路　红　刘凤桐

糖尿病肢体血管病变是糖尿病主要慢性并发症之一，严重的糖尿病肢体血管病变有高致残率和高致死率的特点，我们用小截面加长高压球囊对糖尿病膝下血管病变进行经皮腔内扩张成形术（percutaneous transluminal angioplasty，PTA），具有较高的一期手术成功率，并经随访近期疗效满意，现报告如下。

1　资料与方法

1.1　选择标准　参照1991年第二份欧洲共识文件（Second European Consensus Document，SECD）提出的关于临界性或重症肢体缺血（Critical Limb Ichaemia，CLI）标准制订入选标准：（1）血管病变以胫腓动脉为主（肢体动脉节段测压提示膝下至踝压力差 > 30mmHg）；（2）术前MRA或CTA或DSA提示患肢股总至股浅动脉无完全闭塞，但腘动脉以远三分支全部闭塞；（3）踝/肱指数（ABI）<0.3。

1.2　临床资料　选择2006年10月至2007年8月的住院患者29例，所有病例均为糖尿病患者，糖尿病病史4~25年，平均6.9年；其中男性13例，女性16例；年龄54~82岁，平均72岁；所有患者均有静息痛，足溃疡17例，足端坏疽1例；伴有冠心病4例；伴高血压病3例；伴有高血压和冠心病9例；伴有高血压和脑梗死6例；伴有高血压、冠心病和脑梗死6例；伴高血压和肾功能衰竭（长期透析治疗）1例。

1.3　治疗方法

1.3.1　手术方法：全部病例均采用局麻下同侧顺行经皮穿刺股动脉，穿刺成功后全身肝素化，放置血管鞘，经血管鞘造影，对有股浅动脉节段性病变者行相应的普通球囊腔内扩张成形，导管导丝配合下将导管头端置于膝下腘动脉水平，经导管造影，用0.035in的超滑导丝尝试进入胫腓动脉，导丝通过闭塞段后退出超滑导丝，交换入0.014in导丝，沿原开通的路径进入胫腓血管远端，退出导管，沿导丝置入合适直径和长度的DEEP球囊（直径2~4mm，长度80~120mm），压力7~10Atm，时间90~180s，逐段扩张病变段，扩张完毕后将球囊退至腘动脉，退出导丝，经球囊造影，再经球囊向远端注入尿激酶10万~20万U、硝酸甘油100μg。

1.3.2　术后用药：术后全部患者给予低分子肝素，4000~6000U，皮下注射，12/h，监测PT、APTT；1周后经重叠改为口服华法林钠，监测凝血酶原国际标准化比值（INR），调整药量使INR值维持在1.8~2.5之间，抗凝治疗需维持>3个月。所有患者术后都进行溶栓治疗1周，尿激酶30万~40万U/d。12例口服肠溶阿司匹林，100mg，每日1次；17例口服波立维75mg，每日一次。抗血小板药在没有禁忌证的情况下需终生服用。

1.4　疗效评价　包括ABI、患足经皮氧分压（TcPO2）及症状评分。症状评分标准见表1。

1.5 统计方法 全部数据采用SPSS 13.0软件进行统计分析，计量资料应用独立样本 t 检验，百分比比较应用非参数检验。

表1 症状评分标准

间歇跛行		静息痛		溃疡与坏疽	
正常步速持续行走距离	评分	症状	评分	症状	评分
>100m	0	无静息痛	0	无溃疡	0
30～100m	1	阵发疼痛，需使用Ⅱ类以下镇痛药物	1	浅表溃疡	1
<30m	2	长期疼痛，需使用Ⅰ类镇痛药物	2	溃疡累及肌腱、关节囊等深部组织	2
不能行走	3	持续疼痛，使用大量镇痛药物仍不能缓解	3	1个或多个足趾坏疽	3

2 结果

2.1 即时效果 18条肢体取得即刻的影像学成功，即通过造影证实血流可通过原来闭塞的胫腓动脉到达踝下水平，其中16条肢体术中开通了1条分支，2例肢体开通了2条分支，11例通过手术未能开通。根据这2种不同的手术结果，我们将病例分为2组：即时手术成功组和未成功组，追溯其术前的症状评分、ABI、TcPO2，2组间无明显差异（$P>0.05$），即2组术后效果具有可比较性。2组术后症状评分、ABI、TcPO2均有统计学差异（$P<0.05$），手术成功组迅速改善了症状、ABI和TcPO2；手术失败组手术前后无差异（$P>0.05$）。见表2。

表2 手术成功组与未成功组手术前后即刻效果比较（$\bar{x}\pm s$）

		症状评分	ABI	TcPO2（mmHg）
手术成功组	术前	5.34±1.12	0.22±0.12	15.10±9.1
n=18	术后	4.31±1.00$^{*\#}$	0.56±0.19$^{*\#}$	45.54±3.1$^{*\#}$
手术未成功组	术前	5.21±0.90	0.21±0.04	16.25±11.7
n=11	术后	5.10±1.00	0.20±0.11	16.00±9.8

注：与手术未成功组比较，$^{*}P<0.01$；与术前比较，$\#P<0.05$。

2.2 随访 全部病例随访6个月，主要记录肢体存活和生命存活情况，症状评分等作为辅助参考指标。手术成功组术后3月内复发1例，行膝下截肢；1月内死亡1例（急性脑梗死），术后5月内死亡1例（长期透析治疗，死于心功能衰竭），6个月内截肢率5.6%，病死率11.1%。手术失败组3个月内截肢8例（膝上/膝下截肢各4例），3个月内死亡1例，并有2例于截肢后死亡，6个月内截肢率72.7%，死病率27.3%。2组截肢率和病死率有显著差异（$P<0.05$）。

2.3 并发症 术后5例穿刺点血肿，未经特殊处理自行吸收；急性肾功能不全1例，插管透析治疗后恢复。未出现其他严重并发症。

3. 讨论

糖尿病性周围血管病变的特点是早期即可累及胫腓血管，并呈多节段弥漫性分布，所以一旦出现，则治疗上较为棘手。已有研究表明，TcPO2 小于 30mmHg 是糖尿病肢端溃疡发生的独立预测因素，本组病人术前 TcPO2 远低于这个标准，结合临床症状和 ABI 检查，都属于截肢高危足，所以必须寻求有效的方法重建血管，以避免或延缓截肢。

重建血管的方法主要有血管旁路手术和腔内成形 2 种，目前由于没有足够的循证医学支持，2000 年 TCSC 发表的关于周围动脉阻塞性疾病（PAOD）临证指南中，对于膝下病变，并没有给出明确建议应选择血管转流还是腔内治疗，传统血管转流手术对流出道血管的条件要求较高，而胫腓血管病变显然不具备良好的流出道，这使得旁路手术的应用和疗效受到制约，并且这类病人年龄偏大，心脑血管合并症多，使得旁路手术的风险增大，也为治疗增加了难度。在这种情况下，有的医生开始寻求腔内治疗这样的微创手段进行膝下病变的治疗。

美国 Dorros 等报道 235 例胫腓动脉闭塞病例的 PTA 治疗，并附 5 年随访，认为 PTA 对于治疗膝下病变有确定价值；意大利一组治疗 221 例糖尿病肢体缺血患者的多中心临床研究也表明，PTA 有很好的技术有效性和可行性，并且有较少的并发症以及较低的近期复发率（复发率 7.3%，平均 4.6 个月）；这组研究最新的报告表明，治疗后 5 年的初期通畅率可达 88%，建议将 PTA 作为糖尿病膝下血管病变的首选治疗。

由于经济因素等原因，我国的患者很多不能在糖尿病血管病变早期接受这种治疗，所以我们选择本组极高危患者进行治疗，因此手术成功率低于国外同行的报道，远期通畅率尚不能统计。但本组研究的结果表明，PTA 手术开通膝下闭塞的动脉，能够迅速改善患肢供血，降低糖尿病肢体高危病变患者的截肢率和病死率，改善生活质量，是值得尝试的治疗方法之一。

主要的手术并发症是穿刺点血肿，且发生率高于一般介入手术，这与顺行穿刺的特殊性有关，随着顺行穿刺技术的不断完善，此种并发症能够逐渐减少。

肛肠科

吻合器痔上黏膜环切术为主治疗环状混合痔合并直肠黏膜内套叠

张书信　赵宝明　高　静　荆　涛

环状混合痔合并直肠黏膜内套叠的情况在临床上并不少见，其临床表现除脱出和便血等痔的症状外，排便困难也是一个显著特点。目前对于其治疗方法尚未见报道。我们自2002年6月至2002年12月间采用消痔灵高位注射配合吻合器痔上黏膜环切术治疗环状混合痔合并直肠黏膜内套叠患者20例，近期疗效满意。

1　材料与方法

1.1　临床资料　本组20例，男性8例，女性12例。年龄最小36岁，最大71岁，平均年龄55岁。病史最短3年，最长34年。

20例患者均为环状混合痔合并直肠黏膜内套叠，其中痔分期属Ⅱ期者5例，Ⅲ期者12例，Ⅳ期者3例。直肠黏膜内套叠采用卢任华法诊断，Ⅰ度5例，Ⅱ度4例，Ⅲ度11例。

1.2　治疗方法

1.2.1　术前准备：术前1天下午用结肠水疗机行结肠灌洗，晚餐进流食，术晨禁食。

1.2.2　手术方法：采用骶麻或连续硬膜外麻醉，取膀胱截石位，以碘伏消毒会阴部及肛门直肠，女性患者还需消毒阴道。

（1）高位直肠黏膜下消痔灵注射：适度扩肛后嘱患者向下用力，将肛门镜尽可能深插入，可见到松弛套叠的直肠黏膜。以1∶1消痔灵注射液（消痔灵注射液与1%利多卡因等量混合而成）用5号长针头行黏膜下注射。注射分两步，先于截石位3、7、11点齿线上6～8cm处进针行黏膜下柱状注射，每柱注射药物约5ml，然后于柱与柱之间行黏膜下点状注射，每点注射药物1～2ml。注意勿注入肌层，更不能穿透肌层（到肌层时可有明显肌性抵抗感，如注射器针尖扎入肌层后则有固定感）。

（2）吻合器痔上黏膜环切术：适度扩肛，放入专用环形肛管扩张器，移去内栓后，将肛镜缝扎器导入扩张器内。于齿线上3～4cm处截石位3点处进针沿黏膜下层作一荷包缝合，然后于9点处进针在其略下方再作一荷包缝合，注意缝合深度为黏膜下层，勿过浅或过深。将33mm圆形痔吻合器旋开，使其钉钻头深入至荷包线的上端，将荷包缝线打结后，在带线器的帮助下将缝线尾端从吻合器侧孔拉出。适度牵拉缝线使脱垂的黏膜层置入吻合器头部的空腔内，同时闭合吻合器，保持闭合状态约1分钟，女性患者应检查阴道以防误缝误扎阴道后壁。击发切除约3cm痔上黏膜。取出吻合器，仔细观察吻合口有无活动出血点，发现出血点立即以可吸收线缝扎止血。对于较为明显的外痔应予以切除。

1.2.3 术后处理：手术完毕时于台上置入 Foley 导尿管留置导尿，2 天后拔除。术后进流食控制大便 2~3 天，静脉点滴抗生素 3 天与预防感染。术后第 4 天开始应用中药术芪汤（自拟方：由黄芪、白术、黄柏、连翘、当归等组成），每日 1 剂。

1.3 观察指标与评判标准

1.3.1 对混合痔的疗效：采用国家中医药管理局制定的行业标准判断疗效。

1.3.2 直肠黏膜内套叠情况：根据排粪造影采用卢任华法进行判断。

1.3.3 排便情况：按照 Agachan F 等的便秘评分系统进行评分。

1.3.4 痔症状的评估：采用计分法，具体标准见表 1。

表 1 痔指标评估标准

项目	评估			
	0 分	1 分	2 分	3 分
出血	无	便纸带血	大便时滴血	便时喷射状出血，便后停止
疼痛	无	轻	中	重
局部瘙痒	无	轻度	中度	重度
分泌物	无	轻度	中度	重度
脱出	无	可自纳	手回纳	不能回纳

1.3.5 患者满意度：术后 1 个月，随访患者患者对治疗结果的满意程度，分满意、基本满意、一般、不满意、极不满意五个等级。

2 结果

2.1 对痔的疗效 根据国家中医药管理局制定的行业标准，对混合痔的疗效为：痊愈 4 例，好转 16 例，无效 0 例。

2.2 对直肠黏膜内套叠的疗效（表 2）

表 2 治疗前后排粪造影检查直肠黏膜内套叠情况对照表

	Ⅰ度	Ⅱ度	Ⅲ度	合计
治疗前	5	4	11	20
治疗后	7	5	2	14

经 Ridit 分析，$u=3.2453$，$P<0.01$。治疗前后直肠黏膜内套叠情况差异有极显著意义。

2.3 治疗前后临床症状变化情况（表 3）

表 3 治疗前后临床症状评分对照表

项目	治疗前（$\bar{x}\pm s$）	治疗后（$\bar{x}\pm s$）	P 值
排便情况	16.3000 ± 2.2965	6.3500 ± 1.8144	<0.001
出血	1.3000 ± 0.8645	0.5000 ± 0.6882	<0.01
脱出	2.3500 ± 0.6708	0.1000 ± 0.3078	<0.001
疼痛	0.8500 ± 0.7452	0.3000 ± 0.4702	<0.01
分泌物	0.6500 ± 0.8751	0.2000 ± 0.4104	<0.05
瘙痒	0.6500 ± 0.8751	0.2000 ± 0.5231	<0.01

统计结果表明，治疗后患者临床症状的改善情况均有显著意义。尤以排便情况和脱出情况的改善最为明显。

2.4 并发症情况 20 例患者中，除 3 例未诉术后疼痛外，17 例患者有不同程度的疼痛，其中 15 例患者术后 48 小时内服用曲马多胶囊止痛，仅 1 例患者曾应用麻醉性镇痛药。所有患者术后均有大便带血现象，但未发生出血量在 50ml 以上的明显出血。因术后常规留置尿管 48 小时，拔尿管后除 2 例有短时轻度排尿不畅外，其余均排尿通畅，全部患者未发生尿潴留。2 例患者术后直肠内形成狭窄环，经扩张治疗后好转。全部患者术后均未发生局部化脓性感染。

2.5 患者满意度 患者术后满意度情况为：满意 17 例，基本满意 2 例，一般 1 例。

3 讨论

环状混合痔的处理在临床上较为棘手，其中不少患者，尤其是以脱出为主要表现者，常合并有排便困难和直肠黏膜内套叠，二者互相影响，给治疗增加了难度。随着肛垫学说的被广泛接受，带来了痔的治疗理念和方法的新的变革。越来越多的人采用吻合器痔上黏膜环切术手术治疗痔。临床研究资料表明，吻合器痔上黏膜环切术在保护肛垫，减少术后疼痛，尽早康复并投入工作等方面具有明显优势，其复发率与传统手术方法相当。更有学者认为吻合器痔切除术可能成为将来的金标准。

吻合器痔上黏膜环切术环形切除约 3cm 宽的痔上直肠黏膜，将肛垫拉回其正常位置，阻断部分痔血流，无疑是治疗环状混合痔的较理想方法，然而对于合并直肠黏膜内套叠的情况，如单纯应用 PPH 手术，直肠中上段松弛套叠的黏膜有可能继续下移，影响吻合器痔上黏膜环切术效果，由于黏膜内套叠引起的便秘不能得到有效改善，患者排便时久蹲强努势必会引起肛垫的再度下移，致使痔的症状再度复发。有文献报道，吻合器痔上黏膜环切术后脱垂的复发率高于传统手术方法。针对上述情况，我们采用在吻合器痔上黏膜环切术的同时，根据中医“酸可收敛，涩可固脱”的理论，应用中药消痔灵进行松弛套叠的直肠黏膜下高位注射，以达到黏膜与肌层粘连固定，以提高疗效，减少术后复发。在术后口服中药益气升提和解毒利湿，促进局部炎症吸收，消除下坠症状，以巩固治疗效果。值得提出的是，术后留置尿管和控制早期排便是很重要的，不但可以防止尿潴留，更重要的是防止黏膜在未固定之前因用力排尿和排便而滑脱，影响疗效。

本临床观察实验表明，采用吻合器痔上黏膜环切术结合消痔灵高位注射和中药内服的方法，对于环状混合痔合并直肠黏膜内套叠具有满意的近期疗效，其远期效果尚需进一步观察验证。

中医外治固脱法治疗直肠脱垂朔源

赵宝明

1 中医对直肠脱垂的认识

1.1 概念

直肠脱垂，又称为脱肛，是指肛管、直肠黏膜、直肠全层和部分乙状结肠向下移位而脱垂于肛门外的一种疾病。只有黏膜脱出称不完全脱垂，直肠全层脱出称完全脱垂。如脱出部分在肛管直肠内称为脱垂或内套叠，脱出肛门外称外脱垂。本病亦多见于妇女，女性的发病率是男性的6~10倍，60~70岁是发病的高峰。在祖国医学中，属于盘肠痔、重叠痔、脱肛、脱肛痔、截肠等范畴。

1.2 直肠脱垂（脱肛）的历史源流

在中国长沙马土堆汉墓出土的《五十二病方》中，记载的“人州出不可入者……”一病，指的即是脱出不能自行还纳的直肠脱垂，并记载了当时治疗本病的方法：“倒悬其人，以寒水溅其心腹，入矣。”这是目前所知世界上对本病论述及其治法的最早记载。脱肛病名最早见于《神农本草经》中，并首载药物治疗。晋·皇甫谧（公元251~282年）《针灸甲乙经》中，始用针灸治疗，并说：“脱肛，下利，气街主之。”隋·巢元方（公元610年）《诸病源候论》中指出：“脱肛者，肛门脱出也。多因久痢后大肠虚冷所为。肛门为大肠之候，大肠虚而伤于寒痢，而用气偃，其气下冲，则肛门脱出。因谓脱肛也。”唐《外台秘要》记载：“病言脱肛者，肛门脱出也。”形象地论述了本病所出现的症状和病因病机。《本草纲目》脱肛（有泻痢、痔漏，大肠气虚也。附肛门肿痛）指出了脱肛的病因。以后，历代医家对其均有专篇著述，并积累了丰富的临床经验，常用的治法基本有内服方药、棉垫法、熏洗、敷药、针灸、回复疗法、饮食疗法等。

1.3 直肠脱垂（脱肛）的病因

脱肛的发生主要有全身和局部两方面的原因。中医学认为，脱肛多因小儿气血未旺，老年气血两亏，或由劳倦、房室过度，久病体弱，以致气血不足，中气下陷，不能收摄而形成；也有因气热、血热，或因气血两虚兼湿热而脱者，如《诸病源候论·妇人杂病诸候·脱肛候》中说：“肛门，大肠侯也。大肠虚冷，其气下冲者，肛门反出，亦有因产用力努偃，气冲其肛，亦令反出也。”《儿杂病诸候·脱肛候》中又说：“小儿患肛门脱出，多因利久肠虚冷，兼用偃气，故肛门脱出，谓之脱肛也。”《疮疡经验全书·痔漏图说》中说：“肺与大肠相为表里，故肺脏蕴热则肛闭结，肺脏虚寒则肛脱出，此至当之论。”又《千金方》云：“妇人产育过多，力尽血枯，气虚下陷，及小儿久痢，皆能使肛门突出。”《张氏医通·脱肛》中还说：“难经云，出者为虚。肛门之脱，非虚而何？况大肠与肺为表里，肺藏蕴热则闭，虚则脱，须升举而补之，慎不可用坠气之药。产育及久痢用力过多，小儿气血未壮，若人气血衰，故多患此疾。是气虚不能约束禁固也。”《外科证治全书》中记载："脱肛属气虑，有虚寒而脱者，有热极而脱者，寒则洞泄不涩，热则涩。"《疡科心得集》指出："老人气血已衰，小儿气血未旺皆易脱肛。"《景岳全书》中记载："大肠与肺为表里，肺热则大肠燥结，肺虚则大肠滑脱，此其要也。故有因久泻，久痢，脾肾气陷而脱者。有因中气虚寒，不能收摄而脱者。有因劳役吐泻，伤肝脾而脱者。有因酒湿伤脾，色欲伤肾而脱者。有因肾气本虚，关门不固而脱者。有因过用寒凉，降多亡阳而脱者。有因湿热下坠而脱者。然热者必有热证，如无热证，便是虚证。且气虚即阳虚，非用温补多不能效，凡小儿元气不实者，常有此证。故陈自明曰：大肠虚寒，其气下陷，则肛门翻出；或因产努力，其肛亦然，是诚确见之论。"明确指出脱肛为：气血亏损，湿热下注，不能收摄；气虚下陷，中气不足，失固而脱，不能升提，肺肾两虚，寒热洞泄，不能固摄，为根本原因。

2 中医外治固脱法的提出

中医固脱治法历史悠久。固脱一词经常出现在中医内治法中治疗急症方面，主用于"虚脱"证，如收涩固脱、益气固脱、生津固脱、养血固脱、补气固脱、升阳固脱、扶正固脱、涩肠固脱等，以固脱为名的内治法。在中医外科学教材一至七版中，外治法虽然种类繁多，内容丰富。但固脱一词，并未被引用在外治法之中。

根据中医学中"酸可收敛，涩可固脱"的理论，运用收敛固涩药剂（消痔灵注射液），采用双向高位多点扇形固定注射法治疗直肠黏膜松弛，包括直肠脱垂（外脱垂、内脱垂RPI）、内痔脱出等疾病。在临床上取得了很好的疗效，从而提出了中医外治法固脱法。

3 中医外治法固脱法的理论依据

我国传统医学早在两千多年前的《黄帝内经》中就提出"酸可收敛"的概念。《本草纲目》提到徐之才曰：药有宣、通、补、泄、轻、重、涩、滑、操、湿十种，是药之大体，而本经不言，后人未述。凡用药者，审而详之，则靡所遗失，以及"涩剂"。[之才曰]：涩可去脱，牡蛎、龙骨之属是也。完素曰：滑则气脱，如开肠洞泄，便溺遗矢之类，必涩剂以收敛之。[从正曰]：寝汗不禁，涩以麻黄根、防风。滑泄不已，涩以豆蔻、枯矾、木贼、罂粟壳。喘嗽上奔，涩以乌梅、诃子。凡酸味同乎涩音，收敛之义也。然此种皆宜先攻其本，而后收之可也。时珍曰：脱者，气脱也，血脱也，精脱也，神脱也，脱则散而不收，故用酸涩温平之药，以敛其耗散。说明了"涩可固脱"治则。唐代《本草拾遗》中记载的以五倍子等酸性药物治痔的经验，金元医家刘完素《素问病机气宜保命集·本草论第九》说"十剂者，宣、通、补、泻、轻、重、涩、滑、燥、湿。宣者，郁而不散为壅……涩、滑则气脱，欲其收敛也，便溺遗失，必涩剂以收之，本草曰：涩可去脱，则牡蛎龙骨之属，如宁神圣散之类是也。"明代《世医得效方》和《本草纲目》中有关五倍子、明矾等药治痔的记述等。《神农本草经》（公元196年）记载应用具有收敛作用的明矾外用治疗脱肛。

陈藏器曰："涩可固脱。"李时珍指出："脱则散而不收，故用酸涩温平之药，以敛其耗散。"此类药物味多酸涩，性温或平，主入肺、脾，肾、大肠经。而运用此类药物治疗直肠松弛、滑脱之症，使其产生固定，防止其下坠或脱垂的外治方法，将其称之为固脱法。

4 中医外治法固脱法的用药

结合临床采用有较强的收敛、固脱作用的消痔灵注射液。通过消痔灵注射液的刺激作用，使注射部位产生较强的无菌性炎症，局部组织形成较强的异物纤维化，直肠黏膜及直肠与周围组织产生粘连固定、支撑固脱作用；达到治愈直肠脱垂的目的。

5 结论

目前国外治疗中度、重度直肠脱垂，仍主张采用多种手术治疗，越来越趋向复杂化，而术后并发症较多，复发率较高，功能改善较差，合并感染、大出血、肠梗阻、肠麻痹、大便失禁的病例较多。提高疗效、降低复发率、减少并发症等问题，正成为国内外专业人员研究的新课题。通过文献与临床研究，我们总结出中医外治固脱法，采用中药消痔灵注射液，根据其药理作用，分两步操作，进行高位直肠黏膜下注射和直肠周围扇形三点注射方法治疗直肠脱垂，采用高位注射目的是从脱垂起始部进行硬化剂注射，在最高点的黏膜下层分点注射，起到塔形固定作用。为了加强直肠外组织作用，即直肠侧韧带和盆底肌群、括约肌群恢复功能，我们采取双向固定，即直肠内高位注射与直肠外间隙和直肠后间隙的三点加强注射。取得了很好的临床疗效，并且不易破坏直肠解剖结构，保护直肠生理功能，减少了术后并发症的发生。

男 科

补肾生精丸治疗男性不育症的临床与实验研究

李海松　李曰庆

近二十年来，我们在临床上应用补肾生精丸治疗男性不育症显示出良好的疗效。为了探讨补肾生精丸治疗男性不育症的作用机理和环节，我们在应用补肾生精丸治疗精液异常男性不育症52例取得良好疗效的基础上，采用腺嘌呤诱发的肾阳虚睾丸功能损害大鼠模型，从生理生化和组织学等方面观察了补肾生精丸对模型大鼠生育力、内分泌激素、睾丸生精功能和精核蛋白及其基因表达的影响。

1　临床研究

应用补肾生精丸治疗精液异常男性不育症52例，疗效显著，总有效率90。4%，同时观察了治疗前后患者精液质量相关指标、促卵泡激素（FSH）、促黄体生成素（LH）、睾酮（T）及精核蛋白的变化。

2　资料与方法

2.1　病例选择标准

（1）西医诊断标准：已婚男女同居一年以上，性生活正常，未避孕而不育，经检查属男性睾丸生精过程或附属性腺功能异常者。

（2）中医辨证标准：参考《中医病证诊断疗效标准》和《中药新药临床研究指导原则》拟定。

肾虚证：主症：不育；性欲淡漠；精子稀少；精子活动率低下；死、畸形精子增多。

次症：腰膝酸软；夜尿增多，舌淡苔白，脉沉细弱。

以上主症“不育”必须具备，兼具其余主症各项中的1项或次症中的任何2项，即可诊断。

（3）纳入标准：符合本病诊断和中医辨证标准，年龄在20~50岁的男性患者。

（4）排除标准：凡属以下情况，即予以排除。

①配偶有不孕疾患。

②性生活不正常，逆行射精或不射精等。

③服用抗癫痫病、抗肿瘤等有碍生精及精子活力的药物者。

④先天畸形，精路梗阻，睾丸萎缩，精索静脉曲张Ⅱ°以上患者。

⑤对本药过敏者。

⑥合并心血管、肝、肾和造血系统等严重原发性疾病，精神病患者。

⑦就诊半年内使用性激素等西药治疗或长期服用各类补肾中药达 2 个月以上者。

⑧排除无精子症。

⑨不符合纳入标准，未按规定用药，无法判断疗效或资料不全等影响疗效和安全性判断者。

2.2 一般资料

52 例均为我科门诊患者，年龄在 24~48 岁，平均 30.7 岁，婚龄 1~10 年，平均 4.2 年，病程 1~10 年，平均 3.8 年，均为婚后夫妇同居一年以上，性生活正常，不避孕而未育（排除女方因素），精液常规分析有 1 项或 1 项以上指标异常的男性不育症患者。其中有腰膝酸软 22 例，神疲乏力 30 例，记忆力下降 26 例，夜尿增多 14 例，中医辨证均属肾虚偏肾阳虚者。

实验室检查：主要表现为精液质量异常。其中精液量减少 8 例，占 15.4%，精子数量减少 26 例，占 50%，精子活动力下降 45 例，占 86.5%，畸形精子增多 4 例，占 7.7%。

2.3 治疗方法

给以补肾生精丸治疗，补肾生精丸由我院药房提供，每次 6g，每日 3 次，口服，3 个月为一疗程。

2.4 疗效标准及观察指标

①疗效标准：分治愈、显效、有效、无效四级。

治愈：配偶受孕。

显效：虽未受孕，但治疗 3 个月后精子数量，活动率等常规检查正常，精子功能检测无异常。

有效：精子功能检测虽不正常，但精液常规检查有群级间改善，如 C 级进入 B 级。

无效：治疗前后无变化。

2.5 观察项目

治疗前后分别检查：①精液常规分析：精液量、精子活力、活率、密度、以及精子形态学分析等，按 WHO 规定的标准方法进行检测。②内分泌激素测定：于上午 7~9 时空腹静脉采血，离心取血浆，用放射免疫法测定 FSH、LH、T，放射免疫试剂盒为天津九鼎医学生物工程有限公司产品，质控血清 1、2 双管平行测定，批内误差 <10%，批间误差 <15%。③精核蛋白测定：依据费仁仁等方法，手淫法取精，冰浴中提取精子细胞核，继之提取精核蛋白，电泳，扫描，计算精核蛋白的相对数值及比值。

2.6 统计学方法

服药前后各精液参数值、内分泌激素及精核蛋白各测定值对比采用 t 检验。

3 结果

3.1 临床疗效 52 例患者经治疗 1 个疗程，治愈 15 例，占 28.8%，显效 16 例，占 30.8%，有效 16 例，占 30.8%，无效 5 例，占 9.6%，总有效率 90.4%。

3.2 治疗前后精液各参数变化（见表 1） 治疗前后精液各参数比较，有显著性差异（$P<0.05\sim0.01$），精液质量明显改善。

表1　治疗前后精液各项参数变化（$\bar{x} \pm s$）

组别	例数	精液量（ml）	精子密度（$\times 10^6$/ml）	精子活率（%）	精子活力 a级（%）	精子活力 a+b级（%）	精子畸形率（%）
治疗前	52	2.97±1.91	28.69±24.98	44.48±21.99	18.33±8.73	36.25±12.16	38.92±13.21
治疗后	52	3.46±0.98	38.13±19.57*	55.10±17.19**	25.63±11.17***	47.31±15.83***	22.08±11.37**

注：*与治疗前相比，$P<0.05$ **与治疗前相比，$P<0.01$ *** $P<0.001$。

3.3　内分泌激素变化（见表2）　治疗后较低水平的LH、T达到正常水平，与治疗前比较，有显著性差异（$P<0.01$），FSH变化不大。显示补肾生精丸对内分泌激素有良好的调节作用。

表2　治疗前后血浆FSH、LH、T值的变化（$\bar{x} \pm s$）

	例数	FSH（mIU/ml）	LH（mIU/ml）	T（ng/dl）
治疗前	26	6.31±2.11	5.65±1.52	403.84±126.62
治疗后	26	7.06±1.21	7.06±1.92**	552.24±164.21***

注：与治疗前相比，** $P<0.01$ *** $P<0.001$。

3.4　精核蛋白变化（见表3）　治疗后精核蛋白水平提高，组蛋白/精核蛋白（TH/TP）比例下降，与治疗前比较，有显著性差异（$P<0.05 \sim 0.01$），而且精核蛋白构成改善。

表3　治疗前后精核蛋白及其构成改变（$\bar{x} \pm s$）

	例数	TH/TP	HP1/HP2+HP3
治疗前	26	1.29±0.99	2.11±1.06
治疗后	26	0.56±0.57**	1.38±0.90*

注：与治疗前相比，* $P<0.05$ ** $P<0.01$。

4　实验研究

4.1　材料和方法

4.1.1　实验材料

（1）动物由中国医学科学院动物中心提供，Wistar系雄性性成熟大鼠，体重200～250g。ICR小鼠，雄性，7～8天幼鼠；24～26天幼鼠；性成熟（28～32g，2.5月龄）。补肾生精丸为浓缩水丸，由本院药学部提供。腺嘌呤购自化学试剂商店，上海丽珠东风生物技术有限公司生产，批号9710167。其他各种实验室试剂、材料及仪器设备。

（2）实验方法

①分组：取Wistar系雄性性成熟大鼠40只，购入后适应性喂养一周后开始实验。将大鼠按体重分层随机分为4组，每组10只。正常组：蒸馏水3ml灌胃，连用60天；模型组：腺嘌呤25mg/100g体重，用前以蒸馏水3ml配制后灌胃，连用30天，30天后，蒸馏水3ml灌胃，连用30天；治疗一组：腺嘌呤25mg/100g体重，用前以蒸馏水3ml配制后灌胃，连用30天，30天后，补肾生精丸4g/kg体重，用前以蒸馏水3ml冷溶制成混悬液灌胃，连用30天；治疗二组：腺嘌呤25mg/100g体重，用前以蒸馏水3ml配制后灌胃，连用30天，30天后，补肾生精丸2g/kg体重，用前以蒸馏水3ml冷溶制成混悬液灌胃，连用30天。

②生育力：以上各组分别在30天后，将各大鼠与同种系、性成熟雌鼠配对合笼7天，然后观察雌鼠的受孕生产情况。将体重、生育力结果进行组间 t 检验及 χ^2 检验。

③性激素：以上各组分别在配对合笼结束后之次日，于上午7~9时摘眼球采血，离心取血浆，用放射免疫法（125I标记）测定促卵泡激素（FSH）、促黄体生成素（LH）、睾酮（T），操作按试剂盒说明书进行（试剂盒由天津九鼎医学生物工程有限公司提供，批号：98-12）。结果进行组间 t 检验。

④附睾精液：各组大鼠在采血后，断颈处死，解剖剥取附睾，吸取附睾尾浆液，分别加入精子稀释液和BWW营养液试管中，参照人类精液常规分析方法，作精子计数（N）和精子活率（M）检测，并采用毛细玻管穿透试验方法，以白蛋白精子营养液为穿透介质，对精子活力（前向运动速度V）进行客观评价。

⑤组织学：各组大鼠采血后断颈处死，将睾丸用Bouins液固定，24小时后脱水，石蜡包埋，切片6μm，苏木素-伊红（HE）染色，光镜观察睾丸曲细精管形态及精子发生状态，并按Johnsons睾丸精子发生功能定量评分法，对睾丸生精功能作综合定量评价。

⑥精核蛋白及精核蛋白基因表达。按照中国医科院药物所费仁仁法进行。

4.2 结果

4.2.1 对生育力的影响

模型组10只配对雌鼠只有1只受孕，而正常组10只配对雌鼠全部受孕，表明造模后，模型大鼠生育力极其低下。治疗一组配对雌鼠受孕率为50%（5/10），治疗二组配对雌鼠受孕率为40%（4/10），两组均显著高于模型组（$P<0.01$）。结果显示，补肾生精丸能使肾阳虚大鼠生育力损害得到改善。

4.2.2 内分泌激素水平变化

各组血浆FSH、LH、T值见表2。结果显示，模型组LH、T值均比正常组显著下降（$P<0.05\sim0.001$）；治疗一组、二组LH、T值均比模型组显著升高（$P<0.05\sim0.001$）。各组间FSH值无显著性差异（$P>0.05$）。表明模型组大鼠血浆LH、T水平低下，而补肾生精丸治疗能促使降低的LH、T水平显著升高，对处于正常水平的FSH则无明显影响。

表1　各组血浆FSH、LH、T值结果比较（各组n=10）（$\bar{x}\pm s$）

	FSH（mIU/ml）	LH（mIU/ml）	T（ng/dl）
正常组	7.34±2.27	7.47±2.38	178.57±41.81
模型组	7.34±2.29	5.46±1.85△	76.47±28.42△△△
治疗一组	7.34±2.30	7.42±2.14▲	152.24±23.94▲▲▲
治疗二组	7.34±2.31	7.39±2.02▲	143.72±29.17▲▲▲

注：与正常组比较△$P<0.05$△△△$P<0.001$；与模型组比较▲$P<0.05$▲▲▲$P<0.001$。

4.2.3 附睾精子质量

实验表明，模型组N、M、V均比正常组显著降低（$P<0.01\sim0.001$）；治疗一组N、M、V均比模型组显著提高（$P<0.05\sim0.01$）；治疗二组N、V均比模型组显著提高（$P<0.05\sim0.01$），但M比模型组虽有提高，但无显著性差异（$P>0.05$）。提示模型组的附睾精子质量明显降低，补肾生精丸能促使模型大鼠附睾精子质量显著提高。

表2　各组大鼠附睾精子 N、M、V 检测结果比较（各组 n = 10）（$\bar{x} \pm s$）

	$N \times 10^7$/ml	M%	Vmm/60min
正常组	22.52 ± 4.22	87.58 ± 12.12	33.71 ± 7.27
模型组	13.19 ± 3.88☆☆☆	68.09 ± 11.68☆☆	23.73 ± 5.98☆☆
治疗一组	24.81 ± 9.25★★	81.90 ± 12.53★	32.39 ± 8.75★
治疗二组	18.65 ± 4.31★★	77.99 ± 16.24	29.56 ± 4.47★

注：与正常组比较☆☆ $P<0.01$，☆☆☆ $P<0.001$，与模型组比较★ $P<0.05$，★★ $P<0.01$。

4.2.4　睾丸组织学

正常组睾丸组织学未见异常改变，曲细精管内精子发生完全，各级生精细胞排列规整；模型组睾丸呈萎缩状态，部分曲细精管退化变性，管腔内生殖上皮变薄，精子数目减少；治疗一组、二组睾丸组织近似正常，大部分曲细精管内精子发生良好，生殖上皮较模型组丰厚，各级生精细胞排列规整；治疗二组睾丸恢复程度较治疗一组稍差。各组睾丸精子发生功能综合定量评分值（$\bar{x} \pm s$）分别为：正常组：9.80 ± 0.42，模型组：8.70 ± 0.48，治疗一组：9.40 ±0.52，治疗二组：9.30 ±0.67。其得分值越高，睾丸精子发生功能越好。评分统计表明，模型组分值显著低于正常组（$P<0.001$），治疗一组、二组分值显著高于模型组（$P<0.05 \sim 0.01$）。结果表明，补肾生精丸能促使模型大鼠睾丸组织学和精子发生功能显著改善和提高。

4.2.5　精核蛋白

用本法制备的睾丸长形精子细胞核纯度在97%以上，附睾精子核纯度在95%以上。从睾丸长形精子细胞核中提取 TNBP，电泳后可见模型组大鼠 HPRR 受阻，组蛋白部分明显增多，而大鼠精核蛋白 RP（Rat Protamine）以及过渡型蛋白 1（Transition Protein. 1，TP1）减少，将各蛋白条带扫描后，能反映取代反应程度的 TH（Total histones）/RP + TP1 比值明显升高，正常组为 0.29 ± 0.14（$\bar{x} \pm s$，下同），而模型组为 0.64 ± 0.22，治疗一组为 0.41 ±0.15，治疗二组为 0.43 ± 0.08，较模型组改善（$P<0.05$），但治疗二组较正常组仍有差异（$P<0.05$）。RP 相对含量正常组为 48940.82 ± 7281.69，模型组为 35295.02 ±5818.71，比正常组明显减少（$P<0.001$），治疗一组为 41658.89 ±6299.71，治疗二组为 41688.98 ±6609.40，较模型组提高（$P<0.05$），治疗组与正常组仍有差异（$P<0.05$）。结果表明，补肾生精丸可提高睾丸精核蛋白和过渡型蛋白 1 的含量，降低 TH/RP + TP1 比值，改善睾丸精子细胞的蛋白构成。

由于睾丸变态期精子细胞核蛋白取代反应受阻，导致附睾核蛋白组型异常，正常组 TH/RP 为 0.23 ±0.03，模型组为 0.83 ± 0.27，较正常组明显增高（$P<0.001$），治疗一组、治疗二组分别为 0.47 ±0.16 和 0.51 ±0.21，虽较模型组明显改善（$P<0.01$），但仍明显高于正常组（$P<0.001$）。模型组 RP 含量下降，正常组为 50739.85 ±8516.88，模型组为 30363.99 ±6378.89，较正常组明显降低（$P<0.001$），治疗一组、治疗二组分别为 36156.92 ±6639.09 和 34086.06 ±5370.99，治疗一组虽较模型组改善（$P<0.05$），但仍明显低于正常组（$P<0.001$），治疗二组虽较模型组提高，但无显著性差异（$P>0.05$），仍明显低于正常组（$P<0.001$）。结果表明，补肾生精丸可提高附睾精核蛋白的含量，降低 TH/RP 比值，改善附睾精子细胞的蛋白构成。

4.2.6　精核蛋白基因表达

（1）RNA 质量鉴定：所提组织总 RNA 经紫外分光光度计测定，OD260/OD280 比值均在 1.8 左右，提示可能仍有少量蛋白或其他杂质污染，但已可以用于 Northern 杂交。RNA 经甲醛变性凝胶电泳后，28s 和 18s RNA 清晰可见，提示 RNA 未有降解，可用于 Northern 杂交。

（2）补肾生精丸对精核蛋白基因表达的影响：正常组中精核蛋白的杂交信号最为显著，表达明显增强。模型组中精核蛋白的表达明显减弱。提示造模后 RNA 的水平降低。治疗一、二组杂交带信号强度基本一致，均较模型组增强。提示补肾生精丸可增强精核蛋白 RNA 的表达。

4.3　讨论

本研究证实，补肾生精丸能提高精子数量及活动率、精子运动速度，降低精子畸形率，改善内分泌功能，提高 LH、T 水平，改善异常的精核蛋白及其构成，促进精核蛋白基因表达，在促进生精、提高精液质量等方面显示出良好的疗效。

（1）对生殖内分泌的影响

现代研究发现，激素调节在精子的发生过程中起着非常重要的作用，这一作用是通过“下丘脑－垂体－性腺”这一轴系统实现的。丘脑分泌促性腺激素释放激素（GnRH）；垂体分泌促卵泡刺激素（FSH）和黄体生成素（LH）；睾丸间质细胞则分泌睾酮（T），睾丸支持细胞分泌雄激素结合蛋白（ABP）和抑制素。这三级激素都直接或间接地调控着精子的发生，同时三者之间又有复杂的相互调控，且这种调控又受内外环境变化的影响。其中 FSH 是一种促进精子成熟的激素，主要作用于睾丸的曲细精管，促进精子的产生；LH 是一种促进睾丸间质细胞分泌 T 的激素，对 T 有促进和调节作用；T 是由睾丸间质细胞分泌，对于曲细精管的生精、性功能的维持具有重要作用。实验模型组大鼠中，LH、T 与正常组比较明显下降，这可能是腺嘌呤的毒性作用影响了垂体 LH 的分泌，继而引起 T 的分泌减少，也可能是对间质细胞的直接毒性作用。而应用补肾生精丸治疗后，腺嘌呤造成的 LH、T 水平降低有显著升高，特别是 T 的升高非常明显，而对 FSH 的影响不大。由此可以认为，补肾生精丸主要是通过促进 LH 的分泌，继而引起 T 水平的提高来促进曲细精管生精增加的，也不排除是对睾丸间质细胞的直接作用，作用的靶点似在垂体及睾丸。由于很多补肾中药具有类雄激素样作用，故也不能排除补肾生精丸的直接作用途径。至于是否作用于这一系统的其他环节，有待进一步研究。但可以肯定这一途径是补肾生精丸治疗男性不育症的重要机制之一。

（2）对精子和各级生精细胞的影响

精子是由精原干细胞经过一系列发育阶段发育而成的，其全过程包括精原细胞的增殖更新、精母细胞的成熟分裂和精子细胞变态三个阶段。实验结果表明，模型组大鼠附睾精子数量、活率、运动速度明显低于正常组，组织学上显示各级生精细胞均有减少。治疗组大鼠无论是附睾精子数量、活率，或是运动速度均较模型组增加，组织学损害明显恢复，各级生精细胞增加，曲细精管增加，结构趋于完整，显示出良好的治疗效果，特别是对精子活率及运动速度的提高犹为明显。这说明补肾生精丸除可以对抗腺嘌呤对精子和各级生精细胞的损伤外，还可能对各级生精细胞的分化、发育、成熟具有一定的促进作用，对曲细精管的结构损害有一定的修复作用。同时我们注意到，补肾生精丸的治疗效果有一定的量效关系，即大剂量组的治疗效果优于小剂量组。此对男性不育症的临床治疗、新药开发有一定的指导意义。

（3）对睾丸附睾精核蛋白的影响

人类和哺乳动物的精子经历一个多阶段演变过程，经精原细胞、精母细胞和精子细胞三个阶段，由圆形精子细胞发育为成熟精子。在这一过程中，生殖细胞除发生一系列形态改变外，还伴有一系列生化变化，精子细胞内与核 DNA 相结合的碱性蛋白组型发生了转换，即富含赖氨酸的体细胞型的组蛋白逐渐被富含精氨酸和半胱氨酸的精核蛋白取代。精子细胞分化可分为 19 期，如大鼠早期圆形精子细胞内的核蛋白为组蛋白，当精子细胞（4~12 期）核开始伸长并浓集时，两种新合成的过渡蛋白 TP1 和 TP2 取代了组蛋白。随着精子细胞（15 和 16 期）进一步分化，新合成的 TP3（为精核蛋白 P2 的前体分子）和 RP 又取代了 TP1 和 TP2。这个过程称为组蛋白—精核蛋白取代反应（HPRR），通过 HPRR，精子细胞核由圆形变为长形，核高度浓缩，形成长形精子细胞，精核蛋白成为成熟精子的主要核蛋白。

精子核蛋白组型与生育力关系的研究发现，精子发生过程中 HPRR 受阻，可使精核蛋白不能合成或合成异常。正是这种成熟障碍，而不是精子数量的减少，才是原发不育的原因。费仁仁等在研究男性抗生育药棉酚和雷公藤的作用机理时，发现这二者均能影响大鼠的精核蛋白的合成及精子细胞核蛋白的组成，影响 HPRR。在研究不育患者的精核蛋白时，发现 54% 不育男性精子核蛋白异常，并发现人类 P2 型精核蛋白可能与生育力有着更密切的关系。P2 类精核蛋白含量下降及缺乏常常导致男性不育症。这些结果表明精核蛋白及 HPRR 与生育力的密切关系，也证明了 HPRR 是精子发生过程中的薄弱环节。

研究发现，精核蛋白的作用并不是参与精子及受精卵的基因表达与调控，在精子细胞分化过程中只是给核以适当的“包装”——而不是精确的“包装”——使其在生理状态下具备受精能力。Schlicker 和 Yebra 对不育男子含量异常的 P1 和 P2 精核蛋白以及 TP1 进行了分析，发现这些蛋白的基因均没有发生突变，精核蛋白的异常可能是基因表达的问题。本实验发现，模型组大鼠睾丸精子细胞的精核蛋白基因表达减少，提示腺嘌呤的毒性作用机理，可能是干扰了精核蛋白的基因表达。这些结果提示用适当方式干扰精核蛋白基因表达或干扰精核蛋白对精子细胞核的正常“包装”过程，有可能导致产生不育的精子，这种精子可能不会导致遗传上的不良后果。同时对精核蛋白异常的患者，在 HPRR 环节进行干预，以纠正精核蛋白的异常，将对不育的治疗有十分重要的意义。本实验中，应用补肾生精丸对模型组大鼠进行治疗后，大鼠睾丸精子细胞的精核蛋白基因表达明显增加，精核蛋白相对数量、组蛋白与精核蛋白的比值也明显升高，与其基因表达的变化一致。提示补肾生精丸的作用机理可能是干预了精核蛋白的基因表达，使其异常表达趋于正常，促进了精核蛋白的生物合成，纠正 HPRR 阻滞，给精子核以适当“包装”，使其生理状态下具备生殖能力。

骨　科

孙树椿筋伤学术思想

方建国

孙树椿主任医师是国内著名骨伤科专家，中国中医科学院首席研究员。从事骨伤科的临床、科研和教学工作四十余年，对中医骨伤手法钻研尤深，擅长治疗各种骨伤科疑难疾病特别是筋伤疾病。

1　在生理、病理上重视筋的作用

孙老认为“筋”在人体中起着重要的作用。传统中医理论认为筋的功能主要是连接关节约束骨骼、支配关节功能活动。《素问·痿论》云：“宗筋主束骨而利机关也。”筋通过对骨骼的约束，附在骨上收缩与弛张，产生屈伸和旋转运动。《素问·五藏生成》云：“诸筋者皆属于节。”人体关节之联结，主要依赖筋加以包裹约束。因此，当外界致病因素导致筋伤后，筋束骨无力也可影响骨的正常生理功能，同时骨的正常生理功能也会受到影响。筋伤时内动于肝，肝血不充，血不养筋，筋病难愈；筋损束骨无力，也影响骨之愈合。清代《医宗金鉴·正骨心法要旨》系统地总结了常见的筋伤疾病，有“弛、纵、卷、挛、翻、转、离、合”等。《杂病源流犀烛·筋骨皮肉毛发病源流》认为：“筋也者，所以束节络骨，绊肉绷皮，为一身之关纽，利全体之运动者也。……人身之筋，到处皆有，纵横无算……”

2　在诊断上坚持辨病与辨证相结合

辨证施治，是中医学的基本法则。人体气血循行全身内外上下、皮肉筋骨、五脏六腑、四肢百骸，无所不至，故人体无论何处损伤，首当其冲伤及气血。临床所见内、外伤，其基本的病机是伤后气血运行失常，由之而发生一系列的病变。因此在中医辨证体系中，骨伤科首重气血辨证，临床辨证明确，方能医治有效。他认为在筋伤的临床诊治过程中，单纯“辨证施治”还不够，还应灵活运用“辨病施治”的方法。有病就有证，辨证才能识病，两者是密不可分的。临床诊治时，既要辨证又要辨病，只有病、证合参，才能选用正确的手法、适当的方药。另外，他认为现代科学技术发展迅速，临床上应合理利用现代科学的检测手段，并将之纳入中医的诊疗体系，以拓宽自己的视野，在中医理论指导下，去分析观察疾病内在的病因、病机、演变规律。对于骨伤科来说，尤其应借助现代科学技术的检查手段。

孙老指出在筋伤疾病的诊疗过程中，要明确判断对伤筋的部位、程度，才能取得满意的效果。他特别强调辨明特定的病变部位及表现是决定手法治疗效果的关键。医者平时应加强手法基本功的训练，才能在临床诊治过程中做到游刃有余。

3 在治疗上强调手法的正确运用

对于筋伤疾病，他积极提倡运用中医骨伤科的手法治疗。其手法主要源于宫廷正骨，师从著名中医骨伤科专家刘寿山老先生，尽得刘老理伤正骨手法真传。在继承刘老先生经验的同时，运用现代科学知识对其进行了规范整理，在保持疗效的基础上，简化精炼了手法。

孙老在手法运用中强调因势利导、轻重结合，做到轻、巧、柔和，认为“筋喜柔不喜刚”。手法的疗效靠的是手法本身，在手法运用上尤其强调轻柔和缓、外柔内刚，使患者在并不感到痛苦的情况下即获得症状的缓解或痊愈。正如《医宗金鉴·正骨心法要旨》所谓：“……法之所施，使患者不知其苦，方称为手法也。”手法的特色正是在于轻、巧、柔和。轻：主要指动作要轻，不用暴力手法同样能达到治疗的目的，使患者在心理上易于接受；巧：巧妙，一方面是指手法运用的技巧，另一方面是指用“巧劲”；柔和：是手法用力要柔和，不能粗暴、生硬，强调刚中有柔、柔中有刚，刚柔相济。手法的力量要根据病人病情，并结合医生自身功力运用。对新伤用力要轻，动作要缓，而陈旧伤则可逐步加重用力。对于体质较弱、病情较重的病人治疗时要徐徐用力，以能耐受为限。对于身体强壮、病情较轻的患者，用力时使患者感到患处有沉重感或酸痛，但能忍受即可。

4 药物的有效配合

对于筋伤疾病，强调手法治疗的同时也应重视药物的配合应用。疾病不同，中医的证不同，药物的运用也有所不同。即使是同一损伤，也要根据人的年龄、性别、体质的强弱灵活运用。例如神经根型颈椎病，中医辨证大多数属于血瘀气滞、脉络闭阻证，配制了颈椎Ⅱ号方。方中三七化瘀止血，活血定痛，以祛除在经之瘀血，在本方为君药；川芎、延胡索活血行气，祛风止痛，“气行则血行”故为臣药；白芍养血敛阴、柔肝止痛，威灵仙、羌活祛风湿、通经络、止痹痛，葛根发表解肌，升阳透疹，以上诸药在本方共为佐使之品。本方共奏活血化瘀、祛风除湿、行气止痛之功。与手法治疗结合运用，达到缓解肌肉痉挛、松解小关节粘连、促进血运、消除炎症。

5 重视功能锻炼

中医骨伤强调“三分治疗，七分锻炼”，“练功疗法”是治疗筋伤疾患的重要方法，与手法、药物等治疗方法有着相辅相成的作用。“练功疗法”可以防治许多疾病。应用“练功疗法”时要注意以下几点：首先要详查病情，合理选练；其次要动静结合，主动为主；最后要循序渐进，贵在坚持。

6 理论上勇于创新

在大量临床基础上，他明确提出了“腰椎间盘突出”不等于“腰椎间盘突出症”，前者是一种病理性退变，如无腰腿痛等临床表现，则不能称为“腰椎间盘突出症”。“骨质疏松”不等于“骨质疏松症”，只有出现疼痛、驼背及骨折等临床表现时，才可以诊断为“骨质疏松症”。“骨刺”“骨质增生”也不等于“骨性关节病”，只有当某种因素引起局部组织充血、水肿、炎症，出现关节疼痛、肿胀和功能受限等临床表现时，才成为“骨性关节病”。这些观点为中医药治疗这些疾病提供了理论依据，不仅得到中医骨伤界的广泛认同，也对西医骨科产生了深刻的影响。“腰椎间盘突出症”“骨质疏松症”和“骨性关节病”是临床常见病、多发病，发病率高，孙老这些观点的提出极大地减少了过度医疗的情况，既减轻了广大患者的痛苦、具有极大的社会效益，又减少了国家的医疗支出、具有极大的经济效益。

记忆合金抓髌器治疗髌骨骨折68例体会

王建军　曲　弋　王逢贤　李晋玉

2002年1月~2008年4月，我科采用记忆合金抓髌器治疗髌骨骨折68例，均取得了满意的临床疗效。现总结如下：

1　临床资料

病人共68例，男37例，女31例。年龄18~79岁，平均47.6岁。骨折类型：横形骨折15例，斜形骨折7例，粉碎性骨折46例，均有直接暴力致伤的外力因素，如撞伤、摔倒、跌伤。手术时间：开放性骨折即刻手术，闭合骨折为术后1~14天，平均3天。

2　手术方法

患者均取腰部连续硬膜外麻醉，麻醉生效后，取仰卧位。患肢上止血带，驱血后将气囊止血带加压到300mmHg止血，取髌骨前侧纵行切口，分别达髌骨上下缘各延长1cm，逐层切开皮肤，皮下组织、筋膜，沿骨折线横行切开髌腱膜，并在骨折断端分别分离1mm，以防止骨折断端软组织嵌顿，并可在骨折复位后，予以加强缝合，增加骨折端的稳定性。先以双十号粗丝线沿髌骨上下缘环形缝合，将骨折断端瘀血块清除，冲洗并吸尽关节内积液，将骨折试行复位，以巾钳固定后，复查骨折复位满意（尤其注意关节面是否已解剖复位），将环形缝合的粗丝线拉紧固定，再将骨折段的髌腱膜拉紧缝合。根据髌骨大小，选择合适的已消毒的记忆合金抓髌器（D30－D50号可供选择），放入0~5℃的冰盐水中，用两把持针器将抓髌器的五个爪展开至90°，将抓髌器以上三爪，下两爪的方式卡于髌骨上。将每个爪尖所在髌骨缘的位置以尖刀纵行切开股四头肌及髌腱膜的扩张部，尔后将抓髌器尖用力按下，使抓髌器体部紧贴在髌骨上，取42~45℃的消毒热盐水纱布，热敷抓髌器，同时术者以拇指用力按压抓髌器体部，共3分钟。检查抓髌器的贴附性及固定效果，再次复查，伸屈膝关节以观察骨折复位是否满意。固定稳定后，即可冲洗切口，逐层缝合。

3　术后处理

术后行患肢长腿石膏托外固定于屈膝15°位，患肢抬高，并常规应用抗生素5~7天预防感染，次日即鼓励患者行股四头肌锻炼，以防止肌肉萎缩，配合应用活血化瘀，消肿止痛中药以加速血肿吸收，缓解患肢疼痛。术后2周拆线。改用补肝肾，强筋骨的中药促进骨折愈合。定期门诊复查。根据患者年龄，骨折粉碎程度，术中固定的稳定度，石膏托固定4~6周拆除，行患肢功能锻炼。1~2周后可逐渐负重。

4　治疗效果

4.1　疗效评定标准　根据陆裕朴等疗效评定标准分四级：优，膝关节活动正常无疼痛，无肌萎缩，下蹲正常；良，膝关节活动接近正常，无疼痛，有轻度肌萎缩，行走自如，下蹲稍差；可，膝关节屈曲受限，但大于90°，有时疼痛，有肌萎缩，平地行走无跛行，上下楼梯不便；差，膝关节屈曲不足90°，疼痛，有肌萎缩，下蹲困难。

4.2 治疗结果 本组68例均取得随访，随访时间12个月，复查时所拍X光片显示：记忆合金抓髌器固定良好，无脱落，骨折对位良好，关节面平整，骨折临床愈合时间6~8周，根据前述疗效评定标准，优47例，良19例，可2例，优良率97.06%。

5 讨论

5.1 记忆合金抓髌器由5个爪及连接5个爪的功能腰部构成，成分为镍钛合金，这种合金具有优良的形状记忆性能和良好的生物相容性，可利用优良的形状记忆性起到坚强的内固定作用，其良好的生物相容性可使其在人体内不易发生电解反应。实验证明，其可在人体内长期存在而不发生电解反应，为非常理想的生物固定材料。

5.2 以前治疗髌骨骨折，有的选择单纯钢丝环扎术，因缝合深浅不通，较易发生髌骨关节面或表面的分离，这是由于股四头肌收缩及屈膝时所产生的分离力所致。故术后外固定时间较长，术后不能早期进行功能锻炼，较易发生肌肉废用性萎缩及关节粘连，而影响术后康复的效果。而克氏针加钢丝的张力带固定则受适应证范围的局限，仅适用于髌骨横断或骨折块较大的粉碎性骨折。对髌骨较复杂的粉碎性骨折，尤其下极的粉碎性骨折，固定效果不理想。记忆合金抓髌器兼有复位与固定的作用。由于材料本身的性能以及爪支形状的特点，使其能多方向、向心性持续自动地向骨折断端间施加聚合加压力。到目前为止，可被认为是一种较为理想的手术方法，本组病例采用记忆合金抓髌器内固定，正是组合利用了上述两种固定方法的原理，故本方法治疗髌骨骨折既能维持髌骨复位，又能起到在坚强内固定下的早期功能锻炼的作用，并能避免张力带的克氏针尾的刺激。而引起疼痛，从而带来了影响功能锻炼的不良后果。

5.3 本手术固定方法操作简单，记忆合金抓髌器在0~5℃的冰盐水中可方便的变形张开，在42~45℃时自动恢复其原状，记忆合金抓髌器的5个爪可起到环形固定作用，而功能腰部则可起到对抗膝关节前侧的张力作用。在屈膝时，起到限制髌骨前侧分离的作用。

5.4 本手术固定方法，对患者的再损伤很小，无须在骨折块上钻孔，可防止骨折块的进一步的人为损伤。

5.5 记忆合金抓髌器在人体正常体温下，能保持持续的加压作用，可避免骨折断端的吸收而引起骨折固定的不稳定。这种持续加压作用还有利于骨折端紧密结合，而明显缩短愈合时间。

5.6 记忆合金抓髌器常规采用上三爪，下两爪的方式固定，但可视骨折的具体情况，改为上两爪，下三爪固定，以骨折块复位后固定牢靠稳定为度。

5.7 手术前及手术中应选择合适型号的记忆合金抓髌器，以获得最大限度的稳定固定。必要时可术前拍摄健侧的膝关节侧位，以测得髌骨上下轴距。

5.8 术后配合应用活血化瘀、消肿止痛中药以加速血肿吸收，缓解患肢疼痛，以及应用补肝肾，强筋骨的中药促进骨折愈合，缩短治疗疗程，促进患者早日康复。

5.9 第二次手术，取出内固定容易。沿原切口切开后，以0~5℃的冰盐水冷敷整个抓髌器后，既可轻松取出。

应用 PLDD 治疗颈椎椎间盘突出症

李春根　徐　林　柳根哲

颈椎椎间盘突出症是以颈肩痛、四肢乏力、行走不稳，或头痛及眩晕为一组症状的疾病，经皮激光椎间盘减压术（percutaneous laser disc decompression，PLDD）作为椎间盘突出症的微创治疗方法，于1986年首先由美国的Choy、Ascher将该方法应用到临床；现将我们从2000年11月至2005年3月用PLDD方法收治的106例患者的治疗总结如下：

1　临床资料

1.1　一般资料　本组男59例，女47例；年龄28~65岁，平均46.5岁；病史最短3个月，最长6年。颈肩痛伴一侧或双上肢或双下肢疼痛或麻木的71例，头晕伴耳鸣或头痛35例。患者必备资料：颈椎正位、侧位或双斜X线片，CT及MRI。

1.2　手术机器

1.2.1　X线装置：①C型臂或DSA，我院用的是C型臂；②医务人员的一年照射量上限50mSV；③每次照射量术者0.20mSV/min，患者72.4Msv/min。

1.2.2　激光发射装置：PLDD使用的激光的发射装置为YAG：EPY1型。①用光导纤维传递激光的能量。②输出功率在5~10W。③设定照射时间为1秒。

1.2.3　传递激光的纤维：我们应用的激光为Nd：YAG，波长为1064μm、近红外线区域，光导纤维内径为400μm。

1.2.4　穿刺针：为21G×15cm的穿刺针。

1.3　手术方法　①患仰卧，颈部垫枕，使颈部呈轻度后伸状态并保持颈部肌肉放松；②穿刺点在气管旁与颈动脉间定穿刺点，穿刺针与身体矢状面夹角约为20°~45°，根据节段不同，向尾侧倾斜10°~15°。穿刺时从胸锁乳突肌前缘及颈动脉鞘内侧；甲状腺气管及食管外侧间隙（安全间隙）进入。

1.4　局部麻醉　用0.5%~1.0%利多卡因5~10ml，经皮肤、皮下、在气管旁与颈动脉之间进针至前纵韧带椎体前缘逐层局部浸润麻醉。

1.5　椎间盘穿刺　穿刺最好一次成功。在穿刺椎间盘被膜及纤维环时患者可能有轻微疼痛，穿过纤维环后疼痛消失。穿刺针尖应在髓核的中央，可从两个方向确定针尖的位置：在正侧位上椎体的中点即髓核中央。激光光导纤维在颈椎出穿刺针3mm，激光光束从纤维尖端出6mm，故烧灼汽化的范围在穿刺针尖的前方约10mm。

1.6　激光照射　激光发射按一秒照射一秒休息的频率进行，如病人主诉颈部或肩部疼痛，为使汽化热释放和气体蒸发，将光导纤维撤出等待数秒后热量消退，再继续进行操作，平均给予的能量为200~400J，一般不超过500J。激光终止的指标：①患者自诉痛、热很强时；②激光光导纤维尖端附着碳化物；③有蛋白燃烧气味。

1.7　激光照射结束后的处置　撤出光导纤维，为了抑制椎间盘的创伤性炎症，注入糖皮质激素到椎间盘内。拔出穿刺针，敷盖纱布，局部压迫5分钟。患者仰卧位，检查肌力、感觉，患者起来后带上颈托2周。住院3天。

1.8 PLDD的复诊 术后1个月、3个月复诊，术后3~5天诉颈痛的有15%，给止痛剂2~3天后可明显减轻症状。如果可能术后1个月、3个月作MRI检查，间盘的压力除当时减压外还有热变性萎缩的变化，一般认为需3个月左右，术后疗效在3个月后进行判定，如症状无改善，可再做PLDD。

2 结果

以日本骨科协会颈椎病治疗疗效作为评定标准，改善率=治疗后分数-治疗前分数/正常-治疗前分数×100%。优：75%以上，良：50%~75%，可：25%~50%，差：25%以下。随访58例，时间1~3年，平均两年，优：50%，良：10%，可：18%，差：18%。

3 讨论

3.1 PLDD的理论依据 Chop、Yonezawa分别用尸体标本做实验证实了椎间盘在激光汽化后其内压至少可减少50%。PLDD的作用机制是激光的能量作用到椎间盘的髓核组织以热能形式蒸发，形成空洞和热变性的组织收缩，降低间盘内压。间盘内压的降低间接地减轻了神经根的压迫，神经症状随之改善。在我们所做的55例患者中，有效率82%，与Choy和Weak等报道相仿。PLDD治疗椎动脉型颈椎病的机制：在我们治疗的20例中有16例症状改善明显，其机理尚不十分明确，我们推测是由于椎间盘内的减压及对周围组织的温热效应使周围组织炎症消退，减轻了对椎动脉或交感神经的压迫或刺激，使交感神经的刺激阈提高，降低了交感神经的兴奋性，从而改善或解除椎动脉的痉挛状态，增加了椎基动脉的血液供应，使椎动脉型颈椎病的症状减轻或消失，以达到治疗目的。

3.2 PLDD的适应证 ①颈椎间盘突出症，发病3个月以上的作为首选。首次发病3个月之内保守治疗做为优先选择。如复发者，则为治疗对象。②颈后痛、肩痛、双肩沉重手麻木或上肢有根性疼痛或伴有下肢症状者，MRI和神经学检查一致的，纤维环完整的单节段或多节段颈椎间盘突出者。③椎动脉型颈椎病。在我们做的20例中，以颈性眩晕、头痛、视觉障碍均有改善或消失。

3.3 PLDD的禁忌证 临床症状轻，经保守治疗有效；②瘫痪或部分瘫痪；③伴有空洞，脊髓损伤，椎管狭窄的颈椎间盘突出；④突出椎间盘钙化，游离；⑤后纵韧带钙化；⑥颈椎不稳；⑦颈椎骨折脱位；⑧肿瘤或感染；⑨有赔偿心理，甲状腺肿大。

3.4 操作要点 我们从健侧穿向患侧。在操作前嘱患者在操作过程中不做吞咽动作，不发声，有不适时双手握拳，无异常时摆手。左侧用左手中指压住胸锁乳突肌内缘及颈动脉内缘将其向外推1.0~1.5cm示指将气管推向内侧；右侧用左手示指压住胸锁乳突肌内缘及颈动脉内缘将其向外推1.0~1.5cm；中指将气管推向内侧，针尖从前侧方钩突关节内侧穿过纤维环。术中检测患者的一般情况、神经功能及呼吸功能，一般一次治疗不超过3个间隙。颈椎髓核容积一般为0.20cm，一个间隙汽化能量为200~400J。

3.5 PLDD的优点 ①低侵袭，低负荷的方法；②可二次治疗；③手技简单；④可立即见效；⑤合并症少，有报道可引起椎间盘炎、神经根损伤，我们尚未遇到；⑥可追加开放手术；⑦住院时间短2~3天。

3.6 PLDD的缺点 ①术前不能预测效果；②因手技疗效差别大；③接受X线照射。

上胸椎失稳对椎动脉供血的影响

毕连涌

上胸椎失稳是临床常见的一种疾病，其中部分患者伴有眩晕、头痛、恶心、耳鸣等一系列症状，彩色多普勒检查可见椎动脉供血不足表现。本课题旨在观察上胸椎手法对此类患者的治疗效果及治疗前后椎动脉供血的改善情况。

1 资料与方法

1.1 观察对象 本研究观察2002年9月~2004年12月在北京中医药大学东直门医院骨科中心门诊及病房患者40例，其中男18例，女22例；平均年龄（49.20±12.16）岁，平均2日内19例，一周以内18例，两个月以内3例，随机分为治疗A、B两组，A组为治疗组，B组为对照组，每组20例。通过对比患者一般情况，主要症状、体征，X线征象，TCD检查，应用SPSS10.0软件进行统计学分析。

1.2 诊断标准、纳入标准和排除标准

1.2.1 诊断标准：关于上胸椎失稳导致椎动脉供血不足临床鲜有报道，参考各种文献，并无此种疾病的诊断标准，根据其临床症状和体征，自拟诊断标准

（1）症状：颈肩背痛、沉重、头痛、头晕、昏沉、恶心甚至呕吐、复视或耳鸣者。

（2）体征：颈背部紧张，颈7~胸4棘突旁压痛，局部可触及条索状软组织或偏歪之棘突。

（3）X线片：部分患椎可有棘突偏歪，X线片不能作为本病的诊断标准，但可以排除胸椎的其他骨病。

（4）彩色多普勒：椎动脉迂曲、变细和阻塞显示椎动脉供血不足。

1.2.2 纳入标准

（1）符合上述诊断。

（2）年龄：25~65岁。

（3）无其他慢性病、传染病。

1.2.3 排除标准

（1）眼源性和耳源性眩晕。

（2）颈椎病所致的眩晕。

（3）疑有椎动脉硬化及原发性高血压病。

（4）合并有心、脑血管、肝、肾和造血系统等严重原发性疾病。

（5）有手法禁忌症者。

1.3 方法

准备手法：取坐位，先以㨰、揉、按、点穴等方法放松背部软组织。

治疗手法：患者双手置于枕后，医者立于患者背后，以双手置于患者两侧肩前，以膝

部顶住上胸椎病变部，令患者稍向后靠，医者双手扳住双肩向后，膝部顶住上胸椎向前，在向上提拉的同时相对用力扳之，此时可闻及弹响声，再重复一遍。以轻手法放松软组织，结束治疗。

观察方法：治疗组20例患者予上胸椎准备手法及治疗手法，对照组20例患者予上胸椎准备手法而不予治疗手法。

疗程：手法治疗，隔日一次，五次为一疗程。

观察内容：

主要症状、体征、TCD所示椎动脉血流治疗前后的变化，X片作为辅助观察内容。

症状体征评分

a. 主要症状：

眩晕：	重	整日眩晕不止，动则加重，生活不能自理	3分
	中	眩晕频发，动则加重，生活能自理	2分
	轻	眩晕偶发，为一过性眩晕，发作时间短	1分
	无		0分
颈肩背痛：	重	后背如负重物，痛引前胸，颈椎活动明显受限	3分
	中	疼痛尚能忍受，颈椎活动稍受限	2分
	轻	低头时偶尔疼痛，颈椎活动不受限	1分
	无		0分
头痛：	重	持续头痛不止，且头痛剧烈	3分
	中	介于轻重之间	2分
	轻	头痛间断发作，症状较轻	1分
	无		0分
视觉障碍：	有	视力模糊、复视、幻视及短暂失明	1分
	无		0分
耳鸣耳聋：	有	耳鸣、听力减退及耳聋等症状	1分
	无		0分

b. 体征：

触痛：	有	颈7~胸4棘突旁压痛，局部可触及条索状软组织或偏歪之棘突	1分
	无	0分	

c. 彩色多普勒：　有　椎动脉迂曲、变细和阻塞显示椎动脉供血明显不足　1分

无　0分

病情分级判定

根据症状和体征的综合计分，将病情分为轻、中、重三级

轻度：分数在5分以下

中度：分数在6~11之间

重度：分数在12分以上

统计方法：

对各种症状、体征治疗前后以积分表示、将总体疗效及各种症状、体征分别采用统计

学分析，评定疗效。

2 结果

2.1 疗效判定 参照国家中医药管理局《中医病症诊断疗效标准》制定。

临床控制：原有症状体征消失，积分下降90%以上。治疗后随访一个月无复发者。

显效：原有症状体征减轻，积分下降60%以上。

好转：原有症状体征减轻，积分下降30%以上。

未愈：原有症状体征无改善，积分下降30%以下。

2.2 治疗结果 治疗组与对照组临床疗效比较 见表1。

表1 两组临床疗效比较

组别	例数（例）	治愈（例）	显效（例）	好转（例）	无效（例）	总有效率（%）
治疗组（A）	20	12	4	2	2	90
对照组（B）	20	1	2	3	14	30

治疗前后椎动脉有阳性表现的患者数目比较 见表2

表2 治疗前后椎动脉有阳性表现的患者数目比较

组别	治疗前	治疗后	改善率（%）
治疗组（A）（例）	20	2	90
对照组（B）（例）	20	13	35

治疗组患者通过上胸椎手法治疗，显效12例，好转7例，无效2例，总有效率90%。而对照组显效2例，好转4例，无效14例，总有效率30%。两组疗效差异有显著性意义（$P<0.01$）。在治疗上胸椎失稳引起的眩晕、头痛、恶心、耳鸣时，上胸椎手法有显著疗效。

通过检测，40例病人治疗前椎动脉均有不同程度走向迂曲、变形，致使局部受压，管腔变窄。24例表现为血流缓慢，14例表现血管痉挛，流速增快。一例几乎无信号。其中26例同时伴有动脉硬化，可见管壁增厚，回升增强，血流变细。经过治疗，治疗组病人中有17例椎动脉血流表现有明显改善，改善率90%。而对照组中有7例血流有改善，改善率35%。两组疗效差异有显著性意义（$P<0.01$）。说明上胸椎手法对上胸椎失稳引起的椎动脉供血不足有显著疗效。

3 讨论

椎动脉从颈总动脉的后上方上升，进入颈6的横突孔，由环椎横突孔上方穿出，并在其侧块部拐弯向后上方于枕骨大孔的外缘进入颅腔穿透硬膜后即汇合成基底动脉。椎动脉血流减少可导致头部供血不足，引起头痛、眩晕、恶心、耳鸣等一系列症状，以往多从颈椎病论治，而对上胸椎失稳引起上述症状的有关联系却鲜有报道。

胸1脊神经参与臂丛神经的组成，支配肩胛、胸壁及上肢的感觉；其余11对从椎间孔穿出后，前支行于肋间神经沟内，为肋间神经；后支进入背部，分别支配躯干及四肢的皮肤感觉。胸交感神经干椎旁节排列在脊柱两侧，附于肋骨小头的前方附近，有10～12对神经节。第一胸神经节常与颈下神经节结合；交感神经节发出的节后纤维一部分经灰交通支返回到脊神经，随脊神经分布、支配全身血管、汗腺和竖毛肌；另一部分，主要是交感神经干的$C_3 \sim T_4$、T_5节段发出的交感神经纤维及迷走神经分支参与心丛、肺丛神经的组成或攀附动脉走行为动脉同名的神经丛。心丛支配心脏和冠状动脉，对心脏活动和冠状动脉舒张有重要的调节作用；椎动脉丛对椎动脉舒缩功能有重要的调节作用。

胸椎小关节属微动关节，当上肢剧烈活动及腰背负重使胸椎承受的重力较大时；或发生突然扭转，突然前俯后仰；或劳动姿势不良，用力过猛；或旋转力、伸展力或压力超过椎间软组织的弹性限度；或感受风寒湿邪，两组肌肉引起不协调的收缩使胸椎受到较强的剪性应力；或脊柱退变，韧带劳损或钙化时，极易使这些适宜微动的小关节造成急慢性损伤，引起周围软组织炎性渗出、水肿、出血以致钙化。脊神经根与交感神经一方面受到椎间孔骨性狭窄的刺激与压迫，另一方面受到周围软组织创伤性炎症的刺激或组织肿胀、粘连、深筋膜的牵拉而受压，引起脊神经和交感神经继发性病损，交感神经受到刺激导致交感神经功能紊乱从而引起椎动脉反射性的痉挛，椎动脉血流减少，亦可引起头痛、眩晕、恶心、耳鸣等一系列症状。

上胸椎手法是作用于颈7～胸4节段脊柱的一种治疗手法，是我院已故名医刘寿山先生所倡导的，也是我科40年来临床常用的手法。通过临床观察我们得出结论：此法对改善和消除因上胸椎失稳引起头部供血不足出现的眩晕、头痛、恶心、耳鸣等一系列综合症状确有显著疗效。本研究旨在通过对有上胸椎失稳且伴有以上症状的患者施行手法前后症状的改善情况以及椎动脉血运的改善情况，验证上胸椎手法对椎动脉供血的影响，为临床治疗相关疾病提供一种新思路。

术中三维影像脊柱导航引导的腰椎弓根螺钉植入效果分析

俞　兴　徐　林　毕连涌　李鹏洋

影像导航技术自 Roberts 1986 年率先用于临床以来，在骨科中的应用日益增多，尤其在脊柱外科领域，临床实践已证实脊柱导航系统可以明显改进椎弓根螺钉植入的精确性和安全性。我们从 2003 年 9 月始在脊柱椎弓根螺钉植入过程中采用术中三维影像导航系统，并将它作为各类脊柱椎弓根螺钉植入术中的常规过程。为客观评价术中三维影像导航系统引导椎弓根螺钉植入的效果，我们对 401 例需进行腰椎椎弓根螺钉系统固定的患者进行随机分组，三维影像导航组和传统 X 线透视组，对两组椎弓根螺钉植入情况进行统计分析比较，现将分析结果报告如下：

1　材料与方法

1.1　一般临床资料　2003 年 9 月~2006 年 12 月收治各类腰椎手术病例 401 例，随机分为 A、B 两组。其中 A 组 352 例采用术中三维影像脊柱导航系统行椎弓根螺钉固定术，植入螺钉 2062 枚，男 193 例，女 159 例，年龄 43~85 岁（平均 68.7 岁），疾病类型：腰椎间盘突出症伴椎管狭窄症 76 例，多节段腰椎管狭窄症伴不稳 109 例，多节段腰椎管狭窄症伴退行性侧弯 39 例，腰椎滑脱 47 例，腰椎爆裂骨折 11 例。B 组 49 例采用传统 X 线透视法行椎弓根螺钉固定术，螺钉 276 枚，螺钉植入后即刻采用术中三维影像系统进行评估并进行调整，男 31 例，女 18 例，年龄 39~80 岁（平均 63.4 岁），疾病类型：腰椎间盘突出症伴椎管狭窄症 18 例，多节段腰椎管狭窄症伴不稳 16 例，多节段腰椎管狭窄症伴退行性侧弯 7 例，腰椎滑脱 6 例，腰椎爆裂骨折 2 例。内固定系统采用 Sofamo－Danek 公司 Tenor、TSRH、TSRH－3D 等椎弓根螺钉固定系统。两组患者年龄、性别、一般情况、椎板减压范围等无统计学差异。

1.2　手术过程

A 组：手术床和体位垫均能透 X 线，导航红外相机置于手术台头端，工作站置于术者对面，术前将术中三维影像系统与脊柱导航系统连接，并调至工作状态。按传统后正中入路显露腰椎后路结构，将导航参考基固定于需椎弓根螺钉固定节段的上一椎体棘突根部，随后采用术中三维影像系统采集手术区域脊柱三维资料（自动等中心旋转 190°，采集 256 帧二维影像图片，重建三维图像，共 2 分钟，三维影像系统软件上级后缩短至 1 分钟），采集完毕后将影像资料传输至脊柱导航系统工作站（1 分钟）。导航监测仪上提供多种螺钉轨迹，术者确定最理想的一种作为螺钉预定轨迹，术者将椎弓根开路器置于预定轨迹螺钉进针点，按照监测仪上显示的轨迹置入椎弓根探针，根据图像显示，选择合适粗细、长度的椎弓根螺钉，沿开放好的椎弓根通道拧入（图 A）。置入所有螺钉后，即刻采用术中三维影像系统进行评估（图 B），若三维影像中螺钉穿破椎弓根皮质并 >2.0mm 或偏离椎弓根或螺钉穿过椎体前缘 >2.0mm 时进行相应调整。

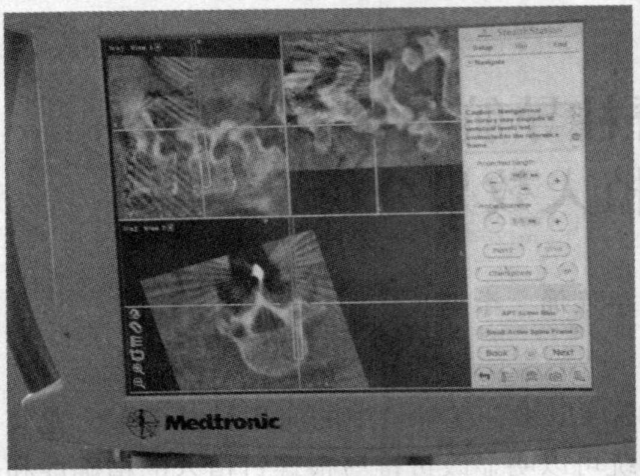

图 A　导航引导植入椎弓根螺钉

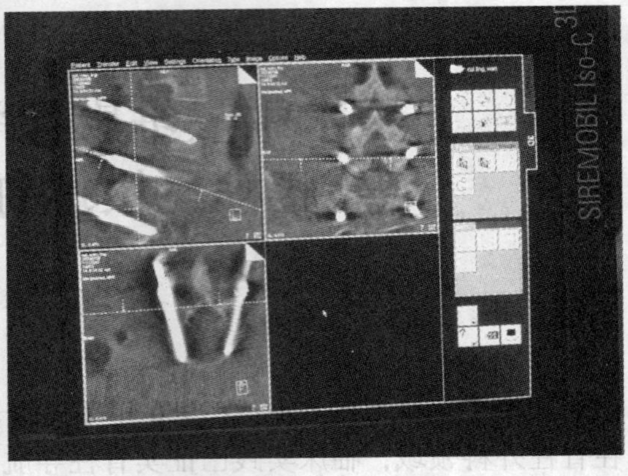

图 B　三维影像系统评估椎弓根螺钉位置

B 组：后正中入路显露腰椎后路结构后按传统方法（根据解剖标志、X 线透视、术者经验等）置入椎弓根螺钉，采用 X 线透视正侧位法评估椎弓根螺钉的位置和深度满意后，即刻采用术中三维影像系统进行评估，若三维影像中螺钉存在问题（标准同 A 组）时进行相应调整。

1.3　术中三维影像系统评估　以未穿过椎弓根壁、固定深度过椎体 2/3 但未穿透前缘者为优；其余只要穿过即为偏，包括偏内、偏外　偏上、偏下和偏前，并测量相应偏离距离。

1.4　记录每枚螺钉置入的时间（分钟）（同例患者每枚螺钉置入的时间 = 螺钉置入总时间/螺钉数）。螺钉置入总时间：A 组，从三维影像系统采集资料起至三维影像系统评估螺钉位置满意止；B 组，从开始置入椎弓根螺钉起至三维影像系统评估螺钉位置满意止。记录手术总出血量和时间。记录术后近期并发症。

1.5　统计学比较　比较两组患者椎弓根螺钉优良率和偏移率（χ^2 检验）。两组患者每枚螺钉置入的时间和手术总出血量和总时间以均数 ± 标准差表示，t 检验进行组间统计学比较。$P<0.05$ 为有统计学差异，$P<0.01$ 为有统计学显著差异。

2　结果

2.1　椎弓根螺钉精确度比较　各组椎弓根螺钉位置、深度情况见表 1。

表 1　两组椎弓根螺钉植入位置情况比较

组别	螺钉数	优	偏				
			头	尾	内	外	前
A 组	2062	1967	21	0	0	25	0
B 组	276	232	12	13	9	8	2
统计值						$P*<0.001$	

$*\chi^2=14.631$；* 两组椎弓根螺钉优良率比较

A 组穿破椎弓根皮质的 36 枚螺钉三维影像系统评估后均不需进一步调整；而 B 组偏的 44 枚螺钉中有 28 枚需重新调整位置。两组椎弓根螺钉优良率比较统计学有显著差异。（$\chi^2=14.631$，$P<0.001$）

2.2　椎弓根螺钉置入时间和手术总出血量　A组和B组平均每枚椎弓根螺钉置入时间分别为 3.70 ± 0.65 和 7.83 ± 2.32 分钟，$t = -13.63$，$P < 0.001$，术中总出血量分别为 272 ± 153 和 455 ± 289ml，$t = -4.62$，$P = 0.016$，手术总时间分别为 134 ± 48 和 179 ± 62 分钟，$t = -2.1 P = 0.096$。

2.3　近期并发症情况　A组2例出现脑脊液漏、拔除引流管加压包扎后好转，无神经并发症；B组1例出现脑脊液漏，处理同A组，3例出现术后肢体麻木、其中2例经过保守治疗2周后减轻、1例随访18月后麻木无改善。

3　讨论

自1959年Boucher首先将椎弓根螺钉用于后路腰椎融合术以来，经过Harrington、Roy－Camille、Steffee等人的改进和发展，椎弓根螺钉固定系统已为各国学者所广泛接受。但随着椎弓根螺钉固定系统的广泛应用，其并发症也逐渐增多，如内固定植入物的松动断裂、螺钉穿透骨皮质导致的血管、神经、内脏等损伤等，而产生并发症最主要的原因与椎弓根螺钉植入位置（定点、定向、定深）不佳有关。文献报道，传统手术方法10%～40%的椎弓根螺钉放置不理想，甚至不正确，Putzier M CT术后发现有28%螺钉位于椎弓根外。国内殷渠东等认为椎弓根螺钉的位置和手术的效果密切相关，螺钉穿出椎弓根不仅可以带来神经根损伤、脑脊液漏、感染等并发症，而且减低了椎弓根螺钉的固定作用，甚至完全失败，因此可以说椎弓根螺钉放置位置直接决定了手术的成败。尽管随着医生经验的积累，置钉正确率会得到提高，但对于上胸椎或有畸形变异的病例其失败率仍占很高比例，且拔钉后再安装其固定作用将明显减低，因此一次性精确植入椎弓根螺钉是手术成功的重要保证。自1992年Kevin Foley将Stealth Station导航系统应用于脊柱外科以来，椎弓根螺钉的导航应用最为广泛。脊柱导航系统则可将患者术前或术中影像数据和手术中患者的解剖结构准确对应，术中跟踪手术器械，并将手术器械的位置在影像上以虚拟探针的形式实时显示，使医生对手术器械与病人解剖结构的位置关系一目了然，从而使手术更加精确、安全、快速，充分体现了现代微侵袭外科的要求和特点。Laine T等在100名 $T_9 \sim S_1$ 椎弓根螺钉的患者中随机比较了脊柱导航和传统方法的临床效果：导航组椎弓根螺钉穿破率为4.1%，而传统技术穿破率为15.9%，$P = 0.004$。Merloz等报道导航方法弓根螺钉位置不佳为9%，而传统技术为40%。Putzier等回顾性比较100例采用传统技术（70枚胸椎螺钉，474枚腰骶椎螺钉）和100例采用光电导航系统（112枚胸椎螺钉，508腰骶椎螺钉）患者螺钉植入情况，导航组椎弓根穿破率为4.8%，而传统组穿破率为15.4%，穿破达到2mm或以上者仅见于传统组。本研究的结果导航组螺钉穿破率明显低于传统技术组进一步证实了导航的精确性。

与传统X线透视法相比，脊柱导航系统有其无可比拟的优越性。（1）由于导航系统仅在术前或术中进行一次性的图像扫描，术中根据该图像资料即可在多个三维角度观测到手术器械的路径，而无须C臂或G臂的重复定位，因此很大程度地减少了患者和医生的X线被动辐射。（2）可提供多种手术途径路线，利于术者选择最佳路线。（3）可从三维图像资料上测量钉道长度、角度及螺钉直径，便于准确选择螺钉，使椎弓根螺钉手术更精确、简便、快速和安全，减少术后并发症的发生。（4）基于上述优点，还可以简化手术操作，减小手术窗口，缩短手术时间及麻醉时间，减少患者失血量，从而有利于患者术后的恢复。本研究结果导航组手术总出血量和总时间低于传统技术组，正体现了导航手术的优点。

目前脊柱导航主要有C臂透视影像导航、术前CT或MRI影像导航和术中三维影像导航三种形式。C臂透视影像导航系统又被称为“虚拟X射线扫描系统”，尽管它可与三维图像导航系统的准确性相比美，但从严格意义上讲，它还是一个二维导航系统，不能提供三维系统那样更明细的图像，因此由二维图像到三维图像的推知仍需要骨科医生一定的经验。术前CT或MRI影像导航需要术前详细的CT或MRI扫描（对影像资料质量和层厚要求严格），此外由于术前检查时体位与术中不同，为避免因体位、麻醉呼吸或手术操作变化造成影像资料虚拟的解剖结构和实际解剖结构之间的误差，术中必须进行匹配过程(对点匹配和表面匹配)，这一方面要求患者具有完整的脊柱椎板结构（因此在二次手术椎板结构已部分切除的病例中的应用受到限制），而且另一方面要求外科医生必须熟悉计划模块的使用、能准确确定CT和术野中解剖标记，而且匹配过程费时较长，匹配失败率较高。Latine T等报道30例脊柱导航患者的174枚椎弓根螺钉中有35枚出现了问题而改为传统方法，主要是因为配套器械的硬件问题和匹配问题。术中三维影像导航是目前最理想的导航系统，只需术中一次三维扫描，不存在体位误差、不需匹配过程，对脊柱后路结构完整性无要求，脊柱畸形越复杂、解剖结构越不明确，越能体现导航－术中三维影像系统的优越性，使用初期由于操作者对设备和使用方法、注意事项存在一个磨合过程，耗时稍长，使用熟练后耗时明显下降，比传统方法快而精确可靠。

总之，术中三维影像脊柱导航在传统X线透视法的基础上，减少其缺陷，为脊柱手术微创化、精确化、安全化发展提供了可靠保证，拥有极其广阔的应用前景。

髋关节表面置换术治疗中晚期中青年股骨头坏死

徐　林　郑大滨　刘向春　李春根　柳根哲

随着不正确地使用糖皮质激素和过量饮酒等因素，股骨头缺血性坏死的发病率日渐上升，其中绝大多数是中青年患者。由于诊断水平的限制和保头治疗效果欠佳，许多患者在50岁之前甚至更早就出现了不同程度塌陷。尤其是坏死范围超过30%的，常引起行走障碍。而这一年龄属于关节置换的相对禁忌症。为了解决这一问题，我们从2003年起采用髋关节表面置换术治疗了股骨头坏死患者33例（38髋），取得了满意的效果。报告如下。

1　临床资料

1.1　一般资料　本组33例中男18例，女15例，平均年龄37.4岁（32~43岁）。病因：激素应用史21例，有多年酗酒史10例，系统性红斑狼疮1例，银屑病性关节炎1例。股骨头缺血性坏死按国际骨循环协会（ARCO）分期：Ⅳc期26髋，Ⅴ期12髋。单侧置换28例，双侧置换5例。所有患者术前均有明显的疼痛和活动受限，严重影响日常生活和工作。术前Harris评分23~47分，平均34分。

1.2　器械与假体　所有假体均选择美国Wright公司生产的金属对金属髋关节表面假体。手术的重点是精确的寻找股骨颈的中轴线，需要特定器械的帮助，必要时还应该使用C型臂透视加以确认。为了充分显露股骨头颈并保护附近的坐骨神经，需要使用特殊的撬板。另外，因为手术中保留股骨头，所以髋臼的暴露需要相应的大号骨单钩，用以牵拉股骨颈。

1.3　手术方法　全身麻醉，患者取侧卧位，用后外侧切口暴露患髋。因为保留股骨头，手术切口可以较普通关节置换手术适当延长，以充分显露。将股骨头脱出，测量股骨头、颈直径，选择相应头、臼假体。用定位器确定股骨颈中轴线，将骨圆针沿140°钻入。之后需要使用特定器械确定假体边缘不会与股骨颈发生切割。必要时使用C型臂透视加以确认。在骨圆针导引下，清除股骨头软骨及死骨，达到血供丰富的骨质。再次确认假体与股骨颈不会发生切割。牵开股骨头，充分暴露髋臼，切除关节囊以及髋臼缘增生的骨赘。清除髋臼内软组织，暴露臼底。髋臼侧处理与传统髋关节置换手术相同，注意前倾角和腹倾角的掌握。打压植入臼杯。安装股骨头表面假体后复位。术后处理同传统全髋关节置换手术。

2　结果

随访1~3年，无需要进行翻修的病例，所有患者术后均无感染、脱位、及神经和血管损伤，未发生股骨颈骨折，X线片示假体位置良好，假体无松动移位，股骨近端、髋臼无骨吸收和骨溶解。术后Harris评分85~97分，平均92分。

3　讨论

中青年的股骨头坏死的治疗是个难题。尤其是坏死面积超过30%的患者，保头治疗的成功率不能令人满意，许多患者在发现后6个月至5年内出现股骨头塌陷并且继发关节炎，造成严重的功能障碍。人工股骨头、人工全髋关节置换术虽然可以解决近期的问题，但是大部分患者须在有生之年行翻修术，甚至多次翻修手术。而且，中青年患者往往需要更大的活动范围，以适应其比较活跃的生活方式。髋关节表面置换手术恰恰可以解决这些困难。首先，表面置换截骨量少，保留了股骨头，为将来的翻修手术预留了空间，使得翻修手术可以达到初次手术的效果。同时，因为不改变解剖结构，避免了应力遮挡，从而减少了相关的假体松动6和假体周围骨折。这是传统假体所无法解决的。表面关节假体直径远高于普通假体（小于髋臼直径4~6mm，一般在36mm以上，而传统全髋仅为28mm），大大增加了脱位所需要的移动范围（jump stand and jump high），允许患者有更大的安全活动范围。Clarke7对109例表面置换和145例传统全髋置换的病例进行了对比。前者有1例（0.9%）而后者有9例（6.2%）发生了脱位。最早的髋关节表面置换术的历史可追溯到1951年5，现代人工关节置换术之父Charnley采用Telflon材料首次进行髋关节表面置换术，由于材料磨损导致很快失败而转向全髋置换术，从而导致现代人工关节革命。20世纪70~80年代，聚乙烯髋臼对金属股骨头的表面置换术曾经流行过，虽然在形状上与目前的表面假体类似，但是因为设计和材料的缺陷造成极高的早期失败率，导致表面置换术的迅速衰落。随着对髋关节力学认识的加深和材料学的进展，自90年代中期，表面置换术重新受到重视。目前的金属对金属假体具有磨损率低、磨屑颗粒数量少的优点，避免了碎屑引起的骨溶解，从而大大降低了出现假体远期松动的机会，假体寿命得以延长。髋关节表面置换的其他优点还包括：手术失血少；深静脉血栓的发生率下降；肢体长度出现差异的情况减少等等。

表面置换手术之后，患者的疼痛症状均得到了明显的改善，关节活动度恢复，可以回归社会，进行正常的工作生活。Harris评分由术前的平均34分提高到了术后的92分。这与其他作者的结果4是符合的。例如，Kim等在对全髋表面置换术和传统全髋置换术治疗股骨头坏死的研究中发现两组疗效无明显差异，而后者的并发症更多。Daniel对384位患者（446髋）进行统计，87%的患者可以进行正常的工作娱乐活动。

虽然髋关节表面置换手术有以上的优点，但是有作者认为髋关节表面置换的失败率高于传统的全髋关节置换术。Capello等随访3年有15%失败。美国Amstuz报告400髋，4年后存留率为94.4%。Beaule的一组37例患者平均随访6.5年，5年、10年、15年的存留率分别为79%、59%、45%。我们认为，这与早期手术适应证掌握不当和手术技术存在缺陷有一定的关系。

因为髋关节表面置换手术中，臼杯需要压配打入，而没有螺钉固定，所以骨质疏松的患者不适合表面置换手术，因为这些患者容易发生臼杯固定不牢固而产生移位。对于股骨头坏死范围过大，甚至于侵犯到股骨颈的患者，因为不能提供良好的固定，也不适合表面置换手术。股骨头残留有血供的部分，应至少保留0.5cm以上才可以提供支撑固定。为了固定更牢固，应在保留的股骨头表面以1.5mm钻头钻出多个3mm深孔道，以使骨水泥能够与股骨头稳定结合。

髋关节表面置换手术最严重的并发症就是股骨颈骨折，而术中操作不当是导致其发生的重要原因。手术中截骨时造成的股骨颈的切割，会导致发生股骨颈骨折。而避免这一情况发生的关键就是正确地找到股骨颈的轴线。虽然有专门设计的器械，但是根据我们观察，其误差率比较高，不能完全依赖。在打入导针后，应该使用试模反复确认不会发生股骨颈切割后，再进行下一步操作。必要时C型臂透视可以提供有效的帮助。笔者认为导针的打入是决定手术成败的关键，除了防止发生切割，还要掌握好135～140°的颈干角。不正确的角度，尤其是角度过小引起的髋内翻，会引起应力的传导、分布异常，甚至出现股骨颈骨折等并发症。

4 结论

髋关节表面置换术的确具有骨量损失少、稳定、并发症少、不改变股骨上段正常解剖关系等优点。髋关节表面置换手术有比较理想的近期效果，对于已经无法进行保头治疗的中青年中晚期骨坏死患者，可以作为传统全髋关节置换手术之前的替代过渡手段。但是必须严格掌握手术适应证和手术技巧。虽然有作者将表面髋关节置换手术的适应年龄确定在55岁或者50岁以下，笔者出于慎重的考虑，对于本手术的年龄限制在45岁以下。骨质疏松、股骨头坏死范围过大、肾功能差无法代谢进入体内的金属离子、对金属材料严重过敏者均不适合表面置换手术。术者应该有常规手术的基础，并且掌握表面置换手术的特点，熟悉相关的手术器械。

全髋表面置换术已有多年历史，但至今仍缺乏治疗股骨头坏死的大量病例长期观察的报道。本组治疗的例数不多，随访时间也较短。我们将继续积累病例，延长随访时间，为观察该治疗方法的临床效果提供更有力的证据。

医疗卫生行业作风现状的回顾性思考和相关建议

解志葆

20世纪80年代改革开放以来，经过近30年的改革和发展，医疗卫生行业发生了天翻地覆的变化，在医疗行业规模、技术水平、学术水平等方面都取得了前所未有的成就，甚至在很多方面达到了国际一流水平和国际领先地位。尤其是国民的医疗救治期望值有了空前的提高，健康保健意识也得到增强。从这一方面可以充分地肯定，这是改革开放以后实行社会主义市场经济所取得的成果。然而不可忽视的是，也产生了一些负面影响。

1　四次浪潮与潜规则的形成

20世纪80年代后期，计划经济时期形成的思维贯性深深地植根于人们的头脑中，计划经济时期形成的体制、机制、制度、管理模式等严重阻碍了改革的发展。90年代初邓小平同志的南巡讲话，对原有的体制、机制、制度、管理模式产生了很大的冲击，从真正意义上为中国的改革开放指明了一条康庄大道。从此我国的医疗卫生事业也开始改革，并取得了辉煌的成绩。在这过程中医疗卫生事业的改革受到了四次浪潮的冲击，一是争夺病源的浪潮，二是折扣与馈赠礼品的浪潮，三是感情投资浪潮，四是开单促销浪潮。四次浪潮的冲击对医药卫生行业的职业道德造成了极大影响，发展到近几年形成的潜规则即是四次浪潮的终极负面影响的结果。

1.1　争夺病源的第一次浪潮

形成于90年初中期。改革初期步履艰难，传统的计划经济是最大的阻力。随着资源分配的原始状况被打破，“多劳多得，充分发挥每个人的潜能，谁致富，谁光荣”的理念被人们接受，每个人都在思考如何致富、如何努力争取最大化的利益，但个人行为的有限性不可能形成气候，在团体利益的诱导下，各医疗卫生机构有意无意间形成了争夺病源的态势。医院之间互相介绍住院病人、特殊检查病人、手术病人，都可以由医院给出一定的介绍费、好处费或提成，甚而请一个医生做一次手术要从收费中提取一定比例的辛苦费或劳务费。一时间在各医疗机构之间形成了不成文的生财之道，以此增加医院收入，也增加了医务人员个人的收益。这种违背常态的行为造成了极坏的影响，很快引起了卫生管理部门的重视。

为了严格制止这种违背职业道德的违规行为，卫生管理部门和医院及时采取了坚决的制止措施，在一些医院进行了清查，采取自查自纠的形式，制作“自查报告表”发布到全院，凡利用工作之便介绍病人或转向外院收取介绍费、好处费的一律自报，并填写清楚次数和收取的金额，不如实地填报的则予以严肃处理。从填报的材料分析中可以看到，多则千元，少则百元，与当时职工的月收入相比，也是一笔可观的收入，对职工的职业道德、思想行为造成了很大的影响。医院在实践中充分认识到这种互挖墙角式的争夺病源行为是自毁声誉，于社会、医院、个人都是弊大于利，因此争夺病源的第一次浪潮，在医院

的自省中，在卫生部门的干预中很快停止了，但由此产生的心灵激荡是不可忽视的。

1.2　折扣与馈赠礼品的第二次浪潮

随着改革的不断深大及市场竞争机制的实施，药品生产、流通、经营的放开，以市场竞争机制为动力，全方位的投入到市场经济中，制药企业、流通经营企业如雨后春笋般地急速发展壮大，激活了整个药品市场，有市场就有竞争，竞争是市场存在的动力，竞争的形式可以由市场需求产生出来，形式多样，但本质上“质优价适”是胜出的基本点，但随着竞争的激烈程度加剧，为了在市场中赢得份额，厂家、经营企业、公司主动上门提供折扣，以折扣比例的大小争得市场份额，同时也产生出了馈赠礼品的行为。开始各医疗机构对此的反应大多处于迟钝状态，没有想或不敢想，由于对政策的可与不可没有把握，随着竞争的态势不断深入，在医院之间把这种情况互为传闻并以几家具有代表性的医院年折扣收入几十万，几百万相传，由此，引起各医院重视，认为这是政策允许、合理合法的收入，把药品折扣收入作为医院药物管理的重要内容之一，并定出年折扣收入的指标数，以完成折扣的绩效给予一定百分比的奖励，激发了医疗机构争取折扣大比例的积极性，同时，也激发了经营公司流通价格的虚高。一些厂家、公司为了在激烈竞争中取胜，不惜代价，除了明面折扣外，暗中对个别主要人物以及科室的专家主任、核心人物施以相应的好处，逐步为违规的潜规则打造了基础。为了规范市场竞争机制，防止不正常的竞争扰乱市场经济的发展，国家及时有效地制定了《反不正当竞争法》，对市场竞争进行规范，并使之法制化。由于立法的滞后性与普及的局限性，以及法制观念的漠然性，早期基本上没有发挥出法制的权威性，这种折扣与对少数人的礼品相赠，参加产品介绍赠予物品是混而有之，形成了前所未有的浪潮冲击，加上当时的改革态势是“大胆地想，大胆地做，改革的步伐要大些，要从根本上扭转计划经济的思维定式，要加大改革的力度，转轨到社会主义市场经济这个轨道上来”，往往在改革与法制改革与制度、改革与规范的界线上时而清晰，时而拿不准的混沌之中，界线时而明确，时而含糊，这与当时一些行业官员的讲话不无关系。由此，对医疗机构形成了折扣与变味的学术会、药品介绍会混而行之的第二次浪潮，对医疗卫生行业形成的冲击也是非常值得反思和总结的问题。

1.3　感情投资的第三次浪潮

医药促销机制的不规范和无序状态，促使医药购销促销竞争更加剧烈，随着前面两个浪潮的冲击，医疗机构的医务人员受到的诱惑向潜规则迈进了相当大的步伐，但由于促销的落脚点在临床，而临床科室主任、高资专家是具体的医疗执行者，为了更进一步扩大竞争态势，促销的势头转向面广而宽的感情投资，形式随之发生了转化，即以各种名义的新药介绍会、学术研讨会、参观学习、考察生产基地等名义扩大感情联络群体，在这些系列活动中提供丰富参观考察活动，同时给以礼品相赠。这种感情投资浪潮一度成为药企、经营公司推出药品必须履行的规则，由此，从前两次浪潮转到第三次浪潮，形成一种不可抗拒的潜规则，在这种感情投资的竞争下，有的药企、经营公司为了达到预期销售的目标，组织国际考察活动，意在高投入，高产出，建立牢不可破的感情网络，为竞争中的胜出，建立营销关系，打下深厚的基础。这种模式潜规则的形成有其必然性，也有放之任之的不作为，使之逐步深入发展，其实质是不正当竞争的感情投资，这是市场经济竞争中在没有明确规范的前提下，不以局部意志所能转移的竞争方式。这一浪潮的冲击，使医药购销的潜规则得到了进一步的深化。为第四次浪潮的冲击开避了先路。虽然六部委每年发布文件开展纠正行业不正之风活动，但药企、经营公司的市场属性，往往由于监管不力，或是只管税收而对其他放之任之的激励机制以及法制的滞后，最终形成了所谓合理合法的促销机制。

1.4 开单促销的第四次浪潮

随着时间的推移，药企生产厂家、经营公司的数量不断增加，以及药品虚高价格的空间余地，更进一步激化了药业的竞争程度。低水平的重复生产，供大于求，想在医疗市场中占有位置，唯一的促销办法就是更进一步扩大促销的可及性，即医疗机构中的临床一线握有处方使用权的各级医生，由此，冲击的浪潮从一、二、三个浪潮转向第四个浪潮，开始面向临床一线的各级医生。由此，派生出了各药企、经营公司庞大的临床促销队伍——医药代表。这一群体可以做到在任何一家医疗机构无处不在，直接针对医生手中的处方权，以开方量的多少给予不同的回报。初始一些有资质的医师对此不屑一顾或心有疑虑，没有接受回报的勇气，但随着市场的无序竞争和已经形成的潜规则氛围，在这种利益回报的诱惑下，逐渐由不适应到适应，最后到理所当然地认为，这是劳动的应得报酬。在这一阶段，由于药价虚高，在广大患者中已形成了较大的呼声，治理行业不正之风的力度有所加强，但冰冻三尺非一日之寒。第四次浪潮则把广大的具有良知的受多年高等教育的知识分子拉入了职业道德缺失的境地。

经过十多年的冲击，在医药购销领域中潜移默化地形成了严重的行业作风扭曲的功利性潜规则，其深度与广度是始料不及的，在建设社会主义市场经济的过程中，造成了难以挽回的社会负面效应，“看病贵，看病难”成为社会强烈反映的热点问题之一，也成为医药卫生改革不成功的原因之一。四次浪潮的形成很难以具体的年、月、日加以划分，在形成过程中是潜移默化地渐进式发生着转化，但各阶段的特征是明显的。

2 深化改革，规范行业道德

中国的医药卫生改革20多年来，已经取得了巨大的成就。但伴随着改革出现的问题，亦需要用改革的办法加以纠正和完善，同时借鉴世界各国医药卫生的成功经验，结合中国的传统文化和自己的国情，探索出一个中国的医药卫生事业新模式。既不同于英国的全民福利医疗模式，造成国民经济的不堪重负，又不同于美国的只照顾老人、儿童等弱势群体，造成卫生资源和医疗费用的无限制攀升，也就是“政府主导，市场补充”和“市场主导，政府补充”的两种医疗卫生模式。这两种模式在践行近百年的检验中，各有利弊，成为令该国历届政府头痛的大事之一。中国的历史文化不同于这些国家，地域分布的经济状况、庞大的13亿人口结构都是世界上独一无二的，走自己的路是中国医药卫生改革的着力点，通过不断深入的医药卫生改革解决多年来在医药购销、卫生器械、高质耗材购销等方面形成的负面因素和医务人员职业道德的异化，彻底解决在这一领域多年形成的对国家和政府形象造成的负面影响。同时，彻底纠正和教育医药卫生人员树立正确的人生观、价值观、世界观，正确地履行高尚的救死扶伤人道主义职责，为中国的医药卫生事业发展，发挥积极的人道主义精神。

2.1 开展治理购销领域商业贿赂专项工作

这是对20多年改革开放、解放思想、创新发展工作的矫正。取得了伟大成就的模式要不断总结发扬光大，沿着党的“与时俱进、求真务实、依法治国、和谐社会”的目标继续努力，为实现21世纪中叶建立强盛富有的强大中国和中华民族的伟大复兴不懈地努力奋斗。对改革中出现的不利于改革发展，不利于中国特色社会主义市场经济发展的因素，不利于党的“三个代表”形象的各种行业不正之风以及权力滥用，以权谋私的违规违纪甚至犯法的行为给予纠正和制裁。在九大领域中存在的这些问题，一方面要以体制、机制、制度、管理的改革加以解决，在解决这些根本性制度管理的基础上，加大各行业的法制教育，规范行业职业道德，使改革与发展回归到常态中，所以，专项治理工作是非常必要的措施，也是改革发展到现阶段全面规范社会主义市场经济和规范各行业职业行为、打击各种腐败行为必要的有力措施。全面的治理、全面的规范、全面的法治，是中国特色社会主义市场经济持续健康发展的有力保证，也是中国共产党作为执政党的根基。

2.2 深化改革的思考性建议

医疗机构出现的问题，有其根源及因果性，经过专项治理，收到了明显的治理效果。问题在于体制、机制、制度、管理的配套性、长效性要尽快从政府决策上加以解决，加强内部管理，制定各类规章制度，严肃行业纪律，提高职业道德水准。精神文明与医德医风教育是必须要做好的，但仅靠医疗机构各自为阵式的形成长效机制有一定难度，因为体制机制是整个行业系统的共性源头，卫生部已出台13项建立长效机制工作方案，建议从以下凡方面分层面地加以重点解决。

2.2.1 政府着手研究制定“中华人民共和国卫生事业法”：从法制的高度确定中国卫生事业的目标、方向和卫生事业的GDP投入比例。教育、卫生是关系到国计民生的大事，也是关系到国家安定、社会稳定的根本性国策。责任主体是政府，补充责任是社会，即便是发达国家也没有脱离这个轨迹。

2.2.2 每年对中国卫生事业发展状况进行全面详细的调研：每年由政府组织、卫生部门执行，以数字分析的科学论据，发表白皮书，充分表达卫生事业的成就，包括医疗机构状况，经营收支，职工分配，在国内各行业中所处的经济位置，在国际上的医学地位，科技成果及国内的社会满意度，病人满意度，医疗机构职工满意度等，以解剖麻雀的方式，把中国卫生状况理性而明晰地透明于公众。成就可以使医务界受到鼓舞与激励，问题可以警示修正，方向可以由政府、卫生部门在此基础上加以把握。

2.2.3 医疗机构加大正面教育和警示教育力度：在国家卫生行政管理部门的大政方针基础上，结合医院自身情况，完善管理规章制度，严肃行业纪律。在严格执行中，加强督导检查，切实从医院管理、环节管理、职工行为养成中得到体现。

2.2.4 规范药、械、卫生耗材市场经管促销机制：市场经济需要的是法制下的规范竞争，不是原始资本积累期的无序竞争，否则市场恶性竞争的危害很难从根本上解决，容易出现“割韭菜”效应。把治理成本增大，同时也产生“子不教，父之过”的负面管理效应，规范市场经营促销机制刻不容缓。

2.2.5 加强治理、加快行业作风建设：卫生行政主管部门应开展针对重点部门、重点岗位、重点人员的警示宣传教育年度专题会议。由各单位出费用，卫生行政部门组织，请行业内相关专家学者做行业法规讲座，同时，请法学专家、司法部门专家做专题报告，通报典型案件。这种形式的警示教育、培训效果，对提高政策法规水平及操作规范，遵纪守法，有着重要的长效意义，体现出政府及行业主管部门对这些岗位人员的重视与关怀，效果远比单位内部的宣传教育力度大。

2.2.6 执行法规、合规操作的督导检查：这是长效管理行之有效的机制，可每年组织一次督导检查。发现问题及时处理，同时发挥及时的警示效应，经过几年的催化，必将形成“高度的合规意识”。

妇　科

清胃健脾法治疗肥胖型多囊卵巢综合征 48 例

王必勤　林　敏

多囊卵巢综合征（polycystic ovarian syndrome，PCOS），是一种好发于育龄妇女的多态性内分泌紊乱疾病，临床多表现为月经不调、不孕、多毛、痤疮、肥胖和卵巢多囊性改变。笔者临证观察总结，见患者中以肥胖、且月经后期者最为多见占 PCOS 40%～60%。根据“肥人多湿”“胖人多痰”的观点，脾与胃一脏一腑，一阴一阳，互为表里，只有互相协调，才能保持水谷精微正常的消化摄纳和运化敷布。现胃纳强，脾运弱则水不归正化而凝聚为痰，痰湿脂膜积聚，血海蓄溢失常，而致月经后期、肥胖等症，故笔者认为肥胖型患者的主要病机为胃盛脾弱，痰湿体质是其根本，故以清胃健脾、调整痰湿体质为治疗大法，取得较好疗效，报道如下。

1　临床资料

1.1　诊断标准

多囊卵巢综合征参照目前国际上通用的鹿特丹诊断标准，排除其他原因引起的高雄激素血症，如库欣综合征、高泌乳素血症、分泌雄激素的肿瘤、甲状腺功能异常等等，以下 3 个标准中的两个符合即可诊断：①稀发排卵或无排卵；②一侧或两侧卵巢直径为 2～9mm 的小卵泡≥10 个和（或）卵巢体积增大；③临床或实验室检查高雄激素：多毛（脐下，乳晕），痤疮，肥胖，雄激素升高。肥胖参照2000 年国际肥胖特别工作组提出的亚洲成年人 BMI 正常值和2003 年4 月我国卫生部疾病控制司公布的“中国成人超重和肥胖症预防和控制指南”以 BMI 值“23”为超重的界限，≤18.5 为体重过低，18.5～22.9 为正常体重范围。肥胖前期：BMI 值≥23＜25，Ⅰ度肥胖：BMI 值≥25＜29.9，Ⅱ度肥胖：BMI 值≥30。

1.2　一般资料

本研究共收集到 48 例患者作为观察病例，被观察者均为 2007 年 3 月 1 日至 2008 年 3 月 1 日在北京中医药大学东直门医院妇科门诊病例，根据纳入病例标准及排除病例标准，符合肥胖型多囊卵巢综合征诊断。其中年龄最大者 38 岁，最小 18 岁，平均年龄（25.81±4.52）岁。病程（从开始出现月经异常、体重增加等症状到就诊）最短 2 个月，最长达 14 年，平均（27.31±34.97）月。其中以婚久不孕就诊者 6 例，月经稀发、月经后错甚至闭经就诊者 28 例，以月经过少就诊者 8 例，仅有 6 例是以月经频发，不规则出血就诊。

2　治疗方法

以清胃健脾改善患者痰湿体质为根本，并根据女性经血阴阳消长转化规律的生理特点进行治疗调整加减。基本方：苍术、白术各10g，茯苓20，陈皮10g，石菖蒲10g，清半夏10g，胆南星10g，决明子10g，生山楂30g，荷叶20g，淡竹茹12g。经后期兼以补肾阴，原方加紫河车12g；排卵期原方加羌活15g，石楠叶10g等促排卵；经前期兼以补肾阳，原方加巴戟天12g，紫石英30g等；行经期原方加益母草15g，丹参15g，泽兰12g等。上方每日1剂，水煎2次，药汁混合，早晚分2次口服。1月为1疗程，一般服6疗程。

辅助疗法：服药期间，嘱患者尽量多运动，少食油腻、含糖量高、生冷的食品。

3　疗效标准

3.1　疗效判定标准

3.1.1　减轻体重效果：（参照“中国成人超重和肥胖症预防和控制指南”拟定）显效：体重指数降低3个指数以上，或体重降至正常。

有效：体重指数降低0.5~3个指数。

无效：体重指数降低小于0.5个指数，体重治疗前后没有变化。

3.1.2　临床症状疗效判定标准（参照中华人民共和国卫生部1993年发布和制定的《中药新药临床研究指导原则》中关于月经不调、闭经和不孕症的相关内容拟定。）以观察月经期、量、色、质为主，及伴随多毛、痤疮症状，采用治疗前后自身对照的方法：

痊愈：治疗期间或停药后3个月内怀孕或月经周期、量、色、质恢复正常，基础体温呈双相，或B超提示有排卵，停药后月经持续规律3个月经周期。

显效：用药后月经来潮，月经期、量、色、质较前明显改善，痤疮等症状明显减轻，基础体温呈双相。

无效：临床症状无改善，基础体温仍为单相，治疗前后无变化。

4　治疗结果

4.1　减轻体重疗效

根据体重减轻判定标准，治疗48例，结果显示，显效9例，占18.75%；有效33例，占68.75%；无效6例，占12.5%；总有效率为87.5%。

表1　48例患者的近期减肥疗效情况

	显效	有效	无效
例数（n）	9	33	6
百分比（%）	18.75	68.75	12.5

统计学结果显示：治疗前48例患者平均体重指数分别为28.126±3.394，治疗后为26.667±3.683，治疗后体重指数值较治疗前明显下降，有显著统计学意义（$P<0.01$）。结果见表2。

表2　48例患者治疗前后体重指数比较（$\bar{x}\pm s$）

组别	例数（n）	体重指数
治疗前	48	28.126±3.394
治疗后	48	26.667±3.683

注：治疗前后比较：$P<0.01$

4.2　临床症状改善情况

4.2.1　月经周期改善情况：48 例患者在治疗中，2 例怀孕，8 例没有明显的效果，其他在月经周期及量、色、质上均有不同程度的改善，基础体温呈双相，根据临床症状疗效评定标准，痊愈 2 例，占 4.17%；显效 38 例，占 79.17%；无效 8 例，占 16.67%，总有效率为 83.34%。

4.2.2　其他症状改善情况：48 例患者在治疗过程中除了月经期量色质有不同程度的改善外，其他症状也有不同程度的改善，结果详见表 3。

表 3　治疗前后患者其他症状改善情况

症状	治疗前（n）	治疗后（n）
痤疮	30	18
多毛	25	24
脘腹胀满	10	6
带下量多	18	6
大便溏或黏腻	32	16

4.3　实验室相关指标的检测

收集到其中 32 例患者的血清激素水平进行治疗前后比较，结果如下：

表 4　治疗前后 T、E_2、FSH、LH 情况表

激素	治疗前	治疗后	P 值
T（ng/dl）	74.368 ± 3.558	69.196 ± 1.945	0.182
FSH（mIU/ml）	5.418 ± 0.395	5.841 ± 0.509	0.526
LH（IU/ml）	10.425 ± 1.283	8.751 ± 0.578	0.124
E_2（pg/ml）	53.759 ± 16.029	55.463 ± 14.813	0.636

表 4 显示：32 例患者的血清 T（总睾酮）平均水平：74.367 ± 3.558，虽然在正常水平（T < 76ng/dl），但处于正常上限。血清 LH（促黄体生成素）平均水平 12.425 ± 1.483，虽然在正常范围（LH < 12.5ng/dl），但在正常上限，明显高于血清 FSH（促卵泡成熟激素）平均水平 5.418 ± 0.395，LH/FSH 平均比值：2.386 ± 0.208，说明肥胖型多囊卵巢综合征患者血清激素水平出现紊乱。T、LH 治疗后较治疗前有下降趋势，但是（$P > 0.05$），差异不显著，没有统计学意义；FSH、E_2 较治疗前有上升趋势但没有统计学意义（$P > 0.05$）。

5　临床不良反应观察

治疗期间部分患者诉服药后轻微腹泻，考虑为祛湿药物作用的过程，还有 1 例患者诉服药后胃脘部不适感，泛酸，仔细询问发现其空腹服药，嘱其将服药时间改为饭后半小时后无明显不适，此外没有发现过敏和其他不良反应。

6　讨论

近年来多囊卵巢综合征发病呈上升趋势，随着研究的深入，本病成为妇科内分泌研究的热点和难点。根据其临床表现当属中医“月经后期”“闭经”“不孕”范畴，不同患者临床表现差异性大，这可以理解为中医体质基础的不同所造成的不同结果。中医学认为，不同体质对疾病的发生具有一定的易罹性，而许多疾病发生的“共同土壤”在于其体质基础，由此可见，针对多囊卵巢综合征某种特异性的类型，展开深入的研究，重视其体质基础，不断探索新的治疗方法，对于深化中医病因病机学认识，提高临床疗效具有重要的意义。

临床上常常见患者胃纳如常或食欲旺盛，而大便偏干或溏薄泄泻，脾运弱，胃纳强，常辨证为胃盛脾弱证。今胃的受纳腐熟功能强盛，使水谷精微大量进入体内，而脾的运化功能又相对不足，则进入体内的水谷精微不能得到运化，加之升清降浊的功能失常，不能归正以化精，使浊邪内存，湿浊内蕴，郁而化痰。痰湿阻滞，冲任不通，经血不得下行，故闭经、月经稀发，月经过少；或痰湿与躯脂相结，内阻经络，冲任不通，则经闭不行，痰湿阻于胸脘，则胸脘满闷，呕恶痰多；痰郁久化热，阳明胃热故出现面部痤疮。笔者经过多年临床实践，认为肥胖型多囊卵巢综合征患者的体质类型是痰湿体质，胃盛脾弱是其基本病机，清胃健脾，改善痰湿体质为其治疗大法。

前贤历来有痰湿闭经的论述，金元时代朱丹溪首倡痰湿不孕，《丹溪心法·卷五·子嗣九十三》中指出："若是肥盛妇人，禀受甚厚，恣于酒食之人，经水不调，不能成胎，谓之驱脂满溢，闭塞子宫。"这是最早关于肥胖和不孕的论述之一；《女科切要》中有"肥人经闭必是痰湿与脂膜壅塞之故"的论述，《傅青主女科》："妇人有身体肥胖，痰涎所甚而不能受孕者……乃脾土之内病……不知湿盛者多肥胖。肥胖者多气虚，气虚者多痰涎，外似健壮而内实虚损也。……夫脾本湿土，又因痰多，愈加其湿，脾不能受，必侵润于胞胎，日积月累，则胞胎竟变成汪洋之水窟矣，则胖之妇，内肉必满，遮蔽子宫，不能受精，此必然之势也。"《医宗金鉴·妇科心法要诀》"女子不孕之故由伤其冲任也，或因体盛痰多、脂膜壅塞胞中而不孕"之述。这里的肥盛妇人、肥人即是为痰湿体质之人，由于禀赋遗传，素体肥胖，或饮食不节，嗜食肥甘厚味，损伤脾胃，脾失运化，痰湿凝聚，滞脏腑，阻经络，碍气化，从而形成粘腻重浊的各种表现。

前贤们的论述给我们以启示，痰湿体质是肥胖型多囊卵巢综合征发生的重要根源，我们可以尝试从改善体质的角度来治疗肥胖型多囊卵巢综合征。现代研究表明，运用中药化痰祛湿方，能减少痰湿体质者体内脂肪积聚，改变脂质代谢，降低血液黏稠度，改善血中载脂蛋白含量，从而达到整体调整体质偏颇的目的。多囊卵巢综合征患者的卵巢增大、包膜增厚，中晚期则卵巢变硬，间质纤维化，这种局部病理改变类似于中医学中的痰湿，故用健脾清胃、燥湿化痰中药，以促进卵巢包膜变软和变薄，亦利于卵泡的排出。

方选《叶天士女科诊治秘方》苍附导痰汤加减，以二陈汤为基础健脾祛湿，清胃化痰；苍术、白术、茯苓健脾燥湿化痰为主药，苍术与白术相伍，一散一补，泻湿浊之有余而补脾之不足，燥湿与健脾互为促进，加以茯苓健脾利湿；胆南星、陈皮、半夏、石菖蒲为臣药，上药源于二陈汤有很好理气健脾、化痰祛湿之功，佐以淡竹茹、决明子、荷叶清泻胃热，生山楂消食积、健脾，全方健脾化痰与清胃泻火相结合，有清胃健脾，改善痰湿体质之功。

本病治疗的同时，应注意与患者交流，从心理上进行疏导，增强患者对医生的信任，减轻其心理负担，提高治疗的依从性，同时提醒患者注意饮食方式多食蔬菜、水果等素食，少食荤腥肥腻、生冷高糖高脂之品，多加强体育活动，控制体重，以配合治疗，往往能达到事半功倍的效果。实践证明清胃健脾改善痰湿体质的治疗方法具有较好的减轻体重，改善临床症状的效果，对血清激素水平具有一定程度的影响，这估计与中药整体调整，多靶点作用有关，但具体的作用机制有待进一步扩大样本量就设立试验研究来证明。

中药外敷为主治疗输卵管阻塞性不孕症100例

刘英杰　金　哲　郭志强

因输卵管阻塞不通而致的不孕症是临床常见病。我科不孕症专科门诊从1989年1月至1991年6月采用中药外敷为主的方法治疗本病，取得较满意的疗效。现将治疗情况总结如下。

1　临床资料

1.1　病例选择　100例均系门诊病人，年龄最小者23岁，最大者39岁，其中23~29岁者60例，30~39岁者40例；结婚年限最短为2年，最长为10年。100例中，原发不孕者74例，继发不孕者26例。后者包括人工流产后16例，自然流产后6例，早产后4例。宫外孕一侧附件切除4例，慢性盆腔炎78例，子宫内膜异位症14例，盆腔包块7例。有结核病史者1例。在我科就诊前，有14例曾服过中药汤剂，药物不详；19例服过"金鸡冲剂"，5例注射过胎盘组织液，其余62例均未经治疗。

1.2　症状与体征　患者多以月经不调，痛经，带下量多，经前乳房及小腹部不同程度胀痛，腰骶部酸痛，性欲淡漠为主要临床症状。妇科检查：子宫偏小者12例；附件增厚有压痛者78例；后穹窿触到结节者3例；附件包块7例。基础体温：正常双相曲线者58例；单相者12例；未测基础体温者14例；基础体温上升者14例；基础体温上升迟缓大于3天者8例；黄体期不足12天者8例。

2　诊断依据

参照全国高等医药院校教材《中医妇科学》第五版不孕症诊断标准。结婚2年以上，配偶生殖功能正常，未采取避孕措施而不受孕者；或曾生育或流产后2年以上未采取避孕措施而未受孕者。100例中行子宫输卵管碘油造影诊断为阻塞性不孕者58例；行输卵管通液诊断为阻塞性不孕者42例。

3　治疗方法

3.1　组方原则　活血化瘀，通经活络。

3.2　方药组成　透骨草200g，红藤15g，赤芍15g，三棱10g，莪术10g，丹皮10g，水蛭10g，虻虫10g，海藻10g，路路通15g，皂刺10g。

方中丹皮、红藤活血解毒，软化粘连；三棱、莪术、赤芍活血行瘀，通经活络，使粘连松懈；昆布、海藻、水蛭、虻虫软坚散结，破瘀消癥；路路通、皂刺通经开窍，为疏通输卵管的良药；槟榔理气行滞，透骨草解毒祛湿，引诸药入经。

3.3　随症加减　腰膝酸楚疼痛，经期痛剧，色黯有块，小腹隐痛，畏寒肢冷属脾肾阳虚，瘀血阻络者，加桂枝以温肾助阳，活血通络。经前乳房胀痛，经行腹痛色暗，胸闷不舒，心烦易怒属肝郁气滞者，加川楝子以疏肝理气，行瘀止痛。小腹胀痛有冷感，经行后期，量少或闭经，形体肥胖属寒湿凝结，瘀血阻络者加桂枝、细辛以温经祛湿，活血通络。

3.4　用法　上药1剂用温水拌潮后装布袋内，淋洒白酒30ml置锅内蒸20分钟，取出后待温热适度敷于下腹部。药袋上部加敷塑料布或热水袋保温，温度维持在40℃左右为宜，每晚1次，每次40～60分钟，每4日换药一次。行经期间停用，15天为1疗程，连用3个疗程。治疗期间，须经常检测基础体温，对合并黄体功能不健者，须在月经中期加用补肾壮阳之中药，如右归丸加鹿角霜、紫河车等，以提高黄体功能；对月经量少或子宫发育不良者，须在月经前半期加服河车大造丸或胎盘片等；以慢性附件炎为主者，亦可加服本院自制的盆腔炎丸，服用1个疗程。

4　**疗效标准**

目前尚无统一的疗效标准，为此我们暂拟疗效标准如下：

痊愈：用药3个疗程以下，自觉症状减轻。妇科检查：附件增厚明显好转，输卵管完全畅通，或停经42天以上尿妊免试验阳性者。

有效：用药后自觉症状减轻，经检查输卵管部分畅通或通而不畅者。

无效：治疗3个疗程以上，输卵管仍不通，症状无改善者。

5　**治疗结果**

100例中治疗最长者120天，最短者30天，平均3.5个疗程。临床治愈73例（其中妊娠35例），有效22例，无效6例，总有效率为94%。疗效结果见附表。

附表　输卵管阻塞性不孕症疗效统计

病种	例数	痊愈	有效	无效
慢性盆腔炎	78	59	17	2
子宫内膜异位症	14	8	4	2
盆腔包块	7	5	1	1
盆腔结核	1			1
合计	100	72	22	6

注：100例中妊娠者35例

从表中可以看出，因炎症而引起的输卵管阻塞不孕症的疗效优于其他病种引发的不孕症，同时我们还观察到不孕症的病程越长，疗效越差，而年龄小，病程短的患者，则治愈率较高。

6　**病案举例**

例1：杨某，女34岁。病历号：524926。初诊日期：1989年12月25日。

续发不孕8年。患者1981年自然分娩一女婴，因故不存。继后虽未采取避孕措施而未怀孕。月经5～7/28～30天。末次月经于1989年12月15日，量中等，色黯夹血块，经行腹痛。平素腰膝酸软，少腹隐痛有冷感，四肢不温，性欲淡漠，带下量多色白而质稀。妇科检查，除双侧附件呈索条状增厚有压痛外，余均正常。经输卵管碘油造影检查为右侧输卵管不通、左侧通而不畅。B超提示：双侧附件炎。

诊断：继发不孕。辨证：脾肾阳虚，瘀血阻络。

取前方加桂枝10g，连用4个疗程，腰痛消失，小腹转温，带下量减少，腹痛消失。末次月经1990年4月16日，已停经51天。尿妊免试验阳性。妇科检查：子宫大小与停经时间均符合早孕。经访足月顺产一女婴。

例2：陈某，女，31岁。病历号：006，初诊日期：1989年4月27日。

结婚6年，婚后1年内曾妊娠2次，均因故停经第50天、54天做人流手术。第2次人流术后又行避孕1年，以后未避孕亦未怀孕。3年多来小腹闷痛反得发作，逢经期则疼痛难忍，月经后期，40天左右一行，经前乳胀，经量少而色黯，反复低热。经多方检查诊为慢性附件炎。医治无效。初诊：小腹坠胀疼痛，行走及劳累则痛甚，腰酸，午后低热，带下量多色黄，小便黄，大便正常。舌质红，苔白微腻，脉弦细。妇科检查宫颈轻度糜烂，宫体后位，大小正常，轻度压痛，活动度差，右侧附件呈条索状增厚压痛，左侧呈片状增厚压痛明显。超声波诊断：子宫5.6cm×3.5cm×2.8cm，双附件增宽，左侧有少量积液，提示双侧附件炎。经输卵管通液检查，双侧不通。基础体温双相，但高温期上升缓慢持续12天。诊断：慢性盆腔炎，继发不孕。辨证：肝郁气滞，瘀血阻络。取前方加川楝子10g，以行气止痛。用药3个疗程后腹痛减轻，月经周期已提前为32天。但BBT高温期仍不足13天，提示黄体功能欠佳。于排卵后加服安坤赞育丸，每日1次。外用药继用2个疗程，腹痛基本消失，其他症状亦减，月经周期正常。妇科检查：双侧附件增厚明显好转压痛已不明显。B超提示右侧附件略增宽，右侧附件炎不除外。末次月经于1989年8月19日，量中等，4天净，BBT双相，高温期升高迅速。于停经41天出现恶心，乳胀。尿妊娠试验阳性。早孕诊断已无疑。患者时有腰酸，小腹隐痛，拟补肾安胎之中药内服。孕70天，B超提示：早孕活胎，胎心168次/分。

7　**体会**

7.1　慢性盆腔炎为妇科常见病，多发病，好发于20~40岁。由于长期的慢性炎症刺激，极易造成输卵管梗塞不通及与周围的器官粘连。因此，在女性不孕症患者中，输卵管阻塞不通是常见的主要原因之一。

本病属于中医学的“不孕”“癥瘕”“痛经”“带下病”等疾病范畴。中医学认为，妇女天癸既行之后，胞宫胞脉犹如月之圆缺而有盈溢之变化。经行之后，经血注于胞宫，胞脉渐趋满盈，经期产后，经血骤泻，胞宫胞脉骤虚。若摄生不慎，邪气则易乘虚内侵，客于胞脉，致使气血运行不畅，若久留不去下血相搏，则结而成瘀，遂致胞脉阻塞不通而引发“不孕”“癥瘕”“痛经”“带下”等病证。

7.2　慢性盆腔炎引起输卵管的炎性粘连，抗炎药物不易进入，故采用内服及注射药物等方法治疗，效果不甚理想。中药外敷法是中医学中一种古老的外治方法，被广泛地应用于各科疾病。此法治疗本病，主要取其温经散寒、活血化瘀、软坚散结、活络开窍之功效。外用取其直接作用于胞宫胞脉，即能内通气血化瘀，外透驱邪，给邪气以出路。方中先用水蛭、虻虫破瘀消癥，以祛奇经之沉疴；丹皮、三棱、莪术、赤芍、红藤、活血行瘀，通经活络；昆布、海藻以软坚散结；路路通、皂刺通经开窍；槟榔理气行滞，透骨草能软坚，重用之可携诸药入里；酒可增强药物的渗透力，使之速达病所以取良效。保持药物一定时间的恒温，以使其更好地发挥药效及渗透作用，是直接影响本治法疗效的重要一环。

本治法具有安全可靠、无副作用、操作简便易行等特点。只要病人掌握了治疗方法及操作要领，无须住院即能进行有效的治疗。

一般认为，不孕症的治疗效果随年龄的增长和不孕时间的延长而变差，病变时间越短则疗效越好。所以对输卵管阻塞性不孕症要早诊断和早治疗，才有利于疗效的提高。

本治法仅仅是初步研究，其作用机理及用药方法等，均有待在今后的工作中进一步深入研究。

绝经期综合征中医辨证特点的研究

刘雁峰　李　峰　王洪彬　刘兰群

绝经期综合征是妇女由生育期向老年期过渡时的常见病，严重影响了绝经期妇女的生活质量。中医认为本病多因肾气渐衰，天癸将竭，阴阳失调所致。西医治疗以激素替代疗法为主，然而激素替代疗法具有严格的应用适应证及禁忌症，服药监测项目多，且有诸多的副反应，故患者使用激素替代疗法有颇多顾忌。中医中药治疗绝经期综合征对于改善妇女的症状，延缓衰老，提高生活质量，具有明显的疗效，且副作用小。但由于缺乏统一的辨证分型标准，影响了临床经验的交流和对疗效的客观评价。本研究通过对绝经期综合征患者临床症状的调查，探讨绝经期综合征的证候学特点，为临床辨证分型的规范化研究提供一定的依据。

1　研究对象及方法

1.1　病例来源　本研究中的病例选取 2002 年 9 月至 2003 年 2 月间，就诊于北京中医药大学附属东方医院、河北省廊坊市金桥医院、包头市包钢医院社区门诊的 45～55 岁之间的绝经期妇女 250 例，其中绝经期综合征患者 83 例，正常绝经期妇女 167 例。

1.2　研究方法　采用问卷调查的方式，根据国内外有关绝经期综合征的研究报道、临床经验、中医理论制定临床病例观察表；女性更年期健康情况调查表、焦虑量表、抑郁量表、心理社会应激调查表等。

2　病例选择

2.1　诊断标准　采用 1997 年卫生部颁发的《中药新药临床研究指导原则》中女性更年期综合征的西医诊断标准；中医证候诊断标准根据“中医虚证辨证参考标准”,《中药新药临床研究指导原则》，中华人民共和国国家标准《中医临床诊疗术语——证候部分》,《中医诊断学》五版、六版教材中相关证候的标准制定。

2.2　病例选择　纳入病例标准：

符合绝经期综合征诊断标准，年龄在 45～55 岁，均可纳入试验病例。

排除病例标准：

年龄在 45 岁以下或 55 岁以上；合并其他器质性疾病；符合纳入标准，但资料不全影响分析者。

2.3　观察要求　依据试验方法要求选择病例，按照临床病例观察表详细填写。

作相关体征检查及测定相关指标。

选择符合纳入标准的病人 83 例，同时根据配对原则 1：2 选择与病人年龄、民族、地区、职业等相匹配的正常绝经期妇女 167 例作为对照组，进行有关项目的调查及检测。最后运用 SPSS/PC10.0 软件包进行统计分析。

3 结果

3.1 绝经期妇女症状出现概率

表1 绝经期妇女症状出现概率

症状	人次	百分率（%）
烘热汗出	158	63.2
失眠	117	46.8
心悸	114	45.6
疲倦乏力	104	41.6
头晕	102	40.8
头痛	100	40
肌肉骨关节痛	95	38
忧郁	83	33.2
皮肤蚁走感	56	22.4
焦躁	52	20.8
感觉异常	35	14

绝经期妇女63.2%的人会出现烘热汗出的症状，其次出现概率较高的症状为失眠、心悸、疲倦乏力、头晕、头痛等。

3.2 绝经期妇女中医证型分布规律

表2 绝经期妇女中医证型出现频率（%）

证型	频数	构成比	证型	频数	构成比
肝郁气滞	113	45.2%	饮留胃肠	21	8.4%
肝虚	111	44.4%	痰热壅肺	21	8.4%
肾虚	102	40.8%	风寒犯肺	19	7.6%
湿浊中阻	97	38.8%	实热	16	6.4%
心虚	92	36.8%	肺热炽盛	17	6.8%
血瘀	85	34%	阳虚	15	6%
气虚	64	25.6%	风热犯肺	15	6%
胃虚	59	23.6%	风寒束表	14	5.6%
胆郁痰扰	51	20.4%	湿热蕴脾	13	5.2%
燥邪犯肺	50	20%	肝胆湿热	12	4.8%
痰浊	48	19.2%	寒滞胃肠	9	3.6%
肺虚	45	18%	食滞胃肠	9	3.6%
肝阳上亢	42	16.8%	膀胱湿热	7	2.8%
心脉痹阻	39	15.6%	胃热证	6	2.4%
心火亢盛	33	13.2%	寒湿困脾	5	2%
瘀阻脑络	33	13.2%	燥邪犯表	5	2%
肝郁脾虚	31	12.4%	寒痰阻肺	4	1.6%
肝胃不和	31	12.4%	血虚	3	1.2%
脾虚	30	12%	风湿袭表	2	0.8%
胃肠气滞	26	10.4%	脾不统血	1	0.4%
阴虚	26	10.4%	风热犯表	1	0.4%
肠燥津亏	24	9.6%			
肝火炽盛	24	9.6%			
湿热内蕴	24	9.6%			

肝郁气滞、肝虚、肾虚为绝经期妇女常见的三大证型，其他如湿浊中阻、心虚、血瘀、气虚、胃虚、胆郁痰扰、燥邪犯肺、痰浊、肺虚、肝阳上亢、心脉痹阻、心火亢盛、

瘀阻脑络、肝郁脾虚、肝胃不和、脾虚、胃肠气滞、阴虚等出现率均在10%以上。

3.3 绝经期综合征患者与正常对照组证型分布规律

表3 两组证型分布规律

证型	病例组频数	病例组构成比	对照组频数	对照组构成比
肝郁气滞	76	91.57%	37	22.16%
肝虚	69	83.13%	42	25.15%
肾虚	65	78.31%	37	22.16%
湿浊中阻	65	78.31%	32	19.16%
心虚	58	69.88%	34	20.36%
血瘀	55	66.27%	30	17.96%
气虚	52	62.65%	12	7.19%
胃虚	43	51.81%	16	9.58%
胆郁痰扰	42	50.60%	9	5.39%
燥邪犯肺	42	50.60%	8	4.79%
痰浊	32	38.55%	16	9.58%
肺虚	35	42.17%	10	5.99%
肝阳上亢	38	45.78%	4	2.40%
心脉痹阻	33	39.76%	6	3.59%
心火亢盛	29	34.94%	4	2.40%
瘀阻脑络	29	34.94%	4	2.40%
肝郁脾虚	28	33.73%	3	1.80%
肝胃不和	27	32.53%	4	2.40%
阴虚	25	30.12%	1	0.60%
脾虚	24	28.92%	6	3.59%
胃肠气滞	23	27.71%	3	1.80%
肠燥津亏	18	21.69%	6	3.59%
肝火炽盛	22	26.51%	2	1.20%
湿热内蕴	13	15.66%	11	6.59%
饮留胃肠	16	19.28%	5	2.99%
痰热壅肺	20	24.10%	1	0.60%
风寒犯肺	15	18.07%	4	2.40%
实热	15	18.07%	1	0.60%
肺热炽盛	16	19.28%	1	0.60%
阳虚	15	18.07%	0	0%
风热犯肺	15	18.07%	0	0%
风寒束表	14	16.87%	0	0%
湿热蕴脾	11	13.25%	2	1.20%
肝胆湿热	11	13.25%	1	0.60%
寒滞胃肠	8	9.64%	1	0.60%
食滞胃肠	9	10.84%	0	0%
膀胱湿热	5	6.02%	2	1.20%
胃热证	4	4.82%	2	1.20%
寒湿困脾	4	4.82%	1	0.60%
燥邪犯表	4	4.82%	0	0%
寒痰阻肺	4	4.82%	0	0%
血虚	3	3.61%	0	0%
风湿袭表	1	1.20%	1	0.60%
风热犯表	1	1.20%	0	0%
脾不统血	0	0%	1	0.60%

绝经期综合征患者中医证型以肝郁气滞为主，出现率为91.57%，其次为肝虚、肾虚、湿浊中阻、心虚、血瘀、气虚、胃虚、胆郁痰扰、燥邪犯肺出现率均在50%以上。

3.4　绝经期妇女中医证型的单因素Logistic回归分析结果

表4　中医证型的单因素分析结果

	B	S.E.	Wald	df	P	OR	95%可信区间 Lower	95%可信区间 Upper
Step 1 D1**	3.222	1.045	9.510	1	0.002	25.090	3.236	194.518
D2	0.000	331.684	0.000	1	1.000	1.000	0.000	2.138 +282
D3	0.390	324.970	0.000	1	0.999	1.477	0.000	6.086 +276
D4	1.727	730.737	0.000	1	0.998	5.632	0.000	
D5	−1.576	1.068	2.176	1	0.140	0.207	0.025	1.679
D6	−5.998	66.882	0.008	1	0.929	0.002	0.000	2.116E +54
D7	−0.643	272.408	0.000	1	0.998	0.526	0.000	3.934 +231
D8	−20.478	131.815	0.024	1	0.877	0.000	0.000	2.029 +103
D9	−10.731	82.377	0.017	1	0.896	0.000	0.000	2.877E +65
D10	−10.441	85.638	0.015	1	0.903	0.000	0.000	2.294E +68
D11	6.252	63.483	0.010	1	0.922	519.072	0.000	5.654E +56
D12	−1.625	825.577	0.000	1	0.998	0.197	0.000	
D13	−15.103	84.953	0.032	1	0.859	0.000	0.000	5.660E +65
D14	21.332	138.805	0.024	1	0.878	1.838E +09	0.000	2.603 +127
D15	−6.826	99.494	0.005	1	0.945	0.001	0.000	5.310E +81
D16	−0.102	307.134	0.000	1	1.000	0.903	0.000	2.447 +661
D17	19.096	99.374	0.037	1	0.848	196494436	0.000	7.599E +92
D18	0.050	307.550	0.000	1	1.000	1.051	0.000	6.438 +261
D20	−0.099	547.622	0.000	1	1.000	0.905	0.000	
D21	0.000	382.996	0.000	1	1.000	1.000	0.000	
D22	10.829	250.401	0.002	1	0.966	50469.403	0.000	6.990 +217
D23	−0.067	1.179	0.003	1	0.955	0.935	0.093	9.425
D25	9.454	270.820	0.001	1	0.972	12759.293	0.000	4.252 +234
D26	−0.102	452.046	0.000	1	1.000	0.903	0.000	
D28	11.278	514.348	0.000	1	0.983	79031.005	0.000	
D29	0.179	272.176	0.000	1	1.000	1.196	0.000	5.678 +231
D32	0.000	312.715	0.000	1	1.000	1.000	0.000	1.525 +266
D33	−11.122	420.558	0.001	1	0.979	0.000	0.000	
D34	0.000	331.684	0.000	1	1.000	1.000	0.000	2.138 +282
D35	−0.335	237.153	0.000	1	0.999	0.715	0.000	5.245 +201
D36	0.203	288.540	0.000	1	1.000	1.225	0.000	4.940 +245
D37	0.050	307.550	0.000	1	1.000	1.051	0.000	6.438 +261
D38	9.750	82.376	0.014	1	0.906	17146.835	0.000	2.252E +75
D39	0.607	598.842	0.000	1	0.999	1.836	0.000	
D40	−1.182	276.676	0.000	1	0.997	0.307	0.000	9.853 +234
D41	0.000	312.715	0.000	1	1.000	1.000	0.000	1.525 +266
D42	1.727	730.737	0.000	1	0.984	554.543	0.000	8.636 +278
D43	0.000	331.684	0.000	1	1.000	1.000	0.000	2.138 +282
Constant	−3.106	0.442	49.366	1	0.000	0.045		

带**者表示单因素分析结果与绝经期综合征有统计学联系（OR值>1.1，且$P<0.01$）

注：D1 气虚，D2 血虚，D3 阴虚，D4 阳虚，D5 血瘀，D6 肝虚，D7 脾虚，D8 肾虚，D9 肺虚，D10 心虚，D11 胃虚，D12 实热，D13 痰浊，D14 湿浊中阻，D15 湿热内蕴，D16 肝郁脾虚，D17 肝郁气滞，D18 肝胃不和，D20 湿热蕴脾，D21 胃热证，D22 心火亢盛，D23 心脉痹阻，D25 燥邪犯肺 D26 风寒犯肺，D28 肺热炽盛，D29 痰热壅肺，D32 寒滞胃肠，D33 饮留胃肠，D34 食滞胃肠，D35 肠燥津亏，D36 胃肠气滞，D37 肝火炽盛，D38 肝阳上亢，D39 肝胆湿热，D40 胆郁痰扰，D41 膀胱湿热，D42 风寒束表，D43 风湿袭表。

4 讨论

绝经期是妇女由中年迈入老年，机体趋向衰竭，精力逐渐减弱的时期，此时由于肾气渐衰，冲任之脉空虚，精血日趋不足，人体阴阳平衡易于失调，进而导致脏腑功能失调而机体则出现一系列症状，如：潮热、出汗、月经不调、失眠等；同时社会责任、工作与生活上的压力，加上健康及经济上的原因，绝经期妇女处世行事时总有一种力不从心感，长期的精神负担和压力，极易造成她们中间部分人出现如焦虑、抑郁、烦躁等一系列心理症状。

有研究报道烘热汗出的发生率中国香港是 10%～22%，日本 17%，北美 45%，荷兰 80%，本研究通过临床症状表观察分析，结果显示 250 例绝经期妇女烘热汗出的发生率为 63.2%，高于 1991 年全国围绝经期妇女健康调查协作组调查的 50.9% 的发生率，烘热汗出为血管舒缩症状，这一症状的发生与激素水平变化有关，是绝经期综合征的典型特异性症状。其次失眠、心悸、疲倦乏力、头晕、头痛等非特异性症状发生率也较高。

调查中共出现 40 余种证型，其中以肝郁气滞、肝虚、肾虚为绝经期妇女常见的三大证型，其他如湿浊中阻、心虚、血瘀、气虚、胃虚、胆郁痰扰、燥邪犯肺、痰浊、肺虚、肝阳上亢、心脉痹阻、心火亢盛、瘀阻脑络、肝郁脾虚、肝胃不和、脾虚、胃肠气滞、肠燥津亏、肝火炽盛等出现率均在 10% 以上。同一证型绝经期综合征患者出现概率远远高于正常绝经期妇女。

绝经期综合征患者中医证型分布以肝郁气滞为主，出现率为 91.57%，肝虚出现率为 83.13%。《丹溪心法·六郁》："气血冲和，百病不生，一有佛郁，诸病生焉。故人身之病，多生于郁。"明代汪昂指出"妇人以肝为先天"肝藏血，主疏泄，司血海，体阴而用阳。肝藏一身之血，为阴血之体，能调节情志，疏泄一身之气机，血足则肝养，而木旺，气血调达，情志舒畅；反之肝病则表现为肝血不足与肝失疏泄。妇女临近绝经，首先发生月经不规则，经期紊乱，先后不定，出血量增多，持续时间较长，这是肝血不足而冲任不固的征象。继而，肝气郁滞的症状随之出现，如精神抑郁、情绪不紊、易激动、焦虑、烦躁不安、胸胁胀痛、头痛眩晕、目花而赤，时寒时热，脉弦细等。月经改变与情志症状是更年期综合征的典型表现，故肝对于女性更年期综合征有着重要的影响。肝气亏虚是更年期综合征的常见病理。肝气虚证的多发于女性绝经期。

肾虚、湿浊中阻、心虚、血瘀、气虚、胃虚、胆郁痰扰、燥邪犯肺出现率均在 50% 以上。肾为人体先天之本，藏元阴而育元阳，静顺润下，为"五脏六腑之本，十二经脉之根"。《景岳全书》指出："五脏之阴气非此不能滋，五脏之阳气非此不能发。"说明肾气对人体各脏腑、组织、经络的濡养和温煦作用是十分重要的。绝经期综合征妇女肾气渐衰，冲任之脉空虚，精血日趋不足，肾之阴阳平衡失调，而肾是其他脏腑阴阳之本，肾的阴阳失调必然影响到心、肝、脾等多脏发生病理改变，从而使本病出现复杂多样的临床表现。调查中发现绝经期综合征患者阴虚证型明显高于阳虚证型，可能与妇女经、孕、产、乳以血为用，而数脱于血的生理特点有关，因此临床治疗多从阴虚着手，然而肾为水火之宅，因此阴虚、阳虚虽有偏颇侧重，但常同时存在。

肝郁气滞，克制脾土，则脾失健运，水湿不化，湿浊中阻，出现轻度浮肿，胸痞不舒，或形体丰腴等症状。

绝经期综合征的证候群中，以精神情志症状最为突出和严重，如心悸烦躁、情绪不稳、心绪不宁、严重失眠、焦虑猜疑、悲伤欲哭、记忆力下降，甚至精神涣散、思维障碍，如痴呆等等；且知识妇女的发病率和严重程度高于劳动妇女，可能与知识分子平素思考问题较多，更易劳伤心神有关。《内经》云："心者，君主之官，神明出焉。""心主神明""心藏神""心者，精神之所舍也。"心是主宰和蕴藏神明的重要器官，绝经期综合征，特别是精神情志症状应责之于"心主神明"功能的失调。

女性机体阴阳失调导致脏腑功能失常，必将影响气血的运行，致气血失调，脉络固涩，滞而不畅，出现不同程度的血瘀征象。瘀血是血瘀证的病理产物，瘀血的形成必然会导致脏腑功能的严重障碍，致使化生阴液精血的功能受到影响，以致阴液、精血亏损。阴损及阳，阳损及阴，终成阴阳俱虚之变，使绝经期综合征病情呈进行性加重。

研究结果提示，目前绝经期综合征临床治疗不可一味补肾，以偏盖全，应在调补肝肾的基础上重视舒肝解郁，改善患者的情志症状，同时兼顾健脾化湿、养心安神、活血化瘀等，从而提高疗效。调畅情志是中医药治疗该病的一个优势，通过调畅情志，使机体在新的内在环境下达到平衡，"阴平阳秘，精神乃治"。

在本病的研究过程中，发现以下一些急待解决的问题：（1）样本数尚不够大，鉴于本课题时间的限制，所调查样本数为 250 例，绝经期综合征患者仅为 83 例，使用 SPSS10.0 进行数据分析时，可以发现由于样本数较小，统计结果偏差较大，因此我们的这一部分调查仅作为今后大样本调查的参考。（2）证型的判定标准尚须进一步完善，目前除虚证辨证有参考标准外，其他证型诊断尚无全国统一标准，个人根据经验自设的证型诊断标准较多，在进行客观化指标研究时难以说明问题，因此迫切需要制定绝经期综合征辨证分型的量化标准，以期达到中医诊断的规范化、标准化。

中医对卵巢囊肿的病机认识及诊治

肖承悰

卵巢囊肿（多见良性浆液性和黏液性等赘生性卵巢肿肿瘤）是妇科常见的良性肿瘤。中医无卵巢囊肿这一病名，依据其临床表现及体征，多属于中医“癥瘕”“积聚”“肠覃”等病证范畴。《灵枢·水胀》中即云：“肠覃如何？……寒气客于肠外，与卫气相搏，气不得荣，因有所系，癖而内著，恶气乃起，息肉内生，其始生也，大如鸡卵，稍以益大，至其成如怀子之状，久者离岁，按之则坚，推之则移。”这段论述与卵巢囊肿的形成和临床表现基本相似，并指出了发病原因及机理，为中医临床诊治本病奠定了理论基础。

1 中医对卵巢囊肿发病机理的认识

1.1 气血津液失调是卵巢囊肿的病机关键　气血津液是构成人体和维持人体生命活动的基本物质、是脏腑生理活动的物质基础。同时它们的生成及运行又赖于脏腑的功能，因而在病理上，脏腑发生病变，可以影响到气血津液的变化；而气血津液的病变，也影响到某些脏腑的功能。因妇女以血为本，在月经、胎孕、产育、哺乳的特殊生理活动中，均易耗伤阴血，致使机体常处于阴血不足，气偏有余，气血相对失衡的状态。正如《灵枢·五音五味》云：“妇人之生，有余于气，不足于血，以其数脱血也。”故气血失调是妇科疾病的重要病机。

卵巢囊肿一病好发的年龄阶段，正处与女性经、孕、产、乳等生理活动最旺盛的时期，最易致肝血不足。且现代女性还要承担来自社会、工作和家庭等各方面的压力，久则导致肝郁不疏，气血失调。刘完素《素问病机气宜保命集·妇人胎产论》有云：“妇人童幼天癸未行之间，皆属少阴；天癸既行，皆从厥阴论之；天癸已绝，皆属太阴也。”提出肝经气血在中青年和妇女发病及治疗中的决定性作用。血与气是相互依存，相互资生的关系，气为血帅，血为气母，血病可以及气，气病可以伤血。且气能生津，津血同源，气病或血病均可以影响到津液，使其运化、疏布不利为病，三者往往相互罹患，故气血水的失调是卵巢囊肿发病的主要病机。

1.2 本虚标实是卵巢囊肿的病机发展结果　妇女由于月经、妊娠、产育、哺乳等生理特点，“数伤于血”，故青壮年妇女常处于相对“有余于气，不足于血”的状态。肝脏体阴而用阳，时时得血以柔养。若肝血不足，失之柔养，则肝郁不疏，气滞血瘀；肝郁乘脾，脾气虚弱，水湿不运，湿聚成痰，痰湿属阴，重着粘滞，影响血之畅行，又可加重血瘀；瘀血阻滞，气血失调，水湿不运，又使痰湿加重，终致痰湿互结，阻于冲任，日久而成肠覃、癥瘕。

另外，肝之经脉绕前阴而抵少腹，与少腹关系密切。肝气的疏泄与肝血的畅旺，直接调节着少腹气血的匀和。卵巢位于少腹，少腹为肝经所主，冲脉所过，而冲脉隶属于肝，有形可征的囊肿影响冲任气血的运行、阻滞肝经气血调畅；肝之疏泄无权，又加重了血脉之流通不畅，影响了津液的正常疏布，从而使脏腑失养而致肝血更加不足，即本更虚而标益实，导致病情加重。故卵巢囊肿一病虽其标属实，但其本为虚。肝血不足、肝郁脾虚为本，气滞血瘀、痰瘀互结为标。

卵巢囊肿（肠覃）病机示意图

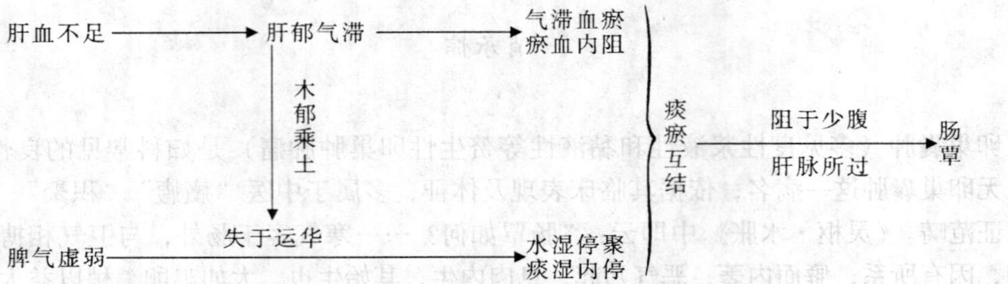

2　中医对卵巢囊肿的治疗方法

2.1　治疗应标本并重　根据上述卵巢囊肿的病机特点，提出养血柔肝、健脾利湿、活血化瘀、祛痰消癥的治疗原则，祛邪与扶正并重，治标与治本相兼。在养血、柔肝、健脾的基础上，使瘀血能去，痰湿得化，标本兼治而囊肿渐消。

2.2　加减当归芍药散治疗《金匮要略·妇人杂病脉证并治第二十二》云：“妇人腹中诸疾痛，当归芍药散主之。”当归芍药散由当归、芍药、川芎、茯苓、白术、泽泻组成。以方测证，本方用于治疗血虚气郁，肝脾不和之妊娠腹痛证及妇人各种腹痛证。此种腹痛即仲景大师所言疠之“痛”，依多数医家观疠，“疠”此处当读“朽”，即绵绵作痛，乃属血虚。根据祖国医学“异病同治”的原则，即不同的病证，在其发展过程中，出现了相同的病机变化时，可采取相同的方法方药进行治疗。笔者临床40余载，观察到卵巢囊肿是肝郁脾虚之证，基本是肝血不足，失之柔养，恰与当归芍药散病机相符，故选用当归芍药散为基础方加减治疗本病。药物组成：白芍、赤芍、当归、白术、茯苓、泽兰、枳实、川牛膝等。方中白芍补肝血、柔肝体，使肝血充足，肝体得养，疏泄有序，为治本之品；赤芍泻肝活血，散结通络，能行血中之滞，与白芍相配，补散结合，以防白芍敛邪之弊；当归养血活血，配白芍以养肝疏肝；白术补气健脾，利湿消痰；茯苓甘淡渗湿补中，下行而利水湿，配白术加强健脾、行湿祛痰的作用；泽兰辛散温通，活血祛瘀利水；枳实化痰消癥，破气散结；川牛膝有补肝肾的作用，而活血祛瘀散结作用较强，且能引诸药下行，是治疗妇人癥瘕的常用引经药。诸药相配，肝脾两调，气、血、水同治，扶正与祛邪并重，治标与治本相兼，共奏养血柔肝，健啤化湿，活血祛瘀，祛疾消癥之功。

积极发展中西医结合教育事业

——纪念毛泽东诞辰100周年

何欣云

中华人民共和国的成立标志着中华民族从此进入一个崭新的历史阶段。面对一个拥有四亿五千万人口满目疮痍的旧中国，如何解决人民的卫生保健问题，党和政府认为，只有迅速发展医学教育，才是解决这个问题的主要途径。1950 年召开的第一届全国卫生工作会议上，毛主席为大会题词："团结新老中西医各部分医药卫生工作人员，组成巩固的统一战线，为开展伟大的人民卫生工作而奋斗。"并确定了"面向工农兵""预防为主"和"团结中西医"我国卫生工作的三大方针。自此，我国的医药卫生事业以惊人的速度，开创了前所未有的新局面，中西医结合教育事业也取得了相当可观的成绩。但它的发展历程是起伏的、曲折的、艰巨的，存在的问题及因难很多。回顾与总结过去，可使我们得到开创未来的启迪。

中西医并存是我国历史的客观存在，也是我国独具的特点及优势所在。它们是卫生事业的实施力量和保证力量。只有两者很好的结合，互相取长补短，长期合作，才能确保人民卫生事业的健康发展；唯有中西医结合，才是继承发扬祖国优秀医学遗产的保证；也只有中西医结合，才能在继承的基础上，运用现代科学技术不断发展和创造出中国的新医药。

1　历史回顾与分析

中西医结合教育事业的发展历程大致可分为三个阶段：

1.1　建国初至文化大革命（1949~1966 年）为中西医结合教育的确立与发展时期。

建国初期，中医事业处于急待"抢救"的落后状态，党中央提出了"系统学习，全面接受，然后加以整理和提高"的方针。这是加强中西医团结和继承发扬祖国医学遗产的英明决策。

1955 年中国中医研究院成立，同时第一届高级西学中班开学，共 76 名学员，两年毕业后取得了满意的效果。这些人员后来均成为医、教、研战线上的骨干和学科带头人。1956 年先后在北京、广州、上海、武汉、成都、天津等城市开办了西学中班、两年半学制，参加学习的达 303 人。1956 年 8 月毛泽东同志同音乐工作者谈话时说："就医学来说，要以西方的近代科学来研究中国的传统医学规律，发展中国的新医学。……你们是'西医'，但是要中国化要学到一套以后来研究中国的东西，把学的东西中国化。"还说："我们接受外国的长处，会使我们自己的东西有一个跃进。"

1958 年 10 月 11 日，毛泽东同志对今后举办西医离职学习中医的学习班作了具有深远意义的批语："如能在 1958 年每个省、市、自治区党委领导负责办理，各办一个 70~80 人的西医离职学习班，以两年为期，则在 1960 年冬或 1961 年春，我们就有大约 2000

名这样的中西医结合高级医生，其中可能出现几个高明的理论家……指示中要指出这是件大事，不可等闲视之。中国医药学是一个伟大的宝库，应当努力发掘，加以提高。”这是一项极为重要的精辟的指示，各省市再次指示下纷纷开展各种形式的西学中活动。学制有6~8个月的，1~2年的，两年以上的。至1960年，已办班37个，学员23000人，在职西学中人可达36000人左右，并涌现出一批一流的中西结合专家。至1966年，全国西医离职学习中医的达到4500人左右，而且多为两年制。在职西学中的也很踊跃，基本摸索出一些可行性的经验。可以说，那时西学中的形势大好。

1.2 文化大革命期间（1966~1976年），此期为中西医结合教育事业受到严重干扰、破坏的阶段。

这个时期基本以“左”的形式出现。指责西学中班为“浪费人才”“复辟倒退”。虽然各地举办了一些“赤脚医生培训班”，经过短期培训的医务人员对广大农村的卫生工作起到过一定的作用，但出现的问题也不少。1966~1976年离职西学中的人数为51027人，多为6个月左右，两年以上的仅183人，高层次的西学中班及中西医结合基本瘫痪。这期间撤并的中医院校达10所之多，高水平的西学中班被停办，中医药民族文化遗产经历了一场令人痛心的浩劫。

1.3 粉碎“四人帮”以后至今（1976年以后），是中西医结合事业新的历史发展时期。

在毛主席对西学中班批示20周年的时候，卫生部于1978年再次发出《关于举办西医离职学习中医的通知》，通知对西学中的学员条件，学制等作了明确的规定，并要求对西学中人员集中使用。

近十年来，各地陆续举办了多种形式多层次的西学中班，并培养出中西医结合的硕士生和博士生，有的还开办了中西医结合专科，中西医结合医院，并试办中西医结合专业，目前全国有中西医结合机构30余所，一些高级中西医结合人才正在我国医药卫生事业中发挥了他们的优势。这充分体现了“洋为中用，古为今用”“推陈出新”的原则。截至1980年，全国中西医结合部级获奖科研项目达189项。据不完全统计，至1987年底，全国离职学习中医的人数已达131305人（包括学制6~8个月，1~2年及2年以上），有越来越多的在职人员热心学习中医。

2 存在的问题和原因

虽然35年来中西医结合教育事业取得了很大成绩，但发展很不均衡，比起改革开放新形势对医学科学的要求还相差甚远。到目前为止，中西医结合教育尚无成熟的模式，中西医结合人才增长缓慢，对已经毕业的西学中人员未能集中使用，且未能做到有效的宏观调控，如何改革并统揽中西医结合教育，还需进一步探讨，在市场经济的冲击下，生源及办学经费严重不足，特别是中西医结合高级人才严重的后继乏人状况亟待解决，造成这种状况的原因主要有以下几点：

2.1 领导对中西医结合教育的长期性、重要性和艰巨性认识不足，支持和扶植不够。

2.2 对中西医结合人才的培养抓得不紧，措施不力，尚未将其纳入继续教育的轨道。

2.3 对中西医结合的基地建设及事业经费投资不足，缺乏必要的仪器设备，办学条件差。

2.4 由于受市场经济的冲击，一些单位重视用人，忽视育人，注重追求眼前的经济利益，而忽视智力投资，有的甚至放弃进修培养及学术交流的机会。

2.5 对西学中人员的技术职称和待遇末能很好地落实石家庄会议精神，晋升职称片面强调“倾斜”，以致造成一系列待遇上的差异，严重地挫伤了西学中人员的积极性。

3 **发展趋势与对策**

我们应从社会主义初级阶段的实际出发，遵循社会经济发展的客观规律，使中西医结合教育事业以机构建设为基础，人才培养为重点，学术提高为依托，科学管理为保证，使各方面得到协调发展。

到2000年，我国人口将日趋老龄化，防治心脑血管疾病、恶性肿瘤、意外伤害等将成为我国卫生保健事业的重要问题，日益增多的医源性疾病和化学毒物的毒副作用，以及艾滋病的防治等重大问题均促使人们向中医药寻找出路。能否发挥中医药的优势和潜力是对中西医结合工作者的考验。故积极发展中西医结合事业，尤其是中西医人才的培养乃当务之急。因为今天的教育就是明天的科技，就是后天的生产力。故建议中医药主管部门尽快召开中西医结合专家座谈会，对中西医结合教育进行有效地、有针对性和细致地研讨，制订出行之有效的原则及实施方案。

根据中西医结合教育事业发展情况的调查与回顾，根据对中西医结合人才培养的专家咨询意向分析，初步提出如下建议：

（1）继续举办多形式、多层次、多渠道的西学中班。城市以高级班、研究班为主（学制以两年为宜）；基层以中、初级为主（学制一年为宜）。

（2）由国家中医药管理局组织举办全国高级西学中研究班，结合“七五”“八五”规划，确定重点攻关项目，对人才集中使用，使之“有用武之地”，培养几批高水平医、教、研骨干，使之具有导师水平。

（3）有条件的院校可招收中西医结合的硕士、博士研究生，或双学士班，以不断扩大中西医结合高级人才队伍。

（4）可开办中西医结合专科班，集中优势人才探讨中西结合的治疗途径。

（5）除对已试办的中西医结合专业进行认真总结外，可在京、津地区试办，便于管理与交流。同叶要集中优势师资，制订切实可行的教学大纲，编订教材及实验设计等，其知识结构以七年制为宜，总结经验后向全国推广。

（6）由国家中医药管理局组织全国性高层次中医结合教育研讨班，吸收有经验、有贡献及热爱中西医结合教育事业的专家，分初、中、高三个组，进行不同层次的研讨，制定出三个系列的具体方案（包括人才结构、知识结构、学制年限和经济待遇等）。

（7）各级领导应妥善解决有关学习期间的待遇，结业后的待遇和职称晋升等问题，以稳定队伍，调动西学中队伍的积极性。

（8）加强中西医结合继续教育工作，达到补充知识和更新知识的目的。

在毛泽东主席诞辰100周年纪念之际，重温他老人家对中西医结合的教导和期望，使我们对中西医结合事业的前景有了新的动力和期望，对培养中西医结合人才增添了信心。尽管目前存在问题和困难还不少，但只要我们提高认识，站在“教育要面向现代化、面向世界、面向未来”的高度，把中西医结合教育事业摆到突出的战略地位，相信中西医结合教育事业定会兴旺发达，在不久的将来，定会创造出中国自己的新医药学。

益气祛瘀法分期治疗子宫肌瘤的临床研究

陈 艳 肖承悰

子宫肌瘤是女性多发病、常见病之一，其发病率为20%~25%，尤以30~50岁妇女多见，且呈逐年上升趋势。本病属中医“癥瘕”之范畴。近年，基于西医以手术治疗本病为主的局限性及患者对此产生的畏惧心理，运用中医药治疗本病，目前已成为妇科临床常用治疗手段之一，由于中药治疗疗效肯定、远期效果较好、无明显毒副作用等而备受医生、患者青睐。采用益气祛瘀法分期治疗子宫肌瘤，疗效显著，现将初步研究情况报告如下。

1 临床资料

1.1 一般资料 本组患者30例，为1999年8月~2001年1月在东直门医院妇科就诊的患者，均明确诊断且符合纳入标准。年龄最大为52岁，最小为28岁，平均40岁；病程最长为5年，最短为2个月，平均1.5年；血红蛋白（Hb）：最低为77g/L，最高为148g/L。100g/L以下14例。月经量多者30例，月经量多伴经期延长者21例，经色紫黯有大血块者23例；神疲乏力者30例；头晕者13例；心悸气短者20例；腰骶痛者10例；腹痛者13例。舌淡黯或紫或有瘀点者23例；舌体胖或有齿痕者18例；脉沉细或弦细者30例。

1.2 病例选择标准

（1）月经改变：主要表现为月经过多（与自身比较超过原经量1/3以上者），或不规则出血，或（和）经期延长（8~14d），或（和）周期缩短（提前7d以上），经色淡，质稀或紫黯夹血块。

（2）其他症状：神疲乏力，气短懒言，头晕，小腹胀痛拒按，阴道分泌物增多，腰痠或下腹坠胀疼痛。

（3）妇科内诊：子宫增大小于妊娠10周、质硬，表面不平或触及与子宫相连的球状突起。

（4）B超证实为子宫肌瘤。提示子宫小于10cm×6cm×5cm，单个肌瘤直径小于5cm者。

（5）舌淡黯或有齿痕，或有瘀斑瘀点；脉虚细弦或细涩。

（6）无内科合并症。

1.3 疗效判断标准

1.3.1 临床症状改善：以观察月经情况为主，采用治疗前后自身对照的方法。痊愈：临床症状消失，月经周期及经量基本恢复正常。显效：临床症状显著改善，带经期明显缩短恢复到7天以内，经量减少1/3以上。有效：临床症状有一定好转，经期、经量较治疗前有所改善但未达到显效标准者。无效：临床症状无改善，经量、经期无明显改善。

1.3.2　子宫肌瘤大小的改变：根据B超及妇科内诊检查判定疗效。痊愈：B超子宫肌瘤消失，妇检子宫恢复正常大小。显效：子宫肌瘤明显缩小，B超所示子宫前后、左右、上下三径之和减少3cm以上，妇检子宫缩小1个妊娠周数以上。有效：子宫肌瘤有一定缩小，B超所示子宫前后、左右、上下三径之和减少1.5~3cm，妇检子宫缩小不足1个妊娠周数。稳定：肌瘤大小无明显变化，B超所示子宫前后、左右、上下三径之和减少或增加不超过1.5cm，妇检子宫大小无明显变化。无效：子宫肌瘤继续增大。

2　方法

2.1　分期治疗

非经期：散结消癥，活血调经，兼以益气养血，用肌瘤内消丸（瓦楞子、鬼箭羽、急性子、生牡蛎、制鳖甲、荔枝核、生首乌、黄芪、远志、川牛膝等）。

经期：益气缩宫，祛瘀止血。用安宫止血丸：南沙参、太子参、党参、白术、枳壳、益母草、生贯众、煅龙牡等。

以上药物分别按一定比例，由东直门医院制剂室分别制成小蜜丸，40粒为9g，每日口服3次，每次40粒。月经来潮开始服用安宫止血丸，服至经净；月经干净3天开始服用肌瘤内消丸，服至月经来潮，连续服用3个月经周期。

2.2　观察指标及检测方法

（1）血红蛋白及血细胞参数定：取患者无名指末梢血20μl测定。

（2）血中雌二醇含量：抽取患者空腹静脉血3ml送检。

（3）末梢微循环检测：观测患者手指甲襞微循环情况。

（4）B超：经腹壁行超声检查。

2.3　统计学处理：各组数据以均值±标准差（$\bar{x} \pm s$）表示，所得资料用t检验。

3　结果

3.1　临床症状改善情况　经过服用肌瘤内消丸、安宫止血丸治疗，本组30例子宫肌瘤患者临床疗效为痊愈6例，占20%；显效8例，占26.7%；有效12例，占40%；无效4例，占13.3%。总有效率为86.7%。

3.2　肌瘤大小的改变　根据B超及妇科检查，治疗后肌瘤大小改变情况为：痊愈2例，显效6例，有效13例，稳定6例，无效3例。总有效率70%（不包括稳定病例）。

3.3　肌瘤大小改变与年龄的关系　结果见表1。

表1　肌瘤变化与年龄的关系（例）

年龄	治愈	显效	有效	稳定	无效	合计
25~35岁	1	1	1	1	0	3
36~45岁	2	5	8	4	2	21
46~55岁	0	0	4	1	1	6

由表1可见，36~45岁年龄组人数最多，这符合本病的发病规律，其中三组治疗有效率分别为66.7%、71.4%、66.7%。经统计，$P>0.05$，各年龄组治疗有效率的差别无显著意义，说明这些病例的临床症状好转与肌瘤的消退，不属于自然消退现象。

3.4　检验指标对比

3.4.1　血红蛋白含量：治疗前后测定患者血常规，结果血红蛋白含量治疗前：（104.5±27.8）g/L；治疗后：（120.5±14.7）g/L，$P<0.05$。

3.4.2　末梢血细胞参数：治疗前后末梢血细胞参数包括平均红细胞体积 MCV，红细胞体积分布宽度 RDW，平均血小板体积 MPV，血小板体积分布宽度 PDW 的变化情况见表2。

表2　治疗前后末梢血细胞参数的变化（$\bar{x}\pm s$）

项目	治疗前	治疗后	P 值
MCV（fL）	88.95±3.12	86.23±2.8	>0.05
RDW（fL）	48.48±2.33	47.05±2.42	>0.05
MPV（fL）	9.76±1.08	9.03±0.98	<0.01
PDW（fL）	12.69±2.31	11.1±2.02	<0.01

由表2可见，本组患者治疗后 MCV、RDW 与治疗前相比有一定降低，但经统计无明显差异（$P>0.05$），MPV、PDW 治疗后较治疗前下降明显（$P<0.01$）。

3.4.3　血中雌激素含量的变化：治疗前后测定患者血中雌二醇（E_2）的含量。结果治疗前156.6±108.8（ng/L），治疗后132.3±96.2（ng/L），$P>0.05$，表明治疗后患者血中雌二醇含量较治疗前有所下降，但无统计学差异。可能由于许多子宫肌瘤患者血中雌激素含量与子宫局部含量不均衡有关。

3.4.4　微循环的变化：治疗前后甲襞微循环指标测定结果见表3。

表3　治疗前后甲襞微循环指标改善情况（$\bar{x}\pm s$）

项目	治疗前	治疗后	P 值
管袢形态	1.8±0.58	1.7±0.52	>0.05
血流状态	0.8±0.65	0.5±0.58	<0.05
袢周状态	0.33±0.27	0.18±0.17	<0.05
总积分值	3.56±1.28	2.62±1.01	<0.05

由表3可见，治疗后血流状态及袢周状态有明显改善，袢周出血及渗出等情况改善，血流加速，红细胞聚集减少。管袢形态虽有改善，管袢轮廓变清晰，畸形减少，但无统计学意义。总积分改善明显。

4　讨论

我们临床观察了肌瘤内消丸、安宫止血丸治疗子宫肌瘤伴月经异常30例，结果表明，益气祛瘀，补消结合，分期治疗子宫肌瘤，既可以消瘤，又可以止血调经，并可使全身的症状得到明显改善，说明中药在保守治疗子宫肌瘤方面有显著的优势，值得进一步推广应用。

导师肖承悰教授认为子宫肌瘤的主要病机为气虚血瘀，提出治疗上要采取益气祛瘀，分期治疗，补消结合的方法。临床应用肌瘤内消丸及安宫止血丸分期治疗子宫肌瘤取得了较好的疗效。分期治疗子宫肌瘤是在中医妇科理论指导下，根据女子月经生理规律，择时施治的具体运用。导师提出的这一学术观点，对临床治疗子宫肌瘤具有指导意义。

肌瘤内消丸方中瓦楞子消痰化瘀，软坚散结。鬼箭羽、急性子活血通经散结。生牡蛎、制鳖甲化瘀软坚，又兼以滋阴清热。生首乌养血消瘰，散结消肿。荔枝核散结行气。黄芪补气行滞。远志祛痰安神，因妇人久病多郁，远志既祛痰又有安神之功。川牛膝补肾强腰引药下行。全方共奏散结消痰，活血调经，补益气血之效，同时养阴清热，又可专注下焦，作用于胞宫，一药多用，组方严谨，既消又补，以消为主，消而不峻，补而不滞，最终达到消散癥积的目的。

安宫止血丸方中党参甘温，最善健脾益气，温而不燥。太子参性润而不燥，益气而不动血，止血而不化热，但用量需大，可达补气摄血之目的。南沙参益气滋阴，三药配合加大了补气的力度，可益气养阴补而不燥，以补充因失血而造成气阴两伤。白术、枳壳取束胎丸固冲任之意，其中白术健脾益气，与党参相伍共收健脾和中、化生气血之效，气充则运血有力，使瘀血去，出血止。枳壳行气消痰，现代药理研究表明它可以增强子宫收缩，二药相配，益气缩宫止血。益母草祛瘀生新，化瘀止血。生贯众凉血活血止血，可防止瘀久化热。煅龙牡收敛止血，软坚散结。

以上药物配合，既能消瘤，又能止血调经。非经期以消瘤为主，经期以益气缩宫止血为主，一补一消，补消结合；非经期消瘤不破血，兼以益气，既消又补，补消结合；经期止血不留瘀，既补又消，补消结合。

本研究发现，子宫肌瘤患者存在不同程度的微循环障碍及末梢血细胞参数（MPV、PDW）异常。MPV、PDW 异常与血小板功能有关，说明子宫肌瘤及妇科血瘀证的形成与其有密切关系。肌瘤内消丸、安宫止血丸治疗子宫肌瘤的机理可能与其能够改善微循环障碍及血细胞参数有关，这与中药活血化瘀的理论相一致，确切机理有待于进一步研究。

妇科教学改革思路

贺稚平

北京中医药大学第一临床医学院妇科教研室是北京中医药大学重点学科建设项目之一，几年来，我们主要从以下几个方面进行了改革。

1　教学大纲的修改

根据大学生的特点、现代医学的需求及实际课时安排，对原教学大纲进行了修改，使其更加适合目前教学实际。本门课程在教学上注意理论联系实践，教学方法以课堂讲授为主，并辅以临床见习、电化教学等手段。与前相比，减少了课堂讲授的内容，增加了自学部分，增强同学在自学中独立思考的能力；同时，对重点章节，补充了“现代医学参考”，使同学了解现代医学对该病的研究进展及诊治方法，开阔眼界，增长知识，很受同学们的欢迎。修改后的大纲，主次分明，重、难点突出，理论联系实际，重视技能的培训，符合本专业培养目标。

2　完善题库建设

《中医妇科学》六版教材已使用3年，一直无相配套的试题库。教研室组织全科讲师以上人员，参与试题的编写。编写前，召集有关人员开会，明确题型、难易度比例等，分配任务。最后由教研室主任把关、审阅、订稿。经试用，该题库基础知识与技能训练、主观题与客观题搭配等结构分布合理，难、中、易程度比例合理分配，深度与广度层次分明，能反映教学效果。

3　搞好师资队伍建设，加强对青年教师的培训

教研室高、中、低职称及老、中、青教师相结合，我科高职称人员多，并引进博士后、博士、硕士等高学历人才，科内之间传、帮、带。开课前教研室强调医德、医风教育，教研室主任定期检查教师授课及带教情况，教风是检查内容之一。根据主任检查，同行互评，参考学生意见反馈，年终写出个人总结，集体评议，主任签署意见，给予客观评价，以期达到不断提高教师素质的目的。

为青年教师制定“青年教师培养计划”，对青年教师的培训，分三个阶段。

第一阶段：学习。即安排系统听课，熟悉本专业课程内容，同时安排专人负责的上级教师带教，跟随带教老师参加一个班级的每一次学生临床见习，熟悉带教内容及方法。

第二阶段：实践。即安排2次临床见习带教，教研室主任检查带教效果；准备2~3学时课堂讲授的讲稿，由带教老师审阅、批改后，组织由教学办公室人员、教研室老师、学生参加的试讲，详细记录、认真讲评，进行修改，必要时进行第二次试讲。试讲合格后，安排2~3学时的课堂讲授，教研室主任检查性听课，写出评估意见，根据教学效果，逐渐增加临床带教及课堂讲授的学时数。

第三阶段：提高。即要求参加师资培训班，鼓励、支持报考在职研究生，参加青年教

师讲课比赛等，提高自身素质。目前我科对青年教师的培训计划已完成，同学对课堂讲授基本满意，青年教师已报考、录取在职硕士研究生；并报名参加今年教师节期间大学组织的讲课比赛。结果证明，这一培训方法，循序渐进，行之有效。

4 教学方法和内容的改革

随着教学改革的深入，要求我们必须逐渐摆脱原有的旧教学模式，建立新的教学模式。我们妇科教研室近几年来在教学方法的改革中进行了大胆的尝试，并取得了可喜的成绩，我们将在以往成绩的基础上，又继续努力，进一步完善。

4.1 教学内容的调整 为了全面培养合格的适应社会需要的妇科医生，在完成大纲要求的基础上，缩减部分非常见病，增加了有关西医妇产科的内容，如：女性生理、妊娠病理、正常分娩、计划生育、妇科肿瘤、炎症等。同时增加临床教学时数，课堂讲授与临床见习之比达 5：3，每次见习内容有计划、有教案、多形式。

4.2 见习课的内容与方法改进 为解决目前病源不足，病种少，女病人不合作的问题，挖潜力，创造条件使同学多接触病人，对原安排作了调整：

（1）增加实习组和带教老师，使原 2 组改为 3 组，将妇科门诊 2/3 有利位置让给学生。

（2）因材施教：本科班中有 1/3～2/5 为留学生，因语言和理解能力、原有基础均低于国内学生，必须强调个别指导。非带教医生也全力配合，主动提供典型或少见病例，让同学们进行观察。

（3）加强基本功训练，理论与临床的结合——书写完整病历。完整病历的书写是对每个临床医生的最基本要求，在某种程度上说，可反映出医生的整体水平，我们根据妇产科的特殊性，指导学生如何采集病史、进行各种检查，并将所得资料进行整理分析，作出诊断、立法、方药，通过训练使同学们系统复习总结了所学基本理论、技能，并在临床上得到验证。

（4）增设病案讨论课：对典型病例、疑难病例进行讨论，以补充临床见习的不足。病例可以提前交给学生准备，从中提出问题，由老师引导启发，这样既发挥了学生独立思考，也提高了分析问题和认识问题的能力，使理论与实践紧密结合。

4.3 教学方法多元化，使同学的学习由被动变为主动。

（1）电化教学：看教学录像片，如产前检查、分娩机转、计划生育手术等；看幻灯片，如妇科炎症、妇科肿瘤等，边看边讲。

（2）充分利用教具，观摩手术。

（3）提问式教学法：以问题为中心，讲清难点、疑点，突出重点。

（4）讨论式：每讲完一个病（重点），均附典型病案的讨论、分析，可学而即用，加深理解。

（5）启发式：以“证”为主，横向扩展，培养同学的思维和辨病能力，因课时少病种多，课堂只能重点讲授，以充分发挥同学的自学能力，当学科快结束时，可让学生将所学的病以“证”为主贯穿对比，如出血证为例，将妇科凡以急性阴道出血为主症的疾病进行排列鉴别诊断，调动了大家的学习积极性。

（6）学生参与教学：在学期终结时，组织以学生为主导的论题答辩。如“肾为先天之本，为什么又有女子以肝为先天”之说的专题讨论，设定每组各派男女 1 人为代表发言，其余自由发言，使同学们将所学的中医理论知识结合临床，全面归纳总结，活跃了课堂气氛。通过争论辩解，增加了知识面，提高了学习兴趣，并学会了如何检索、查阅、收集资料、撰写论文、发表论述，体验一次作老师的感受，密切了师生之间的感情。

5 网络教学

我教研室已完成“二十一世纪网络教学”《中医妇科学》课件的编写与制作，在此基础上，《中医妇科学》“计算机辅助教学软件”校级课题已中标，待完成。教学手段和方法的多样化，使中医妇科教学更形象、生动、活泼。

6 教材建设

如何培养21世纪的中医药人才，是摆在我们面前的艰巨任务。中医临床教学有很大的重复性，如中医基础中有病因病机、诊法、治法，中医妇科总论中亦有病因病机、诊法、治法；中医基础讲辨证论治，中医妇科总论中有辨证要点，各论还有辨证论治。多次重复，使学生听得乏味，没了兴趣。目前我教研室已中标北京市精品教材《中医妇科学》的编写，根据几十年的教学经验和临床实际，删繁就简，为避免在病因病机、辨证论治等内容方面的前后自相重复，及部分内容与中医基础、中医诊断、中药、方剂、内科等学科间的交叉重复，该教材以“简化重复内容，删除烦琐章节”为主要目标，我们则主要强调中医妇科学在病因病机、诊法、治法、辨证论治中的特点，有些内容可以自学。这样，既复习了原有的知识，又突出了共性与个性的关系。便于学生理解记忆和掌握应用。基础理论注意科学性，概念要清楚，论证要严密，术语要规范，表达要流畅、明了，诱导前后理论的联想，激发学生的学习兴趣。同时注意重点讲授内容与一般知识介绍的区别，突出中医妇科学特点，从而使学生掌握本门课程的基本理论、基本知识、基本技能，符合本专业培养目标。同时补充现代医学知识，适应时代的需要。

不孕症的中医诊治

郭志强

不孕症是指育龄期夫妇，婚后性生活正常，未采取避孕措施，同居两年以上而未能受孕者而言。

受孕是一个极为复杂而又协调的生理过程，必须具备以下三项基本条件：

（1）具有正常的生殖细胞，即正常的精子和正常的卵子。

（2）卵子和精子能够在输卵管内结合成为受精卵，受精卵能顺利到达宫腔。

（3）具备受精卵藉以着床、发育的良好的子宫内膜。

上述环节中有任何一项不正常，或者男女双方中有一方异常，均能影响受孕。因此，影响受孕的因素，可能在女方，也可能在男方，或者在男女双方。根据造成不孕的原因应分为男性不孕与女性不孕。根据不孕的病史，婚后从未受孕的，称为原发性不孕。中医学称为“全不产”“无子”“绝嗣”；曾经有过孕育而又不孕者，谓之继发性不孕。中医学称为“断绪”。

如果卵子和精子能够结合成为受精卵，而胚胎或者胎儿不能够在宫腔内正常生长发育，以致流产而告终者，此为不育症。引起不育症的原因，亦有男女之分。故不育症亦应分为女性不育和男性不育两大类。分清不孕与不育，对临床工作是非常必要的。

1　病因病机

1.1　女性不孕因素

1.1.1　影响卵子产生的因素

（1）全身性疾病：慢性消耗性疾患、重度营养不良、过度肥胖、精神过度紧张，影响卵巢功能导致排卵障碍；甲状腺功能失调（亢进或低下），肾上腺皮质功能失调（亢进或地下）等内分泌代谢功能失调影响卵巢功能导致不孕。

（2）性腺系统功能失调：丘脑下部－垂体－卵巢轴功能失调，影响卵巢正常排卵而导致不孕。

（3）卵巢疾患：先天性双侧卵巢发育不全或者缺如，炎症、肿瘤或者手术、放射线损害卵巢组织，多囊卵巢综合征等影响卵巢功能，导致不孕。

1.1.2　影响卵子、精子及受精卵输送的因素

（1）阴道畸形：先天性无阴道、处女膜闭锁、阴道横隔、处女膜环过于狭窄或坚韧等影响性生活的正常进行。

（2）宫颈因素：宫颈息肉、宫颈肌瘤、子宫黏膜下肌瘤堵塞宫颈管，阻碍精子通过；宫颈管炎性病变，使宫颈黏液变稠黏，影响精子的穿过与活动。宫颈管的粘连，阻碍精子的通过而导致不孕。

（3）宫腔粘连：阻碍精子经此进入输卵管。

（4）输卵管因素

①输卵管病变：先天性输卵管发育不全、输卵管炎症引起的梗塞不通、输卵管结核导致输卵管梗塞。

②盆腔疾患造成输卵管的不通畅如卵巢肿瘤、子宫内膜异位症、子宫肌瘤压迫、盆腔炎性粘连等。

1.1.3 影响受精卵着床的因素

（1）卵巢黄体功能不健，孕酮分泌不足，子宫内膜异常，影响受精卵的着床。

（2）子宫因素：子宫发育不良、子宫黏膜下肌瘤、子宫内膜息肉、宫腔粘连、子宫内膜结核等影响受精卵着床。

1.2 男女双方的原因

（1）缺乏性生活常识，性交姿势，习惯的异常。

（2）精神过度紧张，尤其是因未受孕而产生的焦虑。

（3）免疫学因素主要为宫颈黏液或血清中的抗精子抗体的存在。

1.3 受精卵本身的缺陷

2 检查

造成不孕的因素很多，男女双方均应通过检查，找出原因，是治疗不孕症的前提条件。对于不孕症的检查，女方有早期自然流产史者，男方的精液常规检查是必不可少的。女方之晚期流产者，检查着重在女方以及胎儿。

2.1 全身性检查 注意第二性征发育状况、毛发分布、形体肥胖者观察皮下脂肪堆积状况。注意排除肺结核、甲状腺功能失调，肾上腺皮质功能异常存在的可能性及垂体病变。

2.2 妇科检查 注意内外生殖器的发育，有无畸形、肿瘤及盆腔部位邻近脏器组织的肿块及炎性病变对内生殖器的压迫和影响。

2.3 卵巢功能测定 主要了解排卵功能和黄体功能。常用的方法有：

（1）基础体温测定：对有双相改变者，还应注意高温期体温升高及下降的速度，平均升高的高度和高温期持续的时间。

（2）宫颈黏液涂片：了解卵泡发育情况，以便及时促发排卵，注意观察白细胞多少，以利于对宫颈炎症及时诊断治疗。

（3）阴道细胞学检查：观察卵巢的周期性变化。

（4）子宫内膜活体组织检查：月经来潮12小时内进行。了解有无排卵及黄体功能状态，同时注意观察宫腔大小及有无器质性病变如宫腔粘连、子宫内膜炎、多发性宫腔息肉、子宫内膜结核、黏膜下肌瘤等。

2.4 输卵管通畅度检查 常用方法有：

（1）输卵管通液术及输卵管通气术。

（2）B超下输卵管通液检查。

（3）子宫输卵管碘油造影术。

2.5 交媾试验 选择在预测的排卵期进行（通过基础体温、宫颈黏液中羊齿状结晶或B超监测卵泡发育状态推断）。试验前三天避免性交，在预定时间性交后2~4小时内，取后穹窿及宫颈黏液各一滴置于载玻片上。后穹窿液中有精子，证明性交成功。其次，观察精子的活动状态，如果精子不活动，应怀疑有免疫问题。宫颈黏液透明，拉丝长。每高倍视野有15～20个活动精子则为正常。假如无精子，或精子稀少，或精子不活动时，在除外宫颈内膜炎后，应怀疑有免疫问题，应做宫颈黏液与精液相合试验和交叉试验。

2.6 相合试验

(1) 宫颈黏液、精液相合试验：在预测排卵期，取女方宫颈黏液、男方新鲜精液各一滴，置同一玻片上相距2～3mm，轻摇玻片，使两液相互接近。在显微镜下，观察精子对宫颈黏液的穿透能力。如果精子不能进入宫颈黏液，或精子在宫颈黏液中活动明显受阻，应作精子穿透交叉试验。

(2) 宫颈黏液、精子交叉试验：对上述相合试验不成功者进行本试验，除受检夫妇外，另需一健康妇女以提供预测排卵期之宫颈黏液；一名健康男子提供新鲜精液。取受检者妇女宫颈黏液一滴，供精液者新鲜精液一滴置同一玻片上，相距2～3mm；再取健康妇女之宫颈黏液一滴和受检者男子精液一滴置另一玻片上，相距2～3mm，分别进行穿透能力试验，借以判断受检者精子穿过的原因在宫颈黏液还是在精液，以便进一步诊断和治疗。

2.7 腹腔镜检查　适宜于前述各项检查均无异常发现者。可直接观察子宫、输卵管、卵巢、盆腔有无病变及输卵管通畅度检查。同时可对子宫内膜异位结节、附件炎性粘连进行治疗。

3 辨证论治

在《广嗣纪要·择配篇》中有“五不女”之记载，即螺、纹、鼓、角、脉。螺者是指阴户外纹似螺丝样，旋入内难交合；纹，又称“纹阴”，指阴户小如箸头大，只可通难交合；鼓，也称鼓花头，言阴户绷急似无孔；角，又谓之角花头，乃阴核过大，性欲一动，亦能自举，状如阴中有角，故以角症名之；脉，指月经不调或闭止者。

清·陈士铎《石室秘录·子嗣论》指出“男子不能生子，有六病。女子不能生子，有十病”。十病者为“胞胎冷、脾胃寒、带脉急、肝气郁、痰气盛、相火旺、肾水衰、任督病、膀胱气化不行、气血虚”。

3.1 分型论治

《石室秘录》云：“胞胎冷者温之、脾胃寒者暖之、带脉急者缓之、肝气郁者开之、痰气盛者消之、肝火旺者平之、肾水衰者补之、任督病者除之、膀胱气化不行者著其肾气、气血虚不能摄胎者益其气血，则女子无子者亦可以有子，而不可徒治其胞胎也。”

(1) 肾阳虚不孕：常见初潮晚、月事沉滞、经行量少、色黯不鲜、腰膝酸软、夜尿频、腰骶部不温、面色晦暗、苔薄白而滑，脉沉细而弱。治法：温肾壮阳、调经促孕。毓麟珠加紫河车、巴戟天之属。阳虚内寒甚者加肉桂、附子。

(2) 肾阴虚不孕：症见经乱量少、形体消瘦、头晕目涩、耳如蝉鸣、腰膝酸软、五心烦热、舌质嫩红、脉细数无力。治宜滋阴养血、调理冲任。养阴种子汤（自验方）（女贞子、旱莲草、当归、白芍、熟地、山萸肉、菟丝子、枸杞子、山药、茯苓、地骨皮）。热重者加龟板、盐黄柏。

(3) 血虚不孕：经行延后，量少色淡、面色萎黄、头晕目涩、皮肤不润、舌淡苔薄，脉细弱。治用养血调经。养血种余汤（自验方）（熟地、当归、白芍、菟丝子、党参、山萸肉、紫河车、鹿角胶）。若因脾胃虚寒，经行错后或月事不来，大便溏泄者，宜附子理中汤加减。

(4) 痰湿壅盛不孕：形体肥胖，面色㿠白，月经紊乱，带盛稠黏，头晕心悸、口淡、苔白腻、脉滑。治宜健脾燥湿化痰，启宫丸加减。

(5) 肝郁不孕：求子心切、情志不调、心烦易怒，或月经紊乱、苔薄白，脉弦。心理疗法为上，辅以调肝解郁。逍遥散加减。

(6) 宫寒不孕：小腹清冷、喜暖月经错后，量少色黯、夹有血块、经期小腹冷痛、带盛质稀、苔薄滑、脉沉紧或沉迟。治法：温经散寒，暖宫助孕。暖宫煎（自验方）（附子、肉桂、紫石英、菟丝子、党参、炒杜仲、山药、炒白术、煨姜、熟地）。

(7) 血瘀不孕：经行涩滞、血块较多、腹痛拒按、舌质紫暗，或有瘀点瘀斑、脉弦涩。治宜化瘀调经。方用化瘀安宫汤（自验方）（当归、熟地、赤芍、川芎、枳壳、丹参、红花、桔梗、柴胡、牛膝），或用桂枝茯苓丸加减。

(8) 膀胱气化不行之不孕：小便不利，或小便频少、艰涩不畅、小腹胀、足胫肿胀、久不受孕者，用化水种子汤（自验方）（巴戟天、白术、茯苓、党参、菟丝子、车前子、炒芡实、肉桂）。

(9) 带脉急不孕：少腹之间拘急不适，或有紧迫之感、久不生育者，宜大补气血。方用宽带汤（白术，巴戟天，补骨脂，人参，麦冬，杜仲，熟地，肉苁蓉，白芍，当归，五味子，莲子肉）。

3.2 中药序贯疗法

3.2.1 养血活血－滋养肝肾－温肾活血－益肾健脾法

(1) 养血活血：遵循中医学理论，胞宫的生理特点之一是：经期为泻而不藏，当泻则泻。故经至即用此法。方用桃红四物汤加党参、丹参、益母草。每日一剂，连服三日。

(2) 滋养肝肾："经水出诸肾"，肝肾同源。继前治该用此法，养血填精，以资充任。方用育胞饮（自验方）（菟丝子、女贞子、枸杞子、黄精、紫河车、党参、锁阳、仙灵脾、香附等），5～10 剂。

(3) 温肾活血：有促排卵之效，方用促排卵汤（自验方）（菟丝子、枸杞子、当归、肉桂、丹参、羌活、紫河车、巴戟天等），阳虚加附子。寒甚手足及小腹清冷，重用附子 30～60g（先煎半小时）。

(4) 益肾健脾：用于月经周期之后半期。《景岳全书·妇人规》云："补脾肾以资血之源；益肾气以安血之室。"《经脉诸脏病因》说："血旺则经调而子嗣。"药用：党参、白术、菟丝子、何首乌、山药、巴戟天、杜仲、枸杞子、肉苁蓉、香附等。

3.2.2 活血化瘀－补肾养肝，温阳活血－补肾调肝法。用于子宫内膜异位症之不孕症。

(1) 活血化瘀：经期 1～2 日至经净痛止。方用逐瘀调经汤（自验方）（桂枝、水蛭、莪术、三棱、赤芍、丹皮、当归、没药、丹参等）。

(2) 补肾养肝、温阳活血：排卵前 2～3 天开始服用：菟丝子、枸杞、熟地、当归、肉桂、丹参、羌活、覆盆子、枳壳、锁阳、红花、怀牛膝。每日 1 剂，连服 3～4 剂。寒著重用附子。

(3) 补肾调肝：继前服：柴胡、当归、白芍、覆盆子、菟丝子、党参、杜仲、川断、何首乌、仙灵脾等。肝气郁滞者加郁金、青皮。

3.3　输卵管阻塞之不孕治疗

（1）内服法：（自验方）盆腔炎丸2号方：桂枝、茯苓、赤芍、丹皮、桃仁、鱼腥草、蚤休、昆布等。

（2）灌肠法：（自拟方）化瘀宁坤液：败酱草、红藤、三棱、莪术、昆布、赤芍、丹皮、没药、木香、黄芩等。

（3）外敷法：要用宁坤散（自验方）：透骨草、红藤、赤芍、三棱、莪术、丹皮、水蛭、虻虫、海藻、路路通、皂刺等。布包蒸，热敷小腹部。每日1次，每次40分钟，15次为一疗程。

3.4　宫颈炎引起之不孕诊治

诊断：宫颈用新洁尔灭消毒并用于棉球清除宫颈附着之分泌物，取宫颈管之黏液镜检，可见大量白细胞者。

治疗：清洁散（自验方）（银花、连翘、蒲公英、地丁、红藤、川萆薢、蚤休、生甘草、黄柏）局部用药。隔日一次。

3.5　中西医结合治疗

（1）排卵功能障碍引起之不孕：单独使用中药或者单独使用西药均无效时，可采用中药序贯疗法（或分型论治）的同时，配合舒经酚（或氯芪酚胺），中西医结合治疗。于月经周期的第五天起，每日服舒经酚50～100mg，连服五天。

（2）多囊卵巢综合征不孕：可用启宫丸（加羌活、石菖蒲）配以克罗米芬治疗。于月经周期的第5天起，每日服用克罗米芬50mg，连服五天。亦可辅以针灸疗法，促排卵。常用穴位：气海、中极、关元、子宫穴、足三里、三阴交、肾俞、命门。与月经周期的第12～14天，每日1次，每次选3～4穴为一组，进针后中等强度刺激。

3.6　血型不合之不孕、不育　对血型不合（ABO血型）而不孕或不育者，予安胎饮（自验方），药有：熟地、生地、当归、白芍、川芎、木香、菟丝子、乌梅、甘草。妊娠前3个月，隔日1剂。妊娠12周内，每周服药5剂（五日）。孕12周~24周，隔日一剂。孕24周至分娩每周服2剂。

3.7　针灸治疗

（1）针灸诱发排卵：取穴：关元、大赫、归来、三阴交；中极、肾俞；命门、子宫穴、血海、足三里。于月经周期之第12天、13天、14天，分别选上述一组穴针刺治疗。进针后，提插、捻转，得气后留针20分钟。若小腹寒冷、夜尿频，大便溏者，气海、关元、中极、足三里等穴，针、灸并用。亦可使用隔姜灸，或隔附子饼灸。每次三五壮。

（2）针灸治疗输卵管阻塞不孕：可单独运用，也可配合中药治疗。取穴：中极、关元、归来、子宫穴、维胞、水道、肝俞、上髎、中髎、足三里、三阴交。每次取4～5穴，隔日1次。进针捻转得气后，留针20分钟。宫寒者，可用温针灸。每次三五壮。

益气生化　药物清宫

黄云亮

本人根据胞宫之生理、病理特点，结合自己多年临床经验，宗塞流、澄源、复旧治疗崩漏三法为一体，本着止血不留瘀，祛瘀不伤正的原则，立“益气生化，清宫止血”法，用于临床，收到了满意效果。

1　制方的指导思想

所谓“益气”，即补气之意，因“气为血之帅”，气能生血，气能摄血，气能推动血液运行，消散瘀血，气旺则血充，故以益气为主；所谓“生”，是生新血之意，因“血为气之母”，血能载气，并不断为气的活动提供物质基础，使其不断得到营养、补充，故血盛则气旺；所谓“化”，是生化之意，包含祛瘀生新的意思；所谓“清”，是清除胞宫淤滞之意；“止血”即塞流。用益气生化，清宫之法，以达止血之目的。

基本方为：黄芪15～30g，党参15～30g，当归10g，川芎10g，桃仁10g，蒲黄炭10g，枳壳10g，益母草15g，三七粉3g（分冲），川断15g。

方中黄芪、党参为补气主药，可补五脏之气，起补气以摄血，气旺以生血之作用，气充则推动血液运行有力，有利于瘀血的排出。当归、川芎有补血、活血、调血中之气的作用；当归配黄芪为当归补血汤，可气血双补。遵“活血必先理气”之理，用枳壳行气消积，据药理学研究，枳壳能增强子宫平滑肌紧张度，收缩子宫，利于瘀血排出。桃仁、蒲黄、三七活血化瘀；桃仁合归、芎有生化汤之意，现代医学研究表明，可改善盆腔血液循环，增加子宫兴奋性，促使子宫腔内残存组织的排出，促进局部渗出物吸收，促进组织修复与再生。益母草祛瘀生新，凡血虚能养，血瘀能破，补而不腻，行而不聚，合当归养血，协川芎行血。川断引诸药入冲任，补肾固冲。全方补中有行，化中有生，补而不滞邪，祛邪不伤正，共起补气养血，化瘀生新，清宫止血之作用。可用于崩漏交作，出血多日不止者。

随证加减：脾虚便溏者去桃仁；小腹隐痛而有冷感者加炮姜，温经止痛，又寓止血之意；舌红、口干不欲饮者，加茜草炭、炒黄芩，凉血活血止血；伴头晕耳鸣者，可酌加女贞子、旱莲草、山萸肉之类，滋阴凉血止血；心悸气短者加五味子，补肺养心，益气生津。

2　病案举例

例一：王××，50岁，工人。住院号：56282。1990年7月16日入院。

因月经失调1年，阴道持续出血13天，于1990年7月16日入院。1989年7月因月经持续20余天未净，中药治疗无效，经刮宫血止。此后月经周期基本正常，但经量增多，行经时间较长。1990年5月开始停经，3个多月后自行复潮，但周期提前，每10～12天一行，量多，5天干净。本次月经自7月3日始，量多，色红，有血块，至今13天未净

（已用卫生巾5包，卫生纸3包），曾服云南白药、肌注丙酸睾丸酮等治疗，仍无明显减少，伴心慌气短，神疲乏力，腰酸，小腹隐痛，时有恶心，汗出，纳差，二便尚调。面色苍白，舌淡暗边有瘀斑、苔薄白，脉沉滑无力。血小板 16.8 万/mm^3，血红蛋白 7.9 克%。

证属气虚血瘀，治宜益气养血，化瘀止血。药用：黄芪20g，党参20g，当归10g，川芎10g，炮姜4g，五味子10g，阿胶10g（烊化），蒲黄炭10g，炒川断15g，炒桃仁10g，益母草15g，枳壳10g，三七粉3g（分冲）。

三剂药后血止，继以上方去炮姜、蒲黄、桃仁、益母草、三七粉，加鸡血藤、茯苓、白术、龙眼肉等。7月23日B超提示：子宫肌瘤，双侧附件炎。后改用圣愈汤合桂枝茯苓丸加川断、茺蔚子治疗。月经于8月9日复潮，量明显减少，3天干净，余无其他不适。因已"七七"之年，待其自然绝经。9月5日出院时，血红蛋白已达12克%。后曾追访，未再复发。

例二：阮××，46岁，工人。住院号：56435。1990年8月2日入院。

因阴道不规则出血4个月，加重2周，于1990年8月2日入院。既往月经规律，于今年4月1日月经按时来潮，量时多时少，色暗红，有血块，无特殊不适，未曾治疗，至7月17日因旅游劳累，血量增多，色暗，质稀有块，至今约4个月未净，伴头晕无力，心悸气短，口干不欲饮，纳眠尚可，二便自调，面色萎黄，舌淡体胖中剥，脉细数无力。血小板12.5万/mm^3，血红蛋白6克%。

证属气虚血瘀，夹热。治宜益气养血，化瘀止血，佐以清热。药用：黄芪20g，党参20g，当归10g，阿胶12g（烊化），白术15g，乌贼骨15g，茜草炭10g，蒲黄炭10g，益母草15g，炒黄芩10g，五味子10g，枳壳10g，三七粉3g（分冲）。

服药4剂，8月6日血止，自觉症状好转，但感神疲乏力，纳差，夜寐欠安，舌淡苔薄白，脉细滑无力，拟归脾汤加阿胶、砂仁、茺蔚子治之。8月23日B超提示：子宫小肌瘤，左侧附件炎。

后于8月26日~9月1日；9月19日~24日各行经一次，量、色、质均正常。9月25日查血红蛋白10.4克%，痊愈出院。

3　体会

崩漏本为经病、血病，虽为病名，实指症状而言，无论何种原因导致冲任虚损，不能制约经血，致胞宫气血失调，经血非时而下，即可为崩为漏，其病变部位在胞宫。中医认为，胞宫是女子产生、排出月经和孕育胎儿的器官，由于它有这种特殊的功能，所以《内经》有"奇恒之府"之称，而月经是健康女子性成熟后在胞宫的具体表规，子宫正常的"藏""泄"功能则是以气血调和，精气充实和保持通畅为基础的。子宫的气血调和，精气充实，除与肾气充盛、肝脾调和外，还与任脉之气通，太冲脉之血盛密切相关。非时之经血，是脏腑功能失常，冲任虚损而致胞宫气血失调，"藏""泄"功能障碍之表现。

现代医学认为，正常的月经是子宫内膜受卵巢所分泌激素的影响而出现的周期性剥脱。不同类型的子宫出血，其中包括内分泌失调引起的子宫内膜过度增生，或不规则剥脱，剥脱残存之物，称为"异物"，由此引起的子宫出血，又常属于瘀血性。

崩漏在临床虽表现为子宫的不正常出血，其因是胞宫气血失调所致。气能行血，也能摄血，气又依赖血才能发挥其作用，即"气为血帅"，"血为气母"，"气行则血行"，"血脱则气消”。无论何种原因导致大量或淋沥不断的子宫出血，皆可导致气血虚弱。而崩、漏的转化过程，实是气血的消长变化。气虚无力鼓动血流，血流滞缓，容易产生瘀血；血虚则血中之气亦衰少，也可致脉涩血行缓慢，甚而瘀阻脉道，脉道瘀阻，气行滞缓，而致血瘀。血阻胞宫，瘀血不祛，新血不得归经循行，从而引起反复不断的子宫出血，这也是临床治疗上难以获良效的原因之一。

笔者借鉴西医的治疗方法，使子宫内膜全部脱落后重新修复而止血，或运用刮宫，或给黄体酮，使其发生撤退性出血（亦称药物刮宫），或给宫缩剂，使子宫内膜迅速脱落以止血，同时结合中医理论，故采用活血化瘀、重用补气药的前提下，以期起到药物清宫止血的作用，经临床验证，思路对头，效果良好。益气生化，清宫止血，融“塞流、澄源、复旧”为一体，取中西医结合之长，将治标与治本相结合，临证时随症加减，可适用于各种证型的崩漏，其中包括西医所指的功能失调性子宫出血、慢性子宫内膜炎及子宫肌瘤等疾病引起的子宫出血。

金雀黄素对子宫内膜癌细胞 ERα 和 ERβ mRNA 水平的调节

薛晓鸥　魏丽惠

金雀黄素是大豆经加工可被机体肠道有效吸收的一类非营养成分。近年来，研究发现金雀黄素对体外培养乳腺癌等一些细胞系的生长、增殖具有抑制作用，由于它是很弱的植物雌激素，可与雌激素竞争结合雌激素受体，从而减轻雌激素的促细胞增殖作用，降低与雌激素有关的癌症发病危险。金雀黄素对子宫内膜癌是否有作用及其作用机制，尚未见报道。本研究通过实时荧光定量 RT－PCR 方法研究金雀黄素对子宫内膜癌细胞雌激素受体亚型的调节作用，进一步探讨金雀黄素抗子宫内膜癌的机制。

1　材料与方法

1.1　主要试剂　1640 培养基、胰蛋白酶、Trizol 试剂为美国 GIBCO 公司产品；定量 PCR 试剂盒 ABI 购自 Applied－biosystems；RT－PCR 通用试剂盒购自美国 Pro－mega 公司；PCR 引物由北京色百橙公司赛百盛合成；琼脂糖购自 Promega。

1.2　细胞培养　子宫内膜癌细胞系 Ishikawa，由我院妇科实验室收藏，传代维持。1640 培养液含有 10%（体积分数）胎牛血清，100U/ml 青霉素，100U/ml 链霉素，2g/L 碳酸氢钠。细胞复苏，100ml 培养瓶中，37℃5%（体积分数）CO_2 恒温培养箱内松盖培养，根据细胞的生长状态每 1～3 天换液或传代培养 1 次，0.25%（质量分数）胰蛋白酶溶液消化。分别用含金雀黄素 10，20，40，80，160mmol/L 的培养液作用于 Ishikawa 细胞 48h 后提取 RNA 用于实时荧光定量 RT－PCR 实验，每组重复 2 次。

1.3　激素受体亚型 mRNA 表达的检测　采用实时荧光定量 RT－PCR 方法检测。提取总 RNA，总 RNA 电泳，RT－PCR 扩增。引物序列：根据美国基因生物库提供 Mckrae HSV－1LAT 基因核酸序列，选取 G＋C 含量约 50% 的无发卡结构，相互间无同源序列两段特异性保守序列，设计引物如下：

（1）ESR1－FP：5'－CCTCCCTGAACTTGCAGTAA－3'；（2）ESR1－RP：5'－CCT-GCTCCTTTCAACTACCA－3' 扩增片段为 149bp；（3）ESR2－FP：5'－TATGCGGAAC－CT-CAAAAGAG－3'；（4）ESR2－RP：5'－AGTGATATC－CCGATGCGTAA－3' 扩增片段为 186bp；（5）Beta－ac－tin－FP：5'－GAAATCGTGCGTGACATTAAGG－3'；（6）Beta－ac-tin－RP：5'－CACGTCACACTTCATGATGGAG－3' 扩增片段为 242bp。

1.4　统计分析　检测结果 SPSS 软件进行方差分析 q 检验，$P<0.05$ 认为差异有统计学意义。

2　结果

2.1　金雀黄素对 Ishikawa 细胞 ERαmRNA 表达的影响（表 1，图 1，2）

表 1　金雀黄素对子宫内膜癌细胞 ERα 表达的影响（$\bar{x} \pm s$）

Table 1　The effect of geniste in on ERa mRNA in uterine endometrial cancer cells（$\bar{x} \pm s$）

Goup（mmol/L）	β - actin	ERα	ERα/β - actin（$\times 10^{-5}$）	P
G0	8598373 ± 528341	163 ± 23	1. 89 ± 0. 16	1
G10	7265970 ± 996753	177 ± 70	2. 41 ± 0. 82	0. 669
G20	7197810 ± 656569	226 ± 76	3. 20 ± 1. 15	0. 295
G40	4948323 ± 1872809	270 ± 53	5. 94 ± 1. 98#	0. 003
G80	4555907 ± 1505618	89 ± 31	1. 84 ± 0. 87	0. 964
G160	1104292 ± 140187	16 ± 8	1. 33 ± 0. 58	0. 660
E	8053577 ± 512788	498 ± 269	6. 05 ± 3. 14#	0. 002
P	7569018 ± 431537	86 ± 43	1. 15 ± 0. 61	0. 543

#$P < 0.01$ VS GO；$F = 5.396$，$P < 0.001$。

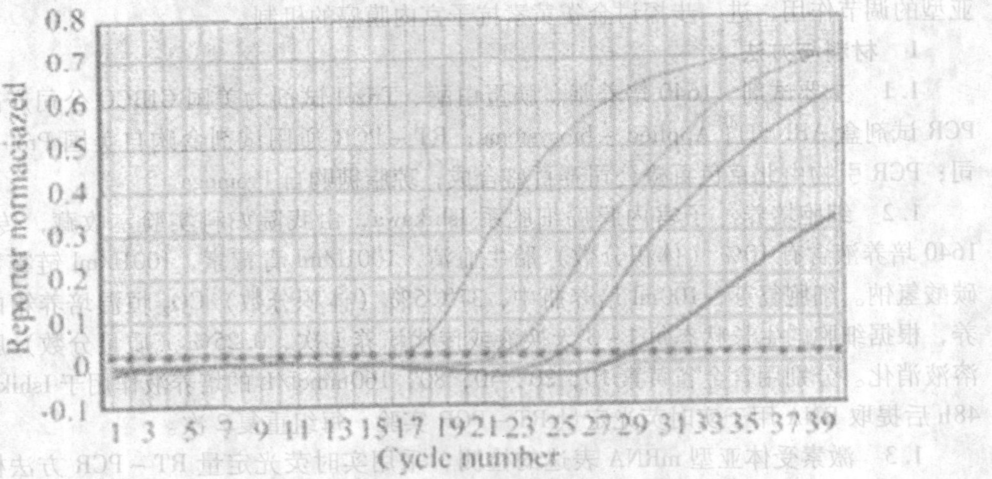

图 1　同一样品不同稀释浓度的荧光定量 PCR 扩增结果

Figure1　The result fluorescence quantitative PCR of a sample at different concentration

图 1 为同一样品不同稀释浓度荧光定量 PCR 扩增结果。Ishikawa 细胞分别经 10，20，40，80，160mmol/L 金雀黄素作用 48h 后，与未加药的细胞比较，低浓度（10 ~ 40mmol/L）能提高 ERα mRNA 的表达，各组间比较差异有统计学意义（$F = 5.396$，$P < 0.001$），以 40mmol/L 浓度效果最明显，差异有统计学意义（$P = 0.003$），但其作用较雌二醇弱。当剂量增加（80 ~ 160mmol/L）则该细胞 ERαmRNA 表达渐下降，其作用又与孕酮类似。

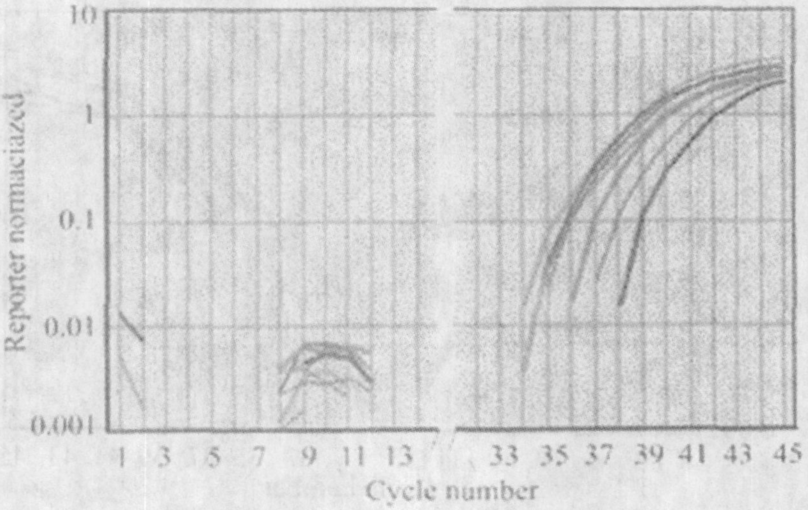

图 2　金雀黄素对子宫内膜癌细胞 ERα mRNA 表达的影响

Figure2　The result of genistein on ERα mRNA in uterine endometrial cancer cells

2.2　金雀黄素对 Ishikawa 细胞 ERβmRNA 表达的影响（表 2，图 3）

表 2　金雀黄素对子宫内膜癌细胞 ERβ 表达的影响（$\bar{x} \pm s$）

Table 2　The effect of geniste in on ERβ mRNA in uterine endometrial cancer cells（$\bar{x} \pm s$）

Goup（mmol/l）	β－actin	ERβ	ERβ/β－actin（$\times 10^{-5}$）	P
G0	8598373 ± 528341	246 ± 16	1.89 ± 0.16	1
G10	7265970 ± 996753	177 ± 62	2.86 ± 0.11	0.558
G20	7197810 ± 656569	121 ± 42	2.53 ± 1.12	0.046
G40	4948323 ± 1872809	66 ± 21	1.69 ± 0.63 *	0.012
G80	4555907 ± 1505618	52 ± 23	1.36 ± 0.22 *	0.003
G160	1104292 ± 140187	10 ± 12	1.02 ± 0.43 #	0.003
E	8053577 ± 512788	185 ± 47	0.99 ± 1.20 #	0.336
P	7569018 ± 431537	16 ± 13	0.21 ± 0.16 #	0.000

＊$P<0.05$，#$P<0.01$，VS GO；$F=5.225$，$P<0.001$。

Ishikawa 细胞分别经 10，20，40，80，160mmol/L 金雀黄素作用 48h 后，与未加药的细胞比较，均下调该细胞 ERβ mRNA 的表达，且随浓度增加作用渐强，各组间比较差异有统计学意义（$F=5.225$，$P<0.001$），以浓度为 160mmol/L 时作用最强，差异有统计学意义（$P=0.003$）。但与孕酮比较作用弱，而雌二醇对 ERβ mRNA 的作用不明显，差异无统计学意义（$P=0.336$）。

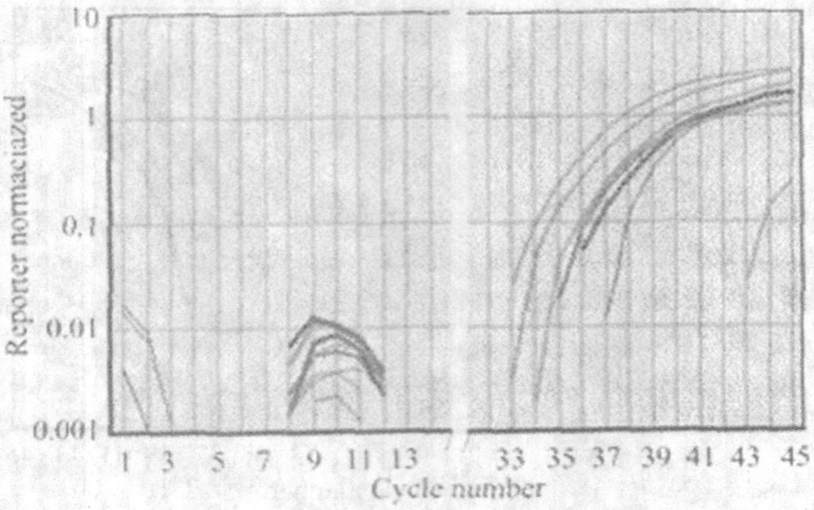

图 3　金雀黄素对子宫内膜癌细胞 ERβ mRNA 表达的影响

Figure3　The result of genistein on ERβ mRNA in uterine endometrial cancer cells

3　讨论

子宫内膜癌是女性生殖系统的常见肿瘤，病因目前尚不十分清楚，现多认为与内源性和外源性的雌激素有关，雌激素是通过雌激素受体调节。植物雌激素是一组与雌激素类固醇有密切关系的异环酚类化合物。目前的关于植物雌激素抗癌作用的体外实验研究主要是围绕金雀黄素进行的。雌二醇分子式的 C3 和 C17 位各有一羟基，而金雀黄素分子结构中的两个酚环的 C7 和 C4 位各有一对应于雌二醇 C3 和 C17 位的羟基，且 C7 和 C4 位的距离几乎等于雌二醇 C3 和 C17 间距离。目前认为这种相似的结构可以解释金雀黄素的弱雌激素活性的生物学效应。但其生物效应仅相当于雌二醇的 $1\times10^{-5}\sim1\times10^{-3}$。由于其与雌激素同时作用于靶器官时，两者竞争结合雌激素受体，从而可减轻雌激素的促细胞增殖作用，降低与雌激素相关癌症发病危险。

目前已知雌激素受体有两种亚型——ERα 和 ERβ，在正常和子宫内膜癌中都存在 ERα mRNA 和 ERβ mRNA 共表达，在子宫内膜癌中 ERα mRNA 和 ERβ mRNA 较正常子宫内膜明显升高，推测雌激素能提高 ERα mRNA 和 ERβ mRNA 的表达。有研究结果表明，金雀黄素在低剂量时能刺激对雌激素依赖的乳腺细胞株 MCF7 的 DNA 合成，而高剂量时则抑制 DNA 合成。作用呈剂量依赖关系。提示 DNA 合成的刺激作用依赖于雌激素受体，而对 DNA 的抑制作用则通过非雌激素受体途径。本实验中 Ishikawa 细胞为 ER 表达阳性细胞，金雀黄素在低剂量时能提高 ERα mRNA 和 ERβ mRNA 的表达，但剂量增加则该细胞 ERα mRNA 和 ERβ mRNA 表达渐下调，该结果提示，金雀黄素对 Ishikawa 细胞的抑制作用除通过调节 ERα mRNA 和 ERβ mRNA 的表达外，可能还有其他途径，有待进一步研究。

实时荧光定量 PCR 通过荧光标记探针技术，不仅提高了检测的特异性，而且可以在定量水平上研究检测对象，能够检测且精确计算出待测标本中目的核酸的起始数量。另外由于不需要 PCR 产物的后处理，减少了样品间交叉污染的可能性。因此实时荧光定量

PCR 检测技术的高度敏感性和特异性为本实验提供更为可靠的结果。综上所述，我们的研究结果表明，金雀黄素对子宫内膜癌细胞 ERα mRNA 和 ERβ mRNA 的表达的调节作用与其剂量有一定关系，即低剂量时能提高 ERα mRNA 和 ERβ mRNA 的表达，高剂量时能抑制或不提高 ERα mRNA 和 ERβ mRNA 的表达。需要进一步研究的问题有：（1）金雀黄素对子宫内膜癌其他细胞即其他病理类型的子宫内膜癌的 ERα 和 ERβ mRNA 是否有调节作用；（2）金雀黄素抗子宫内膜癌非雌激素途径。金雀黄素抑癌或防癌作用机制及作用浓度尚不十分清楚。美国国家癌症研究中心于 1996 年已将金雀黄素列入肿瘤化学预防药物临床发展计划之中，该计划促进了新一轮的对大豆食品及异黄酮类物质的抗癌研究工作。相信进一步深入研究金雀黄素的抗癌作用及机制具有十分重要的理论意义和广泛应用前景。

儿　科

熄风静宁冲剂治疗抽动－秽语综合征的临床研究

王俊宏　肖和印　尹　丹　指导：刘弼臣

抽动－秽语综合征（TS）是一种儿童期起病的遗传性神经精神疾病，以多发性、运动性抽动伴发声性抽动为特征。目前发病机理不十分明确，多数学者认为与精神因素、遗传因素、神经递质代谢异常有关。因此，我们对48例TS患儿进行了神经心理学测验，并对其血浆多巴胺（DA）、游离性兴奋性氨基酸中谷氨酸（Glu）和门冬氨酸（Asp）水平进行观察，并对服用熄风静宁冲剂中20例TS患儿进行治疗前后观察，旨在探讨神经心理、神经递质在TS中的发病作用及熄风静宁冲剂对神经递质分泌的影响。

1　资料和方法

1.1　临床资料　选自1996.1～1998.8在我院儿科门诊及住院病房5岁以上TS患儿48例，其中男性40例，女性8例，男女之比为5：1，年龄5岁1个月至14岁，平均9岁8个月。其诊断符合美国《精神疾病诊断统计手册》1994年第4版（DSM－IV）制定的TS病的诊断标准，其中11例住院检查，37例在门诊进行各项相关检查。除外风湿性舞蹈病、肝豆状核变性、肌痉挛性癫痫等神经系统疾患。正常对照组患儿24例，男20例，女4例，年龄5～14岁，平均年龄9岁，均为上呼吸道感染，体温恢复正常至少3天，临床已无症状和体征，并经体检和实验室检查排除营养代谢障碍性疾病及神经系统疾病的住院患儿。

1.2　方法

1.2.1　神经心理学测验：行为测验：采用1992年上海精神卫生中心修订的Achenbach儿童行为量表（ACBC）。行为问题测试项目包括113条，又被归纳为8～9个因子，每个因子包含113条中的若干条，有的同一条可出现在不同的因子。就诊时由测试医师说明测试目的和表格填写法后，由家长具体填写。最后由测试医师按原量表说明进行记分归纳统计。

1.2.2　血浆多巴胺（DA）检测：于上午8～11时非空腹状态下取肘静脉血2～3ml，立即注入置有肝素的塑料试管中，然后于4℃下离心分离血浆（2500rpm×15min），取血浆注入离心管中，密闭后置－40℃低温冰箱保存直至测定。使用血浆儿茶酚胺高效液相色谱法测定血浆多巴胺含量。

1.2.3　血浆游离性兴奋性氨基酸——谷氨酸（Glu）和门冬氨酸（Asp）检测于上午8～11时非空腹状态下取肘静脉血2～3ml，立即注入置有肝素的塑料试管中，摇匀后加入等体积10%磺基水杨酸溶液混合，充分摇动后放置1h，然后于常温下离心分离血浆（4000rpm×15min），析出沉淀，将上清液吸入至离心管中，密闭后置-40℃低温冰箱保存直至测定。使用酸水解法（HITACHI 835 Amino Acid Analyzer）检测血浆游离氨基酸Glu、Asp含量。

1.2.4 熄风静宁冲剂：由刘弼臣教授多年临床经验方选择最佳工艺，严格质量控制制成，主要药物组成：辛夷、苍耳子、元参、半夏、石菖蒲、钩藤、酸枣仁、龙齿、僵蚕、白芍、木瓜。每袋12g，每次1袋，每日2次。2个月为1疗程，观察1~2疗程。

1.2.5 统计学处理：计量资料用t检验，等级资料用Ridit分析。

2 结果

2.1 神经心理学测验 用t检验比较TS组与对照组ACBC总分的差异，结果发现TS组ACBC高于对照组，差异具有显著意义。（见表1）

2.2 血浆多巴胺含量 用t检验比较TS组与对照组DA含量，结果发现TS组血浆DA含量明显高于对照组，其中20例TS患儿服用熄风静宁冲剂后血浆DA含量低于服用前，差异均有显著意义。（见表1、表2）

表1 TS组与对照组ACBC总分及血浆DA含量比较（$\bar{x}\pm s$）

组别	n	ACBC总分	DA
TS组	48	47.27±2.224**	143.93±8.987**
对照组	24	15.63±1.295	65.73±4.923

注：TS组与对照组比** $P<0.01$

表2 20例TS患儿治疗前后血浆DA、Glu、Asp含量的对比（$\bar{x}\pm s$）

项目	治疗前	治疗后
DA（ng/ml）	140.74±33.81	96.26±31.24**
Glu（μmol/L）	138.56±22.90	121.99±25.58*
Asp（μmol/L）	66.32±17.06	44.92±15.16*

注：与治疗前比* $P<0.05$ ** $P<0.01$

2.3 血浆游离性兴奋性氨基酸——谷氨酸（Glu）和门冬氨酸（Asp）含量 用t检验比较TS组与对照组血浆游离性兴奋性氨基酸谷氨酸（Glu）和门冬氨酸（Asp）含量，结果发现TS组血浆Glu、Asp含量高于对照组，其中20例TS患儿服用熄风静宁冲剂后血浆Glu、Asp含量明显下降，差异有显著意义。（见表3、表2）

表3 TS组与对照组血浆兴奋性氨基酸Glu、Asp含量（$\bar{x}\pm s$）

组别	n	Glu	Asp
TS组	48	132.81±4.403	67.07±3.41
对照组	24	90.61±4.899	28.43±3.43

注：TS组与对照组比** $P<0.01$

3 讨论

TS常常伴有行为异常，有文献报道85%TS患儿伴随轻至中度的行为紊乱，说明患儿的神经心理发育存在不同程度的损害。本研究采用ACBC对48例TS患儿的测查，其ACBC总分明显高于对照组，提示TS患儿行为问题较为常见。包括分裂样或焦虑、抑郁、交往不良、强迫、躯体诉述、社会退缩、多动、攻击、违纪等行为综合征，其中以强迫行为发生率最高。测试进一步证实 TS 患儿比健康儿童在内向人格特征上更趋于典型。本组测试中有内向人格特征的患儿 29 例，占 60.4%。这些患儿自尊心很强，因有怪声、挤眉弄眼、上课注意力不集中，常被同学嘲笑、老师批评、家长训斥。几乎所有患儿不被他人理解同情，使患儿自尊心受到伤害，产生自卑感。患儿在病前往往已经具备了内向人格特征，也就是说内向人格可能是本病的主要成因之一。家庭生活和社会环境改变可以使该病发生或加重病情。可以肯定内向人格往往比外向人格有着更大的心理压抑。由于这种差异存在，前者积累的心理能量得不到适时宣泄，从而转换途径改由各类运动性抽动、强迫症状以及发声抽动等形式发泄出来。Golden 认为抽动是愿望被压抑和反抗心理的表现。TS 患儿由于不自主的动作和秽语等异常行为，周围的儿童不愿与其接触和交谈，常产生孤独感。自己越想控制，症状反而越严重，精神越紧张。受到意外刺激时，常常情绪不稳定，表现为神经过敏而使症状加重，日久形成了对外界的高度防御心理。

近年来有学者提出 TS 与神经内分泌有关，许多研究表明 TS 存在中枢神经递质及受体的异常，认为 DA 受体超敏感代表 TS 的主要功能障碍，TS 多巴胺活动过度是继发于纹状体 DA 受体超敏感。本研究结果发现 TS 患儿的血浆 DA 含量显著升高，与对照组比较差异有显著意义，提示 DA 可能参与了 TS 的发病过程，这与文献报道基本相一致。近有学者认为基底神经节和边缘系统的特殊部位的发育异常可能与 TS 有关，而这些发育异常受兴奋性氨基酸（EAA）神经递质的影响。EAA 的过度活化能激起细胞内一系列生化反应，从而导致神经元损害。EAA 主要指谷氨酸（Glu）和门冬氨酸（Asp）及其他酸性氨基酸，Glu 是中枢神经系统的主要兴奋性递质，对神经元有强烈的兴奋作用和神经毒性作用。本实验通过观测 48 例 TS 患儿血浆 Glu 和 Asp 的含量，均有显著升高，与对照组比较差异有显著意义，说明兴奋性氨基酸等神经递质与 TS 的发病有密切关系。

中医认为本病属于“肝风证”范畴，与风痰密切相关，是本源于肝，病发于肺，系风痰鼓动，上扰清窍，横窜经隧，形成阳亢有余，阴静不足，动静变化，平衡失制的病理变化。由于氟哌啶醇等存在锥体外系等副作用，患儿难以坚持长期服药，我们采用疏风通窍、平肝熄风、化痰通络的熄风静宁冲剂，通过观察 20 例 TS 患儿的临床疗效，不亚于服用氟哌啶醇组患儿。20 例 TS 患儿服用熄风静宁冲剂后，抽动及其他临床症状改善且血浆 DA、兴奋性氨基酸 Glu、Asp 水平均有不同程度降低，差异有显著意义，说明熄风静宁冲剂对 TS 患儿中枢神经递质的释放与分泌存在影响，其作用机理有待药理药效学进一步研究。

试论“少阳学说”

徐荣谦

1 “少阳学说”的起源

少阳学说来源于《内经》的“阴阳学说”。到了明代，万全首先提出“小儿体禀少阳”之说。例如《育婴秘诀·五脏证治总论》云：“春乃少阳之气，万物之所以发生者也。小儿初生曰芽儿者，谓如草术之芽，受气初生，其气方盛，亦少阳之气方长未已。”“少阳”在天，象征着东方，在季节上，象征着春季；在植物，象征着芽；在脏，象征着肝；在腑，象征着胆；在人体，象征着少火，少火是维系小儿生长发育之生生之气，是人体生命之原。此即《素问·阴阳大论》所云“少火生气”之意。少火实乃少阳也。

2 少阳学说的基础是阴阳学说

《素问·阴阳离和论》云：“厥阴之表曰少阳，少阳起于窍阴，名曰阴中之少阳。是故三阳之离和也，太阳为开，阳明为合，少阳为枢。”《素问·阴阳类论》云：“一阳也，少阳也。”王冰明确地注曰：“阳气未大，故曰少阳。”

从字面上看，“少阳学说”只强调了“阳”并未提及于“阴”。但是，根据祖国传统医学“阴阳互根，相互为用，相互依存，独阳不存，孤阴不长”的阴阳观来看。中医学一贯强调阴阳互根，相互依存。《素问·生气通天论》云：“阴平阳秘，精神乃治。阴阳离绝，精气乃绝。”成人如此，小儿亦然。《素问·宝命全形论》云：“人生有形，不离阴阳”。小儿出生之后就存在着自身的阴阳平衡。因此说，少阳学说的基础是阴阳学说。

3 “少阳学说”的核心是阳气占主导地位的阴阳平衡

小儿自从离开母体，就开始了自身阴阳平衡的过程。小儿时期的阴阳平衡不同于成年人的阴阳平衡。“少阳学说”强调在小儿时期，在阴阳二气的平衡中是处于动态平衡之中。小儿时期的阴阳平衡处于极不稳定的动态变化之中，每时每刻都有异于以前。而且具有年龄越小，阴阳平衡就越不稳定的特点。小儿生长发育皆赖阳气的生发。小儿的阴阳平衡是阳气占主导地位的阴阳平衡，处于不断的发展变化中，是维持小儿健康生长的基础。随着的阳气不断迅速生长，阴气随之生长，既所谓“阳生而阴长”。“少阳学说”强调小儿的阴阳平衡是阳气占主导地位的阴阳平衡。旧的阴阳平衡被不断生发的阳气打破，阴液又随之迅速地生长，形成新的阴阳平衡。旧的阴阳平衡不断被新的阴阳平衡取代。这种阴阳平衡的不断更迭和替换构成了小儿生长发育的全过程。小儿阴阳平衡更迭替换快，小儿生长发育也快。小儿阴阳平衡更迭和替换不是均速进行的，小儿时期阴阳平衡更迭的速度主要决定于阳气的生发速度。阳气旺盛，生发得快，阴液的生长速度也快。小儿时期阴阳平衡更迭的速度有时快，有时慢，具有一定的规律性，从而形成了小儿生长发育规律。即年龄越小，生长发育越快的特点。这种特点尤其在3岁以前小儿表现得更为突出。古代儿科医家对小儿这种生理特点早已充分认识到。正如《颅囟经》所云：“凡孩子三岁以下，呼为纯阳，元气未散。”所谓“纯阳”并非纯阳无阴，也并非阳盛阴微。“纯阳学说”是对婴幼儿时期小儿生机旺盛，发育迅速生理现象的高度概括。因此，阳气占主导地位阴阳平衡的不断更迭是少阳学说的核心。

4　“少阳学说”充分体现了小儿体质特点

中医儿科理论有“纯阳学说”和“稚阴稚阳学说”。两种学说分别体现了小儿生理特点的两个不同的侧面。“纯阳学说”展现了小儿生机蓬勃、发育迅速的一面；“稚阴稚阳学说”展现了小儿脏腑娇嫩、形气未充的一面。因此，“纯阳学说”难以体现小儿脏腑娇嫩、形气未充的生理特点。而“稚阴稚阳学说”则难以体现小儿生机蓬勃，发育迅速的生理特点。而少阳学说则可以概括“纯阳学说”和“稚阴稚阳学说”，全面体现小儿的生理特点。

4.1　少阳主小儿生长发育

《灵枢·本输》云：“少阳属肾。”肾者，为真阴真阳之所在，主骨生髓。故又有“少阳主骨”之说。而小儿的生长之机皆源于肾。《素问·上古天真论》说：“女子七岁肾气盛，齿更发长，二七而天癸至，任脉通，太冲脉盛，月事以时下，故有子。三七肾气平均，故真牙生而长极。……丈夫八岁肾气实，发长齿更。二八肾气盛，天癸至，精气溢泻，阴阳和，故能有子，三八肾气平均，筋骨劲强，故真牙生而长极。”因此说少阳主小儿的生长发育。

生机蓬勃，发育迅速。指小儿在生长发育过程中，无论在机体的形态结构方面，还是各种生理功能活动方面，都是在迅速地、不断地向着成熟完善方面发展。这充分体现了小儿体禀“少阳”，阳气偏盛、蒸蒸日上、生机勃勃的生理特点。小儿初离母体，来到世上，有如旭日之初生，草木之方萌，年龄越小其生长发育速度也就愈快。充分体现了“纯阳学说”的特点。这种特点在人的一生中好似自然界的春天，万物争荣，生机盎然，洋溢着蓬蓬勃勃、欣欣向荣的气象。小儿出生时身高仅为50cm；体重为3kg。到了1岁，其身高已经达到75cm，增加部分相当于原来身高的二分之一；而体重则增加了3倍以上，达到了10kg。这些具体数据足可以证明生长发育速度的迅速。小儿不同于成人的最显著的生理特点就是处于不断的生长发育当中。小儿身体不断的生长发育必须依赖阳气的不断生发、阴液的不断补充来实现。因此，在小儿时期阳气显得尤其重要。小儿体禀少阳，阳气偏盛，有利于小儿不断生长发育的需要。小儿虽然阴阳二气皆显不足。但是，在小儿的阴阳平衡中，相对阳气而言，阳气居于主导地位。“少阳学说”所强调的小儿阳气偏盛突出表现在“阳常有余”“肝常有余”“心常有余”上。

《幼科发挥·五脏虚实补泻之法》曰：“云肝常有余……盖肝乃少阳之气，儿之初生，如木方萌，乃少阳生长之气，以渐而壮，故有余也。”肝者，象征着东方，象征着春天，主少阳之气，为发之始，为有余之藏，称为“肝常有余”。《素问·金匮真言论》曰：“有东方青色入通于肝，开窍于目，藏精于肝……其味酸，其类草木……其应四时，上为岁星，是以春气在头也。”

心者，象征着南方，象征着夏天，主君火。为阳中之阳，君火实为少火，少火生气。故亦称为“心常有余”。心为君主之官，主神志和智慧，小儿智慧的发育与心之功能密切相关。《素问·金匮真言论》曰：“南方赤色入通于心……其类火……其应四时，上为荧惑星。”

4.2 少阳学说充分展现小儿阴阳二气皆稚嫩

小儿脏腑娇嫩，形气未充是指小儿机体各个器官的发育不完全和脆弱；形气未充，是指小儿形态和功能未臻完善。体现了小儿“体禀少阳”嫩弱的一面。对此，早在《灵枢·逆顺肥瘦》就指出：“婴儿者，其肉脆血少气弱”。巢元方在《诸病源候论·养小儿候》亦云：“小儿脏腑之气软弱”。由此可见，在隋代以前对小儿体质特点已有了明确的认识。到了宋代以后，《小儿药证直诀》以“五脏六脏成而未全……全而未壮”。高度概括了小儿这种生理特点。南宋陈文中在《小儿病源方论·养子十法》中将小儿比喻为“草木茸芽之状，未经寒暑，娇嫩软弱，今婴孩称芽儿故也。”十分形象。他还进一步指出：“小儿一周之内，皮毛、肌肉、筋骨、髓脑、五脏、六腑、荣卫、气血皆未坚固。”明代万全在《育婴家秘·发微赋》中也认为小儿“血气未充……肠胃脆薄……精神怯弱。”并且进一步明确提出小儿“三有余四不足”的特点。对后世颇具指导意义。张锡纯在《医学衷中参西录》中所云：“盖小儿虽为少阳之体，而少阳实为稚阳也。”以上充分说明“小儿体禀少阳”虽然阳气偏盛，生长发旨迅速。但是，相对成人而言，小儿之阳气仍处于稚嫩和脆弱的状态。对于“阴”来讲，少阳学说与“稚阴稚阳学说”的看法也是不同的。其不同之处在于“不是把小儿阴阳二气等同起来，看成一样的稚嫩”。这主要由于“少阳学说强”调小儿的阴阳平衡是阳气占主导地位的阴阳平衡。因此，小儿之“阴”相对“阳”而言，是处于从属地位。由此可见，少阳学说亦可以充分展现“稚阴稚阳学说”所提出的小儿脏腑娇嫩、形气未充的生理特点。

这些理论和论述充分说明小儿，尤其是初生儿和婴儿，脏腑娇嫩，肌肤柔弱，血少气弱，经脉未盛，神气怯弱等生理特点是极为显著的。五脏六腑、四肢百骸等物质基础虽已成形，但尚未健全，大多数虽已全形，但尚未壮实和坚固。随之而来的生理功能活动，虽已运转，但尚未成熟和完善。充分体现了“稚阴稚阳学说”的特点。小儿阴阳二气皆显不足。在小儿的阴阳平衡之中，虽然阳气偏盛，居主导地位。但是，小儿之阳气尚未强大，亦属稚嫩；相对阳气来讲，阴液则更显不足，故云“阴常不足”。

小儿五脏六腑、四肢百骸皆不足，其中尤以肺、脾、肾三脏更为明显。

肺者，其位最高，为五脏之华盖。主一身之气，外合皮毛。小儿初离母体，肌肤薄嫩，卫外不固，易感外邪，而外邪无论从口鼻而入，还是由皮毛而入。必内归于肺。五脏之中，肺最先受邪，最易受到外邪的侵犯。因此，称肺为娇脏。而小儿之肺更加娇嫩，更易受邪。

脾者，气血生化之源，为后天之本。脾居中洲，担负着为五脏六腑输送水谷精气的繁重任务。由于小儿生长发育迅速，对精、血、津液等营养物质的需求比成人大得多。而脾的运化能力却比成人弱。因此，为了保证小儿能够正常生长发育，常常感到相对不足。

肾者，为真阴真阳之所在，肾主骨生髓通于脑，为先天之本，是小儿生长发育之根本所在。肾之阴阳在小儿时期均已充盛，但是小儿肾气尚未强大和尚未成熟，而小儿时期，身体的迅速生长发育却要靠肾气来维系，因此时时表现出肾气常虚之象。

5 “少阳学说”客观地反映了小儿基本的病理特点

小儿由于体禀“少阳”，因此在证候上有其自身特点。在阴阳、表里、寒热、虚实中，阳证、表证、热证、实证所占的比例明显高于成人。同时“少阳学说”强调小儿阳气偏盛而稚嫩，阴则更不足。因此，小儿体质嫩弱，易于患病，外易为外邪所侵，内易为乳食所伤。而且，一旦患病，控制疾病的能力较弱，病情传变迅速。体现了小儿发病容易，传变迅速的病理特点。

5.1　阳证多于阴证：阴阳为八纲之总纲，凡病须先辨明阴阳，以便用药补偏救弊。“少阳学说”强调小儿阳气偏盛，小儿患病之后往往以阳证居多。

5.2　小儿热证多：钱乙有“小儿纯阳，无烦益火”之说。因此，小儿一但患病，易于从阳化热。所以，临床以热病居多。这与“纯阳学说”阐述的小儿热病居多的道理是一致的。正如《河间六书》所云“大概小儿病在纯阳，热多冷少也”。《幼科要略》亦云：“襁褓小儿，体属纯阳，所患热病最多。”相应而言，清热之法和清热之药，在儿科临床的使用率也相应较高。小儿具有“易寒易热”的病理特点。但由于小儿阳气偏盛，感邪之后易从火化，临床所见热证居多。

5.3　小儿惊风多见：小儿阳气偏亢，肝常有余。小儿发热之后易于引动肝风而发生抽搐。从临床来看，小儿惊风多见于6岁以下小儿。

5.4　小儿易于受惊：小儿心常有余而又神气怯弱。因此，小儿易受惊吓，而出现客忤、多动、抽动－秽语综合征等疾病。

5.5　小儿阴液易于受损：小儿由于阴阳二气皆处于稚嫩状态。而且，阴液相对阳气而言又显得更加稚嫩。因此，一旦患病之后，易于导致阴液受损。例如小儿腹泻和小儿高热等皆容易出现阴液大上的现象。

5.6　小儿外感疾病多：由于小儿阴阳二气皆处于稚嫩状态。肺常不足，肌肤嫩薄，卫外功能较差，加之寒暖不知自调，易受外邪伤害。所以小儿外感疾病居多，当然传染病也多。而且相当数量的儿科疾病，又多由外感疾病进一步发展而来。所以又常见表证未已，里证已起的表里俱病之证。

5.7　小儿脾胃病多：小儿脾常不足，而又乳食不知自节。一旦调护失宜，则易为乳食所伤，形成伤食与积滞。而伤食和积滞往往又引发其他许多脾胃疾患如厌食、呕吐、腹痛、腹泻、疳证等。

5.8　小儿阳气受损亦不少见：小儿具有阳气偏亢而又稚嫩的特点。肾又常虚。而且目前冷饮充斥家庭内外，小儿往往又贪凉过度。因此，寒伤阳气之寒证日渐增多。相当数量小儿由于阳气受损而出现生长发育迟缓之象。

5.9　同时，由于小儿病后传变迅速，易寒易热，寒热证之间常相互转化。而且寒热错杂证临床也并不少见。所以临证之时应仔细分别寒证与热证而不应一味强调小儿“阳气偏盛，热病居多”而导致辨证失当。

5.10　常虚实夹杂：小儿具有“易虚易实”的病理特点、虚实之间，易于转化。临床常见“虚中夹实”，“实中夹虚”之“虚实夹杂”的证候。但由于小儿感受外邪与乳食内停的情况较多，虚实之间往往以实证更为多见。临证之时应详细审察，分清虚实。

5.11　“少阳学说”强调小儿阳气偏盛，生机旺盛，修复能力极强。若治疗得当，亦可迅速好转康复。正如张景岳所云：“其脏气清灵，随拨随应，但能确得其本而撮取之，则一药可愈。”

综上所述，少阳学说避免了“纯阳学说”对于小儿阴阳二气稚嫩和不足阐述不够的缺点，同时也避免了“纯阳学说”之“纯阳”易被误解为“纯阳无阴”的不足。少阳学说还避免“稚阴稚阳学说”单纯强调小儿脏腑嫩弱，对小儿生机蓬勃，发育迅速，机体自身修复能力极强的生理特点强调不够的缺陷。“少阳学说”高度概括了“纯阳学说”和“稚阴稚阳学说”。小儿体禀少阳，“少阳学说”全面地体现了小儿体质特点。

针灸科

齐刺滞针法治疗肩背肌筋膜炎

马立新

肩背部筋膜炎是临床常见病、多发病，中医属痹证范畴，常累及斜方肌、肩胛提肌、胸锁乳突肌等。笔者在临床中运用齐刺滞针法治疗肩背肌筋膜炎 56 例，取得满意疗效，现报告如下。

1　临床资料

本组 56 例患者均为门诊病人，其中男 32 例，女 24 例；年龄 25～55 岁；病程 2 月～10 年，单侧肩胛 39 例，双侧肩胛 17 例。临床表现：肩颈及肩胛内侧缘酸痛，痛区触诊可触及大小不一、数量不等的结节，按之压痛。

2　治疗方法

病人取俯伏坐位，先在肩背部疼痛区寻找触压疼痛明显或呈放射性疼痛的病症反应点，多为结节或条索样筋结。常规消毒后，根据肌筋膜的长度，选 1.5～2 寸粗毫针，左手拇指、食指固定病灶点，右手持针，呈 15°角平刺进针后，将针身放平，沿肌束长轴缓慢地通过筋结后，将针顺时针方向捻转，缠绕肌纤维直至旋紧为止，人为造成滞针，再运用震颤法，使针身轻微震颤，增强针刺感应，同样方法在针身旁 0.2～0.3cm 处左右齐刺两针，针尖均要通过痛点、结节或条索，并滞针。为加强刺激，右手可同时持三根针柄，行震颤法持续 1 分钟，配合左手轻柔弹拨肌束 5～8 次，此时，肌肉常会突然松弛，结节和条索变软或消失，间隔 7～8 分钟左右重复行震颤及弹拨手法，留针 20 分钟。起针时需先逆时针方向捻转 3～6 周，放松肌纤维。起出针身后，嘱病人双手抱头，做屈颈、抬肩动作，牵拉肌纤维，使该肌束全屈全伸 3～5 次，每日治疗 1 次。

3　疗效观察

治愈（酸痛感及条索、结节消失）38 例，占 67.9%；有效（酸痛感明显减轻，条索、结节范围缩小）15 例，占 26.8%；无效 3 例（症状减轻不明显）占 5.3%。

4　典型病例

肖某某，女，30 岁，打字员，2003 年 9 月 10 日就诊，诉肩背疼痛 3 年余，每于伏案工作后症状加重，曾就诊于多家医院，予针灸及按摩治疗，收效不显。查：颈部斜方肌、双侧肩胛内缘压痛（+），并在左肩胛内缘可触及约 3cm×1cm、右肩胛内缘约 2cm×1cm 的条索状结节，压痛明显，中医诊断为痛痹，瘀血阻络，筋脉失养。西医诊断为肩颈综合征合背肌筋膜炎。治以舒筋活络，局部取穴为主。常规消毒后，在经筋结的上端进针，以

15°角平刺，沿经筋结的长轴缓缓刺入1～1.5寸，齐刺三针，使三根针体完全置于经筋结中，行震颤法以候气、催气，得气后再以滞针法守气1分钟，之后行弹拨及按压滞针处半分钟，余穴取颈夹脊，行平补平泻，留针30分钟，其间予震颤法行针两次。起针后当时即感肩背松弛，疼痛减轻，经筋结触诊较针灸治疗前明显柔软。隔日针灸一次，治疗七次后，疼痛完全缓解，经筋结完全消失。

5 讨论

“齐刺法”源于《灵枢·官针》篇，“齐刺者，直入一，傍入二，以治寒气小深者”，这种针法是正中先刺一针，并于两旁各刺一针，又称三刺。“滞针法”指当针刺入腧穴的一定深度，产生得气感应后，将针向同一方向捻转，缠绕肌纤维，有意识地将针体滞而不动，人为造成滞针，相当于古典针法导气法中的“搓”法。

肩背部肌筋膜炎的特点为整条肌束因劳损而短缩、痉挛、僵硬，甚至粘连、纤维化、瘢痕形成，导致经脉阻滞、气血运行不畅，其病位在整条肌束，筋结处筋厚而力强，浅刺不能通达经筋，直刺只针其一点恐力不够强，因此在该穴处齐刺3针，可明显扩大作用范围，并使针身最大限度贯穿于经筋结之中，直达病所，配合滞针法，加大刺激量，增强气感，而得气是取得疗效的基础，《标幽赋》云“气速至而速效”，再配以震颤法，疏通各层筋脉气血，诸法合用，共奏通经活络，行气活血之功，濡养受损经筋，缓解筋肉疼痛。

本法平刺时针身是沿肌肉长轴缓缓进针，能迅速缓解肌肉痉挛，滞针后配合弹拨则能解除肌纤维粘连，而针后进行的肩背肌群全屈全伸运动可使肌束充分舒展，达到舒筋通络、行气活血的目的。但在进行治疗时，必须熟悉施术部位解剖，刺深筋膜时要严防刺伤重要脏器。

通常针刺治疗多采取痛点直刺法，虽有疗效，但疗程相对长，疗效也不尽如人意。笔者在临床中运用齐刺滞针法治疗肩背部肌筋膜炎，能够有效地改善局部血液循环，促进气血运行，具有明显的消肿止痛、松解粘连的作用，达到“以松止痛”“通则不痛”之目的。与传统的经络辨证治疗及直刺痛点相比，具有疗效高，见效快，疗程短，痛苦少的特点，且简便易行。

穴性小窥——从中药的性能看腧穴的性能

王　军　赵吉平

谈到中药的性能（以下简称药性）时，我们一般会想到中药的四气（寒、热、温、凉）、五味（酸、苦、甘、辛、咸）、升降浮沉、归经、毒性和功能等。然而腧穴的性能（以下简称穴性）又该如何？有学者从穴性的源流、穴性的现代研究、穴性的有关因素等作了一番考究和分析，指出掌握穴性有重大的临床意义。但也有学者认为穴性受到很多因素的影响，比如病性、刺法、取穴等，所以妄定穴性是不可取的。鉴于腧穴与中药均是在中医理论指导下进行辨证论治处方，即二者理论基础相同，药性比较明确，而穴性仍处于模糊阶段，因而我们不妨从药性的角度来小窥穴性。希望笔者的粗浅认识对全面正确地认识穴性能有毫毛之功。

1　升降浮沉，腧穴亦有

中药的升降浮沉是指药物作用于机体上下表里的趋向而言。升是上升，降是下降，浮是上行发散之意，沉是下行泻利之意。《素问·六微旨大论》言“升降出入，无器不有”，说的是“升降出入”的气机运动普遍存在于大自然中。中医的五脏六腑气机的运行同样也离不开升降出入，当人体处于病理状态时，必然会伴有气机升降出入的异常，治疗就应纠正脏腑经络的气机偏差，而中药也是大自然的产物，具有升降浮沉的性质，运用药物，可使其气机复归正常以达到治疗疾病的目的。比如说，升麻、柴胡、桔梗具有上升的作用，可以分别用于脾不升清、肝气不升、肺气失宣等；枳实、大黄、牛膝具有下行的作用，可以分别用于胃失通降、大肠传导不利、阴火不归下元等；薄荷、荆芥、麻黄具有发散的作用，可用于表邪郁闭，肺失宣发等；五味子、芍药、五倍子具有收敛的作用，可用于汗出、遗精、泄泻不禁等。

那么腧穴是不是也有或有类似于“升降浮沉”的性质呢？《灵枢·终始》言：“凡刺之道，气调而止。”《灵枢·刺节真邪》言：“用针之类，在于调气。”这两句话都说明针刺治疗疾病都是要靠调节机体的气机来实现的。针刺作用的部位是腧穴，那么腧穴就应该具有调气的作用。“升降出入，无器不有。”腧穴既然是脏腑经络之气输注于体表的特殊部位，那么腧穴至少可以部分地反映脏腑经络的气机，当然腧穴的功能还受其他因素的影响，但总而言之，腧穴运用本身的升降浮沉之性来调节脏腑经络气机的升降出入。《穴性赋·气门》：“经穴性质，气分为先。少商宣泄肺气，胆俞降泄肝胆……隐白治咳逆而升陷阳……气海膻中专治一切气病……调和卫气有大椎。”这句话只少说明两个问题，一是腧穴可以调气，二是不同的腧穴有不同的调气作用。少商宣泄肺气能“出”，胆俞降泄肝胆能“降”，隐白升陷举阳能“升”，气海、膻中能调节气机的“升降出入”，大椎能调和卫气以调节气机的“出入”。腧穴“升降浮沉”之性显而易见。岳宝安提出“气机升降针法”，具体操作包括三类（升举、疏导、潜降）、十法

（益气、升提、固脱、行气、破气、宣气、降气、镇逆、敛气、纳气），也正印证了腧穴具有“升降浮沉”的性质。

中药的升降浮沉一般与药材的质地、生长部位等有密切的关系，例如矿物类的药物质地较重，一般多降；种子类药物也较重，一般也为降；植物的叶和花质地较轻，一般为升，等等，不一而举。

笔者认为腧穴的升降浮沉诸多的影响因素，主要可以从以下四个方面来考虑：

第一，要与所属经络脏腑密切相关。因为腧穴是脏腑经络之气输注于体表的特殊部位，所以腧穴的升降出入性质要与脏腑经络的生理气机运行有密切关系，尤其是脏腑。例如太溪穴足少阴肾经的原穴，能补肾固精，滋阴潜阳（能“沉”）；支沟为三焦经的腧穴，可通调三焦气机，降胃通肠（能“降”）。

第二，要与腧穴所在的部位有关。例如，百会穴位于巅顶，具有升阳举陷的作用；涌泉穴位于足底，具有下行的作用，等。

第三，与疾病的性质有一定的关系。同一个腧穴，用于不同的疾病，可有不同的作用。例如足三里，当脾气虚，脾不升清时，补之有升清气的作用，当胃肠积热，胃气不降时，泻之可降胃气。《穴性赋·气门》也谈到“足三里升气降逆而调中”，说明足三里能升能降，调节中焦气机，但关键一点就是要看疾病的性质如何。

第四，还要与针刺手法的不同有关。还以足三里为例，脾气亏虚、脾不升清时补之可升脾气，胃肠积热、胃气不降时泻之可降胃气。若脾虚用泻，则脾气更陷；胃肠积热而用补，则积热更甚，壅塞而不得通降。所以术者针刺手法才是关键因素。

2　**温寒清热，功比中药**

疾病有寒热之辨，治疗有温寒与清热之分，中药就有寒热温凉之别。腧穴是人体脏腑气血输注于体表的特殊部位，与中药一样，在针刺治疗中，也发挥着温寒与清热的作用。也就是说，腧穴也有温寒、清热的功能。至于温与凉，则是与寒热有程度的差别而已。《穴性论·寒门》：“然谷温下助肾火，命门肾俞再同针。”“中下焦寒隐白理，灸后壮阳脾亦温。”《穴性论·热门》：“解溪厉兑足三里，中脘内庭清胃热。”“身热烦渴心包热，劳宫曲泽刺出血。”这几句话就说明了腧穴有温寒或清热的作用。一般来说，中药的寒热温凉之性是可以随着炮制方法的不同而改变的，如生地性寒而凉血，酒蒸为熟地则性温而能补血。腧穴温寒与清热之功也会因针刺手法、操作手段的不同而变化。比如上面提到足三里穴补之有温脾升清之功，泻之可作清胃降气之用，手法不同，功效截然相反。《穴性论》中提到了温寒除了针刺穴位外，还可以用灸法来增强温补之力；清热除了用针刺以外，还可以用刺血法凉血泄热来辅助治疗，等。

3　**针感不同，功效有别**

中药的五味是指中药的酸苦甘辛咸五种不同的味道。包括患者服药后口腔味蕾的感觉，也包括中药的性能概括。中药的五味可以是中药不同功能的集中体现，不同“味”的中药往往有不同的功效，比如，辛味有发散、行气、行血的作用，可以分别用于表证、气滞证、血瘀证等。人体对中药的感觉可以五味来概括，那么人体对针刺腧穴的感觉又怎样描述呢？

针感，又称得气，古称气至，是毫针刺入腧穴后，施以一定的行针手法，使针刺部位获得“经气”感应。一般认为，得气是针刺补泻的前提，是针刺疗效好坏的关键因素。

得气一般可以分别从患者和医生两个角度加以验证。从医生针下体会的角度看，得气可以表现为针下沉紧、涩滞或针体的颤动等反应；从患者针下体会的角度看，得气可以表现为针刺部位的酸、麻、胀、重、热、凉、痒、痛、抽搐、蚁行等自觉反应。严金保撰文论述了不同针感在治疗疾病时有不同意义："酸"表示"经气已通"，能放射很远，使病人感到舒服，并且出针后，局部很少遗留不舒服的感觉；胀是"经气聚而不散"的现象，多数保持在局部或一块肌肉的部位，至出针后往往会遗留较长时间的胀痛感，相比之下胀感的疗效比酸差，经针刺治疗后，经气渐通，则针感可变为酸多胀少或只酸不胀；"麻感"可见于特别敏感的患者，或刺中神经干，或疾病轻，或患者正气不足等，此种针感大多比较强烈，应适当加以控制，使之出现麻酥酥的针感最好；针下滞重感属于补法的一种，针刺足三里、曲池时最常见，可以补虚；跳动针感是在捻转行针时或针后所出现的一种反应，对麻痹病的效果特别好；针下痛感，在针刺水沟、涌泉、十宣等穴时常出现，有开窍泄热之功。甘健行认为不同的针感可以看作是机体所处的不同状态和邪正的消长趋势的反应。如：胀痛感显示机体正气未衰，对针刺反应良好，疾病早期多见此种针感，适于治疗各种病症；酸痛感显示邪气较盛而正气未衰，急性病早期多见此种针感，对多数局部症状突出的疾病，如扭伤、挫伤、骨质增生、关节炎等，病在经筋，或虽病在脏腑但体表压痛明显，取阿是穴时，作用较好；麻木感提示血虚或络脉不通，多见于风湿麻痹或麻木不仁之证；重着感提示肾虚或湿热下注，常见于慢性腰腿痛患者，如重着感逐渐减轻或转变为胀痛感提示疾病趋愈；刺痛感对急救有利，如对昏迷患者针刺水沟或井穴等。腧穴针刺时出现的不同针感既是机体状态的反应，又是治疗不同疾病的关键因素。针灸老前辈陆瘦燕、朱汝功在对烧山火、透天凉针法进行了大量的研究后发现"热感往往在酸胀感的基础上产生，凉感多为沉重感的深化"，这足以说明不同的针感将会产生不同的治疗作用。

4　经络归属，指导辨证

经络学说是中医基础理论的重要组成部分，经络辨证是中医辨证论治的重要内容之一，是指导中医治疗（包括针灸和中药）的主要原则之一。中药要发挥作用，药到达病所是关键；针灸要取得速效，气至病所是关键。在中医理论中，"药达病所"与"气至病所"都是借经络这条通道来实现的。所以中药有药物归经理论指导临床。腧穴，由于本身就是脏腑经络之气输注于体表的特殊部位，全身经穴361个都有经络归属，所以循经取穴便是针灸取穴的主要原则之一。腧穴的归经对腧穴的功能有重要的指导作用，"经脉所过，主治所及"就体现了腧穴的归经属性，所以临床我们取穴要遵循"宁失其穴，不失其经"的原则。

5　不良反应，牢记毋误

"凡药皆有毒"，"是药三分毒"。通常我们都认为中药都有一定的毒性，有的毒性大，有的毒性小。也就是说，中药除了又发挥治疗作用的一面外，还可能有对人体产生不利的一面。但中药的毒性是要辩证地看的，对于患者个人来讲，毒性的大小或有无要与用药是否准确，药量的大小，药物配伍、炮制方法、剂型和煎服法，以及疾病的性质、机体的整体状态等都有关系。

腧穴，一般认为具有双向调节的作用，因而很多人就忽视了腧穴的"毒性"，其实针刺腧穴时也会产生"毒性"的，我们通常称之为"不良反应"。全身腧穴能够产生不良反应的很多，从广义的角度来看，每一个腧穴都可以产生不良反应，这与生理病理都有关。

从生理的角度看，针刺或艾灸某些腧穴时对机体其他的部位能够产生不良影响，这种情况要根据具体情况谨慎针刺或禁刺。例如合谷、三阴交以及小腹、下腰部的一些腧穴对孕妇来讲一般是禁刺或慎刺的，如处理不当，可能会引起堕胎；体弱容易晕针的病人，刺激性较强的腧穴如人中、十二井穴等一般要慎刺，处理不当病人可能因不能忍受强烈的针刺的刺激而晕针等（当然有时晕针可能会对治疗疾病产生较好的作用，则另当别论）。从病理的角度看，腧穴的不良反应要与很多因素有关：辨证是否准确，取穴是否合法，针刺的深浅、角度是否合理，针刺补泻是否得当，病情的轻重缓急如何，针刺、留针时间是否合适，施治环境是否得当，等。现代有人甚至还发现，针刺出现的不良反应还与腧穴之间的拮抗作用有关。因此，处方选穴时不要仅仅考虑穴位的双向调节性，反而误认为针刺腧穴不会产生“副作用”。选穴不当，针刺手法不对，同样会造成严重的不良后果。

可见，如同中药有毒性一样，腧穴在发挥治疗作用的同时往往伴有不良反应的发生。但腧穴本身是没有不良影响的，也正如中药的毒性一样，必须通过一定的方式作用于人体后，才能表现出来。古人对针刺的不良反应也作了一定的总结，如《素问·刺禁论》提出“无刺大醉，令人气乱。无刺大怒，令人气逆。无刺大劳人，无刺新饱人，无刺大饥人，无刺大渴人，无刺大惊人”，《灵枢·五禁》提出了“五禁”“五夺”“五逆”的针刺注意事项等，意在告诫后人，针刺要权衡再三，不可鲁莽行事。不仅《内经》，很多其他针灸医书都记载了腧穴针刺的禁忌或不良反应。如《伤寒论》：“凡治温病，可刺五十九穴。又身之穴，三百六十有五，其三十九穴，灸之有害；七十九穴，刺之为灾，并中髓也。”《甲乙经》：“乳中，禁不可刺灸，灸刺之，不幸生蚀疮，疮中有脓血清汁者可治，疮中有息肉若蚀疮者死。”不一而举。

6 功能主治，临证所依

功能又称为作用，是临床应用的重要依据。中药的功能是中药临床治疗作用的直接概括，可以分为基本功能、衍生功能、配伍功能。但总的看来，中药的功能主要体现在防治疾病上。而腧穴是由于是人体本身所固有的，是脏腑经络之气输注于体表的特殊部位，所以其功能除防治疾病外，还有输注气血，反映病证，协助诊断等作用。由于教科书对腧穴的功能已经作了详尽的分析，所以，在此笔者不再赘述。

7 结语

纵观全文，穴性与药性有很多共同之处，药性可以表现为升降浮沉、寒热温凉、五味、归经、毒性及中药的功能等，与其相对应，穴性则可表现为升降浮沉、寒热、针感、经络归属、不良反应及功能的不同等。但，这些是否就可以简单地概括了腧穴的性能了呢？笔者认为，这仅仅述及腧穴性能的一部分，许多针灸同行对腧穴的性能从不同的侧面进行了论述，比如：腧穴的疲劳性、针灸的良性双向调节作用性、腧穴针刺作用依赖自组织机制性以及现代研究中发现的腧穴具有低电阻、高电位特性等等，都可以看作是腧穴性能的内容之一，而且随着科技的发展，腧穴的性能可能还会不断地补充和完善。

笔者写这篇文章的目的在于以相对明确的药性为参照物，来认识腧穴的性能。之所以将中药与腧穴相比较，笔者在文章的开头已经表明，因为二者有相同的理论基础，所以它们之间就会有很多相似之处。如果拿西药的药性与腧穴的穴性相比较，那么它们之间的相比性可能就显得微不足道。所以要认清穴性，先把药性作为参照物来比较，其说明意义不可否认。

纵深·横扩·多元化

——针灸点穴实习教学法浅谈

王 朋 赵吉平

针灸学是祖国医学中重要的组成部分，也是医学本科教育中的重点课程。针灸学理论知识的学习至关重要，而点穴实习课则是让学生将书中理论于实践中映证，得以直观感受的重要工具，在进行经络腧穴理论教学的同时，将学生分成若干组并选出一人作为模特，由教师在模特身上指出或标出腧穴的具体位置，此外还可以让学生互相点穴，发现错误及时纠正。对于非针推专业的学生来说，由于课时较少，有限的见习就更为宝贵，因此作者将与学生在点穴实习课中的互动交流作了一个总结，以供同行交流。

1 准确，精炼——纵向加深基础知识

准确定位针灸腧穴是针灸点穴实习的主要内容，也是进一步学习中医针灸的基础。因此，第一次点穴课，就要开宗明义地向学生提示定位腧穴的总体方法。穴位在体表表现为一个点，所以基本定位方法类似于坐标，定一条横线和一条竖线，穴位就位于横竖线的交点上。其中纵坐标大部分按照书上的骨度分寸法确定，横坐标采用的是杨甲三的取穴方法，即三边三间：骨边、筋边、肉边和骨间、筋间、肉间，腧穴大多位于特定的骨边缘（或两骨之间）、肌腱即筋的边缘（或两筋之间）、肌肉的边缘（或肌肉之间）。横纵坐标都确定后，腧穴的位置自然也就确定了。另外还有一些是通过体表解剖标志直接定位的，这些在点穴过程中再强调。

精炼内容使学生有迹可循。第一次点穴见习时学生刚刚从总论过渡到腧穴内容的学习，对突然涌出的大量腧穴名称、定位、功能主治等的记忆感到苦恼，甚至“望穴生畏”。故而我将学习内容进行精炼，提炼出重点，缩小记忆范围，即归纳出重点穴，并将其分门别类。

（1）十类特定穴：五输穴、原络穴、俞募穴、郄穴、合穴、下合穴、八脉交会穴、交会穴，对于学生易忽略的交会穴应予以强调。

（2）有特殊治疗作用的腧穴，如可治疗胎位不正的至阴穴。

（3）上两类腧穴之外的临床常用穴，以实心圆圈标示在教材中每一经的经络总图上，提示学生注意参考。

这样所需掌握的腧穴由365个精减到186个左右，既减少了学生的学习压力，又提高了学生对重点内容记忆的质量。

2 从点到面横向扩展

以重点穴为中心进行横向扩展，对于重点穴中特定穴和一些易混淆的穴有意重复，引导学生进入不断记忆—遗忘—重复记忆的过程，经过多次重复从而使学生加深记忆。主要

从以下途径入手：

（1）十类特定穴——相逢必相问。点每一条经遇到特定穴时先提示学生思考其属性，点完该经后再次将所见特定穴进行复述。

（2）名称相似的腧穴——一网打尽。名字中有“风”的穴有风市、风池、风府、风门、秉风、翳风、八风等等，遇其一则联想其他，一个不漏。如点风池穴时提示学生回忆风门与风府两穴的定位、归经等。

（3）部位相似的腧穴——睦邻友好。点一个穴则对其相邻穴位进行回忆。如尺泽在肱二头肌腱桡侧，曲泽在肱二头肌腱尺侧，内、外踝前下方、直下方和与跟腱之间各有一个腧穴，这些均需多要求学生回忆，达到举一反三的目的。

（4）取穴方法相似的腧穴——一箭双雕。如下关与听宫穴，一个是闭口取穴，另一个是张口取穴。

以腧穴为中心扩展到穴位临床应用腧穴准确定位后，另一重要的内容就是主治和临床应用，虽然这不是点穴实习课的重点所在，但是实习时教师“点到不止”结合临床病案，在点穴的同时介绍腧穴临床应用，将书本中枯燥的“一、二、三……”转化为生动有趣的治疗个案，既可以帮助学生轻松摸索出穴位主治的规律，提高学习兴趣，又节省了学生课余花费较多的精力、时间去记忆枯燥条文，达到事半功倍的效果。

3 多元化灵活教学

内容浓缩、减轻负荷是促进学生学习的一种方法，但所谓教学就是教与学互动的过程，教师教学方法的多元化、灵活化也是调动学生学习主观能动性的一个重要手段。

3.1 加强直观感受

（1）前面提及的坐标式定位法，学生除要熟练掌握骨度分寸外，还得了解基本的骨骼、肌肉、肌腱的名称和定位。而学生进入针灸课程学习时已是四年级，对于一年级所学的解剖学知识已经较陌生。所以，每次点穴时都携带骨骼模型和彩色解剖图谱，让学生对骨性、肌性的标志首先有一个直观的认识和回忆。

（2）善于利用多种辅助教学手段，不断加强学生的直观感受。例如针对胸腹部腧穴分布的共性和特性，对它们的横向和纵向对比，在黑板上画出图示或加用幻灯片演示，让学生产生一目了然的感觉，自然加深记忆。

3.2 学习经验传授

“工欲善其事，必先利其器”，学习效率的提高离不开好的学习方法，把自己总结的一些有效的记忆方法传授给学生，让他们有选择地吸收。如在背诵腧穴歌诀时，可选择十四经的腧穴歌诀，或其他歌诀中包含穴位名称和定位的，同时还应背诵各类特定穴的歌诀。因为很多学生习惯于顺着经络走形记忆腧穴，当时可能效率比较高，但是时间久了易遗忘，而且提到一个腧穴名称时会一条一条经地去回忆。而背诵歌诀的好处就是随时都会回忆起关于这个名称的那句歌诀。另外对学有余力的学生建议他们背诵十四经循行的原文。

3.3 启发式教学

多采用启发式教学，在讲到某一个问题时先提出一些引导式的问题，让学生先思考、讨论，然后再作解答，既提高学生学习兴趣，又可带动积极思考，达到针灸学习“知道一了悟一创新”的循环渐进的过程。例如小肠经养老穴属于阳经郄穴，可以治疗小肠经循行远端局部的急性疼痛。在讲解完该穴定位后，向学生提问此穴的主治作用，提示他们剖析腧穴的属性，思考腧穴属性与主治作用间的关联性。并根据讨论结果对特定穴属性与主治作用的关系进行总结，从而达到推一及百的目的。

本文所述教学方法虽不是“一纸展开非旧谱，四弦翻出是新声”，但均来自于与学生教学互动的切身体会，略作总结以期能抛砖引玉，开扩大家的思路，使针灸点穴实习的教学水平能不断提高。

电针与单纯针刺治疗视网膜色素变性的临床对比研究

白　鹏　赵吉平

视网膜色素变性（RP）是以夜盲和视野日渐缩窄为主症的眼病。现代研究证实该病主要是基因缺陷所致，预后较差，若要完全治愈十分困难，至今仍未见报道。随着电生理、视野、病理生理等学科的深入研究，中医药学在该病的治疗机理上取得了一定进展，虽然中医药不能完全治愈该病，但在延缓病情、改善疾病症状上有明显疗效。本课题组总结了2001～2005年两种针灸方法治疗RP的情况，具体治疗对比方法如下：

1　资料和方法

1.1　临床资料　病例资料来源于2001年10月～2005年2月的眼科住院患者共37例，随机分为电针组和单纯针刺组；电针组18例，其中男15例，女3例；单纯针刺组19例，其中男14例，女5例，年龄最大62岁，最小24岁，平均39.25岁；发病时间最长23年，最短6个月，平均6.22年；最好视力0.8，最差视力为手动。两治疗组经统计学分析无显著性差异。

1.2　病例选择标准

1.2.1　诊断标准：（1）双眼受累；（2）周边视觉丧失；（3）视网膜杆体功能障碍：表现为暗适应杆体终阈值升高及（或）ERG杆体反应振幅降低，峰时延长或反应不能记录；（4）进行性感光细胞功能丧失；（5）眼底检查表现为视网膜骨细胞样色素沉着，视网膜血管变细，视乳头呈蜡黄色改变。

1.2.2　纳入病例标准：凡符合视网膜色素变性诊断标准，65岁以下，无全身性疾病者，纳入研究病例。

1.2.3　排除病例标准：不符合纳入标准、妊娠或哺乳期妇女、其他继发性眼病所致夜盲患者；未按规定针刺无法判断疗效者。

1.3　治疗

1.3.1　选穴：治疗组与对照组均按如下穴位进行针刺。

（1）主穴：睛明、球后、瞳子髎、太阳、风池、光明、足三里；

（2）配穴：肝肾阴虚型：太溪、三阴交；脾肾阳虚型：中脘、关元；气虚血滞型：气海、血海。

1.3.2　治疗方法：以上穴位常规消毒后，采用苏州医疗用品厂生产的华佗牌Φ0.25×40mm的毫针针刺。

（1）电针组：针刺得气后，除睛明、球后穴外，其余各穴接广东汕头医疗器械厂生产6805A型电麻仪；虚证实证均行疏密波，强度以耐受为度，每次通电30分钟后起针。

（2）单纯针刺组：先针刺睛明、球后穴，得气后留针30分钟，不提插捻转；其余各穴每10分钟行针一次，行针时间5分钟，针刺期间虚证实证均平补平泻。

1.3.3　疗程：每日1次，15天为1疗程，休息1天，一般治疗2疗程。治疗起始与治疗结束时分别进行视野和视网膜电图的检查。

1.4　仪器设置

1.4.1　视野检查：使用重庆泰克公司生产的TEC－3全自动电脑视野计。测试用LED直径2mm，固视用LED直径3mm，发光强度0～1000asb，背景灯发光强度31.5asb，刺激时间0.5s，持续时间为300ms～1000ms。

1.4.2　视网膜电图检查：使用重庆泰克公司生产的TEC－150V视电生理仪。ERG的电极为角膜接触电极和盘状电极，采用半球形闪光刺激器，刺激光为白光，单眼刺激，频率为0.50Hz。测试前暗适应30分钟，按常规安放电极，测试闪光视网膜电图。

2　疗效标准

（参照《中医病症诊断疗效标准》）

好转：①视力提高2行以上（含2行，0.1以下视力每增加0.02等于1行）②视野中心暗点缩小或绝对暗点变为相对暗点无效：视力无进步或退步。

3　结果

3.1　疗效对比分析　电针组36只眼中好转25只眼，无效11只眼，有效率达69.44%，单纯针刺组38只眼中好转17只眼，无效21只眼，有效率达44.74%，两治疗组比较电针组疗效优于单纯针刺组（$P<0.05$）。（χ^2 检验）（见表1）

电针组与单纯针刺组疗效对比分析表（表1）

疗效＼疗法	好转（只眼）	无效（只眼）	合计	有效率
电针组	25	11	36	69.44%
单纯针刺组	17	21	38	44.74%

$\chi^2=4.60\quad P<0.05$

3.2　基础视力与针刺疗效关系　基础视力＞0.1患眼在两治疗组中疗效均高于基础视力≤0.1的患眼；电针组与单纯针刺组不同视力间的差异有显著性。两治疗组在不同视力的分布无差异（$P>0.05$）。（$\chi_1{}^2$、P_1 指电针组不同视力疗效比较的统计值，$\chi_2{}^2$、P_2 指单纯针刺组不同视力疗效比较的统计值）（χ^2 检验）（见表2）

基础视力与针刺疗效关系分析表（表2）

基础视力	电针组		单纯针刺组	
	好转	无效	好转	无效
＞0.1	18	3	11	6
≤0.1	7	8	6	15

$\chi_1^2=4.84\quad P^1<0.05\quad X_2^2=4.96\quad P^2<0.05$

3.3　电针组与单纯针刺组视野对比分析　视野测试结果：两治疗组均有平均光敏度增强，平均缺损减少，但仅电针组平均光敏度治疗前后比较有统计意义（$P<0.05$），其余治疗前后比较均无统计意义（$P>0.05$）。电针组平均光敏度的增强比单纯针刺组高（$P<0.05$）。（t 检验）（见表3）

电针组与单纯针刺组视野对比分析（表3）

视野	电针组（n=36）		单纯针刺组（n=38）	
	治疗前	治疗后	治疗前	治疗后
平均光敏度（db）	17.12±9.07	21.48±7.33	16.43±8.92	17.74±8.01
平均缺损	14.27±5.62	12.99±4.76	16.32±14.04	14.33±13.46

3.4 电针组与单纯针刺组视网膜电图对比分析 ERG测试结果：两治疗组治疗后a波振幅均明显升高（$P<0.05$），电针组b波振幅升高（$P<0.05$）。两治疗组相比电针组a波振幅增高幅度高于单纯针刺组，但无统计意义。（t检验）（表4）

电针组与单纯针刺组视网膜电图对比分析表（表4）

F-ERG	电针组（n=36）		单纯针刺组（n=38）	
	治疗前	治疗后	治疗前	治疗后
Aa（μV）	8.54±3.49	11.26±2.20	8.33±3.69	10.37±2.36
La（ms）	18.02±4.97	19.37±2.41	16.28±6.94	15.44±10.17
Ab（μV）	98.27±28.64	102.42±29.03	106.73±34.12	106.34±29.46
Lb（ms）	60.27±15.91	56.16±13.68	45.31±19.87	46.07±20.39

3.5 病史对疗效的影响 病史对两治疗组疗效的影响显示：病史时间越长疗效越差。（见表5）

病史对疗效影响表（表5）

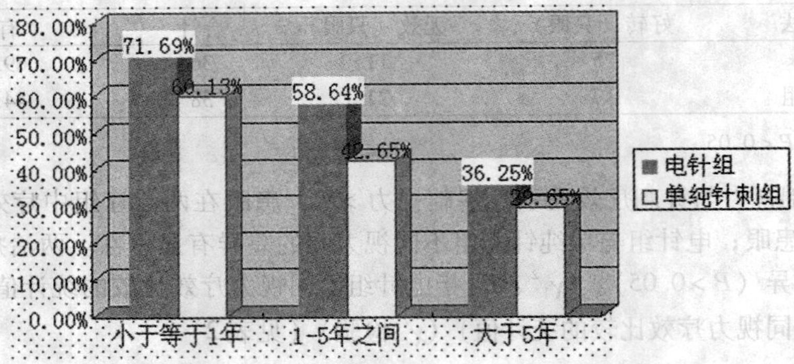

4 讨论

ERG是视网膜的感光细胞在光的刺激下产生的一组复合的电反应。在临床上需要了解视网膜的功能时，可以通过ERG检查了解视网膜的功能。1945年Karpe发现本病患者有非常小的或检测不到（<10μV）的ERG改变。随后的研究表明，有些病例在眼底尚无明显改变的数年以前，就有可检测得到的ERG改变。本课题组在实验中也发现了相同改变，少数患者的ERG呈熄灭型或仅能记录到非常小的反应。a波的起源目前已较清楚，主要来自感受器层，目前趋于认为b波来自müller细胞，Kline等提出了细胞间的电活动产生b波的假说。虽然有关b波的产生部位目前仍未最后定论，但它仍然是判断视网膜功能的一个可靠而灵敏的客观指标，它的变化在一定的特性方面，仍然反映出视网膜内核层的电活动。本试验结果中针刺后a波振幅明显升高，综合视野测试结果中平均光敏度的升高，说明针刺后光感受器层有明显恢复，损伤减轻。而电针组平均光敏度的升高优于单纯针刺组，说明电针组治疗视网膜色素变性疗效更加明显。b波潜伏期缩短说明电针治疗后

患眼的视网膜内核层损伤亦有减轻。因此，综合视网膜色素变性的病理表现等相关研究，根据针刺治疗后 ERG 的波形变化，a 波振幅的升高、b 波潜伏期的缩短均表明视网膜光感受器层及神经纤维层的损伤有修复的表现，电活动在增强。因此，可以推知针刺治疗视网膜色素变性是有效的，电针组疗效优于单纯针刺组。

视网膜色素变性（retinitis pigmentosa，RP）是一组进行性损害视网膜色素上皮和光感受器结构与功能的遗传性疾病。RP 当属于中医“高风雀目、高风障”等范畴，中医对本病最早记载要追述到隋朝《诸病源候论·目病诸候》中，“人有昼而睛明，致暝则不见物，世谓之雀目。言其如鸟雀，暝便无所见也”。《沈氏尊生书》提出“生成如此，并由父母遗传”的观点。目前，RP 病因及发病机理尚未明了，一般认为其与基因缺陷、自身免疫、生化代谢异常，视网膜、脉络膜血管硬化及营养障碍有关。现代中医对本病的辨证分型多为肝虚血少、肾虚、气滞血瘀和脾肾阳虚型等，治疗多从虚论治。随着研究的深入，越来越多的人开始认同本病与血瘀有关，其实早在宋代《圣济总录》中即有“肝受血而能视，今邪在肝，阴血涩滞，至暮甚，故遇夜目睛昏，不能视物，世谓雀目”的记载。先天不足、脉道瘀阻等病机论述与西医对视网膜色素变性的病理发展十分相近。西医在治疗方面，主要侧重于营养视网膜、改善视网膜循环等，对于基因缺陷、生化免疫的治疗尚无较好的方法。研究认为，中枢神经系统再生能力远比一般认为的要大，如果使再生的神经纤维处于适宜的环境，就有望改善对中枢神经系统疾病的治疗。实验表明针灸在活血通络，改善局部组织微循环，减小病理反应，提高组织抗病能力方面有重要作用，本试验中 RP 患者在视野方面的改善表明视网膜神经纤维层和节细胞层的损伤亦有恢复。而电针的应用与“行针”机制相同，加强了针灸疏通经络气血的作用，或许正是在此作用机制上电针对本病的治疗表现出明显疗效。

总之，从本组临床结果分析，电针对 RP 有明确的治疗作用，对于那些基础视力好，病程较短的患者疗效更加显著。视网膜色素变性作为基因遗传性疾病，针灸虽不能纠正基因突变，但针刺在改善疾病症状延缓疾病发生方面的积极治疗作用是不容忽视的。对于针刺对基因表性表达的影响有待进一步研究。

对冲脉、带脉的认识

汤立新

导师姜揖君教授在几十年的临床实践中注重脏腑经脉辨证，强调奇经辨证，认为奇经八脉在经脉系统中同十二正经一样担负着重要的作用，但因为奇经八脉除任、督二脉有自身穴位外，其他经并无自己的穴位，故在临床上常被忽视。姜老在临床上抓主奇经特点，巧用八脉交会穴，提高了临床疗效。现根据姜老冲脉、带脉的临床运用谈一点体会。

1　**古籍记述**

（1）冲脉：《灵枢·逆顺肥瘦》："夫冲脉者，五藏六府之海也，五藏六府皆禀焉。其上者，出于颃颡，渗诸阳，灌诸精；其下者，注少阴之大络，出于气街，循阴股内廉，入腘中，伏行骭骨内，下至内踝之后属而别。其下者，并于少阴之经，渗三阴；伏于出跗属，下循跗，入大指间。"《灵枢·五音五味》："冲脉、任脉皆起于胞中，上循脊里，为经络之海。"《灵枢·动输》："冲脉者，十二经之海也。"《素问·骨空论》："冲脉者，起于气街，并少阴之经，至胸中而散。"《难经·二十八难》："冲脉者，起于气冲，并足阳明之经，夹脐上行，至胸中而散也。"《灵枢·海论》："冲脉者为十二经之海，其输上在于大杼，下出于巨虚之上下廉。"《素问·气府论》："冲脉气所发者二十二穴：侠鸠尾外各寸半至齐寸一，侠齐下傍各五分至横骨寸一。"

（2）带脉：《难经·二十八难》："带脉者，起于季胁，回身一周。"《灵枢·经别》："足少阴之正，至国中，别走太阳而合，上至肾，当十四椎，出属带脉。"

（3）冲、带并述：《素问·痿论》："冲脉者经脉之海也，主渗灌溪谷，与阳明合于宗筋，阴阳总宗筋之会会于气街，而阳明为之长，皆属于带脉，而络于督脉。故阳明虚则宗筋纵，带脉不引，故足痿不用也。"

2　**冲脉、带脉功能及特点**

冲脉的"冲"字，含有冲要、要道的意思。冲脉上至于头，下至于足，贯串全身，为总领诸经气血的要冲。冲脉能调整十二经气血，故有"十二经之海""五藏六府之海"和"血海"之称。由于冲脉与任脉相并行，又与督脉相通，其脉气在头部灌注诸阳，在下肢渗入三阴，因此容纳来自十二经脉、五脏六腑的气血，成为十二经脉、五脏六腑之海。冲脉与足阳明会于气冲穴，又与足少阴经相并而行，与胃和肾相联系。《素问·气府论》言冲脉气所发者二十二穴，在上腹部和于胃经。胃为"后天之本"，"水谷之海"；肾为"先天之本"、"原气之根"。冲脉起于胞中，又称"血室"、"血海"。妇女月经与冲脉功能有密切联系，《素问·上古天真论》说"太冲脉盛，月事以时下"，"太冲脉衰少，天癸竭，地道不通"。这里说的"太冲脉"，即是指冲脉而言。"冲为血海"说明冲脉与妊产胎育密切相关。

带脉环绕腰部循行一周，起总束诸脉，使之不得妄行的作用。尤其对足三阴、三阳经起约束、调节作用，总束足三阳经，带脉气血盛衰影响下肢的运动，总束足三阴经，则影响到肝、脾、肾之功能，尤其对男女肾气的调节气维护之作用，故对女子之月事、带下及男子固肾养精进行调节。

3 冲、带病症及论治

《内经》《难经》对冲脉病证记载只有“冲脉为病，逆气里急”此一条（《素问·骨空论》），其意是指冲脉为病出现腹内如有气向上冲而腹部拘急疼痛的症状，是指冲脉经气逆乱出现的病证，因本经循腹至胸中而散，故有气急、胸腹痛，气上冲心等症。

又因冲脉和任、督同源异流，冲脉起于胞中，冲为血海，主妇人月事，如脉气失调，则有月经失调、不孕、漏胎，小产等病出现。乳房属胃，乳头属肝，冲脉所司在肝而又隶于足阳明胃经，故冲脉与乳房、乳头相关。若肝气郁结或痰湿阻滞，遇经前、经期冲脉气血充盛，郁滞更甚，令乳络不畅，可致乳腺病发生如乳腺增生、经前、经期乳房胀痛。但由于冲脉没有自身的腧穴，所以在临床上常被忽视。通常我们取冲脉交会穴，而冲脉之交会穴多在腹部归属肾经及胃经，故在临床治疗因气血不调而致月经不调、痛经、不孕等症时多选大赫、气穴、归来位于少腹部之冲脉、肾经交会穴。而治疗冲脉气逆病证常用八脉交会穴通于冲脉之公孙配肝经原穴太冲。对乳腺病则取公孙配期门、膻中等穴。

《难经·二十九难》：“带之为病，腹满，腰溶溶如坐水中。”带脉之病证主要表现为腹部胀满，腰部弛缓无力，如像坐在水中一样的感觉。又因带脉起于季胁，回身一周，故而小腹部男女生殖泌尿系统器官亦为带脉所联系，因此带脉病证可延伸为赤白带下、水肿、疝气、下元虚冷等证。带脉之功能主约束腰腹部诸经脉，如带脉功能失常即出现《素问·痿论》所言“带脉不用，足痿不用”，因而考虑带脉病证当还包括下肢疾患，如下肢酸痛、力弱、痿废不用等，对于带脉病证怎样论治呢？一般常取带脉之交会穴带脉、五枢、维道及病变局部邻近穴配通于带脉之足临泣穴。妇人少腹痛以带脉、五枢配中极、三阴交；月经不调配血海、地机、三阴交；带下病以足临泣为主穴配阴陵泉、曲骨等；足痿不用主取带脉配阳明经穴为主。而张结古云：“带脉之病，太阴主之，宜灸章门。”增加了带脉病的选穴范围。

艾灸列缺穴治疗虚寒性痛经临床观察

杜　琳

1　一般临床资料

1.1　病例来源　本研究病例来自1998~2001年北京中医药大学东直门医院、东方医院、北京中医药大学国医堂。

1.2　病例选择

1.2.1　西医诊断标准：依据2001年出版的来佩利主编的《妇科疾病诊断标准》中原发性痛经的诊断标准：

（1）初潮后1~2年内发病；

（2）在出现月经血或在此之前几个小时开始疼痛，疼痛持续时间不超过49~72小时；

（3）疼痛性质属痉挛性或类似分娩产痛；

（4）妇科双合诊或肛诊阴性。

1.2.2　痛经中医证侯分类

（1）气血瘀滞：经前或经期小腹胀痛拒按，或伴乳胁胀痛，行经量少不畅，色紫黑有块，块下痛减，舌质紫暗或有瘀点，脉沉弦或涩。

（2）寒湿凝滞：经行小腹冷痛，得热则行，经量少，色紫暗有块，伴形寒肢冷小便清长，苔白，脉细或沉紧。

（3）肝郁湿热：经前或经期小腹疼痛，或痛及腰骶，或感腹内烁热。经行量多质稠，色鲜或紫，有小血块，时伴乳胁胀痛，大便干结，小便短赤，平素带下黄稠，舌质红，苔黄腻，脉弦数。

（4）气血亏虚：经期或经后小腹隐痛喜按，经行量少质稀，形寒肢疲，头晕目眩，心悸气短，舌质淡，苔薄，脉弦细。

（5）肝肾亏损：经期或经后小腹绵绵作痛，经行量少，色红无块，腰膝酸软，头晕耳鸣，舌淡红，苔薄，脉弦细。

1.2.3　纳入标准：符合上述原发性痛经的西医诊断标准，并符合中医寒湿凝滞型痛经患者均可纳入。

1.2.4　排除标准

（1）不符合上述诊断标准和纳入标准者。

（2）已接受其他有关治疗，可能影响本研究的效应指标观察者。

（3）合并有心脑血管、肝、肾和造血系统等严重危及生命的原发性疾病，以及精神病患者等。

（4）继发性痛经患者。

2　研究方法

2.1　分组　共76例。其中年龄最小18岁，最大34岁，平均25.61岁；病程最短1天，最长12年。将病人按就诊序号，采用简单随机分为观察组和对照组。观察组40例，对照组36例。各组年龄、病程、病情程度等情况见表一、二、三。经统计检验，两组资料无显著差异（$P>0.05$），资料是均衡的，具有可比性。

表1　观察组与对照组年龄构成比较

	15~20岁	20~25岁	25~30岁	30~35岁
观察组（人）	2	22	11	5
对照组（人）	3	20	10	3
合计（人）	5	42	21	8

$\chi^2=0.639$ $P=0.889>0.05$（2 – sided）

表2　观察组与对照组病程比较

	1年以下	1~2年	2年以上
观察组（人）	9	12	19
对照组（人）	10	9	17
合计（人）	19	21	36

$\chi^2=0.383$ $P=0.826>0.05$（2 – sided）

表3　观察组与对照组病病情程度比较

	轻	中	重
观察组（人）	3	21	16
对照组（人）	4	19	13
合计（人）	7	40	29

$\chi^2=0.344$　$P=0.842>0.05$（2 – sided）

2.2　观察方法　按照观察表记录观察组与对照组治疗前后的症状变化。临床观察表见附录。

2.3　治疗方法

2.3.1　观察组

治则：温通经脉　理气止痛

取穴：列缺

定位：桡骨茎突上方，腕横纹上1.5寸，当肱桡肌与拇长展肌腱之间。

操作方法：痛轻可以忍受者取坐位，痛剧不可以忍受者取卧位，取双侧列缺，医者两手持艾条同时施以温和灸。以皮肤能耐受为度，每次20~30分钟。或患者自觉痛经症状消失，小腹温暖为度。每次治疗结束后，记录痛经缓解程度。

2.3.2　对照组

治则：温通经脉　理气止痛

取穴：关元

定位：前正中线上，脐下3寸。

操作方法：患者取卧位，术者施以艾条温和灸。以皮肤能耐受为度，每次20~30分钟。或患者自觉痛经症状消失，小腹温暖为度。每次治疗结束后，统计痛经缓解程度。

2.4 疗效评定标准

（1）显效：腹痛明显减轻，其余症状消失或减轻，疼痛程度积分降低至治疗前的1/2以下。

（2）有效：腹痛明显减轻，其余症状好转，疼痛程度积分降低至治疗前的1/3以下。

（3）无效：腹痛及其他症状无改变者。

2.5 统计处理 记数资料采用 χ^2 检验进行统计分析；均数间差别采用 t 检验进行统计分析。等级分组资料采用Ridit分析进行统计。

3 结果与分析

3.1 临床疗效 经治疗后，观察组显效2例，对照组显效3例。观察组有效35例，有效率为87.5%，对照组有效31例，有效率为86.11%。观察组无效3例，对照组无效2例。经统计学处理，观察组的显效率、有效率与对照组无差异（$P>0.05$）。

表4 观察组与对照组临床疗效比较（例%）

疗效分类	临床显效		有效		无效	
观察组（40例）	2	5	35	87.5	3	7.5
对照组（36例）	3	8.3	31	86.11	2	5.6

$\chi^2=0.435$ $P=0.805>0.05$（无意义）

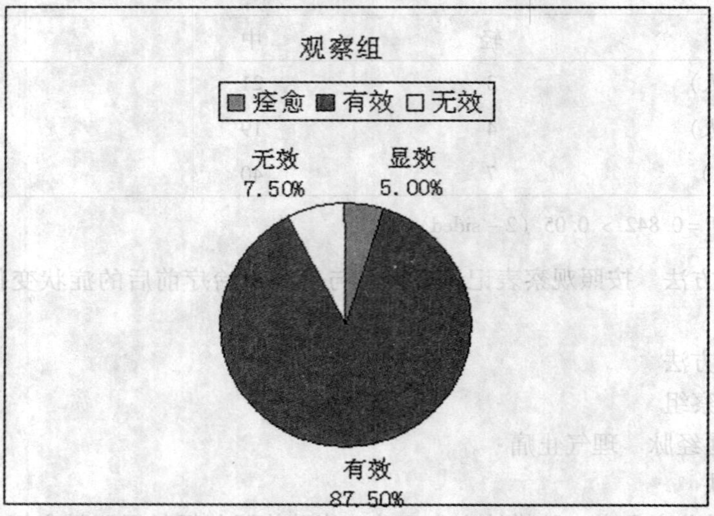

图一 观察组临床疗效图

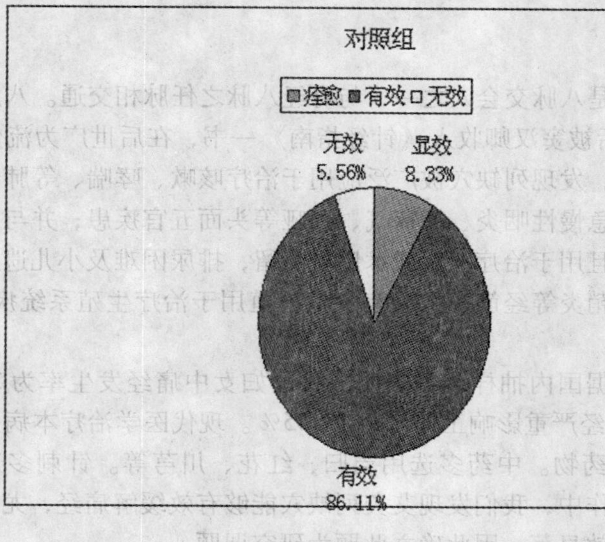

图二　对照组临床疗效图

3.2　镇痛功能评价　观察组、对照组经治疗后，疼痛均有明确改善（$P<0.05$）；两组对比无明显差异（$P>0.05$）。

表5　观察组与对照组镇痛功能比较

	治疗前	治疗后
观察组（40例）	6.50±1.56	2.84±0.65
对照组（36例）	6.25±1.53	2.74±0.88

两组治疗前与治疗后比较均有显著差异 $P<0.05$，观察组与对照组治疗前后组间无显著差异 $P>0.05$

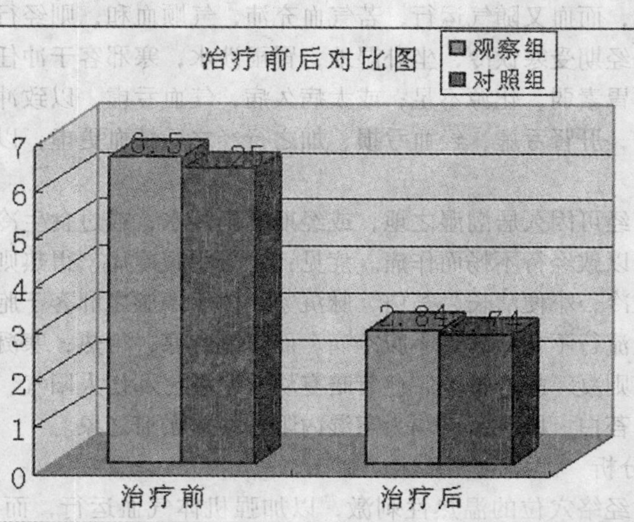

图三　观察组与对照组镇痛功能比较图

4 讨论与体会

4.1 选题目的

列缺是肺经络穴，又是八脉交会穴之一，与奇经八脉之任脉相交通。八脉交会穴首见于宋子华《流注八经》，后被窦汉卿收入《针经指南》一书，在后世广为流传应用。经过对列缺穴现代应用的检索，发现列缺穴被广泛应用于治疗咳嗽、哮喘、等肺部疾患；急慢性鼻炎、眩晕、偏头痛，急慢性咽炎、梅核气、音哑等头面五官疾患；并与内关合用用于心内直观术的针刺麻醉；且用于治疗产后或术后尿潴留，排尿困难及小儿遗尿症；以及落枕、肩周炎及桡骨茎突腱鞘炎等经筋病。仅有少量报道用于治疗生殖系统疾患如：遗精、阳痿、正胎位、痛经等症。

痛经是妇科常见病。据国内抽样调查表明，我国妇女中痛经发生率为33.1%，其中原发性痛经占53.2%。痛经严重影响工作者占13.55%。现代医学治疗本病主要使用镇痛药，苯基丙酸类或灭酸类药物。中药多选用当归、红花、川芎等。针刺多选合谷、三阴交、关元等穴。在临床工作中，我们发现艾灸列缺穴能够有效缓解痛经，尤其对原发性痛经中寒湿型痛经症患者疗效显著，因此确立此题为研究课题。

4.2 病机分析

妇女的特殊生理机能是月经与生殖。《素问·上古天真论》谓：“女子七岁肾气盛，二七而天癸至，任脉通，太冲脉盛，月事以时下，故有子；七七任脉虚，太冲脉衰少，天癸竭，地道不通，故形坏而无子也。”系统地阐述了妇人一生的发育过程。任脉行于胸腹正中，总任一身阴经，总调阴经脉气，妇人为阴体，故任脉为妇人生养之本，而主胞胎生育。《济生方》云：“百病皆生于气。……气之为病，男子妇人皆有之，惟妇人气血为患尤甚。”论述了女子以阴血为贵，而气为血帅，血赖气行，血易耗，气易滞，气不调血亦不调的机理。

经水为血所化，而血又随气运行，若气血充沛，气顺血和，则经行通畅无阻，自无疼痛之患。痛经多因经期受寒饮冷，坐卧湿地，冒雨涉水，寒邪客于冲任；或肝郁气滞，经血滞于胞宫；或脾胃素弱，化源不足；或大病久病，气血亏虚，以致冲任气虚血少，胞脉失养；或禀赋不足，肝肾亏虚，经血亏损，加之行经之后精血更虚，以致冲任不足，胞脉失养而发。

寒湿凝滞型痛经可因久居潮湿之地，或经期冒雨涉水，或过食生冷，寒湿之邪客于胞宫，血得寒则凝，以致经行不畅而作痛。症见：经行小腹冷痛，得热则痛减，经量少、色紫暗有块，形寒肢冷，小便清长，苔白，脉沉紧。由于寒湿之邪客于胞宫，血与寒结，寒性凝滞，以致经血流行不畅，故见小腹冷痛。而热能胜寒，得热，寒凝之气则散，淤滞稍通故痛减。血得寒则凝，故经量少、色紫暗有块。寒湿之邪伤人阳气，脾阳不振，则形寒肢冷、小便清长。苔白、脉沉紧，均为寒湿内阻、气血淤滞之象。

4.3 刺灸法分析

灸法是通过对经络穴位的温热性刺激，以加强机体气血运行，而达到临床治疗目的的。《灵枢·刺节真邪》篇中记载：“脉中之血，凝而留止，弗之火调，弗能取之。”《灵枢·禁服》篇中也说：“陷下者，脉血结于中，中有著血，血寒，故宜灸之。”《丹溪心法》中曾指出：“血见热则行，见寒则凝。”在《直指方》中也记载：“气行则血行，气止则血止，气温则血滑，气寒则血凝。”这些论述都说明了灸法有温经散寒、调气和血的作用。

《本草纲目》等对艾灸有精辟论述，《本草纲目》记载“艾叶能灸百病”，《神灸经论》说：“夫灸取于火，以火性热而至速，体柔而用刚，能消阴翳，走而不守，善入脏腑。取艾之辛香做炷，能通十二经，入三阴，理气血，以治百病，效如反掌。”《本草从新》更是对艾灸治疗妇女月经病推崇有加，曰：“艾叶苦辛，生温，熟热，纯阳之情，能回垂绝之阳，通十二经，走三阴，理血气，逐寒湿，暖子宫，止诸血，温中开郁，调经安胎……以之灸火，能透诸经而除百病”。

灸法与针法都是通过刺激腧穴而激发经气，从而达到调节机体的阴阳平衡起到治病的目的。因此，灸法的适应证与针法、药物同样是十分广泛的，适用临床各科的急慢性疾病。早在《内经》中已有较多的论述，如《灵枢·官能》篇记载：“阴阳皆虚，火自当之……经陷下者，火则当之，结络坚紧，火所治之。”《灵枢·禁服》篇也记载，“陷下则徒灸之，陷下者，脉血结于中，中有蓄血，血寒，故宜灸之。”《灵枢·经脉》篇中也记载：“陷下则灸之。”《素问·异法方宜论》篇还记载：“脏寒生满病，其治宜灸。”以后，历代医家对灸法的适应证与作用的论述颇多，在《圣济总录》一书中记载：“是以论伤寒者……惟少阴背恶寒，吐利，脉不足，与夫脉促手足厥之类，三者为可灸焉……若病有因寒而得，或阴证多寒，或是风寒湿痹，脚气之病，或是上实下虚，厥逆之疾，与夫劳伤痈疽，及妇人血气，婴孺疳疾之属，并可用灸。”《医学入门》说：“寒热虚实，均可灸之。”《红炉点雪》卷四记载：“凡寒热虚实，轻重远近，无往不宜，盖寒病得火而散者，犹烈日消冰，有寒随温解之义也，热病得火而解者，犹暑极反凉，犹火郁发之之义也，虚病得火而壮者，犹火追水而气升，有温补热益之义也，实病得火而解者，犹火能消物，有实则泻之之义也。”《伤寒论》也记载：“少阴病吐利，手足厥冷……脉不至者，灸少阴七壮。”“下利，手足厥冷、无脉者，灸之。”“伤寒六七日，脉微，手足逆冷，烦躁，灸厥阴。无脉者，灸之。”根据历代文献记载和各地实践经验都说明灸法的适应证是非常广泛的，它可以治疗经络，体表的病证，也可治疗脏腑的病证，既能治疗慢性疾病，又能治疗一些急症危症；既能治疗虚寒证，也能治疗一些实热证。通过临床治疗发现青年女性对针刺或电针列缺心存畏惧，而对寒湿型痛经采用艾灸的方法治疗，较针刺疗法，更易于为年轻女性患者接受。

4.4 选穴分析

妇女的月经来潮和胎儿的孕育，是女子胞的主要功能，而其生理是一个复杂的过程，更多的是与全身的整体情况有关，主要与“天癸”，冲任二脉、心、肝、脾三脏的作用密切相关。而月经的来潮和周期乃至孕育胎儿，均离不开气血的充盈和血液的正常调节。气能生血，气能行血，气能摄血，血为气母，《难经·二十二难》说：“气主煦之，血主濡之。”故气和血存在着密切关系。艾灸列缺，就是通过调节脏腑经络之气，调理阳明等后天生化之本以及任脉之气而治疗痛经的。

列缺属手太阴肺经。肺主气，肺的主气功能包括主一身之气和呼吸之气。肺主一身之气，是指一身之气都归属于肺，由肺所主。《素问·五脏生成》说：“诸气者，皆属于肺。”陈修园《医学实在易》说：“气通于肺脏，凡脏腑经络之气，皆肺气之所宣。”肺主一身之气，首先体现于气的生成方面，特别是宗气的生成，主要依靠肺吸入的清气与脾胃运化的水谷精气相结合。其次，肺主一身之气，还体现于对全身的气机具有调节作用，对胞宫气机有调节作用，因而列缺就具有调理胞宫之气的功效。

列缺是手太阴经的络穴，为十五络脉之一，具《灵枢·经脉》记载："手太阴之别，名曰列缺，起于腕上分间，并太阴之经直入掌中，散于鱼际。其病实则手锐掌热，虚则欠㰦，小便遗数，取之去腕半寸，别走阳明也。"可见，列缺可联络其表里经手阳明大肠经，手阳明大肠经为多气多血之经，故列缺有调理阳明气血，使气血旺盛通达，起到调节气血的作用。

列缺又为八脉交会穴，通奇经八脉之任脉。任脉的"任"字，有担任、妊养的含义。任脉循行于腹部正中，为阴脉之海，说明任脉对全身阴经脉气有总揽、总任的作用。任脉起于胞中，有"主胞胎"的功能。如果任脉脉气失调，常出现前阴诸病，如《难经·二十九难》中说："任之为病，其内苦结，男子为七疝，女子为瘕聚。"出现疝气、白带、月经不调、不育、小便不利、遗尿、遗精、阴部痛等病症。据《针灸大全》所载八脉八穴，列缺通任脉，其主治证有痔疾、便泄、痢疾、疟疾、咳嗽、吐血、尿血、牙痛、咽肿、小便不利、胸脘腹部疼痛、噎嗝、产后中风、腰痛、死胎不下、脐腹寒冷，膈中寒，乳痛、血疾等。《针灸大成·八脉图并治症穴》一节中，论述列缺穴可治三十余种病证，其中就有如"腹中肠痛、下利不已"，"赤白痢疾、腹中冷痛"，"妇血积痛，败血不止"，"妇人血沥，乳汁不通"等。在《针经指南》和《针灸聚英》中也提到列缺主"寒痛泄泻""妇人血块""妇人血积或败血""死胎不出及胎衣不下""脐腹撮痛"等证。

列缺能通过任脉调理阴经气血，调整各脏功能，使肾气充足，脾肺气盛，肝血充盈，从而达到冲任脉调，胞脉通利的治疗目的。故用灸列缺法观察其对寒湿型痛经的影响。

关元位于少腹，为任脉经穴，且"冲脉起于关元"，关元与胞宫直接相关，又因其与三焦元气相通而名为"生气之原"。人身以元气为根本，当维护元气为先，元气充沛，机体自能调节却病，取关元意在调补元气而理冲任。关元又为肝、脾、肾足三阴经与任脉之会穴，肝藏血，主疏泄气机；脾统血，女子以阴为体，以血为用；肾主藏精，主生殖。关元穴近胞宫，灸关元可暖下焦而温养冲任，调补三阴，其对胞宫的作用为世人公认，故选关元做对照具有可比性及客观性。

4.5 疗效分析

治疗组与对照组在年龄构成、病程情况、及疼痛程度均无显著差异的情况下，经治疗后发现，观察组显效 2 例，有效 35 例，无效 3 例，有效率为 87.5%。对照组显效 3 例，有效 31 例，无效 2 例，有效率为 86.11%。经统计学处理，观察组的显效率、有效率与对照组无差异（$P>0.05$）。两组治疗前与治疗后疗效比较均有显著差异 $P<0.05$，但观察组与对照组治疗前后组间无显著差异 $P>0.05$。说明艾灸列缺与艾灸关元穴对寒湿型痛经症的缓解程度相似，疗效基本相同，为临床提供了新的、更简便的治疗方法，艾灸列缺较关元穴取穴更为方便，更易于推广应用。

4.6 列缺穴的循经感传现象

列缺是手太阴肺经的络穴，也是八脉交会穴之一，通任脉。我们对 40 例患者，施治时发现，有 10 例出现了明显的温热感传导到子宫部的感传现象，且痛经症状随即迅速消失，小腹子宫部感到温暖或轻松，说明列缺具有较好的治疗寒湿型痛经的疗效，其作用与其循经感传现象有关。循经感传现象是这样的：当刺激列缺穴时，感传沿上臂部肺经循行路线上行，上腋到达中府、云门穴。10 例中有 3 例在中脘穴出现温暖感，然后沿任脉向下感传至小腹子宫部，另外7例在肋缘下出现沿胃经向下的感传，当向下感传到气冲穴后，横行折入任脉，到达小腹子宫部。另外我们又观察了2例做了子宫切除的患者，当刺激列缺穴时，也能激发出感传到任脉的循经感传现象。这条感传路线是：从列缺穴沿肺经上传至中府、云门穴，然后分为2支：一支从中府穴在锁骨下横行至肾经的俞府穴，然后横行至胸骨中线，折向上，至天突；另一支从中府、云门穴直接与胃经相交，沿乳中线下行至肋缘，在腹部沿胃经继续下行，至水道、归来穴，然后斜行进入子宫部位。由于天突、中脘和中极（子宫部位）都在任脉上，因而我们推测列缺与任脉可能是在天突，中脘和中极部相交通的。以往的针灸著作只提到列缺通任脉，但对其循行路线未作详细记述，我们在治疗中发现其循行路线除与任脉相通外，还与胃经、肾经相会，因而推测列缺除治疗肺系疾患外，尚可治消化、生殖、泌尿等系统疾病，有待今后进一步观察。

灵龟八法针法配合推拿治疗腰椎间盘突出症 60 例

朴联友　孙彩霞　陈　红　韩建友

1995～2001 年采用灵龟八法针法配合手法按摩治疗腰椎间盘突出症 60 例临床观察，疗效满意，报道如下。

1　临床资料

根据胡有谷《腰椎间盘突出症》（第 2 版，北京：人民卫生出版社，2001. 221）中的诊断标准确诊为腰椎间盘突出症的患者共 60 例，其中男 38 例，女 22 例；年龄最大 61 岁，最小 23 岁；病程最短 3d，最长 26 年；腰痛伴下肢痛 48 例，下肢麻木 12 例；有腰部扭伤史 46 例。全部病例均有 X 线、CT、MRI 等影像检查 1～3 项，均显示腰椎间盘突出，除外其他病变。

体格检查：脊柱侧弯 34 例，棘突旁压痛 51 例，直腿抬高试验阳性 54 例，腰功能受限 41 例，屈颈试验阳性 32 例，颈静脉压迫试验阳性 19 例，足背伸肌力减弱 18 例，下肢肌肉萎缩 6 例。

2　治疗方法

2.1　灵龟八法针法　取灵龟八法的即时开穴为主穴，以内关－公孙、外关－临泣、列缺－照海、后溪－申脉相对应的八脉交会穴为客穴，毫针刺，用平补平泻法，每日针 1 次，每次留针 30min，5 次为一疗程，疗程间休息 2d。

2.2　推拿手法　在患者腰及患肢行㨰法、按法、弹拨法、掌推法，可穴取肾俞、腰眼、环跳、风市、委中、承山、阿是穴，操作 15～30min。根据病人情况，可选择侧扳法、搬肩推腰、搬腿推腰法各 1～2 次。行俯卧位牵引抖法 1～2 次。患者取仰卧位行伸膝蹬空法 6～10 次。5 次为一疗程，疗程间休息 2d。

3　疗效观察

3.1　疗效标准

（1）治愈：症状完全消失或接近消失，直腿抬高试验 70°以上，能恢复工作；

（2）显著进步：症状大部分消失，直腿抬高试验可达 70°，可恢复工作；

（3）好转：症状部分消失，直腿抬高较治疗前明显改善，可担任较轻工作；

（4）无效：症状无明显减轻，不能参加工作。

3.2　治疗结果　治疗 4 个疗程观察结果，60 例中治愈 21 例，显著进步 18 例，好转 15 例，无效 6 例，总有效率 90%。有效病例治疗后随访 3 个月无复发。

4　讨论

腰椎间盘突出症以腰腿痛为主，其基础为腰椎间盘的生理退变，临床可见腰椎椎间盘突出、脊柱变形，黄韧带的松弛肥厚、钙化及骨化，肌肉萎缩、肌力减退等。

从中医学认为，腰椎间盘突出症，为本虚标实，以本虚为根本。

从脏腑的角度来分析，“腰为肾之府”“肝主筋”“脾主肌肉”，结合临床表现，腰椎间盘突出症主病在肾，兼及肝脾。又《内经·上古天真论》言：“肾者主水，受五脏六腑之精而藏之，故五脏盛，乃能泻。今五脏皆衰，筋骨解堕，天癸尽矣。故发鬓白，身体重，行步不正，而无子耳。”，进一步可知，肾所藏精，生之前来源于先天，生之后则来源于后天五脏六腑之长养；肾精亏虚，说明五脏六腑之精气亦皆不足，故虽主病在肾，兼及肝脾，却病及全体；

从经络的角度来看，十二经脉“内属于脏腑，外络于肢节”“阴阳相随，外内相贯，如环之无端”，结合临床表现、经络循行及脏腑经络的关系，腰椎间盘突出症主要涉及足少阴、足厥阴、足太阴、足太阳、足少阳、足阳明经脉，而病及十二经。又奇经八脉，《难经·二十八难》衍发《内经》之义说：“比于圣人图设沟渠，沟渠满溢，流于深湖，故圣人不能拘通也。而人脉隆盛，入于八脉，而不环周，故十二经亦不能拘之。”其中将人体十二经脉比作自然之河流、沟渠，将奇经八脉比作湖泊，将气血运行比作水流。十二经脉气血盛时则溢入奇经而蓄之，十二经脉气血衰时奇经之气血可流入十二经脉以补之。因此，奇经八脉与十二经脉是相互沟通的，循行线路也是相互交会的，最重要的是手足四肢八个穴位是奇经八脉经气交会之所在，此八穴是手足阴阳经脉重要的腧穴，十二经脉之经气通过此八穴与奇经八脉经气相通，故此八穴主治范围包括全身。而十二经脉患病时，亦可累及奇经八脉。且督脉循行于腰部正中，为阳脉之海，与脊柱之病变有密切关系。

由此可知，腰椎间盘突出症，虽主病在肾、兼及肝脾，却病及全体；五脏六腑皆衰，十二经脉亏虚，故针刺奇经八脉与十二经脉的交会穴，不仅可以起到治疗十二经脉本经之病，而且可以达到鼓动奇经八脉之气血流注于十二经脉，以达到补益十二经的效果，且当十二经病累积奇经时，亦可治疗奇经之病。

进一步来讲，灵龟八法是把奇经八脉纳于九宫八卦而按时取穴的方法。人体奇经八脉的气血流注受自然气候条件变化之影响，表现在八脉交会穴上为随时间推移有盛有衰，有开有阖的变化规律。善巧地掌握这种规律，应用于临床可以起到良好的治疗效果。

在临床具体应用灵龟八法治疗腰椎间盘突出症时，分析如下：

小肠经后溪通于督脉，三焦经外关通于阳维脉，阳维脉与足少阳合于督脉；胆经足临泣通于带脉，环行腰间，又胆经主“骨所生病”；后溪、临泣均为输穴，“输主体重节痛”；故三穴可治腰脊、背胯及小腿外侧痛。

申脉通阳跷脉，属膀胱经穴，膀胱经行腰背及腿的后面；列缺通任脉，属肺经，肺在五行属金；照海通阴跷脉，属肾经，肾主骨生髓，配五行为水，经生经，为金生水；列缺、照海、申脉三穴可补肾生髓、强腰健脊；申脉通于阳跷、照海通于阴跷，二跷可调节肢体的运动功能。

内关属心包经穴，可宽胸理气，解郁，解除心中烦恼，内关又通于阴维脉，可主小腿内侧痛。公孙为脾经之穴，脾经行于腿之内侧，脾主肌肉，强腰脊、健四肢，公孙又通于冲脉，冲脉为十二经之海，又为四海之一“血海”，具有活血化瘀、通经止痛之功。

临床应用时，上下相应、主客相配，相得益彰，正如《医学入门》中所说：“周身三百六十穴，统于手足六十六穴，六十六穴又统于八穴。”足见其精益所在。

针灸益气补肾活血法治疗中老年腰椎间盘突出症32例

刘云霞　蔡仲逊

腰椎间盘突出症是临床上常见的疾病，笔者近来门诊共收治中老年腰椎间盘突出症32例，治疗上以针灸益气补肾活血，取背俞穴配合腹部俞穴为主，临床效果满意，现报道如下。

1　临床资料

1.1　一般资料　本组32例，均为本院门诊患者。其中男18例，女14例；年龄最小40岁，最大80岁；病程最短1年，最长20年。所有患者均作CT或MRI检查确诊，其中$L_{3\sim4}$椎间盘突出2例，$L_{4\sim5}$突出18例，$L_5\sim S_1$突出6例，$L_{3\sim4}$、$L_{4\sim5}$同时突出1例，$L_{4\sim5}$、$L_5\sim S_1$同时突出5例。均有不同程度腰腿痛表现。

1.2　诊断标准　依据国家中医药管理局1995年颁布的《中医病证诊断治疗标准》：①有腰部外伤、慢性劳损或受寒湿史。大部分患者在发病前有腰痛史。②常发生于青壮年，以20~50岁最多。③腰痛并向臀部及下肢放射，腹压增加时（如咳嗽、喷嚏）疼痛加重。④脊椎侧弯，腰生理弧度变浅或消失，病变部位椎旁有压痛，并向下肢放射。腰活动受限。⑤下肢受累，神经支配区有感觉过敏或迟钝，病程长者可出现肌肉萎缩，直腿抬高或加强试验阳性，膝跟腱反射减弱或消失，足母趾背伸力减弱或消失。⑥X线摄片检查：脊椎侧弯，腰椎生理前凸消失，病变椎间隙可能变窄，相邻边缘有骨质增生。CT、MRI检查能更好地显示椎间盘突出的部位及程度。

2　治疗方法

2.1　取穴　第（1）组：水分、气海、关元；第（2）组：肾俞、气海俞、大肠俞、腰阳关、委中。配穴：急性腰椎间盘突出者加养老、人中；陈旧性腰椎间盘突出者配气穴、太溪；合并坐骨神经痛加环跳（患）、阳陵泉（患）、飞扬、外陵（患）。

2.2　操作手法　常规皮肤消毒，选用0.25mm×40mm毫针，先针刺第（1）组穴位，用捻转补法，得气后，留针20分钟。起针后，再针刺第（2）组穴位，腰部腧穴用捻转补法，下肢腧穴用泻法，得气后，留针20分钟，留针过程中，神阙穴、环跳穴加用神灯照射。每周治疗3次，10次为1疗程，1疗程后作疗效统计。

3　疗效观察

3.1　疗效评判标准　参考国家中医药管理局颁发的《中医病证诊断疗效标准》确定。临床治愈：腰腿疼痛消失，直腿抬高70°以上，恢复正常工作。显效：腰腿疼痛明显减轻，直腿抬高60°以上，但小于70°，可恢复原工作或更换较轻工作。好转：疼痛部分消失，直腿抬高较健侧低10°~20°，基本能独立生活。无效：症状和体征无改善。

3.2　治疗结果　治愈20例，占62.5%；显效9例，占28.1%；好转3例，占9.4%；全部有效。

4 典型病例

王××，男，70岁，2007年6月12日就诊。主诉：间断性腰部疼痛十余年，加重伴右下肢放射痛一月余。病史：患者十余年前无明显诱因出现腰部疼痛，此后间断性发作，两年前CT检查示L_{4-5}、$L_5 \sim S_1$腰椎间盘突出，曾服中西药物并行腰椎牵引及按摩治疗，效果不明显。一月前腰部疼痛加重，伴右下肢放射痛，无法平躺，步行困难。欲行手术治疗，然无法平躺进行磁共振检查而暂缓，以尝试的心态来我科就诊，查体：L_4、L_5棘旁压痛明显，环跳穴至风市穴压痛明显。以上述方法坚持治疗10次后诸症消失，直腿抬高试验双腿均达70°以上。随访半年，未再复发。

5 体会

腰椎间盘突出症系现代医学病名，属中医“腰痛”“痹证”范畴。由于腰为肾之府，所以历代医家均认为肾虚在腰痛的发病中是最重要的因素。明·王肯堂《证治准绳·腰痛》说：腰痛“有风、有湿、有寒、有热、有挫闪、有瘀血、有滞气、有痰积，皆标也。肾虚其本也”。其发病原因，有外受风寒湿邪，致经络受阻，气血运行不畅，而发生腰痛；有因过度劳累，跌仆挫伤，损伤腰肌、脊柱、经脉使气滞血瘀，经脉阻滞而腰腿疼痛；有素体禀赋不足，或久病体需，或年老精气亏衰，或房劳过度等，致肾精耗伤、肾气亏损，经脉失于濡养腰腿疼痛，肾气亏损者又容易感受外邪而发病。由此可见，本病的病机主要是肾气亏虚，经脉阻滞。气虚肾亏又是根本。

本组病例属于中年或以上人群，正气不足是共同特点，病程相对较长，有受风寒或腰部扭挫伤史，因气滞血瘀、经脉失养，表现为腰部僵硬、拘挛疼痛，下肢窜痛或麻木发凉等症。本病病位在腰部，其病变部位所过经脉为督脉、足太阳膀胱经及足少阳胆经。

所取腧穴中，腹部腧穴属于任脉和肾经，背部腧穴则属于膀胱经和督脉。关元能补肾培元，温阳散寒；气海为生气之海，有调气机，益元气、补肾气，固精血作用。肾主先天之气，气海、关元两穴合用，共奏培肾固本之功，水分有利于减轻疼痛局部的炎性渗出。肾俞、气海俞、大肠俞，位于腰椎两侧，接近病位，补肾益气的同时，又能畅通督脉及太阳经气而调和阴阳，可通利关节，调节腰部气血运行；委中、飞扬属于膀胱经穴，为下肢疼痛部位局部取穴，可以祛风寒、除湿邪、疏通经络，使气血得行，筋肉得养，疼痛缓解。配穴加气穴、太溪能增补肾气；外陵具通调气血、疏理经气的作用。急性期加人中以通调督脉，养老为手太阳经之郄穴，止痛效果明显。

笔者认为治疗中老年腰椎间盘突出症当祛邪与扶正并举，用背俞穴及腹部穴位配合使用，加用神灯穴位照射，以益气补肾，强身壮骨，活血通络止痛，是从根本上治疗本病的方法。疗效稳定，临床上值得推广。

谈井穴治疗神志病

刘 颖

井穴是十二经脉在四肢末端的第一个穴，除涌泉位于足底外，其他井穴均位于手足指趾尖端。《灵枢·九针十二原》将井穴描述为“所出为井”，也就是说井穴处的经气就像刚刚涌出的泉水微微涌动。《难经》载井穴治疗心下痞满即“井主心下满”。除此之外，井穴之开窍醒神作用也是非常重要的，临床常常用之治疗各种伴有神志改变的病症。笔者根据古代医家经验及本人临床体会将井穴在神志病方面治疗总结如下。

1 意识障碍

主要井穴：足太阴脾经隐白，足少阴肾经涌泉，足阳明胃经厉兑，手太阴肺经少商，手少阴心经少冲；或联用手十二井穴。

《针灸大成·十二经井穴》治疗尸厥：按顺序刺隐白、涌泉、厉兑、少商、少冲。古人对于尸厥的描述与现今各种原因导致突然出现的意识丧失、晕厥、昏迷相一致，临床的高热惊厥、中暑、癫痫、癔病、发作性睡病、脑卒中等伴有神志改变者均可参照治疗。

应用井穴治疗神志障碍时，因为多为急性发病，病情危重，在手上的井穴操作相对比较方便，所以手十二井穴应用较多，从经脉的交接规律来讲，手足经脉相互交接沟通，虽然用手十二井穴而没有直接取足六经井穴，仍可达到清十二经之热邪，宣通气血，平复阴阳之作用。《针灸大成·续增治法》中记载“凡初中风跌倒，卒暴昏沉，痰涎壅滞，不省人事，牙关紧闭，药水不下，急以三棱针，刺手十指十二井穴，当去恶血。又治一切暴死恶候，不省人事，及绞肠痧，乃起死回生妙诀”。说明手十二井穴治疗“暴死，不省人事”之候，因此对于各种原因引起的猝然意识丧失、神识异常均可选用井穴施治。

从目前临床来看，十二经井穴联合应用所治疗的神志病多为病情危重之急症、重症，而每一井穴还有各自的主证，如果病变较轻只有神情烦躁，未发生意识丧失，则取相关经脉之井穴即可，不必取用所有井穴。如：外感引起高热烦躁可取少商、商阳，配泻合谷、大椎；暑热郁闭，内犯心包之头痛烦躁（即中暑）可取中冲、少冲，配泻间使、合谷；三焦火盛引起烦躁伴头痛、咽痛或耳疾可取关冲，加配风池、支沟；痰火扰心之躁狂（如躁狂性精神分裂症）可取厉兑、中冲、至阴，加配丰隆中脘；肝阳上扰神明之头晕头痛、烦躁易怒（如高血压）可取中冲、大敦、足窍阴。

2 中风脑神受阻

主要井穴：十二经井穴或手十二井穴。

此处讨论的井穴治疗中风与上述治疗意识丧失有所不同，无论中风急性期是否伴有神志改变，均可应用十二经井穴。当代中医理论认为中风的发生是气血逆乱，上犯于脑，脑窍闭塞，元神受阻所致。十二经脉直接或间接上通于脑部，中风急性期针刺十二井穴可开窍醒神，调畅十二经脉的气血，尽早恢复元神之府主导四肢百骸的功能，促进偏瘫患者的肢体康复，以达到降低患者的病残率。因而中风急性期针刺十二井穴并不单纯是为改善神志状况。

张元素《卫生宝鉴·卷七》记载了中风的“大接经法”，即按顺序针刺十二经井穴的一种针刺方法，以疏通十二经气血，协调阴阳，顺畅经气。其针刺顺序为：“从阳引阴：按照膀胱、肾、心包、三焦、胆、肝、肺、大肠、胃、脾、心、小肠之井穴顺序针刺；从阴引阳：按照肺、大肠、脾、心、小肠、膀胱、肾、心包、三焦、胃、胆、肝之井穴顺序针刺。”

现代治疗急性期之中风，常常选用手十二井穴。现代研究亦发现手十二井穴对中风患者的脑血流有双向良性调整作用；实验证实手十二井穴刺络放血可以使脑缺血或脑水肿的家兔脑血流图得以升高，对实验性脑缺血大鼠缺血区脑细胞外钾离子浓度的升高、钠离子浓度的降低有抑制作用，具有缓解脑水肿的作用，并能延缓脑组织低氧状态的发展，对脑组织具有一定的保护作用。这些研究为十二井穴应用于中风急性期提供了有力的理论依据。

3　**中毒性脑病**

主要井穴：手厥阴心包经中冲，足少阴肾经涌泉

前面已经述及井穴对于痰浊瘀血闭阻脑窍之证的良好功效，对于毒气外袭所致诸证，同样具备醒脑开窍的作用。如一氧化碳中毒急性期之头胀头痛，头晕眼花，恶心呕吐，或出现烦躁等，祖国医学理论认为外侵毒气进入人体后，上扰脑窍心神，神明被扰所致，可用手厥阴之中冲放血，配以内关穴，可以醒脑开窍，宁心安神，很快减轻中毒反应，减缓远期并发诸症。陈氏曾报道以针刺足少阴井穴为主穴，治疗农药、一氧化硫、一氧化碳等中毒引起中毒性脑病，总有效率达83.4%。

4　**血管性痴呆**

主要井穴：手太阴肺经少商，手少阴心经少冲，足少阴肾经涌泉，手厥阴心包经中冲。

中医理论认为心脑之神主宰人的思维精神活动，心主藏神，明代李时珍就曾明确提出“脑为元神之府”的观点。因虚致心脑失养，或痰瘀上蒙阻闭清窍，神气失用而见痴呆。《针灸大成》载手少阴井穴少冲主“呆痴忘事”“呆痴：神门、少商、涌泉、心俞”，《千金翼方》亦云涌泉主“喜忘”，《西方子名堂灸经》载中冲主“神气不足失忘”。肺主气，气为血帅，此处手太阴肺经少商宣通气血，推动气血运行；心主神，手少阴心经少冲、心包经中冲宁心调神；肾为先天之本，肾经贯脊生髓，王清任《医林改错》中已有“由脊髓上行入脑，名曰脑髓”。既然脑为髓海所充，脊是脑的延续，那么肾经之井涌泉，可醒脑开窍，这四个井穴在痴呆治疗中起到聪智调神开窍的作用，临床作为治疗痴呆症的主穴。

现代医学认为血管性痴呆缘于动脉硬化后脑部血供不足，脑组织缺氧，导致脑组织变性坏死，甚至脑萎缩引起。主要症状有健忘，学习、注意力、认知力、判断力及社交等能力下降。井穴治疗痴呆源于其对脑部血流的良性调整作用，从而改善脑部供血状况。临床治疗时可加百会、风池、神门、心俞增强开窍调神之力，并根据兼症辨证配穴。如气血虚损可配足三里、气海、脾俞、血海，补气养血；肾虚髓亏可配肾俞、复溜、关元、悬钟，益肾填髓；痰浊上蒙可配中脘、丰隆、阴陵泉，健脾祛痰；瘀血闭阻可配内关、血海、三

阴交、膈俞，化瘀通络。何氏曾采用井穴针刺、刺络放血等方法治疗血管性痴呆，患者的记忆、认知能力得到明显改善。

5 嗜睡

主要井穴：足阳明胃经厉兑，足少阴肾经涌泉，足厥阴肝经大敦。

此处讨论的嗜睡仅为睡眠过多，而非神志不清所见嗜睡。嗜睡患者日间感到倦怠思睡，患者经常不自主地入睡，难以克制，二十四小时睡眠时间明显增多。严重者可见猝倒、睡眠瘫痪，常见于现代医学脑供血不足、原发性睡眠增多症、发作性睡病等。

中医认为痰湿困遏，清阳不升；心肾阳虚或气血不足致心脑失养，髓海不充均可导致嗜睡。《针灸大成》对嗜睡治疗有：厉兑“主恶人火、多惊好卧”；涌泉“主嗜卧、善悲欠”；大敦“主悒悒不乐、中热喜寐”。涌泉、厉兑、大敦可以作为治疗嗜睡的主方。笔者应用时因为井穴痛觉明显，可根据辨证选其中一井穴，配合三间可治疗嗜睡。

6 恶梦

主要井穴：足阳明胃经厉兑，足太阴脾经隐白，足少阳胆经足窍阴。

睡眠中经常伴发恶梦叫做梦魇症，其发生病位在心，心神被扰或心神失养均可导致恶梦，常言道“日有所思，夜有所梦”，从临床来看其病因与日间饮食起居不无关系，遭受惊吓或长期精神高度紧张，思虑过度引起肝胆脾胃脏腑功能失调，通过经脉经别直接影响心神，神明不安则生恶梦。

运用井穴治疗恶梦自古有之，《百症赋》云“梦魇不宁，厉兑相谐于隐白”，二穴相配健脾和胃醒神；《针灸大成》云足少阳胆经足窍阴主“魇梦”，在此疏肝益胆安神。临床选用厉兑、隐白、足窍阴治疗睡眠多梦或魇梦每可获效，但是因为这三个穴均位于脚趾端，针感强烈，临床可依主症每次选用其中一个井穴加百会、神门、三阴交，并结合辨证配穴施治。如：心胆虚怯取足窍阴配胆俞、心俞、丘墟补心益胆养神；肝胆郁热取足窍阴配行间疏肝泻胆宁神；心脾两虚取隐白配足三里健脾养心安神；胃气不和取厉兑配中脘、足三里和胃安神。

综上所述，十二井穴可以治疗意识障碍、中风脑神受阻、中毒性脑病、血管性痴呆、嗜睡、恶梦等各种神志改变病症。应用时可根据病情之轻重及受损经脉之不同，灵活选用其中一穴或数穴，严重时可十二井穴联用；另外为取得更好疗效，还需根据辨证配合选穴。

灵龟八法针法为主配合走罐治疗腰椎间盘突出症 80 例

孙彩霞　朴联友　韩建友　韩图雅

腰椎间盘突出症是临床常见病症之一，我们 1992～2001 年以来，采用灵龟八法针法为主配合走罐治疗此病 80 例，疗效满意，报告如下。

1　临床资料

80 例中，男 49 例，女 31 例，年龄最大 76 岁，年龄最小 26 岁，病程最短 10 天，最长 26 年，腰痛伴下肢痛 56 例，下肢痛麻木 34 例，有腰部扭伤史 68 例，以上病例均按《腰椎间盘突出症》诊断标准确诊，并经腰椎 X 线、CT、MRI 等影像检查，除外其他病变。体检：脊柱侧弯 44 例，棘突旁压痛 62 例，直腿抬高试验阳性 68 例，腰功能受限 48 例，屈经试验阳性 38 例，颈静脉压迫试验阳性 25 例，足背伸肌力减弱 27 例，下肢肌肉萎缩 8 例。

2　治疗方法

2.1　针刺法

主穴：取灵龟八法的即时开穴为主穴，以外关—临泣，后溪—申脉，列缺—照海，内关—公孙相对应的八脉交会穴为客穴。辅穴：阿是穴，根据被压迫神经走行路线的不同，压痛点也不同，一般在患椎的夹脊穴、环跳、秩边穴等，每次选取其中 1～2 个穴。

刺法：毫针刺，用平补平泻法，每日针 1 次，每次留针 30min，10 次为 1 疗程，疗程间休息 2d。

2.2　走罐法

患者俯卧位，裸露腰部及患侧下肢，在腰部及痛侧下肢部涂少许红花油，选用中号玻璃火罐，用闪火法拔罐后，再在腰及下肢处上下往复推拉 3～5 次，以患者感到舒适、皮肤潮红为度，隔日 1 次。

3　疗效观察

3.1　疗效标准

治愈：症状完全消失或接近消失，直腿抬高试验达 70°以上，能恢复工作。有效：症状大部分消失，直腿抬高试验近 70°，能恢复工作。好转：症状部分消失，直腿抬高试验明显改善，能胜任较轻工作。无效：症状无明显减轻。

3.2　治疗结果

治疗 3 个疗程后，80 例患者治愈 36 例，占 45%，有效 24 例占 30%，好转 11 例占 13.75%，无效 9 例占 11.25%，总有效率为 88.75%。

4　讨论

灵龟八法是古人以天人合一的观点，运用九宫八卦学说结合人体奇经八脉气血的会合，取其相通的 8 个经穴，按照日、时干支指导临床开穴的一种古老的时间针法。腰椎间盘突出症为骨病，症状以腰腿痛为主，涉及督脉、足少阳、足阳明、足太阳、足太阴等经脉。我们采用灵龟八法，取其8个经穴中的后溪通于督脉，外关通于阳维脉，阳维脉与足少阳合于督脉，足临泣通于带脉环行腰间，又足临泣属胆经，胆经主“骨所生病”，后溪、足临泣均为输穴，“输主体重节痛”，故三穴可治腰脊、背胯及小腿痛。申脉属足太阳膀胱经，膀胱经行腰背及腿的后面，列缺属肺经，肺在五行属金，照海属肾经，肾主骨生髓配五行为水，经生经，则为金生水，故列缺、照海、申脉三穴可补肾生髓，强腰健脊。申脉通于阳跷，照海通于阴跷，二跷可调节肢体的运动功能。通于阴维脉，可主小腿内侧痛，公孙为足太阴脾经之穴，脾经又行于腿内侧，脾主肌肉，强腰脊，健四肢，公孙又通于冲脉，冲脉为四海之一“血海”，具有活血化瘀、通经止痛之功，应用时上下相应，主客相配，相得益彰，正如《医学入门》中说：“周身三百六十穴，统于手足六十六穴，六十六穴又统于八穴。”足见其精义所在。临床再配合阿是穴疏通局部气血，更配以拔走罐，以温经通络，行气活血，消肿止痛，改善躯体及四肢的运动功能。

浅述子午流注纳子针法的临床应用

张学丽

纳子法由明代针灸学家高武首创，他首先依据病症辨明所属脏腑经脉，然后根据“虚则补其母、实则泻其子”选定经穴，最后选用该经该穴的开穴时辰，进行治疗。但现今对某些病症，如病定时发病或加重在三焦经（亥时21～23点）、胆经（子时23～1点）、肝经（丑时1～3点）、肺经（寅时3～5点）时，定时选经选穴治疗就非常不便，在门诊治疗中很难实现。后人在此基础上，又有了进一步的发展，以“当其时泻其子，过其时补其母”，其他时间取本穴（与病经五行属性相同的本经腧穴）或原穴平补平泻为原则，辨病经选穴治疗。对病症发有定时或加重定时，用此针法疗效显著，笔者在多年的临床工作中，常常遇到汗出、早醒、痛证等定时发作或加重，运用子午流注纳子法治疗后收效快，疗效高，现介绍如下，与同仁切磋。

1　治疗方法

对病有定时者或病情在某一固定时间加重者，确定其固定时间所主经脉，实证在其经脉所主时辰取该经的子穴针刺用泻法；虚证在其经脉所主时辰的下一个时辰取该经的母穴针刺用补法；如就诊时本经开穴时间已过，或不虚不实的病证，便取病经的本穴或原穴，根据病证采用针刺补法、泻法或平补平泻法。

2　典型病例

2.1　定时汗出早醒

李×，女，52岁，于2005年4月8日就诊。主诉：每日5点多汗早醒三个月。今年1月份绝经后出现烘热汗出，烦躁易怒，失眠多梦，曾服用多种中成药及保健品，症状改善不明显。刻下症：烘热汗出，发无定时，心烦易怒，失眠梦多，每日5点多因汗出而醒，醒后不能再眠，纳可，二便调。舌质胖大色淡，边有齿痕，苔薄白，脉沉缓。诊断：绝经见后前后诸症。证属肝郁脾虚，肺卫失养，治宜疏肝健脾，培补肺气。主取足厥阴、手太阴经及足太阴经穴。取尺泽、太渊、太冲、三阴交、气海、太溪等。毫针刺补法，留针30分钟。隔日1次。治疗后2次后，汗出烘热有所减少，睡眠好转。余症同前，但仍5点多钟汗出而醒，考虑患者汗出早醒发有定时，均在早晨5点多钟，是大肠经所主的卯时，患者每次就诊时间均在11点左右，于是从第3次治疗起加取大肠经的原穴合谷，针刺补法。患者于治疗当晚9点便可安睡直至次日8点，汗出消失，心烦易怒基本缓解。继续治疗三次告愈。4个月后随访，症状未作。

2.2　定时腰腿酸重疼痛

梁×，男，71岁，于2004年12月21日初诊。患者20余天前左侧大腿、腰骶酸痛持续发作，疼痛向同侧膝部放射，痛处不定，畏寒喜暖，不能久坐、久立或走长路。自用频普仪理疗及口服祖师麻、根痛平等治疗，疗效不佳。近2周加重，不得翻身。2004年曾拍X片：$L_{3\sim4}$、$L_{4\sim5}$椎间盘突出，建议保守治疗。查体，腰功能：前屈20°，后伸10°，左右侧弯30°；直腿抬高试验（－）。舌质淡黯，苔薄白，脉沉细。中医诊断：痹证（寒湿型）。治则：温经散寒，通络止痛：取患侧足阳明经及夹脊穴为主。梁丘、髀关、箕门、$L_{3\sim4}$、$L_{4\sim5}$夹脊穴。毫针刺平补平泻，留针30分钟，局部远红外线照射30分钟，隔日1次。经6次治疗后，大腿及腰骶疼痛基本消失，但每日晨起（7～8点）腰骶部，尤其左大腿根部外侧酸重无力，捶按后减轻，压痛点分布在胃经髀关穴下上。患者腰腿酸重疼痛发作在辰时，为胃经所主的辰时，病属虚证，故要求患者9～11点（巳时）来诊，并在取原有腧穴的基础上加取双侧胃经的母穴解溪，施以针刺补法。以此方法治疗1次后，患者腰骶酸重面积减少。第2次治疗后，腰骶酸重无力症状消失，左则大腿部酸重面积亦明显减少，又经2次症状全部消失告愈。2年后随访原病症未作。

2.3　定时头痛

李×，男，68岁，于2002年4月5日初诊。主诉：右侧偏头痛反复发作10余年，加重半年。患者曾服用中、西药，针灸治疗，症状时作时休，近半年来发作频繁，20天前外感后，偏头痛发作，服用止痛药，疗效不佳，遂来针灸科治疗。刻下症：右侧头跳痛，持作不休，有时连及右肩，眠差，纳食不香，大小便调。舌质暗，苔薄白，脉弦。诊断：头痛（血瘀）。治以化瘀通络，取手足少阳经穴为主，取穴：右侧率谷、头维、浮白、翳风、足临泣、双合谷，毫针泻法，每日治疗1次，7次治疗后，头痛缓解。间隔一月余，患者以同样病症又来治疗，此次患者告之，每晚因头痛不能安睡，且均在2～3点时发作，伴右侧肩部不适，如按压此处，自觉头部舒服。经检查，患者所说之处恰为胆经的肩井穴。2～3点为丑时，是肝经所主的时辰。且头痛位置为胆经循行部位，肝胆相互为表里，相互影响，故取肝胆经的原穴太冲、丘墟，平补平泻，治疗6次后头痛消失，至今未作。

2.4　高血压定时升高

商×，女，56岁，主因头痛3天。于2006年2月7初诊。患者因劳累于2月4日晚突然头痛剧烈，恶心，自测血压202/120mmHg，口服施慧达2.5mg，牛黄清心丸2丸，脑立清16片，次日血压有所下降，为190/110mmHg。每日口服施慧达5mg。刻下症：头胀痛头晕，乏力失眠，便溏畏寒，腰膝酸痛，舌质淡，苔白水滑，脉缓。BP：180/105mmHg。诊断：头痛（脾肾阳虚）。治以健脾益肾，充养髓海。取足太阴、足少阴及任脉腧穴为主。取穴：阴陵泉、三阴交、太溪、气海、关元、百会、太阳、曲池、合谷、太冲，前7穴毫针刺补法，余穴平补平斜，隔日治疗1次。治疗3次后患者头痛头晕减轻，便溏好转。血压逐步下降，血压维持140～170/90～100mmHg，但每日下午4点多钟，头痛头晕加重，血压升高，自测190/110～120mmHg。午后4点（16点）为申时，是膀胱经为值日经脉，应在其下一个时辰酉时（17～19点），取膀胱经的母穴至阴，针刺补法治疗。由于就诊时间限制，便加取膀胱经原穴京骨毫针刺补法。治疗1次后，患者午后血压升高现象有所减轻，血压为130～140/90～100mmHg，治疗5次后，头痛头晕消失，便溏、失眠乏力均明显改善。血压逐渐恢复正常，为110～120/75～85mmHg。在治疗过程中，将口服施慧达从5mg/每日减至2.15mg/每日，再逐渐完全停药。4月19日患者下午4点多测血压：110/75mmHg。

3　讨论

纳子法为子午流注针法内容之一，它以本经脉的五行属性和五输穴属性为基础，推算母子关系，以“虚则补其母，实则泻其子”为原则，进行按时取穴的治疗方法。根据中医理论，气血由五脏六腑所化生，周流于经脉之中，气血沿着经络输布通达全身，起着滋养机体、抗御外邪、调节阴阳的作用，维持着人体的阴阳平衡。十二经气血流注从肺经开始，逐经相传，传至肝经为一周，再由肝经传注于肺经，由此开始了下一个流注周期。某一经脉主在某一时辰，可以认为这一经脉为值班经脉，它主调各经脉气血的平和，如所主经脉的经气失调，或虚或实，就会影响其他经脉的气血运行，故会定时发病或病情加重。因此，调节值日经脉气血，实则泻之，夺其余；虚则补之，实其虚，使其经脉经气条顺，便显得尤为关键。所以值日经脉经气调和，其他经脉气血亦可平和，则病发有时或病症定时加重可望痊愈。

臀部三角取穴法治疗梨状肌损伤60例

陈 冬 张学勋 杜 琳 唐国英

梨状肌损伤又称梨状肌综合征，是因梨状肌受损后引起的以臀部疼痛、酸胀、麻木，有的伴有患侧下肢放射痛为主的一组综合征，属中医学的“痹证”范畴，是临床常见病、多发病之一。近几年来笔者采用臀部三角取穴法治疗梨状肌损伤60例，取得了满意的疗效，现总结如下。

1 临床资料

本组60例均为我院门诊病人，其中60岁以下34例，60岁以上26例；病程最短的1天，最长的2年，半年以上12例，半年以下48例；诱因方面，拉伤者27例，感受风寒者23例，盆腔炎导致者2例，无显诱因者8例；病情较重者（疼痛剧烈，活动障碍）28例，病情较轻者（疼痛较轻，能够忍耐，行走活动无明显障碍）32例。

2 治疗方法

病人取侧卧位，健侧在下，患侧在上，患肢屈髋屈膝各成90°角，术者最好立于患者后侧，在患侧臀部梨状肌体表投影处反复寻找，按压，可有压痛点或触摸到条索状物，即为我们要找的阿是穴。皮肤常规消毒后，取28～30号3寸针直刺，行提插捻转手法，慢慢捻转，边捻边进，直到酸胀感强烈，将针稍微提出后留针；再取环跳穴，针感务必窜至足底或足面。然后将阿是穴与环跳穴之间的距离作为边长，并将两穴作为三角形的两个顶点，向下（或向上）作一等边三角形，三角形的另一顶点即为我们所要取的第三个穴位。这样，在患者臀部形成了一个等边三角形，三角形的三个顶点各为一穴，共三穴。需要说明的是三角形的边长并不固定，要视阿是穴与环跳穴之间的距离而定，三角形的另一顶点可上取，也可下取，疼痛部位偏上的上取，偏下的下取，也就是说三角形的大小、位置是灵活掌握的，根据病情而定；再者，除环跳穴针感须下窜至足外，其他两穴不必强求下串，只要酸胀即可。如病人小腿疼痛较剧者，也可配以阳陵泉、承山、绝骨等穴。每日针1次，10次为一疗程。

3 治疗效果

3.1 疗效标准 痊愈：疼痛完全消失，行走活动自如，梨状肌牵拉试验阴性，局部无压痛；显效：疼痛基本消失，行走活动无障碍，有的可留有小腿麻木不适，局部有轻微压痛；有效：疼痛减轻，行走活动仍有一定障碍，但较治疗前明显好转，梨状肌牵拉试验阳性，直腿抬高试验阳性，局部有压痛；无效：治疗后疼痛没减轻，各种症状仍存在。

3.2 结果 本组60例中，疗程最短的治疗1～3次即痊愈，最长的10次；60例中痊愈52例，占86.6%；显效：6例，占10%；有效2例，占3.3%；无效0例，总有效率100%。下面就病程、年龄、病情轻重三方面与疗效的关系列表说明：

表 1　病程与疗效的关系

类别	例数	痊愈	显效	有效	无	总有效率%
半年以下	48	44（91.66）	4（8.33）	0	0	100
半年以上	12	8（66.66）	2（16.66）	2（16.66）	0	100

表 2　年龄与疗效的关系

类别	例数	痊愈	显效	有效	无	总有效率%
60 岁以下	34	30（88.24）	3（8.82）	1（2.94）	0	100
60 岁以上	26	22（84.61）	3（11.53）	1（3.84）	0	100

表 3　病情轻重与疗效的关系

类别	例数	痊愈	显效	有效	无	总有效率%
病情轻	32	30（93.75）	2（6.25）	0	0	100
病情重	28	22（78.57）	4（14.28）	2（7.14）	0	100

从以上分析中看出，病程越长，病情越重，治疗效果就越差，治愈率越低；相反，病程越短，病情越轻，治疗效果就越好，治愈率越高。而年龄的大小与疗效无显著差异。

4　典型病例

赵××，男 66 岁，退休工人。2001 年 12 月来我院针灸科就诊。主诉：左臀部疼痛，并放射至小腿外侧 2 天，加重 1 天。患者 2 天前蹬三轮车时不慎左腿拉伤，当时并未在意，第 2 天始觉左侧臀部酸痛，左小腿酸胀不适，但尚能忍受，未予治疗。至第 3 天疼痛加重，跛行，活动受限，由家人搀扶来诊。查体：腰部无压痛，叩击痛，左侧臀部梨状肌投影处压痛，并可触及条索状物，压痛可向左下肢坐骨神经沿线放射，直腿抬高试验小于 60°时疼痛明显，大于 60°时疼痛减轻，梨状肌牵拉试验阳性。诊断为梨状肌损伤。用臀部三角取穴法取环跳、阿是穴，向下取等边三角形另一顶点，共 3 穴进行针刺，行提插捻转手法，针感强烈，环跳穴针感沿小腿外侧下串至足，留针 30 分钟，共针 3 次而愈，随访 1 年未复发。

5　体会

梨状肌损伤多由于扭、拉伤、受凉引起，小部分女性患者由盆腔炎导致。由于梨状肌受损，导致局部充血、水肿、渗出及肌肉痉挛而出现疼痛。因受损的部位是梨状肌，所以患者以臀部疼痛为主，我们治疗也以局部为主。病人的局部可有一个压痛点，也可有 2～3 个压痛点，说明受损的部位不是一个点，而是一个面，所以我们只取一个环跳穴，或只取一个阿是穴是不够的。臀部三角取穴法是以这两个点为主，用三个穴构成一个最小面积，也是损伤最严重、治疗最关键的部位，真正做到了取穴少、显效快、直达病所，收到针到病除之效。另外，梨状肌损伤常常不是一种原因所致，多为外伤及受寒共同所致，所以在治疗时，可酌情加拔罐或 TDP 臀部照射，以促进血液循环，缓解局部肌肉痉挛、疼痛。

论《素问·宝命全形论》“凡刺之真，必先治神”

赵吉平

《内经》中对“神”与“治神”的论述较为广泛，其中有较多内容强调了“治神”在针灸治疗中的重要性。本文谨从以下四个方面对《素问·宝命全形论》中“凡刺之真，必先治神”之论进行分析，探讨“治神”对针灸临床的指导意义。

1 “神”在古代哲学中的含义及《内经》中关于“神”的论述

在现代中医学教材及理论专著中，一般认为“神”有广义与狭义之分，广义的“神”是人的生命活动现象的总称，即人的生命力的外在表现；狭义的“神”是指人的精神、意识、思维及情绪活动等。但若对“神”字追根溯源，就会发现“神”的本义远远超出这两种含义。

“神”，源于我国古代思想文化。在先秦、两汉文化中，“神”的概念以巫术、神学思想为主，如《周礼·大宗伯·昊天上帝》曰：“日月星辰，司中司命，风师雨师，皆天神也。”《易·系辞上》曰：“阴阳不测之谓神。”《孟子·尽心》曰：“圣而不可知之之谓神。”另外，对人中之帝王及德智超群者也称之为“神”，还用以表达人的精神、思维等。可见，古人将一个“神”字赋予了广泛而深刻的内涵。《说文解字》中云：“神，天神引出万物者也。”此处的“天”，指代天地自然造化，“神”指代变化，天地变化则万物化生。由此可见，“神”作为一个哲学名词，其内涵在自然界是指万事万物的变化，在人体是指生命的功能活动及精神活动等，其外延则涉及到自然界与人体变化莫测尚未可知的一切事情。

《内经》中关于“神”的论述很多。《灵枢·小针解》曰：“神者正气也。”《灵枢·九针十二原》曰：“所言节者，神气之所游行出入也。”《素问·离合真邪论》曰：“必先扪而循之，切而散之……通而取之，外引其门，以闭其神。”《灵枢·邪气藏府病形》曰：“故知一则为工，知二则为神，知三则神且明矣。”如此等等，“神”，在《内经》中的含义究竟是指什么？

“神”，在《内经》中应用于人体、生命、疾病等范畴，其涵义不仅有新的发展，而且脱离了神学观念，出现十分频繁，在不同的语言环境，代表不同的涵义。总结《内经》各篇中“神”的含义，主要有以下五个方面：

一方面，代表自然现象及其变化规律。如《素问·阴阳应象大论》曰：“阴阳者，天地之道也，万物之纲纪，变化之父母，生杀之本始，神明之府也。”《素问·天元纪大论》曰“物生谓之化，物极谓之变，阴阳不测谓之神”等。

一方面，代表人体生命活动的内在功能。由于这个概念范围较大，所以相关的认识亦较多，如《素问·四气调神大论》中的“神”，是指生命；《素问·六微旨大论》“出入废则神机化灭，升降息则气立孤危”中的“神机”，是指生机；《素问·移精变气论》

“得神者昌，失神者亡”中的“神”，则是对人体生命活动外在表现的概括，尤其指人之色、脉。此外，在人体生命活动的内在功能方面，《内经》中的“神”字还有指代水谷精气、人体正气、经脉之气的意思。

一方面，统言人之精神活动。《内经》中对于精神活动的“神”也有不同的论述和所指：①论述了精神、神志与脏腑的关系。如《素问·灵兰秘典论》曰：“心者，君主之官，神明出焉。”《灵枢·天年》曰：“何者为神？……血气已和，荣卫已通，五脏已成，神气舍心，魂魄毕具，乃成为人。”在《素问·宣明五气》中还提出了“五神脏”理论。②论述了精与神的关系。如《灵枢·本神》曰：“生之来谓之精，两精相搏谓之神。”③表示心悟、顿悟之意。如《素问·八正神明论》曰：“何谓神……神乎神，耳不闻，目明心开而志先，慧然独悟，口弗能言，俱视独见，适若昏，昭然独明，若风吹云，故曰神。”④指为“注意力”。如《素问·保命全形论》曰：“深浅在志，远近若一，如临深渊，手如握虎，神无营于众物。”《素问·针解》曰：“神无营于众物者，静志观人，无视左右也”。⑤论述了形与神的关系。形神关系理论是《内经》中哲学和医学相结合的一个重要组成部分，认为形体是神的载体和基础，而神对于形体也有反作用，在生理、病理、诊断、治疗几个方面都强调了形与神的相互关系。在生理上，《素问·移精变气论》指出“得神者昌，失神者亡”，《素问·生气通天论》强调“阴平阳秘，精神乃治，阴阳离决，精气乃绝”，要求医生要上守神，即根据人体生命活动的规律在运动中把握人体和疾病，力求做到把阴和阳，形和神统一起来。在病理上，一切疾病都可以认为是形神失调，需要从形神两个方面及其相互关系上加以考察，疾病的发生或重在伤形，或重在伤神，或由形及神，或由神及形。在诊断上，主张透过形而把握神，因为形是基础，神是主导，神的状态集中反映着整个机体的健康状况，所以特别重视色诊和脉诊。在治疗上，繁多的治法，不外治形和调神两大类，两者相辅相成，相互为用。

一方面，是指神妙、精巧之意。在这里，“神”作形容词用，指有特殊才能、功用等。如《灵枢·邪气藏府病形》曰：“按其脉，知其病，命曰神。”

一方面，是指鬼神、帝王等天地自然界之物类。如《素问·五藏别论》曰：“拘于鬼神者，不可与言至德。”在这里，“神”是指代鬼神；《素问·六节藏象论》“岐伯曰：悉乎哉问也！天至广不可度，地至大不可量。大神灵问，请陈其方。”此处，“大神灵”是对帝王的尊称。

总之，《内经》中“神”的含义非常广泛，运用也极为灵活，在研读《内经》时，不仅要掌握其在不同篇章的具体含义，还要理解其内涵寓意，并结合临床实践，发展、拓展其指导意义。

2　《素问·宝命全形论》中“治神”的涵义

如上分析，“神”在《内经》不同篇章中有不同的含义。《素问·宝命全形论》中说：“凡刺之真，必先治神，五藏已定，九候已备，后乃存针。”此处“治神”的含义是什么？

翻阅古今诸多书籍杂志，一般对本段文意的解释是：针刺前，医生要持谨慎之心，关注患者的精神状态、脉象变化、五脏虚实情况，在众多复杂的症状中抓住主要脉症，审证虚实；治疗中，医生必须做到全神贯注，态度认真，“如临深渊，手如握虎，神无营于众物”，认真体会针下的感应，静观病人，谨候经气的得失，强调医者施术应以“治神”为本，这是诊断准确、治疗取得佳效的前提和保证。因此，王冰将此处“治神”注译为“专其精神，寂无乱动，刺之真要”。

可见，此处“治神”的含义，如同《灵枢·九针十二原》“神在秋毫，意属病者”，《灵枢·终始》“必一其神，令志在针”的说法一样，强调的是要治医者之神。

笔者认为，针刺时治医者之神固然重要，但其释意似乎过于局限。一是因为古籍中常有以经解经的习惯用法，二是《内经》由于年代久远，其内容非一时一人之作，历代常有相互补充，含义也可能不一。因此，“神”的含义非常广泛，运用极为灵活，也常有以一意代指他意之处。所以说，此处之“治神”除指治医者之神外，还包括了在诊断、治疗过程中的多重含义，兹分三方面论述如下。

2.1　四诊察神

如前文所说，“神”是人体生命活动内在功能的反映，也是脏腑经络气血功能的集中概括，内在脏腑组织发生病理改变，必然有“神”的异常变化，这在《内经》中有大量的论述，《素问·移精变气论》《素问·脉要精微论》《素问·刺热论》《灵枢·五色》等都谈到从面部察色、脉象的变化来判断“神”的内在变化、神的盛衰，从而确定疾病的病位、病性、预后转归，确定治疗原则。《灵枢·九针十二原》指出：“凡将用针，必先诊脉，视气之剧易，乃可以治也。”《灵枢·寿夭刚柔》指出：“审知阴阳，刺之有方，得病所始，刺之有理，谨度病端，与时相应，内合于五脏六腑，外合于筋骨皮肤。”都说明依据四诊进行正确的辨证是针刺治疗的重要前提之一，“治神”是辨证阶段的重要内容。

2.2　调治患者之神

针灸施治前后注重调治患者的精神状态和机体状态，取得医患配合，也是“治神”的重要内容。包括两层含义：

（1）使病人情绪平稳配合治疗提高疗效

因为人有精神意识，所以《内经》强调精神因素在治疗中的作用。如《素问·五藏别论》曰：“病不许治者，病必不治，治之无功矣。”是说对于那些讳疾忌医，拒绝治疗的病人，自然是难于取得疗效的。又如《灵枢·师传》曰：“人之情，莫不恶死而乐生。告知以其败，语之以其善，导之以其所便，开之以其所苦，虽有无道之人，恶有不听者乎。”强调了做好病人的思想工作，消除紧张心理，使之主动配合治疗的重要性。

针刺治疗主要靠调整气的运行以扶正祛邪，而精神活动会影响气的运行，如《素问·举痛论》曰：“惊则心无所倚，神无所归，虑无所定，故气乱矣。”所以，针刺前后必须使病人的情绪保持平稳才可以针刺，如《灵枢·终始》曰：“大惊大恐，必定其气乃刺之。”在针刺禁忌中，《灵枢·终始》则提示“新怒勿刺，新刺勿怒”。

另外，《素问·针解》曰：“必正其神者，欲瞻病人目，制其神，令气易行也。”说明针刺不仅要等候病人的情绪平稳，针刺时还要通过注视病人的眼睛，控制病人的注意力，使其神情贯注，从而使经气容易按照针刺调度的方向运行，获得好的疗效。

（2）调动患者的精神情绪提高针刺效果

精神情绪对经气的不良影响会妨碍针刺疗效，但如果掌握了其变化规律，又可以用来提高针刺的效果。《素问·调经论》曰：“此微奈何？曰：按摩勿释，出针视之曰，我将深之，适人必革，精气自伏，邪气散乱，无所休息，气泄腠理，真气乃相得。”

可见，“治神”不仅强调治医者之神，还要注意在针刺过程中调节患者的精神活动，医患配合，从而获得最好的治疗效果。

2.3 出针后“养神”

出针后，要求病人注意针后的精神摄调，避免因情绪波动等各种因素耗散真气。如《素问·刺法论》强调“刺毕，静神七日，勿大醉歌乐……勿大悲伤也。”如此调摄，有助于提高和巩固疗效。另外，医者也应懂得养神。《素问·八正神明论》曰：“故养神者，必知形之肥瘦，荣卫血气之盛衰。血气者，人之神，不可不谨养。”针灸施术治疗，特别是在行补泻手法之后，多数医生都有疲惫之感，所以，只有及时调神益气，养精蓄锐，才能不伤自己的正气。

3 取穴调神以“治神”在临床中的运用

笔者学习领悟《内经》的治神思想，认为“治神”还应体现在选穴处方中，所以在治疗许多疾病时，常选用调神治神的腧穴，明显提高了治疗效果。如：治疗疼痛性疾病，特别是对于疼痛较重者，如头痛、三叉神经痛、肩周炎、带状疱疹后遗神经痛等，配用宁心安神的穴位，可增强镇痛效果。因为疼痛是一种感觉，在中医理论中属于神的活动。“所以任物者谓之心”，“心藏脉，脉舍神”。神藏于心，心乃神明之府，为精神意识思维活动的中枢，《素问·至真要大论》曰：“诸痛痒疮，皆属于心”，说明疼痛是由心而感知的。中医学又有“脑为元神之府”之说，说明经气的活动也与脑有关，即疼痛与脑有密切的关系。所以，笔者治疗痛证时，在辨证选穴的基础上，常配用心经的神门、心包经的大陵、督脉的百会、人中或奇穴四神聪，以宁心安神，镇静止痛，收到了明显的效果。

此外，治疗皮肤病时用心俞、神门；治疗消化系统疾病时用太冲、内关；治疗高血压病时选头、项部穴位、内关、神门、太冲、三阴交，目的均在于调理神志，充分发挥调神以治形的作用。

4 结语

综上所述，《内经》中“神”的含义非常广泛，经文中强调了“治神”在针灸治疗中的重要性。“凡刺之真，必先治神”之“治神”主要是指治医者之神，强调治疗时医生要精神集中，心无他务，神聚于手，专心施治，方能取得良效。但全面理解《内经》中“神”的诸多含义，则可知此处之“治神”除强调治医者之神外，还包括针灸辨证论治的全过程均要“治神”。辨证阶段，要通过四诊查神以治神；治疗过程中，要调动患者精神情绪以治神；出针后，患者要摄调精神，医者要调神益气以治神。笔者临床中体会到，在针灸处方中取穴调神以“治神”，能明显提高治疗效果。因此说，“凡刺之真，必先治神”可谓是对治神理论的高度概括，强调了在辨证论治的各个环节重视“治神”，是针刺取得佳效的关键所在。

按摩科

腰椎间盘突出症临床分期与手法治疗

王英杰　郭　宪

1　腰椎间盘突出症的临床分期

1.1　水肿疼痛期　患者在2周以内有典型的腰椎间盘突出体征。患肢以疼痛或串痛为主，患侧肢体直腿抬高试验（阳性）。

1.2　粘连期　患者超过2周以上腰腿疼痛不明显，患肢以麻木为主患侧肢体直腿抬高试验（阳性）。

1.3　恢复期　腰痛或肢体麻木在久立，久行或劳累后出现，卧床或休息后症状减轻或消失。患侧肢体直腿抬高试验（阴性）

2. 腰椎间盘突出症的治疗手法

2.1　常规手法　医者在松弛腰部肌肉痉挛基础上采用按揉两侧腰夹脊穴，在患侧痛点或阳性反应处进行按揉，对患侧梨状肌进行弹拨，顺压、拿捏患肢等手法。

2.2　水肿疼痛期　配合腰椎拔伸或牵引治疗，手法运用的主要目的解除痉挛，加大椎间隙，缓解水肿压迫，腰部拔伸或牵引力量要由小到大，再由大到小，防止肌肉痉挛而产牛剧烈疼痛，并要注意床休息，治疗期间可佩带腰围以防腰部重复扭伤。笔者认为，在此期不宜施以腰部各种扳法治疗，否则将给患者带来不必要的痛苦和损伤。

2.3　粘连期　配合腰颤压法治疗。患者侧卧，患肢在上，髋膝屈曲，医片一手扶肩前部固定，另一手肘内侧按住患侧臀外上方，向前下方颤压。颤压法是解除粘连较好的方法，颤压法力量不宜过大，要视患者年龄及腰间盘突出的程度而定，要循序渐进，可随患者呼吸频率而进行，不要强求声响或一次复位，此手法可使用至患肢直腿抬高正常为止。

2.4　恢复期　常观手法力度加大。手法重点施以腰夹脊、梨状肌并沿坐骨神经走行方向按揉、拿捏。手法力度要逐渐加大以患者能承受为度，沿其坐骨神经走行方向按揉拿捏以恢夏神经反应能力。如伴有腰椎管狭窄症状，后期可配合腰椎卷曲法治疗。

另外，在恢复期，腰背肌肉锻炼必不可少，腰背肌力量恢复可使外平衡力量，增加，代偿腰脊柱部分内平衡失调，从而使脊柱稳定，防止腰部扭伤，降低腰椎间盘突出的复发率。

2.5　病例　笔者在两年内观察了腰椎间盘突出症病例30例，伴腰椎管真性滑脱者1例，假性滑脱者2例，腰椎增生者12例腰4、5间盘突出者18例，腰5骶1椎间盘突出者12例、C′T或MRI均显示腰推间盘突出，采用上述方法治疗，痊愈24例，好转6例。

30 例病例中，治疗时间最长 6 周，治疗时间最短 2 周。手法隔日 1 次，疗效评定标准为痊愈：腰部及患肢症状全部消失，活动功能正常好转。腰部及患肢症状基本消失，久行劳累及天气变化时腰部酸痛，患肢有疼痛或麻木感。

典型病例：孙×，腰痛 5 年，2002 年 5 月腰部扭伤，当时腰部疼痛剧烈，不能站立行走。两天后左下肢出现疼痛并窜至足背部。MRI 显示腰 4、5 椎间盘向左后方突出，使左侧神经根受压。左侧直腿抬高试验 40°。水肿疼痛期推拿手法治疗 5 次，腰部及患肢疼痛症状明显减轻；再用颤压法治疗 4 次，患肢直腿抬高试验已近正常；恢复期手法治疗 2 次，患者症状全部消失。2 年后随访末见复发。

试论脊柱骨错缝的原理及推拿证治

——以“脾胃为中心”认识脊柱骨错缝

付国兵　戴晓晖　国　生

近年来，中医推拿界兴起“整脊”热，许多推拿医生都尝试通过调整脊柱来治疗脊柱相关疾病，在这个过程中，大家普遍感到中医理论不能对他们的实践进行足够的指导。作为一名中医推拿工作者，我们有必要对中医的脊柱骨错缝原理进行重新的学习和认识。

在现代医学解剖学中，脊柱由椎间关节、韧带（椎体前缘的前纵韧带，椎管前壁的后纵韧带，椎弓间的黄韧带，棘突上的棘上韧带、棘间韧带、横突间韧带）和椎间盘连接起来，由附着于脊柱的肌肉负责相关的运动。临床上脊柱屈度改变、侧弯、椎体旋转等，在 X 线、CT、MRI 上都表现为“骨”这个环节出现问题，整脊疗法正是从这个环节入手，通过调整“骨”的失衡，达到解除病痛的目的。而中医学是怎样认识这个问题的呢?

1　中医形体学对脊柱的认识

中医学认为人的形体是由皮、肉、筋、脉、骨五体构成的，在五体系统里，以骨为干，构成人体的支架；以筋为刚，连接约束骨骼，主持运动；以肉为墙，保护组织器官，支持运动；脉行气血，濡养周身；皮为卫外，抵御外邪。五体相互关联，相互影响。五脏外合于五体，即“心主脉，肺主皮，肝主筋，脾主肉，肾主骨”。在五体系统里，筋、肉、骨三者直接构成运动系统。下面我们从这三者及其相合的肝脾肾三脏的相互关系上来认识脊柱。

（1）脊柱由椎骨连接而成，为骨属，由肾主之，《素问·五藏生成》说：“肾之合骨也，其荣发也，其主脾也。”故脊柱的正常功能由肾主之，受脾制约。联系到脊柱，肾主骨，肾精的充足是脊柱运动的基础，脾主肌肉，肌肉的制约是脊柱稳固的保证。

（2）脊柱由椎骨以筋相连，筋与肝相合。脊柱的稳定和活动正常有赖于宗筋的束骨功能。《素问·痿论》云：“阳明者，五藏六府之海，主润宗筋，宗筋主束骨而利机关也。”《素问·厥论》亦云：“前阴者，宗筋之所聚，太阴阳明之所合也。”故太阴阳明共润宗筋，脾胃功能健旺是实现其“主润宗筋”和宗筋“主束骨利机关”功能的有力保证。

（3）脊柱位居人体的中央，是人体的中轴。《素问·金匮真言论》言：“中央为土，病在脾，俞在脊。”“中央”的疾病，由脾主之，脾气通于脊，脾的病症反应在脊柱上。脾能治理调节这个“中央”，《素问·太阴阳明论》谓：“脾者土也，治中央。”脾的“治中央”机制，保证了脊柱位居“中央”而不偏离。而脾的“治中央”机制在脊柱上是通过“俞在脊”和“脾主肌肉”来完成的。

综上所述，脊柱为骨属，由肾所主，由脾制约；以筋相连，由宗筋主束骨，利机关，由阳明主润宗筋；以肉为墙，由脾“治中央”。它们共同构成一个完整系统，脊柱的功能正常是在以脾胃为中心，肝、脾、肾三脏功能健旺和筋、肉、骨三者协调统一下共同完成的。

2　经络、经筋与脊柱的关系

经络是运行气血，联络脏腑肢节，沟通内外上下的通路。经筋是十二经脉连属于筋肉关节的体系，涵盖了现代解剖学的肌肉、肌腱、筋膜、腱膜、韧带乃至关节囊，椎间盘、骨膜等组织。明确脊柱相关的经络经筋的循行，结合“经络所过，主治所及”的原则，对脊柱相关疾病的诊断和治疗有其独特的意义。

督脉贯脊，别下项，督脉之络上项。足太阳之脉其直者：从巅入络脑，还出别下项，循肩髆内，挟脊抵腰中，入循膂；其支者：从腰中，下挟脊，贯臀；其支者：从髆内左右下贯胛，挟脊内。足太阳之筋上挟脊上项。足少阴之脉贯脊。足少阴络脉之别者，外贯腰脊。足少阴之筋循膂内挟脊，上至项，结于枕骨，与足太阳之筋合。手阳明之筋，支者绕肩胛，挟脊。足阳明之筋上循胁属脊。足少阳之筋后者结于尻。足太阴之筋内者著于脊。

脊柱的“错缝”偏移会直接影响到与之相应的经络、经筋的气血运行，损伤相关的肌肉筋脉，导致相应的病证。

3　脊柱骨错缝的病因病理

外力损伤或用力不当可直接造成骨错缝；风、寒、湿等外邪侵袭人体，阻滞经络，客于筋脉，筋肉挛急，椎骨失约，而导致骨错缝；长期不良坐卧习惯和职业性质导致五劳过极（久坐伤肉、久立伤骨、久行伤筋、久视伤血、久卧伤气），筋肉骨气血损伤，椎骨失约，引起骨错缝；脾胃虚弱，无以养筋，筋弱弛缓，关节不稳，椎骨失约，而致骨错缝。在整个发病过程中宗筋的束骨功能失常无疑是造成“骨错缝”的关键。而骨错缝后，经络经筋系统及周围的筋、肉等组织的气血运行不畅出现疼痛、肿胀和功能障碍等症状，气滞血瘀结聚有形而形成结节、条索等病理产物。

本病总属本虚标实，本虚在脏为脾胃虚弱，气血生化不足，五体失养，筋缓肉松，约束固护无力；标实为骨错缝，以及由此产生的筋肉脉络损伤，经络、经筋气血运行障碍而产生相应的症状。

4　脊柱骨错缝的临床分期

根据骨错缝的发生发展过程的临床表现，我们将其分为急性期、缓解期和恢复期。

（1）急性期：以骨错缝处为中心的广泛性疼痛，肿胀，活动受限。甚至不能屈伸俯仰，或不可左右视，或肩臂不举，或腘挛跟肿，或踝厥、足趾不用。

（2）缓解期：疼痛局限于骨错缝局部附近，疼痛减轻，活动时疼痛加重，经络经筋走行之处出现结节、条索。

（3）恢复期：局部酸困不适、倦怠乏力，疲劳则重，结节条索小而坚紧。

5　脊柱骨错缝的治疗原则

推拿治疗脊柱骨错缝以放松肌肉，舒筋活络，调理气血为先，整复错位为次。选用督脉、膀胱经之腧穴，以足太阳之经筋所过之后枕部、脊部、下肢部为重点，根据上述三期选用不同的方法，并且对疾病过程中出现的病理反应物施以不同的技法。对经常性、习惯性和单纯的脊柱骨错缝，临床表现以功能障碍为主，痛点比较局限，肿胀不甚明显，周围组织的损伤比较轻微者。治疗方法不必拘泥于三期论治，可在放松局部肌肉后直接选用整复手法进行复位。

6 脊柱骨错缝的分期论治

（1）急性期主要是一个气滞血瘀的表现，治疗以行气活血为主，治疗时不要先直接纠正骨错缝，及点按痛点，而要给瘀血以出路，以放松周围的筋、肉损伤为重点，从健侧到患侧，由轻到重，由周围到中心用㨰法、揉法、拿法操作；用一指禅推法，点法、按法取经络远端穴位操作；沿经络、经筋走行方向用推法操作；再用掌振法作用于肿胀局部，促进瘀血消散。最后以远端摇法松解关节。

（2）缓解期主要是以经气郁滞、瘀血未尽、错缝未合为主，治疗以行气活血、理筋整复为法。用㨰法、揉法沿经络、经筋走行方向操作；用一指禅推法、弹拨法、点按法、捋法。重点在经络、经筋所过之处的腧穴、结节、条索。从周围到中心，由轻到重操作；再以㨰法、按揉法放松局部；选用扳法、背法、牵抖、拔伸等方法整复骨错缝，最后用推法促进气血运行。

3. 恢复期主要是气血虚弱，肝肾不足的表现。治疗以益气养血、补益肝肾为法。用㨰法、揉法沿经络、经筋走行方向操作，用点按法、一指禅推法、弹拨法、捋法重点在经络、经筋走行之处的结节、条索上操作，以酸胀为度。点按膈俞、肝俞、脾俞、肾俞以酸胀为度；点按气海、关元以指下搏动为度；足三里以酸胀感传至足为佳；横擦肾俞、命门、腰骶以透热为度，用推法促进气血运行。在恢复期，我们建议患者加强身体煅练，比如进行“燕飞”“五点支撑”等专项功能锻炼以保证后续治疗效果。

7 讨论

肌肉是椎体运动的原始动力，是维持脊柱屈度的基础。虽然临床上脊柱“骨错缝”表现在“骨”这个环节出了问题，但除了外力损伤或用力不当导致的单纯性椎体紊乱外，大部分都与肌肉韧带的拉力失衡有关。临床上治疗椎体错位时，除了单纯性椎体紊乱我们可以通过整复手法纠正错位外，其他类型治疗应以调整肌肉拉力平衡，纠正椎体失稳为主，纠正错位为辅。在这个过程中，并不是说纠正错位不重要，而是解除肌肉痉挛，增加局部组织的血液供应，软化修复瘢痕组织，放松代偿肌肉，增强相关肌肉力量，加强复位后关节的稳定性是保证整个手法治疗效果的关键。临床上我们观察到某些脊柱曲度改变或脊椎轻度旋转的病人，通过休息、功能锻炼和改变不良习惯而自行恢复正常。我们虽然依照骨科三期论治作了三期分型，但并不能概括中医推拿对脊柱骨错缝认识的全貌。我们希望尝试用中医理论建立一个大的原则，借助现代医学的 X 线、CT，MRI 等手段作为中医四诊的延伸，利用现代医学解剖学来作疾病的细化定位并指导治疗，利用病因病理学知识作为辨证的有益补充。在怎样利用中医思想指导推拿临床，中西医怎样结合这条路上，我们和各位同仁还有很长的路要走。

按摩、腿浴治疗高血压60例临床观察

刘长信

高血压病的发病率之高，危害之大，给家庭社会造成的负担之重众所周知。目前的治疗方法仍以口服药为主，但在用药方便的同时，药物的毒副作用也越来越凸显。寻找一种代替药物能在临界高血压状态就控制其发展或虽已成病但能减少药物的用量和毒副作用，并改善临床症状的疗法，尤显得重要。笔者就是从这个角度出发，自2004年10月至2005年12月，进行了按摩手法和腿浴对高血病人血压影响的临床观察研究。

1 临床资料

1.1 一般资料 共观察60例，其中腿浴组15例，女9例、男6例，年龄45～71岁，平均58.53岁；疗前收缩压最高值175mmHg，最低值140mmHg，平均值（159.87±6.17）mmHg；舒张压最高值110mmHg，最低值98mmHg，平均值（105.53±3.06）mmHg；按摩组15例，女性8例，男性7例，年龄39～70岁，平均51.13岁；疗前收缩压最高值180mmHg，最低值130mmHg，平均值（154.87±7.62）mmHg；疗前舒张压最高值110mmHg，最低值90mmHg，平均值（102.40±4.80）mmHg。腿浴按摩并用组30例，女性17例，男性13例，年龄39～76岁，平均56.3岁；疗前收缩压最高值18mmHg，最低值135mmHg，平均值（161.27±4.51）mmHg。疗前舒张压最高值120mmHg，最低值95mmHg。平均值（107.67±2.67）mmHg。

三组患者性别、年龄、病程、体重、身高、饮食习惯、家族史、并发症、血压程度、主要症状分布比较，经卡方检验呈正态分布，具有可比性。

1.2 诊断吸纳病例标准 根据1999年《WHO11SH高血压治疗指南》的标准符合诊断，不伴严重的心、肾、肺、肝及免疫抑制，能够接受按摩和药浴方法，并坚持治疗者即可入选。

主要症状参考《中药新药治疗眩晕的临床研究指导原则》，选择了眩晕、头痛、心慌、失眠、疲乏无力5种，按轻、中、重分别记1、2、3分。

2 治疗及观察方法，疗效评定

2.1 分组方法，按接诊顺序的原则。

1∶1∶2的比例随机分为腿浴组15例、手法组15例、双法组30例

2.2 治疗方法及疗程

参考标书

仪器：选用北京天人信医疗保健科技公司生产的“信”牌腿浴治疗器［注册号：京管药管械（准）字2003第2260456号］

药物组成：钩藤10g，野蒺藜10g，夏枯草10g，络石藤10g，生栀子10g，罗布床叶20g，地骨皮15g，生大黄15g，荷叶10g，赤芍10g，防己15g，丹参15g。

将上药煎汤取汁500ml左右，放入浴器内，再倒入适量清水，浸泡双小腿。温度40～42℃，时间约30分钟，以微微汗出为宜。每日1次，10为1疗程，每疗程可间隔两天。

按摩治疗：

在腿浴同时或腿浴后操作均可。

手法：揉、点、摩、擦、抹。

穴位：风池、桥弓、内关、太冲、涌泉等穴及腹部，10个脚趾部。

时间：25分钟左右，每日1次，10次为一疗程，每疗程可间隔两天。

观察方法与指标：

临床症状观察：治疗前后的头痛、头晕、心慌、失眠、疲乏无力。

血压的观察：每次治疗后测血压，每疗程前后测血压1次。

2.3　观察指标　每次治疗前后的收缩压、舒张压值；2个疗程前后的收缩压、舒张压的值，即：第1次和第20次，并将其进行统计学处理。两个疗程前后的症状比较。

2.4　疗效标准　参考卫生部1993年发布的《中药（新药）临床研究指导原则》中的高血压的临床研究指导原则。显效：（1）舒张压下降10mmHg以上并达到正常范围。（2）舒张压虽未降至正常，但已下降20mmHg或以上。有效：（1）舒张压下降未到10mmHg但已达到正常范围。（2）舒张压较治疗前下降10～19mmHg，但未达正常范围。（3）收缩压较治疗前下降30mmHg以上，须具备其中一项。无效：未达到以上标准者。

3　治疗结果

3.1　腿浴组

表1　药浴组治疗高血压前后疗效比较（收缩压、舒张压）（mmHg）

压别	例数	治疗前	治疗后	前后差值
收缩压	15	159.87±6.17	142.87±5.56	17±5.87
舒张压	15	105.53±3.06	91.20±2.74	14.33±2.90

2个疗程后，收缩压和舒张压均有明显降低，与疗前比较差异有显著性（$P<0.01$）

3.2　手法组

表2　按摩组治疗高血压前后疗效比较（收缩压、舒张压）（mmHg）

压别	例数	治疗前	治疗后	前后差值
收缩压	15	154.87±7.62	135.33±6.31	19.54±6.97
舒张压	15	102.40±4.80	89.73±2.44	12.67±3.62

2个疗程后，收缩压和舒张压均有明显降低，与疗前比较差异有显著性（$P<0.01$）

3.3　双法组

表3　双法组治疗高血压前后疗效比较（收缩压、舒张压）（mmHg）

压别	例数	治疗前	治疗后	前后差值
收缩压	30	161.27±4.51	134.90±4.11	26.37±4.31
舒张压	30	107.67±2.67	81.33±2.70	26.34±2.69

2个疗程后，收缩压和舒张压均有明显降低，与疗前比较差异有显著性（$P<0.01$）

3.4　三组疗效的比较

（1）腿浴组和按摩组，两组的降压疗效差异无显著性。（$P>0.05$）

表 4　药浴组和按摩组治疗高血压前后疗效比较（收缩压）（mmHg）

组别	例数	治疗前收缩压	治疗后收缩压	前后差值
药浴组	15	159.87 ±6.17	142.87 ±5.56	17 ±5.87
按摩组	15	154.87 ±7.62	135.33 ±6.31	19.54 ±6.97

表 5　药浴组和按摩组治疗高血压前后疗效比较（舒张压）（mmHg）

组别	例数	治疗前收缩压	治疗后收缩压	前后差值
药浴组	15	105.53 ±3.06	91.20 ±2.74	14.33 ±2.90
按摩组	15	102.40 ±4.80	89.73 ±2.44	12.67 ±3.62

（2）腿浴组和双法组，两组的降压疗效比前差异有显著性，双法组明显优于腿浴组（$P<0.01$）

表 6　药浴组和双法组治疗高血压前后疗效比较（收缩压）（mmHg）

组别	例数	治疗前收缩压	治疗后收缩压	前后差值
药浴组	15	159.87 ±6.17	142.87 ±5.56	17 ±5.87
双法组	30	161.27 ±4.51	134.90 ±4.11	26.37 ±4.31

表 7　药浴组和双法组治疗高血压前后疗效比较（舒张压）（mmHg）

组别	例数	治疗前收缩压	治疗后收缩压	前后差值
药浴组	15	105.53 ±3.06	91.20 ±2.74	14.33 ±2.90
双法组	30	107.67 ±2.67	81.33 ±2.70	26.34 ±2.69

（3）手法组和双法组，两组降压疗效比较差异有显著性，双法组明显优于手法组（$P<0.01$）

表 8　双法组和按摩组治疗高血压前后疗效比较（收缩压）（mmHg）

组别	例数	治疗前收缩压	治疗后收缩压	前后差值
按摩组	15	154.87 ±7.62	135.33 ±6.31	19.54 ±6.97
双法组	30	161.27 ±4.51	134.90 ±4.11	26.37 ±4.31

表 9　双法组和按摩组治疗高血压前后疗效比较（舒张压）（mmHg）

组别	例数	治疗前收缩压	治疗后收缩压	前后差值
按摩组	15	102.40 ±4.80	89.73 ±2.44	12.67 ±3.62
双法组	30	107.67 ±2.67	81.33 ±2.70	26.34 ±2.69

3.5　临床症状的变化　由于少部分病例发生漏记现象，对症状未作统计学处理。从有详细记录的病例来看，无论那一种 5 种症状均有不同程度改善，以头痛、失眠、疲乏无力的改善更为明显。

4　讨论

4.1　机理的探讨

探讨治疗高血压机理的文章和书籍已不在少数，但多从药物的作用分析。腿浴、按摩降压机理何在？（无以腿浴为主），却很少有人论及。笔者只能从临床经验和相关文献中，加以推测。可能与下列几种因素有关。

（1）减轻外周阻力：腿浴疗法，主要是双下肢浸泡在 42℃左右的温水中，持续 30～

40 分钟，可达到全身微微汗出的结果，此时全身皮肤的毛细血管扩张，外周阻力降低。另外，手法中的摩腹、拿四肢，同样使操作局部和周围的血管扩张，外周阻力降低，从而降低血压。

（2）降压药物透皮吸收：腿浴疗法所使用的“信”牌腿浴治疗器是用电磁进行加热的，经药监局测定，可增加浸泡部位皮肤的药物透皮吸收的速度和数量。一些含有降压成分的中药如：夏枯草、络石藤、罗布麻叶等可经皮肤入血液，起到调节血压的作用。

（3）活血通络：目前，有许多论据支持高血压从络论治，即“久病入络”。腿浴疗法可使全身血流加快，微循环得到改善，使脉络通畅，血压得降。

（4）刺激穴位、反射区降压：根据中医经络理论和现代反射理论，刺激某些穴位（如：内关、太冲等）和反射区（如：脑垂体、心、肝等），可调节血压。无论腿浴浸泡部位，还是手法触及之处，均有此类穴位和反射区的存在。

（5）磁疗作用：腿浴器的电磁引入，使腿浴疗法具备了磁疗作用，而磁疗本身就有镇静安神，降压的效果。

4.2　研究腿浴手法降压的意义所在

随着医学模式的转化，预防高血压、控制高血压发展，提高已患高血压者的生活质量，而又减轻社会和家庭的经济负担，应是全球范围内研究应对高血压的主要策略。药物治疗对控制高血压、减少并发症和死亡是非常重要和必要的。但由于药物的副作用，常常要以牺牲生活质量为代价。所以降压的同时，又能保持生活质量的疗法，在经济越来越发达的今天尤显得重要。无论腿浴还是按摩，已被公认为无副作用，舒适享受，简单方便，经济实惠，效果较好的一种疗法。从笔者的经验和查阅大量的资料中，可以测知在应用于高血压病中，其一能提高预防能力；其二对部分临界高血压者，完全可以代替药物，阻止高血压的发展；其三，对已长期用药者，可减少用药的数量，降低副作用；其四，无论何期高血压，均能改善症状，提高生活质量。

推拿治疗顽固性便秘体会

刘焰刚　李培丽

便秘属临床常见病，男女老幼均可患之，虽无性命之虞，但患者极其痛苦。除单纯便秘外，尚常伴有肛裂、痔疮等兼证。临床上治行便秘的药物很多，通便效果多较明显，但治愈率低。近年来，笔者采用单纯推拿手法治疗，通便效果及临床治愈率均令人满意，且可由患者自行操作，无副作用及依赖性。

1　一般资料

本组病例共80例，其中男性32例，女性48例；年龄最小者17岁，最大者72岁；病程最短者3年，最长者9年。单纯便秘者28例，合并其他病症者52例（内外及混合痔22例肛裂8例，痔疮合并肛裂6例，痤疮5例，帕金森氏病3例，肠粘连2例，共他6例）。以上患者均长期服用通便类药物（开塞露12例，复方芦荟胶囊28例，杜秘克16例，麻仁润肠丸8例，牛黄解毒丸6例，其他10例），但用药则便通，停药则便结不出。我们采用随机选择法，按就诊顺序分组，单数为治疗组，双数为对照组，对照组在观察结束后均接受推拿治疗。

2　治疗方法

2.1　治打组　采用推拿手法。①按揉双侧大枢穴（脐旁2寸）3min，患者仰卧或坐位，医者以拇指或中指指腹作着力点，按压在天枢穴上，酸胀得气为度。②拿捏腹部，每侧5min。患者坐位或仰卧位仰卧时下肢髋关节屈曲，使腹壁放松。医者以拇指及其余四指指腹作着力点，相对用力，拿捏住皮肤及皮下组织，以腹部脾经及胃经为中心行拿揉法以患者能耐受为度。脾经：正中线旁开4寸：胃经：正中线旁开2寸。③摩腹，采用大摩腹泻法，5min。患者仰卧，医者以掌根及指腹作着力点，在结肠走行位置上顺时针推揉，力透肠壁为度。④颤腹，以神阙穴为中心，10min。患者仰卧，医者以劳宫穴对准患者神阙穴，采用高振幅高频率均匀颤动，热透腹腔，以肠鸣音加强为度。⑤按揉双侧足三里各1min，得气为度。

2.2　对照组　口服复方芦荟胶囊，每次1~2粒，每日1~2次。

两组病例治疗中均正常饮食及工作生活，不设禁忌。治疗组开始治疗后即停用所有通便药，5d为一疗程，休息2d再继续治疗，连续治疗4个疗程。治疗组因故偶尔不能就诊时，由患者自行操作。追访3个月。

3　治疗结果

3.1　疗效标准　痊愈：追访3个月，便秘完全消失，排便正常。有效：治疗中排便正常，停止治疗便秘又出现，再继续治疗又正常（仅有通便作用）。无效：治疗中仍便秘，须借助其他方法排便。

3.2　治疗效果　治疗组痊愈22例，有效18例，无效0例。对照组痊愈0例，有效

34 例，无效 6 例。经统计学处理两组有效率（痊愈 + 有效）比较，无显著差异（$P > 0.05$），提示推拿与口服复方芦荟胶囊治疗具有相同的通便效果。两组痊愈率比较，有显著差异（$P < 0.01$），提示推拿治愈便秘的效果优于复方芦荟胶囊。

4　体会

中医学认为，顽固性便秘的病因多为素体阳虚、情志失和、阴寒内盛及精亏血少，导致胃肠运化、升降及传导功能失职，因而出现便结难出。治疗原则为健脾运胃、润肠通便。推拿刺激足阳明胃经及其他腧穴具有强健胃肠运化功能的作用，从而达到通便及治愈便秘的目的。

西医学认为，引起便秘的主要原因是各种因素导致正常的胃肠蠕功减慢，延缓了食物残渣经结肠向直肠推进的过程，使其滞留于结肠内的时间过长，水分被过度重吸收，从而导致粪便干结难出。此外，直肠的排空冲动受到主观上的抑制（惧怕排便痛）而使粪便滞留于肠内，亦是引起顽固性便秘的一个原因。

药物通便是通过药物直接刺激肠黏膜及肠道平滑肌使胃肠蠕动加快、肠液分泌增加（如复方芦荟胶囊），或单纯通过滑肠（如开塞露）而达到排便目的。一旦离开药物，这种反射便自行消失，并有可能形成药物依赖。

推拿首先通过刺激力较强且不规律的拿捏腹部及摩腹，继而通过刺激力较弱且规律的颤腹，反射性地调节胃肠自主神经功能，使胃肠道副交感神经兴奋性增强，胃肠蠕动加快，腺体分泌增多，肠道润滑，促进粪便由结肠向直肠运动，并刺激直肠产生排空冲动而达到通便目的。由于这种调整并未依赖于外源性药物的刺激，而是完全依靠自身自主神经系统的自我调节来实现的，所以没有任何副作用，能够长期使用从而达到治愈便秘的目的。

本套推拿手法简单易学，技术要求不高，患者可自行操作，因此具有方便、廉价的优势。

推拿治疗颈源性头痛的临床观察

陈 红

头痛为临床常见病症。过去人们将其分为：紧张性头痛、血管性头痛、外伤性头痛等。至1983年，Sjaasted首先提出“颈源性头痛”一词。1998年国际头痛协会明确提出了“颈部疾病相关性头痛”类别。所谓颈源性头痛是指由颈椎或颈部软组织的器质性或功能性疾病引起的以慢性、单侧头部疼痛为主要临床表现的一组综合征。

笔者自2000年5月至2004年6月，运用推拿治疗颈源性头痛60例，疗效可信，现介绍如下。

1 临床资料

1.1 一般情况 60例头痛患者中男性22例，女性38例。年龄20岁以下2例，20~30岁5例，31~50岁36例，51岁以上17例。病程最短2个月，最长12年。病例均除外颅内器质性病变。颈椎X线片除5例外，均存在不同程度的病变，其中生理曲度变直、消失或反向成角42例，骨质增生27例，椎间隙变窄31例。

1.2 症状 全部病人均以颈头部疼痛为主，其中单纯性枕部疼痛19例，颞部疼痛12例，头顶部疼痛9例，前额部疼痛4例，其余16例患者表现为两个以上部位疼痛。患者同时伴有不同程度的肩背痛或恶心、头晕、视物易疲劳等症状。

1.3 体征 枕大神经、枕小神经、耳大神经体表投影点及第1~4颈椎附近均有明显压痛点，并出现牵涉性头痛，病人颈椎在活动到某一角度时可感到头痛加重。

2 疗效

2.1 基础治疗 病人坐位，医生于患者颈肩部行㨰法5分钟左右。于颈肩部肌肉施以点按、弹拨、指揉法，重点为胸锁乳突肌、肩胛提肌。取穴重点为风池、风府、天柱、翳风、翳明。

2.2 头部手法

（1）点按或指揉头部穴位。根据病人头痛部位而选取重点穴位：①头顶部疼痛者：百会、四神聪、前顶。②枕部疼痛者：天柱、风池、玉枕、头窍阴、完骨。③颞部疼痛者：太阳、率谷、头维、角孙、曲鬓。④前额部疼痛者：印堂、攒竹、鱼腰、丝竹空、阳白。

（2）以中指居中，五指分拿五经，从前额至枕部5~7遍。

（3）抹眉骨及前额，扫散头皮。

2.3 针对颈生理曲度变直、椎间隙变窄者，采用仰卧位颈椎拔伸法 患者仰卧，肩与床边平齐，头颈部位于床外。医生坐于头前，一手托其颈，一手扶其下颌。助手立于病人体旁，两手分按其两肩。医助同时相对用力，徐徐拔伸，在保持牵引力的情况下，分别向左右两侧轻轻旋转病人颈部数次。之后于中立位，医生一手向上托颈，一手向下按压下颌，使其后伸颈部，使颈椎突向前，反复操作数次即可。本手法活动范围应由小至大，具有一定节律性，不可粗暴。

每次治疗时间 40 分钟左右，隔日 1 次，15 次为 1 疗程。

2.4　疗效：参考 VAS 测量法

治愈：头痛值降为 0，伴随症状及体征消失。

好转：头痛值较治疗前减轻程度大于 30% 以上，伴随症状及体征较治疗前减轻。

无效：头痛值较治疗前减轻程度小于 30%，伴随症状及体征无改变。

60 例病人中治愈 39 例，占 65%；好转 14 例，占 23.3%；无效 7 例，占 11.7%。总有效率为 88.3%。

3　讨论

颈源性头痛常因颈部软组织劳损、颈椎退行性改变而致。引起颈源性头痛的神经主要有枕大神经、枕小神经、耳大神经。枕大神经由 C_{1-2} 神经的后支组成，经头下斜肌和头半棘肌之间，在头半棘肌附着于枕骨处穿出，然后穿过斜方肌肌腱及颈部的固有筋膜上项线下侧，与枕动脉伴行，分布于上项线以上，达颅顶。枕小神经由 C_{2-3} 神经组成，沿胸锁乳突肌后缘上升，至头附近，穿出深筋膜，越过胸锁乳突肌止点的后部，在枕外粗隆外侧、头夹肌腱膜附着处分为两支，一支分布至耳后，一支分布于耳后至后正中线之间。耳大神经由 C_{2-3} 神经组成，绕胸锁乳突肌后缘向前上方，斜越该肌，分布于耳郭后面。上述三支神经均为颈丛神经的分支，彼此交通。颈神经前根与钩椎关节边缘紧密相贴，后根与下位椎体的上关节突接近。所以任何机械性刺激及压迫均会引起症状。现代人类由于常处于低头位工作，使颈枕的肌群及韧带处于长时间牵拉状态，纤维产生水肿变性。此外，椎间盘的退行性病变使颈椎的椎间隙变窄，生理曲度改变，椎间关节位置改变，小关节突关节增生而刺激压迫上述神经。手法治疗本病时应特别注意上颈段及枕后肌群的放松。其中按揉枕大神经体表投影点：C_2 棘突至乳突连线中点；枕小神经体表投影点：胸锁乳突肌附着点后缘；耳大神经体表投影点：胸锁乳突肌后缘中点；第 1～3 颈椎横突处往往可取得较明显的效果。颈椎的仰卧位拔伸方法可增加椎间隙，调整小关节位置，并可通过节律性关节活动改善关节囊及周围肌肉韧带纤维排列秩序，利于病变软组织的修复。

治疗过程中所选取的颈部及头面部腧穴，其局部解剖如下：

风池穴——枕大神经

翳明穴——枕大、枕小神经

翳风穴——耳大神经

百会穴——枕大神经、额神经

玉枕穴、天柱穴、率谷穴、头窍阴——枕大神经

丝竹空、鱼腰穴——面神经、耳颞神经

颈头部的手法治疗可以疏筋通络、行气活血，使颈部的肌肉及头部小肌群得到放松，血液循环加快，有利于局部软组织水肿吸收，改善肌肉、韧带、筋膜的劳损状态，从而减轻其对颈枕部神经的卡压与刺激。手法治疗颈源性头痛具有方法简单、安全、疗效满意、病人易接受的特点。

推拿治疗小儿肌性斜颈的临证体会

康　敏

小儿斜颈是指患儿头向患侧倾斜、前倾，颜面旋向健侧为其特点的一种一岁以内小儿常见病证之一。以推拿手法治疗本病，痊愈率可达90%以上，疗效甚佳。但是多年来，由于该病的临床表现比较特殊，只有体征，缺少临床症状。导致治疗手法比较单调、笼统，不太注意推拿手法的补泻原则，忽视了将辨证论治的思想运用于临床推拿中。以致有些本可痊愈的患儿留有后遗症；使有些该短期内痊愈的患儿没有得以痊愈。所以强调将辨证论治应用于推拿治疗有着深远的意义，笔者通过三年多的临床摸索和观察，对此有比较深刻的体会。下面就从两个方面谈一下如何用辨证论治的思想推拿治疗小儿斜颈。

1　对临床表现分虚实是辨证论治的关键

从表面看肌性斜颈的患儿的临床表现大致相同，一都是头颈歪斜，活动受限。病理为气滞血瘀，经脉失畅，筋脉挛急而致。但是，深入仔细观察，就会发现不尽如此。可以将该病概括分为两大不同临床证型，其两型的病因病理和临床症状都有着本质的区别。下面将两大证型归纳如下。

（1）实证（气滞血瘀，筋脉挛缩）

①临床表现：患儿一出生即可发现头颈、歪斜，主动及被动活动不利，患侧胸锁乳突肌可触及肿块，或棱形条索物，部分患儿患侧头面五官扁小畸形。

②辨证分析：胎儿在宫内活动不利，或分娩受损，则头颈经脉损伤，气失统摄，血无所归，血溢于外，气滞于颈，血瘀于脖，使脖颈血脉不畅，气机凝涩，筋肉挛急，而见颈部肿块，头颈歪斜，活动不利。瘀血为有形之物，其性属实，故归其型为实证。

（2）虚证（气血虚弱，肌肉萎软）

①临床表现：出生3~4个月后，发现患儿头颈歪斜，主动活动不利，而被动活动如常，患侧胸锁乳突，肌痿软而细小，无肿块。部分患儿患侧头面五官扁小畸形。

②辨证分析：由于患儿先天禀赋不足，或后天失养，而致小儿脾胃虚弱，气血不足，气不充肌，血不养筋，脾不主肌肉，而导致筋肉痿软无力，故见头颈歪斜，主动活动不灵。因被动活动不需脖肌用力，故活动如常。其证以脾胃虑弱，气血不足，肌肉痿软为主要症状，故归属虚证。

2　推拿手法分补泻是辨证沦治的根本

既然临床分型有虚实，那么推拿手法必然分补泻，补泻原则主要以手法的轻重速度、时间及方向来体现。一般说轻者为补，重者为泻；慢者为补，快者为泻；逆时针方向为补，顺时针方向为泻，此补泻原则如何体现在治疗小儿肌性斜颈的虚、实两证中，可参考下表：

	实证	虚证
治法	攻法	调补法
治则	活血化瘀，软坚散结	舒通经脉，强壮筋肉
具体手法操作	①颈肌肿块处施以捏揉法或揉法。②被动活动为主（迫使患儿头屈向健侧及头转向患侧，7～10次）；辅以主动活动（主动做上述动作5～7次。）	①颈肌痿软处施以轻揉法。②主动活动为主（作法同左，10～30次）；辅以被动活动（同左）
手法强度	重手法为主（到后期改用轻手法）	自始至终均以轻手法
手法速度	快速度（250～300次/分）：后期改用慢速度（180～200/分）	慢速度（180～200/分）
手法方向	以顺时针方向捏揉或揉为主	以逆时针方向轻揉为主。
备注	可配合局部理疗以促进血脉畅通（血液循环）	可配以健脾胃，养气血的药物治疗

两型都采用局部取穴的方法，均以揉法及功能活动为具体推拿手法。但是其手法有着不同本质，①实证的治则为泻，重手法，快速度，顺时针方向来体现的。到后期，由于实邪已衰，正气有损，故应用补法，即轻手法，慢速度，逆时针方向。②虚证的治则为补，以轻手法，慢速度，逆时针方向揉法来体现的。由此可见，区别的根本是一补一泻，是靠手法的强度、速度、方向补泻三要素的变化来体现。

临床实践证明，严格按辨证论治的思想指导临床推拿治疗，就会收到令人满意的效果；瘀血型肌性斜颈属实证，应用重强度，快速度、顺时针方向揉法的攻泻法，如果违反此原则，就会延缓病程，甚至丧失痊愈的机会，但是后期仍用重、快、顺时针的手法就会出现加重病情，甚至向相反方向歪斜的严重后果；肌肉萎缩型的肌性斜颈属虚证，应用轻强度、慢速度、逆时针方向揉动的补法，如果违反此原则，就会加重病情，甚至出现变证。因此，在临床上必需对疾病认真辨证，采取相应的治疗方法，才能起到事半功倍之效。

急 诊 科

Fascin 与 Ki-67 在分化差的非小细胞肺癌中表达上调

于维霞

Fascin 是新近发现的一种可能与肿瘤的侵袭及远处转移有关的肌动蛋白结合蛋白，在多种恶性肿瘤中，不同程度地发现 Fascin 阳性表达的肿瘤具有较高的侵袭性和转移能力，因此 Fascin 阳性可能是预后不良的指标。

肺癌是严重危害人类健康的恶性肿瘤。目前非小细胞肺癌（non - small cell lung cancer，NSCLC）中 Fascin 表达的研究仅见于 Pelosi G 等的实验室。但 Pelosi G 等的研究仅包含了 I 期的 NSCLC，显然要研究 Fascin 在 NSCLC 中的表达，还需要积累更多的资料。目前国内尚未见有对肺癌中 Fascin 表达的研究报道。

本文通过观察 51 例不同组织学类型和临床分期的 NSCLC 的 Fascin 和 Ki-67 免疫组化表达，研究 Fascin 与各临床病理特征之间的联系，为肺癌中 Fascin 的研究积累更多的资料。

1 材料与方法

1.1 临床资料 51 例肺癌标本选自 2004 年 6 月到 2005 年 2 月北京协和医院病理科外检档案，均为肺叶切除标本，患者年龄为 38~78 岁，平均年龄 59.58 岁。按照 WHO 肺癌组织学分类，诊断为鳞癌者 15 例；腺癌者 23 例，其中腺癌伴细支气管肺泡癌者 3 例，腺鳞癌 1 例；细支气管肺泡癌 4 例；黏液表皮样癌 2 例；多形性癌 3 例，其中 2 例有少许腺癌成分，1 例有腺鳞癌成分；大细胞癌 4 例，其中 1 例为复合性癌。肺癌的临床分期：I 期 28 例（Ia 和 Ib 各 14 例），II 期者 9 例（IIa 2 例，IIb 7 例），III 期者 13 例（IIIb 1 例，其余为 IIIa），IV 期 1 例。

1.2 组织学与免疫组织化学 石蜡包埋组织切 4μm 连续切片，其中 1 张 HE 染色，另 2 张行免疫组化染色。Fascin-1 单克隆抗体来自 Dako 公司，克隆号为 55K-2，染色时的稀释度为 1∶50。Ki-67 单克隆抗体来自 Dako 公司，克隆号为 Ki-S5，染色时的稀释度为 1∶50，Ki-67 抗原的修复方法为枸橼酸钠缓冲液中微波炉加热法。通过预实验发现 Fascin 染色不需要特别的抗原修复。Ki-67 和 Fascin 染色分别采用 S-P 三步法和 EnVisionTM 两步法。以反应性增生的淋巴结为阳性对照，以 PBS 代替一抗作为阴性对照。使用 DakoCytomation 免疫组化自动染色机，所有的切片均为同一批次染出。

1.3　光镜观察　切片均经2位高年资病理医生独立地镜下观察。Fascin阳性的标准为弥漫性胞浆阳性，即大于80%的肿瘤细胞胞浆中见棕黄色细颗粒状着色。Ki-67：在低倍镜下可见细胞核染成深棕色者判断为阳性，计算阳性的肿瘤细胞占所有肿瘤细胞的百分比，当小于1%时按1%计算。

1.4　统计学处理　应用SPSS 10.0统计软件进行分析，Fascin染色计数资料统计分析采用χ^2检验，Ki-67指数比较采用t检验。

2　结果

2.1　Fascin的表达情况　几乎所有的Fascin阳性病例为弥漫性胞浆内棕黄色细颗粒状着色，仅在2例鳞癌中有非常微弱的小灶性阳性，这些病例不判为阳性。在正常肺组织中，肺泡壁毛细血管内皮细胞、肺内黏膜相关淋巴组织中的树突状细胞为阳性，而肺泡上皮、大血管的内皮细胞无阳性着色。

51例NSCLC中，Fascin的总阳性表达率为52.9%（27/51），其中2例高分化黏液表皮样癌和4例支气管肺泡癌Fascin表达均为阴性，而4例大细胞癌和3例多形性癌Fascin表达阳性；腺癌中Fascin阳性率为43.5%（10/23），而在鳞癌中阳性率为66.7%（10/15），统计学显示腺癌与鳞癌的Fascin阳性表达率无显著性差异（$P>0.05$）。没有观察到与正常组织交界处癌组织Fascin表达增强的情况；瘤栓的Fascin表达与主体瘤一致；3例伴支气管肺泡癌的病例中，支气管肺泡癌成分Fascin均为阴性，其中1例的腺癌成分为阳性表达。

随着癌分化程度的降低，Fascin的阳性率上升，统计学分析有极显著性差异（$P<0.01$）；另外，Fascin在不同性别病人的肺癌中表达有极显著差异。（见表1）Fascin表达与其他临床病理学特征如年龄、肿瘤大小、有无转移、临床分期等无关。

表1　Fascin与NSCLC分化程度及病人性别的关系

临床病理特点	例数	Fascin-1（%）		
		-	+	P值
分化程度				
高分化	15	13（86.7）	2（13.3）	
中分化	19	9（47.3）	11（52.7）	$\chi^2=15.33$
低分化	17	3（17.6）	14（82.4）	$P<0.01$
性别				
男	33	9（27.3）	24（72.7）	$\chi^2=14.69$
女	18	15（83.3）	3（16.7）	$P<0.01$

2.2　Ki-67表达情况　随分化程度的降低，Ki-67指数增高，统计学有极显著性差异（见表2）。Ki-67指数与其他临床病理学特征如年龄、性别、肿瘤大小、有无转移、临床分期等无关。除肿瘤细胞外，部分淋巴细胞和周围淋巴组织的生发中心可见阳性信号。在4例腺癌和3例鳞癌中，观察到与正常组织交界处癌组织Ki-67指数较中心部分为高。

表 2 Ki－67 指数与 NSCLC 分化程度的关系

分化程度	例数	Ki－67 指数	
		$\bar{X} \pm SD$	P 值
高分化	5	13.53±25.61	$^{1}P<0.01$
中分化	19	44.47±23.68	$^{2}P<0.05$
低分化	17	60.88±19.22	$^{3}P<0.01$

注：1P 高分化与中分化比较；2P 中分化与低分化比较；3P 高分化与低分化比较，均为 t 检验。

2.3　Fascin 阳性表达与 Ki－67 指数的关系　根据 Fascin 是否阳性将所有的病例分为两组，分别统计其 Ki－67 指数，结果发现 Fascin 阳性组的 Ki－67 指数高于阴性组，统计学分析有极显著性差异（$P<0.01$），见表 3。

表 3　Fascin 表达与 Ki－67 指数的比较

Fascin	Ki－67	统计学
Fascin＋	52.44±27.95	$t=3.254$
Fascin－	27.79±25.89	$P<0.01$

3　讨论

Fascin 是肌动蛋白的结合蛋白，可使 F－Actin 聚集成束。Fascin－1 是哺乳动物中最常见的 Fascin 家族成员。有研究显示 Fascin－1 与细胞的迁移和运动有关，在培养的有丝分裂后细胞中，Fascin－1 的位置集中在细胞浆的微突起朝向运动方向的一面。

在对一系列的肿瘤研究中，发现 Fascin 阳性表达的肿瘤往往有较高的组织学分级或者较高的侵袭性。如 Kempf W 等通过对一系列恶性程度不同的皮下 $CD30^{+}$ 淋巴增生疾病 Fascin 表达的研究，发现随着恶性度的增加，Fascin 表达也增加。Yoder BJ 等通过对 210 乳腺浸润性癌 Fascin 表达情况及 5 年生存期的分析，发现 Fascin 在约 16% 的乳腺癌中表达，并且与 ER、PR 的阴性呈正相关，与肿瘤的 Bloom－Richardson 分级和肿瘤分期正相关。

目前仅有的大样本 NSCLC 研究来自 Pelosi G 等的实验室，他们发现在 220 例 I 期 NSCLC 中。98% 的鳞癌为 Fascin 为阳性；78% 的腺癌为阳性；6 例大细胞癌 83% 为阳性，2 例腺鳞癌均为阳性。Fascin 的阳性表达与肿瘤组织学分级密切相关；在腺癌中，有对侧胸腔或远隔转移者 Fascin 往往为弥漫阳性。Fascin 弥漫性阳性的病人的生存期较短。与其他临床病理指标无关。

与 Pelosi G 等的研究相比，本实验包含了从 I 期到 IV 期的肺癌病例，同时包含了 2 例黏液表皮样癌，这是在以往的 Fascin 研究中尚未见报道的组织学类型。结果显示，Fascin 的总阳性率为 52.9%，其中 2 例高分化的黏液表皮样癌和 4 例支气管肺泡癌 Fascin 表达均为阴性，而 4 例大细胞癌和 3 例多形性癌 Fascin 表达阳性；腺癌中 Fascin 阳性率为 43.5%，而在鳞癌中阳性率为 66.7%。随着癌分化程度的降低，Fascin 的阳性率上升，统计学分析有极显著性差异（$P<0.01$）。

两者采用的抗体均为来自 Dako 公司的 55K－2 克隆，但本实验 Fascin 的阳性率低于 Pelosi G 等的结果，原因不明，可能与抗原修复方法、病例组成以及对 Fascin 阳性的判断标准的差异有关。尽管阳性率不同，但二者均得出了相同的结论，即 Fascin 阳性表达与肿瘤的分化程度密切相关，分化差的肿瘤 Fascin 阳性率更高。

本实验没有发现肿瘤周边部 Fascin 表达更强的情形，但 Ki－67 显示一些病例周边部

Ki－67 指数高于中心部位。另发现 Fascin 在不同性别的病人有显著差异，这可能是因为本组病例中女性病人大多为高分化腺癌所致，加大样本量这种差别可能会消失。没有发现 Fascin 与其他临床病理指标，如年龄、肿瘤大小、有无转移等有相关性。本组病例包含了从 I 期到 IV 期的病人，但未发现 Fascin 表达在不同的临床分期有差异。

Ki－67 的阳性表达与肿瘤的分化程度呈正相关，这在预料之中。通过对 Fascin 阳性和阴性病例 Ki－67 指数的比较，发现阳性组的 Ki－67 指数显著高于阴性组，说明 Fascin 在分化差和恶性度更高的肿瘤中有高表达。

通过分析及与前人研究结果比较，提示 Fascin 在 NSCLC 中有较高的阳性表达率；Fascin 在分化差的 NSCLC 中表达上调，与 Ki－67 指数呈正相关；因此 Fascin 是 NSCLC 分化差、恶性度高的标记。Fascin 与其他临床病理指标之间的关系尚不明朗，需进一步研究。

直肠点滴对 MODS 胃肠功能障碍干预的临床研究

王 新 李 默 贾红荣 梁腾霄 朱雪琪 刘清泉

胃肠道是 SIRS、MODS 时最易受损的靶器官，更是 MODS 的启动者。同时，胃肠道作为体内最大的“储菌库”和“内毒素库”以其在体内独特的生理环境参与 SIRS 和 MODS 的病理生理过程，胃肠道是 MODS 的枢纽器官，是炎症介质的扩增器。目前国内外都十分重视针对 MODS 时胃肠功能障碍诊断和治疗的临床研究。但现阶段对 MODS 的治疗缺少肯定的临床疗效，而中医药对 MODS 的治疗却显示了明显的优势，能够大大降低病死率。国内有学者研究中医通腑法治疗 MODS，取得了较好的疗效。近几年来，我科在中医辨证论治的指导下，拟定了“益气通腑汤”，运用直肠点滴的技术治疗 MODS，显示出较好的临床疗效。本课题的研究目的是进一步验证直肠点滴中药对胃肠功能障碍疗效及疾病死亡率的影响，同时规范中药直肠点滴的方法，为中医急诊护理治疗 MODS 开辟新的途径。

1 资料与方法

1.1 观察对象 选择 2004 年 3 月至 2005 年 5 月在我院急诊、ICU 留观和住院的 40 例 MODS 胃肠功能障碍的患者为研究对象。将患者随机分为两组，治疗组与对照组。治疗组 21 例，其中男 15 例，女 6 例，年龄（59 ±16）岁；对照组 19 例，其中男 11 例，女 8 例，年龄（62 ±15）岁。

1.2 入选诊断标准 依据文献标准判断器官功能障碍。肺、肝、肾、脑参照 Marshall 标准；胃肠参照 1995 年庐山会议制定的标准。

1.3 治疗方法 在中西医综合治疗的基础上，治疗组直肠点滴益气通腑汤芪黄浓缩液（生黄芪 30g，生大黄 30g）100ml，对照组直肠点滴生理盐水 100ml。一个疗程 7 天。

直肠点滴方法：患者平卧位或者左侧卧位，臀部垫高 10cm，用 16 号带气囊导尿管插入直肠 18～25cm 达乙状结肠下端，注意导管不能回褶，插管前用石蜡油润滑管前端 5cm。将准备好的药液装入灌肠器储液袋中，开水止排气，将灌肠器与尿管连接，调节滴速为 30～40 滴/分，气囊充气（液）10ml 以防止药液外溢，一般 60～90 分钟滴毕，以患者无任何不适且自觉小腹部温暖舒适无便意为宜。

1.4 观察方法 主要观察指标包括性别、年龄、住院转归；患者入选后，于即刻、24 小时、第 4 日和第 7 日内的生命体征（体温、血压、心率、呼吸频率）、24 小时尿量，腹部症状（腹胀、呕吐、有无排气、排便）、腹围、肠鸣音等，同时按标准进行肠胃功能评分；血常规、血生化（钾、钠、尿素氮、肌酐、血糖、总胆红素、白蛋白浓度），血气分析（pH 值、氧分压、二氧化碳分压），心电图，急性生理与慢性健康状况评分系统Ⅱ（APACHE－Ⅱ）分值。记录各指标的最差值作为统计用值。

1.5 疗效判定 按标准判定肠胃功能疗效：疗效系数（n）＝治疗前积分－治疗后

积分/治疗前积分×100%。显效：n≥70%，腹部症状、腹围、肠鸣音等改善恢复。有效：70%>n≥30%。无效：n<30%或治疗后病情加重。

1.6 统计方法 计量资料以均数±标准差表示，计数资料用率表示，组间比较采用t检验，率的比较采用方差检验。

2 结果

2.1 两组治疗前后胃肠功能评分比较 见表1。结果示治疗七天后两组胃肠功能评分较治疗前明显降低（$^{\triangle}P<0.05$）。而治疗组胃肠功能评分降低程度优于对照组（$^{*}P<0.05$）。

表1 两组治疗前后胃肠功能评分比较（$\bar{x}\pm s$）

	治疗组（n=21）	对照组（n=19）
治疗前	2.38±0.47	2.42±0.76
治疗后		
24h	2.33±0.46	2.42±0.76
第4日	2.09±0.48	2.15±0.42
第7日	1.33±0.55△*	1.94±0.40△

2.2 两组治疗前后APACHE-Ⅱ评分比较 见表2。结果示治疗组治疗前后评分降低明显（$^{\triangle}P<0.05$）。对照组治疗前后评分无明显变化。治疗组与对照组治疗后评分比较，降低有显著性（$^{\triangle}P<0.05$）。

表2 两组治疗前后APACHE-Ⅱ评分比较（$\bar{x}\pm s$）

	治疗组（n=21）	对照组（n=19）
治疗前	17.95±2.14	18.73±1.44
治疗后		
24h	17.85±2.16	18.78±1.29
第4日	15.90±1.99	19.26±2.22
第7日	14.38±2.35△	20.05±4.18

2.3 两组治疗疗效的比较 见表3。经治疗后治疗组显效5例，有效13例，总有效率85.7（18/21），与对照组总有效率47.3（9/19）比较有显著差异（$^{\triangle}P<0.01$）。治疗组病死率19.0（4/21）与对照组病死率42.1（8/19）比较有差异性（$^{*}P<0.05$）。

表3 两组治疗疗效的比较%（例/例）

组别	显效	有效	无效	有效率	病死率
治疗组	23.8（5/21）	61.9（13/21）	14.2（3/21）	85.7（18/21）△	19.0（4/21）*
对照组	0	47.3（9/19）	52.6（10/19）	47.3（9/19）	42.1（8/19）

3 讨论

中医学认为："大肠主津，小肠主液。"即说明大肠对水分有吸收作用，而对用于局部的药物仍可通过局部吸收入体，参与周身体液循环（包括津液和血药的体内循环）而运行全身，发挥药物作用。现代医学对大肠的生理和肠道给药的吸收输送过程也有较明确的认识。正常人大肠吸收液体能力为每日4~6L，在病理状况下仍然很强。直肠给药不会对胃产生副作用，药物大部分有效成分经直肠吸收后不通过肝脏而直接进入大肠，可防止或减少药物在肝脏中发生变化，同时也减少药物对肝脏的毒副作用。

MODS患者多病势危重，在此状态下急性胃黏膜损伤，鼻饲或口服药物困难且难以吸收，功效受到严重的影响，此时直肠给药的方法就成为解决这一问题的有效途径。中药选大黄以泄下攻积，清除体内毒素，增加胃肠黏膜血流灌注，拮抗炎性介质；应用黄芪以补气升阳，加强脾肺功能，扶正气以增加机体自身的保护能力和抗邪能力，防止病邪的深入和传变。另外本研究中直肠点滴方法的特色是选用带气囊导尿管替代肛管，目的在于插入一定深度后可充气囊，在垫高臀部 10cm 的情况下，保证药液进入肠道后不外溢；另外用 100ml 小剂量灌肠液缓慢弥散到结肠中，单位时间内灌入肠内的液量少，从而降低流入肛管的速度，使结肠内压力上升缓慢，不致使直肠内压力骤升而产生便意，且减少对肛门扩约肌的刺激，从而使药液不外溢，延长药液在结肠内的保留时间，使药液与结肠黏膜充分接触，促使药物高效吸收，提高疗效。

关于直肠给药与口服及静脉给药疗效的比较，医学界进行了大量的实验和研究。直肠给药在很多情况下都优于口服和静脉给药途径，其应用前景相当广阔。且因为中药灌肠剂作用迅速、安全可靠、用药方便等特点，直肠给药必将成为中医主要给药途径之一，本研究亦显示了本疗法的可行性和重要的临床意义。

生脉和参附注射液联合多巴胺治疗急性心肌梗死后低血压的临床研究

田鲜美　刘清泉　江其敏

急性心肌梗死（AMI）后低血压状态系指 AMI 患者收缩压 < 90mmHg 或舒张压 < 60mmHg，伴有或不伴有微循环功能障碍，临床可见脉细弱，心音低钝，四肢厥冷、汗出等的临床综合征。在抢救急性心肌梗死过程中，针对此类患者在积极行液体复苏后血压仍不能回升至正常或因合并心衰而液体复苏受限维持不了正常血压时，单纯用多巴胺或多巴酚丁胺，易发生多巴胺依赖性或诱发心动过数、心肌耗氧量增加、心衰加重等。我科运用生脉、参附注射液进行静脉泵入联合多巴胺取得了满意效果，现汇报如下。

1　资料与方法

1.1　一般资料　78 例 AMI 后有 37 例出现低血压，随机分为 2 组（表 1）。第一组为对照组：17 例，男 9 例，女 8 例年龄 49～79（平均年龄 63.9）；急性心肌梗死部位：前壁 7 例，广泛前壁 3 例，单纯下壁 4 例，下后壁 + 右室 2 例，广泛前壁 + 右室 1 例，合并心衰 5 例。。第二组为治疗组：20 例，其中男 11 例，女 9 例，年龄 46～81（平均年龄 62.1）；心肌梗死部位：前壁 8 例，广泛前壁 4 例，下后壁 2 例，单纯下壁 1 例，下后壁 + 右室 2 例，广泛前壁 + 右室 1 例，前壁 + 下后壁 2 例，合并心衰 2 例。

1.2　治疗方法　两组急性 AMI 患者均予以常规溶栓或抗凝治疗，同时积极予以液体复苏的基础上，治疗组生脉、参附注射液以 2：1 的比例持续静脉泵入，每小时 20～30ml，持续 8～10 小时，多巴胺持续静脉泵入［5～10μg/（kg · min）］；对照组单纯用多巴胺［5～10μg/（kg · min）］，不使用任何相关的中药制剂。

表 1　两组 AMI 合并低血压患者基本情况

一般资料	治疗组 20 例	对照组 17 例
性别（男/女）	11/9	9/8
年龄（岁）	69 ± 11.4	67.8 ± 12.2
缺血性心肌病（例）	11	9
高血压心肌病（例）	4	6
风湿性心肌病（例）	2	2
肺源性心肌病（例）	1	2

1.3　多巴胺依赖定义　使用多巴胺后撤药时出现明显低血压（< 80/50mmHg），伴心悸、气短等低血压所致器官供血不足症状，且在短时间（10min）内不能恢复，而继续使用多巴胺血压回升后症状消失视为多巴胺依赖。

1.4　观察指标　观察用药前后血压（收缩压和舒张压）、心率、多巴胺依赖、全身症状及心功能改善情况，记录多巴胺撤药时间。

1.5 统计学处理 计量资料以均数±标准差（$\bar{x} \pm s$）表示，比较采用 t 检验；计数资料比较采用 χ^2 检验。

2 结果

2.1 用药前后血压、心率变化见表2

用药后两组患者各时间段收缩压及舒张压与用药前相比均有显著回升（$P<0.05$），且治疗组各时间段收缩压及舒张压回升幅度均高于对照组（$P<0.05$）。用药后两组各时间段心率减慢情况治疗组比对照组有明显差异（$P<0.05$）。

表2 用药前后血压、心率比较（$\bar{x} \pm s$）

组别	项目	用药前	用药后1天	用药后2天	用药后5天
治疗组(20例)	血压(mmHg)	86.1/54.3±7.4/5.6	98.6/61.8±9.4/8.5	101.7/64.7±8.5/7.7*#	106.5/66.8±9.5/8.4*#
	心率(次/min)	108.6±13.8	104.1±13.7	102.2±11.6	90.4±10.4
对照组(17)	血压(mmHg)	85.4/52.8±6.5/7.0	93.0/57.2±8.2/7.9	95.661.2±8.4/7.6	99.2/61.5±8.8/7.9
	心率(次/min)	89.3±11.8	87.1±11.9	83.6±11.3	77.4±10.2

注：同组治疗前后比较* $P<0.05$。两组间治疗后比较#P′<0.05

2.2 多巴胺撤药时间（见表3）

治疗组多巴胺撤药时间为（72.50h），明显短于对照组（124.36h）$P<0.01$

2.3 多巴胺依赖现象

治疗组中未见多巴胺依赖现象，对照组中有4例出现多巴胺依赖现象。

表3 两组多巴胺撤药时间比较

组别	撤药时间（h）	撤药最长时间（h）	平均撤药时间（h）
治疗组	20.3	48.35	72.52±27.67
对照组	39.6	90.16	124.36±53.96

注：于对照组比较 $P<0.01$。

3 讨论

急性心肌梗死并发低血压状态，根据其临床表现“汗出、气短乏力、神疲倦怠、四末不温”等归属于中医的“脱证”的范畴，气脱是根本，临床表现可分为阴脱、阳脱之别，因此，益气固脱为基本治疗法则，可选用生脉、参附注射液治疗。现代药理学研究认为生脉注射液主要成分系由红参、麦冬、五味子的提取物组成：含有人参皂苷、麦冬皂苷、麦冬黄酮及五味子素等有效成分。生脉注射液通过促进儿茶酚胺释放、促进 Na^+-Ca^{2+}交换，抑制心肌细胞膜上 Na^+-K^+-ATP 酶活性，降低体循环阻力，刺激和兴奋垂体-肾上腺素皮质系统发挥强心、升压及改善微循环的作用，加强心肌收缩力，抑制磷酸二酯酶和血小板聚集，双向调节肾上腺素水平；麦冬可提高实验动物耐缺氧能力并降低心率失常发生率，增加冠状动脉流量。参附注射液由人参、附子两味中药提取物混合而成，主要成分为人参皂苷和乌头碱类物质。研究发现除上述人参皂苷作用外，乌头碱兴奋β受体；同时改善微循环、扩张血管、提高机体适应性达到升压稳压的作用。同时对血压有双向调节作用，参附注射液对高血压及正常血压无明显升压作用，但对低血压有明显升压作用。两药合用对循环系统有显著的增强效应。有较好的强心升压、稳压改善微循环、扩张冠脉、减轻心肌缺血损伤、调节心律的作用。

临床上多巴胺一直被广泛应用于治疗心肌梗死、心衰伴多种原因引起的低血压状态，大剂量或较长时间应用多巴胺可出现失敏现象，突然撤药可产生多巴胺依赖现象。我科用生脉、参附注射液联合多巴胺治疗急性心肌梗死后低血压，生脉注射液与参附注射液以2：1的比例静脉泵注，每小时20～30ml，持续8～10小时。结果显示，治疗组多巴胺撤药时间明显短于对照组，且治疗组没有发生多巴胺依赖现象。本研究病例数不多，可能存在一些偏差，但已经显示了生脉、参附注射液的联合使用可以解决急性心肌梗死后低血压及多巴胺依赖现象的前景，值得深入研究。

基于四个环节，辨证论治，降低脓毒症病死率

刘清泉

脓毒症的高发病率和病死率，已经让人类无法接受，如何降低病死率成为国际危重病医学研究的重要课题。2004 年及 2008 年严重脓毒症和脓毒症休克诊治国际指南并没有在治疗方法上实现实质的突破，没有达到降低临床病死率的目标，严重脓毒症的死亡率仍在 30%~50% 之间。其重要的因素是该病证病理机制复杂难明，早期诊断困难，无法达到早期诊断、早期干预及早期选择针对性的治疗方法和药物。中医学是一门注重临床特征分析进行诊治的学科，辨证论治是中医学临床思维的基本方法。针对脓毒症中医学如何认识和思考，前贤王今达教授、王宝恩教授进行了大量的临床研究，不仅提出了具有中西医结合理念的创新理论如“菌毒并治”学说，而且成功研制了“血必净注射液”“促动合剂”“参芪活血颗粒”等，降低了严重脓毒症的病死率。我们经过十余年的临床和基础研究，在充分吸收先贤研究成果的基础上，结合脓毒症的病理特点和临床特征，在中医学病证结合的理论指导下，提出了“基于四个环节，遵循整体观衡动观，辨证论治”的思路。

1 脓毒症发热治疗应顺势利导

发热是脓毒症最为常见的证候，临床发生率 100%，也是临床医生最关心的问题。在合理使用抗生素的基础上，运用中医辨证论治的方法进行治疗，可有效地提高疗效。中医学诊治发热性疾病方面经验丰富，如汉代医家张仲景治疗伤寒的六经辨证，清代医家叶天士治疗温病的卫气营血辨证，金元医家李东垣基于内伤理论治疗内伤发热的益气升阳法等。细考脓毒症的发病特点其发热应归属于“外感发热”的范畴，非“内伤发热”之属。因此，应在六经营血辨证中求证，病位在三阳、营血，病机为邪热内闭，气机郁滞，基本治法应突出“和、解、清、透”，基本方剂：柴胡剂合麻黄剂，病情轻者小柴胡汤合麻黄汤加青蒿；病情重内热郁甚，腹胀便秘者应用大柴胡汤合麻杏石甘汤加青蒿；血小板进行性下降出现早期凝血功能紊乱者，为热入营血，当合用犀角地黄汤。青蒿清代医家陈士铎认为：“泻火热，又不耗伤气血。”第四军医大学周红教授通过大量的研究显示青蒿素具有良好的拮抗炎症介质等作用，是治疗脓毒症的有效药物。青蒿具有“和、解、清、透”的独特药性，对于脓毒症发热具有良效，复方汤剂的使用中青蒿必须大剂量，一般在 30g 以上方可取效。此期病在表，治疗重在早期，“其在表者汗而发之”，顺势利导，方可取效。

2 脓毒症凝血功能紊乱治疗当调理气血

研究表明，凝血功能紊乱是脓毒症重要的病理机制之一，早期临床可表现为血小板进行性降低等，进而出现 DIC，病情危重者可伴有休克等，是严重脓毒症的关键所在；中医学认为病机归属于“血瘀证”，脓毒症的病机主要是热毒内盛，气机紊乱，进而形成瘀毒互结阻络，耗气、伤阴、损阳，导致了“虚实夹杂”的复杂病机，但“瘀毒互结阻络（络脉：collaterals）”导致的“气血功能失调”是脓毒症凝血功能紊乱阶段的主要病机，因此，调理气血是治疗的关键，遵循“气为血之帅，血为气之母”的基本原则，病之轻

者多为瘀毒互结证，以理气活血解毒法治之，方取清朝医家王清任的血府逐瘀汤，或静脉用血必净注射液，3~5天可取效；病情重者，出现了中医学的“脱证”，即临床表现为“汗出，四末不温，血压不稳有下降趋势，脉微欲绝”的少阴病，此时当益气固脱为要，兼用活血解毒之法，方用生脉散和参附汤加三七、当归、红花、大黄；也可静脉输液用生脉注射液100ml、参附注射液100ml持续静脉泵入，日一次，血必净注射液100ml静脉泵入，日两次。可以有效地防止DIC进入纤溶出血阶段，此阶段关键是早期干预，依据病机之虚实理气调血为先。

3 脓毒症急性呼吸窘迫综合征要肺肠同治

“肺”是严重脓毒症的首要损伤的脏器，进而导致急性肺损伤和急性呼吸窘迫综合征，脏器支持治疗的关键是机械通气，并提出治疗的重要通气策略，但从本质上讲机械通气并不是治疗该病证的方法，只能起到器官支持，为其他方面的治疗提供时机，中医的治疗方法并不能代替机械通气，但可起到治疗急性肺损伤的目的。根据急性肺损伤的临床特征初期出现呼吸急促，进而或机械通气后患者多出现腹胀便秘等胃肠功能障碍之象，可加重肺损伤，甚至导致治疗得失败。其病机当归属于“瘀毒互结损络伤肺，进而下传大肠，传导失司，肺肠同病”，依据中医学“肺与大肠相表里”的基本原理，肺肠同治，治肺可防止进一步损肠，治肠可以进一步保护肺。此阶段，在积极地机械通气治疗的同时，方取清代温病名家吴鞠通的名方宣白承气汤加丹参、赤芍、三七等活血解毒通络之品，方中要重用生大黄通腑泻浊，没有明显高热出现血液动力学不稳者当合用生脉散、参附汤益气固脱；也可静脉血必净注射液100ml静脉泵入，日两次。出现脱证者当加用生脉注射液和参附注射液。中医药的治疗不仅可以有效地治疗急性肺损伤，而且可以防治机械通气的并发症。

4 多器官功能障碍综合征治疗须扶正固脱

脓毒症最终的结局就是多器官功能障碍综合征、多器官功能衰竭，是脓毒症死亡的主要原因，因此，防治多器官功能障碍综合征是降低脓毒症病死率的关键环节。西医先进的器官功能支持技术只能起到生命的支持，对于最终的病死率并没有降低，但这些技术的使用，也为中医治疗本病起到了关键的支持作用。脓毒症一旦进入多器官功能障碍阶段，其临床特征符合“太阳病坏证、三阴病”的特征，其病属“正气欲脱”之“厥脱证”，此时，急当救逆扶正固脱。病现“脱”象即：高热突降，四末不温，汗出较多，或现血压不稳，或血小板有下降之势，可用独参汤，当用红人参，量不拘多少，但不能少于30g，浓煎频服。笔者曾经成功救治一脓毒症出现急性呼吸窘迫综合征、急性肾功能障碍、DIC纤溶期、休克等的患者，在24小时之内鼻饲红参250g浓煎频频鼻饲，5天之后病情稳定。临床上独参汤不是没有效，关键是量和时机的掌握。病情出现阳虚不固，气化功能不利“阳损”之象如大汗出，尿少，四末冰冷，神识恍惚，当回阳救逆，方用参附汤为主，尿少急性肾功能障碍者，可用制附片、生大黄、煅龙牡、地榆炭等浓煎，直肠点滴，可有效地防治急性肾功障碍。总之，此期的治疗应以“救逆扶正固脱”为核心，保护器官功能，最终达到降低病死率的目的。

两年来我们在中医基本理论指导下，遵循整体观衡动观，以六经营血为辨证体系，基于四个环节，辨证论治救治严重脓毒症96例，病死率为19.18%，充分显示了中医药治疗脓毒症的优势和潜力。目前我们已经形成了一套较为系统完整的综合救治脓毒症的方案，进一步的多中心、随机盲法对照的临床研究正在进一步的研究中，希望三年以后的研究结果进一步奠定中医药在降低脓毒症病死率中的地位。

急危重病评分系统简介与思考

江其敏　刘清泉　郭　楠　赵红芳

1　危重病评分系统的分类

危重病评分系统包括疾病特异性评分系统和疾病非特异性评分系统。疾病特异性评分是指针对某一种疾病的严重程度或预后的评分方法，比如多系统功能不全评分（MODS）、急性呼吸窘迫综合征评分（ARDS）、弥漫性血管内凝血（DIC）评分、格拉斯哥昏迷程度评分（GCS）、中毒严重程度评分、创伤指数（TB）等。疾病特异性评分系统已经出现很多年，但由于每个系统仅限于对一种特殊疾病的估价，应用上受到了很大限制。疾病非特异性评分系统是指可以对任何原因所致的危重状态的预后进行综合性评估的评分系统。急性生理和慢性健康评分系统（APACHE）、简明急性生理评分（SAPA）、早期预警评分（EWS）等就属于非特异性评分系统。

2　八种特异性评分系统应用简述

2.1　MODS 评分

多器官功能障碍综合征（multiple organ dysfunction syndrome，MODS）或多器官衰竭（multiple organ failure，MOF）是危重病人的一种常见并发症，早在20世纪70年代末就被提出，虽然其发病机制的研究有一定的进展，但仍是ICU危重患者发病和死亡的一个主要原因。据统计表明，80%的ICU患者死于MOF。1995年Marshall选择出6个重要脏器系统的变量，分别反映各脏器系统的功能状况，形成了MODS评分标准。

表1　MODS评分标准

器官/系统	0	1	2	3	4
呼吸：PO_2/FiO_2	>300	226~300	151~225	76~150	≤75
肾脏：血清肌酐（μmol/L）	≤100	101~200	201~350	351~500	>500
肝脏：血清总胆红质（μmol/L）	≤20	21~60	61~120	121~240	>240
心血管：PAR = Hr * CVP/MAP	≤10.0	10.1~15	15.1~20.0	20.1~30.0	>30.0
血小板：（$\times 10^9$/L）	>120	81~120	51~80	21~50	≤20
神经：GCS评分	15	13~14	10~12	7~9	≤6

注：计算PaO_2/FiO_2时不考虑是否使用机械通气及机械通气的方式，也不考虑是否应用呼气末正压（PEEP）及PEEP的大小；计算血肌酐时，不考虑是否接受透析治疗；GCS对于接受镇静剂或肌松剂的患者，可假定其神经功能正常，除非有意识障碍的证据。

MODS评分由6个脏器系统的评分组成，每个脏器系统的分值为0~4分，总分为0~24分。0分代表脏器功能基本正常，ICU病死率<5%；而4分代表显著的脏器功能失常，ICU病死率达50%以上。

1997年Cook等将MODS模型进行简化，形成了改良的MODS评分法，即将反映心血管功能状况的评分定义为 0 = HR，<120/min；1 = HR，120~140/min；2 = HR，>140/min；3 = HR 需多巴胺用量 >3μg/（kg·min）；4 = 血浆乳酸 >5mmol/L。该法较其原型更简便，易于操作，更适用于基层医院 ICU。

2.2　急性呼吸窘迫综合征评分（ARDS）

为了早期发现 ARDS，1988 年 Murray 等主张对肺损伤的范围和严重程度进行分级，提出了肺损伤评分（lung injury score，LIS）系统。LIS 系统从胸片、低氧血症、PEEP 和呼吸系统顺应性 4 个方面来评分，每项 0~4 分，最少用 2 项，各项得分相加之和除以项目数即为肺损伤评分结果。0 分为无肺损伤；0.1~2.5 分为轻度至中度肺损伤；大于 2.5 分为重度肺损伤。

表 2　LIS 评分标准

项目/分值	0	1	2	3	4
氧合指数 PaO_2/FiO_2	≥300	225~299	175~224	100~174	<100
胸片肺泡浸润象限个数	0	1	2	3	4
PEEP 值（机械通气时）cmH_2O	≤5	6~8	9~11	12~14	≥15
呼吸系统顺应性 ml/cmH_2O	≥80	60~79	40~59	20~39	≤19

该评分可以对肺损伤的程度进行比较和半定量，也可对疾病的发展过程检测。缺点是除胸部影像学和氧合指数这 2 条评分指标容易获得以外，顺应性和 PEEP 值测定均需在机械通气后才能实施。且评分标准不易记忆。

2.3　弥漫性血管内凝血评分（DIC）

2001 年国际止血血栓学会（ISTH）提出了 DIC 诊断评分系统，通过对血小板数目、FDP 或 D-二聚体增加程度、血浆凝血酶原时间（PT）延长程度及纤维蛋白原含量分别计分，最后算出总分，用以帮助诊断 DIC，评分标准见表 3。

表 3　DIC 评分标准

项目	0	1	2	3
血小板计数 $10^9/L$	≥100	<100	<50	
FDP 或 D-二聚体	正常		中度增加	高度增加
PT 延长时间 s	<3	3~6	>6	
纤维蛋白原 g/L	≥1.0	<1.0		

若总分≥5 分，则表明存在 DIC 可能性大，需每天进行评分；若 2 分≤总分<5 分，提示 DIC 的可能性小，隔 2~3 日重新评分。由于此评分系统尚未有大规模前瞻性试验验证，因此其可靠性和准确性均大打折扣，目前国内临床应用也不多见。侯著法等用该评分对 40 例脓毒血症患者预后进行评估，认为 DIC 评分系统是独立评价脓毒血症患者死亡风险的有用工具。

2.4　Ranson 评分

急性胰腺炎（AP）是外科常见急腹症，其中 85%~90% 属轻症，经合适的非手术治疗多可逆转；10%~15% 是重症胰腺炎，其临床过程十分凶险，可致多器官功能不全，死亡率可高达 30%~50%。为了对急性胰腺炎的严重度便于进行比较和描写，美国纽约大学医疗中心的 Ranson 通过对大量临床资料进行分析，于 1974 年提出了 Ranson 评分系统，包括 5 项入院时的早期指标和 6 项入院后 48h 内出现的指标，作为判断预后的参考。这 11 项指标最初的建立是针对酒精性胰腺炎的，Ranson 于 1979 年针对胆源性胰腺炎作了修改。

表 4　Ranson 评分标准

	酒精性	胆源性
入院时：		
年龄	>55 岁	>70 岁
血白细胞	$>16\times10^9$/L	$>18\times10^9$/L
血糖	>11.1mmol/L	>11.1mmol/L
AST	>250U/L	>250U/L
LDH	>350U/L	>400U/L
入院 48h：		
HCT	下降 >10%	下降 >10%
BUN	上升 >1.8mmol/L	上升 >0.72mmol/L
血钙	<2mmol/L	<2mmol/L
PaO_2	<8kPa（60mmHg）	
BE	>4mEq/L	>5mEq/L
体液隔离或失液量	>6L	>4L

注：体液隔离或失液量计算公式 = 48h 入水量 -（48h 胃肠减压量 + 48h 尿量 + 48h 其他引流量）

Ranson 评分每项记 1 分，总分 0～11 分。1～2 分者为“轻型”胰腺炎，这类胰腺炎多有自限性，死亡率 <1%；3～6 分者为“重型”胰腺炎，死亡率在 15%～40%；若 >6 分者，则表示为“极重型”胰腺炎，死亡率为 100%。Ranson 评分标准的敏感度为 74%（40%～96%），特异度 80%（68%～99%）。该分级标准有利于早期发现高危患者，以保证及时给予适当的手术或临床处理，且检测方法及其指标简单易行，在国内大部分医院均可方便地开展，利于推广。

2.5　全身炎症反应综合征评分（SIRS）

SIRS 是指机体对各种刺激或打击包括感染、缺氧、创伤、坏死等引起的全身失控性炎症免疫反应，若未治疗或治疗失败则会导致 MODS 的发生。1991 年 8 月美国胸内科医师学会（ACCP）与危重病医学会（SCCM）在芝加哥召开联合会议，提出 SIRS 评分标准：①体温 >38℃或 <36℃；②心率 >90 次/分；③呼吸频率 >20 次/分，或动脉血二氧化碳分压 $PaCO_2$ <32.33mmHg；④外周血白细胞 $>12\times10^9$/L，或 $<4\times10^9$/L，或未成熟粒细胞 >10%（除外化疗、白血病等）。每项各为 1 分，当分值≥2 时，即可诊断为 SIRS。

表 5　SIRS 评分标准

项目/分值	1 分	2 分	3 分
体温（℃）	>38.0 或 <36.0	>38.5	>39.0
心率（次/分）	>90	>110	>130
呼吸频率（次/分）	>20	>24	>28
白细胞计数（$\times10^9$/L）	>12.0 或 <4.0	>16.0	>20.0

SIRS 评分是临床早期评价病人受到各种致病因素打击后机体炎症反应严重程度的常用评分方法，它可以评价多种疾病的严重程度和预测疾病的发展趋势，例如预测脑卒中、急性心肌梗死病人、重症急性胰腺炎等的预后，且数据简便易得，是一个简单、独立而有

价值的评分标准。

在临床实践过程中，由于ACCP/SCCM定的诊断指标太宽松，在内、外、儿、妇科等急危重患者中普遍存在，为了弥补这一缺点，2001年12月代表欧美5个相关学会的30多位专家聚会于美国华盛顿，经过讨论后修正了SIRS的诊断要点，除了以前的指标，增加了C-反应蛋白（CRP）与前降钙素（PCT）的炎症指标；白细胞介素（IL-6）作为实验室诊断SIRS的指标之一，IL-6为279~5979μg/L被证实为SIRS。

2.6 格拉斯哥昏迷程度评分（GCS）

1974年英国格拉斯哥大学的Teasdale及Jennett提出了格拉斯哥昏迷分级法（glasgow coma score，GCS），对昏迷分级并提出了确定重型颅脑损伤的标准。GCS法是将患者反应程度的强弱分别计分，最初为14项，1976年在运动反应中又增加一项共15项。

GCS计分按睁眼、言语和运动反应三方面共15项进行计分，总分3~15分。总分越低表示颅脑损伤的程度越重。其中13~15分相当于伤后昏迷时间<20min，属轻型颅脑损伤；9~12分相当于伤后昏迷时间为20min~6h，属中型颅脑损伤；6~8分相当于伤后昏迷时间>6h或再次昏迷，属重型颅脑损伤；总分在3~5分，相当于伤后持续昏迷，属特重型颅脑损伤。

表6 Glasgow评分标准

最佳运动反应	语言反应	睁眼动作	分值
遵嘱动作			6
刺痛能定位	回答问题		5
刺痛能躲避	回答错误	自主睁眼	4
刺痛时肢体屈曲（去皮层）	能说单个词	呼唤睁眼	3
刺痛时肢体过伸	只能发音	刺痛睁眼	2
不能运动（去脑强直）	不能言语	不能睁眼	1

多年的临床实践证明，GCS评分简明科学，易于掌握，便于临床应用，不仅能客观地反映颅脑损伤病人的意识障碍和损伤程度，对预后的判断也具有重要意义，是目前国际上公认的评价急性脑外伤伤情的重要指标。但在具体用于临床时，也有一定不足之处。它以意识障碍为基础，观察方法的不同或某些因素（如眶周瘀血致睁眼困难，心理因素不配合查体等）的干扰，评分可能出现误差，且该评分方法未能包括脑干反射及瞳孔大小及光反应、眼球位置及活动、颅内压等内容。另外在评分时还应排除醉酒、服大量镇静剂、癫痫连续状态所致的昏迷等对意识观察的影响。

2.7 中毒严重程度评分（PSS）

急性中毒是急诊医学的重要内容之一，根据近年资料表明急性中毒占急诊抢救病例的10%~20%，在农村基层医疗单位高达25%~50%。严重中毒如果没有及时识别或处理不当可导致严重后果，甚至死亡。

中毒严重程度评分（the poisoning severity score，PSS）评分由欧洲中毒中心和毒理学家协会（EAPCCT）于1990年提出，并经过多次验证和修改，于1994年定稿。该评分系统详细制定了各系统的症状和体征的评分标准，并根据该指标选择最严重的指标作为中毒严重程度的分级依据，分为：0（正常）、1（轻度）、2（中度）、3（重度）、4（死亡）。该评分系统只考虑中毒引起的症状和体征，不考虑毒物的种类和剂量，因此适用于各类毒物引起的中毒；计分方法简单、直观；经过国际上多中心验证、修正，已经被广泛接受和采用。

邓跃林等对50例急性中毒患者在入院时即刻进行PSS评分，并追踪观察，进行随访PSS评分，观察预后情况。研究发现入院时PSS评分可以判断病情严重程度，评分≥2分者，病情危重，病死率高，且得分为3分者较2分者病死率更高，随访发现评分≥2分者，12h后病情可进一步加重，而评分<2分者，病情相对平稳，故对评分≥2分者，须积极进行抢救，并将可能的不良预后告知家属。结果表明急性中毒患者入院时进行PSS评分能判断病情，提示预后。他们还发现应用PSS评分时，若能结合临床具体毒物种类，考虑其潜在的严重性，则可进一步提高对预后判断的准确性。

施小燕等对61例急性中毒分别用PSS和APACHE－Ⅱ进行评分，以判断PSS在中毒严重程度及预后判断中的价值。研究发现，两者在判读病情严重度、并发症发生率及病死率方面均具有显著的一致性，说明PSS具有与同样的量化的中毒严重度评估功能，且积分简单，在处理中毒病人时可以取代评分系统而起到比较准确的中毒严重度评估作用。

2.8　创伤评分系统

创伤评分系统自20世纪60年代开始发展，至今已形成较完整的评分体系。创伤评分系统按使用场合分为①院前评分：用于创伤现场对伤员分拣选送，包括创伤指数（TI）、院前指数（PHI）、创伤积分（TS）、CRAMS法等；②院内评分：用于医院内评价伤势和指导治疗，包括损伤严重度评分（ISS）、解剖要点评分（AP）等，二者皆以简明损伤定级法（AIS）为基础；③综合评分：通过计算生存概率估计伤员预后，主要有TRISS法、ASCOT法等。

创伤计分（trauma score，TS）

1981年由Champion等提出，选择的生理指标有：循环（包括SBP和毛细血管再次充盈）、呼吸（动度和频率）、意识（格拉斯哥昏迷指数GCS）等参数，每项评0～5分，五项分值相加为TS。其有效值1～16分，分值越高，病人存活的可能性越大。其中1～3分者生理紊乱大，死亡率高达96%；4～13分者生理紊乱显著，失治易于死亡，而治疗可能存活，抢救价值很大；14～16分者，生理紊乱小，存活率高达96%。TS≤12分为重伤送往创伤中心治疗的标准。其灵敏度为63%～88%，特异性为75%～99%，准确度为98.7%。

Champion发现，TS法中的毛细血管再充盈和呼吸幅度两参数观察误差较大，特别是夜间不易看清楚；此外，TS低估了头伤伤员的生理紊乱。他于1989年提出了去除TS中的此二项的校正的创伤计分（Revised Trauma Score，RTS）法。RTS是院前抢救评价伤情中运用最广泛的一种方法，RTS≤11是转院到创伤中心的标准，敏感性59%，特异性82%。

表7　RTS评分标准

GCS分级	收缩压S（kPa）	呼吸频率R（次/分）	分值
13～15	>11.9	>29	4
9～12	8～11.9	10～29	3
6～8	6.7～7.9	6～9	2
4～5	0.1～6.6	1～5	1
3	0	0	0

3　非特异性评分系统应用简述

3.1　ICU 适用评分

为了对 ICU 危重患者的病情作出较正确的评价，预测其院内死亡概率，评价并比较不同 ICU 的效能和医疗质量以及某一 ICU 的治疗效果和医疗水平，充分利用 ICU 的医疗资源，推动危重病医学的健康快速发展，近 30 年来，国内外学者就危重患者病情评价系统进行了深入而广泛的研究，到目前为止，已推出了 3 代病情评价系统

3.1.1　APACHE 评分系统

（1）APACHE Ⅰ评分

1978 年美国乔治华盛顿大学医学中心的 Knaus 等在美国健康治疗财政署的资助下，经过三年对 2000 份病例的研究，于 1981 年提出了急性生理学及慢性健康状况评分（Acute physiology and chronic health evaluation scoringsystem），此评分系统被称为 APACHE Ⅰ，有两部分组成：①生理评分代表急性疾病的严重程度（急性生理评分 APS）；②入院前病人基础健康评价代表患者在患急性病前的健康状况（CPS）。前者包括 34 项生理参数，均为入 ICU 后 32h 内的最差值，每项参数的分值 0～4 分，各项分值之和即为 APS，最低 0 分，最高 128 分。后者包括 A、B、C、D 4 个等级，分别由轻到重反映患者入 ICU 前 3～6 个月的健康状况。A：健康，无功能障碍；B：导致轻度至中度活动受限的慢性疾病；C：症状严重但不限制活动的慢性疾病；D：导致活动严重受限，如卧床不起或需住院的疾病。APS 与 CPS 组合在一起即为 APACHE Ⅰ的总分值，其范围为 0～A 至 128～D，得分越高，病人预后越差。

在随后的研究中，Knaus 等将 APACHE Ⅰ用于 582 例 ICU 病人的评估，发现 APACHE Ⅰ分值与病死率及病人接受治疗的程度密切相关，但用于个体存活率评估时，误差较高。因此 APACHE Ⅰ比较适合 ICU 群体病人治疗结果的比较，不宜于个体病人预后评价。加上该评分系统参数多，使用不方便，其分值均由一组专家凭主观意愿选定，且未考虑年龄因素对预后的影响，故目前已弃之不用。

（2）APACHE Ⅱ评分

针对 APACHE Ⅰ评分系统存在的问题，1985 年 Knaus 等简化了 APACHE Ⅰ评分中不常用或检测不便的参数，将慢性健康状况按不同权重量化，增加了年龄分值，进一步提出了 APACHE Ⅱ评分。APACHE Ⅱ评分由急性生理学评分（APS）、慢性健康状况评分（CPS）和年龄评分共 3 部分组成。APS 包括体温、平均动脉压、心率、呼吸频率、动脉血氧分压，pH 值、血清中 Na^+、K^+ 浓度，血清肌酐浓度、红细胞压积、白细胞计数及 GCS 昏迷指数等 12 项参数，每项仍为 0～4 分，总分值 0～60 分。具体计算方法见表 10。各项参数均为入 ICU 后前 24 小时内最差值。年龄分值 0～6 分，CPS 2～5 分，APACHE Ⅱ的总分值为 0～71 分。

表8 APACHE Ⅱ之急性生理参数评分（APS）

参数/分值	0	1	2	3	4
T(℃直肠)	36.0～38.4	34.0～35.9 38.5～38.9	32.0～33.9	30.0～31.9 39.0～40.9	≤20.9 ≥41.0
MAP(mmHg)	70～109	50～69 110～129	130～159	≤49 ≥160	
HR(beat/min)	70～109		50～69 110～139	40～54 140～179	≤39 ≥180
RR(f/min) （非 MV 或 MV）	12～24	10～11 25～34	6～9	35～49	≤5 ≥50
PaO_2(mmHg)	>70	61～70		55～60	<55
(A～a)DO_2(mmHg)	<200	200～349		350～499	≥500
pH	7.33～7.49	7.50～7.59	7.25～7.32	7.15～7.24 7.60～7.69	<7.15 ≥7.70
Na^+(mmol/L)	130～149	150～154	120～129 155～159	111～119 160～179	≥180
K^+(mmol/L)	3.5～5.4	3.0～3.4 5.5～5.9	2.5～2.9	6.0～6.9	<2.5 ≥7.0
Cr(μmol/L)	53.04～123.76	<53.04 132.6～167.96	176.80～300.56	≥309.40	
Hct(%)	30.0～45.9	46.0～49.9	20.0～29.9 50.0～59.9		<20.0 ≥60.0
WBC($\times10^9$/L)	3.0～14.9	15.0～19.9	1.0～2.9 20.0～39.9		<1.0 ≥40.0

GCS 注：

①MV 指机械通气；$FiO_2 \geq 0.5$ 时记录（Aa）DO_2，$FiO_2 < 0.5$ 时只记录 PaO_2；如确定为急性肾功能衰竭（肾衰）时 Cr 分值加倍；GCS 得分等于15减去实际 GCS 分值。

②年龄评分：≤44岁，0分；45～54岁，2分；55～64岁，3分；65～74岁，5分；≥75岁，6分。

③既往健康评分：提出了在行急诊手术、非手术和选择性手术时，能够给予加分的5个器官的过去慢性病史的标准，且器官功能不全或免疫抑制状态必须在此次入院前即有明显表现。即不能承受手术或行急诊手术时加5分，行择期手术时加2分。

5种慢性器官系统功能不全或免疫功能抑制状态的标准如下：

肝脏：活检证实有肝硬变和门静脉高压，既往有门脉高压引起的上消化道出血史，或肝衰/肝性脑病/肝昏迷史。

心血管：符合纽约心脏协会制订的心功能Ⅳ级（即在休息或轻微活动时可引起心绞痛或心衰症状）。

呼吸：慢性限制性阻塞性或血管性疾病引起严重活动受限，即不能上楼或完成日常家务活动，或明显的慢性缺氧，高碳酸血症、继发性红细胞增生症，严重的肺动脉高压（>40mmHg）或使用呼吸器。

肾脏：接受透析者。

免疫功能低下：所接受治疗使机体对感染的抵抗力降低，包括免疫抑制剂、化疗、放疗，长期或近期接受大剂量类固醇；或患有使机体对感染抵抗力降低的疾病，如白血病、淋巴瘤、AIDS 等。

APACHEⅡ总分 = A 项（急性生理分）+ B 项（年龄分）+ C 项（既往健康分）。

APACHEⅡ还提出了计算每一个患者死亡危险性（R）的计算公式：Ln（R/1 - R）= -3.517 +（APACHEⅡ得分 ×0.146）+0.603（仅限于急诊手术后患者）+ 病种风险系数。在获得 APACHEⅡ计分的基础上，可对个体死亡风险（R）进行预测。若将每一患者 R 值相加，再除以患者总数即可求出群体患者的预计病死率。

APACHEⅡ因使用较为简便，设计比较合理，故自 1985 年问世以来，已在 ICU 中得到广泛的应用，在客观评价患者的危重程度，协助制定监测、治疗方案，评价治疗效果；预测群体及个体病员死亡率，尤其是群体病员死亡率；准确评估 ICU 医疗质量等方面有相当的实用价值，是目前国际上应用最广泛、最权威的 ICU 危重病评分方法。另外，APACHE 还常用于评价具体单个病种的危重程度，如急性胰腺炎、急性肾功能衰竭、急性重症胆管炎、胃十二指肠溃疡急性穿孔、创伤等。

（3）APACHEⅢ评分

为了进一步准确评定危重病患者病情，提高评估病情和预测死亡率的精度，Knaus 等于 1991 年在更大的病例基数上又提出了 APACHEⅢ评分系统。APACHEⅢ包括两部分：①APACHEⅢ评分，这部分包括 APS、CPS 和年龄评分三部分。急性生理学评分（APS）0 ~252 分，慢性健康状况 7 项 0 ~ 23 分，年龄 7 个阶段 0 ~ 24 分。总分 0 ~ 299 分，以 60 分为界限，评分越高，病情越重，死亡率越高。其中 APS 包括 17 项生理参数：体温、平均动脉压、心率、呼吸频率、动脉血氧分压、血清中 Na^+ 浓度、红细胞压积、白细胞计数、24h 尿量、尿素氮、白蛋白、总胆红素、血糖、APACHEⅢ酸碱失衡评分及 APACHEⅢ神经学评分。②APACHEⅢ患者死亡危险性 R 预计公式：In（R/1 - R）= 患者入 ICU 的主要疾病分值 + 治疗场所分值 + APACHEⅢ得分 ×0.0537）。

3.1.2 简明急性生理评分（simplified acutephysiology score，SAPS）

法国 Le Gall 等自 1984 年通过简化 APACHEⅠ的数值变量而提出了 SAPSⅠ，以后又对其进行了不断更新、补充和完善。它利用多因素线性回归技术选择了 13 个生理指标评分，根据其分值的高低来表达疾病的严重程度和预后。这些生理指标包括：年龄、心率、体温、呼吸次数、尿量、血尿素氮水平、收缩压红细胞压积、血糖、血钾、钠水平、格拉斯哥昏迷评分和白细胞计数。SAPS 计分简便，可以不考虑疾病的诊断和病人的慢性病基础。有人认为 SAPS 对单一疾病评分的准确性与 APACHEⅡ相似，但对原发病病不同的危重病人的估计的准确性不如 APACHEⅡ。

表9 SPASⅡ评分标准

变量	分值																		
	0	1	2	3	4	5	6	7	8	9	10	11	12	13	15	16	17	18	26
年龄（岁）					<40		40~59		60~69			70~74		75~79		≥80			
HR（次/min）					70~119		40~69			120~159			≥160	<40					
SBP（kPa）					13.3~26.5			≥26.7			9.3~13.2		<9.3						
T（℃）					<39		≥39												
PaO_2/FiO_2（kPa）					≥26.6			13.3~26.5		<13.3									
尿量（L/d）					≥1.000			0.500~0.999		<0.5									
血尿素（mmol/L）					<10.0			10.0~29.9			≥30.0								
或血BUN（mmol/L）					<10.5			10.5~31.0			≥32.0								
WBC（$\times10^9$/L）					1.0~19.9			≥20.0	<1.0										
血钾浓度（mmol/L）					3.0~4.9			<3，≥5											
血钠浓度（mmol/L）					125~144			≥145	<125										
血 HCO_3^- 浓度（mmol/L）					≥20		15~19	<15											
血胆红素浓度（μmol/L）					<68.4			68.4~102.5			≥102.6								
GCS评分					14~15		11~13		9~10			6~8	<6						
慢性疾病					转移癌			血液恶性肿瘤			ADS								
住ICU类型					择期手术			内科患者			急诊手术								

注：PaO_2/FiO_2 仅用于机械通气或持续肺动脉压监测者；BUN：尿素氮；1kPa = 7.5mmHg

Le Gall 在对12个欧美国家的137个ICU内的12997例患者进行了研究之后，于1993年提出了SAPSⅡ。SAPSⅡ由两部分组成：SAPSⅡ评分和PHM计算。SAPSⅡ评分由17项变量［生理学变量12项、年龄、住院类型及3种慢性疾病——获得性免疫缺陷综合征（AIDS）、转移癌和血液恶性肿瘤］构成，每项变量分值不等，最低0分，最高26分，总分0~163分。生理学变量仍取患者入住ICU后第1个24小时内的最差值（即得分最高者），缺如项视为正常，总分越高，示病情越重，预后越差。

欧美国家的大量应用研究证明，SPASⅡ的校准度和分辨度均明显高SPASⅠ。

3.1.3 死亡率预测模型（mortality prediction model，MPM）

该模型由Teres、Lemeshow等人于1985年提出，用多元回归原理将多种观察变量（即预测因子X）与结果变量Y之间的关系用数学表达式表示。它通过计算机对病人的资料进行分析，选取与预后相关的指标，然后进行评分。这些指标包括意识水平、住入ICU前有无心肺复苏术、感染几个方面。MPM是富有吸引力的，因为它不需要疾病的分类和了解患者以前的健康状况。

MPMⅡ是在MPMⅠ的基础上，通过对十几个国家100多所医院数万名患者的研究后得出的。MPMⅡ包括四个独立的子系统——MPM0、MPM24、MPM48及MPM72，它们能够分别计算出患者入住ICU时、住ICU后24、48及72h的院内病死概率。最初仅是根据患者入院时年龄、有无肝硬化、颅内占位效应、恶性肿瘤转移及非选择性手术情况（MPM0），入院后24小时对其神志、感染、机械通气、氧分压、凝血酶原时间、尿量、血管活性药使用情况进行评分，从而估计其预后。

表 10　治疗介入评分（TISS）

1分	2分	3分	4分
心电图监测	CVP（中心静脉压测定）	经深静脉胃肠外营养（包括肾衰、心衰、肝衰的体液调节）	心搏停止或（和）48小时内行抗休克治疗
每小时观察生命征象	两条外周静脉输液	准备起搏	行控制呼吸者（无论施行 PEEP 与否）
一条外周静脉输液	病情稳定病人的血透	胸腔引流	控制通气同时使用间歇或持续肌肉松弛剂
长期抗凝治疗	早期气管切开（48小时）	间歇性正压通气（IMV）或辅助呼吸	食管静脉曲张使用气囊充气止血者
标准摄入与排出（每24小时）	经气管内插管或气管切开能自主呼吸	持续呼吸道正压（CPAP）	动脉内连续注药
常需临时检验	胃肠道内营养	高浓度钾离子经中心静脉输注	肺动脉插管
有计划间歇静脉给药	纠正脱水	经鼻或经口气管内插管	心房或心室内起搏
常规伤口换药	胃肠外化疗	气管内吸引	病情尚未稳定但必须立即进行透析者
标准骨牵引	需每小时观察生命征象和神经系统体征	复杂代谢平衡（摄入与排出频繁）	腹膜透析
气管切开护理	多处伤口换药	反复血气分析、抽血和（或）统计学观察（>4次/班）	人工低温
褥疮	加压素经静脉输注	频繁成分输血	加压输血
导尿管（临时）静脉内突击给药	调压服	经鼻或面罩辅助给氧血管活性药物输注（1种药物）	颅内压监测
注射≥2种抗生素		抗心律失常药的持续输注	输血小板
胸部理疗		心律转复	主动脉内反搏（IABA）
伤口，瘘管或结肠造瘘的广泛冲洗换药或清创		应用降温毯	24小时内的急诊手术
胃肠减压		外周动脉置管	胃肠道急性出血的灌洗
经外周静脉营养或输注脂肪乳剂		快速毛地黄化（48小时内）	急诊内窥镜或支气管镜
		使用任何方法测量心输出量	静滴血管活性药物（多于一种药物）
		体液过荷或脑水肿而需快速利尿	
		积极纠正代谢性碱中毒	
		积极纠正代谢性酸中毒	
		急性胸腔、腹腔和心包穿刺	
		积极抗凝治疗（开始48小时）	
		因体液过荷而行静脉放血术	
		静脉注射抗生素达两种以上	
		抗惊厥治疗或治疗代谢性脑病（发病48小时内）	
		复杂的骨牵引	

3.1.4 治疗干预评分系统（fherapeutic intervention scoring system，TISS）

Tiss 是 1974 年由 Cullen 提出的，是根据病人所需要采取的诊疗和护理措施进行评分，1983 年又进行了新的补充和改进。其目的是①测定疾病的严重程度；②确定在 ICU 护士和病人的比例；③评估医院 ICU 病床的利用率；④确定将来对 ICU 床位的需要数。它是根据病情越重需要干预性治疗的种类也就越多的原则，依据病人所需要治疗的种类和数量对疾病的严重程度和预后评分。

TISS 评分对 80 个 ICU 常用的诊断或治疗、护理项目分别赋予 1～4 分，评分越高，表示病情越严重，说明越需要更复杂的技术、更长的时间和更大的努力。每天相同时间评分，如病情好转，则评分应相应下降，依据评分可将病人分为 4 级，＜10 分为 1 级，0～19 分为 2 级，20～29 分为 3 级，30～39 分为 4 级，依次来表达疾病的严重程度。也有人将以上评分分成三部分：主动治疗、监测、标准护理。TISS 应反复评定，如果按每日评分时，应选取 24 小时内的最高分。

TISS 不仅可反应病情的程度，而且由于强调了治疗与监测的种类和数量，所以 TISS 也反应了 ICU 的工作量和病人实际接受治疗的程度。这有助于确定 ICU 床位需要，建立合适的护士病员比例，也是评估 ICU 资源利用及费用。但由于 TISS 受到医院治疗水平、设备条件、医生经验和家属态度等多方面的影响，应用上也受到了较大的限制。

3.2 门诊适用评分——EWS 和 MEWS 评分系统

20 世纪 90 年代初，英国医疗机构为了及时更好地识别“潜在急危重病”患者，尽早高效进行合理治疗干预，成立了“风险患者应急小组”，但仍有大量患者因病情变化不能被及时发现。英国 McQuillan 等认为，缺乏临床紧急性评估是导致这种情况的重要原因。因此，需要建立一个临床观察更方便、运算规则更简便的评分系统来提高医疗机构对疾病危险程度的鉴别，从而及早展开合理的医疗干预，因而 Morgan RJM 等于 1997 年提出了早期预警评分（early warning score，EWS）。

EWS 评分通过对患者心率、收缩压、呼吸频率、体温和意识等 5 项内容进行评分，每项 0～3 分，总分 0～15 分。根据不同的分值制订出不同级别的医疗处理干预原则。一旦分值达到一定标准即“触发”水平，就必须尽快进行更积极的医疗处置。该方法的特点是所需资料简单易得，只凭对病人的物理体格检查就可获得，不需要血液和其他生化指标，所有资料数分钟即可获得并完成对病人病情的评价，得到广大医务人员的肯定。但由于英国不同医院应用 EWS 评分系统的内容尚不完全一致，在临床研究和对比时造成一定困难，故 Subbe 等对有些内容经实践后进行了改良，于 2001 年提出了改良早期预警评分（modified early warning score，MEWS）。

表 11　MEWS 评分标准

项目	分值						
	3	2	1	0	1	2	3
心率（次/分）		≤40	41～50	51～100	10～110	11～129	≥130
收缩压（mmHg）	≤70	71～80	81～100	10～199		≥200	
呼吸频率（次/分）		＜9		9～14	15～20	21～29	≥30
体温（℃）		＜35.0		3～38.4		≥38.5	
意识				清楚	对声音有反应	对疼痛有反应	无反应

MEWS 评分方法主要包括心率、收缩压、呼吸、体温及意识等 5 项临床指标，每项指标按数值不同分别赋予 0~3 分，病人分数最低 0 分，最高 15 分。分数越高，病人病情越重。其中 MEWS 评分 5 分是鉴别病人严重程度的最佳截断点，MEWS 评分 <5 分者，大多数不需住院治疗，在门诊"留观"或普通门诊治疗即可；MEWS 评分≥5 分者，病人病情变化的潜在危险性增大，包含"潜在危重病"，往往需要收专科病房，甚至 ICU 监护治疗。魏刚等认为 MEWS 评分 5 分以上对危重病人（需要收住 ICU）鉴别的灵敏度为 100%，特异度为 81.5%；对需要收专科病房治疗的病人的鉴别能力的灵敏度为 84.3%，特异度为 88.3%。

4　急诊病人评分初探

我院地处北京市繁华地段，门诊病人流量大，加上急诊病人病情紧急且复杂，如何在很短的时间内对急诊病人作出相对准确的分拣是急诊临床工作值得研究的一个问题；同时，如何及时识别潜在危重病患者也是每一个急诊医务工作者所面临的重大挑战。

而在当前的危重病评分系统中，特异性评分系统只适用于单个疾病，ICU 评分系统如 APACHE Ⅱ或Ⅲ、SAPS、MPM 和 TISS 等评分法虽然在一定程度上能反映急诊危重病病人的病情严重程度和预测其预后，但其对病人的病死危险性预测较实际要高，对潜在危重病病人的识别能力并不满意。且这些危重病评分方法，大多要求数项生化指标，获取全部参数最长需 24 小时，影响及时对患者进行评估。因此，寻找一种简便易行、灵敏准确、适用于所有急诊病人的评分方法来显得十分必要。

英国 C. P. Subbe 等人提出的改良早期预警评分（MEWS）采取临床上最简单易得的生命体征指标加上意识作为评分依据，可操作性强。患者的脉搏、血压、呼吸和神智等基本情况其实是许多危重病患者病情加重或变化时最先或最容易直接观察到的客观指标，对这些指标的观察常常能提供很多病情变化的信息。MEWS 评分对这些指标赋予分值，每项 0~3 分，总分 0~15 分。分数越高，病人病情越重。该评分方法简单而易于使用，尤其适合于急诊特点。经证实，MEWS 评分可以评价急诊病人的病情严重程度，能在一定程度上识别"急诊潜在危重病人"，而且可以指导急诊医生对急诊病人的处置和病人去向的分流。

我国孟新科等对急诊科留观和抢救室的 501 例患者进行 MEWS 和 APACHE 评分评估，并对患者进行随访。研究显示，MEWS 评分 5 分以上鉴别危重患者（需要收 ICU）的敏感性为 100%，特异性为 81.5%，鉴别需要收专科病房治疗患者的敏感性为 84.3%，特异性为 88.3%。孟新科认为，在预测患者是否应入住 ICU 或患者病死危险性方面，MEWS 和 APACHE Ⅱ评分相当（$P>0.05$），两者均有较高的价值，其 ROC 曲线下面积均在 0.90 以上，但在预测患者是否入住专科病房方面，APACHE 评分显著好于 MEWS（$P<0.05$），两者 ROC 曲线下面积分别为 0.846 和 0.798。但 MEWS 有应用简单、获取临床信息快捷、花费少、方便及不受医院硬件设备条件限制等优点。魏刚等认为 MEWS 评分和 SAPS Ⅱ评分都能用于判断急诊病人的病情严重程度，有一定的识别"急诊潜在危重病"的能力；而 MEWS 评分因为快速、简捷、费用低廉和便于操作，更适用于急诊科。

因此，个人认为，在找到一种更适合急诊内科病人的评分之前，可以在急诊门诊推广使用 MEWS 评分，以迅速对急诊病人病情进行评估和对病人进行合理分流。

《中医急诊学》七年制学生创新思维的培养

李　雁　王光磊　刘清泉

创新思维是一个民族进步的灵魂，是国家兴旺发达的不竭动力。而中医学的发展正是一代代名医不断地创新，才使中医学形成一整套理论体系。因此，《中医急诊学》七年制学生临床教学中，不仅要求全面提高学生临床综合素质，而且应特别重视创新思维的培养，这一主导思想应贯穿于临床教学过程的始终，下面分几个方面分述如下。

1　创新思维的意义

创新思维的培养就是指培养学生具有"敢为天下先"的胆识和勇气，培养学生具有不满足现状和现成答案的创新精神，不墨守成规，敢于发现、提出和质疑问题。具备思维创造力不仅是现代人尤其是医学生取得成功的重要条件，也是21世纪优秀临床医师的培养目标。据调查，绝大多数外企对求职者的成绩并不很在乎，在他们看来，成绩只是相对概念，任何工作技能都可以培训，而求职者的个人素质是最重要的，他应该具有创新思维的素质和发展的潜能。创新思维的培养将有效地促进学生临床实践能力的提高。

2　学生创新思维的现状

学生从学校来到医院，可以说是从一个比较封闭的环境进入到相对开放的环境，学习、生活融入了一个全新的概念，对于临床学习常常抱着不同的想法，存在着不同程度的压力，使其原来在课堂上所学的基础知识和基本技能，不能很好地应用于临床实际，从而产生一种理论和实践脱节的落差感；另一方面，中医急诊诊疗过程的临床思维不同于普通各科的先诊断后治疗程序，要求对病人快速四诊，快速诊断，紧急救治，面对这种情况紧张感油然而生；再之，患者或家属对实习生往往抱着怀疑的态度，使他们承受着巨大的心理压力。另外，有些带教教师只重视学生对医疗活动的影响，而忽视患者、同行的态度与行为对医疗活动效果和质量的作用，只强调训练学生在医疗活动中的执行能力，而忽视培养学生的思维能力；只重视训练学生的临床能力，而忽视学生在其思维能力形成过程中的能动作用，使学生创造性思维的形成受到限制。

3　培养学生创新思维的对策

3.1　注重培养学生的临床思维及临床兴趣

一般对科学创造的浓厚兴趣是创造个性的显著特点，兴趣能够使人思想活跃，注意力集中，产生较高的智力而获得成就。因此，创造性人才的培养需要把握的环节首先是兴趣。一方面要重视学生热爱中医的思想教育，培养其对中医的学习兴趣。由于中医临床医学知识深奥而且又有许多医学专有名词，对于许多疾病的诊治都需要记忆和掌握，学起来往往会感到枯燥乏味，这就需要老师的教学既要准确浅显，深入浅出，生动形象；又要帮助学生找出规律性的东西以便记忆掌握，使学生感到新奇而有趣，在愉悦中非常轻松地接受更多的知识，从而激发更大的学习兴趣。另一方面临床实践中也要注意培养学生的主观能动性和积极参与的意识。因此，我们在中医急诊临床教学中理论课与临床见习、同步进行，在课堂教学中改灌输式教学为以问题为中心的启发式、讨论式及互动式教学，提前将思考内容交给学生，每节课对核心内容都适时展开提问和讨论。按照“提出问题—思考—讨论—讲授—病例见习—实践验证”的程序进行。见习时接触真正的病人，根据接诊的患者的病情提出问题，回来后通过模拟人和标准化病人进行训练，通过由简到繁、反复和系统地训练，学生基本临床技能、临床思维能力大大提高。学生早期接触临床，后期回归基础，使学生能够体会到疾病原理对临床的重要性与相关性，综合而完整地把握各个系统的科学性与临床意义。比如：通过临床病历的分析对比和讨论，可以使学生体会到患者个体不同，同样的疾病在不同患者身上表现可能会大相径庭，对相同的诊断、治疗措施往往出现不同的反应和效果，体会中医的同病异治和异病同治的道理；这种教学有利于提高学生综合素质，发展创造思维，培养创造能力，在一定程度上形成知识的立体交叉，使理论与实践融会贯通，达到知识面的灵活扩展，使学生养成积极探索的认识习惯。

在学生急诊实习期间，提前制订计划目标病种，尽可能多看病人，对未能完成的目标病种，学生即使离开急诊，也要求随时回来补上应实习的内容。并要求学生在急诊实习时参与管理病人，出科时以临床病历的形式进行临床考核，一方面增强了学生的责任心，另一方面亦锻炼了临床思维。

总之，通过这种临床教学不仅使学生切实认识中医思维的特点，了解了中医的博大精深，同时也使学生增加了临床兴趣。学生带着疑问听课，带着兴趣思考，不仅对所讲内容加深了印象，加深了理解，而且锻炼了学生的临床思维和解决问题的能力。

3.2　注重拓宽知识结构，掌握现代知识信息

现代网络技术打破了传统课堂的屏障，在保持中医特色的前提下注意吸收现代科技新知识，拓宽学生的知识领域开阔视野，鼓励学生积极参加各种学术讲座及学术交流，参加临床病例讨论会，及时了解和掌握与中医药发展密切相关的现代科学研究前沿学科知识，掌握本学科的发展动态，指导学生参与中医临床研究，参与中医课题设计工作，为将来独立工作创造条件。

3.3　改变教学方式，学会自我学习

我国伟大的教育家叶圣陶先生说过，教是为了不教，也就是说要教会学生自己学习。对于医学这样永无止境的学科，更要着力培养学生的学习思维。因此在中医急诊临床教学过程中教师应变教为导，教师要重过程轻结论，引导学生学会发现问题，鼓励学生在实践中大胆提出质疑，启发学生深入探究，通过现代手段获取知识，在学习过程中对一些有争议的问题以小组讨论的方式，各抒己见，尊重学生的不同想法。这样才能培养出创造性人才，才能使中医学不断地发展。

3.4　重视中医概念，培养中医急诊临床思维

回顾中医急症发展史，如：《中脏经》的口对口人工呼吸技术，《金匮要略》记载的抢救卒死的胸外心脏按压术，《外台秘要》的导尿术等中医急救技术的应用史。回顾中医经典理论及临床技术的发展，促使学生理清思路，帮助学生搞清中医理论体系，分清中医和西医的概念。只有使中医辨证施治理论在大脑中形成定势的前提下，才能自觉地运用中医理论诊断及治疗疾病。同时，在教学实践中增加与中医急诊医学相关的中医专题学术讲座，名老中医经验交流，教师与学生一起进行疑难病例讨论，强化以往所学，真正把书本

知识经分析提炼作出自己的判断，进而转化到临床实际应用。通过这样的学习，学生不仅有学以致用之感，而且有助于拓展学生中医急诊临床思维，为将来成为一名有创造性思维的中医高级人才打下良好的基础。

3.5 克服惯性思维，打开想象空间

中医学历史悠久，中医学的发展就是不断创新的结果。众所周知，医学有很多不确定的因素，没有一成不变的疾病。疾病表现形式各不相同，这就需要医生能够根据病史、临床表现及检查结果，进行综合分析，作出正确的诊断与治疗。在实践教学中，要引导学生通过自己的观察、思考、分析总结，提出自己的见解，克服习惯性思维方式，重视标准化、客观化指标，去除主观臆断的成分，鼓励学生敢于提出假设，并参与研究验证假设，这种实践性的学习过程，有利于创造性思维的培养。

总之，学生创新思维的培养是一个动态教育过程，社会在发展，中医要振兴，高级中医人才的培养是一个需要花费艰苦劳动的过程。我们应该根据培养目标和资源条件，因材施教，力求培养出具有较高临床技能和临床思维，具有良好的职业道德有创新思维的高级中医急救人才。

东直门医院 2007 年秋季期间急诊留观病例回顾

杨保林

急诊是医学面向社会的前线，它为无限制人群的患者提供着全面、紧急和便捷的医疗需求，以避免健康危机者紧急状态所造成的死亡和伤残。对于这种不可预测的急诊应诊情况进行回顾，可以了解来诊急诊病人一定的信息特点，以利于急诊医生提高应诊水平和急救质量。本文就东直门医院 2007. 7 至 2007. 10 期间急诊科接诊病人情况作一简要回顾，以利于将要面对的秋冬交替季节的急诊服务。现报告如下。

1 资料与方法

查阅急诊留院观察日志及留存急诊病例档案，选择 2007 年 7 月至 2007 年 10 月期间，到我科急诊就诊留院观察的 2325 例病人，按性别、年龄、疾病种类三方面进行统计，首次诊断不明者，以复诊时诊断为依据。

2 结果

2.1 一般情况

收集病例 2000 例，男性 988 例，女性 1012 例。就诊者年龄情况：按照世界卫生组织有关年龄阶段的划分方法，分为小于 44 岁（青年人），548 例（%）；45 ~ 59 岁（中年人）162 例（%）；60 岁以上（老年人）131 例（%）。

表 1 8、9、10 三个月病例年龄分布

月份	年龄段		
	18 ~ 44 岁	45 ~ 59 岁	60 岁以上
8	548	162	131
9	379	102	117
10	348	103	110
合计	1275	367	358
总例数	2000		

2.2 疾病分布情况

2000 例中，发热 298 例（14.9%），上呼吸道感染 568 例（28%），气管炎 53 例（2.65%），肺部感染 60 例（3%），哮喘 17 例（0.85%），扁桃体炎 46 例（2.3%），猝死 1 例，急性冠脉综合征 14 例（0.7%），心力衰竭 10 例（0.5%），冠心病不稳定心绞痛（心梗）93 例（4.65%），心律失常 52 例（2.6%），胸痛 80 例（4%），脑梗死 40 例（2%），急性腹痛 160 例（8%），昏迷 19 例（0.95%），高血压病 5 例（2.85%），头晕头痛 132 例（6.6%），脑出血 1 例，胃炎 173 例（8.65%），腹痛 160（8%），酒精中毒 28 例（1.4%），上消化道出血 1 例，泌尿系感染 86 例（4.3%），癔病 9 例（0.45%），中暑 2 例（0.1%）。

表 2　疾病种类的时间分布及所占留观病例的百分比

疾病种类	月份			百分比
	8	9	10	
发热	142	89	67	(298) 14.9%
上呼吸道感染	236	160	172	(568) 28.4%
气管炎	19	12	22	(53) 2.65%
肺部感染	20	10	30	(60) 3%
哮喘	5	4	8	(17) 0.85%
扁桃体炎	26	20		(46) 2.3%
猝死	1			(1) 0.05%
急性冠脉综合征	5	3	6	(14) 0.7%
心衰	5	2	3	(10) 0.5%
冠心病	29	44	20	(93) 4.65%
心律失常-心悸	14	18	20	(52) 2.6%
胸痛	34	23	23	(80) 4%
昏迷	4	6	9	(19) 0.95%
脑梗死	15	10	15	(40) 2%
高血压	15	23	19	(57) 2.85%
头晕头痛	59	44	29	(132) 6.6%
脑出血			1	(1) 0.05%
胃炎	75	45	53	(173) 8.65%
腹痛	77	47	36	(160) 8%
酒精中毒	13	4	11	(28) 1.4%
上消化道出血			1	(1) 0.05%
泌尿系感染	36	34	16	(86) 4.3%
癔病	9			(9) 0.45%
中暑	2			(2) 0.1%

2.3　主要几种疾病与年龄相关情况

表 3　疾病种类与年龄分布

疾病种类	年龄段	病例数	合计
发热	18~44 岁	154	298
	45~59 岁	89	
	60 岁以上	55	
上呼吸道感染	18~44 岁	325	568
	45~59 岁	168	
	60 岁以上	75	
急性冠脉综合征	18~44 岁	1	14
	45~59 岁	6	
	60 岁以上	7	
心衰	18~44 岁		10
	45~59 岁	2	
	60 岁以上	8	

续 表

疾病种类	年龄段	病例数	合计
冠心病	18~44 岁		93
	45~59 岁	5	
	60 岁以上	88	
心律失常-心悸	18~44 岁	8	52
	45~59 岁	16	
	60 岁以上	28	
胸痛	18~44 岁	10	80
	45~59 岁	38	
	60 岁以上	32	
脑梗塞	18~44 岁		40
	45~59 岁	12	
	60 岁以上	28	
高血压	18~44 岁	6	57
	45~59 岁	30	
	60 岁以上	21	
头晕头痛	18~44 岁	45	132
	45~59 岁	52	
	60 岁以上	35	
胃炎	18~44 岁	72	173
	45~59 岁	59	
	60 岁以上	42	
泌尿系感染	18~44 岁	32	86
	45~59 岁	28	
	60 岁以上	26	
癔病	18~44 岁	6	9
	45~59 岁	3	
	60 岁以上		

2.4 与性别的相关度较高的疾病情况

表 4 与性别明显相关的几种疾病

疾病种类	性别	病例数
泌尿系感染	男	4
	女	82
癔病	男	
	女	9

3 讨论

仅从 2007 年 8、9、10 三个月份的简要统计来看，来诊患者有性别差异趋势，女性患者较男性患者就诊人数偏多，但尚无统计学意义；从老中青年龄阶段来看，似乎 44 岁以下的患者占的比重较大（63.4%），45 至 59 岁的患者和 60 岁以上患者分别占有较小比例（分别是 18.35%、17.9%），可能是青年年龄段的跨度较大的因素。2000 例中，上呼吸道感染 568 例，占 28%，气管炎 53 例占 2.65%，肺部感染 60 例占 3%，哮喘 17 例占

0.85%，扁桃体炎46例占2.3%，是所有留观病例中最常见的病种。心血管系统中，急性冠脉综合征14例占0.7%，冠心病不稳定心绞痛（心梗）93例占4.65%，心律失常52例占2.6%，胸痛80例占4%，高血压病57例占2.85%，居于呼吸系统感染性疾病之后；脑梗死40例占2%，脑出血1例，头晕头痛132例占6.6%，在急诊留观病人中也占有较重比例；以胃炎为诊断的病例173例占8.65%，酒精中毒28例占1.4%，泌尿系感染86例占4.3%，癔病9例占0.45%。

另外，急危重症的病例有昏迷19例占0.95%，心力衰竭10例占0.5%，上消化道出血1例，脑出血1例，猝死1例；还有中暑2例。统计中未查到休克、心跳骤停、多脏器功能衰竭、一氧化碳中毒等危重症，可能与查看时间段相对较短，某些疾病的多发季节尚未到来有关。

在疾病种类和性别关系方面，除了泌尿系感染主要为女性所易患外，发现9例癔病患者也均为女性，并且年龄以44岁以下的年轻女性为主。其他疾病尚无明显的性别差异。

从病例的诊断方面来看，以腹痛、发热原因待查者分别为腹痛160占8%，发热298例占14.9%，这些患者由于诊断不明确，在治疗方面，必然显得“药难对症”，尤其需要值班医生加强重视力度，仔细观察，多请会诊，尽早明确诊断，正确治疗。

目前正是秋高气爽之季，回顾既往此一时期的临床工作，对现时的急诊应诊工作可能有所帮助。由于临时匆忙所迫，存在病例资料不足、统计方法简单、信息挖掘不够等问题，有待进一步研究。

从调和五脏谈心力衰竭的诊治

郑　宏　刘清泉

西医认为心力衰竭是由不同病因引起的心脏舒缩功能异常，在循环血量和血管舒缩功能正常时，心脏泵出的血量不能满足机体组织代谢需要的一种病理生理状态，具有血流动力学异常和神经体液激活两方面特征，是各种心血管疾病终末阶段的临床表现。中医本无心力衰竭病名，而是根据其呼吸困难、咳嗽、心慌、少尿、肢肿等临床表现，将本病归属为咳喘、心悸、胸痹、水肿、痰饮等相关范畴。《金匮要略·水气篇》有“心水者，其身重而少气，不得卧，烦而躁，其人阴肿”的记载，《圣济总录·卷第九十·虚劳惊悸》也有“虚劳惊悸者，心气不足，心下有停水也……若水停心下，水气乘心，亦令悸也”的描述。《景岳全书·卷之十九·喘促》记载“凡虚喘之证，无非由气虚耳”，则对虚喘的病机进行了总结。《病因脉台·卷二·内伤喘逆》所述“痰饮喘逆之因，饮水过多，脾虚不能四布，水积肠间，成痰成饮，上干肺家，则喘息倚肩，而成痰饮也”则把痰饮喘逆的成因与脾肺两脏紧密联系起来。

从心力衰竭病位而言，病本在心，涉及肺、脾、肝、肾诸脏，病人在病情发展过程中都有不同程度的五脏失调的表现，或病于一脏，或多脏同病，或五脏均失所令。从病因而言，与先天禀赋不足，外邪入侵，内舍于心，情致失调和年老体衰等因素有关。从心脏生理功能而言，心为君主之官，主血、主脉，在五行属火。《素问·痿论》言“心主身之血脉”，《素问·五藏生成》说“诸血者，皆属于心”，都说明心为血之主，脉之宗，对生命活动起着主宰作用，全身血液的正常运行，必须以心气充沛、血液充盈和脉道通利为最基本的前提条件。气血流通不仅有赖于心气的推动，还有赖于心阳的温煦和心阴的滋润，而心气充足为其根本，因此心体失用的根本原因在于心气的衰竭。

从五行之间相互关系而言，心脏的生理功能与肺、肾、脾、肝等脏器都有密切关系。心与肺的关系是心主血和肺主气之间的关系，而气血之间相互依存、相互为用，气为血帅，血为气母，心肺同居上焦，肺朝百脉，主宣发肃降的功能有促心行血的作用；心与肾的关系是水脏和火脏的关系，心阳为阳中之太阳，心阳可助肾阳化湿利水，而肾为命火所居，为脏腑阴阳之根本，对心阳起着温煦的作用；心与脾的关系体现在气血的生成和统摄运行方面，脾为后天之本，主运化、升清、统摄血液，一方面运化水谷精微，一方面运化水湿，生化有源则心血充足，水湿得以运化则不易产生湿、痰、饮等病理产物；心与肝母子相连，心主血脉，肝主藏血，主疏泄，肝有所藏，必有赖于心之行血功能正常，而心气心阴必借助于相火以资助，血脉运行必借助于肝气以调畅，另外肝脏的藏血功能还有调节人体各部分血量分配，特别是对外周血量的调节起着重要的作用。

从五行之间相互关系看心力衰竭的病机变化，虚实夹杂是病情发展各个阶段的共同特点。发病不同阶段病机表现形式各不相同，急性发作期多以以痰浊、水饮、瘀血共同为患，痰水凌心射肺，导致心体失养，甚而心气、心阳暴脱；慢性心力衰竭则以心气、心阳虚（久病致阴虚）为主要表现，间或并有不同程度的血瘀、痰浊、水饮等标实表现。心力衰竭病机总以心气虚贯穿始终。心气虚日久损及心阳，可使心气心阳俱虚，心肾水火二脏阴阳互根，心阳虚日久则损及肾阳，肾阳虚弱，不能化气行水，水气凌心，则心阳更衰；另一方面心气心阳亏虚无力推动血液运行，则血运不畅，瘀血内停。肝气郁滞，不得发越和宣泄，也可致血运不畅，导致瘀血阻络。肺主宣发肃降，通调水道，脾主运化水湿，肾主蒸腾气化，肺、脾、肾三脏与机体水液代谢的功能密切相关。诸脏功能正常，才能使津液输布于全身，维持津液的代谢平衡，使湿化水行，痰瘀无所以生。在病理状态下，肺虚失于通调水道，脾虚失于运化水湿，肾虚不能蒸腾气化，导致体内水液的输布和排泄异常，水湿停聚，痰浊内生，甚而形成水饮，上凌心肺，致心悸、咳喘、不能平卧之症。肺主呼吸，肾主纳气，肺气不足，失于肃降，则上逆而喘，肾失纳气则动而气急。气虚为本，水湿、痰浊、瘀血为标，交互为病，形成了心衰互为因果的恶性循环。

中医学治疗各种急慢性心力衰竭多用补益心气、温阳利水、泻肺逐水、活血化瘀等法，远如《内经》的治水三法“开鬼门，洁净府，去菀陈莝”和《金匮要略》所云“腰以下肿，当利小便”，都是中医治疗心力衰竭实证之法，即活血、利水、通便。目前众多医学工作者虽然对心力衰竭的认识和阐述角度不同，但归纳起来，重视五脏之间标本虚实的病机变化是其共同特点。如邓铁涛认为五脏是一个相互关联的整体，在心衰的发展过程中，肺、脾、肾、肝都对心衰起重要影响，不能孤立认识心衰的病因病机，强调心衰病机为“五脏皆致心衰，非独心也”，认为心脾功能失调是导致痰瘀病理产物的重要因素，在治疗上既强调以心为主，补益心气心阳，又强调补益脾肾两脏；认为脾为生化之源，肾为命火所居，心脾同治、心肾同治或心脾肾同治，是治本之法。其中心脾同治选用四君子汤加黄芪，心肾同治选用真武汤、参附汤或四逆汤加人参，益气化浊行瘀之法选用温胆汤加减等。焦增绵认为心衰是水湿为病，强调利水渗湿是主要环节，治疗上重视肺、脾、肾三脏，提出温阳化气，调畅气血，调畅三焦，宣气利水等治湿四法，分别治疗肾虚不主气化，水液不行；阳虚水泛，水气凌心；肝瘀气滞，水瘀交浊；湿浊弥漫三焦等证。罗铨认为心衰在其发生和发展的过程中，主要以心脏虚损为本，随着疾病的发展逐渐造成肺、脾、肾以及肝脏的虚损和血脉的瘀阻，自拟罗氏心衰合剂，治以补虚泻实、升清降浊，方药如生晒参、黄芪、枳实、桂枝、丹参、五加皮、葶苈子等。吴以岭认为，心气虚是慢性心力衰竭发生的病机根本，瘀血阻络是中心环节。津液不循络脉运行，渗出脉外而为水湿之邪，发为水肿，瘀血水饮阻滞络脉，日久结聚成形，导致心络阻滞，自拟芪苈强心胶囊，以益气温阳药为治络强心之本，辅以活血通络药，使气旺血行络通，阻断瘀血阻络的病理环节，兼用利水消肿药以治其标。杨培君认为心力衰竭以心为本，兼顾他脏，本虚标实，重在补虚，勿忘泻实，将心衰分为五型论治。心气阴虚证，治以益心气养心阴，化瘀肃肺，方用炙甘草汤合生脉散加减；气虚血瘀证，治以益气化瘀，养心定悸，方用保元汤合桃红四物汤加减；心肾阳虚证，治以温补心肾阳气，佐以化瘀利水，方用附子汤加丹参、桃仁、葶苈子、车前子；阳虚水泛证，治以温阳化饮，泻肺化瘀，方用真武汤合参附汤或葶苈大枣汤加减；心阳虚脱证，治以回阳救逆，益气固脱，方用四逆汤加人参汤加味。

西医认为心力衰竭时血流动力学的变化是产生临床症状的基础，而心室重塑是心力衰竭发生、发展的基础，是患病率和病死率的决定因素。近年大量的研究显示，在心力衰竭的发生、发展过程中，始终有神经激素（如去甲肾上腺素、血管紧张素、醛固酮、加压素、内皮素、肿瘤坏死因子等）激活等因素的参与，肾素－血管紧张素－醛固酮系统激活是造成心力衰竭恶性循环的重要原因之一。在20世纪80年代以前，心力衰竭的主要治疗仅仅着眼于缓解血流动力学的变化，药物主要为洋地黄类和利尿剂，而现代研究启示，单纯增强心肌收缩力的治疗不能改善患者的预后，因此现代治疗的重点在于防止和延缓心力衰竭的发生和发展，延缓和改变心室重塑，干预被过度激活的神经体液系统；同时降低病死率，这种思维模式与祖国医学治病与防病的整体观念是非常一致的。中医学认为心力衰竭的病机特点主要为虚实夹杂，在病程发展的不同阶段，虚、实各有所侧重，心、肝、肺、脾、肾各脏器的虚损程度亦有所不同，所以治疗时中医药可发挥整体调节的优势，通过阴阳之间互根互用、消长平衡的特点，以及五行之间的生克变化，或调节一脏，或两脏同治，或诸脏并举，加强各脏腑之间的功能联系，促进心脏和其他各脏腑功能的恢复，从而达到改善全身血液循环，改善心肌能量代谢，延缓心室重塑的作用。

中医药治疗心力衰竭的优势不仅体现在整体观念，还体现在未病先防，既病防变，治病求本等方面，以下试举两病例进一步加以分析说明。

病例1：魏×，女，74岁，主因“胸闷喘憋心慌8天”于2007年10月16日就诊，主要表现为喘憋、胸闷、心慌气短，夜间喘憋加重，活动后症状加重，无咳嗽咯痰，畏寒肢冷，腰酸乏力，双下肢水肿，口干，纳差，略有腹胀恶心，睡眠差，大便干，小便尚调，既往心肌梗死史17年，糖尿病史4年，口服格列喹酮，查体：BP：140/75mmHg，神志清楚，精神尚可，端坐位，双眼眼睑水肿，颈静脉无怒张，肝颈静脉回流征（－），两肺叩诊呈清音，双肺呼吸音粗，双下肺可闻及湿啰音，心脏相对浊音界向左侧扩大，心率80次/分，律不齐，心音强弱不等，各瓣膜听诊区未闻及明显病理性杂音，腹部饱满，腹软无压痛及反跳痛，肝脾未触及，双下肢水肿，舌暗红，舌面光剥无苔，舌质干，舌下脉络青瘀，脉沉涩。诊断为：冠状动脉粥样硬化性心脏病，陈旧性心肌梗死，心功能Ⅲ级，心衰Ⅱ°，心律失常，心房纤颤，Ⅱ型糖尿病。中医辨证为：阴阳两虚、心脉瘀滞，方用炙甘草汤合真武汤加减，处方：炙甘草、西洋参、党参、麦冬、生地黄、茯苓、桂枝、阿胶、生姜、熟附片、炒白术、大枣、丹参、桃仁、当归等。上方服用五剂后，患者胸闷喘憋心慌诸症缓解，但仍有腹胀恶心，畏寒肢冷，腰酸乏力，双下肢水肿等症，考虑心脾肾阳虚为主，上方去西洋参、麦冬、生地黄，加用肉桂、干姜、黄芪、泽兰，再进五剂后，纳食增加，畏寒肢冷等症明显缓解。

病例2：曹×，女，76岁，主因“大便溏泻1周，胸闷心慌1天”于2008年7月就诊，主要表现为：一周前饮食不节引起脘腹冷痛胀满，每日排稀便5~6次，纳差恶心，身体困重，气短乏力，口淡口黏，汗多，畏寒肢冷，稍有胸闷和心慌，活动后症状加重，双下肢不肿，小便尚调，既往冠心病史18年，心力衰竭病史5年，糖尿病史5年，查体：BP：130/75mmHg，神志清楚，精神可，颈静脉无怒张，肝颈静脉回流征（－），心率90次/分，律不齐，心音强弱不等，双肺呼吸音粗，双下肺可闻细小湿啰音，腹部饱满，剑突下轻压痛，无肌紧张及反跳痛，肝脾未触及，双下肢水肿（－），舌质淡暗，舌苔厚腻，舌下有瘀斑，脉沉细。大便常规未见异常，血常规：WBC：4.81×10^9/L；NE%：72.4%，血糖：7.1mmol/L，血钾3.1mmol/L，血钠：132mmol/L。诊断为：消化不良性腹泻，电解质紊乱，低钾低钠血症，冠心病，心功能2级，心衰Ⅰ°，心律失常，心房纤颤，Ⅱ型糖尿病。中医辨证为：中焦湿阻、心脾阳虚，方用藿香正气散合苓桂术甘汤加减，处方：藿香15g，半夏曲10g，炒白术15g，茯苓30g，厚朴10g，当归15g，陈皮10g，砂仁10g，桂枝15g，党参10g，生姜10g，生甘草10g。考虑病人脱水，电解质紊乱，同时给予补充电解质，并予生脉注射液60ml加入250ml盐水静点。次日患者腹泻停止，三日后胸闷，心慌，气短诸症亦缓解。

病案分析：脾胃为后天之本，气血生化之源，脾胃与心关系密切，具有主运化和腐熟水谷的功能。脾胃的健运和通调是遏制心力衰竭发生、发展的生理基础。当脾胃功能受损，运化失司，中焦气机升降失常，则易产生水湿、痰浊、瘀血等病理产物，使血运失畅，心脉痹阻，胸阳不振，出现胸闷、喘憋、心慌等各种病理表现，即所谓“脾病及心”。而心主血脉失常，也会出现气机失畅，血脉瘀阻，水湿内停的病理表现，反过来影响脾胃的正常功能，出现脘腹胀满、纳呆、恶心呕吐等症状，即“心病及脾”。心阳可资脾阳，助肾阳而化湿利水，心阳、脾阳、肾阳运化正常，则气行血畅，湿化水行，痰瘀无所以生。病例1心衰控制后腹胀恶心，畏寒肢冷，腰酸乏力等症状突出，是心病及脾及肾的典型表现。根据中医既病防变，治病求本的理论，重用健运脾阳、滋补肾阳之剂，从而使心阳得以温通，心衰之症得到进一步缓解。病例2是一个慢性心衰病人因为饮食不节导致腹泻脱水，进而出现心衰原发病渐行加重的典型实例，病人汗多乏力，汗为心之液，汗出不止会导致心气心阴进一步受损，根据中医“治未病”的理论，脾病不治可累及母脏，子盗母气，使心亦受损，引发多年宿疾，因此治疗上在调护脾胃病变的同时，还要先安未受邪之地，加用生脉注射液益气养阴复脉，使心气得以固护，心衰之病才未见再度加重。

结语：五脏之间是一个相互关联的整体，在心衰的发生发展过程中，肺、脾、肾、肝的病理变化都会对心脏产生影响，“五脏皆致心衰”是心衰的基本病机；同时心衰也可致他脏的功能失调和损害，因此治疗心力衰竭应强调五脏的调和。特别是对于基础病较多的老年慢性心衰、症状不典型心衰、舒张性心衰、难治性心衰等的治疗，由于病机复杂，兼症次症和假象较多，往往首发症状不典型，容易被忽略，因此更应该注重整体和全面地把握心衰的发生、发展规律，强调五脏之间的协调平衡。现代医学对于心力衰竭的治疗思路和干预模式已由重点干预血流动力学扩展到重点干预神经内分泌系统，主张早期干预，降低猝死率，改善远期预后，提高相对生存率及生活质量，这一点与传统中医药的整体观念，未病先防，既病防变，治病求本的原则是相一致的。运用五脏之间消长平衡、生克变化的原理，调和五脏，发挥中医药“治未病”的优势，是未来中医药治疗心力衰竭的发展方向。

抗流感颗粒剂治疗表寒里热证流行性感冒临床疗效观察

徐红日　王成祥　姜良铎　刘清泉

流行性感冒是我国秋、冬、春三季的常见传染性疾病，除周期性流行外，每年散发病例也非常多见，是由甲、乙、丙三种流感病毒感染人体引起。甲型流感常导致流行，能引起世界性大流行；乙型常引起局部爆发；丙型主要以散发形式出现。流感病毒抗原性变异较快，故目前针对此类病原体的特意性治疗药物较少。我课题组自2005年1月至3月以及2005年11月至2006年4月期间用抗流感颗粒剂治疗表寒里热证流感，取得了满意的疗效，现报告如下。

1　临床资料与方法

1.1　一般资料　全部病例符合西医流行性感冒的诊断标准及中医表寒里热证时行感冒的辨证标准。测定恢复期患者血清流感病毒抗体比急性期有≥4倍升高和恢复期血清用NP抗原进行特异补体结合测定其效价≥1：32者纳入观察病例。纳入意向性分析数据集的共有123例，随机分为治疗组（a）与对照组（b），其中纳入符合方案数据集的共有120例，中药治疗组60例，西药对照组60例。其一般情况为：治疗组共62例，年龄：最小18岁，最大65岁，平均（35.18±13.25）岁，男24例，女38例；对照组共61例，年龄最小18岁，最大65岁，平均（39.34±13.76）岁，男28例，女33例。两组年龄、性别比较无显著性差异（$P>0.05$），具有可比性；体温：入组时治疗组平均体温（38.32±0.62）℃，对照组（38.19±0.62）℃，两组比较无显著性差异（$P>0.05$），具有可比性。入组时证候评分：入组时治疗组平均症状积分为24.85±5.25；对照组为24.64±4.43，两组比较无显著性差异（$P>0.05$），具有可比性。

1.2　治疗方法　治疗组使用抗流感颗粒剂（组成：炙麻黄6g，生石膏30g，柴胡12g，黄芩10g，生黄芪10g，银花10g，羌活12g，薄荷6g等）。颗粒剂采用江阴天江药业有限公司提供的免煎颗粒饮片。用法：以上剂量为每日剂量，一剂分2小袋，每次口服1袋，每日2次。对照组选用利巴韦林（病毒唑口服片）（四川美大康药业股份有限公司，批号：20040710，100mg/片，24片/盒），口服每次0.4g，每日3次。两组疗程均为3天。对照组高热者（T≥39℃）加服扑热息痛，合并细菌感染者酌情使用抗生素，如发生心衰、呼衰、中毒性脑病者对症处理。

1.3　疾病疗效标准　参照《中药新药治疗时行感冒的临床研究指导原则》和《实用中西医结合诊断治疗学》相关标准。临床痊愈：治疗48小时内体温正常，症状体征消失，且无反复；显效：治疗48小时内体温正常，其余症状的积分值降低2/3以上；有效：治疗72小时内体温正常，但仍有反复，其余症状的积分值降低2/3～1/3；无效：治疗72小时病情无好转或恶化。

2 结果

2.1 症状积分变化比较 对每一位符合治疗方案的流感患者进行症状评分，并计算治疗前和治疗后患者的症状积分差值，根据尼莫地平法计算症状积分的改善率。对两组治疗前后症状积分以及两组疗后症状积分差值、症状积分改善率进行正态性检验，均符合正态分布。对两组疗后积分进行组间比较，经 t 检验，$t=-8.225$，$P=0.0001$；对两组疗后积分差值进行组间比较，经 t 检验，$t=6.482$，$P=0.0001$；对两组疗后积分改善率进行组间比较，经 t 检验，$t=8.505$，$P=0.0001$，差异均具有显著统计学意义（$P<0.01$）。治疗组疗后积分与疗前比较，经配对 t 检验，$t=26.783$，$P=0.0001$；对照组疗后积分与疗前比较，经配对 t 检验，$t=17.754$，$P=0.0001$，差异均具有显著统计学意义（$P<0.01$）。说明经过治疗后，益气清瘟解毒合剂能够显著地改善流感患者的症状积分，其作用明显优于利巴韦林。经过治疗后，利巴韦林也能够显著地改善患者的症状积分。其结果如表 1 和图 1 所示。

表 1 两组患者症状积分改善率的比较（PP）

组别	N	疗前积分	疗后积分	积分差值	积分改善率（%）
治疗组	60	24.92 ± 5.32	5.18 ± 2.77$^{**\#\#}$	19.73 ± 5.71**	78.51 ± 11.62**
对照组	60	24.63 ± 4.46	11.63 ± 5.41$^{\triangle\triangle}$	13.00 ± 5.67	52.25 ± 20.90

注：**为疗后治疗组与对照组比较 $P<0.01$；$^{\#\#}$为治疗组疗后与疗前比较 $P<0.01$；$^{\triangle\triangle}$为对照组疗后与疗前比较 $P<0.01$。

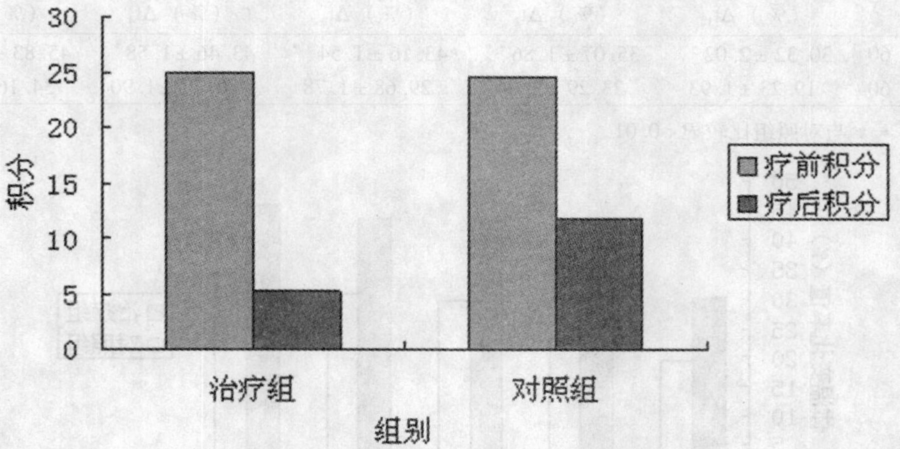

图 1 两组患者治疗前后症状积分变化情况

2.2 两组疾病疗效比较 根据体温恢复到正常所需的时间以及症状积分变化，判定疾病疗效，结果治疗组痊愈 8 例，显效 47 例，有效 5 例，愈显率 91.67%，总有效率 100%；对照组显效 12 例，有效 33 例，无效 15 例，愈显率 20.00%，总有效率 75.00%，经秩和检验，$P<0.01$，差异有显著统计学意义，说明治疗组疾病疗效明显优于对照组，其结果见表 2。

表2　两组患者疾病疗效情况比较

组别	例数	愈显率 N（%）	有效 N（%）	无效 N（%）
治疗组	60	55（91.66）**	5（8.33）	0（0.00%）
对照组	60	12（20.00）	33（55.00）	15（25.00）

与对照组比较，** $P<0.01$。

2.3　两组患者退热情况比较　体温变化率为患者入组时体温与服药后不同时间点体温之间的差值占入组时体温的百分比，用 Δt 表示。设 t0 为患者入组时体温，t1a、t2a、t3a 各为患者服药后第一天、第二天、第三天下午两点时的体温；t1b、t2b 各为服药后第一天、第二天晚间八点时的体温。对两组患者治疗第一天下午两点时的体温变化率进行组间比较，经 t 检验，$t=3.072$，$P=0.003$；对两组患者治疗第一天晚间八点时的体温变化率进行组间比较，经 t 检验，$t=3.306$，$P=0.001$；对两组患者治疗第二天下午两点时的体温变化率进行组间比较，经 t 检验，$t=4.435$，$P=0.0001$；对两组患者治疗第二天下午晚间八点时的体温变化率进行组间比较，经 t 检验，$t=3.981$，$P=0.0001$；对两组患者治疗第三天下午两点时的体温变化率进行组间比较，经 t 检验，$t=3.908$，$P=0.0001$；结果差异均具有显著统计学意义（$P<0.01$），说明抗流感颗粒剂具有显著的退热作用，其退热幅度明显大于利巴韦林，且其退热作用稳定。结果见表3和图2。

表3　两组患者不同时间点体温变化率组间比较（$\bar{x}\pm SD$）

组别	N	(t0－t1a) /t0 (%) Δt_1	(t0－t1b) /t0 (%) Δt_2	(t0－t2a) /t0 (%) Δt_3	(t0－t2b) /t0 (%) Δt_4	(t0－t3a) /t0 (%) Δt_5
治疗组	60	30.32±2.02**	35.07±1.86**	43.16±1.54**	43.46±1.58**	45.83±1.54**
对照组	60	19.23±1.93	23.29±2.04	29.68±1.78	30.77±1.90	34.16±1.72

注：＊＊与对照组比较 $P<0.01$

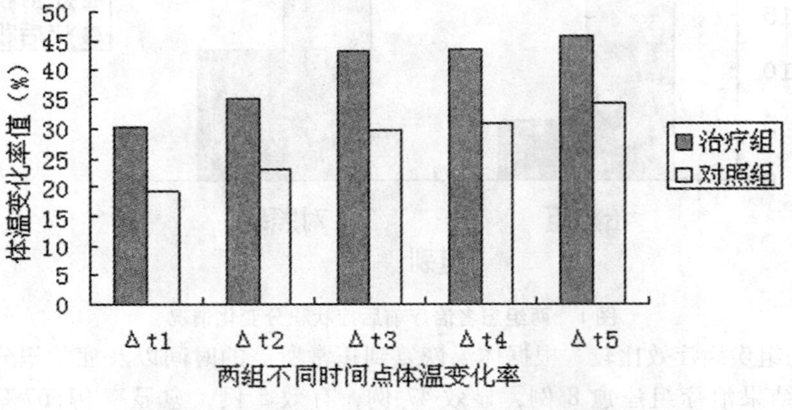

图2　两组治疗过程中不同时点体温变化情况比较

3　讨论

流行性感冒是由流感病毒引起的严重危害人类健康的一种急性病毒性呼吸道传染病，为常见病、多发病。表寒里热证流感的主症为发热、恶寒、头身疼痛、咽痛等，次症为汗出不畅，心烦，体倦乏力，鼻塞流涕，咳嗽，口渴等，舌质红，苔白或薄黄，脉浮数。

中医治疗流感以往多从寒热论治，夏令兼顾湿证，治法多采用或疏风散寒，或清热解毒，或清热利湿。长期的临床使我们认识到，北方地区深秋、冬季、初春等季节气候寒冷，而随着人们生活条件的改善，室内温暖，进食油腻及辛辣较多，日久里热之毒蕴生，遇外寒之邪，易形成“表寒里热”之证。因此，流感总病机为“表寒里热”。对于秋、冬、春季的流感，必须以内外兼顾，表里同治为治疗原则。故拟以具有“散寒清热、益气透毒”作用的抗流感颗粒剂来治疗，此方包括了清、透、解诸法。方中麻黄性味辛苦温，归肺、膀胱经，能开腠发汗，祛风散寒；生石膏其性味辛甘寒，功能清热泻火，除烦止渴。石膏不仅清热，更有透热外达的作用。麻黄和石膏合用，两者相得益彰，一温一寒，存其用而制其偏。麻黄得石膏，不致有过汗之弊；石膏得麻黄，得以宣泄在内之郁热。二药一解表（解表寒），一清里（清里热），共同组成解表清里之核心药对。本方中另一重要药对为柴胡和黄芩。柴胡，性味苦辛微寒，归肝、胆经，为少阳要药，具有疏畅气机，开发阳气，解表泄热之功；而黄芩性味苦寒，归肺、心、肝、胆、大肠经，长于清热泻火。柴胡配黄芩，清泄少阳，调畅少阳枢机，使热邪外达。银花甘寒，擅清肺胃之热，且质轻气香，具有宣散之功，解毒清热，可透气分邪热外出，防止热毒入里发生传变。羌活辛温发汗解表，祛风胜湿止痛。又针对其“里热”病机，少佐薄荷辛凉宣散，助石膏透散里热；另有生黄芪益气托毒，为方中扶正祛邪之要药，使邪气由里透外，不让邪气有暂安之所。本方组方严密，切合病机，故临床疗效显著。临床观察表明，治疗组在退热、改善症状以及愈显率方面均明显优于对照组，且未见到明显的毒副作用，值得在临床上推广应用。

参麦注射液对 MODS 氧合功能影响的临床研究

寇兰俊　刘清泉　江其敏　梁腾霄　朱雪琪　杨保林

国内学者已形成共识，MODS 患者具有较高的病理性氧供依赖发生率，氧摄取缺陷是 MODS 的原发因素，而氧耗与氧供病理性依赖是 MODS 重要的病理生理改变。良好的组织氧合是维持器官功能正常的重要前提，因而重症感染患者的治疗目标主要是使所有的器官组织维持适当的细胞氧合。故有规律的监测氧合状态，有效的改善氧合功能是阻止危重症进一步发展为多脏器功能失调（衰竭综合征的关键。经过我们多年的临床经验和结合中医学的基本理论，我们认为危重症的病因虽繁，概而言之，不外内外二因。外者六淫毒邪，疫病之气，内者乃内生毒瘀痰热。根本发病之机在于邪实过盛，正气损耗，脏真受损，而致气阴两伤、阳脱阴竭从而使病情逐渐加重。因此"气阴两虚、阴竭阳脱"是危重症进一步恶化的病机之本。本课题的目的就是应用具有大补元气、益气固脱、养阴生津之功效参麦注射液治疗危重症并发 MODS 患者，观察疗效并探讨其对危重症患者氧合功能的影响。

1　资料与方法

1.1　纳入标准　符合白细胞计数 $>12.0\times10^9/L$ 或 $<4.0\times10^9/L$，或不成熟白细胞（分类杆状核） >10%；及参照 1995 年庐山会议《1995 年重修 MODS 病情分期诊断及严重程度评分标准》。符合 MODS 诊断标准者，且均伴有呼吸衰竭，行有创机械通气辅助呼吸者。

1.2　一般资料　37 例患者年龄 23～100 岁，平均年龄 65.02 岁，男性 26 例，女性 21 例。病种分布为：因心脑血管疾病及药物中毒、严重低血糖继发休克猝死，心肺复苏后 4 例，各种慢性疾病合并严重肺部感染 22 例，老年性重症肺炎者 8 例，肺大泡继发气胸 1 例，神经元性疾病合并重症感染 1 例，急性心肌梗死合并重症肺炎 1 例。发生器官功能障碍的个数分布为 2 个 22 例，3 个 6 例，4 个 6 例，5 个及以上脏器者 3 例。随机分为治疗组 20 例与对照组 17 例。两组一般资料差异无显著性（$P>0.05$）

1.3　治疗方法　两组均采用相同的基本治疗对策，及常规的脏衰替代疗法（如呼吸机、血液透析等）；治疗组另用参麦注射液（雅安三九药业有限公司生产）100ml，加在 5% 葡萄糖注射液或 0.9% 的盐水注射液 250ml 内静脉滴，每日 1 次，疗程为 14d。

1.4　观察项目　采用 MODS 量化观察表及以中医基础理论为指导制定中医证候学观察表。于治疗前、治疗后 24h、7 天、14 天严格记录各项检查数据（包括 T、RR、HR、BP、SpO_2）和以下客观指标：动脉血液乳酸水平测定（LAC）、血气分析（动脉血 pH 值，动脉血氧分压 PaO_2、动脉血氧饱和度 SaO_2）及当时的吸氧浓度，计算氧合指数（PO_2/FiO_2）。

1.5　统计学处理　计量资料以（$\bar{x}\pm s$）表示，采用 t 检验。

2 研究结果

2.1 两组血气分析结果 见表1。两组治疗前 pH 值、氧分压及氧饱和度无明显差异。参麦治疗组治疗后动脉血 pH 值明显改善（$P<0.05$）；对照组治疗后动脉血 pH 值亦提高；治疗后与治疗组对比差异不显著。治疗后治疗组动脉血分压和血氧饱和度明显提高（$P<0.01$），对照组动脉血氧分压和血氧饱和度亦提高（$P<0.05$），但对照组与治疗组对比治疗组氧分压及氧饱和度升高更为显著（$P<0.05$）。

表1 两组血气分析结果比较（$\bar{x}\pm s$）

项目	治疗组（n=20）		对照组（n=17）	
	治疗前	治疗后	治疗前	治疗后
pH 值	7.24±0.06	7.43±0.05*	7.24±0.04	7.38±0.06*
PaO_2（mmHg）	62.80±14.31	119.50±12.70**△	64.32±11.32	87.90±10.42*
SaO_2（%）	80.21±3.42	98.91±1.31*	81.6±2.11	95.80±1.61*

与本组治疗前比较*$P<0.05$；**$P<0.01$；与对照组治疗后比较，△$P<0.05$。下同

2.2 两组 PO_2/FiO_2 比较 见表2。两组治疗前的氧合指数无明显差异。治疗组治疗前后氧合指数的改变有显著性意义（$P<0.01$）；与对照组相比也有显著性差异（$P<0.05$）。

2.3 两组 HR 及 R 变化比较 见表2。两组治疗前的心率及呼吸的变化无明显差异。治疗组治疗前后心率和呼吸的变化情况有显著性意义（$P<0.01$）。与对照组相比也有显著性差异（$P<0.05$）。

表2 两组 PO_2/FiO_2、HR、R 比较（$\bar{x}\pm s$）

项目	治疗组（n=20）		对照组（n=17）	
	治疗前	治疗后	治疗前	治疗后
PO_2/FiO_2	169.61±42.41	341.41±48.91**△	170.21±39.90	293.51±45.91*
HR（bpm）	119.33±14.21	74.27±10.00**△	116.81±13.30	93.72±12.50*
R（bpm）	36.23±10.00	23.72±7.00**△	34.82±12.00	27.11±6.00*

2.4 两组 LAC 含量比较 见表3。两组治疗前后动脉血乳酸均显著降低（$P<0.01$），但治疗组与对照组对比治疗后血乳酸降低的水平更为显著（$P<0.05$）。

表3 两组 LAC 含量比较（mmol/L，$\bar{x}\pm s$）

项目	治疗组（n=13）		对照组（n=8）	
	治疗前	治疗后	治疗前	治疗后
LAC	5.22±1.73	1.51±0.47**△	4.83±1.91	2.77±0.60*

2.5 两组治疗前、治疗后24h、7天及14天各项指标变化比较 见表4。

治疗前与治疗后各组对比，各项指标均有显著差异；疗后24h及疗后7天组间对比，后者的氧合指数、心率、呼吸较前者有显著改善（$P<0.05$）；而 pH 值、氧分压及氧饱和度无显著性差异，可能与后期吸氧浓度减低有关。疗后24h、7天与疗后14天对比，除 pH 值无显著性差异外，其余各项指标均有显著性差异。

表 4 治疗组治疗前、治疗后 24h、7d 及 14d 各项指标比较（$\bar{x} \pm s$）

项目	治疗前	治疗后 24h	7 天	14 天
pH 值	7.24 ± 0.06	7.45 ± 0.37	7.36 ± 0.30	7.43 ± 0.05
PaO_2（mmHg）	62.80 ± 14.30	72.67 ± 12.00*	73.73 ± 14.30*	119.50 ± 12.71**
SaO_2（%）	90.27 ± 3.46	95.90 ± 2.37*	94.17 ± 1.67*	98.91 ± 1.30**
PO_2/FiO_2	169.67 ± 42.40	239.70 ± 37.51*	313.72 ± 53.31*	341.42 ± 48.91**
HR（bpm）	119.31 ± 14.20	110.71 ± 12.70 *	95.92 ± 12.31*	74.24 ± 10.00**
R（bpm）	36.21 ± 10.00	29.00 ± 8.00*	25.61 ± 7.00*	23.25 ± 7.00**

2.6 两组平均脱机天数、脱机率、死亡率比较 见表 5。根据脱机天数及 14d 死亡率观察治疗组与对照组的疗效，治疗组平均脱机天数显著少于对照组（$P < 0.01$）；14d 脱机率高于对照组；而死亡率低于对照组，具有显著性差异（$P < 0.01$）。说明治疗组疗效优于对照组。

表 5 两组平均脱机天数、脱机率、死亡率比较（$\bar{x} \pm s$）

项目	治疗组（n = 20）	对照组（n = 17）
平均脱机天数（d）	8.81 ± 6.51$^{\Delta\Delta}$	23.61 ± 7.12
14 天脱机率（%）	76.1$^{\Delta}$	54.9
14 天死亡率（%）	11.3$^{\Delta}$	25.4

3 讨论

我们认为，MODS 的基本病机为“气虚、阴亏、阳伤、瘀毒阻络”，《内经》云：“正气存内，邪不可干。”“邪之所凑，其气必虚。”“阴平阳秘，精神乃治，阴阳离决，精气乃绝。”从根本上阐明了疾病的发生发展的内在因素，现代医学对多脏器功能失调/衰竭综合征在病理方面的认识与中医学有相似之处，如各种严重感染、创伤、大手术等均耗伤人之气血，导致气损血衰。前者属热毒之邪，即《内经》所说的“壮火”。“壮火食气”其耗气伤阴；而创伤、大手术、病理产科均可出现大出血或合并感染，血出则气随血脱，感染者，热毒耗伤气阴，使气阴更虚，由此形成了 MODS 气阴两虚的病理基础。不仅是导致 MODS 的发生、MSOF 形成的重要病理某础，也是 MSOF 发病的重要病机。气阴两伤进一步导致阳脱阴竭，脏真受损而终至精、气、神败伤，神机流贯受阻，造成“十二官相危，使气道闭塞而不通，形乃大伤”的局面。正如《素问·玉机真脏论》说：“气虚身中，卒至五脏绝闭，脉道不通，气不往来，譬如坠溺，不可为期。”从另一个方面上来讲，对危重症恶化的发病病机不仅注重外因，更重要的是重视内因的变化。氧供氧耗的改变在危重症发病中的重要性日益引起危重病医学界的重视，而这些改变同中医学中“正气”的概念具有类同的内涵。

参麦注射液是根据古方“生脉散”的基础上，运用现代科学技术经剂型改革的中药静脉注射液，由人参、麦冬两味药物提取精制而成，具有大补元气、益气固脱、养阴生津之功效。临床及科研证实参麦注射液有改善心功能及血流动力学的作用，而它对危重症患者氧合功能的影响经文献检索尚未见报道。我们的实验结果证明参麦注射液具有明显提高危重症患者的血氧分压及氧饱和度，降低血乳酸浓度，说明具有改善组织氧含量，从而减少组织的无氧代谢，改善机体的氧合状态的作用，对危重症的演变起了关键的防治作用。

对于危重症患者来说“留得一份正气，就有一线生存的希望”。对 MODS 益气养阴扶正治疗，应从机体受到损伤之初就开始做起。体现了中医理论中治病需防传变和治未病的观念，对于积极防治 MODS 发生及恶化也具有重要意义。实验证明早期应用参麦注射液的患者能够提高脱机率，降低死亡率。因此我们强调具有益气养阴扶正功能的参麦注射液要早期应用。

本课题完成情况及存在的问题：由于课题经费的原因，观察指标作了适当的调整，如取消了监测混合静脉血血气分析、心输出量及心脏指数以及监测胃黏膜内的 pH 值。以待今后深入研究。

危重症营养状态与虚实证候及预后相关性的临床研究

梁腾霄　刘清泉　江其敏

危重症的发病率近年来呈迅速上升趋势。如何提高危重症的抢救成功率，降低病死率是当前危重症医学领域中的重大课题。危重症营养状态是关系到治疗成败的关键因素。现代医学在这方面做了大量的工作，取得很多进展，但仍不能满足临床要求。中医学在这个领域尚无系统研究。刘清泉教授总结多年中西医结合治疗危重症经验，提出“中医虚实营养治疗”观点，即以中医虚实证候为纲领，早期评价危重症病人的营养状态，及早中医治疗干预，通过改善营养状态达到提高危重症救治成功率的目的。

1　资料和方法

1.1　研究对象　本研究 40 例病例均来自北京中医药大学东直门医院重症监护病房（ICU）2005 年 3 月至 2006 年 4 月收入的危重症患者。病例纳入标准：同时符合下列三个标准者纳入本临床研究。①有引起危重症的病因，感染及非感染因素（严重创伤，烧伤，重症胰腺炎，大手术，心肺复苏术后等）。②上述因素发生 24 小时后至少出现两个器官功能障碍，Marshall MODS 评分≥2 分。③急性生理和慢性健康评分Ⅱ（APACHE Ⅱ）≥8。病例排除标准：符合下列条件之一，排除本临床研究。①各种疾病终末阶段。②治疗未超过 48 小时死亡者。③APACHE Ⅱ评分 <8。④Marshall MODS 评分 <2。

1.2　研究方法　入选患者入院 24 小时内取静脉血测定血清总蛋白，白蛋白，前白蛋白，转铁蛋白，视黄醇结合蛋白，淋巴计数，C－反应蛋白。同时进行 APACHE Ⅱ评分和中医虚实证候判定（虚实夹杂以虚证表现为主者划为虚证组，虚实夹杂以实证表现为主者划为实证组）。记录患者临床转归，分为死亡组和好转组两大组别。①以虚实证候为标准分组，研究上述指标与虚实证候相关性。②以预后不同为标准分组，研究上述指标与预后相关性。③研究中医虚实证候与危重症预后相关性。④研究 APACHE Ⅱ评分、C－反应蛋白与虚实证候、预后的关系。

1.3　统计学方法　采用 SPSS 11.0 软件包。计量资料以均数 ± 标准差表示，2 组间比较采用独立样本 t 检验。计数资料用 χ^2 检验。$P<0.05$ 为差异显著，$P<0.01$ 为差异极显著。

2　结果

2.1　一般资料　40 例病人中男性 26 例，女性 14 例。年龄 43～88 周岁，平均（68.02 ± 10.79）周岁，70 周岁以上病人占大多数，为 57.5%。40 例病人中内科危重症 32 例，占 80%，其中心肺复苏术后 4 例，严重感染 12 例，急性心肌梗死药物溶栓后伴下呼吸道感染 5 例，急性左心衰竭 3 例，慢性阻塞性肺病伴肺病感染呼吸衰竭 4 例，大面积脑梗死 2 例，脑出血 2 例；创伤、骨折、外科术后危重症 8 例，占 20%。40 例病人中虚证 16 例，实证 24 例。APACHE Ⅱ评分 8～38 分，平均为（16.65 ± 9.03）分。40 例病人中死亡 12 例，总死亡率为 30%。其中男性 6 例，女性 6 例。

2.2 以虚实证候为标准分组，研究上述指标与虚实证候相关性

表 1 以虚实证候为标准分组，研究上述指标与虚实证候相关性

观测指标	虚证组	实证组
总蛋白	57.11 ±7.74	61.47 ±7.66
白蛋白**	29.10 ±6.06	34.69 ±5.67
前白蛋白	155.08 ±74.42	182.23 ±61.34
转铁蛋白	1.88 ±0.66	1.84 ±0.55
视黄醇结合蛋白	0.0304 ±0.0165	0.0306 ±0.0131
淋巴计数	1.85 ±0.99	1.55 ±0.52

** 两组数据比较，$P<0.01$。

表中数据表明，虚证组和实证组比较，血清白蛋白水平具有极显著差异，虚证组血清白蛋白水平明显低于实证组。其他指标不具有统计学意义。

2.3 以预后不同为标准分组，研究上述指标与预后相关性。

表 2 以预后不同为标准分组，研究上述指标与预后相关性

观测指标	死亡组	好转组
总蛋白	56.54 ±7.01	61.09 ±7.97
白蛋白*	28.63 ±6.36	34.09 ±5.76
前白蛋白*	132.08 ±48.18	188.21 ±67.96
转铁蛋白	1.83 ±0.71	1.86 ±0.54
视黄醇结合蛋白	0.0288 ±0.0174	0.0313 ±0.0132
淋巴计数	1.49 ±0.63	1.75 ±0.79

* 两组数据比较，$P<0.05$。

表中数据表明，死亡组与好转组比较，血清白蛋白水平具有显著差异，死亡组血清白蛋白水平低于好转组；死亡组与好转组比较，血清前白蛋白水平具有显著差异，死亡组血清前白蛋白水平低于好转组。其他指标不具有统计意义。

2.4 研究中医虚实证候与危重症预后相关性。

表 3 中医虚实证候与危重症预后相关性

	死亡组	好转组
实证组	2 例	22 例
虚证组	10 例	6 例

表中数据表明，40 例病人共死亡 12 例，总体死亡率 30%。其中实证组中死亡 2 例，虚证组中死亡 10 例。实证组死亡率 8.3%，虚证组死亡率 62.5%（$P<0.001$）；死亡组中虚证占 83.33%，实证占 16.67%；好转组中虚证占 21.43%，实证占 78.57%（$P<0.001$）。具有极显著差异，虚证组死亡率明显高于实证组。

2.5 研究 C－反应蛋白、APACHE Ⅱ评分与虚实证候关系

表4　C－反应蛋白、APACHE Ⅱ评分与虚实证候关系

组别	C－反应蛋白	APACHE Ⅱ评分
虚证组	77.09 ±75.45	19.69 ±9.91
实证组	77.71 ±61.02	14.63 ±7.97

表中数据表明，虚证组与实证组比较，C－反应蛋白、APACHE Ⅱ评分不具统计学意义。

2.6　研究C－反应蛋白、APACHE Ⅱ评分与预后关系。

表5　C－反应蛋白、APACHE Ⅱ评分与预后关系

组别	C－反应蛋白	APACHE Ⅱ评分**
死亡组	109.28 ±55.98	25.33 ±10.87
好转组	63.83 ±70.70	12.93 ±4.68

**两组数据比较，$P<0.01$。

表中数据表明，死亡组与好转组比较，APACHE Ⅱ评分具有极显著差异，死亡组评分明显高于好转组。C－反应蛋白水平尚不具有统计学意义。

3　讨论

3.1　机体在遭受打击后，如感染、大出血、创伤、大手术等，将发生以高代谢为特征的应激反应，静息能量消耗增加，氧耗增加，分解代谢大于合成代谢，体重进行性下降。其发生代谢改变的程度取决于应激的严重程度，以及病人的既往健康状况和临床治疗过程。这种高代谢状态是神经内分泌反应和体液因子共同作用的结果。在严重创伤、感染时，体内分解激素增加，通过分解自身蛋白获取能量，这种现象称为“自噬代谢”。国外研究提示，血清低蛋白血症可能是危重病人病死率的预测因子。本研究发现血清白蛋白水平和前白蛋白水平确实同危重病人预后存在关系，死亡组血清白蛋白水平和前白蛋白水平显著低于好转组。推测可能原因为重症病人白蛋白在体内被分解，一部分用于合成急性相反应蛋白、炎性因子等，参与全身炎性反应和脓毒症的发生发展过程，促进和加重病情进展；一部分用于合成免疫球蛋白，参与免疫应答。白蛋白持续低水平说明免疫应答物质基础不足，疾病后期出现免疫无应答，造成死亡率增加；由于重症患者利用外源性能量能力减低，所以还有一部分白蛋白作为供能物质被消耗，进一步加重白蛋白的减少。因此，我们认为危重病人监测血清白蛋白和前白蛋白水平对于评价病情和预测死亡危险性是有意义的。

3.2　研究表明血清白蛋白水平和危重病人中医虚实证候之间存在联系。虚证组和实证组血清白蛋白水平比较有极显著差异，虚证组血清白蛋白水平明显低于实证组。推测与白蛋白大量消耗造成的虚弱状态有关。这对于早期判断危重病人的虚实属性具有一定辅助指导意义，尤其是证候复杂，虚实夹杂病例，究竟是以虚为主还是以实为主的鉴别有着一定鉴别意义。《内经知要》提到“至虚有盛候”“大实有羸状”。危重症往往是“至虚”和“大实”的结果，所以在危重症的辨证过程中要极为小心谨慎，避免犯“虚虚实实”的错误。本研究结果提示我们，可以将中医传统四诊辨证方法和血清白蛋白水平结合起来，综合判断危重症病人的虚实证候，减少误判。

3.3　危重病人的中医虚实证候与预后可能同样有着相关性。40 例病人共死亡 12 例，

总体死亡率30%。其中实证组中死亡2例，虚证组中死亡10例。实证组死亡率8.3%，虚证组死亡率62.5%（$P<0.001$）；死亡组中虚证占83.33%，实证占16.67%；好转组中虚证占21.43%，实证占78.57%（$P<0.001$）。具有极显著差异，虚证组死亡率明显高于实证组。这个现象提示，对于危重病人，中医扶正治疗非常关键，可能会改善预后，降低死亡率，在目前运用祛邪法治疗危重病为主的情况下，本研究证实了中医学“辨证论治”的独特性；在现代危重病营养治疗出现了免疫营养、应激营养、基因重组人生长激素的观点下，提出“中医虚实营养治疗”观点，无异是对中医学研究的丰富和发展。

3.4 本研究中死亡组和好转组的C－反应蛋白水平比较尚不具有统计学意义，与文献报道不符。我们考虑可能下列因素有关：①研究样本偏小；②病种比较复杂，涵盖了内、外、骨科多种因素引起的危重症，与单纯考察某一疾病或综合征的情况不同；③病人处于应激状态，C－反应蛋白水平变动较快，标本采集时间不一致可能造成影响。

当然，本研究样本量较小，研究结论有一定的局限性，但我们也从中看到趋势的存在，有待进一步研究证实。

载脂蛋白 E 基因多态性与高脂血症痰瘀证患者血脂水平关系的研究

梁晋普

随着现代医学对于血脂异常机制研究的深入，表明血脂异常在很大程度上受基因遗传因素的影响。其中载脂蛋白 E（apolipoprotein E，apoE）作为血浆脂蛋白的重要载体，其基因多态性在脂质的代谢中起到重要作用，已经成为目前深入研究心脑血管疾病的一个热点问题。

大量临床观察实验及文献报告一致认为高脂血症关键病机可以概括为痰瘀互结；而病理过程的进一步发展，痰瘀胶结沉积血脉，脉道失柔则是高脂血症发展为心脑血管动脉硬化的病理演化过程。作为影响血脂水平最主要的遗传因素 apoE 基因多态性，在高脂血症痰瘀证型的人群分布特点及对血脂水平的影响如何，在高脂血症痰瘀证人群中，基因多态性中是否存在与血脂水平相关的易感遗传基因类型，成为本课题的主要研究目的。

1 材料与方法

1.1 对象 全部 210 例观察病例均于 2004 年 10 月~2006 年 11 月，来自东直门医院老年病、心血管病房，以及心血管门诊患者，男性 95 例，女性 115 例，年龄 40~75 岁，平均年龄 58.48 岁。均为北京地区常住汉族血统。

1.2 诊断标准 高脂血症西医诊断标准：根据中华心血管病杂志编辑委员会专题组，于 1997 年制定的“血脂异常防治建议”之血脂标准：总胆固醇（total cholesterol，TC）≥5.72mmol/L；或甘油三酯（triglyceride，TG）≥1.70 mmol/L；或低密度脂蛋白胆固醇（low density lipoprotein cholesterol，LDL－C）≥3.64mmol/L；或高密度脂蛋白胆固醇（high density lipoprotein cholesterol，HDL－C）≤0.91mmol/L。在正常饮食情况下，至少具有 1~2 周内两次血标准的检测记录，检测需禁食 12~14 小时后的血脂水平。中医诊断标准：血瘀证按中国中西医结合研究会血瘀证专业委员会于 1986 年修订的《血瘀证诊断标准》；痰证按《中药新药治疗高脂血症的临床研究指导原则》高脂血症痰浊证。并参考国家技术监督局发布《中医临床诊疗术语证候部分》（GB/T16751.2~1997）。排除肝、肾、肿瘤、内分泌等各类疾病所致继发性高脂血症。

1.3 主要试验方法 用聚合酶链反应－限制性片段长度多态性技术（PCR－RFLP）技术，由中国科学院中医基础研究所生化实验室专人完成。经抗凝管采取空腹静脉血 3ml，储存于－70℃冰箱，每集中 40 例静脉血为一组，使用一个试剂盒，完成一组载脂蛋白 E 基因型分型的测定，具体操作方法如下：

①抽取空腹静脉血 3ml，进行全血 DNA 提取，由 promega 公司提供试剂盒。

②apoE 基因特异性片段的扩增：引物由华美公司提供。

引物序列5’－ACA GAA TTC GCC CCG GCC TGG TAC AC－3’

5' - TAA GCT TGG CAC GGC TGT CCA AGG A - 3'

PCR 反应体系 50μl：10 × buffer 5μl，dNTP 100mmol/L，正向引物、反向引物各 20 pmol/μl，基因组 DNA 4μl，TaqDNA 聚合酶 2U。将反应物置 96℃ 预变性 10min，按 95℃ 变性 45s，61℃ 退火 40s，70℃ 延伸 60s，循环 30 次，末次循环后延伸 7min。

③HhaI 内切酶酶切目的片段：取 PCR 产物 10μl，加入限制性内切酶 HhaI 2U（由 promega 公司提供），37℃ 水浴 4 小时酶切。

④15% 聚丙烯酰胺凝胶电泳分析：Marker：PBR322DNA/HaeIII

⑤EB 染色 45 分钟，紫外灯下观察分型结果。

1.4 统计学方法 数据处理应用国际通用的 SPSS 10.0 统计软件完成。apoE 基因型频率按照频数计数法。依据哈迪 - 温伯格定律（Hardy - Weinbrey）平衡法确定样本的群体代表率。基因频率分布差异比较用卡方检验，不同基因型血脂水平差异用单因素方差分析。

2 结果

共检测到五种基因型，分别为 E2/2；E2/3；E2/4；E3/3；E3/4。经检验，apoE 基因分布频率及等位基因分布均符合 Hardy - Weinberg 平衡定律，具有人群代表性。高脂血症痰瘀型患者 apoE 基因型频率分布与北京地区健康人基因型分布频率及等位基因频率分布比较。见表 1。

经单因素方差分析检验：血脂 LDL - C 水平，按照 E3/4 > E3/3 > E2/3 的规律逐渐降低，比较具有极显著性差异，$P < 0.01$（$P = 0.0046$）。血脂 TC、TG、HDL - C 水平在三种不同基因型之间比较无显著性差异。见表 2。

表 1 高脂血症痰瘀证患者与北京地区健康人 apoE 基因型分布频率比较（例，%）

组别	n	基因型频率					等位基因频率		
		2/3	2/4	3/3	3/4	2/2	2	3	4
健康	94	9(9.57)	1(1.06)	75(79.79)	9(9.57)	0(0.00)	5(5.32)	83(88.30)	6(6.38)
高脂	210	19(9.05)	2(0.95)	155(73.81)	32(15.24)	2(0.95)	23(8.75)	206(78.33)	34(12.92)

注：基因频率；采用 FISHER 确切概率法计算得：$P = 0.6392$，等位基因频率：经 χ^2 检验计算得：$\chi^2 = 4.53$，$P = 0.1036$

表 2 apoE 基因多态性与高脂血症痰瘀证患者血脂水平比较（$\bar{x} \pm s$；mmol/L）

基因型	n	TC	TG	LDL - C*	HDL - C
2/3	19	5.54 ± 1.35	3.14 ± 1.43	2.85 ± 0.77	1.11 ± 0.21
3/3	155	5.60 ± 0.93	2.68 ± 1.97	3.18 ± 0.83	1.70 ± 0.28
3/4	32	5.57 ± 0.98	2.24 ± 0.98	3.60 ± 0.85*	1.27 ± 0.25

$* P = 0.0046 < 0.05$。

3 讨论

高脂血症特别是高水平的 LDL - C 是动脉粥样硬化的主要危险因子，apoE 是构成血浆脂蛋白的主要成分。研究表明 aopE 基因是决定 TC 水平的最重要的遗传因素之一。血浆 TC 60% 的变异由遗传因素决定，而其中 TC 变异的 14%~16% 归因于 aopE 基因多态性，aopE 多态性是导致个体之间血脂水平差异的常见遗传因素之一。

本试验高脂血症人群 ε3，ε2，ε4 等位基因分布频率为 78.3%、8.75%、12.9%，与北京地区健康人比较，虽然差异无统计学意义，分别与中国人群的等位基因 88.4%、5.3%、6.3% 及亚洲人群的 ε3 等位基因 80.2%~88.6%，ε4 的 4.9%~9.4% 进一步比较，均显示 ε3 等位基因分布频率减少，而 ε4 的等位基因明显增多，与欧美等国家正常人的 ε4 基因型分布频率相近。这可能与我们选择检测人群为高脂血症痰瘀证患者相关。欧阳涛等在研究冠心病痰瘀证与 apoE 基因第一内含子增强子关系时亦发现，痰瘀证人群高脂血症与 ε4 等位基因有密切的关系。高脂血症是冠心病确切的危险因素之一，ε4 对心脑血管疾病发病作用机制可能是通过升高 TC、LDL－C 和 apoE 水平，进而促进动脉粥样硬化而发生作用。而我们所选择研究人群 ε4 等位基因分布增多，是否提示高脂血症痰瘀证患者可能具有较强冠心病遗传危险因素的体质特点。

本试验结果显示 LDL－C 水平，按照 E3/4 > E3/3 > E2/3 的规律逐渐降低，具有极显著性差异（$P < 0.01$）。E3/4 明显增高，E2/3 明显降低。aopE 基因多态性的生化结构的差异影响了其脂质代谢的不同，apoE4 独特的结构域相互作用可能是个体水平和动脉粥样硬化的分子基础。apoE4 与极低密度胆固醇脂蛋白（very low density lipoprotein cholesterol，VLDL）的优先结合导致 VLDL 及其残粒的有效清除，脂蛋白残粒的有效清除，反馈性地下调肝细胞表面低密度胆固醇受体（low density lipoprotein cholesterol receptor，LDL－R）的表达，因而肝细胞对 LDL－C 的摄取减少，最终导致血浆中 LDL－C 清除速率下降，使血浆 LDL－C 水平升高，从而使动脉粥样硬化危险的增加。另外研究发现 apoE4 基因携带者，小肠吸收胆固醇明显增加。在这一点上与中医高脂痰瘀证患者形体肥胖，喜嗜肥甘厚味特点相一致，易感的体质遗传因素伴有肥甘饮食的环境因素，从而促进胆固醇水平的异常增高。而益气活血化痰法对于高脂血症痰瘀证调脂实验证实，apoE4 基因型 LDL 降脂效果较好，亦从反向证明 apoE4 与高脂血症痰瘀证的密切相关性。以上研究均表明 apoE 基因结构影响着 apoE 的分子结构，进而控制和影响血中 LDL－C 水平及功能，从而与其他冠心病危险因素一起协同参与冠心病的形成和发展。高脂血症是遗传与环境共同作用的结果，具有 ε4 基因型携带者的人群，在饮食、环境因素等的影响下，血脂的异常增高，尤其 LDL－C 的异常增高，是该类人群的血脂特点，而在临床均表现为痰浊证及血瘀证的中医证候外在表现。

高脂血症痰瘀证患者，含有 ε4 等位基因的人群明显增多，同时 ε4 等位基因的人群的 LDL－C 水平明显增高，揭示 ε4 等位基因患者可能与痰瘀证型存在着一定的相关性，ε4 等位基因携带者具有痰瘀证的阳性外在表现，或许是痰瘀证患者，在血脂异常遗传性上可能表现为 ε4 等位基因的更为突出。我们因条件所限，载脂蛋白 E 的患者只选择了与中医高脂血症病机最为一致的痰瘀证患者，所以进一步扩大病例数，纳入更多血脂异常中医证型，其实验结果可能更具有说服力，从而进一步明确各基因型与所表现的中医证候特点，从而为中医辨证提供客观指标。

感 染 科

酒精性肝病大鼠肝组织肝窦毛细血管化和窦周纤维化的动态观察

徐光福　王新月　葛桂玲　李澎涛　贯　旭　田德禄

0　引言

随着中国经济发展，酒精性肝病逐渐增多。乙醇氧化反应产生乙醛和羟自由基，后者可损伤肝细胞并激活脂质过氧化反应。上述过程可激活肝脏库普否细胞，使之分泌许多细胞因子，转而激活肝星状细胞。肝星状细胞活化后将产生各种细胞外基质分子。有学者报道酒精性肝病患者存在典型窦周纤维化、肝窦毛细血管化、铁丝网格样纤维化、桥接纤维化甚至肝硬化，多见于常年酗酒达 10 余年或 20 余年者，但一般轻度饮酒者也许不会有如此严重的病理变化。细胞外基质分子中Ⅰ、Ⅳ型胶原和 Laminin 是与肝窦毛细血管化和窦周纤维化密切相关的。Tsukomoto－French 模型曾被用来研究酒精性肝病，但是操作复杂、设备昂贵，故许多学者采用酒精灌胃法制造模型，然而目前就酒精摄入量和造模时间长度等许多问题尚未达成一致意见。为了探索制造更方便的模型以便于研究酒精性肝病的机制，我们通过新的方法造模，观察酒精性肝纤维化的动态变化以判断该模型是否可以接受。

1　材料和方法

1.1　材料　SD 雄性大鼠购自北京维通利华公司，体重 130～150g。玉米油（Corn oil）购自北京 Carafour 超市，黄原胶（Xanthan gum）、糊精（Maltose）购自北京化学试剂公司，食用酒精购自北京酿酒总厂（95%），羰基铁（Carbonyl iron）和吡唑（pirazole）购自美国 Sigma 公司，一抗 Collagen type Ⅰ，Ⅳ，Laminin 均购自美国抗体诊断公司（Antibody Diagnostic Inc.，ADI），由上海长岛抗体诊断试剂公司经销。PV－6001 Kits 为美国 PowerVision 公司产品，显色剂 ZLI－9030，防脱片剂 ZLI9001，均购自北京中山公司。

1.2　方法

1.2.1　动物分组：设正常组 6 只，4d，2w 组各 8 只，4w 组 10 只，9～11w 组各 12 只，共 56 只。

1.2.2　模型制备、标本留取：采用混合试剂灌胃的方法，剂量酒精 5g/（d・kg），吡唑 30mg/（d・kg），玉米油 3ml/（d・kg），羰基铁 35mg/（d・kg），4w 后减为 15mg，麦芽－糊精和黄原胶适量，每 w 灌 5d，休 2d，喂正常饲料，自由进食、水，共 9w。

组织处理：分别于造模第 4d、2w、4w、9w、11w 处死动物，剪取肝组织做透射电镜和光镜标本，其余肝组织速冻作分子生物学检测用。

1.2.3　标本制作：按常规制作光镜切片，厚4μm，作HE、Masson三色染色，每一个肝脏均作组织学分析。免疫组化染色采用胰酶消化、Envision两步法，在中国中医研究院晋志高教授和蔡虹老师大力协助下，用美国3Y公司产品MIS－2000图像分析系统进行光镜观察、拍照并作图像分析半定量。按常规制作透射电镜切片，厚80nm，在80KV JEM－1200EX电子显微镜下观察超微结构并照相。

1.2.4　统计分析：采用SPSS 10.0软件，所有数值以均数±标准差表示，方差分析采用one－way ANOVA，显著性检验值 $P < 0.05$。

2　结果

HE染色显示正常肝细胞板排列整齐，肝细胞轮廓清楚，核仁大而圆。4d组肝细胞混浊肿胀，气球样变，肝窦面积减小。2w组细胞气球变性在小叶周边和汇管区连接成片，可见点状细胞坏死和炎性细胞浸润。4w组有较明显细胞固缩坏死、间质细胞增生，汇管区增宽。9w组可见肝细胞内Mallory小体，广泛细胞变性、片状坏死、炎性细胞浸润及小泡状脂肪变性。11w仍有变性细胞，坏死减少，间质细胞核仍较明显。

MASSON纤维染色显示正常组中央静脉基底膜染色很轻微，肝窦基底膜几乎不可见，仅在汇管区可见血管基底膜阳染。4d组中央静脉基底膜可见较明显染色，部分肝细胞周围铁丝网格样阳性染色。2w组更加明显。4w组中央静脉基底膜明显增厚，几乎所有肝细胞周围都有铁丝网格样阳性染色，汇管区纤维粗大，与小叶内纤维连接。9w组更加严重，至11w肝细胞周围纤维化稍见减轻，但中央静脉周围和汇管区无明显改变。

电镜所见：正常组肝细胞核圆形，线粒体呈椭圆形，嵴清楚，肝细胞微绒毛数量多且伸至肝窦基底面，直接接触基底膜或包绕星状细胞。肝窦内皮细胞窗孔可见，数量较多，胞核扁平，无明显基底膜。内皮下也基本没有纤维成分。星状细胞数量较少，核染色质较密，细胞外基本无胶原原纤维。随造模继续，肝细胞微绒毛肿胀、断裂，线粒体肿胀变形，嵴断裂，粗面内质网结构紊乱。内皮细胞胞核变厚，染色质变粗，窗孔减少，且可以看到基底膜，基底膜外可见大量胶原原纤维。星状细胞数目增多，胞核染色质粗大，细胞外可见多量胶原原纤维，呈束状排列。

I型胶原半定量统计显示从造模2w开始其含量逐渐上升，到造模第9w最高，造模停止后，经过两周的恢复到第11w含量有所下降。MMP－13半定量显示在肝纤维化进程中变化不大，造模终止后略有回升。TIMP－2半定量显示4w时达到高峰，至11w也未能降到正常水平。

Ⅳ型胶原半定量显示正常组有一定含量，但造模开始后急剧下降，过程中保持较低水平，但造模结束2w后恢复正常水平。

板层素在正常组染色很淡，但造模开始后上升很快，不仅造模过程中持续升高，造模停止2w后也未能恢复，远高于正常水平。

表1列出上述变化如下。

表1 Ⅰ型胶原、Ⅳ型胶原和 Laminine 的动态变化（$\bar{x} \pm s$）

组别	Ⅰ型胶原	Ⅳ型胶原	Laminine
Nor（6）	0.2874 ± 0.0224	0.3421 ± .0217	0.2263 ± .0009
4d（6）	0.2811 ± 0.0151	0.2496 ± .0007a	0.2975 ± .0034a
2w（6）	0.2912 ± 0.0122	0.2501 ± .0015a	0.2962 ± .0048a
4w（7）	0.3853 ± 0.0401a	0.2803 ± .0005a	0.3337 ± .0009a
9w（8）	0.4262 ± 0.0992a	0.2900 ± .0001a	0.3523 ± .0178a
11w（8）	0.3734 ± 0.1239a	0.2995 ± .0013	0.3549 ± .0119a

a $P < 0.05$ VS 正常组。

3 讨论

适度饮酒可能有利于心脏和血管，或者可能改善老年人认知能力的观点说明轻度和适量饮酒的危害尚未被人们充分认识。轻度及一般饮酒者的肝脏病变，特别是肝窦及其周围病变的研究尚不够深入。

酒精性肝病动物模型的制造是开展研究的关键因素之一。临床意义上的酒精性肝病（ALD）形成可能需要数十年时间，而且由于生物个体基因对酒精反应不同，有较大个体差异，表现在模型制造上，单纯酒精刺激较难以在短时间内成模。Tsukamoto - French 模型采用持续酒精滴入，可以在不太长的时间内造成模型，但是由于该方法操作复杂，设备昂贵，难以广泛应用。目前使用最多的方法仍然是酒精灌胃法。但要在较短的时间内造成模型，必须在灌喂酒精的同时，给予其他物质协助，加强刺激，方能较顺利地造成肝纤维化模型。所添加的物质其病理作用必须是与酒精的病理作用类似或者接近，而不能喧宾夺主。关键的问题是模型能否较准确地反映 ALD 纤维化的病理变化，以及是否适合作为治疗观察的动物模型使用，以说明治疗的机理，从而为临床研究提供可靠服务。

酒精性肝病的发病机理，目前认为与脂质过氧化、内毒素、乙醛及其所诱发的免疫反应损伤、性别状况、铁离子的过多沉积、自由基产生过多等有密切关系。酒精可反应基因探查结果显示肝脏细胞中众多基因都可与酒精相互作用，故酒精对肝脏的损伤也是全方位的，不仅可引起脂肪肝、肝组织坏死和炎症、以及肝细胞凋亡和高半胱氨酸血症，还可引起葡萄糖代谢紊乱、DNA 损伤等。酒精性和其他原因所致肝纤维化的发生都通过共同机制 - HSC 的活化才能形成，所有添加其他物质如铁、多不饱和脂肪酸和内毒素等也无非是增加共同致病机理和损伤程度而已，而且数量受到限制。本模型采用添加铁增加由乙醇代谢引起的脂质过氧化反应等，玉米油亦有助于这一过程，而吡唑是乙醇氧化酶的抑制剂，它的使用可以延缓乙醇的代谢速度，有助于较长时间地保留血中乙醇浓度；同时我们还发现有吡唑具有局部刺激作用，死亡的动物肠道胀气明显，肠壁血管充血，黏膜可能也有充血表现，这种变化是否可增进内毒素的吸收，有待进一步的观察。但酒精添加 CCl_4 所成模型的性质是否可作为酒精性肝病模型有待观察。

酒精滥用已经变成中国社会的严重问题，有学者报道人肝标本酒精性肝硬化时呈现较典型的窦周纤维化，肝窦毛细血管化，肝细胞周围铁丝网格样纤维化，桥接纤维化，乃至小结节性肝硬化，而不同于病毒所引起者。然而我们不知道轻度饮酒或者一般的饮酒者是否也会发生类似变化，其相关的细胞外基质成分如Ⅰ、Ⅳ型胶原和板层素又是如何变化的。鉴于国内酒精灌胃法造模对动物种属、酒精剂量及是否添加其他成分尚处于摸索阶段，而未形成统一可靠的模型制作方法，我们介绍一种新的模型，仍然采用酒精灌胃法，在配方上作了改进，显示其动态病理变化，特别是肝窦和窦周的病理变化和相关的指标，以证明其是否符合作为 ALD 研究模型使用。

酒精在肝内代谢可产生乙醛和羟自由基，后者损害肝细胞并激活脂质过氧化，可刺激库普否细胞使之产生许多细胞因子如 TNF－α，TGF－β_1 等作用于肝星状细胞。肝星状细胞的活化是各种类型肝纤维化的中心事件。我们在本模型发现随造模继续肝细胞和其周围的纤维化逐步进展。2w 组大鼠有显著的精神萎靡、竖毛和腹泻，4w 组更加恶化并出现死亡。但由于酒精摄入量不变而铁剂减量，4w 以后模型大鼠精神状态和活动量都好转，显示可能逐渐适应。

综合肝细胞、肝星状细胞、内皮细胞在电镜下、HE 染色和 HE－Masson 复合染色的结果，我们发现本模型纤维化程度相当于人类酒精性肝病肝纤维化Ⅰ~Ⅱ级。本模型可能是轻度及一般饮酒者肝脏病变的较好代表。我们对此种病人尚未作系统临床研究，也无公认的恰当治疗，但我们认为本项研究可能会为此提供某些思路和有用资料。

肝窦毛细血管化是指肝血窦变成连续性毛细血管的过程，形态上主要包含两个步骤即内皮细胞窗孔减少或者消失，电镜下可见的基底膜形成。由于肝纤维化直接与肝星状细胞活化有关，并且总是伴随着Ⅳ型胶原酶的活化，假如没有基质金属蛋白酶抑制物家族的高表达，肝窦毛细血管化并不能稳定形成，而在肝纤维化的早期情况通常如此。我们的观察证明情况可能如此，因为在造模的过程中Ⅳ型胶原含量较低，基底膜可能主要由板层素构成，4w 和 9w 组某些大鼠的肝窦基底膜不是很典型，但确实存在，可能就是这个原因。

造模过程中板层素含量持续升高，在造模停止 2w 后也不能恢复正常。这显示本模型板层素的分解可能较慢。这种现象值得在人类 ALD 进一步研究，因为单独提高Ⅳ型胶原酶的活性恐不足以促进肝窦毛细血管化的恢复。

在正常大鼠肝脏组织Ⅰ型胶原含量较Ⅲ型胶原少，但在肝纤维化时则不然。在正常大鼠肝窦附近几乎看不到胶原原纤维，但随着造模继续越来越多的胶原原纤维出现在肝窦内皮细胞周围。我们认为Ⅰ型胶原参与了这个过程。大多数学者认为Ⅰ型胶原不参与构成血窦基底膜，我们认为窦周纤维化的增生纤维可能多数属于Ⅰ型胶原。电子显微镜观察显示窦周胶原原纤维在造模结束后不易分解，免疫组化染色结果观察亦与之符合。

本模型造模过程中酒精摄入量稳定，这使得大鼠死亡较少但纤维化程度较轻。若在 4w 后增加酒精摄入量，或者不减少铁的摄入量，肝脏可能会出现更严重的病变比如肝硬化，但是动物死亡必然增多，可能会导致造模失败。但这个模型应该有改进余地。

羟基磷灰石义眼台植入术 34 例

王赞春　李培丽

我院 1999 年 5 月~2003 年 12 月，对 34 例眼球摘除患者施行羟基磷灰石（hydroxyapatite，HA）义眼植入术，取得较好疗效，现报告如下。

1　资料与方法

1.1　一般资料　1999 年 5 月~2003 年 12 月间行羟基磷灰石义眼台植入术 34 例，男 22 例，女 12 例，年龄 6 ~ 56 岁，平均 31.2 岁。Ⅰ期眼内容剜出并义眼台植入者 28 例，Ⅱ期植入者 6 例。随访时间 6 月~5 年，平均 8.4 个月。眼球摘除原因：新生血管性青光眼绝对期 1 例，先天性视网膜脱离 6 例，角膜溃疡穿孔萎缩 9 例；眼外伤 18 例，其中鞭炮伤 9 例，刀剪伤 5 例，轮胎崩伤 2 例，拳击伤 2 例。

1.2　材料　羟基磷灰石义眼座为北京康菲特尔公司生产。一般选择大小为 20 ~ 22mm，术中用稀释的庆大霉素液浸泡 30min。

1.3　手术方法　Ⅰ期植入者，球后麻醉下，做眼内容物剜出，斜向剪开巩膜壳，剪至球后，使成两部分，每部分上连及两条直肌。剪断视神经，直视下清理葡萄膜，以 2.5% 碘酒烧灼巩膜腔，之后用 75% 酒精脱碘，再以大量生理盐水冲洗，填入纱布压迫止血。用塑料膜包裹羟基磷灰石球体放入眶腔，抽出塑料膜，将巩膜后缘间断缝合，前缘包埋关闭。间断缝合筋膜，再连续缝合球结膜。Ⅱ期植入者，先分离筋膜囊，剪开巩膜腔，将巩膜壳剪成两部分，并剪断视神经，再植入义眼台，缝合巩膜腔、筋膜及球结膜。1 周后拆除结膜缝线，2 周后配义眼片。其中 2 例使用异体巩膜将义眼台包裹后再植入眶腔。

2　结果

所有 34 例患者随访 6 个月~5 年，眼窝凹陷消失，羟基磷灰石义眼台位置居中，无偏斜，与健眼相比对称，活动度好。其中 1 例术后切口延迟愈合，义眼台暴露，4 周后自愈，结膜囊光滑，无狭窄。2 例有轻微的上方眶睑沟凹陷。4 例近期有球结膜水肿。随访中没有发现眶内感染、义眼台脱出等现象，效果满意。

3　讨论

羟基磷灰石是人体骨的无机成分，其多孔结构可以被血管神经通过。植入后义眼台与周围神经接触面积大，有利于血管神经长入，远期义眼台与周围神经一体化，因此被眼科学者公认为填补凹陷眼窝的合适材料。本组病例的特点是术中 2 次关闭巩膜腔，使之成两层覆盖于义眼台前，之后又间断关闭筋膜囊，连续缝合球结膜，减少了义眼台暴露或脱出机会。术中尽可能利用原有巩膜组织（除 2 例部分缺失者外），以减少排异反应发生机会。无论Ⅰ期或Ⅱ期植入患者，术中不分离眼肌，保留了眼外肌与巩膜的原有解剖关系，可以减少损伤，减轻术后反应，收到更佳矫正效果。

敛阴益气润肠通便法治疗糖尿病视网膜病变

王文长

1 资料和方法

本组18例均经内分泌科确诊为糖尿病。其中男性8例15只眼，女性10例18只眼，共33只眼。年龄35~77岁，平均52.9岁。治疗前后均作视力及眼底检查，眼底清晰者行眼底荧光血管造影检查，必要时行眼B超、三面镜和前置镜检查。33只眼中，3期者6只眼，4期者10只眼，5期者17只眼。行光凝治疗26只眼（治疗前10只，治疗中16只眼），其中6只眼为初次出血，17只眼为反复出血。伴黄斑囊变者5只眼。根据1984年中华医学会眼科学会第三届全国学术会议通过制定的《糖尿病视网膜病变临床分期标准》。3~5期者纳入本组治疗范围。全身症状见倦怠乏力或少气懒言、自汗盗汗、大便干结、小便频数、舌质淡、苔薄白、脉沉细。

基本方：白芍30g，生地40g，黄芪30g，太子参30g，旱莲草15g，阿胶珠10g，生首乌30g，当归12g，赤芍10g，决明子20g，茜草炭10g，侧柏炭10g，三七粉6g。出血初期加仙鹤草15g，出血久者加花蕊石10g，伴高血压者加生龙、牡各20g。连服一个月为1个疗程。口服本方期间其他常规治疗不变。

2 结果

2.1 疗效标准 ①显效：玻璃体出血全部吸收，和（或）眼底出血，水肿、渗出、微血管瘤大部分吸收，视力恢复到治疗前水平。②有效：玻璃体出血大部分吸收，体切除加光凝治疗。伴玻璃体出血者22只眼，其中5和（或）眼底出血、水肿、渗出、微血管瘤部分吸收，视力提高2行以上，或由眼前手动提高到0.6以上。③无效：玻璃体出血及眼底出血、水肿、渗出等无明显吸收或增多，视力未提高。

2.2 治疗结果 33只眼，显效8只眼，有效20只眼，无效5只眼，总有效率为84.85%。疗程最短者15天，最长者120天，平均58天。治疗前后视力及全身症状改变情况见表1、2。

表1 治疗前后视力对比

时间	眼前手动~0.04		0.05~0.15		0.2~0.5		0.6~1.0	
	眼数	%	眼数	%	眼数	%	眼数	%
疗前	10	30.30	10	30.30	10	30.30	3	9.0
疗后	2	6.06	3	9.09	18	54.55	10	30.30

表2　治疗前后全身症状改善情况

时间	体倦乏力	自汗盗汗	小便频数	大便干结	舌质淡	脉沉细
疗前（例）	18	10	10	18	18	18
疗后（例）	4	3	3	2	8	10
有效率（%）	77.78	70	55.56	88.88	55.65	44.44

3　讨论

DR的发病机制目前还不十分清楚，但临床已明确认识到本病的发生是在患糖尿病数年之后。据我们的临床观察，本病的发生除了与患糖尿病的发病时间有关外，还与患者长期大便干结有一定的关系。上述18例患者发病前后均伴有大便干结，而且眼内反复出血者多由大便难解引起。由于患者长期口渴、尿频、出汗和大量进食，从而导致了全身阴津气血严重匮乏和胃肠功能严重失调。阴津匮乏则血行滞涩不畅，致眼底出血、渗出、水肿等一系列改变。胃肠功能严重失调再加上津液气血亏损，致使大肠传送无力，大便难解；而大便滞留肠道，则体内毒素蓄积，从而又影响了气血运行，津液耗损，最终引起全身缺血缺氧，而视网膜比全身其他组织具有更高的新陈代谢率，对缺血缺氧更为敏感。由于氧的缺乏，而导致了DR的发生。故笔者认为，阴津气血亏损是本病发生的直接因素，为其本；大便干结是本病发生的间接因素，为其标。所以治疗本病的关键在于标本兼治。敛阴益气为治本，润肠通便为治标。方中重用生地、白芍，以培阴敛阴，不但使阴津得到补充，而且使阴津留守体内；旱莲草、阿胶珠、决明子滋阴润肠通便；当归、赤芍、首乌养血活血润肠通便；茜草炭、侧柏炭、三七粉活血止血而不留瘀。本方既能扶正，又能通便，补而不腻，通而不耗伤正气。为了防止眼内反复出血或出血水肿渗出加重，治疗本病时，应少用温热燥烈之品；同时，为了保护胃肠功能，应避免使用寒凉通便之品。

超声乳化人工晶体植入及前玻切手术治疗儿童先天性白内障

许家骏　张　南　高慈錡

1　资料和方法

1.1　一般资料　总结1999年5月至2002年10月于我院眼科住院的儿童先天性白内障患者31例（41只眼），其中男性19例（24只眼），女性12例（17只眼），右眼21只，左眼20只。年龄5月~14岁，其中6岁以下患者10例（13只眼）。术前视力为眼前指数~0.150。

1.2　手术方法　患者均采用全麻。在眼球上方11点处沿角膜缘切开结膜，于角膜缘后1.5二行5.5mm长的巩膜隧道切口，用15°穿刺刀在角膜缘2点处刺穿前房为辅助切口，用3.2mm穿刺刀沿巩膜隧道切口刺穿前房，利用黏弹剂（1%透明质酸钠，上海建华精细生物制品有限公司产品）扩大瞳孔并充填前房，行直径为5连续环行撕囊术，超声乳化及注吸白内障，扩大内切口至5.5mm，注入黏弹剂，在后囊行直径为2.5~3mm的连续环行撕囊术，于2点处辅助切口，伸入前灌注，从隧道切口伸入玻切头（Stort玻切机），入后囊环行撕口后行前玻切。玻切完毕注入黏弹剂，植入PMMA后房型人工晶体于囊袋内，用超声乳化机的注吸功能替换前房内的黏弹剂并恢复眼压，整复切口。术后常规给予抗生素及糖皮质激素眼液滴眼，加盖眼罩。

2　结果

2.1　术后视力　39只眼Ⅰ期植入PMMA后房型人工晶体后均有不同程度的提高，术后3天裸眼视力0.1~0.3者14只眼，0.3~0.5者14只眼，0.5~0.8者11只眼。1例患者2只眼因年龄太小未植入人工晶体无法查出视力。

2.2　术后后发障　40只眼自术后追访至今无1例后发障发生；1只眼2月后出现后发障，再次行前玻切手术，追访至今，未发生后发障。

3　讨论

3.1　儿童单纯白内障术后，其晶状体上皮细胞增生活跃，术后前囊膜增殖与收缩、后囊膜混浊发生率很高，6岁以下儿童后发性白内障的发生率几乎为100%，术中单纯行后囊膜环行撕开术，仍有42%的病例晶体上皮沿玻璃体前界膜移行增殖而发生混浊。行前玻切手术后，即前部玻璃体无支持载体，晶体上皮不会移行而混浊。

3.2　该手术应注意前玻璃体是否已被切除，避免少量玻璃体嵌顿于后囊环行撕口内，否则后发障仍会发生。首先全面观察眼前节情况，尽可能辨认前囊、后囊及玻璃体位置，术前应随时注意切割头及灌注头的位置，使之始终保持在视野内。为便于观察，术者须随时调整显微镜X－Y轴及用微调旋钮调整焦距，手持两器械在眼内转动眼球时，两手用力平衡，以免角膜产生皱褶影响屈光间质透明度及玻璃体前移入囊袋。切割频率通常510次

/分，预置吸引力170mmHg，切除玻璃体时，切割头刀口背面朝向眼底，可直视下观察玻切头，活动的玻璃体自切割头后面包绕卷入刀口。观察后囊环行斯口是否有玻璃体嵌顿的方法：首先植入人工晶体，旋转人工晶体。如果后囊环行撕口变形，则有玻璃体嵌顿，需将玻切头绕过人工晶体，继续前玻切；如果后囊环行撕口变形消失，则前玻切完成。分析1例发生后发障的原因为：前玻切不彻底，留有部分玻璃体嵌顿于后囊环行撕口内，使晶体上皮细胞移行，形成后发障。再次手术解决了此问题。

3.3　该手术如果残留玻璃体嵌顿于后囊环行撕口，则形成新的截面为一些增殖细胞设置了增生的“温床”，形成机化条索，牵拉视网膜，可形成黄斑囊样水肿、囊变及视网膜脱离。儿童后节玻切手术后容易出现前增殖（前PVR）而造成网脱。本院行超声乳化及人工晶体植入及前玻切手术后，随访未发现1例前增殖网脱的病人，但仍需以后长期随访。

3.4　儿童的眼球壁薄而软，隧道切口不易自闭。往往需要缝线。本院行超声乳化及人工晶体植入及前玻切手术的病人均未缝线，我体会术毕时应注意两点：①右手准备摘下开睑器，另一手持灌注，保持前房。快速撤出开睑器及灌注头。②用手推开下睑，观察情况，如果前房存在，可轻轻撕下手术贴膜，术毕。第二天观察病人，41只眼均切口闭合完好，无1例前房消失及瞳孔变形。

雷火灸治疗干眼症的临床观察

宋 立 张 南 矫 红 许家骏 赵 峻 高慧筠

干眼是指由于泪液的质和量的异常或泪液流体动力学异常引起的泪膜不稳定和眼表的损害，从而导致眼部不适症状的一类疾病。其临床特征主要有眼疲劳、异物感、干涩感、烧灼感、眼胀感、眼痛感、畏光、眼红等，其中以眼疲劳、异物感、干涩感为三项主要症状。根据目前对干眼发病机制的研究，干眼的治疗需要通过综合的治疗方法达到恢复正常眼表状态的目的。而我国目前尚无适合国情的干眼规范化的治疗方案，且由于药物的滥用（如复方制剂、多种药物同时使用）常常导致药物毒性作用造成眼表的损害或加重干眼症状。所以寻找能够减轻或缓解干眼症状的治疗方法，并合理选择、合理应用是当务之急。我们采用雷火灸并爱丽眼药水治疗组和爱丽眼药水对照组进行临床观察，以求探索新的治疗手段，报告如下。

1 资料与方法

1.1 临床资料

2006 年 1 月~2006 年 12 月在我科门诊就医的干眼症患者 40 例，男性 9 例，女性 31 例；年龄 25~79 岁，其中经常使用电脑工作的 16 例，占 40%；长期使用眼药水的 9 例，占 22.5%；另外白内障超声乳化加人工晶体植入术后者 1 例；行激光角膜原位磨镶术（laser in situ keratomileusis，LASIK）术后 1 例；佩戴隐形眼镜者 1 例；每天长时间看电视者 1 例，余未诉特殊。均无全身免疫性疾病。

分为治疗组和对照组。治疗组 20 例 40 只眼，26~69 岁，（$\bar{x} \pm s$）平均（48.4 ± 13.30）岁；对照组 20 例 40 只眼，25~79 岁，（$\bar{x} \pm s$）平均（484 ± 17.11）岁，两组间无差异。

1.2 诊断标准

参照 2004 年全国干眼的诊断与治疗进展研讨会制定的诊断标准：

① 患者有明显自觉症状（必需）：如眼疲劳、异物感、干涩感、烧灼感、眼胀感、眼痛感、畏光、眼红。其中以眼疲劳、异物感、干涩感三项症状为主要指标。

② 泪膜不稳定性（必需）：泪膜破裂时间（tear break - up time，BUT）≤10 秒

③ 泪液分泌量减少：泪液分泌试验（schirmer test Ⅰ）≤10mm/5min

④ 眼表面损害（加强诊断）：角膜荧光素染色≥2 分

1.3 病例排除标准

① 不符合病例纳入标准，或符合纳入标准但未按规定治疗，无法判定疗效或资料不全，影响疗效判定者。

② 本项观察仅限于干眼症（单纯性干眼）患者，不包括干眼综合征（干眼病）患者，即因全身或局部明确的原发疾病破坏分泌泪液的组织，泪腺部分或完全缺如，继发性

地导致角膜缘功能部分或完全缺失，角膜上皮结膜化，新生血管侵入。代表性疾病：干燥综合征（sjgren syndrome，SS）、斯蒂芬斯－约翰逊二氏综合征（Stevens－Johnson syndrome）、眼类天疱疮病、严重的眼热烧伤、眼化学烧伤等均不在此观察范围。

1.4　研究方法

1.4.1　分组方法：采用随机对照试验方法，对符合病例纳入标准的受试患者按病情轻中重度分级，再随机分为雷火灸并爱丽眼药水治疗组和爱丽眼药水对照组，每组各20例，两组共40例。

干眼症的轻、中、重度定义

	干眼相关症状（分）	BUT（秒）	Schirmer Test Ⅰ（mm）	角膜荧光素染色（分）
正常	0	≥10	≥10	0
轻度异常	1～3	7～9	6～9	1～4
中度异常	4～6	4～6	1～5	5～8
重度异常	7～9	0～3	0	9～12

1.4.2　治疗方法

治疗组：采用重庆渝中区赵氏雷火灸传统医药研究所生产的雷火灸（产品批号：0601091210）。患者取坐位，头直立。点燃植物柱顶端，将火头对准应灸部位，距离皮肤2～3cm悬灸（注意随时吹掉灰尘，保持红火），灸至皮肤发红，深部组织发热为度（注意掌握用灸适度，避免烫伤）。首次由护士操作，并教授患者或家属，直至患者及家属掌握操作要领及注意事项。

①双眼闭目灸：平行移动，旋转移动，灸左右双眼共8分钟，至皮肤发热微红为度。

②双目睁眼灸：平行移动，旋转移动，灸左右双眼共8分钟，眼球随灸条转动。

③闭目点眼穴：采用雀啄式灸法对眼部睛明、攒竹、鱼腰、四白等穴位点穴，每穴各点20次。同时配合穴位按摩。（以拇指或食指指腹轻揉穴位）

④轮换灸双耳部：对准耳郭旋转灸各2～3分钟。灸红后再采用雀啄式灸法对准耳门，耳垂、翳风点穴，每穴各点20次。

以上方法反复操作，每次共灸疗20～30分钟，每日1次。

⑤配合参天制药株式会社生产的0.1%爱丽眼药水（5ml/支）点眼，每日4次，每次1滴。

对照组：单纯采用参天制药株式会社生产的0.1%爱丽眼药水（5ml/支）点眼，每日4次，每次1滴。

1.4.3　疗程：治疗组与对照组均于治疗4周后进行总结。

1.5　观察指标及测定方法

1.5.1　观察指标

①采用问卷调查方式比较治疗前后临床症状评分变化。

②泪膜稳定性改变（BUT）

③泪液分泌量的变化（Schirmer test Ⅰ）

④角膜荧光素染色的变化。

1.5.2　测定方法

①问卷项目及评分方法

问卷项目及评分			
（1）眼疲劳	（2）异物感	（3）干涩感	（4）烧灼感
（5）眼胀感	（6）眼痛感	（7）畏光	（8）眼红
0分	无症状		
1分	出现频率<3次/周。休息缓解		
2~4分	介于1~5分之间		
5分	经常出现，影响生活质量及工作，用药才能缓解		
6~8分	介于5~9分之间		
9分	持续出现，严重影响生活质量，用药不能缓解		

②泪膜破裂时间（BUT）：将患者头部置于裂隙灯头架上，用钴蓝色滤光片观察。在患者结膜囊内点一滴荧光素钠，嘱患者眨眼，再注视前方。自最后1次瞬目后睁眼至角膜出现第1个黑斑泪膜缺损为止，小于10秒为泪膜破裂时间缩短。

③Schirmer test Ⅰ：方法是取天津晶明新技术开发有限公司生产的标准为5mm×35mm的whatmean 41号滤纸条（产品批号：20051024），一端折成5mm的襻，然后将襻插入下睑缘外2/3处，避免接触角膜，轻闭双眼，5分钟后取出滤纸，2分钟后观察滤纸的湿长，从弯折处测定湿长的毫米数。一般认为正常人湿长>10mm/5min。

④角膜荧光素染色：规定无染色为0分，有染色则分轻、中、重3级，将角膜分为4个象限，每个象限0~3分，共0~12分。

1.6　临床疗效标准

1.6.1　临床症状问卷评分，治疗后比治疗前下降≥6分值为显效；下降≥3分值为有效；下降≤2分值为无效。

1.6.2　客观检查评分

①BUT评分：治疗后比治疗前增加≥5秒为显效；增加≥3秒为有效；≤2秒为无效。

②Schirmer test Ⅰ：治疗后比治疗前增加≥6mm为显效；增加≥3mm为有效；增加≤2mm为无效。

③角膜荧光素染色：治疗后比治疗前下降≥6分值为显效；下降≥3分值为有效；下降<3分值为无效。

1.6.3　疗效判定标准：根据（疗后分值与疗前分值之差）/疗前分值的数值（%），分为

明显改善（分值变化≥70%）

部分改善（分值变化≥30%）

无改善（分值变化≤30%）

1.7　统计分析

采用SPSS 10.0for windows。两组间比较采用独立T检验，自身疗前疗后比较采用配对T检验。

2. 结果

2.1　两组主观症状的变化

2.1.1　治疗前两组主观症状无差异，说明两组的主观症状具有可比性。（见表1、

表2）

2.1.2 两组自身比较：治疗后两组分别自身比较，主观症状均较治疗前明显改善（见表1、表2），有极显著统计学差异。（$P<0.01$）

2.1.3 治疗后两组间比较：治疗后两组的各项主观症状进行比较，治疗组均好于对照组。尤其在视力疲劳、干涩感、眼胀感的三项观察中，治疗组有明显改善（见表1、表2），与对照组相比分值下降，有统计学差异。（$P<0.05$，0.01）

表1 两组主要症状分值的变化（$\bar{x}\pm s$）

组别		n	视疲劳	异物感	干涩感
治疗组	治疗前	40	4.63±2.35	3.78±2.90	6.30±2.02
	治疗后	40	2.73±2.32(1)(2)	2.38±2.64(1)	3.88±1.80(1)(3)
对照组	治疗前	40	4.70±2.10	3.95±2.78	6.85±1.85
	治疗后	40	4.00±2.08(1)	2.65±2.63(1)	5.68±2.18(1)

注：与治疗前相比，（1）$P<0.01$；与对照组相比，（2）$P<0.05$，（3）$P<0.01$。

表2 两组次要症状分值变化（$\bar{x}\pm s$）

组别		n	烧灼感	眼胀感	眼痛感	畏光	眼红
治疗组	治疗前	40	1.80±2.11	2.48±2.48	2.13±2.45	2.10±2.74	1.55±1.74
	治疗后	40	0.65±1.67(1)	1.30±1.87(1)(2)	1.00±1.91(1)	1.15±2.27(1)	0.83±1.30(1)
对照组	治疗前	40	2.42±2.15	2.95±2.67	2.50±2.43	2.45±2.80	2.40±2.76
	治疗后	40	1.25±1.72(1)	2.40±2.57(1)	1.75±2.10(1)	1.85±2.80(1)	1.50±2.32(1)

注：与治疗前相比，（1）$P<0.01$；与对照组相比，（2）$P<0.05$。

2.2 两组客观指标的变化

2.2.1 治疗前BUT、Schirmer test Ⅰ试验两组间无差异（见表3），说明两组平衡性好，具有可比性。但角膜荧光素染色治疗前两组间有差异，平衡性差，故没有可比性。

2.2.2 两组自身比较：治疗后治疗组三项客观指标均较治疗前明显改善（见表3），有极显著统计学差异。（$P<0.01$）

治疗后对照组BUT数值明显延长（$P<0.05$），而Schirmer test Ⅰ、角膜荧光素染色则无明显改善（见表3）。

2.2.3 治疗后两组间比较：治疗后治疗组BUT明显好于对照组（$P<0.05$），而Schirmer test Ⅰ两组间无差异。角膜荧光素染色因治疗前两组间已有差异，故不作为两组间疗效评价指标。（见表3）

表3 两组客观指标变化（$\bar{x}\pm s$）

组别		n	BUT	Schirmer test Ⅰ	角膜荧光素染色
治疗组	治疗前	40	3.20±2.22	6.20±6.36	2.80±3.58
	治疗后	40	5.40±3.07(1)(3)	8.17±6.90(1)	2.05±3.55(1)
对照组	治疗前	40	3.65±2.06	6.76±6.00	0.92±1.91
	治疗后	40	4.17±1.81(2)	7.32±4.99	0.50±1.28

注：与治疗前相比，（1）$P<0.01$，（2）$P<0.05$；与对照组相比，（3）$P<0.05$。

3 讨论

随着目前人们视频工作时间过长，环境污染，配带角膜接触镜等因素，干眼的发病率逐年增高，Toda 等的调查发现 71.3% 的干眼患者有视疲劳的症状，表明视疲劳是干眼常见的症状之一。最近的研究也证实临床检查结果与患者的干眼症状不相符合，也就是说相当一部分患者只有症状而体征非常轻，但症状严重影响生活质量。所以干眼的诊断主要依据是症状，而不是体征。其中以眼疲劳、异物感、干涩感三项症状对干眼的诊断价值最高。

既往雷火灸在青少年近视的防治，视疲劳综合征的治疗方面，作了大量的临床研究，特别是在改善视疲劳症状方面取得较好的疗效。既然干眼的临床特征是以症状为主，其中又以视疲劳等为主症，所以利用雷火灸能够减轻视疲劳，从而相应地缓解干眼症状，达到治疗目的。

雷火灸是在古老的中医疗法基础上发展的一种外治方法，起源于明代，当时称之为“雷火神针”。它以针灸经络学说为理论，以现代医学研究为依据，运用独特的纯中药配方，通过药物燃烧时产生的热量，以悬灸的方法刺激眼部及相关穴位，促使眼部周围的皮肤毛细血管扩张、充血，血液循环加快，以达到畅通经络，调和气血，活血化瘀，调整阴阳的作用。其特殊的药物配方比传统的艾灸通关利窍、活血化瘀作用效果更猛烈，渗透力更强，气味的辛奇走窜还能增强神经放射敏感性及提高面神经的兴奋传导。《内经》云“目得血而能视”，眼目之所以能视万物，辨颜色，全靠五脏六腑之精气的濡养。如经络涩滞，气血不能上荣于目，则双目干涩，运转不灵，视疲目衰，眼磨不舒。采用雷火灸疗法正是利用其温通经络，调和气血，舒经和脉，通关利窍的作用，促进改善眼部和颜面部的血液循环，以达到缓解干眼症症状的目的。

本项临床观察证实，雷火灸治疗组和对照组在改善临床症状方面均较治疗前有明显变化，但在改善视力疲劳、干涩感、眼胀感的三项症状中，治疗组的效果更加突出。客观指标中，治疗组 BUT 明显好于对照组，其他指标无明显差异。说明雷火灸治疗确实对干眼症的症状改善有一定作用，尤其对缓解视力疲劳等效果明显。

但雷火灸操作复杂，患者难以坚持，且本项临床观察大部分是患者自己回家操作，虽然减少了患者往返医院的不便，但治疗效果远不如在医院有专人操作好，治疗质量大打折扣。故如何解决改进，使之更为安全、方便、有效，是今后努力的方向。

巨大虹膜囊肿继发白内障手术治疗 1 例

张　南　许家骏　高慧筠

1　临床资料

患者张××，女，33岁，因左眼视物不清2年于2001年12月4日入院。2年前，无明显诱因自觉左眼视物不清，眼前固定黑影，伴视物疲劳，以后视物不清逐渐加重至今，遂来本院。幼时左角膜即有白斑（颞上2点）。外伤及角膜炎史不详。

查视力右1.0，左手动/2尺，光感5m，光定位正常，红绿均可辨，压平眼压右11mmHg，左10mmHg。左角膜清，颞上2点见角膜白斑，直径约3mm，与虹膜后粘连。前房颞侧因虹膜囊肿与角膜粘连而消失。颞侧10点~4点巨大虹膜囊肿，约9mm×7mm大小，内有黏稠灰白液体，前后囊壁之虹膜均萎缩呈一薄膜，并分别与角膜内皮及晶体前囊粘连，瞳孔被虹膜囊肿遮盖大部。左晶体皮质混浊，核Ⅲ级，前囊混浊，后囊看不清。左眼底不入。右眼前后节无异常。

B超示：左视网膜在位，未见葡萄膜占位性病变。

入院诊断：①左眼虹膜囊肿（外伤植入性可能性大）。②左眼继发性白内障。③左眼粘连性角膜白斑（外伤性？）

治疗：我院于2001年12月5日对此病人施行"左虹膜囊肿切除+白内障摘除+前玻切术"。大致方法如下：左球后注射2%利多卡因2.5ml，沿囊肿范围（10点~4点）角膜缘处打开球结膜，并沿角膜缘灰白交界线后垂直板层切开巩膜。8点处侧穿刺，注入黏弹剂，使囊壁与角膜充分分离。2~3点处穿刺刀穿刺入前房，囊壁破裂，向两边扩大切口，掀起角膜（11点~3点），尽可能将囊肿全切除，同时晶体及少量玻璃体溢出。间断缝合巩膜切口4针，切割切口处及前房之玻璃体，注吸前、后房内残余皮质。术中发现后囊仍完整，考虑侧悬韧带离断致玻璃体少量溢出。间断缝合巩膜及结膜，前房注入消毒空气。球侧注射地塞米松2.5mg+妥布霉素2万单位，结膜囊内涂点必舒眼膏盖眼，术毕。术后常规给予激素及抗生素眼水等治疗。

病理报告：符合虹膜囊肿。

术后1月余（2002年1月17日）复查，视力左0.4（+13D），眼压双眼均11mmHg，左眼角膜清，棕KP（+），前房深，无浮游物及闪光，虹胶颞侧缺如，瞳孔散大晶体前后囊大部相贴，轻混，眼底无异常。未见虹膜囊肿复发征象。术后5月余（2002年5月7日）复查囊肿无复发，余眼部情况同前。建议病人装人工晶体，但由于经济原因未能装。

2　讨论

2.1　虹膜囊肿按病因可分为先天性、特发性、炎性渗出性、寄生虫性和外伤性等，其中以外伤植入性虹膜囊肿最为常见。根据病人左角膜白斑等体征，判断为外伤植入性虹膜囊肿。临床上植入性虹膜囊肿，又分为珍珠样囊肿和浆液囊肿两种类型，浆液囊肿较多见，左外伤后数月或数年发生，囊壁菲薄透明，囊腔较大，含淡黄色液体，常发生在虹膜实质的周边部，其前壁向前延伸时常与角膜后壁相贴。治疗上可用激光治疗、抽吸囊液并透热或电解破坏囊壁，或抽液后注入腐蚀剂，及手术治疗等，但各种治疗方法均容易复发。

2.2 此病例为虹膜浆液囊肿继发白内障，临床上较罕见且病情较复杂，术后随访5月余未见复发。我们采用囊肿切除同时白内障摘除，并切割溢出的玻璃体，囊肿尽量切除彻底，并尽可能多保留虹膜，手术很成功，可见如此巨大而复杂的虹膜囊肿，只要采取恰当的治疗方法，完全可以取得良好疗效且不复发。本例手术既治疗了虹膜囊肿，又治疗了白内障，手术难度较大，术中及术后眼底视网膜均在位，手术疗效令人满意。

2.3 手术方式我们采用角膜缘处大切口，而不用隧道小切口，是由于大切口可切到虹膜根部，从而保证将囊肿尽可能彻底切除，防止术后复发。

2.4 术后大部分病人容易出现角膜失代偿。主要因为囊肿大，且囊壁与角膜内皮相贴，切除囊肿时对角膜内皮损伤较大，故切除前使用黏弹剂对角膜内皮与囊肿的分离非常重要。

2.5 有作者用 Nd：YAG 激光治疗虹膜囊肿，使囊壁破裂，囊液流出，术后应用激素、降眼压等治疗，观察6例，效果很好。但此病人我们认为不宜用激光治疗，因囊壁与角膜内皮相贴，激光容易损伤过多角膜内皮，导致角膜失代偿；另外，囊肿体积较大，激光穿破囊壁后易导致较重的炎症反应，导致眼压高等一系列并发症。

中药配合针刺治疗原发性视网膜色素变性12例

高慧筠　许家骏

治疗原发性视网膜色素变性是眼科常见病，其发病率据报道约占5‰。该病是以夜盲和视野日渐缩窄为主症的慢性、进行性视两膜变性疾病。具有明显遗传倾向，致盲率高，是国内外眼科学者所研究的重要课题之一。笔者近年来用中药配合针刺的方法治疗12例，取得较好疗效。

1　临床资料

本组非选择性的12例24只眼中，其中男性3例，女性4例，均为双眼患病、主龄最大者62岁，最小14岁。发病年龄最早7岁，最晚32岁。病程最长34年，最短5年。主要症状：夜盲和不同程度的视野缩小，视力下降。眼底表现除1例2眼为无色素性视网膜色素变性改变外，其余均有比较典型的视网膜色素变性的眼底改变：视乳头呈蜡黄色，视网膜血管显著变细，视网膜色灰暗污秽，有较多骨细胞样色素堆积。有4例8只眼并发白内障，2例3只眼并发黄斑囊样变性，其中1只眼已失明3年。

2　治疗方法

2.1　中药治疗　以温肾养血，益精明目为主。基本方：制附子、枸杞子、菟丝子、熟地、当归、川芎、桂枝、丹参。并根据四诊结果随症加减。每日1剂，水煎服，日服2次。

2.2　针刺治疗　体针：①组：百会、风池、肝俞、脾俞、肾俞、腰俞、三阴交；②组：攒竹、承泣、瞳子髎、合谷、足三里、光明、侠溪。上述两组穴位交替使用，隔日针1次，留针30分钟。每个穴位针刺时，均强调要得气和运气循经传导，如针刺风池穴时针感应传导至眼区，留针时要求患者闭目静息，体会针感。电针：选上明、睛明两穴脉冲电振荡治疗，每日1次，每次上明穴5分钟，睛明穴3分钟。

3　治疗结果

以30天为1疗程。12例分别经1～6个疗程的治疗，其中显效（视力恢复正常或提高5行以上，视野扩大20度以上）3例6只眼；有效（视力提高2～4行，视野扩大10～20度）4例8只眼，好转（视力提高2行以下，视野扩大5～10度）5例8只眼，无效2例2只眼中，1例右眼并发黄斑囊样变性，已失明3年，1例右眼自幼患角膜斑翳，弱视，总有效率为91.2%。

4　病案举例

患者女性，29岁，病历号62489。1992年4月13日入院。主诉：夜盲5年。检查：视力右0.8，左0.8。双眼前节未见异常。双眼底乳头色蜡黄，视网膜血管动静脉均细，网膜色灰暗，散在骨细胞样色素沉着，黄斑区反光强，中心凹反光不见，中心视野为5～6度，周边视野为20～55度。患者平素畏寒，腰膝酸软，舌质淡，苔薄白，脉沉细。辨证：肾阳不足，精虚血少。治以温肾养血，益精明目。方药：制附子10g，枸杞子10g，菟丝子10g，熟地20g，当归12g，川芎10g，桂枝8g，山萸肉10g，山药10g，牛膝10g，丹参10g。每日1剂，水煎，日服2次。针刺采用上述方法。连续治疗两个疗程后检查：视力右1.2，左1.2。双眼底乳头及网膜颜色稍有改善，黄斑区中心凹反光正常。中心视野12～14度，周边视野50～90度，周边视野已基本正常，较入院时扩大30～35度。夜间微光下行走已不受限。

5 体会

原发性视网膜色素变性是一种严重损害视功能的眼病，属中医眼科学“高风内障”“高风雀目内障”范畴。据中医文献记载为阳衰不能抗阴之病，系由元阳不足，九窍不通，玄府闭塞，精气不能上荣于目所致。中药治疗以温肾养血，益精明目为主，并根据四诊结果随症加减以调理五脏气血精气。基本方中桂枝、附子温肾通阳，熟地、枸杞子、菟丝子滋补肝肾，益精明目，当归、川芎、丹参养血活血，化瘀通窍。诸药合用，共奏温肾养血、益精明目之功效。针刺疗法可以通过针刺腧穴，疏通经络，调理阴阳。针药配合使精气能够上承于目，视力提高，视界扩大。

角膜病治验2则

矫　红　许家骏　张　南　高景秀

1　案例

案1：张×，女性，36岁。3天前因感冒后出现左眼视物不清，红赤磨痛，畏光流泪。曾自用消炎眼水无效。左眼视力0.6，混合充血（+++），角膜上半部水肿混浊浸润，并可见树枝状缺损，缺损边缘混浊明显，荧光素染色阳性，病变区角膜知觉减退，前房清亮无炎症反应。伴有头痛恶寒，舌红苔薄黄，脉浮数。诊断：左眼病毒性角膜炎。辨证：风热袭肺，卫表郁热，上攻眼目，故见混赤磨痛，黑睛混浊，畏光流泪及头痛恶寒，舌红脉数。治法：辛凉透表，清热解毒。处方：生石膏30g，杏仁10g，麻黄10g，生甘草10g，金银花10g，连翘10g，荆芥穗10g。5副，水煎，日2服。同时滴抗病毒眼水，每日4次。复诊时左眼视力1.0，充血（+），角膜水肿混浊消失，原病变区树枝状着色消失，仅见少许点状着色，上方加蝉衣6g，3剂后痊愈。

案2：陈×，男性，25岁。右眼红赤、视物模糊10余日，畏光流泪，眼痛不著。右眼视力0.2，混合充血（+++），角膜弥漫性混浊，荧光素钠染色阴性，中央大面积实质层水肿，后弹力层皱褶明显，KP（+++），前房窥视不满意，瞳孔隐约可见，直径约2mm，不圆，对光反射消失，眼底不入，角膜知觉明显减退，理化及一般体检未见异常，舌质红苔薄白略黄，脉滑数。诊断：右眼病毒性角膜炎，继发虹膜睫状体炎。辨证：风热外袭，腠理闭塞，热壅于肺，故白睛红赤，角膜混浊肿胀；邪郁日久，肺失肃降，则肝失制约，生发太过，而出现风轮证候。治法：疏散肺邪，清肝利胆，退翳明目。处方：生石膏30g，杏仁10g，麻黄10g，生甘草12g，知母16g，桑叶10g，茺蔚子10g，黄芩10g，蝉衣10g。5剂，水煎，日2服。同时滴抗病毒眼水，每日4次；阿托品眼膏，每日1次。之后处方略改加板蓝根10g，继服。半月后视力0.8，畏光流泪基本消失，混合充血（+），角膜中央轻度水肿，后弹力层皱褶消失，KP（+），房水清亮。原方继服3剂，痊愈。

2　讨论

角膜病是眼科常见病，属中医黑睛病的范畴。中医五轮学说认为：气轮者，属白睛，内应于肺；风轮者，属黑睛，内应于肝。故临床治疗角膜病多从肝入手。另外治疗黑睛病不能忽视肺。肺为华盖，部位至高，风、热、寒邪入侵，首先伤肺；黑睛亦是如此，黑睛位于眼球最前端，暴露于外，外邪侵及眼目往往首先伤及其前部，临床上黑睛与白睛一样常有暴病发生。肺与肝关系密切，金在木外，病则气轮先赤，金克木，气轮病及风轮，所以黑睛之病是白睛之病所及，在黑睛病中治肺是治病因之举。黑睛疾病特点，主要是发生星膜翳障，而出现畏光、流泪、疼痛和视力下降。翳膜者，风热重则有之，是肝气盛而发在表，故翳膜之病，或为肺经有热，或为肝病及肺，宜发散去之，临床我们应用疏肝散风清肺之品，效果良好。当角膜病变侵及深层并已影响前房及虹膜睫状体时治疗应加强治肝，因肺主皮毛，毒邪外袭，首犯肺络，郁而化热，即于肺所属之白睛红赤，继而影响其气化功能，则角膜实质水肿混浊，肺失肃降之令，则肝失制约，木必生发太过，而在肝经所主之部位黑睛出现继发性虹膜睫状体炎所致的症状。《证治准绳》指出：“风轮清脆，内包膏汁，有涵养瞳神之功。”可见风轮其位置深沉内在，所以我们把角膜浅层病变归于肺，深层病变（特别是侵及了虹膜睫状体的）归于肝，两者皆见者肺肝并治。

依据以上理论我们在临床治疗黑睛病时治肺为主同时治肝，方剂选用麻杏石甘汤加味。麻杏石甘汤有辛凉透表清肺解毒之功，用于角膜病使肺气之郁者，得以宣畅；肺热之炽者，得以清泄。现代药理研究证实，本方药具有退热抗病毒，促进吞噬细胞作用，能减轻病灶处组织水肿，促进病灶愈合，又能诱导干扰素的产生，对体液及细胞免疫均有促进作用，增强免疫功能及抗病能力。并发虹膜睫状体炎者可加用疏泄肝胆，清热利湿，行气开郁，退翳明目之药。

耳鼻喉

108例突发性耳聋临床资料分析

刘建华　刘巧平　刘大新　葛英华

突发性耳聋是指突然发生的原因不明的感音神经性听力损失，属于中医学“卒聋”“暴聋”范畴，是耳鼻喉科常见病之一，且近年来发病人数逐年增加。现将我科1993～1998年住院收治的突发性耳聋临床资料总结如下。

1　临床资料

1.1　病例选择　108例均为住院病人，其中男50例，女58例；年龄16～75岁；左耳60例，右耳45例，双耳3例，共111耳；发病至入院最短1天，最长2个月；发病诱因：感冒后12例，劳累后13例，情绪激动后22例，酒后3例，原因不明58例。

1.2　诊断标准　采用中华医学会耳鼻咽喉科学会所制定的“突发性聋诊断依据”：①突然发生的非波动性感音神经性听力损失，常为中或重度。②病因不明。③可伴耳鸣。④可伴眩晕、恶心、呕吐，但不反复发作。⑤除第4颅神经外，无其他颅神经受损症状。

2　辨证分型

108例突发性耳聋病人中医辨证分型为六型：气滞血瘀型67耳，占60.4%；肝火上扰瘀血阻络型（简称肝火上扰型）6耳，占5.4%；痰瘀互阻型14耳，占12.6%；气虚血瘀型15耳，占13.5%；肝肾阴虚瘀血阻络型（简称肝肾阴虚型）7耳，占6.3%；脾肾两虚瘀血阻络型（简称脾肾两虚型）2耳，占1.8%。其中以气滞血瘀型最多（60.4%），气虚血瘀型次之（13.5%），脾肾两虚瘀血阻络型最少（1.8%）。

3　治疗方法

根据局部症状、全身症状、舌苔脉象、起病快慢及病程长短等，全面综合分析进行辨证。总的治疗原则为活血通络开窍，再根据具体证型分为：气滞血瘀型，治宜行气活血、通络开窍，方用通窍活血汤加减；肝火上扰瘀血阻络型，治宜清肝泻火、活血通络，方用柴胡清肝汤加减；痰瘀互阻型，治宜理气化痰、活血通络，用二陈汤加减；气虚血瘀型，治宜补气活血、通络开窍，用补阳还五汤加减；肝肾阴虚瘀血阻络型，治宜滋补肝肾、活血通络，用六味地黄汤加减；脾肾两虚瘀血阻络型，治宜补脾益肾、活血通络，用补中益气汤合六味地黄汤加减。同时每位患者还静脉点滴丹参注射液或葛根素注射液，以活血通络。

4　疗效标准

参照“突发性聋疗效分级”：①痊愈：250～4000HZ各频率听阈恢复至正常，或达健耳水平，或达此次患病前水平。②显效：上述频率平均听力提高30dB以上。③有效：上述频率平均听力提高 15~30dB。④无效：上述频率平均听力改善不足 15dB。

5 结果

5.1 辨证分型与疗效关系 结果见表 1。

表 1 辨证分型与疗效（例）

证型	耳数	痊愈	显效	好转	无效	总有效率/%
气滞血瘀	67	38	6	8	15	77.6
肝火上扰	6	1	3	0	2	66.7
痰瘀互阻	14	3	3	2	6	57.1
气虚血瘀	15	7	1	3	4	73.3
肝肾阴虚	7	2	1	1	3	57.1
脾肾两虚	2	1	0	0	1	50.0
合计	111	52	14	14	31	72.1

5.2 病程长短与疗效关系 结果见表 2。

表 2 病程与疗效（例）

病程/d	耳数	痊愈	显效	好转	无效	总有效率/%
≤	97	52	13	11	21	78.4
>	14	0	1	3	10	28.6

Ridit 分析：$P<0.01$，两组有显著性差异。病程短，在 15 天内得到及时治疗者，疗效好；病程长，大于 15 天者，疗效差。

5.3 眩晕症状与疗效关系 结果见表 3。

表 3 眩晕症状与疗效（例）

眩晕	例数	痊愈	显效	好转	无效	总有效率/%
有	64	31	8	7	18	71.9
无	44	21	4	6	13	65.9

Ridit 分析：$P>0.05$，两组无差异，表明突聋是否伴眩晕对预后影响不大。

5.4 听力损失程度与疗效关系 结果见表 4。

表 4 听力损失程度与疗效（例）

程度	耳数	痊愈	显效	好转	无效	总有效率/%
轻（26~40dB）	26	20	0	2	4	84.6
中（41~55 dB）	28	13	2	4	9	67.9
中重（56~70 dB）	22	10	3	4	5	77.3
重（>71dB）	35	9	9	4	13	62.9

5.5 听力曲线类型与疗效关系 结果见表 5。

类型	耳数	构成/%	痊愈	显效	好转	无效	总有效率/%
上升型	25	22.5	16	4	2	3	88.0
平坦型	34	30.6	14	6	7	7	79.4
下降型	24	21.6	9	1	1	13	45.8
其他	21	18.9	12	2	3	4	81.0
全聋	7	6.3	1	1	1	4	42.9

5.6 年龄与疗效关系 结果见表6。

年龄/岁	例数	痊愈	显效	好转	无效	总有效率/%
16～30	10	4	2	1	3	70.0
31～60	76	40	7	8	21	72.4
>60	22	8	3	4	7	68.4

Ridit 分析：$P>0.05$，两组无差异。

6 讨论

108 例突发性耳聋中以气滞血瘀型、痰瘀互阻型较痰互阻型、肝肾阴虚型、脾肾两虚型为好。因血液的运行有赖于气的推动、肝气的疏泄，即所谓“气行则血行”，通过补气或疏肝理气以调畅血液的运行，使耳得以濡养，故气滞、气虚者若治疗及时，收效往往较快。而痰为阴邪，其性重浊而黏滞，病后多缠绵难愈，治疗较难。因肾藏精，肝藏血，若肝肾亏损，精血不足，不易在短期内化生精血，故治疗也难。同样脾肾两虚在短期内也不会改善，故疗效较差。

突聋是否伴有眩晕，对疗效无太大的影响。这个结论与顾氏所报道的观点是相一致的。传统观念及许多文献均认为突聋伴眩晕者预后较差。笔者认为眩晕症状较重者可影响听力的恢复，眩晕症状轻者对听力恢复无明显影响。由于本文观察例数有限，这个问题有待于进一步的研究。

本文资料表明突聋中上升型曲线占22.5%，平坦型占30.6%，下降型占21.6%，全聋占7.0%，平坦型较多见。上升型、平坦型预后较好，下降型、全聋患者预后较差。上升型为低频下降，考虑为蜗顶的病变，因蜗顶基底膜较宽，血液供应较丰富，故预后较好。下降型为高频下降，考虑为蜗底的病变，蜗底基底膜较窄，血液供应差，故预后较差。平坦型，考虑为血管病变，故预后较好。

克敏饮治疗常年性变态反应性鼻炎气虚血瘀证30例临床研究

刘巧平　刘建华　刘大新

常年性变态反应性鼻炎（PAR）是耳鼻喉科的常见病、难治病之一。其发病率有逐年上升的趋势，据国外统计发病率为10%~40%，国内尚无确切的统计数字。1998年8月~2001年5月，我们随机选择符合PAR气虚血瘀证诊断的患者为观察对象60例，治疗组30例，对照组30例。治疗组采用中药克敏饮益气祛风、养血活血治疗，对照组采用西药斯特林抗组胺治疗，经系统观察和统计学处理，现总结如下。

1　临床资料

1.1　一般资料　两组患者各30例。治疗组男21例，女9例；年龄11~65岁，平均年龄32.63±13.58；病程1~30年，平均病程4.41±4.00。对照组男18例，女12例；年龄10~65岁，平均年龄35.70±11.43；病程1~29年，平均病程4.76±4.84。两组患者性别、年龄及病程经统计学处理，差异均无显著性（$P>0.05$），具有可比性。

1.2　诊断标准

1.2.1　西医诊断标准：有明确吸入物致敏原线索，有个人和（或）家族过敏性疾病史，发作期有典型的症状和体征，每项各1分，共3分；变应原皮肤试验阳性反应，至少有1种为（++）或（++）以上、特异性IgE抗体检测阳性或变应原鼻黏膜激发试验阳性，且与皮肤试验及病史符合，每项各2分，共4分。鼻分泌物涂片嗜酸粒细胞和（或）肥大细胞（嗜碱粒细胞）阳性各得1分。根据以上计分标准，6~8分者诊断为常年性变应性鼻炎，3~5分者为可疑变应性鼻炎，0~2分可能为非变应性鼻炎。

1.2.2　中医证候诊断标准：根据冷方南主编《中医证候辨治规范》中气虚血瘀证诊断标准及耳鼻喉科疾病特点而定。气虚血瘀证：主症：气短，神疲乏力，少气懒言，自汗，恶风怕冷，纳谷少馨，鼻黏膜苍白或灰白水肿，舌淡胖或有齿痕，脉细（沉、弱）。兼症：舌下络脉暗红、曲张，舌质紫暗或瘀斑、瘀点，脉弦细或涩或结代。

2　治疗及观察方法

治疗组：选用我科协定处方克敏饮（生黄芪15~25g，白芍15g，生地黄10g，川芎6~10g，制何首乌10g，辛夷10g，荆芥10g，防风10g，钩藤30g，五味子6g），水煎服，每日1剂，日服2次。

对照组：选用西药斯特林（Cetrine，加拿大龙灯制药有限公司，批号B0004），每次10mg，每日1次。服药期间，两组均停用其他抗过敏药物。两组疗程均为4周。

3　治疗结果

3.1　疗效评定标准　根据治疗前后症状和体征积分的总合，改善的百分率按下列公式评定：（治疗前总分－治疗后总分）/治疗前总分×100%。疗效评定标准：≥51%为显效，50%~21%为有效，≤20%为无效。

3.2　两组治疗前后症状积分比较　表1示，两组鼻痒、鼻堵、喷嚏、流涕4种症状积分治疗后均有显著降低，与治疗前比较差异有显著性（$P<0.01$）。而鼻堵症状两组治疗后积分比较差异有显著性（$P<0.01$），说明在改善常年性变应性鼻炎鼻堵症状方面克敏饮疗效优于斯特林。

3.3　两组治疗前后体征积分比较　表2示，两组治疗前后比较，差异有显著性（$P<0.01$）；治疗后两组间比较，差异无显著性（$P>0.05$）。说明克敏饮和斯特林在改善常年性变应性鼻炎患者的体征方面疗效相当。

3.4　两组治疗前后鼻黏膜激发试验积分比较　表3示，两组治疗前后比较，差异有显著性（$P<0.01$），治疗后两组间积分比较，差异无显著性（$P>0.05$），说明克敏饮及斯特林均为治疗常年性变应性鼻炎的有效药，且疗效相似。

3.5　近期总疗效比较　表4示，经Ridit分析，两组总有效率差异无显著性（$P>0.05$），说明克敏饮与斯特林治疗常年性变应性鼻炎的近期疗效相当。

3.6　两组复发率比较　选取两组显效病例，随访1年，观察复发情况，治疗组显效14例，1年后复发7例，复发率为50%；对照组显效5例，复发率为100%。

3.7　治疗组治疗前后白介素4（IL－4）测定　治疗前后随机抽取治疗组16例患者进行IL－4测定，试剂盒由晶美生物工程公司提供。治疗前IL－4值为6.74±4.10，治疗后为2.30±3.05，治疗组治疗前后比较差异有显著性（$P<0.01$），说明克敏饮可使IL－4水平降低。

4　讨论

中医认为，“久病入络”“久病入血”。因此，PAR的发病机制既有阳气不足，又有阴血受损的影响。此类患者单纯温补祛风不能有效地缓解症状，而加入养血活血之品则疗效甚佳。从临床实践的角度进一步证实了气虚血瘀在常年性变应性鼻炎病机中的重要地位。针对气虚血瘀、风邪侵袭的病机，拟以益气祛风、养血活血之法，强调扶正祛邪。克敏饮以当归饮子化裁。当归饮子出自《外科正宗》。方中黄芪味甘性温，既补肺、脾之气，又能固表；当归味甘辛性温，补血活血，二者合和，益气活血共为君药。制何首乌味苦、甘涩，性微温，能补肝肾益精血，并能收敛精气，且不寒、不燥、不腻，为滋补良药，根据中医气血互生的理论，补精血以助元气；川芎味辛性温，辛散温通，有活血祛瘀，行气止痛的功能，为血中气药，能上行头目，外达皮肤，二药协助、加强益气活血共为之臣。白芍味苦酸，性微寒，养血敛阴，又有平肝、柔肝之用；生地黄甘寒苦润，滋阴清热；荆芥、防风味辛性温，善散风邪，防风又能胜湿；钩藤味甘性微寒，平肝熄风，兼有清透之力；五味子味酸性温，五味具备，唯酸独胜，上能收敛肺气，下能滋养肾水，内能益气，外能收敛，六药寒热并用，散中有收，扶正而不留邪，祛邪而不伤正，共为佐药。辛夷味辛性温为使，入肺经善散肺部风邪而通鼻窍，入胃经而能引胃中清阳之气上达头脑以止头痛，为散风邪通鼻窍之圣药。全方立足整体调理，温中有寒，收散结合。强调扶正祛邪，谨守脏腑病机，持久改善症状。

PAR是一种常见病，其病因与发病机理复杂，目前尚未完全明了。其中既有免疫性因素，又有非免疫性因素。因此，治疗上也应是综合性的。而西药的治疗多是针对某一方面的发病机制，所以难以令人满意，且停药后易复发。中药克敏饮立法、组方、选药均从中医整体出发，辨证施治，扶正祛邪。既可降低IL－4水平；方中川芎、辛夷和钩藤又可拮抗组胺；黄芪、当归和五味子均具有增多游离抗体，中和侵入体内过敏原的作用；当归、川芎、白芍等活血药均有调节血小板功能、拮抗血小板凝集的作用。且黄芪、当归、白芍、何首乌、荆芥、防风、辛夷等药还具有提高人体免疫功能及抗菌消炎的作用，从而提高了机体适应环境的能力，是综合性治疗的具体体现，为西药所不及。

耳鸣、耳聋、眩晕与肾脏疾病

李 洵

无论是中医学，还是以实验为基础的现代医学，都认为耳聋、耳鸣、眩晕与肾脏疾病有着密切关系。研究结论表明，肾脏与内耳在对疾病、药物的反应方面具有相关性。一是由于两者的结构上的相似性，导致两者受相同的致病因素影响而同时发病。如 Alport 综合征，氨基糖苷类抗生素的毒性反应等。二是因果关系，肾脏病是因，内耳功能受损是果。肾功不全或肾衰后，在代谢紊乱等各种综合因素作用下，均可出现听力下降及眩晕。

1 病因病理

1.1 现代医学对肾与耳关系的认识 自 1924 年，Graha 首次报道听力损害与肾脏疾病有关以后，许多学者对肾病患者内耳功能障碍的原因及相关性进行了大量研究。实验发现内耳血管纹边缘细胞和肾小管管状上皮细胞在形态、生理、生化上具有相似之处，两者的内质网均与毛细血管紧密相连，具有相同的离子交换功能。内耳血管纹与肾小管亨利袢近端管状细胞均含有丰富的线粒体，二者的耗氧量非常高，易受缺氧的影响。另有研究表明，肾小球基底膜与内耳血管纹、毛细血管基底膜具有相同的抗原性，两者具有免疫关联。

由于两者的共性，易受相同致病因素的损伤。如氨基糖苷类抗生素既具有肾毒性，又具有耳毒性。是因其既可导致肾小管上皮细胞坏死而损害肾功，也可造成耳蜗毛细胞、血管纹的损伤而影响内耳功能。

Alport 综合征是典型的肾与内耳损伤相关联的遗传性疾病。以血尿、蛋白尿及慢性进行性肾功能衰竭为特点，伴有耳聋和眼病。而其病理基础是由于肾小球基底膜与内耳基底膜的相同构成成分 - α 肽链出现异常。

肾小球肾炎，慢性肾功能不全者，是由于大量蛋白尿和血清白蛋白下降，产生盐代谢系统的紊乱和渗透平衡失调，影响内淋巴电位，并可降低蜗神经元兴奋性，影响耳蜗动作电位的传导而发生听力障碍。实验发现，肾功能不全者，可引起耳蜗内毛细胞静纤毛的缺失，导致耳蜗毛细胞结构和功能受损，引起感音神经性耳聋。

若出现肾功能衰竭，耳聋的发生率可达40%~80%，眩晕发生率为54%。这是由于肾功下降后，出现代谢产物蓄积，肌酐、尿素氮水平升高；肾性高血压、心脏病、贫血；水盐代谢紊乱，酸碱失衡；加之治疗中使用的药物等因素，引起对内耳毒性加大、内耳缺血缺氧，或引起内耳血管病变，这些因素的综合作用导致听力障碍及眩晕。

1.2 中医学对病因病机的认识 中医认为，耳司听觉，主平衡；肾与耳关系密切。对于肾与耳的关系的论述始于《内经》。《素问·阴阳应象大论》曰："肾主耳……在窍为耳。"《灵枢》曰："耳者，肾之官也。"可知肾司理着耳的生理功能，耳窍反映着肾脏的病理变化。肾为藏经之脏，受五脏六腑之精而藏之。肾精充沛，耳窍得濡则听觉聪敏，步履稳健。《灵枢·脉度》曰：“肾气通于耳，肾和则耳能闻五音。”

若肾脏失调，必将影响耳的生理功能。肾阴虚损，阴液不足，髓海空虚，耳窍失养，或虚火上炎，出现耳聋耳鸣，眩晕。《灵枢·决气篇》记载：“精脱者耳聋……液脱者……耳数鸣。”《灵枢·海论》曰：“髓海不足，则脑转耳鸣。”肾阳不足，温煦失司，蒸化失职，寒水上泛耳窍，亦见耳聋、耳鸣、耳胀满、眩晕。

肾脏功能失调引起的耳病，多属虚证。《类证治裁·卷6》载：“精脱失聪治在肾。”病变发展，可见本虚标实。如肾阴不足，虚火上扰或肾阳衰微，寒水上泛。具有起病缓，病程长，发展慢的特点。常用治法有补肾阴，壮肾阳，滋阴降火，温阳利水等。

2　中医学中的肾与现代医学认识的肾脏之关系

值得注意的是，在中医学科学的、完整的、系统的理论体系中，其所指的肾并不等同于现代医学中的肾脏，而是涉及到泌尿系统、生殖系统、内分泌系统、血液系统等多个系统。现代研究证明，肾虚的本质是指：①甲状腺功能减退；②下丘脑－垂体－肾上腺皮质轴不同环节、不同程度功能紊乱；③性腺功能紊乱；④红细胞钠泵活性降低，提示 ATP 分解产热减少；⑤头发锌含量明显低于正常。

肾与耳关联的物质基础可能为血清钙、铁和醛固酮。肾虚患者代谢障碍、内分泌紊乱，造成血清钙、铁值下降，醛固酮分泌减少，影响耳蜗功能。

3　治疗

3.1　西医治疗　由于耳鸣、耳聋、眩晕的病因与发病机制十分复杂，因此尚缺乏特效治疗。对于病因明确者，应针对病因治疗。目前应用于临床的针对耳鸣的治疗方法主要有心理治疗、掩蔽治疗、电刺激治疗、手术治疗、药物治疗原则多为血管扩张剂、维生素类、能量合剂、激素等。

3.2　中医治疗　除暴聋因起病急，病程短，多属实证而与肾脏无关外，其余各种耳聋在病机及症状上有相同之处，可一同辨证论治。

肾阴不足型：见于耳聋耳鸣，鸣如蝉叫，音高而细，昼夜不息，入夜尤甚，听力逐渐下降，房劳加重。伴头晕眼花，腰膝酸软，虚烦失眠，发脱齿摇，夜尿频多。舌质红，苔少，脉细。治则：补肾填精，滋阴潜阳。方药：耳聋左慈丸加减。阴虚明显者，加女贞子、旱莲草、牛膝补益肾阴；虚火上扰，加知母、黄柏清虚火；虚烦失眠，夜寐多梦，属心肾不交，加酸枣仁、远志、柏子仁交通心肾。兼见耳或头部刺痛，胸闷不适，唇舌紫暗，为血脉瘀阻，加丹参、赤芍、当归、香附、陈皮，行气活血，化瘀通窍。

肾阳不足型：见于久病耳聋耳鸣，鸣声小，夜晚明显。或反复发作眩晕，视物旋转，恶心呕吐，持续时间长。精神萎靡，反应迟钝，形寒肢冷，小便清长。舌淡，苔白或润，脉沉弱。治则：温阳补肾，通窍聪耳。方药：补骨脂丸加减。兼见纳差，便溏者，为脾肾两虚，加茯苓、山药、白术以补脾胃。

寒水上泛型：见于眩晕反复发作，视物旋转，恶心，呕吐清稀痰涎，心悸，耳聋耳鸣，耳内胀满感，精神不振，面色苍白，面目浮肿，形寒肢冷，小便清长。舌淡胖，有齿痕，苔白润，脉沉缓。治则：温肾壮阳，散寒利水。方药：真武汤加减。面目浮肿者，加泽泻、桂枝，散寒利水。若兼脾阳不足，大便溏泻，加干姜温脾胃，散寒湿。

3.3 针灸体针 常用穴位：翳风、耳门、听宫、听会、完骨等近部穴位和太冲、太溪、曲泉、肾俞、照海、阳陵泉等远部穴位。耳针常用穴位：人中、内耳、肾、内分泌、枕、耳尖、神门等。穴位注射：翳风、中渚、听宫、听会、颊车、足三里。常用药：丹参、葛根素、川芎嗪等注射液或维生素 B_{12}，每次 1 种药，1~2 穴，每次每穴 1ml 药物，每日 1 次，5~10 日为 1 个疗程。

综上所述，耳聋、耳鸣、眩晕与肾脏疾病密切相关，治疗发挥中医优势，从肾入手，能取得较好疗效。

清开灵治疗耳聋验案3例

张亚力

1 案例

案1：宋×，男性，36岁，汽车司机，病历号：70667。因双耳听力下降3年，加重2个月，于1994年6月21日收住院。患者3年前于感冒后突然出现双耳听力下降，耳内发堵，伴耳鸣，在外院诊为“双渗出性中耳炎”，行鼓膜穿刺抽液治疗，双耳听力有所恢复，但耳鸣持续未减。1994年4月因工作劳累，自觉双耳听力明显下降、发堵及耳鸣亦加重，于4月15日到我科门诊就治，作电测听检查后，诊断为“双耳慢性卡他性中耳炎、混合性耳聋”，给予抗生素及鼓膜按摩等治疗近2个月，无明显疗效，遂收住院。入院时症见：双耳听力下降明显，一般讲话听之费力，双耳持续性耳鸣如蝉叫，双耳内堵闷感，胸胁胀痛，大便干，小便黄，舌质暗红，舌边有小瘀斑，苔黄，脉弦。耳部检查：双耳外耳道无异常，双耳鼓膜松弛部慢性充血，鼓膜内陷，标志不清，未见穿孔。电测听检查见：左耳听力平均48分贝，右耳听力平均46分贝。西医诊断：混合性耳聋。中医辨证：肝胆郁热，复感外邪，耳窍闭塞；治法：疏风清热，通利耳窍。方药：以柴胡清肝汤加减，柴胡6g，防风6g，连翘10g，牛蒡子10g，川芎5g，赤芍10g，当归10g，菖蒲10g，天花粉10g，生甘草3g，水煎服，每日1剂。同时以清开灵注射液40ml加至5%葡萄糖500ml中，每日1次静脉点滴。治疗半月后，自觉双耳听力基本恢复正常，耳内堵闷感消失，耳鸣减轻为间歇性。舌质正常，苔薄白，脉弦。耳部检查：双耳鼓膜已无充血，但仍轻度内陷。复查电测听，双耳听力平均提高20分贝。

案2：潘×，男，61岁，干部，病历号：70957。因左耳听力突然下降两天，于1994年7月25日收住院。患者发病前与人争吵后出现左耳听力下降，入院时症见：左耳听力下降，堵住右耳需大声喊叫方可听清，无耳鸣，但觉耳内堵闷，耳周麻木不适，心烦易怒，舌质暗红，舌苔薄黄，脉弦。耳部检查无异常，电测听检查：左耳听力平均70分贝；西医诊断：左耳突发性耳聋。中医辨证：肝郁化火，气血瘀滞，耳窍不通。治法：舒肝清热，行气活血。方药：以通气散加减，柴胡10g，川芎6g，香附10g，菊花10g，菖蒲10g，郁金6g，赤芍10g，当归10g，路路通10g，水煎服。同时以清开灵注射液40ml加入到5%葡萄糖500ml中静脉点滴，每日1次。治疗1周后，自觉左耳听力有所提高，耳内堵闷感减轻。治疗10天后，自觉左耳听力已恢复正常，堵闷感消失，全身亦无其他不适。治疗2周后复查电测听，听力平均提高40分贝。

案3：孟×，男，56岁，工人，病历号：71588。因右耳听力下降近4年，门诊以“右神经性耳聋”收住院。患者于4年前体检时偶然发现右耳听力不佳，曾在我院明确诊断，但未作系统治疗。4年来自觉右耳听力下降逐渐加重。入院时症见：右耳听力下降，小声讲话听之费力，耳内堵闷感，耳周麻木不适，阵发性耳鸣，嗡嗡作响，食欲不振，胸脘胀满，口干口苦，小便黄，睡眠梦多，舌质红略暗，苔黄腻，脉弦滑。电测听：右耳听力平均63分贝。西医诊断：右侧神经性耳聋。中医辨证：痰热郁结，上犯耳窍，耳窍不通。治法：清热化痰，开郁通窍。方药：以温胆汤加味，法半夏10g，炒枳壳10g，生炒麦芽各15g，茯苓10g，制胆星6g，菖蒲10g，橘红10g，钩藤15g，酸枣仁10g，川贝母10g，生甘草3g，水煎服。配合静脉点滴清开灵40ml加入5%葡萄糖500ml，每日1次。共治疗1个月，诸症减轻。右耳听力明显提高，一般讲话听之无碍，耳鸣基本消失，耳内堵闷感及耳周麻木消失，胸脘胀满已不明显，舌质正常，苔白微腻，脉弦细，电测听复查右耳听力平均提高25分贝。

2 讨论

耳聋是指不同程度的听力减退，根据耳聋的性质，临床一般分为三类：感音性性聋、导音性聋及混合性聋。引起耳聋的原因很多，祖国医学将耳聋的病因病机分为风热侵袭、肝火上扰；痰火郁结、肾精亏损、气血瘀滞等。上面所提3个病案，西医诊断不同，中医辨证也有别，但均表现为实热证，因此在治疗上，清热通窍为其共同之处，因此我们在给病人辨证服用汤药的基础上，选用了清开灵注射液进行静脉点滴，清开灵具有清热解毒、化痰通络、醒神开窍之功用，恰合实热证耳聋的病机，故而取得了较好的疗效。

口 腔 喉

中药治疗复发性口疮临床疗效观察

李佳瑜

复发性口疮是口腔黏膜病中最常见的多发病，其患病率高达20%，本病具有反复发作，自限性，孤立单发或多发溃疡性损害的特点。溃疡多为圆形或椭圆形，有明显灼痛，可发生于口腔黏膜任何部位。发病不受年龄、性别限制。一般7～10天自行愈合。

复发性口疮属于中医学中“口疮”“口疡”“口破”范畴。因本病明显灼痛，故在西医学中也称复发性阿弗他溃疡（recurrent aphthous ulcer，RAU），阿弗他（Aphtha）在希腊文中有灼痛之意。因本病严重影响进食和言语，故患者的求医欲望较强烈。

在多年的临床实践中，我们摸索出治疗复发性口疮的经验方口疮饮，取得了很好的疗效，现将其总结如下。

1　临床资料

1.1　一般资料　病例来源为2006年3月至2006年8月在北京中医药大学东直门医院口腔科就诊的复发性口疮患者。治疗组共收集病例60例，其中男性32例，女性28例；对照组60例，其中男性34例，女性26例，年龄均在15～60岁之间。

1.2　诊断标准　反复发作病史，临床病损特征，自限性病程，即可作出明确诊断。一般实验室检查，常无异常所见。

1.3　纳入标准　①至少有2次RAU发病史，且病史1年以上；溃疡每个月发作1次以上。②溃疡发生时间不到48小时。

1.4　排除标准　白塞病；全身性疾病背景：贫血、消化性溃疡、克罗恩病、急性感染性疾病、自身免疫性疾病等；24小时内使用镇痛药，1个月内使用抗生素、消炎药，3个月内全身使用糖皮质激素、免疫抑制剂；3个月内吸烟、嗜酒者；肿瘤患者；妊娠妇女。

2　方法

治疗组：口疮饮加味内服，联合石青溃疡散局部上药。口疮饮：生石膏30g，青黛10g，黄连5g，白茅根30g，车前草30g，丹皮15g，白鲜皮15g，陈皮8g，生甘草6g。水煎服，1剂/d，分2次口服。石青溃疡散：为北京中医药大学东直门医院制剂室配制，药物有雄精、青黛、龙胆草、牛黄、黄柏、蒲黄、冰片、甘草等。溃疡局部上药，4次/d。

对照组：内服口炎清颗粒，1袋/次，3次/d；局部用复方洗必泰膜贴敷，1片/次，3次/d。

以上两组均用药7天后进行治疗期即短期疗效判定，全身用药持续服用3个月，1年后随访结束，再作长期疗效判定。

3　结果

3.1　疗效判定标准

3.1.1　全身治疗疗效评价试行标准（IN 分级法）

①评价指标：总间歇时间（天）（interval，I）：评价时段无溃疡时间总和；

总溃疡数（个）（number，N）：评价时段溃疡复发数目总和。

②评价指标分级

I_1：总间歇时间延长（t 检验，$P<0.05$）；

I_0：总间歇时间无改变（t 检验，$P>0.05$）；

N_1：总溃疡数减少（t 检验，$P<0.05$）；

N_0：总溃疡数无改变（t 检验，$P>0.05$）。

③评价标准

痊愈：口腔溃疡终止复发 1 年以上；

显效：I_1N_1；

有效：I_1N_0 或 I_0N_1；

无效：I_0N_0。

3.1.2　局部治疗疗效评价试行标准（DP 分级法）

①评价指标

平均溃疡期（天）（duration，D）：评价时段各溃疡持续时间总和除以溃疡总数。

疼痛指数（分）（pain，P）：采用视觉类比标尺法（visual analogue scale，VAS）记录溃疡期每天的疼痛分值。VAS 的含义是采用 10cm 的直线，直线的 0 端表示“无痛”，10cm 端表示“最剧烈的疼痛”，患者根据疼痛的感觉程度不同，在直线的相应尺度作记录，每天 1 次。

②评价指标分级

D1：平均溃疡期缩短（t 检验，$P<0.05$）；

D0：平均溃疡期无改变（t 检验，$P>0$，05）；

P1：疼痛指数减小（t 检验，$P<0.05$）；

P0：疼痛指数无改变（t 检验，$P>0.05$）。

③评价标准：显效：D_1P_1；有效：D_1P_0 或 D_0P_1；无效 D_0P_0。

3.2　两组疗效比较

3.2.1　短期疗效判定

治疗组：显效 35 例，占 58.33%；有效 21 例，占 35%；无效 2 例，占 3.33%。总有效率为 96.67%。

对照组：显效 16 例，占 26.67%；有效 34 例，占 56.67%；无效 10 例，占 16.67%。总有效率为 73.33%。

表 1　短期疗效两组比较

组别	n	显效		有效		无效		总有效	
		例	%	例	%	例	%	例	%
治疗组	60	35	58.33	21	35	2	3.35	58	96.67
对照组	60	16	26.67	34	56.67	10	16.67	44	73.33

3.2.2 长期疗效判定

治疗组：痊愈4例，占6.67%；显效36例，占60%；有效18例，占30%；无效2例，占3.33%。总有效率为96.67%。

对照组：痊愈0例，占0%；显效16例，占26.67%；有效26例，占43.33%；无效18例，占30%。总有效率为70%。

表2 长期疗效两组比较

组别	n	痊愈		显效		有效		无效		总有效	
		例	%	例	%	例	%	例	%	例	%
治疗组	60	4	6.67	36	60	18	30	2	3.33	58	96.67
对照组	60	0	0	16	26.67	26	43.33	18	30	42	70

4 讨论

复发性口疮病因复杂，发病机制尚不明确，有关发病及激惹因素有多种不同观点和看法，但尚未统一，推测本病的发生可能是多因素综合作用的结果。由于复发性口疮病因的复杂性和不确定性，所以西医至今没有特效治疗方法。目前主要是对症治疗，药物以"三素"为主，即以维生素来维持正常的代谢功能，促进病损愈合；以抗生素来控制继发感染；以肾上腺皮质激素的局部和全身应用来降低或抑制黏膜炎症反应，但易复发，反跳加重，不适宜经常使用。

从中医角度看，口疮的发生与心、肝、胆、脾、胃、肾等脏腑皆有联系，尤其与心、脾、胃关系更为密切。古今医家对于口疮均以虚实来分。实火型可分为脾胃伏火，心火上炎，肝郁蕴热等类型；主要特点是起病急骤，发展迅速，溃疡充血发红明显，可见黄色渗出假膜覆盖及轻度水肿，疼痛明显。虚火型包括阴虚火旺，脾虚湿困，脾气虚弱等类型，其中以阴虚火旺型为最常见，此型虽以虚损证候为主，但多伴有火旺，是为虚火的表现，属本虚标实之证。在治疗中应注意标本缓急，如为虚火型，不应见虚就补，可先清后补或攻补结合。实火型可以清为主，但要注意不宜一清到底，后一阶段以调理为主。患者就诊时往往处于高峰期即溃疡发作期，首要原则应力求缩短其高峰时间，减轻疼痛，促其趋于愈合收敛。因此要清热泻火，解毒活血，生肌敛疮。我们以口疮饮为主方，方中生石膏、青黛、黄连清热泻火解毒，白茅根、丹皮凉血活血，车前草、白鲜皮清热燥湿，佐以陈皮理气健脾燥湿，生甘草清热解毒、缓急止痛；使用中要根据患者特殊情况随证加减，如疼痛明显加白芷以止痛消肿；咽部溃疡为主加山豆根、玄参、桔梗以解毒利咽消肿等。愈合期则应以补为主，加生黄芪以益气固表，排脓生肌；同时辅以滋阴养血之品，略佐清热，以清余热，减少复发。巩固期则以调理全身为主，兼顾局部，如阴虚火旺夜梦多为主者加肉桂粉以引火归元；湿象重者加茵陈、薏苡仁以清利湿热；脾气虚弱者加白扁豆、茯苓、白术以健脾化湿；便秘者加全瓜蒌以润肠通便；小便黄赤者加淡竹叶以清热除烦利尿。溃疡发作期的局部用药也很重要，药物直接作用于病损区，可以缓解局部症状，控制继发感染，促进溃疡愈合，起到消肿止痛，收敛生肌的作用。它能增加复发性口疮治疗中的对症效果。

两种下颌后退术对颞下颌关节影响的实验研究

赵　强

下颌支垂直骨切开术（intraoral vertical ramus osteotomy，IVRO）和下颌支矢状劈开术（sagittal split ramus osteotomy，SSRO）是手术矫正下颌前突的主要方法，SSRO 由于应用坚固内固定（rigid internal fixation，RIF）使用更多，而采用颌间固定（maxillomandibular fixation，MMF）的 IVRO 似乎对颞颌关节（temporomandibular joint，TMJ）更有利。SSRO，RIF 可能造成髁突位置的更大改变，增加 TMJ 紊乱病（temporomandibular disorders，TMD）的发病率。对矫正下颌前突哪一种方法最佳仍存在争议。临床研究报告了 IVRO 和 SSRO 对 TMJ 的影响，但相关的动物实验研究鲜有报道。本研究以成年猴为模型，观察 IVRO 和 SSRO 对髁突位置和 TMJ 结构的影响，为选择适当的手术方式后退下颌提供参考依据。

1　材料与方法

1.1　动物选择　四川大学医学实验动物中心提供成年健康雄性恒河猴 12 只，年龄为 4.5~6 岁，体重 8~10kg，随机分成 A 组（n=6）和 B 组（n=6）。

1.2　手术方法　术前 4 周全麻（氯胺酮 10mg/kg 肌注）下拔除上下颌前牙，制作牙合板（图 1A）。全麻（氯胺酮肌内注射 +2% 戊巴比妥钠 10mg/kg 静脉注射）下手术后退下颌 5~6mm。

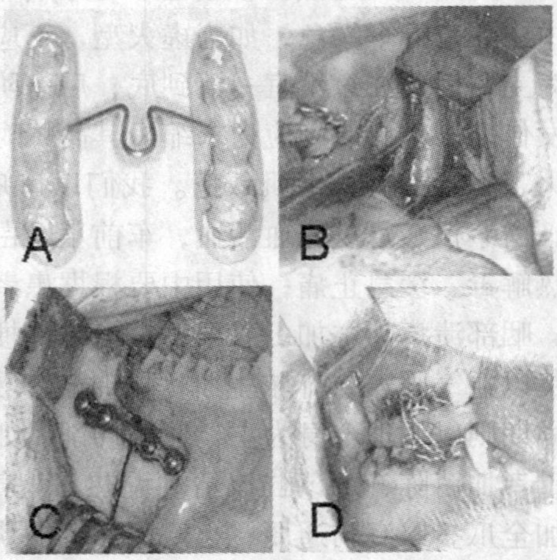

图 1　手术过程

A. 牙合导板　B. IVRO 将近中骨段重叠于远中骨段外侧

C. SSRO 单皮质螺钉加小型钛板固定　D. 用钢丝进行 MMF

Fig. 1. Photographs in the surgical procedures. A，The custom - made interocclusal wafer. B，IVRO，the condylar segment was placed laterally to the distal segment. C，SSRO，the miniplate with monocortical fixation was performed. D，MMF was carried out by wire fixation.

A 组：行双侧 IVRO 至预定位置后利用牙合板行 MMF6 周（图 1B，D）。

B 组：双侧 SSRO，单皮质螺钉（直径 2mm，长 6mm）加小型钛板固定，术后 MMF1 周（图 1C，D）。

术后肌注青霉素 1 周（80 万单位/次，2 次/日），A、B 两组分别软食喂养 4、9 周后恢复正常饮食。

1.3　检测方法

1.3.1　影像学检查：全麻下，每对 TMJ 在术前和术后 12w 用 CT（Somatom Sensation 4，Siemens AG，Berlin and Munchen，Germany）检查（牙齿保持在正中咬合位，轴位层厚 1.0mm，剂量 100mA，200As，120kV）。然后行三维 CT（three - dimensional computed tomography，3 - D CT）重建（层厚 1.0mm）。采用中矢状和中冠状位的影像进行手术前后髁突位置变化的评估（图 2、图 3）。量化采用 CT 机内置软件 MPR（multiple planar reformation）（syngo somaris/5 VA47C - W，Simens AG，Berlin und Munchen，Germany）。每个参数测 3 次，两侧的平均数的均数用于统计学分析（t 检验 $\alpha = 0.05$）。

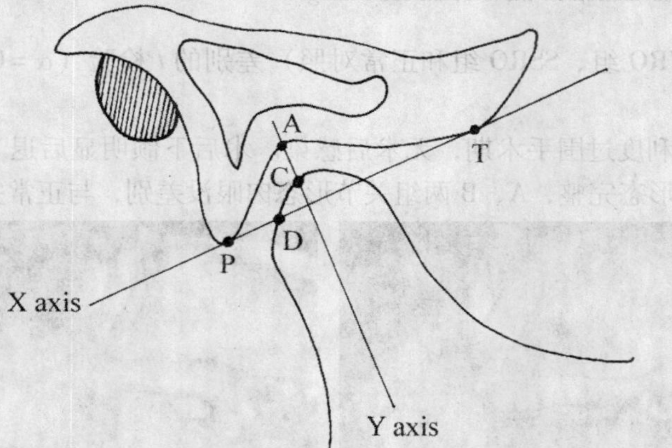

图 2　咬合位矢状面的参考点和线

P，颞后嵴最下点；T，关节结节最下点；X 轴，P - T 线；D，髁突后缘与 X 轴交点；A，颞下窝最上点；Y 轴，通过 A 垂直于 X 轴的线；C，Y 轴与髁突上缘的交点。

Fig 2　Reference points and lines at occlusion in the sagittal scan images. P，the inferior point of postglenoid spine；T，the inferior point of tuberculum；X axis，P - T line；D，intersection between posterior condyle and X axis；A，most cranial point on curvature of glenoid fossa；Y axis，a line was drawn from point A perpendicular to X axis；C，intersection between the superior curvature of condyle and Y axis.

1.3.2　组织学检查：术后 12w 处死所有动物，切取双侧 TMJ，沿髁突矢状轴垂直于髁突顶横嵴将其切分为内、中、外三块组织，置于 10% 中性缓冲甲醛液固定 2d，0.5mol/LEDTA 脱钙 45d。再将髁突乙醇逐级脱水，石蜡包埋，每个组织块作矢状连续切片 15 张（层厚 5μm），分别行 HE、马氏三色及甲苯胺兰染色。每 5 张切片随机抽取 1 张作前、上和后方面的组织学观察。另选取 2 只同样的恒河猴，作为 TMJ 的正常对照。

1.4　统计学方法　用图像分析软件（Image Pro Plus，version 4.5，Media Cybernetics，Silver Spring，MD，USA）测量髁突表面纤维层及软骨层的厚度，应用 SPSS 11.5 统计软

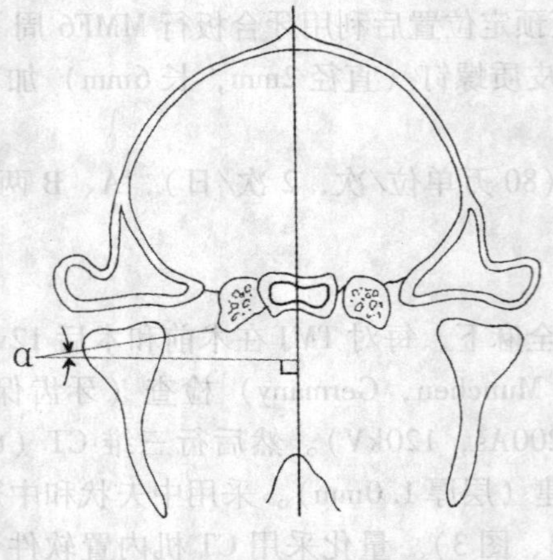

图 3　咬合位冠状面髁长轴与 Frankfort 平面所成 α 角

Fig 3　The angle (α) between the condylar long axis and the Frankfort horizontal plane was measured in the coronal scan images.

件行组间厚度（IVRO 组、SSRO 组和正常对照）差别的 t 检验（$\alpha = 0.05$）。

2　结果

受试动物均顺利度过围手术期，无术后感染。术后下颌明显后退（图 4）。处死动物时可见髁突和关节凹形态完整，A、B 两组关节形态肉眼没差别，与正常关节相比无明显不同。

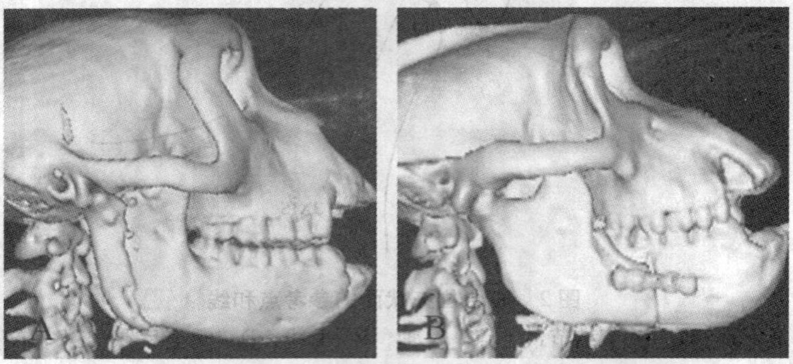

图 4　术后 12w3 - DCT 影像 A，IVRO；B，SSRO。

Fig4　The 3 - D reconstruction films at 12 weeks after IVRO (A) and SSRO (B)

2.1　影像学分析　A、B 两组术后髁突位置的改变见表 1。A 组 A - C 和 P - D 增大（$P < 0.05$），说明 IVRO 术后髁突前下移位；B 组手术前后 A - C 和 P - D 无显著差别（$P > 0.05$），说明 SSRO 术后髁突移位不明显（图 5）。A 组术后 α 角减小，B 组增大，两组手术前后都无显著差别（$P > 0.05$）（图 6）。

表 1　IVRO 和 SSRO 术后髁突位置的平均变化（均数 ± 标准差）

Tab1　Average changes in the condylar position before and after IVRO and SSRO (Mean ± SD)

	A - C (mm)		P - D (mm)		α (度)	
	IVRO	SSRO	IVRO	SSRO	IVRO	SSRO
术前	1.6 ± 0.3	1.7 ± 0.3	2.8 ± 0.8	2.7 ± 0.7	8.3 ± 2.0	8.2 ± 1.8
术后 12w	2.6 ± 0.5	1.6 ± 0.4	3.6 ± 0.8	2.4 ± 0.7	7.9 ± 2.0	8.4 ± 1.9

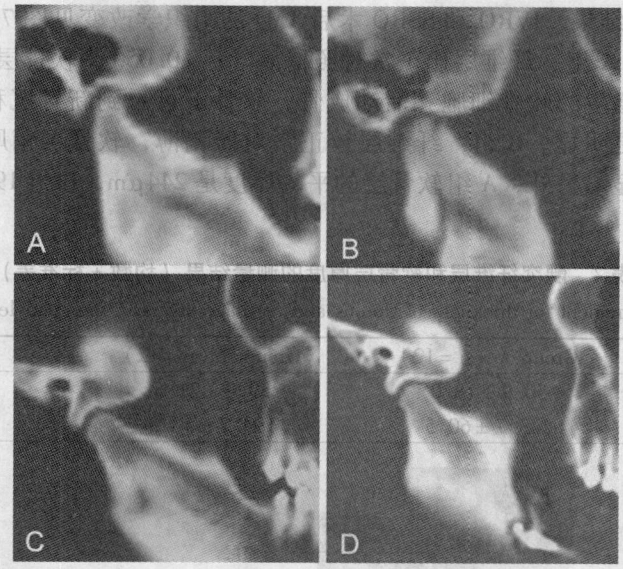

图5　矢状面，术后 IVRO 髁突明显前下移位，SSRO 髁突位置改变不明显

A，IVRO 术前；B，IVRO 术后；C，SSRO 术前；D，SSRO 术后

Fig 5 In the sagittal images, anteroinferior displacement of the condyle was obvious after IVRO, and the change in the position of the condyle was not evident after SSRO. A, before IVRO; B, after IVRO; C, before SSRO; B, after SSRO

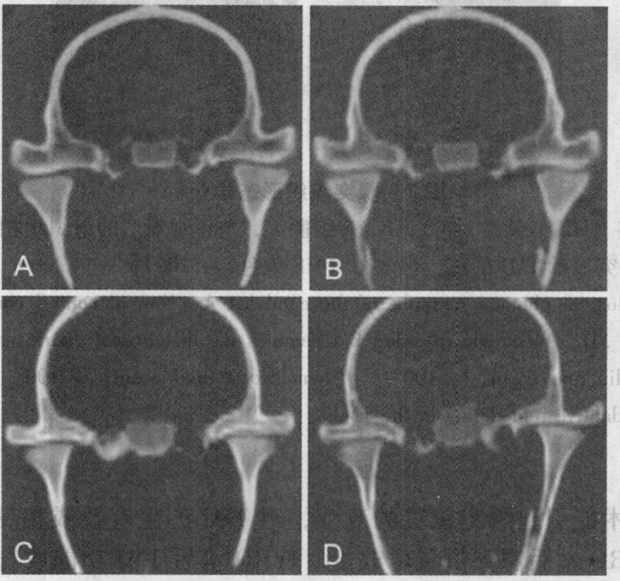

图6　冠状面，IVRO 和 SSRO 术后髁突轻微内、外侧倾斜

A，IVRO 术前；B，IVRO 术后；C，SSRO 术前；D，SSRO 术后

Fig 6 In the coronal images, slight medial and lateral tilting of the condyles to the preoperative position were noted in the IVRO and the SSRO monkeys. A, before IVRO; B, after IVRO; C, before SSRO; D, after SSRO

2.2 光镜检查结果 IVRO 和 SSRO 术后 TMJ 的组织学改变见图 7。纤维层和软骨层的平均厚度见表 2。A 组，纤维层比正常对照稍薄（$P>0.05$），软骨层增厚（$P<0.05$），骨软骨界面有明显增生的软骨细胞和活动成骨，软骨下可看到新骨沉积（软骨内成骨），髁突后上这种改变更明显。B 组，纤维层较正常对照稍薄，软骨层稍厚（$P>0.05$），软骨下新骨形成不明显。另外，A 组软骨层的平均厚度是 244μm，B 组 195μm，两者差别有统计学意义（$P<0.05$）。

表 2 髁突纤维层和软骨层厚度的测量结果（均数 ± 标准差）

Table2 The measurement for thickness of fibrous and cartilage layers in the condyles (Mean ± SD)

	Group A (n = 12)	Group B (n = 12)	Control (n = 4)
纤维层（μm）	50.9 ± 18.0	59.0 ± 21.5	65.8 ± 20.6
软骨层（μm）	243.7 ± 60.5	194.7 ± 50.3	173.3 ± 32.6

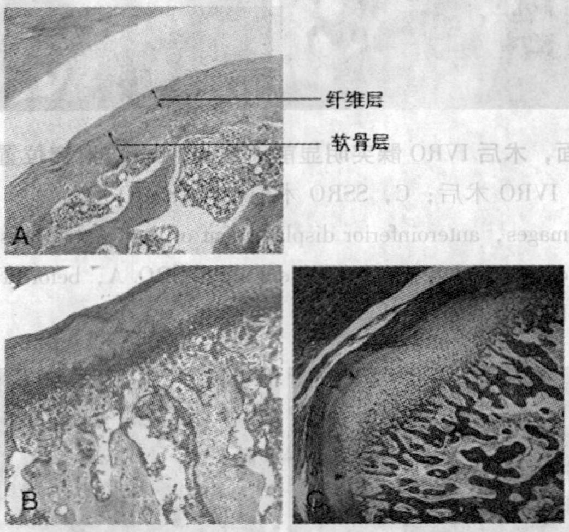

图 7 髁突组织形态学分析

A，正常髁突（HE 染色，×40）；B，B 组髁突，与正常对照的组织学相似（HE 染色，×100）；C，A 组髁突显示 TMJ 的适应性改建（HE 染色，×100）。

Fig 7 Histological photomicrographs of the condyles. A, Normal control condyle (hematoxylin and eosin, ×40). B, A condyle in group B resembles the histological characteristics of the normal control (hematoxylin and eosin, ×100). (hematoxylin and eosin, ×100). C, A condyle in group A showing adaptive remodeling in the TMJ.

3 讨论

下颌支骨切开术能引起髁突位置的改变，对 TMJ 产生有益或相反的效果。临床研究描述了 IVRO 和 SSRO 术后髁突位置的改变。IVRO 术后 TMJ 功能改善或症状消退是基于髁突前下复位后关节盘 - 髁突关系会发生有利的改变这种假设。

Kawamata 等使用 3 - DCT 重叠技术评估正颌外科病人术后髁突的移位，发现 SSRO 术后髁突外倾明显，而 IVRO 病人髁突内倾明显。

本研究 IVRO 术后可见髁突前下移位和内倾，和先前的临床研究结果一致。除了近中骨段覆盖在远中骨段外侧的可能影响，髁突的前下运动和内倾可能由于翼外肌和翼咬肌悬带对近中片断牵拉方向的影响。

通过组织学检查我们发现 IVRO 术后髁突移位能引起 TMJ 软骨和骨的改建，这可能帮助 TMJ 适应改变了的生物力学环境，可能容许髁突再定位到关节里更加功能的位置，消除盘前移位病人的关节症状。

Lee 等通过 3 - DCT 评估 30 例 SSRO 后退下颌的病人，发现髁突轴位上倾向于向下、内旋，矢状位上后移。Hu 的研究也显示 SSRO 后退下颌术后髁突后移。Ueki 等的研究提示 IVRO 术后最初改善关节盘前移位；两种手术都可能改善关节症状。

SSRO 术后髁突位置的改变可能归因于种族以及评价方法的不同，RIF 可能也是一个重要因素。Ellis 和 Hinton 研究了 SSRO 不同固定方法前移下颌后猴 TMJ 的改变，发现 MMF 组髁突有向前运动的倾向，而 RIF（双皮质固定）组髁突向后移位。术后 6 周，髁突后移的显示髁突后表面吸收。Kundert 和 Hadjjanghelou 临床研究发现采用 RIF 的 SSRO 与 MMF 的相比髁突移位增加。Freihofer 和 Petresevic 报道在采用 RIF 的 SSRO38 个病人中术后关节弹响增加。而一些其他的比较这两种固定方法的研究并不支持上述结论。

本研究 SSRO 后退下颌的 6 只动物术后仅有轻微的髁突后移位和外倾（$P>0.05$）。术后 12 周，仅能在髁突的软骨层看到较小的重塑，提示 SSRO 单皮质骨螺钉夹板固定不会引起髁突后移位和产生对 TMJ 不利的影响。

RIF 可能引起髁突移位，因为螺钉固定倾向于消除近远中骨段间由于下颌向各个方向运动产生的间隙。当后退远中骨段，在近远中骨段矢状接触面后部会出现一个由后向前递增的间隙，骨段间贴合固定后，髁突将外倾。采用弯制成台阶状的钛板加单皮质骨螺钉固定可一定程度上减少这种移位。另外，远中骨段后退同时近中骨段向前上方移动，方可使近远中骨段之间充分贴合，髁突多数向后移位。然而，Hackney 等和 Spitzer 等提示螺钉固定好像不是髁突错位的主要原因，并不改变髁间角度或宽度，若术中仔细检查定位螺钉固定，就可避免髁突的内外侧移位。此外，下颌切开术后轻微的髁突运动可引起髁突和关节凹的适应性重塑，防止 TMD 和术后错牙合的发生。

4 结论

本研究的结果提示对于普通的下颌前突病人 SSRO 可能是首选的外科疗法，但对术前有 TMD 的病人 IVRO 可能特别有利。

中西医结合治疗慢性唇炎

黄颐玉

唇的表面是由皮肤及黏膜覆盖，内侧与颊黏膜相连，外侧与口周皮肤相接。红唇部是黏膜皮肤的移行部分，有其独特的生理环境。

唇部疾病多以口唇红肿、瘙痒、脱屑、皲裂、疼痛、糜烂、结痂等为主要表现，病因不明，可能与某些慢性长期刺激因素有关。临床上除某些全身疾病和一些口腔黏膜病在唇部的表现外，常根据病因病理分为慢性唇炎、光化性唇炎、过敏性唇炎、腺性唇炎、结节病、肉芽肿性唇炎、迈罗氏综合征、口角炎等。中医称之为“唇风”“唇瞤”“驴唇风”。

1 慢性唇炎

慢性唇炎为唇部慢性非特异性炎症性疾病的。以干燥脱屑、发痒灼痛、渗出结痂为主，病程迁延，反复发作为主要临床表现。在唇部疾病中发病率最高。本病相当中医学“唇风”的范畴。

2 病因病机

2.1 西医

病因不明，可能与各种长期慢性刺激因素有关，如气候干燥，风吹、寒冷、日晒、温度、机械化学、化妆品、药物、烟酒刺激。有些患者有咬唇、舔唇等不良习惯，舔唇后，唾液中的水分蒸发，而无机盐、蛋白质等物质停留于唇上，刺激唇黏膜发生炎症。有人观察舔唇、咬唇等不良习惯引起的“人工性唇炎”，可能与患者心理障碍有关，一些人有精神创伤或神经症。

2.2 中医

口唇与脾胃关系密切，脾开窍于口，其华在唇；阳明胃经环唇挟口，脾胃失健则病唇。《医宗金鉴》曰：“唇风多在下唇生，阳明胃经风火攻，初起发痒色红肿，久裂流水火燎痛。”认为其病在胃，与风、火关系密切。

（1）风邪外袭，郁久化热，灼伤津液而化燥，风燥相博，阻于口唇肌腠而发病。

（2）胃经风火：过食肥甘厚味及辛辣之品，胃火炽盛，复感风寒，风热之邪，入里化热，引动胃腑积热上冲，导致阳明胃经风火相搏，风火循经上灼口唇皮肤而发。

（3）脾胃湿热：多因饮食不节，脾失健运，湿浊内停，郁而化火，导致湿热壅盛，湿热循经熏灼唇部所致。

（4）脾虚血燥：素体血虚，或脾失健运，摄纳不足，生血乏源，血虚日久生风化燥，燥则生热，燥热循经上攻唇部，局部气血凝滞而发病。

3 临床表现

多见于下唇，反复发作，时轻时重，干燥季节好发为主要特征。唇肿充血，表面干燥、脱屑、皲裂、渗出、伴有黄色结痂或血性结痂为主要表现。由于唇红部干燥肿胀，发痒，灼热疼痛患者常不自觉咬唇、舔唇或用手撕揭屑皮，以致唇部溃破裂口，出血、渗出，反复结痂，肿胀明显。若经久不愈反复发作，可引起淋巴回流障碍，唇部长期肿胀肥厚。反复继发感染则出现脓痂覆盖，疼痛愈烈，甚至影响唇部活动。

4 病理

黏膜上皮角化不全，部分剥脱，上皮内细胞水肿，上皮下炎症细胞浸润，以淋巴细胞、浆细胞等为主，血管扩张。

5 鉴别诊断

本病脱屑应与慢性日光性唇炎鉴别；渗出、结痂应与接触性唇炎、盘状红斑狼疮、扁平苔藓、多形红斑鉴别；唇部肿胀应与腺性唇炎、肉芽肿性唇炎鉴别。

（1）慢性日光性唇炎：多见于下唇，好发于日光强烈照射的春夏季，与暴晒程度有关。脱屑为细小糠皮样，瘙痒不明显。

（2）腺性唇炎：本病好发于下唇，为弥漫性肿大，触诊有散在多数小结节，为肿大的唇腺。唇黏膜有散在小的隆起，仔细观察中心部有小孔，为唇腺导管开口，挤压时有透明黏液溢出。原因不明，长期日晒、风沙和尘土以及吸烟均为重要因素，有人认为病因是唇腺增生伴有长期细菌感染。

（3）肉芽肿性唇炎：多在青春期后出现，一般从唇一侧发病，逐渐另一侧被侵犯，形成巨唇。唇皮肤潮红、硬结及肿胀，可凹性水肿，唇肿胀可时轻时重，但不能痊愈。可伴有神经系统失调的症状，如偏头痛、耳鸣、味觉及唾液分泌改变等症状。本病病因不明，有人认为此病与结节病有关，但未能证实。近来认为肉芽肿性唇炎是梅－罗综合征的不完全型。此综合征的特征为肉芽肿性唇炎伴有面神经麻痹和沟纹舌。

（4）黏膜良性淋巴组织增生病：本病好发于21～40岁，男性比女性多见。主要好发于唇、颊、腭、舌及龈沟等处黏膜，也有的可为多个部位发病。下唇病变与慢性唇炎类似，又称之为淋巴滤泡性唇炎。

本病可反复发作，致使唇部肿胀、发红、干裂、出血，也可出现糜烂、脱皮、渗出及结痂，病变区可自觉发痒。在唇颊黏膜也可表现发红、糜烂，并有角化条纹，则与慢性盘状红斑狼疮或糜烂型扁平苔藓难以区别。

（5）慢性盘状红斑狼疮：以皮肤和口腔损害为主，可发生于口腔任何部位，下唇是好发部位。唇红部两侧呈局限性圆形、卵圆形片状糜烂面，中心凹下呈盘状，周围有红晕或可见毛细血管扩张，糜烂面周围有白色短的条纹呈放射状排列。病变区可向唇红边缘延伸到皮肤，使唇红与皮肤界限消失。面颊部皮肤的典型病损多为蝶形红斑。

（6）扁平苔藓：唇部病损多为环状或网状白色条纹，可延伸到口角区，常伴有两颊、舌黏膜对称性花网状、树枝状、斑片状白色斑纹，并可发生红斑、充血、糜烂、水疱等病损。

（7）多形红斑：呈急性发作，口腔黏膜广泛充血，大面积糜烂，唇部因糜烂出血形成厚血痂。皮肤常伴有虹膜样红斑。

6 治疗

慢性唇炎多因外界不良的刺激引起的，因此避免刺激因素，改变咬唇、舔唇等不良习惯，戒除烟酒，忌食辛辣食物，避免光敏性食物、药物，减少风吹、暴晒刺激尤为重要。

中医认为脾开窍于口，其华在唇，火、热、湿邪困于脾胃而发唇病，治疗上多需内外合治。

6.1 辨证论治

(1) 风邪外袭型

主证：唇干脱屑、皲裂，瘙痒、渗血，春季多发，舌苔薄白，脉细或浮涩。

证候分析：风邪客表，耗伤津液，故见唇干脱屑、皲裂、渗血，瘙痒，脉缓涩。

治法：祛风润燥。

方药：桑杏汤、麦门冬汤加减。

主要药物为桑叶、杏仁、沙参、玉竹、麦冬、花粉、防风、栀子皮、扁豆、梨皮。

(2) 胃经风火型

主证：口唇发痒，色鲜红，皲裂，灼热疼痛，或见口唇眴动，兼有口渴欲饮，口苦、口臭，大便秘结，舌红，苔黄，脉浮数或洪数。

证候分析：胃火循经上传，与外风相合，风火相煽，故见口唇眴动，瘙痒，色红，灼热疼痛。口渴欲饮，尿黄便秘，舌红，苔黄，脉洪数均为阳明胃火炽盛之象，风热外袭可见浮数之脉。

治法：疏风清热，表里双解。

方药：双解通圣散加减。

主要药物为防风、荆芥、薄荷、川芎、当归、白芍、栀子、黄芩、生石膏、大黄、茯苓、滑石、生甘草。

痒甚者加蝉衣、浮萍、白鲜皮、地肤子等。

煎药时可借药之热气熏局部。

(3) 脾胃湿热型

主证：唇部肿痛、皲裂、糜烂渗出较多，黄褐色结痂，口角潮红。伴口臭，口渴不欲饮，胃脘胀满，便秘或便溏，小便赤热。舌红，苔黄厚腻，脉濡数。

证候分析：唇为脾之外候，足阳明胃经挟口绕唇。脾运失健，湿从内生，湿困日久则郁而生热，热腐肌膜则唇肿、糜烂渗出、脓痂；胃热则口臭、口渴，湿热互结则见渴不欲饮，小便赤热，便秘或便溏；舌红，苔黄厚腻，脉濡数，均为脾胃湿热内蕴之象。

治法：清热利湿，消肿止痛。

方药：五苓散合清胃散加减：主要药物为茯苓、白术、泽泻、桂枝、黄连、生地、白鲜皮、丹皮、当归、升麻、车前子、生甘草、防风。热重加生石膏、黄柏；糜烂结痂者加金银花、蒲公英。

(4) 脾虚血燥型

主证：口唇干燥，脱屑发痒，色红作肿，痛如火燎，反复发作，久而不愈，唇眴，大便干燥，舌红，干而少津，脉细数。

证候分析：脾为后天之本，脾虚摄纳不足则生血无缘，阴血耗伤化燥，则口唇干燥瘙痒脱屑，气血不足则唇肿反复发作，久而不愈。脾津不布，手阳明大肠津液不足，则大便滞涩难解，舌红，干而少津，脉细数皆为血燥之象。

治法：健脾养血，疏解风燥。

方药：四物消风饮加减。

主要药物有：生地、当归、赤芍、白芍、荆芥、防风、薄荷、甘草。

6.2 外治疗法

(1) 外用中药熏洗

药用：茵陈15g，黄柏10g，土茯苓15g，苦参10g，苍术15g，白鲜皮12g，甘草6g。选用适当大小搪瓷茶缸煎煮，使水面保持在药物二横指左右为宜。首次文火煎20分钟，以后每次用时煮沸即可。用时将口唇放在茶缸口上，雾气熏蒸，待温度适宜用纱布湿敷或将口唇放入药液中浸泡。每日3次，每次坚持30~60分钟。

(2) 外用膏散剂

①青黛散香油调敷患处，每日1~2次。

②紫归油以棉棒蘸油频频涂之。

6.3 西医治疗

(1) 干燥、脱屑、皲裂病损用油脂类润唇膏，抗炎软膏，或维生素A、维生素B_6、鱼肝油类软膏。

(2) 急性渗出、糜烂、结痂病损用0.1%依沙丫啶溶液局部湿敷后，涂抗炎软膏、激素软膏。

(3) 局部病损严重时，可给以抗生素控制感染，或局部注射曲安奈德液，泼尼松龙混悬液等，有助于促进愈合，减少渗出。但要注意激素类药物不宜长期使用。

6.4 预防

(1) 注意自我保护口唇，夏季注意遮阳防晒，在干燥寒冷季节，使用口罩，油脂性润唇膏。

(2) 纠正咬唇、舔唇、揭唇部皮屑的不良习惯。

(3) 少食肥甘厚味及辛辣之品，多食新鲜蔬菜、水果，多饮水。

7 经验与思考

唇炎是一种病因不明、常见而难治的唇部疾病。在治疗上不同的病因治疗原则及方法往往不同。寻找致病诱因非常重要。目前认为与日光，局部理化刺激、免疫失调、遗传、精神等因素有关。

7.1 寻找病因

(1) 局部刺激：患者有舔唇、咬唇、搓唇揭、唇皮等不良习惯。

(2) 环境因素：在季节交替，气候干燥时患病或加重。

(3) 日光：日光照射可以引起急、慢性日光性唇炎。易发生于下唇，减少日光照射可缓解。

(4) 接触过敏物质：唇部有接触致敏物质的病史，如纹唇、唇膏、牙膏、局部涂擦药物等导致接触性唇炎。由于个体对物质的敏感性不同，因此过敏性唇炎、接触性唇炎患者应仔细寻找过敏原。

(5) 感染因素：有人认为肉芽肿性唇炎与口腔内病灶及口腔周围的炎症有关，如根尖炎、冠周炎、牙周炎、扁桃腺炎、鼻炎等。

(6) 白色念珠菌感染：涂片或培养可以诊断。

(7) 全身因素：糖尿病患者可以出现剥脱性唇炎，有研究认为微量元素锌缺乏能引起慢性唇炎；维生素A过多可引起严重唇炎。这提示唇炎与全身代谢及免疫有关。

(8) 精神因素：有人将唇炎归于心身疾病。认为对于唇部的不良刺激动作与精神因素关系密切。

(9) 某些黏膜病如慢性盘状红斑狼疮、扁平苔藓等的唇部病损往往有类似唇炎的表现。

(10) 因此，临床上应做到详细询问病史，寻找致病原因，仔细检查，制定治疗方案。

7.2 关于治疗

根据临床表现唇炎可分为急性唇炎和慢性唇炎两大类。急性唇炎一般发病急，以唇部充血、肿胀、水疱、渗出、糜烂、溃破并感疼痛、刺痒灼热为主要表现，多见于急性光化性唇炎、过敏性唇炎的急性期，以及慢性唇炎、腺性唇炎伴感染者。慢性唇炎一般病程较长，以口唇干燥、脱屑、皲裂、渗出、反复结痂为主要表现，反复发作，经久不愈者可见唇部肿胀肥厚，失去弹性，色泽异常。

纯西医治疗唇炎往往效果欠佳，而中西医结合治疗有助于提高疗效。我们认为在去除致病诱因的基础上，中医辨证施治结合局部治疗效果较好。

中医治疗在遵循同病异治，异病同治的治疗原则基础上，首先是辨证施治，全身辨证与局部病损相结合。

急性期以实证为主，或胃经风火，或脾胃湿热；多以祛风、清热、除湿为主要治疗原则。慢性期多为虚实夹杂证，以脾虚血燥为主。

治疗上以滋阴、清热、润燥、散风为要。对于唇部肿胀肥厚，要考虑痰火内结，使用行气化痰、活血化瘀之法。

另外，唇炎患者还应考虑到气候、及个人生活环境等因素。如春秋季节、久旱无雨，气候干燥，外感燥邪；也可因热病后期，或误服温燥的药物等，引起内燥灼伤津液而致口唇干燥、脱屑、皲裂，治疗上以养阴润燥为主。

局部治疗外敷、湿敷非常重要，因为唇炎表现除了肿胀外，经常有脱屑和结痂，通过湿敷可以去除部分鳞屑及结痂，并使药物向组织内浸透，起到消除炎症的作用。常用湿敷药物为0.1%依沙丫啶溶液，也可选用疏风清热燥湿中药（茵陈15g，黄柏10g，苦参10g，苍术15g，白鲜皮12g），水煎湿敷或熏蒸唇部，有较好疗效。

7.3 关于口唇护理

教会唇炎患者口唇护理非常重要。

(1) 首先进食要清淡，少食辛辣刺激之品；

(2) 进食时用小勺将食物直接送入口腔，尽量避免与红唇接触；

(3) 餐后用清水清洗唇部，然后涂擦无色营养唇膏，也可以用橄榄油。

皮　科

中药凉血解毒法治疗红斑狼疮临床体会

孙凤琴

红斑狼疮（LE）中医称“蝴蝶丹”“日晒疮”“鬼脸疮”。究其病因及临床表现，相当于古代中医文献中“阴阳毒病”“温毒发斑”。随着人们生活饮食、节奏改变，精神压力增加，环境污染等因素及免疫学诊断技术应用。红斑狼疮的发病率较20世纪大大增加。红斑狼疮以亚急性发病居多，早期60%~85%有皮肤损害。中医药凉血解毒法治疗红斑狼疮，主要是通过以祛邪解毒为主，调和阴阳为辅，达到清除自由基、调节免疫、减少抗原抗体复合物的形成，进而修复血管内皮组织的目的。

1　一般资料

本文总结红斑狼疮病例34例，其中治疗组26例，对照组8例，均为2002年5月~2004年11月门诊红斑狼疮以皮肤损害为主患者。伴有肾功能损害及脑损害者不得入观察病例。诊断依据1982年美国风湿病协会红斑狼疮诊断标准。

34例病例中，12例院外在服皮质类固醇激素5mg~40mg/d，其中3例40mg/d，1例30mg/d，2例20mg/d。1例15mg/d，5例5mg/d。

在服激素20mg/d以上的患者均为服药后1个月皮损不退，或服药期间皮损复发，不愿增量治疗，特来求助中医药治疗的。

1.1　治疗组　治疗组26例。其中女性25例，男性1例；年龄最大75岁，最小11岁，平均36.7岁。病程最长30年，最短10d。病情以急性发作型6例，其余均以亚急性发作。系统性红斑狼疮（SLE）20例，皮肤型红斑狼疮（SCLE）2例，红斑狼疮－重叠性结缔组织病2例，LE－混合型结缔组织病（MCTD）2例。26例中，外周血细胞减少20例，其中以皮损伴有发热急性发作重症8例，以皮损泛发水肿红斑重症者6例（面积积分184分1例，108分1例，40~50分4例），本组中血沉≥50mm/h者13例；外周血及血清补体不同程度降低。ANA滴度：≥1：320者11例，其中1：1280者1例，1：640者3例，1：320者7例。

1.2　对照组　对照组8例，均为女性。年龄最大69岁，最小18岁，平均37.88岁。病程最长4年，最短半个月。均为亚急性发病，MCTD 3例。血沉≥50mm/h者1例，ANA≥320者为0。

2　方法

2.1　治疗方法　除从外院带服激素外，一律内服方剂中药汤剂。治疗组方剂药物以凉血解毒为主，组成：生地30g，丹皮20g，赤白芍各20g，黄芩10g，银花30g，连翘10g，青蒿15g，白花蛇舌草20g，茯苓20g，车前子（包）10g，生黄芪10g，鸡血藤15g。关节症状显著伴肿胀者，银花改为忍冬藤30g。对照组：一律单纯内服雷公藤多苷60mg/d。

2.2　观察指标　每例患者疗前必查：血、尿常规，血沉，免疫球蛋白、补体，ANA、ds－DNA、ENA七项。由于体现疾病活动情况和疗效的实验指标中自身抗体、免疫球蛋白、补体检查费用较高，大部分患者疗后不能如期检查；外周血的指标不一，单项统计数字少，所以，总结时只有血沉尚能作为衡量疗效指标。

2.3　疗效评定标准　疗效观察以临床皮损消退情况为主，实验室观察指标为疗前、疗后2周、4周、8周的数据变化。临床按皮损面积、颜色及触诊损害程度累计积分法。皮损面积以≤1cm 1分，1～2cm 2分，2～3cm 3分，3～5cm 4分，≥5cm 5分积分法。皮损颜色以淡红2分，暗红3分，鲜红4分，紫红5分积分法。皮肤损害深度以浸润2分，水肿3分，硬斑块4分，硬结节5分积分法。

2.4　统计学处理　计量资料以均数±标准差方式表示，两组均数比较用t检验，$P<0.05$为差异有显著性。

3　结果

3.1　皮损面积变化　两组治疗后皮损面积平均积分及皮损消退情况比较，差异有统计学意义（$P<0.05$）。见表1。

3.2　皮损颜色变化　两组治疗前后不同阶段皮损颜色平均积分及减轻情况比较见表2。

3.3　皮损浸润深度变化　两组治疗前后不同阶段皮损浸润深度积分及降低情况比较差异有统计学意义，见表3。

表1　两组治疗前后不同阶段的皮损面积平均积分（$\bar{x}\pm s$）

组别	疗前	疗后2周（消退）	疗后4周（消退）	疗后8周（消退）
治疗组	34.35±3.21	21.58±1.31（37.18%）	10.04±0.98（70.28%）	2.88±0.21（91.6%）
对照组	22.5±2.31	17.14±1.02（25.62%）	20.0±1.21（11%）	19.0±1.64（16.0%）

注：两组治疗前后比较$P<0.05$。

表2　两组治疗前后不同阶段皮损颜色平均积分（$\bar{x}\pm s$）

组别	疗前	疗后2周（减轻）	疗后4周（减轻）	疗后8周（减轻）
治疗组	48.92±4.97	21.38±2.25（56.3%）	9.77±1.21（80.03%）	2.62±0.21（94.65%）
对照组	32.63±3.47	27.43±2.87（16.0%）	24.0±2.21（26%）	14.5±1.21（55.6%）

注：两组治疗前后比较$P<0.05$。

表3　两组治疗前后不同阶段皮损浸润深度平均积分及降低情况（$\bar{x}\pm s$）

组别	疗前	疗后2周（降低）	疗后4周（降低）	疗后8周（降低）
治疗组	33.35±3.79	11.46±2.07（65.64%）	6.54±1.59（80.4%）	1.77±0.29（95%）
对照组	16.38±2.58	14.71±2.51（10.2%）	7.33±1.75（55.3%）	7.6±1.79（53.7%）

注：两组治疗前后比较$P<0.05$。

3.4　红细胞沉降率　治疗组治疗前红细胞沉降率平均为（41.46±3.39）mm/h，治疗4周后为（23.86±2.17）mm/h。对照组治疗前为（33.38±3.21）mm/h，治疗4周后为（29.0±2.59）mm/h。

3.5　两组免疫学指标　治疗组 ANA 滴度在治疗后 4～6 周复查，多数下降 50% 以上。未服过激素的初发亚急性病例更明显。免疫补体功能在疗后 8 周回升率 100%。

4　讨论

内服本方汤剂治疗红斑狼疮及其重叠或混合结缔组织病急性期皮肤损害疗效是肯定的。同时，治疗急性型和亚急性型发作期，红斑狼疮相应其他系统损害亦有较显著疗效，如在血液学改变、关节炎、浆膜炎方面。在免疫系统检查除血沉外，免疫补体、抗核因子等转阴时间不亚于皮质类固醋激素治疗。

方剂中诸药攻邪不伤正，扶正不留邪，无毒副作用。服用 8～16 周的患者未见不良反应。包括不影响女性患者月经周期。大多数有条件患者乐于接受和坚持服药。适于长久或作为红斑狼疮患者预防性服用。希望能够开发成服用简便剂型的新药，方便大多数红斑狼疮患者。

雷公藤多苷片剂有服用方便、价格便宜的优势。在很大程度上受外地来京打工者欢迎，对未服用过激素和免疫抑制剂者，疗效亦较好。但对于年轻女性不宜长久服用，超过 6 周者，多数引起闭经。一部分患者服用后有恶心、呕吐、食欲不振、胸腹不适等消化道不良的反应。

红斑狼疮是较重结缔组织疾病，随着皮质类固醇激素的应用死亡率大大降低。与此同时引起激素并发症、糖尿病、股骨头坏死等严重的并发症也逐年增高。所以，中西医结合治疗红斑狼疮可以减少激素计量，是国内外业内学者所追寻的目标。红斑狼疮又是慢性、反复发作的自身免疫性疾病，多发于青春期和青中年女性，研究和选用疗效好、副作用小的中药成药，面对日趋增多的患者，更有广阔前景和意义。

消银解毒方治疗银屑病573例

李映琳　段行武　赵丽平

银屑病是一种临床上多见的慢性复发性皮肤病，笔者1988~1999年应用消银解毒方治疗寻常型银屑病患者，疗效满意，现总结如下。

1　临床资料

1.1　一般资料　选择寻常型银屑病患者共573例，其中门诊病例481人，病房病例92人。男性278例，女性295例；发病年龄3~78岁，平均为36.8岁，发病高峰年龄为20~45岁；有家族史者132例，占23.04%；发病前有感冒、咽痛及扁桃体炎病史者344例，占60.03%；精神因素15例，占2.62%；原因不明者82例，占14.31%。病程6d~36年，平均为8.35年。

临床分期：急性期359例，占62.65%；消退期51例，占8.90%；静止期163例，占28.45%。

1.2　辨证分型

1.2.1　血热型：共309例，占53.92%；症状为急性发病，泛发全身，新疹较多，呈点滴状，色鲜红，银屑多，伴口干喜饮，溲黄便干，苔黄或白，脉弦滑或滑数等。

1.2.2　血燥型：共121例，占21.12%；症状为皮损多浸润增厚，干燥呈片状，色暗红或淡红，银屑较少，新疹不多。痒或轻或重，伴咽干，舌燥，苔薄黄或白，舌红或暗红，脉弦滑细或沉细。

1.2.3　血瘀型：共134例，占23.39%；症状为皮损增厚，颜色暗红，经久不退，呈斑片状，舌质紫暗或有瘀斑，脉滑或涩缓。

1.2.4　阴虚型：共9例，占1.57%，症状为皮疹发红，午后低热，五心烦热，口干思饮，腰膝酸软，舌红少苔，脉细小数。

2　治疗方法

以消银解毒1、2方（系我院皮肤科专家金起凤教授经验方）进行治疗。消银解毒1方药有水牛角片、金银花、赤芍、丹皮、蚤休等，用于血热型。消银解毒2方药有生地、玄参、蚤休、金银花、连翘、丹参等，用于血燥型，随证加减又可用于血燥挟瘀、血瘀型、阴虚型。每日1剂，水煎分2次服。

辨证加减：血热型伴咽干痛加北豆根；口渴明显，脉滑数有力加生石膏、知母；心中烦热加黄连、山栀；血热重者加玳瑁；瘙痒剧烈加全蝎、海桐皮；有瘀者加三棱、莪术。其他型如舌红少津加北沙参、石斛；阴虚烦热，午后低热加女贞子、旱莲草，重者加炙鳖甲、龟板；皮损干燥明显加黄精、鸡血藤；皮损肥厚，舌质暗紫加莪术、鸡血藤、虎杖、桃仁、红花等。

外用药：复方黄连膏（系我院皮肤科专家金起凤教授经验方）涂于局部。1个月为1疗程，治疗2个疗程观察结果。

3 疗效标准

根据卫生部颁布的《中药新药临床研究指导原则》而定。痊愈：皮损全部消退或仅留少量不明显的小块皮损，自觉症状消失；显效：皮损消退70%以上，自觉症状基本消失；有效：皮损消退30%~69%，自觉症状有所改善。无效：皮损消退不足30%，或皮损无变化或加重，自觉症状无改善或加重。剔除病例：在1个月内服用其他药物者；治疗过程中服用其他药物者；没有按疗程服药者。

4 治疗结果

痊愈139例，占24.26%；显效319例，占55.67%；好转69例，占12.04%；无效46例，占8.03%，总有效率为79.93%。疗效出现最快者5d，10d皮损完全消退，平均疗程为47.23d。各证型的疗效见表1。

表1 辩证分型的疗效分析（例）

证型	总数	痊愈	显效	好转	无效
血热型	309	92	169	26	22
血燥型	121	23	83	9	6
血瘀型	134	21	65	32	16
阴虚型	9	3	2	2	2
合计	573	139	319	69	46

5 讨论

笔者认为银屑病的主要病机为血热毒盛，而血热的形成与多种因素有关。从年龄统计学分析，年龄较轻者多见，表明青壮年多为阳盛之体，素体兼有血热，又受六淫之邪，郁久化热化毒，热毒浸淫营血使血热毒邪外壅肌肤而发。本组资料统计已知发病病因中，感染占首位，说明毒热之邪为主要病因，其侵犯机体后，蕴积肌肤腠理，外不得疏泄，内不能条达，而致气血凝滞，相搏于肌肤而致。家族史中的统计阳性率占23.04%，提示发病与禀受父母遗传之热毒有密切关系。临床虽然血热者多见，但是久病热耗阴血，夺津灼液，可致血燥肌肤失养而发者也不少见；血热过盛，气火偏旺，气壅血凝，留阻脉络，导致络阻血瘀，瘀热互结，故皮损增厚，色暗，长期不易消退或反复发作。本病的病机主要为血热毒盛，故选用以凉血清热为主的消银解毒方进行治疗。消银解毒1方为犀角地黄汤化裁而成，方中赤芍易白芍，取其凉血解毒、益阴散血为主宰；蚤体、金银花清热凉血、以助犀角地黄汤解毒之功。方中重用水牛角片、金银花、丹皮，再加玳瑁以增强凉血解毒之效。血热者虽多见，然其他型也占相当的比例，并且各型兼挟症也相互交错，治疗时需随证加减，灵活应用，收效优佳。消银解毒2方主要为养阴清热，化瘀解毒。如咽干、舌红少津加沙参、石斛以养阴生津；虚热加女贞子、旱莲草养肝肾之阴以培补；皮损干燥明显加黄精、鸡血藤以益阴润燥；皮损色暗肥厚加莪术、虎杖、桃仁、红花行气软坚以加强通络化瘀消斑之力。近年来人们从遗传学、免疫机制、精神因素、感染因素、微循环障碍、血液流变学及角朊细胞增殖、分化与抑制调节等方面对银屑病的病因病机进行了广泛的研究，并指导临床用药。根据现代中药药理研究证明，水牛角可抑菌、抗炎，提高网状内皮系统吞噬功能；金银花可以抗菌、抗病毒、促进白细胞吞噬抑制细胞免疫；赤芍具有抗菌、抗病毒、抑制凝血酶原酶的形成；丹皮可抑制纤溶酶活性，激活免疫系统；赤芍、丹皮对角朊细胞的增殖有明显的抑制作用；金银花、赤芍、丹皮对 IL－28 有明显的抑制作用，说明消银解毒 1、2 号方治疗银屑病具有调节免疫、改善微循环、降低血液黏稠度、抑制表皮细胞增殖的功能，并且降低银屑病患者鳞屑中 IL－28 含量，促进病症恢复的功效，是临床上治疗银屑病疗效确切，副作用小，服用方便，值得进一步推广应用的药物。

蓝酱去疣汤治疗扁平疣80例观察

陈娅如

扁平疣是临床上较常见的皮肤病，于1983年采用蓝酱去疣汤治疗本病80例，同时用西药乌洛托品治疗20例作为对照观察，现将结果报道如下。

1　一般资料

本组共100例，均为门诊病人，男性32例，女性68例。发病年龄6~36岁，多数在21~30岁之间。病程最短者7天，最长者>5年，多数在半年左右。皮疹以发于面及手背者为多，仅个别病例发疹于上胸部及前臂。

2　治疗方法

本组病例分为中药治疗组及西药对照组，中药组共80例，采用清热解毒、活血软坚法，方用蓝酱去疣汤：板蓝根30g，败酱草30g，露蜂房10g，马齿苋15g，夏枯草10g，赤芍10g，红花10g，香附12g，木贼草10g，牡蛎30g（先煎），生薏仁30g。若皮疹色偏红加紫草，痒甚加白鲜皮，病程日久，皮疹呈深褐色加灵磁石或莪术。每日一剂水煎，两次服用；同时取其药渣液局部溻洗一次，每次20分钟。5周为一疗程。

对照组20例口服乌洛托品，每次0.6g，每日3次，5周为一疗程；同时局部外用1%金霉素软膏。

3　治疗结果

（1）疗效标准：皮损完全消退或仅留色素沉着为治愈；皮损消退2/3以上为显效；部分皮损消退为有效；用药5周皮损无变化为无效。

（2）治疗结果：中药组80例中痊愈46例（57.5%），显效8例（10%），有效13例（16.3%），无效13例（16.3%）；总有效率为83.8%。对照组20例中痊愈6例（30%），无效14例（70%），总有效率为30%。两组疗效经统计学处理有极显著差异（$\chi^2=24.70$，$P<0.001$）。中药组有效病例最少服5剂，最多30剂。多数为18剂左右。

4　典型病例

刘××，女，35岁，门诊号198006。颜面部起皮疹，略痒，已一年，未经任何治疗。检查：双颊部有多数密集高粱米大小的扁平丘疹，舌质红、苔薄黄，脉弦滑。诊为扁平疣。辨证为热毒内蕴，气血凝滞，治以清热解毒，活血软坚，予蓝酱去疣汤。服药12剂后皮疹全部消退。

5　讨论

《灵枢·经脉》篇云："虚则生肬。"《诸病源候论·疣目候》云："疣目者，人手足边忽生如豆，或如结筋，或五个或十个，相连肌里，粗强于肉，谓之疣目。此亦是风邪搏于肌肉而变生也。"《薛己医案》指出："疣属肝胆少阳经，风热血燥或怒动肝火，或肝客淫气所致。”我们根据祖国医学的上述理论，结合临床病例，观察到绝大多数患者都有舌质红，舌边时有瘀点，苔薄白或薄黄，脉弦或弦滑，大便偏干，口干喜饮等征象，考虑本病是由于脾湿肝郁，外感风热毒邪，瘀滞肌肤所致。故采用清热解毒，活血软坚的蓝酱去疣汤进行治疗。方中板蓝根、败酱草、马齿苋、露蜂房清热解毒，夏枯草清肝经郁热兼有软坚之功，赤芍、红花活血化瘀，香附解郁疏肝，木贼草清肝疏风，牡蛎平肝软坚，生薏仁健脾利湿。经观察治疗 80 例，获痊愈者 46 例（57.5%），在治疗观察中未见任何不良反应，与西药乌洛托品对照组相比，中药组疗效明显优于后者。我们认为这一疗法值得进一步验证并提高疗效。

中医辨证论治湿疹86例

赵丽平

笔者自1994年1月至1999年12月，用中医药辨证治疗湿疹86例，取得了较好的疗效，现分析总结如下。

1 临床资料

参照《中华人民共和国中医药行业标准》，全部患者均符合急性、亚急性及慢性湿疹的诊断标准，共86例。男性49例，女性37例；年龄最小8岁，最大74岁，平均48.31岁；病程7天~6年。其中泛发性湿疹16例，面部湿疹4例，耳部湿疹11例（耳郭湿疹6例，耳道湿疹5例），阴囊湿疹5例，手足部湿疹19例（丘疹水疱型7例，角化皲裂型12例），脐部湿疹5例，肘膝弯部湿疹6例，乳房湿疹3例，肛周湿疹7例，钱币样湿疹4例，小腿淤积性湿疹6例。急性湿疹38例，亚急性湿疹22例，慢性湿疹26例。

2 治疗方法

主要采用辨证论治方法治疗，常见证型论治如下。

2.1 心脾积热证 见于急性湿疹，发病急速，皮肤灼热红肿，或泛发全身，或浸淫成片，出现红斑、丘疹、水疱、渗液、结痂，瘙痒剧烈，伴有心烦躁扰，口苦咽干，失眠多梦，小便短赤，大便偏干，舌质红，苔黄或黄腻，脉滑数。治以清心脾积热，泻火解毒除湿。基本方：栀子10g，连翘10g，莲子心6g，黄连10g，茵陈30g，淡竹叶10g，白茅根30g，赤芍15g，丹皮15g，车前子30g（包煎），泽泻15g，滑石20g，生甘草6g。热盛者加生石膏以清热泻火；皮损红肿灼热者加水牛角以清热凉血；大便秘结者加生大黄以通腑泻热。

2.2 肝胆湿热证 多见于肝胆经循行及相邻部位的湿疹，如耳部、阴囊、肛周、乳房的急性或亚急性湿疹。皮损为红斑灼热、丘疹、丘疱疹，或红肿糜烂、浸淫流滋，液黄黏稠，自觉瘙痒，伴急躁易怒，头晕目眩，口苦胁胀，尿黄便干，或大便黏滞不爽，舌质红，苔黄腻，脉弦滑。治以清肝利胆，解毒除湿。方用龙胆泻肝汤加减，药用：龙胆草10g，柴胡10g，黄芩15g，栀子10g，苦参10g，生地30g，泽泻15g，车前子30g（包煎），白鲜皮15g，白蒺藜10g，丹皮12g，六一散10g（包）。头晕躁烦而瘙痒剧烈者加钩藤、珍珠母、灵磁石以镇肝熄风止痒。

2.3 脾虚湿蕴证 多发生于四肢、手足部位的亚急性湿疹及钱币样湿疹。皮损为淡红色斑，或群集的丘疹、丘疱疹融合成片，或见糜烂、渗出、抓痕、结痂，伴有瘙痒，神疲乏力，纳呆腹胀，大便溏软，舌淡胖边有齿痕，苔白或白腻，脉濡。治当以健脾除湿止痒。方用健脾除湿汤加减，药用：苍、白术各15g，茯苓皮30g，生薏米30g，白扁豆30g，山药15g，萆薢20g，大豆黄卷10g，枳壳10g，陈皮12g，黄柏10g，马齿苋30g，生甘草6g。食少纳呆，胃脘胀满者加苏藿梗、砂仁以醒脾开胃；发于下肢而伴有静脉曲张者加川牛膝、泽兰、银花藤以利湿解毒，活血通络。

2.4　阴虚夹湿证　主要为慢性湿疹。病程长而反复发作，皮损暗红，浸润粗糙肥厚，间见少许丘疱疹，或见角化皲裂，伴有剧烈瘙痒，口干不欲饮，食少腹胀，舌淡红，苔白或花白，脉弦细。治以滋阴除湿，养血润肤。方用滋阴除湿汤加减，药用：生地30g，元参12g，当归10g，鸡血藤30g，首乌藤15g，茯苓15g，白术15g，泽泻10g，白鲜皮15g，地肤子15g。

以上方药，每日1剂，水煎分2次早晚服。当皮损有渗出时用第3煎药液冷湿敷；无渗出者，用青黛膏（青黛、黄柏、滑石、煅石膏、麻油等）外涂；皮损干燥皲裂者，用天麻膏（草乌、天麻、钩藤、凡士林等）外涂。2个月为一疗程。

3　结果

3.1　疗效标准　参照《中华人民共和国中医药行业标准》。治愈：皮损全部消失，瘙痒消退；好转：皮损消退30%以上，瘙痒明显减轻；未愈：皮损消退不足30%，瘙痒未减轻。

3.2　治疗结果　86例中痊愈55例，其中急性33例，亚急性15例，慢性7例；好转28例，其中急性5例，亚急性6例，慢性17例；未愈3例，其中亚急性1例，慢性2例。总有效率96.5%。治愈时间最短7天，最长46天，平均27.06天。对痊愈的55例患者在3个月后经随访，除1例亚急性（钱币样湿疹）及2例慢性湿疹（手湿疹）复发外，余52例均未见复发。

4　典型病例

杨某，男，15岁。1998年10月13日初诊。患者7天前吃龙虾及羊肉串后，当晚自觉皮肤瘙痒，面部及四肢起红色米粒大小皮疹，搔抓后融合成片，红斑水肿，自服扑尔敏后未见好转，皮疹由面部逐渐发展到颈部、胸背部、四肢及手足背，出现大片红斑，水肿灼热，并见群集的丘疹、丘疱疹，部分表皮剥蚀，糜烂流水，结痂，瘙痒剧烈，伴有口干心烦，痒甚影响睡眠，大便干燥，小便色黄，舌质红，苔黄腻，脉滑数。西医诊为急性泛发性湿疹。中医诊为浸淫疮（心脾积热证）。治以清心泻火，除湿解毒。药用：栀子10g，连翘10g，黄连10g，茵陈30g，莲子心6g，淡竹叶10g，白茅根30g，赤芍15g，丹皮15g，车前子30g（包煎），泽泻15g，滑石20g，生大黄6g（后下），生甘草6g。水煎服，同时用第3煎药液待凉后湿敷红肿、糜烂流水处。服7剂后，红肿瘙痒减轻，流水减少，大便已畅，上方去生大黄，加白术、茯苓各15g以健脾利湿，外用青黛膏涂搽。继用7剂后，红斑变暗，肿消，皮损干燥结痂，瘙痒明显减轻，上方去车前子、茵陈、滑石，加陈皮12g，枳壳、当归各10g，白鲜皮15g，以理气燥湿，润肤止痒，继服14剂而愈。

5　讨论

湿疹的发生总由秉性不耐，心绪烦扰、心火内生，导致血分蕴热；加之饮食失节，损伤脾胃，脾失健运，湿从内生，湿热相合，搏结于肌肤而发；又因本病反复发作，日久易伤津耗液，致阴伤血燥，肌肤失养。故在不同的时期，主要病理机制不同，应当根据不同的皮损表现和伴有症状辨证论治。急性期多责之于心、肝、脾，其中又有心脾积热和肝胆湿热之不同，前者重在清心泻火，解毒除湿，方中首选栀子苦寒泄降，凉血清心热，泻三焦之火；连翘能清心热而解毒；茵陈、滑石、泽泻、车前子清脾除湿以消肿；淡竹叶性味甘寒，上能清心除烦，下能利尿渗湿；莲子心苦寒，有清心泻火之功；黄连性寒味苦，功能泻心火而除烦，解热毒而燥湿；白茅根凉血利尿，使湿热之邪由小便而出；丹皮、赤芍清热凉血；生甘草泻火解毒。后者重在清肝利胆，解毒除湿。方用龙胆泻肝汤加减；亚急性期则主要责之于脾，以脾虚湿停，湿邪困脾为主要病理机制，故治以健脾除湿止痒，方中重用苍白术、茯苓皮、生薏米、白扁豆、山药健脾除湿；萆薢善走下焦，利湿去浊，使内停之湿由小便而出；大豆黄卷透达宣利，外可去皮中之湿，内可化除水湿而消肿；枳壳、陈皮理气燥湿以醒脾；黄柏、马齿苋、生甘草解毒清热利湿。慢性期的主要病机为湿浊久著，阴伤血燥，肌肤失养，故在滋阴润燥的同时兼去湿浊，方中生地、元参滋阴润燥，当归、鸡血藤、首乌藤养血通络；茯苓、白术、泽泻健脾以去内存之湿；白鲜皮、地肤子清热燥湿，去风止痒。滋阴养血与健脾除湿并用，使滋阴而不助湿，除湿而不伤阴，诸药相辅相成，共奏滋阴除湿之效。从临床疗效来看，急性及亚急性湿疹常发病急、病程短，因而起效快，治疗时间短，痊愈率高，复发率低；慢性湿疹多病因复杂，病程长，因而治疗时间长，痊愈率低，复发率高，今后应在慢性湿疹的治疗方面进一步加以探讨，以提高疗效。

此外，饮食起居的调护对防止本病的复发有很重要的作用，平时注意劳逸结合，保持心情舒畅，饮食宜节制，忌食辛辣及腥发动风之物。

升降散皮肤科临床应用3则

段行武

升降散出自清代名医杨粟山所著的《伤寒温疫条辨》，由蝉衣、僵蚕、姜黄、大黄四味药组成，治疗温病“表里三焦大热，其证不可名状者”，有透达郁热，升清降浊之功效。本方在内科应用极为广泛，无论表里同病，上下同病，气血同病都可应用。本人在临床中用此方治疗一些实证、热证以及急重证皮肤病常获佳效。兹举典型病例介绍如下。

1　**脂溢性皮炎**

丁某，男，38岁，业务员。于2006年8月5日初诊。

患者于1个月前不明原因颜面及胸背部出现数片淡红色斑片，略觉瘙痒。曾服用“息斯敏”及“龙胆泻肝丸”治疗，未见明显疗效，皮疹渐发展融合成大片。患者平时多食肥甘厚味，嗜酒，3年前曾有过类似病史。现患者头面胸背部皮疹，胸腹胀满，纳差，口中黏腻，小溲短赤，大便溏薄，量少灼肛。查：患者颜面、头皮、胸背可见大片湿润性红斑，上覆较多的油腻性鳞屑，有糜烂、流滋。舌红，苔黄腻，脉弦滑。诊断为脂溢性皮炎。为脾胃运化不周，中焦枢机不利，湿热邪浊壅滞三焦，外迫肌肤，发为本病。治以通畅三焦，运脾除湿，通腑泻热；方用升降散加味。药用：蝉衣6g，僵蚕9g，姜黄9g，大黄9g，茵陈30g，苍白术各12g，茯苓15g。每日1剂，水煎分2次服。

8月12日二诊。服药1周后患者病情明显好转，已无糜烂、流滋，皮损色变暗淡，表面仅有少量糠秕样脱屑，略觉瘙痒；其他各项兼症尽除。舌红，苔薄黄，脉弦。为三焦气机已畅，脾胃运化之功渐复，湿热之邪大部已除。上方去大黄；加苦参10g，陈皮10g，枳壳10g。连服半个月而愈。

按：脂溢性皮炎，中医称为面游风或白屑风，分干性和湿性两种类型。湿性脂溢性皮炎由脾胃不运，枢机不利而致湿热邪浊内生，壅滞肌肤而见皮损红斑湿润，大量油腻鳞屑，甚则糜烂，流滋。升降散中虽无清热除湿之品，但可升清降浊，通利三焦，恢复脾胃运化之功能，脾胃得运，中焦枢机通利，则湿热自除。

2　**过敏性紫癜**

李×，男，15岁，学生，2006年8月25日初诊。

患者于4天前因咽痛发烧后双小腿出现较多的小出血点，且迅速增大成斑，逐渐增多向上扩散至大腿及臀部。现患者口干，咽痛，全身烘热，腹痛阵作，溲赤便干。查：双下肢可见散在的粟粒至榆钱大小的紫红色斑片，略高出皮面，压之不退色，以双侧胫前较为密集。咽红，扁桃体Ⅰ度肿大。腹软，无压痛点。舌红，苔薄黄，脉细滑数。体温38.7℃，血、尿常规正常，大便潜血阳性。为气血两燔，血溢成斑，发为本病。治以散热透邪，通腑泄热，气血两清。方用升降散加味。药用：蝉衣6g，僵蚕9g，姜黄12g，大黄

9g，山豆根6g，紫草根15g，板蓝根20g。每日1剂，水煎分3次服。

8月28日二诊。服药3剂后身热已退，咽已不痛，扁桃体不大，大便潜血转阴，下肢皮疹颜色变暗，无新疹出现，但仍时有腹痛。用前方去山豆根、板蓝根，大黄减量为6g；加白芍15g，木香10g。

8月31日三诊。又服上方3剂后腹已不痛，双下肢皮疹明显减少，疹色暗淡。用8月28日方去木香，加鸡血藤20g，连服10剂而愈。

按：过敏性紫癜中医称为"斑毒""葡萄疫"。总由禀赋不耐，外受风热毒邪，致脏腑蕴热，邪热弥漫三焦，气病及血，气血两燔，络伤血溢，发而为病。若只选清营凉血之品，则气分之热不能兼顾而有顾此失彼之嫌，专用凉血之品又有血止瘀留久虑。升降散用僵蚕、蝉衣可疏散风热，辛凉开达，透热转气；大黄苦寒降泄导热下行，可澄本清源，消除引起出血的原因，配合行气活血之姜黄又可活血除瘀。诸药合用既可降热止血，又防血止瘀留，治疗邪热壅遏，迫血妄行的各种出血证候皆可取得良效。

3 颜面丹毒

张×，女，41岁，职员。2006年5月17日初诊。

患者于2天前不明原因出现右颧部红肿灼痛，病情发展迅速，今已波及到整个右侧面部，并伴有畏寒发热，周身不适，头痛，咽痛，口渴，胃纳欠佳，溲赤便干。自述有慢性鼻炎病史和青霉素过敏史。查：整个右侧颜面部可见大片鲜红色水肿性斑片，表面紧张发亮，有灼热感，触之疼痛。右侧眼睑及口唇肿胀，目不能开。咽红，右侧可触及颌下淋巴结肿大。体温38.9℃；白细胞总数12.6×10^9/L；中性粒细胞84%。诊断为颜面丹毒。为风热外袭，化火化毒，壅滞头面肌肤，发而为病。治以散风败毒，通腑泄热。方用升降散加味。药用：蝉衣9g，僵蚕12g，姜黄9g，大黄12g，银花12g，黄芩12g，板蓝根20g，丹皮15g。每日1剂，水煎分2次服。同时口服罗红霉毒150mg，每日2次。

5月20日二诊。患者服药3剂后身热已退，头部不痛，身已觉爽，颜面肿胀减轻。白细胞总数9.2×10^9/L，中性粒细胞76%，前方去大黄，蝉衣减为6g，僵蚕减为6g，加元参15g，淡竹叶叶12g，罗红霉素继续服用。又连续治疗1周而愈。

按：颜面丹毒中医称为抱头火丹，重者也称为大头瘟。本病多因皮肤破损，风热火毒之入侵，熏蒸搏结于肌肤之间而发。因本病病位在上，故重用暗衣，僵蚕轻浮升散，透邪外出直达病所；姜黄，大黄降泄，通腑泻热，取釜底抽薪之意；再配以银花、黄芩、板蓝根、丹皮清热解毒凉血，恰合病机，故收效迅捷。

4 体会

升降散组方精当，疗效显著，临床应用广泛，尤为近代名医蒲辅周、赵绍琴所推崇。方中以僵蚕祛风化痰，蝉衣疏风清热，二味皆升浮之品，纯走气分，用此旨在升发三焦清阳之气；姜黄行气活血，生大黄泄火凉血，逐瘀通便，二味相合苦寒降泄，既走气分，又行血分，用此旨在降泄亢盛之阳。四味同用，以僵蚕、蝉衣升阳中之清阳，用姜黄、大黄降阴中之浊阴，一升一降，内外通和，气机得畅而使病获痊愈。正如杨氏所云："僵蚕以清化而升阳；蝉衣以清虚而散火，君明臣良，治化出焉。姜黄辟邪而清疫；大黄定乱以致治，佐使同心，功绩建焉。""僵蚕、蝉蜕升阳中之清阳，姜黄、大黄降阴中之浊阴，一升一降，内外通和，而杂气之流毒顿消矣。”

本方在临床上可广泛地用于丹毒、带状疱疹等感染性皮肤病，湿疹、药疹、荨麻疹等过敏性皮肤病，以及痤疮、脂溢性皮炎、过敏性紫癜、皮肤瘙痒症、红皮病等多种皮肤病的治疗。主要用于邪热内郁，热迫血分；或湿热壅盛，升降不畅；或胃肠积热，腑气不通，枢机不利；或气机不畅，气滞血瘀，津液输布失常等证。表现为急性发病或加重，皮损较为广泛，皮疹色红、油腻，或渗出较多，或有瘀点、瘀斑，炎症反应比较明显；常伴有发热，烦躁，脘腹胀满，口干或口中黏腻，溲赤，大便干燥或便溏灼肛等全身症状。其治病的基本机理在于宣泄三焦郁热，调畅气机，使邪热有外透下行之路，病理产物（湿浊、痰、瘀）有外达内消之机。但在临床应用时应注意辨病与辨证相结合；因人、因时、因地制宜，进行适当的加减，才能取得较好疗效。

从肝论治皮肤病的体会

瞿　幸

在中医基础理论中，肝为五脏之一，属木，为阴中之阳。肝的主要功能是主藏血和主疏泄。肝在体合筋，其华在爪，开窍于目，在液为泪，在志为怒。足厥阴肝经与足少阳胆经相互络属，肝胆互为表里。

从上述理论来看，肝似与皮肤病关系不大，但在皮肤科临床诊疗中，常见到因肝之功能失调而导致的皮肤病，从肝论治取得良好的疗效。现将点滴体会总结一下。

1　肝火与皮肤病

肝火是由于肝的功能亢盛而出现的热象。肝的特点是体阴而用阳，肝为藏血之脏，血为阴，故肝体为阴；肝内寄相火，五行中与春相合，主疏泄，为"风木之脏"，容易化火动风。肝火形成的原因有情绪过激，肝气生发太过而化火；或因紧张、焦虑，肝失疏泄，气郁化火；或因肾水不足，水不涵木，阴不制阳，而导致肝阳上亢，阳亢则热，热极化火。临床观察，肝火上炎以青年人为多，而气郁化火、阳亢化火则以中老年人为主。

肝火导致的皮肤病有神经性皮炎、皮肤瘙痒症、丘疹性湿疹、痒疹等。临床表现为：皮肤瘙痒剧烈，搔抓无度，血痕累累，可见红色丘疹、斑片，好发于颈部两侧、胁肋部、腰部、外阴等处。常伴有面红、口苦、口干、急躁易怒、心烦失眠，舌质红，苔黄，脉弦滑或弦数。

治疗宜清肝泻火，熄风止痒。此证属实、属热，实则泻其子，故常与清心泻火法同用。常用方剂：《外科大成》栀子清肝汤、泻心汤、导赤散。常用药物：黄芩、黄连、龙胆草、栀子、菊花、淡竹叶、夏枯草、生地、丹皮、赤芍、白蒺藜、钩藤、石决明。中老年人阴常不足，需重用生地，并加白芍、当归、生龙骨、生牡蛎养血柔肝，育阴潜阳。

病例1：×××，男，50岁，大学教师。颈部起皮疹，瘙痒，反复发作十余年，夜间瘙痒剧烈，失眠，平时工作紧张，经常外用激素软膏。体检：颈部两侧及颈后数片红色苔藓化斑片，舌质红，苔薄白，脉弦滑。诊断为神经性皮炎，辨证属肝经郁火。处方：黄芩、栀子、柴胡、赤白芍、丹皮、生地、苦参、白蒺藜、钩藤、生龙骨、生牡蛎、珍珠母。并予无极膏，嘱欲搔抓时用。服药7剂瘙痒明显减轻，皮损色淡变平，已不再需要外用药止痒。原方去苦参，加当归、川芎、夜交藤，共服药21剂，皮损消退，病愈。

2　肝经湿热与皮肤病

肝经湿热是湿热之邪蕴阻于肝经所出现的病证。肝主疏泄，疏通畅达全身气机，助脾运化，参与机体水液的运化输布。若肝失疏泄，影响脾之运化，湿邪内生，郁而化热，湿热蕴阻于肝经，则出现肝经湿热的证候。

肝经湿热常导致的皮肤病有急性亚急性湿疹、带状疱疹、外阴瘙痒、阴部疱疹等。常见症状：皮肤红斑、丘疹、水疱，严重者见渗出、糜烂、结痂，阴部潮湿发黏，舌质红，苔腻，脉弦滑。湿热引动肝风则瘙痒剧烈，湿热阻滞局部经络，气血淤滞不通则出现局部疼痛。湿性重浊下趋，肝经绕阴器、布胁肋，故皮损多发生于四肢手足、外阴、胸胁、腰部。

治疗宜清利肝胆湿热。常用方剂：龙胆泻肝汤。若皮损红肿渗出严重，可加马齿苋、茵陈、萆解、土茯苓、地肤子；剧烈瘙痒加苦参、白鲜皮止痒；局部疼痛，加川楝子、郁金、元胡、川芎、王不留行活血通路止痛。

病例2：×××，女，46岁。患湿疹多年，复发1个月，乳头部皮损瘙痒剧烈，烦躁不安、失眠。体检：双侧乳头及乳晕红肿，有渗出、结痂，四肢散在钱币状红斑、上有密集的丘疱疹、结痂、脱屑，舌质红，苔黄，脉弦滑。辨证属肝经湿热证。处方：龙胆草、黄芩、柴胡、栀子、马齿苋、白鲜皮、地肤子、茯苓、车前草子、生地、珍珠母、生甘草，水煎内服并局部湿敷。用药7剂，瘙痒明显减轻，双乳部及上肢皮损已无渗出，红肿消退，呈褐色斑片，轻微脱屑增厚，夜能入寐，舌脉同前。原方去生地、珍珠母，加苍白术。再服7剂而愈。

3　肝郁气滞与皮肤病

肝喜疏畅条达，肝气疏泄与人的情志活动密切相关。若肝失疏泄，肝气郁滞，气机不畅，则人郁郁寡欢，心情压抑。反之，人的情志活动异常，超过了机体调节限度，也会导致气机失调，肝气郁结。肝气郁滞进一步发展，又可引起气滞血瘀、冲任失调、肝气犯胃、肝横克脾等多种证候，导致多种疾病的发生。

表现在皮肤上的疾病主要有：黄褐斑、白癜风、斑秃、痤疮、扁平苔藓、银屑病等。多发于中年人，女性多见，发病前多有情志不遂史。此型痤疮多晚发，与青年人多见的肺胃蕴热型痤疮不同，皮损常发生在面部两侧，以面颊、耳前、下颌部为主，皮损颜色暗红，为深在性的丘疹和小结节，消退后留有暗红色萎缩性斑点。此型扁平苔藓多起病急，皮损分布广泛，瘙痒剧烈。伴情志抑郁，胸闷胁胀，经前乳房胀痛，妇女月经不调，经血色暗夹块，舌质暗红，苔白，脉弦。

治疗应以疏肝理气为法，兼以活血化瘀，调经，和胃理脾。常用方剂：柴胡疏肝汤、加味逍遥散，气滞血瘀证选用血府逐瘀汤，脾胃失和可加用平胃散。常用药：柴胡、赤白芍、枳壳、陈皮、香附、川芎、茯苓、白术、当归、桃仁、红花、苍术、厚朴等。若气郁化火加栀子、丹皮；月经不调加鸡血藤、益母草、泽兰。

病例3：×××，男，58岁。面颈部黄褐斑20余年，曾患甲肝、戊肝。1个多月来，因精神紧张，心绞痛发作，面部出现白斑，失眠。体检：右侧下颌部有一片1cm×0.6cm大小色素脱失斑，面颊、颈部大片黄褐色斑片，舌质略暗有瘀斑，苔白，脉弦。诊断：白癜风、黄褐斑，辨证属肝气郁滞，气滞血瘀。治疗主方：柴胡、赤白芍、川芎、香附、郁金、丹参，并根据兼症选用酸枣仁、石菖蒲、远志、灵磁石、女贞子、枸杞子、白芷、补骨脂、茯苓、茯神等药。共服药81副，白斑完全消失，黄褐斑颜色变浅，逐渐消散，心绞痛亦未发作。

病例4：××，女，24岁。躯干部起皮疹，瘙痒二月余，曾在当地医科大学作病理检查，诊断为扁平苔藓，经治病情未能控制，皮疹不断增多，瘙痒剧烈，经期加重，纳少胃胀，夜寐不安。询问得知患者发病前有情志不遂，生气史。体检：颈、背、胸、乳房、腰、腹、髋部广泛分布紫色苔藓样小斑片，伴抓痕，有同形反应。舌质红，苔淡黄腻，脉弦细。辨证属肝郁气滞，瘀血阻络。治疗主方：黄芩、柴胡、丹参、紫草、川芎、当归、香附、郁金、桃仁、红花、赤白芍。外用复方苦参止痒霜。随证加减，服药42剂，瘙痒缓解，皮损消退95%以上，留有很多淡褐色斑点。

4　肝血亏虚与皮肤病

（1）肝主藏血，具有贮藏和调节身体血量的作用。肝主筋、其华在爪、开窍于目等生理特性都与肝主藏血的功能密不可分。肝血充足，“淫气于筋”，上通于目，则筋能维持正常活动，爪甲坚而红润，目明能视。

在皮肤科门诊，若见到甲营养不良，甲板薄软脆裂、发空、无光泽，除外甲癣等其他疾病引起，可采用养血柔肝法治疗。常用方剂：四物汤、一贯煎、逍遥散等。

（2）肝主藏血，肾主藏精。肝血必须依赖肾精的滋养，肾精也需要不断得到肝血所化生之精来填育，故有“精血同源”“肝肾同源”之说。在生理病理上肝肾常常是同盛同衰，肾精不足可致肝血亏损，肝血亏损也可致肾精不足。

肝肾不足证是在很多皮肤病中都可出现的一种证型。如：红斑狼疮、白塞氏综合征、干燥综合征、鱼鳞病、外阴白色病变、斑秃、全秃、普秃、白发、白癜风、黄褐斑、黑变病等，在这些疾病的某一阶段或某些患者中可出现肝肾不足证。临床表现：脱发，皮肤色素脱失或色素沉着，皮肤干燥、萎缩、伴两目干涩、视物不清，耳鸣、耳聋，腰膝酸软，肢体麻木拘挛，妇女月经不调、量少或闭经，性功能障碍，舌体瘦色淡红，苔薄，脉细。

治疗以滋补肝肾为法，即补肝血，益肾精。常用方剂：六味地黄丸、四物汤、二至丸、五子衍宗丸、左归丸、一贯煎。常用药物：当归、熟地、白芍、川芎、首乌、枸杞子、山萸肉、菟丝子、覆盆子、五味子、女贞子、旱莲草。

病例5：×××，女，14岁。外阴部发白半年，不痛不痒，曾在当地医科大学作活检，病理报告：白色角化症。体检：外阴部皮肤黏膜有不规则色素脱失性斑片，局部皮肤轻微干皱，舌质淡红，苔黄腻，脉弦细。辨证属肝肾不足，兼有湿热。给予四物五子丸（四物汤、五子衍宗丸合方）合苓楼清利丸（本院制剂）内服，坚持服药半年，外阴白斑消失。

总之，肝脏体阴而用阳的特点，主藏血、主疏泄等功能，与皮肤病的发生有密切关系。不仅是肝脏，人体五脏六腑通过经络联络皮肤，都与皮肤的生理、病理密切相关。皮肤病“形势虽出于外，而受病之源实在内也”（《外科正宗》）。从整体出发，外病内治，全身调理，是中医治疗皮肤病的优势。在临床如能运用得当，会取得很好的疗效。

浅谈中医与影像学的结合

蒋根娣　宫媛媛

中医对疾病的诊断与治疗，是整体观念思想指导下的辨证论治，它是中医的精髓所在，也是中医疗效好坏的关键。长期以来中医辨证分型虽然有一套完整的诊断标准和排除标准，但还没能对某“证”客观地定性定量，因此对“证”的本质客观化、规范化研究，建立科学的诊断与疗效评价标准，依然是当前的主要研究课题。目前很多研究人员试图借助现代科技手段对中医提出更多的客观化指标，这正好给我们影像学工作者一个良好的研究发展的机遇。现从以下几点谈谈对中医与影像学结合的几点认识。

1　影像医学与证的临床研究

辨证的规范化、标准化是中西医临床研究的首要条件。50 余年来，影像医师与中医师在这方面密切合作，做了许多有益的工作，尤其是近年来，影像学界已开展了综合影像学检查与中医临床证型的相关研究，探索二者间的内在联系，为中医辨证寻求科学的客观指标，并取得了可喜的成果。目前已对冠心病、中风、哮喘、胃脘痛和不孕症等 30 多个病种的中医临床证型，初步确定了影像诊断指标，为中医辨证提供了有力依据。例如中风病其临床表现类似于现代医学的急性脑血管病，故有人用影像学研究急性脑血管病的病变性质、部位、范围及伴随改变，并与中风病的证型对照分析，探讨中风病中脏腑与中经络的影像学区别。

另外中西医结合证型影像学研究是西医的辨病与中医的辨证相结合的一种模式，即首先从影像学特征、临床资料以及病理学等资料诊断西医的某种疾病，再针对同一种疾病的中医辨证，寻找不同证型的影像学特征。比如脂肪肝这一西医病名，在祖国医学中是找不到的，只能是属于相关的胆胀、胁痛等病疾的范畴，我们认为这应该是研究重点。通过几十年的中西医结合实践，大多数中西医结合研究工作者主张应用西医辨病与中医辨证相结合的中西医结合模式，其优点是易于形成结论，临床疗效显著，而且不违反中医辨证论治的原则。如国内有人进行原发性肺癌的中医辨证与 X 线表现的相关性研究，原发性肺癌是西医的病名，而中医按临床表现可分为脾虚痰浊、阴虚内热、气阴两虚、肺肾两虚、气滞血痕、痰热壅盛等证型，通过对照研究，可寻找出上述各证型的影像学特征。

2　影像医学与中医药疗效的评价

中医药的临床疗效从古至今让世人有目共睹，但是在科技高速发展的今天，传统中医学在疗效标准化上尚缺乏统一的客观化指标，难以量化，想要得到全球化的认可，必须有理有据的“证词”。这就需要利用现代科技手段提供可靠的客观化指标以量化。同证的实质研究一样，影像医学在中医药疗效评价上也有重要的作用，在影像学飞速发展的今天，高科技的影像技术能为临床疗效评价提供真实可考证的科学依据，在这点上影像学是同时适用于中西医的。目前这方面已广泛应用于临床学科。例如通过胸片、CT 等观察中医药治疗非小细胞肺癌；通过子宫输卵管造影观察中医药治疗不孕症；通过钡条法或钡餐检查观察中医药治疗功能性消化不良；通过 MR 对中医治疗股骨头坏死的疗效进行评价等等。

3　中西医结合介入治疗的研究

介入放射学与中医药结合研究是目前的热门课题。中西医结合介入治疗极大地丰富了治疗途径，改变了传统的治疗观念，而且有望提高临床疗效。20 世纪 80 年代初期，国内外著名的放射学家颜小琼教授即开展中药白及栓塞治疗肺癌的实验研究，取得了可喜的成绩。还有人采用中药扶正祛邪等手段降低介入治疗的不良反应，明显提高部分病人的生存质量和延长生存时间。许多临床实践证明，应用中西医结合介入治疗疾病可分别针对不同的发病环节发挥各自的优势，互补彼此的不足，不仅使临床症状很快消失，治愈率明显提高，而且疗效稳定，不良反应少，不易复发。例如中医药配合输卵管介入再通治疗输卵管阻塞性不孕症，可取得比单一治疗更好的疗效。又如肝癌的介人治疗，现代研究证明，许多中药如莪术油、白及、羟基喜树碱等都对肝癌有一定疗效，若制成微球不但可直接发挥抗癌效果，而且有栓塞作用，目前已在临床研究之中。此外，中医药防治 PTCA 术后再狭窄也取得了可喜进展。因此，中西医结合介入治疗可促进中药新药开发和研究新的制剂，而且可进一步对中药成分、性能、作用部位及作用环节（靶点）等进行研究。目前中西医结合介入治疗尚处于起步阶段，有许多问题亟待解决。

4　影像医学与针灸结合研究

众所周知，针灸疗法是中国传统医学宝库中的一朵奇葩，以其疗效卓著而独放异彩，许多国家已将针灸列为法定治疗方法。随着医学影像学的不断发展，特别是分子功能影像技术的出现，医学影像技术不仅可以研究人体的结构改变，而且已经逐渐深入到细胞、分子甚至基因水平，医学影像成像也从形态学为主发展到生理、功能和代谢成像，这为针灸疗效的信息传导规律和机制的研究提供了一个新手段。X 线、CT、MRI 等影像技术的出现已经在腧穴的解剖形态学、腧穴安全针刺的深度和角度以及观察针灸对机体某组织、器官形态学的影响等方面发挥了作用。fMRI 是 20 世纪 90 年代出现的一种可以研究活体脑神经细胞活动状态的崭新显像技术，近几年已逐渐应用于针刺原理的研究。王氏等利用实时动态功能性磁共振成像技术观察了针刺 17 例健康人足三里和阳陵泉对脑功能区的影响，结果发现针刺刺激时，脑组织激活区比较广泛。

综上所述，应用医学影像学进行中医学的研究已经取得了可喜的研究成果，但我们也应该看到，医学影像学在中医学领域的应用仍处于探索阶段，还没有建立一整套科学严谨的方法学，有些研究结果相差较大，研究内容比较分散，其研究结果还有待于今后进一步证实，同时，医学影像技术自身还有很多需要进一步完善的地方。因此，在进一步完善医学影像技术的同时，应采用严谨的临床科研设计、衡量、评价的方法，按照随机、盲法、对照的原则，进行前瞻性研究，或采用循证医学的方法，通过规范化的科学研究，建立一整套符合中医学理论、科学、严谨的方法学，促进中医辨证现代化。我们期待着中医与影像学两门学科在前进道路上携手并肩，期待着更多的学者参与二者的研究工作，共同为发展中西医结合事业作出我们的贡献。

重点实验室

川芎嗪、人参皂苷对心室重构大鼠离体心脏电生理作用研究

王硕仁　倪　量　赵明镜　朱陵群　吴爱明　张冬梅　吕希滢

心律失常是现代常见的重要心脏疾病之一，但目前治疗心律失常的临床和基础研究不容乐观：有效治疗心律失常长期是中医药和中西医结合临床工作的薄弱环节；在过去几十年中，抗心律失常的西药治疗基本上不是针对病因，而只是一种对症性措施。但近些年抗心律失常治疗出现了重大技术进步，使人们重新反思心律失常在“多数情况下不是一种独立的疾病整体”，对心律失常的治疗提出了根治性和预防性的思想。

已有临床流行病学研究显示，心律失常病人的症状表现与中医证候的血瘀证、心气虚证关系密切，因此本实验结合心脏重构心律失常病证大鼠模型制作，研究活血、益气中药在其中的电生理药理作用。

1　实验材料与方法

1.1　实验大鼠与心脏重构模型制作　采用正常雄性 SD 大鼠，体重 220～250g，进行腹主动脉部分缩窄（PCAA）大鼠模型制作经 50mg/kg 体重戊巴钠比妥腹腔麻醉后，消毒，切开腹腔，在两肾动脉上方约 1cm 的腹主动脉处，用 7#注射针头（直径 0.7mm）紧贴腹主动脉、平行放置，4#手术线结扎，后抽出针头，缝合肌肉、皮肤。假手术组大鼠不结扎腹主动脉，余同模型组。

1.2　心脏重构的超声心动图实验　造模后 4 周和 8 周，经同上麻醉、胸前备皮，以飞利浦 HDI5000 超声诊断仪和频率为 15－7MHz 的高频线阵探头，取胸骨旁左室长轴切面，由二维超声引导 M 型曲线进行测量：左室后壁舒张末期厚度（LVPWTd，mm）、室间隔舒张末期厚度（IVSTd，mm）；左室舒张末期内径（LVDd，mm）、左室收缩末期内径（LVDs，mm）、左房收缩末内径（LADs，mm）；左室射血分数（EF%）。

左室心肌质量指数（LVMI，g/m^2）＝实测左室心肌质量（LVM）/体表面积（BSA）。

心脏重构评价标准同心性重构：左室室壁变厚，但不伴 LVMI 增加；同心性肥大：左室室壁和 LVMI 都增加；离心性肥大：左室容积增加，室壁厚度不增加；混合性肥大：即：同心性肥大和离心性肥大同时存在。

1.3　Langendorff 心脏灌流方法及心电信号记录　三根电极分别吸附于离体心脏左心房和左右心室，一根刺激电极置于右心房。用BLE－420 生物机能实验系统，连续记录六

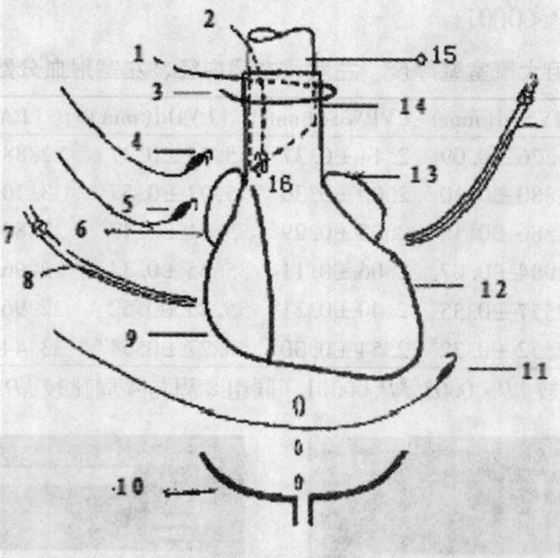

图1　离体灌流心脏心电信号记录装置示意图

十分钟不同部位的动作电位，用苏州东方电子 DF－5A 的心脏刺激仪以基础周期 250ms，刺激强度为 1.5 倍阈值，脉宽为 2ms，观察第 30 分钟电生理指标：动作电位（AP），AP 最大幅度（APA），零相上升的最大速度（Vmax），AP 复级 20% 的时间（MAP20）、AP 复级 50% 的时间（MAP50），AP 复级 90% 的时间（MAP90）、有效不应期（ERP）和 ERP/MAP90；在 His 图上测量，A－H 和 H－V 时长。

对 PCAA 组和假手术组大鼠分别以实验药川芎嗪（80mg/l）、人参皂苷（300mg/l）及二者的联合灌流 15min，与阳性对照药利多卡因 2mg/l、胺碘酮用 5mg/l 分别灌流相同时间，比较各药的电生理作用变化，该变化以变化比值计算。变化比值 =（药物灌流后电生理测定值－K－H 生理液灌流的测定值）/K－H 生理液灌流的电生理测定值；并记录各药灌流末的冠脉流量。

1.4　心肌重构病理实验方法　对模型大鼠心脏进行 5μm 石蜡切片，经 HE 和改良 Masson 染色。以 SPOTⅡ显微图像分析仪和 Metamorph 图像分析软件测量心肌胶原容积分数（CVF）和心肌血管周围胶原面积比值（PVCA）。

1.5　统计学处理　实验结果以均数 ± 标准差表示。检验方法采用 SPSS 11.5 统计软件，组间比较采用单因素方差分析（ANOVA，LSD）；两组比较采用 t 检验。

2　结果

2.1　心室重构结果

（1）造模后 8 周，PCAA 组左室成为混合性重构，超声心动图检查 PCAA 组比较假手术组，LVDd 增加（6.27 ± 0.54vs5.65 ± 0.34）mm，$P<0.05$；LVPWTd 增加（2.54 ± 0.30vs. 2.06 ± 0.11）mm，IVSTd 增厚（2.52 ± 0.32vs. 1.94 ± 0.07）mm，LADs 增大（3.44 ±0.31vs. 2.96 ±0.19）mm，三指标差异都有非常显著性意义，$P<0.01$。EF 明显减小（84.70 ±5.94vs. 89.64 ±5.11）%，$P<0.05$。见表 1 和图 2~5。

造模后 4 周和 8 周的实测 LVM，PCAA 组比较假手术组增大（1345.33 ± 71.68 vs. 760.40 ±43.63）mg 和（1582.33 ±53.10vs. 988.00 ±47.52）mg，（$P<0.01$），LVMI 增大，分别为（28.88 ±2.57vs. 15.10 ±1.49）和（31.09 ±2.85vs. 16.87 ±2.31），其差

异有非常显著性意义，$P<0.01$。

表 1　PCAA 组大鼠室壁厚度、左室、左房内径、左室射血分数结果（$\bar{x}\pm s$）

	动物数(只)	时间	IVSTd(mm)	LVPWTd(mm)	LVDd(mm)	LADs(mm)	EF(%)
正常组	5	4 周	1.76 ±0.09	2.14 ±0.37	5.85 ±0.37	2.88 ±0.54	89.12 ±5.135
	5	8 周	1.80 ±0.10	2.00 ±0.30	5.92 ±0.57	3.10 ±0.20	88.63 ±4.28
假手术组	5	4 周	1.86 ±0.15	2.05 ±0.29	5.61 ±0.47	2.84 ±0.14	92.17 ±5.685
	5	8 周	1.94 ±0.07	2.06 ±0.11	5.65 ±0.34	2.96 ±0.19	89.64 ±5.11
PCAA 组	6	4 周	2.57 ±0.35#	2.40 ±0.31	5.23 ±0.52	2.96 ±0.36	93.92 ±5.83
	6	8 周	2.52 ±0.32#	2.54 ±0.30#	6.27 ±0.54*▲	3.44 ±0.31#▲	84.70 ±5.94*△

注：与同期假手术组比较 $^{*}P<0.05$，$^{\#}P<0.01$，同组 8 周与 4 周比较 $^{\triangle}P<0.05$，$^{\blacktriangle}P<0.01$。

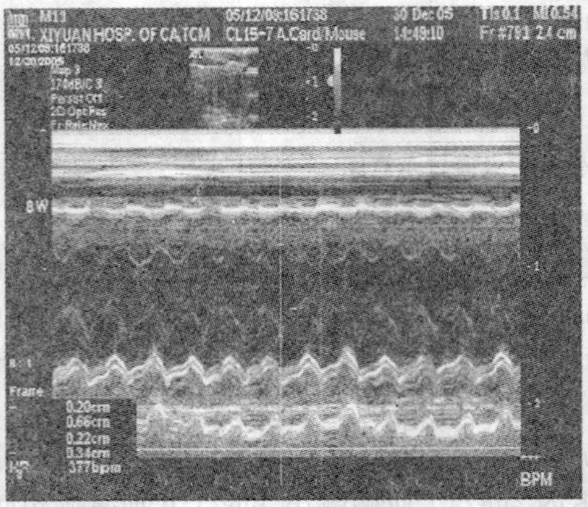

图 2　术后 4 周假手术组

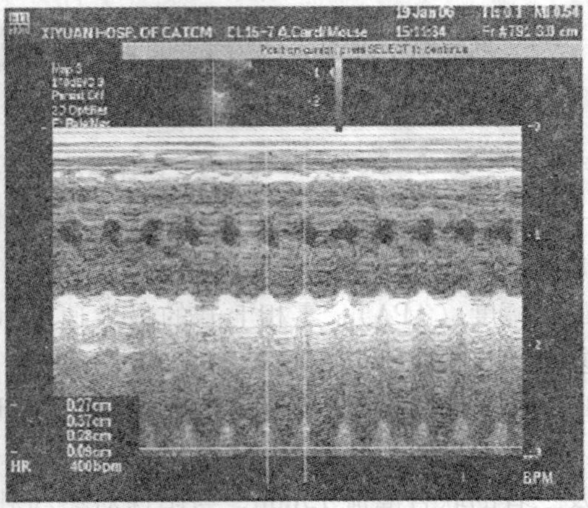

图 3　术后 8 周假手术组

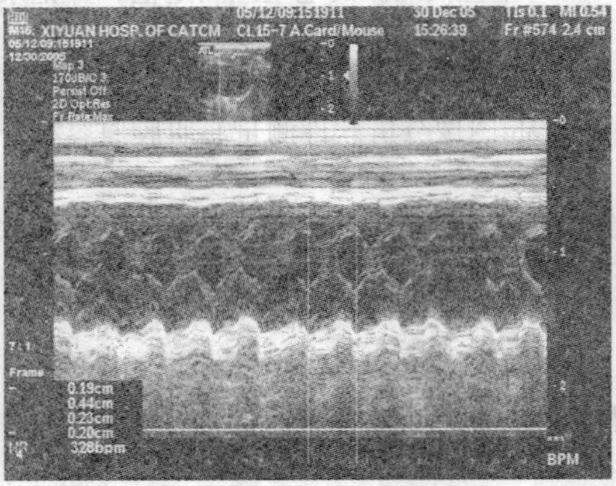

图 4　术后 3 周腹主 A 部分缩窄组

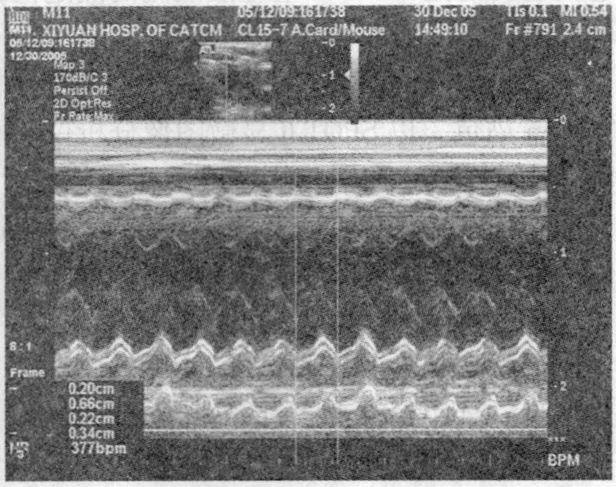

图 5　术后 8 周腹主 A 部分缩窄组

（2）造模后第 4 周及第 8 周，超声图中模型组缩窄处血流压差与近心端血流压差的压力阶差增大，分别为（88.77 ±23.15vs. 2.21 ±0.40）mmHg 和（86.94 ±21.69vs. 1.68 ±0.28）mmHg，这些差异有非常显著性意义，$P<0.001$；腹主动脉缩窄率（%）为(77.74% ±4.43)%和（79.23% ±3.97)%。

（3）造模后4周和8周的病理片 Masson 染色，PCAA 组比较假手术组：CVF 和 PVCA 都增大，其差异有非常显著性或显著性意义，$P<0.01$ 和 $P<0.05$。见表2。

表2　两组动物心肌胶原容积分数（CVF）和心肌血管周围胶原面积比值（PVCA）的比较（%，$\bar{x}\pm s$）

组别	n	时间	CVF	PVCA
假手术	5	4周	2.12 ± 0.57	0.28 ± 0.08
	5	8周	2.55 ± 0.72	0.35 ± 0.09
模型	6	4周	$12.95\pm4.41^{\#}$	$0.99\pm0.16^{\#}$
	6	8周	$15.41\pm5.21^{\#}$	$1.30\pm0.33^{\#\triangle}$

注：与同期假手术组比较：$^{\#}P<0.01$，同组8周与4周比较$^{\triangle}P<0.05$。

2.2　电生理观察结果

（1）术后4周 PCAA 组大鼠曾记录有在体心脏 V5 导联自发性短阵房颤，见图6；混合型心室重构、心功能减损模型组的离体心脏在电刺激下发生阵发性室速18次、共持续（13.98 ± 5.66）秒，室颤9次、共持续（10.79 ± 4.45）秒。假手术组的离体心脏仅发生阵发性室速4次，持续（2.94 ± 1.16）秒，而无室颤发生。两组间差异显著或非常显著。

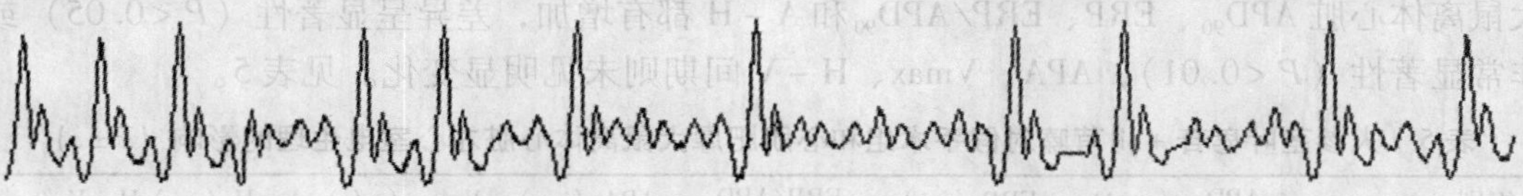

图6　腹主动脉部分缩窄大鼠模型在体心脏 V5 导联发生的自发性阵发房颤

（2）术后8周 PCAA 组大鼠比较假手术组：左心室 APD20、APD50、APD_{90} 延长，差异具非常显著（$P<0.01$），ERP 延长，差异有显著性，$P<0.05$，ERP/APD_{90} 比值减小，差异显著，$P<0.05$。APA 及 Vmax 均无明显变化。见表3和表4。

（3）对假手术组和模型组灌注人参茎叶皂苷 300mg/L 后，与各自组灌注 K－H 生理液的比较，大鼠离体心脏 APD_{90} 和 ERP 有所延长但均无统计学差异、ERP/APD_{90} 比值、APA、Vmax 无明显变化。见表3。

表3　人参茎叶皂苷对假手术组和心肌肥厚大鼠离体心脏左心室电生理的影响（$\bar{x}\pm s$）

组别		APD_{90}（ms）	ERP（ms）	ERP/APD_{90}	APA（mv）	Vmax（v/s）	A－H（ms）	H－V（ms）
假手术组	K－H 液	84.8 ± 7.4	59.2 ± 6.7	0.69 ± 0.05	7.31 ± 0.95	6.73 ± 0.84	35.7 ± 3.2	10.8 ± 1.3
n＝7	人参皂苷	91.4 ± 8.4	65.1 ± 6.5	0.71 ± 0.06	6.93 ± 1.14	6.35 ± 1.15	$93.6\pm5.0\#$	11.7 ± 2.0
模型组	K－H 液	125.9 ± 18.4▲	73.9 ± 6.6▲	0.60 ± 0.08△	7.49 ± 1.17	6.91 ± 0.93	36.4 ± 3.1	10.9 ± 1.4
n＝8	人参皂苷	130.6 ± 21.4	78.3 ± 6.5	0.60 ± 0.08	7.03 ± 1.84	6.44 ± 1.16	$92.7\pm5.2\#$	11.8 ± 1.7

注：与假手术组比较：$^{\triangle}P<0.05$，$^{▲}P<0.01$，与本组 K－H 生理液比较：$^{\#}P<0.01$。

（4）人参茎叶皂苷 300mg/l 对假手术组灌流，显著增加冠脉流量（11.4 ± 2.9vs7.3 ± 2.1）ml/min，对模型组大鼠离体心脏灌注也显著增加冠脉流量（11.7 ± 3.1vs7.0 ± 1.9）ml/min，差异都具有非常显著性 $P<0.01$。

（5）川芎嗪对假手术组和模型组分别灌注 80mg/l 后，与各自组灌注 K－H 生理液后的比较，可见大鼠离体心脏 APD_{90}、APA、Vmax 无显著改变，ERP 显著延长（$P<0.05$），ERP/APD_{90} 比值均显著增大（$P<0.05$），见表4。

表 4 川芎嗪对假手术组和心肌肥厚大鼠离体心脏左心室电生理的影响（$\bar{x}\pm s$）

组别		APD_{90}（ms）	ERP（ms）	ERP/APD_{90}	APA（mv）	Vmax（v/s）	A－H（ms）	H－V（ms）
假手术组	K－H 液	88.4±9.7	59.7±10.1	0.69±0.07	7.14±1.25	6.04±1.08	33.7±4.1	10.1±2.2
n=7	川芎嗪	94.6±12.4	75.9±10.8#	0.79±0.11*	7.01±1.06	5.93±1.10	74.8±8.3#	10.5±2.4
模型组	K－H 液	131.4±20.3▲	77.3±12.4▲	0.59±0.05▲	7.35±1.05	6.54±0.99	35.1±5.7	10.4±1.9
n=8	川芎嗪	133.1±22.9	99.1±18.3#	0.75±0.07#	6.93±1.42	6.03±1.01	79.5±7.3#	10.6±2.2

注：与假手术组比较：▲$P<0.01$；与本组 K－H 生理液比较：*$P<0.05$，#$P<0.01$。

（6）川芎嗪对于假手术组、模型组大鼠离体心脏冠脉流量的影响

用川芎嗪 80mg/l 对假手术组灌流增加冠脉流量（13.2±3.7vs7.4±2.2）ml/min，对模型组大鼠离体心脏灌注也增加冠脉流量（12.8±3.3vs7.1±1.9）ml/min，差异都具有非常显著性意义，$P<0.01$。

（7）人参茎叶皂苷＋川芎嗪灌注模型组与假手术组的比较，假手术组和模型组在联合灌注人参茎叶皂苷 300mg/l＋川芎嗪 80mg/l 后，与各自组灌注 K－H 生理液比较，可见大鼠离体心脏 APD_{90}、ERP、ERP/APD_{90}和 A－H 都有增加，差异呈显著性（$P<0.05$）或非常显著性（$P<0.01$），APA、Vmax、H－V 间期则未见明显变化。见表 5。

表 5 人参茎叶皂苷＋川芎嗪对假手术组和心肌肥厚大鼠离体心脏左心室电生理的影响（$\bar{x}\pm s$）

组别		APD_{90}（ms）	ERP（ms）	ERP/APD_{90}	APA（mv）	Vmax（v/s）	A－H（ms）	H－V（ms）
假手术组	K－H 液	87.3±10.6	63.7±8.9	0.71±0.09	7.41±1.52	6.31±1.12	36.4±4.7	10.2±1.5
n=7	人参皂苷＋川芎嗪	113.7±14.8#	102.4±17.8#	0.86±0.21*	6.97±1.46	6.08±1.31	95.7±10.8#	10.6±2.1
模型组	K－H 液	121.6±21.5▲	70.4±8.7▲	0.59±0.11▲	7.57±1.45	6.22±1.09	34.2±6.4	9.8±1.2
n=8	人参皂苷＋川芎嗪	145.1±26.7*	114.2±21.7#	0.77±0.15#	7.18±2.11	6.52±1.47	98.3±12.7#	10.4±1.3

注：与假手术组比较：▲$P<0.01$，与本组 K－H 生理液比较：*$P<0.05$，#$P<0.01$。

（8）人参茎叶皂苷＋川芎嗪灌注假手术组和模型组大鼠离体心脏冠脉流量的影响

用人参茎叶皂苷 300mg/l＋川芎嗪 80mg/l 对假手术组灌流显著增加冠脉流量（14.0±4.1vs7.1±2.0）ml/min，对模型组大鼠离体心脏灌注也显著增加冠脉流量（14.3±3.9vs7.0±1.8）ml/min，差异都具有非常显著性（$P<0.01$）。

（9）对模型组灌注人参茎叶皂苷＋川芎嗪后与分别单独灌注人参茎叶皂苷、川芎嗪后的 APD_{90}、ERP、ERP/APD_{90}、APA、Vmax、A－H、H－V、冠脉流量指标的变化比值的比较，可见合用人参茎叶皂苷大剂量＋川芎嗪后 APD_{90}、ERP、ERP/APD_{90}和 H－V 都有延长，差异呈非常显著性，$P<0.01$。见表 6。

合用人参茎叶皂苷＋川芎嗪后冠脉流量（1.04±0.18）ml/min 比分别单独灌注人参茎叶皂苷、川芎嗪后的（0.65±0.15）ml/min 和（0.78±0.11）ml/min 增加，差异呈非常显著性，$P<0.01$。

表6　对模型组灌注人参茎叶皂苷 + 川芎嗪后与分别单独灌注人参茎叶皂苷、川芎嗪后 APD_{90}、ERP、ERP/APD_{90}、APA、Vmax 的变化比值的比较（$\bar{x} \pm s$）

组别	APD_{90}	ERP	ERP/APD_{90}	APA	Vmax	A－H	H－V
人参茎叶皂苷 n＝8	0.06 ±0.01	0.06 ±0.02	0	0	0	1.58 ±0.19	0
川芎嗪 n＝8	0	0.28 ±0.03	0.29 ±0.03	0	0	1.26 ±0.23	0
人参茎叶皂苷 + 川芎嗪 n＝6	0.19 ±0.05#▲	0.65 ±0.14#▲	0.32 ±0.06#	0	0	1.88 ±0.22*▲	0

注：与单独灌注人参茎叶皂苷比较，# $P<0.01$；与单独灌注川芎嗪比较，▲ $P<0.01$。

（10）对模型组灌注人参茎叶皂苷、川芎嗪、人参茎叶皂苷 + 川芎嗪和灌注利多卡因、胺碘酮对 APD_{90}、ERP、ERP/APD_{90}、APA、Vmax 指标的变化比值的比较

人参茎叶皂苷加川芎嗪延长 APD_{90}、ERP、A－H 的效应强于利多卡因和胺碘酮；但对 ERP/APD_{90}、APA 和 Vmax 的变化比值与胺碘酮类似，变化比值无差异，而与利多卡因的 APD_{90}、ERP、ERP/APD_{90}、APA 和 Vmax、A－H 相比，差异非常显著。见表7。

表7　对模型组灌注人参茎叶皂苷 + 川芎嗪与分别灌注利多卡因、胺碘酮对 APD_{90}、ERP、ERP/APD_{90}、APA、Vmax、A－H 和 H－V 变化比值的比较（$\bar{x} \pm s$）

组别	APD_{90}	ERP	ERP/APD_{90}	APA	Vmax	A－H	H－V
利多卡因 n＝6	−0.11 ±0.03	0	0.19 ±0.05	−0.35 ±0.07	−0.41 ±0.09	0	0.14 ±0.03
胺碘酮 n＝5	0.09 ±0.02	0.43 ±0.12	0.30 ±0.04	0	0	0.84 ±0.18	0
人参皂苷 + 川芎嗪 n＝6	0.19 ±0.05#▲	0.65 ±0.14#▲	0.32 ±0.06#	0#	0#	1.88 ±0.22*▲	0

注：中药与利多卡因比较，# $P<0.01$；中药与胺碘酮比较，▲ $P<0.01$。

3　讨论

药物治疗是心律失常治疗的基础，近20年来抗心律失常药物的新品种发展甚少，不少新品种由于安全性原因而开发受限。即使是普遍被认为安全性好的治疗心律失常的氨碘酮在2005年《新英格兰医学杂志》发表的 SCD－HeFT 研究结果，也显示在对射血分数（EF）≤35%、心功能Ⅱ~Ⅲ级的心衰患者进行一级预防时，胺碘酮不能改善患者的生存率，对于心功能Ⅲ级的心衰患者，胺碘酮反而使死亡相对危险增加了44%。这使胺碘酮在抗心律失常治疗中的重要地位进一步受到质疑。

本研究中的模型组大鼠是向心性心室重构与离心性心室重构同时存在的混合型心室重构模型，其左室射血分值显著低于假手术组，具有心功能已受损的性质。以利多卡因（2mg/l）灌流假手术组和模型组后，使两组的 APD_{90}、APA 和 Vmax 减小、呈显著性的负性改变，即无论是假手术组的离体心脏，还是混合型心室重构伴心功能减损的离体心脏，利多卡因对于它们的动作电位除极和复极都有负性改变作用。以往认为治疗心律失常药物安全性好的条件之一是该药对正常电生理无影响或少影响，本试验中利多卡因对假手术组

(近似正常组)的动作电位除极和复极有双重负性作用，这可能是它既可抗心律失常又有促心律失常、二者作用并存的机制之一。

在本研究中人参皂苷和川芎嗪的联合应用有3个特点：①人参皂苷、川芎嗪以及它们的联合应用对假手术组电生理无副面作用，不同于利多卡因。②联合应用人参皂苷和川芎嗪时对模型组大鼠动作电位的复极（APD_{90}）、有效不应期（ERP）和 ERP/APD_{90} 的改善均好于单独应用人参皂苷和单独应用川芎嗪。曾有研究发现小剂量川芎嗪呈浓度依赖性缩短心肌快反应细胞动作电位（FAP）、APD50、APD_{90}，抑制组胺、氯化钡或氨茶碱等诱发的慢反应电位（SAP）的最大除极速率（Vmax）、动作位幅值（APA）、APD50、APD_{90} 及心肌收缩力（FC）；大剂量川芎嗪在正常及儿茶酚胺耗竭的乳头肌标本上诱发 SAP 及 FC。川芎嗪对 SAP 的双重作用也被细胞和分子水平实验证实。另有实验发现单独应用人参皂苷可提高猫正常心肌室颤阈值，缩短有效不应期，显著减少急性心肌缺血所致的室颤阈下降和不应期离散度增大，消除急性心肌缺血诱发的心律失常。在本研究中，联合应用人参皂苷和川芎嗪产生两药的协同效应，这有利于临床抗心律失常治疗而减少药物产生新的心律失常的作用。③与经典抗心律失常药胺碘酮和利多卡因比较，联合应用人参皂苷和川芎嗪改善混合型心室重构伴心功能减损大鼠的离体心脏 APD_{90}、ERP、ERP/APD_{90}、APA、Vmax、A－H 好于利多卡因，其差异呈非常显著性；两药联合应用改善该类模型离体心脏的 APD_{90}、ERP 和 A－H 好于胺碘酮，且其差异也呈非常显著性。

活血注射液对 ox - LDL 诱导人脐静脉内皮细胞活化的影响

朱陵群　王硕仁　赵明镜　崔　巍　牛福玲

动脉粥样硬化（AS）是心脑血管疾病的病理基础，高脂血症和高血糖等很多因素可促使 AS 的发生，然而 AS 的细胞和分子机制至今尚未完全阐明。近年来的研究表明，低密度脂蛋白（LDL）和极低密度脂蛋白（VLDL）易被氧化为氧化型 LDL（ox - LDL）和氧化型 VLDL，经氧化修饰增加了这两种脂蛋白促进动脉粥样硬化形成的作用。血管内皮细胞受损是 AS 发病的始动环节，白细胞特别是单核细胞（MC）与活化的血管内皮细胞黏附并迁移集聚于内膜下，摄取 ox - LDL 形成泡沫细胞是 AS 发病的早期病理表现。早期损伤机理的阐明有助于推迟或阻止损伤的发展，本研究采用人脐静脉内皮细胞（human umbilical vein endothelial cells，HUVEC），观察活血注射液对 ox - LDL 诱导的内皮细胞与单核细胞黏附率和细胞间黏附分子 - 1（intercellular cell adhesion molecule - 1，ICAM - 1）和血管细胞黏附分子 - 1（vascular cell adhesion molecule - 1，VCAM - 1）的 mRNA 和蛋白表达，以及核转录因子 kappa B（NF - kB）在其中的调控作用，探讨中药复方制剂防治 AS 的细胞黏附过程的作用机制。

1　材料与方法

1.1　实验材料与主要仪器　活血注射液由丹参、川芎、红花、赤芍组成，比例为丹参 2，其余药物为 1，每毫升含生药 2g，由北京中医药大学第一临床医学院制剂室按注射剂工艺制成注射液。M199、胰酶、胎牛血清购自 GibCo 公司；羊抗人 ICAM - 1 和 VCAM - 1 多克隆抗体、兔抗人 NF - kB p65 多克隆抗体均为 Santa Cruz 产品，抗羊 IgG 和抗兔 IgG 购自博士德公司。

1.2　人脐静脉内皮细胞（HUVEC）分离、鉴定和培养　采用改良的 Jaffe 方法进行 HUVEC 分离，通过倒置显微镜和Ⅷ因子相关抗原间接免疫荧光方法鉴定。取生长状态良好的 HUVEC 将细胞数调为 1×10^9/L，接种于 6 孔板中用于实验。随机分为：A. 对照组。B. ox - LDL 组：以含 100mg/L ox - LDL 的 M199 培养液处理 HUVEC，置培养箱中继续培养 12、24h。C. 活血注射液组：活血注射液（终浓度分别为 10、20、40ml/L）于实验时加入培养液中，其余同 ox - LDL 组。

1.3　LDL 及 ox - LDL 的制备　LDL 的制备按 Steinbrecher 等的改良方法，超速离心分离血清中的 LDL，免疫比浊法测定 apoB 的含量以表示 LDL 的量；ox - LDL 的制备，将 LDL 置含 5μmol/L CuSO4 的 PBS 溶液中 37℃温育 24h。氧化修饰后的 LDL 置 4℃的 PBS 中透析 24h，过滤除菌后分装，4℃保存，琼脂糖电泳和硫代巴比妥酸反应物值判定 LDL 氧化修饰程度。

1.4 单核细胞 - HUVEC 黏附实验 无菌取健康人外周血，用 Ficoll 淋巴细胞分层液分离得到单核细胞（MC）。将接种于 24 孔板、生长状态良好、已融合的 HUVEC，用 M199 培养液 1ml（对照组）和含不同浓度（10、20、40ml/L）的活血注射液、ox - LDL（100mg/L）等实验因子的培养液（实验组）于 37℃ 温育 12、24h，然后吸出培养液，PBS 洗 1 次，再加含 1×10^9/L 单核细胞的 M199 培养液，37℃温育 1h，用 PBS 洗去未黏附的 MC，以 0.6mol/L NaOH 溶解细胞，Bradford 法测定蛋白含量，以不加 MC 的培养孔内蛋白含量为基础，计算 MC 黏附率。黏附率（%）=（HUVEC + MC）蛋白量 - HUVEC 蛋白量/MC 蛋白量 ×100%。

1.5 HUVEC 中 lCAM - 1 和 VCAM - 1 蛋白表达的检测 将生长状态良好的 HUVEC 接种于 6 孔板，换含 2% 胎牛血清的培养液过夜后，用含 5% 胎牛血清的培养液培养，分为对照组、ox - LDL 组与活血注射液组（终浓度分别为 10、20、40ml/L）组，分别作用 12、24h，弃去培养液，胰蛋白酶消化，PBS 收集细胞，离心去上清液，加入鼠抗人 ICAM - 1 或 VCAM - 1 抗体稀释液（1：200）重悬细胞，4℃ 放置 1h 后，PBS 重悬细胞，离心去上清液，加入荧光素标记的抗鼠抗体稀释液（1：100），4C 放置 1h 后，PBS 重悬细胞，离心去上清液，0.5ml PBS 重悬细胞，流式细胞仪检测其平均荧光强度。

1.6 HUVEC 内 ICAM - 1 和 VCAM - 1 的 mRNA 水平的测定 应用总 RNA 提取试剂盒（美国 Promega 公司）提取细胞 RNA，用一步法 RT - PCR 试剂盒（Promega 公司）进行检测。同时对作为内对照的看家基因 GAPDH 进行扩增。所用引物序列：ICAM - 1（392bp）：上游 5’ - TGACCGTGAATGTGCTCT - 3’，下游 5’ - AGATGCGTGGCCTAGTGT - 3’；VCAM - 1（325bp）：上游 5’ - AACAAAGTTGGCTCACAA - 3’，下游 5’ - GTTCAATACATTCAGGGA - 3’；GAPDH（522bp）：上游 5’ - GGTCACCAGGGCTGCTTT - 3’，下游 5’ - GGGCCATCCACAGTCTTCT - 3’。扩增产物在 2% 琼脂糖凝胶上进行电泳，对扩增产物用凝胶成像系统进行定量分析，用待测基因/GAPDH 比值表示待测基因的相对水平。

1.7 HUVEC 中 NF - kB p65 活性的检测 ox - LDL 作用 HUVEC 后 24h，生长有 HUVEC 的玻片多聚甲醛固定，用免疫细胞化学法（SP）染色，在显微镜下每个生长有 HUVEC 的玻片随机选取 5 个视野，用 Meta Morph Universal imaging corporation 分析系统进行检测 NF - kB p65 阳性细胞百分率和细胞核/浆染色的灰度比值，定量反映 NF - kB p65 的活化程度。细胞浆中有棕褐色颗粒而细胞核呈白色或弱均匀淡褐色为阴性细胞，如细胞核中出现棕褐色颗粒则为阳性细胞。

1.8 统计方法 实验数据采用 SPSS 11.0 软件进行多组资料的单因素方差分析，以均值 ± 标准差表示。

2 结果

2.1 不同剂量活血注射液对 HUVEC 与单核细胞黏附率的影响 经 ox - LDL 作用 12、24h 后，HUVEC 与单核细胞黏附率明显著增高，与对照组相比差异非常显著（$P<0.01$），并随 ox - LDL 作用时间的延长，HUVEC 与单核细胞黏附率明显增高。活血注射液能明显降低 HUVEC 与单核细胞黏附率，并随着剂量的增加，黏附率逐渐降低。（表 1）。

表 1　活血注射液对单核细胞与 HUVEC 黏附率的影响（$\bar{x} \pm s$，%，n=6）

组别	剂量	12h	24h
空白对照组	－	4.14 ±0.33[1)]	4.37 ±0.39[1)]
ox－LDL 组	100mg/L	36.84 ±2.52	58.01 ±4.43
ox－LDL＋活血药	10ml/L	28.46 ±3.26	44.96 ±4.57[1)]
	20ml/L	21.36 ±1.83[1)]	35.95 ±3.82[1)]
	40ml/L	15.19 ±1.46[1)]	27.61 ±4.85[1)]

注：与同一时间的 ox－LDL 组相比，[1)] $P<0.01$，[2)] $P<0.05$（表 2－4 同）。

2.2　活血注射液对 HUVEC 中 ICAM－1 和 VCAM－1 的 mRNA 表达的影响　经 ox－LDL 作用 12、24h 后 HUVEC 中 ICAM－1 和 VCAM－1 的 mRNA 显著增高，与对照组相比差异非常显著（$P<0.01$），并随 ox－LDL 作用时间的延长而增加。活血注射液明显降低 HUVEC 中 ICAM－1 和 VCAM－1 的 mRNA 的表达，并随着剂量的增加而作用增强（表 2 和图 1）。

表 2　活血注射液对 HUVEC 中 ICAM－1 和 VCAM－1mRNA 表达的影响（$\bar{x} \pm s$，n=5）

组别	剂量	I CAM－1mRNA 的表达		VCAM－1mRNA 的表达	
		12h	24h	12h	24h
空白对照组	－	1.018 ±0.035[1)]	1.038 ±0.047[1)]	0.822 ±0.035[1)]	0.828 ±0.047[1)]
ox－LDL 组	100mg/L	1.304 ±0.058	1.397 ±0.066	1.243 ±0.064	1.252 ±0.072
ox－LDL＋活血药	10ml/L	1.202 ±0.043[2)]	1.184 ±0.055[1)]	1.112 ±0.059[2)]	1.014 ±0.044[1)]
	20ml/L	1.167 ±0.049[1)]	1.129 ±0.061[1)]	1.081 ±0.057[1)]	0.962 ±0.036[1)]
	40ml/L	1.102 ±0.053[1)]	1.077 ±0.046[1)]	0.938 ±0.070[1)]	0.885 ±0.068[1)]

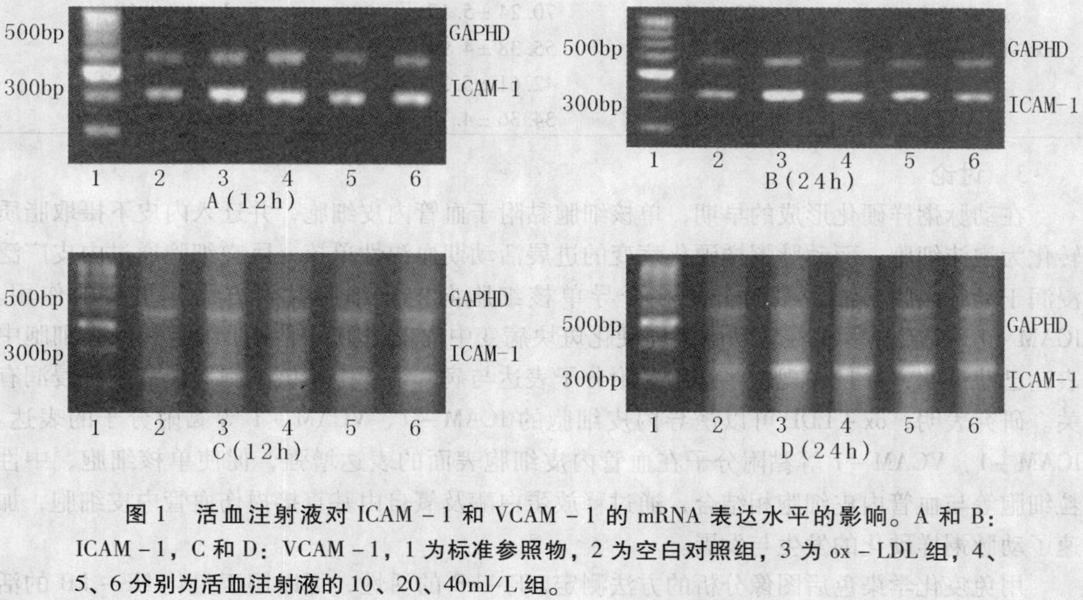

图 1　活血注射液对 ICAM－1 和 VCAM－1 的 mRNA 表达水平的影响。A 和 B：ICAM－1，C 和 D：VCAM－1，1 为标准参照物，2 为空白对照组，3 为 ox－LDL 组，4、5、6 分别为活血注射液的 10、20、40ml/L 组。

2.3　活血注射液对 HUVEC 中 ICAM－1 和 VCAM－1 的蛋白表达的影响　经 ox－LDL 作用 12、24h 后，诱发 HUVEC 中 ICAM－1 和 VCAM－1 的蛋白表达显著增高，与对照组相比差异非常显著（$P<0.01$），并随 ox－LDL 作用时间的延长而增加。活血注射液明显

降低 HUVEC 中 ICAM－1 和 VCAM－1 的蛋白的表达，并随着剂量的增加而作用增强（表3）。

表3　活血注射液对 HUVEC 上 ICAM－1 和 VCAM－1 蛋白表达的影响（$\bar{x} \pm s$，n＝6）

组别	剂量	ICAM－1 平均荧光强度 12h	ICAM－1 平均荧光强度 24h	VCAM－1 平均荧光强度 12h	VCAM－1 平均荧光强度 24h
空白对照组	—	$4.21 \pm 0.47^{1)}$	$4.38 \pm 0.36^{1)}$	$3.17 \pm 0.32^{1)}$	$3.56 \pm 0.41^{1)}$
ox－LDL 组	100mg/L	51.64 ± 4.38	77.59 ± 7.03	26.14 ± 3.37	38.19 ± 5.13
ox－LDL＋活血药	10ml/L	$37.21 \pm 5.31^{2)}$	$59.11 \pm 6.20^{2)}$	21.75 ± 5.05	32.04 ± 3.85
	20ml/L	$29.47 \pm 3.83^{1)}$	$46.52 \pm 5.45^{1)}$	$17.62 \pm 3.51^{2)}$	$22.80 \pm 4.16^{1)}$
	40ml/L	$14.47 \pm 4.15^{1)}$	$38.03 \pm 4.23^{1)}$	$12.94 \pm 3.32^{1)}$	$16.19 \pm 2.13^{1)}$

2.4　活血注射液对 HUVEC 中 NF－kB p65 的阳性细胞率和细胞核/浆的灰度比值的影响　以阳性细胞百分率和细胞核/浆染色的灰度比值来反映 NF－kB p65 活性的变化。对照组细胞胞核几乎没有染色或染色很淡，ox－LDL 组大部分细胞胞核颜色深染，有些胞核颜色深于胞浆，不同浓度的活血注射液组只有小部分细胞胞核深染。ox－LDL 组的阳性细胞百分率和细胞核/浆染色的灰度比值显著高于正常组，有显著性差异，不同浓度的活血注射液组与 ox－LDL 组相比，阳性细胞百分率和细胞核/浆染色的灰度比值显著下降，有显著性差异。（表4）。

表4　活血注射液对 HUVEC 中 NF－kB p65 阳性细胞率和细胞核/浆的灰度比值的影响（$\bar{x} \pm s$，n＝9）

组别	剂量	阳性细胞率（%）	细胞核/浆的灰度比值
空白对照组	—	$12.09 \pm 1.64^{1)}$	$0.41 \pm 0.05^{1)}$
ox－LDL 组	100mg/L	70.24 ± 5.19	1.18 ± 0.10
ox－LDL＋活血药	10ml/L	$55.38 \pm 4.94^{2)}$	$0.86 \pm 0.07^{2)}$
	20ml/L	$42.61 \pm 5.31^{1)}$	$0.69 \pm 0.08^{1)}$
	40ml/L	$34.36 \pm 4.77^{1)}$	$0.61 \pm 0.07^{1)}$

3　讨论

在动脉粥样硬化形成的早期，单核细胞黏附于血管内皮细胞，并迁入内皮下摄取脂质转化为泡沫细胞，而动脉粥样硬化病变的进展活动期血源性单核－巨噬细胞通过内皮广泛浸润于动脉内膜。细胞黏附分子在介导单核细胞向内皮细胞黏附方面起重要的作用。ICAM－1 和 VCAM－1 在人动脉粥样硬化斑块病变中内皮细胞、平滑肌细胞和巨噬细胞中表达已获证明，并且发现这些细胞黏附分子表达与病变组织中单核细胞等炎症细胞浸润有关。研究表明，ox－LDL 可以诱导内皮细胞的 ICAM－1，VCAM－1 等黏附分子的表达。ICAM－1，VCAM－1 等黏附分子在血管内皮细胞表面的表达增强，促使单核细胞、中性粒细胞等与血管内皮细胞相结合，通过释放蛋白酶及氧自由基直接损伤血管内皮细胞，加速了动脉粥样硬化的发生与发展。

用免疫化学染色后图像分析的方法测定 NF－kB 的活性，可以用于量化 NF－kB 的活化程度，检测结果与 EMSA 检测的趋势一致，该方法结果可靠。在某些刺激因素如氧化应激、脂代谢紊乱及细胞因子等的作用下，NF－kB 被激活后即发生核转位，p65 亚基由胞质转移至胞核，与特定基因启动子或增强子上的特异性 kB 序列结合，调节基因转录，启动黏附因子合成，促进单核细胞与血管内皮细胞的黏附，从而导致动脉粥样硬化的发生。

活血注射液由丹参、川芎、红花、赤芍组成，该方是由著名的冠心2号方裁而来。冠心2号方在上世纪70年代具有显著的改善稳定劳累性心绞痛病人的心肌供血。中药药理研究发现丹参、川芎等活血药能显著抑制缺血或缺血在灌注损伤时血管内皮细胞与白细胞的黏附及黏附分子表达。

本研究结果发现，ox－LDL能显著增加内皮细胞与单核细胞黏附率，并随ox－LDL作用时间的延长，内皮细胞与单核细胞黏附率也增高；ox－LDL能明显增加或上调血管内皮细胞的ICAM－1和VCAM－1mRNA及蛋白的表达，并随ox－LDL作用时间的延长而增加，血管内皮细胞的ICAM－1和VCAM－1 mRNA及蛋白的表达明显增加，同时ox－LDL能明显诱导内皮细胞的NF－kB p65活化。本文认为ox－LDL通过激活NF－kB后即发生核转位，p65亚基由胞质转移至胞核，调节基因转录，启动ICAM－1和VCAM－1合成，增加血管内皮细胞ICAM－1和VCAM－1 mRNA及蛋白的表达，从而介导单核细胞与内皮细胞黏附、并向内皮下迁移，从而导致动脉粥样硬化的发生。活血注射液能明显降低内皮细胞与单核细胞黏附率，降低或抑制VEC中ICAM－1和VCAM－1 mRNA及蛋白的表达，抑制NF－kB p65的活化，这种作用随着剂量的增加而增强，这种抑制作用的机制有待于进一步研究。本次研究为中药复方制剂用于人体动脉粥样硬化防治提供了进一步的实验依据。

党参总皂苷抗缺氧缺糖/再给氧诱导大鼠星形胶质细胞损伤的作用

闫彦芳　张　壮　韦　颖　牛福玲　崔　巍　王硕仁　孙塑伦　朱陵群

近年来，孙塑伦教授提出了中医药治疗中风病急性期的扶正护脑治则，并通过研究证实扶正固本中药具有较好的抗缺血再灌注性神经细胞损伤作用。党参为扶正固本、益气类的代表中药，本文旨在“扶正护脑”治则指导下，以体外培养的星形神经胶质细胞缺氧缺糖/再给氧损伤模型模拟中风急性期大脑中星形神经胶质细胞的状态，以提取的党参化学成分党参总皂苷作用于模型细胞，通过细胞坏死、调亡相关指标的测定，研究其对其保护作用及其初步机制。为党参总皂苷应用于中风病急性期的临床治疗提供初步实验依据，并为中风病急性期的“扶正护脑”治则提供进一步的科学依据。

1　材料

1.1　实验地点　北京中医药大学中医内科学教育部重点实验室。

1.2　主要器材　荧光显微镜（日本 OLYMPUS BX60）；显微图像分析系统（美国 Diagnostic Spot 2e）；倒置相差显微镜（日本 OLYMPUS MIT－2）；二氧化碳培养箱（德国 Heraeus cell）；恒温震荡箱（北京四环科学仪器厂 THZ－95）；精密电子分析天平（岛津 AEG－45SM）；酶标仪（GDV 公司 DV 990BV4）；精密 pH 计（英国 Mettler－Toledo 320）；分光光度计（上海 7520 型）。

1.3　药品　党参总皂苷为北京中医药大学中医内科学教育部重点实验室复方研究室提取分离，经含量以党参皂苷 I 计为 85.7%。尼莫地平（Nimodipine）购自山东新华制药股份有限公司。

1.4　试剂　DMEM 培养基（高糖）购自美国 Gibco 公司；胎牛血清购自美国 HyClone 公司产品；胰蛋白酶、L－谷氨酰氨、放线菌素 D、MTT 试剂、碘化丙啶（propidium iodide，PI）均购自美国 Sigma 公司产品；Hoechst 33342 购自美国 Molecular Probe 公司；青霉素、链霉素为华北制药股份有限公司产品；GFAP 免疫组化染色试剂盒购自武汉博士德生物工程有限公司；二甲基亚砜（DMSO）为天津市天河化学试剂厂分析纯产品；连二亚硫酸钠为天津市丽晶化工厂分析纯产品，其他试剂均为国产分析纯，水为三蒸水；细胞培养板和培养瓶购自 costar 公司。

1.5　实验动物　1 天龄 Wistar 大鼠，购自医科院动物所，动物生产许可证号：SCSK（京）2000～0006。

1.6　细胞　分离 1 天龄 Wistar 大鼠乳鼠大脑，体外培养星形胶质细胞。

2　方法

2.1　大鼠大脑星形胶质细胞原代培养　参照文献操作，无菌条件下取出乳鼠大脑皮层，剥去脑膜及血管组织，用解剖液清洗，加入 0.25% 的胰酶和 0.2% EDTA 消化 10min，以含血清的培养液终止反应，800rpm 离心 5min，弃上清，过 200 目筛，加入含血清培养基 5 ~ 6ml 接种于培养瓶中，37℃ 5% CO_2 培养箱中混合培养。24h 后换全液，以后每 3 ~ 4d 换 1/2 量的含 10% 胎牛血清的 DMEM 培养基。倒置相差显微镜下观察当细胞在培养瓶底部全部融合后（10 ~ 12d），置恒温震荡箱 37℃ 150rpm 震荡 1h，吸弃培养液及悬浮细胞，瓶中加入培养基，37℃ 240rpm 继续震荡 16h。吸弃培养液及悬浮细胞，用无血清培养基清洗 1 次，0.25% 的胰酶消化，含血清培养基终止反应，800rpm 离心 5min，弃上清，加入含血清培养基，血球计数板计数，以 1×10^6/ml 细胞浓度接种在培养瓶中，于 37℃ 5% CO_2 培养箱培养，24h 后换培养基，以后每 2 ~ 3d 换 1/2 量培养基。实验使用第 3、4 代细胞。

2.2　细胞鉴定　取细胞以 5×10^4/ml 浓度接种于盖玻片上，置 6 孔板孔中 37℃ 5% CO_2 培养箱培养 3d 后，取出盖玻片，进行抗胶质纤维酸性蛋白（GFAP）免疫组化 + 苏木素复染法鉴定星形胶质细胞，结果表明本实验使用星形胶质细胞纯度 >95%。

2.3　细胞种板　倒置相差显微镜下观察培养瓶中细胞达到完全融合时进行传代种板。用 0.25% 胰酶消化，收集悬液，800rpm 离心 5min，弃上清，加入含 10% 胎牛血清的 DMEM 培养基，调至 1×10^5/ml 浓度，接种于 96 孔培养板（100μl/孔）用于细胞存活率测定；接种于 24 孔培养板（1ml/孔）用于细胞 LDH 漏出率测定；接种于 6 孔培养板（2ml/孔），用于 Hoechst 33342 和 PI 原位双染法荧光显微镜观察细胞坏死、凋亡率，种板后于 37℃ 5% CO_2 培养箱培养 48h 后进行实验。

2.4　缺氧缺糖/再给氧损伤模型组的建立　吸去原培养液，用无糖 Earle's 液轻洗 1 遍，加入含连二亚硫酸钠 10mmol/L 的无糖 Earle's 液，置 37℃ 5% CO_2 孵箱中孵育 90min（以上为缺氧缺糖处理），取出，吸弃 Earle's 液，加入无血清 DMEM 培养液，继续置 37℃ 5% CO^2 孵箱中孵育 90min（以上为再给氧处理）。测定 LDH 漏出率时缺氧造模后不再作给氧处理。

2.5　实验分组　随机分为：正常培养对照组：不经缺氧/缺糖再给氧处理，始终给予无血清 DMEM 培养液培养；模型组；尼莫地平组：尼莫地平终浓度 0.5mg/L，于缺氧/缺糖和再给氧处理时加入含连二亚硫酸钠的无糖 Earle's 液和无血清的 DMEM 培养液中，其余同模型组；党参总皂苷Ⅰ、Ⅱ、Ⅲ终浓度组：党参总皂苷用无糖 Earle's 液稀释成为终浓度分别为 0.52mg/L、0.052mg/L、0.0052mg/L，于缺氧/缺糖和再给氧处理时加入含连二亚硫酸钠 10mmol/L 的无糖 Earle's 液和无血清 DMEM 培养液中，其余同模型组。

2.6　MTT 法细胞存活率测定　以 96 孔板培养星形胶质细胞进行实验。MTT 试剂以 0.01mol/L PBS（pH 7.4）配制成 5g/L 的工作液，现用现配，0.22μm 微孔滤膜过滤除菌。吸弃 96 孔板各孔液体，加入无血清 DMEM 培养基 100μl，再加入 5g/L MTT 工作液 20μl，混匀，37℃孵育 4h，弃上清，每孔加入 100μl DMEM，振荡 5min，使充分溶解，酶标仪 492nm 波长处测量各孔吸光度 A 值，以不加细胞孔调零，酶标仪自动打印结果。以正常对照组 A 值均数为 100%，计算各孔细胞存活率（%）= 各孔 A 值/正常组 A 值均数 ×100。

2.7　细胞形态学观察和坏死、凋亡细胞的百分率测定　参照文献方法：盖玻片置于 6 孔培养板内，加入 5×10^7/L 神经胶质细胞悬液 2ml，种板后于 37℃ 5% CO^2 培养箱培养 48h，进行实验。以 0.01mol/L PBS（pH 7.4）轻轻漂洗，用含 10mg/L Hoechst 33342 的

0.01 mol/L PBS 溶液和含 50mg/L PI 的 0.01 mol/L PBS 溶液（pH 7.4）染色，37℃孵育 30min；用蒸馏水和 0.01 mol/L PBS（pH 7.4）分别轻轻漂洗 1 次，以 4% 多聚甲醛固定 10min，0.01 mol/L PBS（pH 7.4）轻轻漂洗 1 次，取出盖玻片，封片剂盖封于载玻片上，用荧光显微镜观察并拍照。其中荧光显微镜下可见正常细胞的细胞核被染成均匀较淡的蓝色，坏死细胞为红色，凋亡细胞中可见明显深染亮蓝色凝聚的凋亡小体。计数坏死和凋亡细胞的数目。

计算：坏死细胞百分率 = 坏死细胞数/细胞总数 ×100%

凋亡细胞百分率 = 凋亡细胞数/细胞总数 ×100%

2.8　LDH 漏出率的测定　吸去原培养液，加入含连二亚硫酸钠的 10mmol/L 的无糖 Earle's 液，置于 37℃ 5% CO^2 孵箱中孵育 90min（以上为缺氧缺糖处理），取出，不进行再给氧处理，收集 24 孔培养板上清液于对应编号的试管中，放置于 4℃冰箱。培养板各孔加入无糖 Earle's 液 1ml，置于 -20℃冰箱冷存。测定前取出，孔内细胞反复冻融 2 次，使细胞破裂，混匀，3000r/min 离心 5 min，按照 LDH 试剂盒说明书操作，分光光度计 440nm 处测定每 min 平均吸光度变化值，计算上清液和相应胞浆中的 LDH 活性，LDH 漏出率（%）= 上清液 LDH 活性/（上清液 LDH 活性 + 胞浆 LDH 活性）×100。

2.9　主要结局观察指标　①细胞生长形态学观察。②双染法计算细胞坏死、凋亡细胞的百分率。③LDH 漏出率测定和 MTT 法检测细胞存活率。

2.10　统计学分析　实验数据采用 SPSS 10.0 for Windows 中单因素方差分析程序进行统计学分析，组间均数比较采用 t 检验。

3　结果

3.1　细胞生长形态学观察　倒置相差显微镜下观察，正常细胞饱满，贴壁良好，呈片状平铺生长，细胞扁平、体积大，胞质丰富，细胞折光较差，胞体突起较粗较多，伸出多个分枝，表面较粗糙，胞间边界不清，细胞核可见，偏于胞体一侧，部分细胞核仁明显。模型组细胞稀疏，大部分脱落浮起，变为类圆形，反光明显增强，未脱落细胞胞体皱缩、变圆、变小，细胞质断裂，胞质可见大小不等空泡，胞体突起回缩变细、减少，胞体突起形成串珠状，呈暗色，细胞间呈细丝状连接；细胞表面出现不规则突起。尼莫地平、党参总皂苷各实验孔细胞与模型孔比较均可见上述损伤改变明显减轻，并且损伤细胞数量明显减少。

3.2　Hoechst 33342 和 PI 双染法荧光显微镜细胞形态观察　正常、凋亡和坏死细胞的界定：正常细胞胞核呈均匀的、较淡染的蓝色，多数为椭圆形，饱满光滑，可见一个或多个空泡状核仁；凋亡细胞胞核缩小呈明显深染亮蓝色的凝聚的细胞核，且出现亮蓝色凝聚的凋亡小体；坏死细胞呈红色，胞核明显缩小，呈圆形。尼莫地平、党参总皂苷各实验孔细胞与模型孔比较均可见红染的坏死细胞数量明显减少，但尼莫地平、党参总皂苷各实验孔细胞与模型孔比较凋亡细胞数量未见显著变化（见附图）。

党参总皂苷对星形胶质细胞缺氧缺糖/再给氧损伤时细胞坏死率、细胞凋亡率的影响。见表 1。

表1 党参总皂苷对星形胶质细胞凋亡率和坏死率的影响（$\bar{x} \pm s$）%

组别	n	细胞凋亡率	细胞坏死率
正常组	10	3.5 ± 1.5△	0.8 ± 0.9▲
模型组	10	10.6 ± 4.7	34.0 ± 3.2
党参总皂苷Ⅰ组	10	14.1 ± 5.3	18.0 ± 2.3▲
党参总皂苷Ⅱ组	10	10.1 ± 6.0	11.3 ± 2.7▲
党参总皂苷Ⅲ组	10	10.1 ± 3.4	11.4 ± 2.9▲
尼莫地平组	10	11.4 ± 3.2	21.5 ± 1.4▲

注：F = 69.344，▲与模型组比较 $P < 0.01$，△与模型组比较 $P < 0.05$。

3.3 党参总皂苷对星形胶质细胞缺氧缺糖/再给氧损伤时 LDH 漏出率、细胞存活率的影响。见表2。

表2 党参总皂苷对星形胶质细胞存活率、LDH 漏出率的影响（$\bar{x} \pm s$）%

组别	n	LDH 漏出率	细胞存活率
正常组	8	5.35 ± 2.11▲	100.0 ± 3.3▲
模型组	8	20.9 ± 3.7	52.2 ± 7.3
党参总皂苷Ⅰ组	8	12.8 ± 2.0▲	68.5 ± 3.1▲
党参总皂苷Ⅱ组	8	12.0 ± 1.2▲	53.8 ± 7.2
党参总皂苷Ⅲ组	8	12.3 ± 1.2▲	64.3 ± 5.1▲
尼莫地平组	8	10.4 ± 1.7▲	99.9 ± 6.9▲▲

注：F = 42.464，▲与模型组比较 $P < 0.01$，▲▲与模型组比较 $P < 0.001$。

4 讨论

现代中医治疗中风病急性期的主流治法活血化瘀、祛痰开窍、通腑泻火、清热解毒、平肝熄风、祛风通络等，可概括为“祛邪护脑”治则。为完善中风病治法则，孙塑伦教授根据中风病“病因本原为本虚内邪乘之，病性为本虚标实，病位在脑”的认识，创新性提出了中风病急性期的“扶正护脑”治则，提出中风病急性期尤其是超早期，应遵循“急而不足则治其本”原则，尽早采用扶正固本法则，顾护人体正气，救护脑髓，维护其主神明、主五脏、六腑、经络、四肢百骸的功能，符合张景岳《景岳全书·求本论》“直取其本，则所生诸病，无不随本皆退”所谓之“扶正以祛邪”的求本治则。“扶正护脑”之于“祛邪护脑”，“扶正以祛邪”与“祛邪以扶正”，乃一而二，二而一，唯病去正复是求也。其临床应用关键在于务必治以急补，务求速效、高效，须首选中药注射剂。

星形胶质细胞是中枢神经系统主要组成细胞，是神经元数目的10～50倍，过去一直被认为处于从属地位，仅是支持神经元的骨架，为神经元提供营养以及清除突触间隙中过多的离子和（或）神经递质，但近年来对星形胶质细胞研究取得了重要进展。现在认为星形胶质细胞参与构成血脑屏障，是中枢神经系统感受血液变化最早的部分，并通过细胞内的葡萄糖转运载体，供应神经细胞发挥功能所需的能量。星形胶质细胞能合成和分泌20余种细胞因子，首先是神经营养因子如 NGF、bFGF、层黏连蛋白、纤维黏连蛋白及其他细胞外基质成分，它还能分泌前列腺素及几种白细胞介素，如 IL－3、IL－1、IL－6等。它们对维持神经元的生存、发育、再生和分化均有重要作用。星形胶质细胞能够表达

MHCII 类分子和共刺激信号 B7、CD40 等。其还能够产生众多的趋化因子和细胞因子，从而参与到对神经疾病的免疫防御中去。实验发现活化的星形胶质细胞表达 CD1 分子（尤其是 CD1b)，具有向特异的 T 细胞亚群递呈脂质抗原的能力，从而提示星形胶质细胞可能参与到了 T 细胞非肽抗原的递呈过程中。星形胶质细胞膜上具有电压门控通道和几乎所有已知的神经递质的受体，其中最普遍的是 β - 肾上腺素受体，尤其是 β_1 型受体，它的密度甚至比神经元还高。Sharma 等的研究表明，星形胶质细胞和神经元一样具有可兴奋性，但仍然有一些不同之处。

病理条件下体外培养研究发现星形胶质细胞可以经受住至少 18 小时的严重缺氧而不发生肿胀，这提示还存在缺氧直接作用以外的因素导致细胞肿胀。只要能维持葡萄糖的供给，细胞损伤很小；当糖酵解受到抑制，则 2 小时后即引起严重损伤；如果兼有缺氧和无糖（“类似缺血”），或兼有缺氧与酸中毒，损伤尤其严重。氧自由基能诱导神经元凋亡或坏死，参与神经元变性疾病的发生发展，星形胶质细胞比神经元含有更多的维生素 E、谷胱甘肽和 SOD，并可释放谷胱甘肽而提供半胱氨酸，似乎比神经元具有更大的清除活性氧的能力。

数目巨大的胶质细胞的进化选择绝非偶然，随着对星形胶质细胞研究的逐步深入，星形胶质细胞也不再处于被动辅助的地位，离开胶质细胞研究神经系统的结构功能将是片面的。胶质细胞对神经元不仅是类似结缔组织的作用，在神经发育、突触传递、病理条件下神经组织的修复与再生也起着重要的作用。由此可见对胶质细胞的保护及干预研究将为脑血管疾病的防治开辟新的途径。

党参为桔梗科党参属植物党参 Codonopsis pilosula（Franch.）Nannf. 的根，具有补中益气，和脾胃，除烦渴之功效。现代实验研究表明，党参对缺血缺氧时细胞能量代谢有明显的改善作用。可明显提高机体整体的抗缺氧能力，对缺血后自由基的损伤有抑制作用，并有一定的活血化瘀作用。胡永欣等报道利用电子顺磁共振 EPR 方法观察，党参清除氧自由基的有效率达 90% 以上，从而防御氧自由基及其衍生物的其他自由基对细胞的损害，进而起到细胞保护的作用。本课题组的研究也表明党参主要成分党参总皂苷和党参皂苷 L1 对缺氧缺糖/再给氧诱导的大鼠大脑皮层细胞损伤具有显著的保护作用。

本文实验结果表明党参总皂苷能显著提高缺氧缺糖/再给氧诱导大鼠星形胶质细胞损伤的细胞存活率（$P<0.01$），显著降低细胞坏死率和 LDH 漏出率（$P<0.01$）；但对细胞凋亡率无显著影响（$P>0.05$），表明中药党参总皂苷对缺糖缺氧/再给氧造成的星形胶质细胞损伤具有保护作用，提示党参总皂苷是党参治疗中风病急性期的主要效应成分。本文为党参总皂苷在中风病急性期的临床应用提供了初步的实验依据，也为“扶正护脑”治则的临床应用提供了进一步的科学依据。

心梗心衰心气虚证模型大鼠的心脏超声评价

吴爱明　赵明镜　张冬梅　王硕仁　姚立芳
许　伟　马　玲　唐　榕　尹学英

在中医药现代化研究中，建立具有中医证候特点的疾病动物模型，即病证结合的动物模型是一项重要的工作。近40年来对中医证候动物模型的制作研究颇多，但在造模后大多缺少中医证候学评价。本研究以大鼠心梗后心衰模型为病理基础，模拟中医临床辨证标准，对心梗后心衰大鼠进行了中医证候评价。本课题组在以往的研究中对该模型进行了系统的动态的中医证候评价和以及相关的病理基础研究。本研究在已往工作的基础上，用二维超声心动图观察了心梗后心衰模型大鼠心脏结构和功能的变化，进一步阐明该模型术后8周的中医证候特点和病理学基础。

1　材料与方法

1.1　材料

1.1.1　动物：成年健康雄性SD大鼠，平均体重220~250g，由北京维通利华实验动物技术有限公司提供。许可证编号：SCXK（京）2002-0003。

1.1.2　仪器：飞利浦HDI5000超声诊断仪、CL15-7高频线阵探头（7-15MHZ）、RSP1002型呼吸机（Kent Scientific Corporation）、心电示波仪（上海医学电子仪器厂XJ-11型）、千分之一电子天平（上海精密科学仪器有限公司JA1003N型）。

1.2　方法

1.2.1　动物模型制备与分组：将大鼠随机分为模型组和假手术组。经1%戊巴比妥钠（50mg/kg）腹腔麻醉后，背位固定，经喉行气管插管术，连接呼吸机，以80次/min、潮气量0.7~0.8ml行人工呼吸。左胸前区备皮去毛，络合碘消毒，在左侧第3、4肋处横向切开皮肤，长约1.5cm，钝性分离肌层，沿第3、4肋间隙打开胸腔，以开胸器扩大手术视野，撕开心包，在动脉圆锥与左心耳之间下约1mm处用6/0线结扎左冠状动脉，当心电图I导联显示ST段显著抬高后，重置心脏于胸腔，并立即分层缝合胸壁。术后连续3天注射青霉素预防感染。假手术组手术过程同上，但只穿线不结扎左冠状动脉。模型组和假手术组动物术后常规饲养8周。

1.2.2　心力衰竭诊断：左室射血分数较同期假手术组减损大于40%诊断为心衰（同临床标准）。

1.2.3　动物模型的中医证候评价：总体思路为：两组动物在8周观察期中，认真搜集四诊信息，进行八纲辨证，应用全国统一的虚证和血瘀证标准进行诊断，其间将中医定性的问诊内容替代以同等意义的定量指标对疾病动物模型进行辨证评价。

（1）中医综合辨证分析：经望诊观察比较模型组和假手术组大鼠的一般状况（如大鼠活动量、毛发、精神状况及攻击、逃避、对抗行为等）来获取定性资料，运用中医基础理论进行八纲辨证。确定该模型的基本证候属性。

（2）根据中国中西医结合会虚证和老年病专业委员会1986年5月修订的虚证辨证标准规定，进行脏腑和虚证的具体辨证；

心气虚证的诊断：将上述标准中的心虚、气虚证的必备诊断标准“心悸或胸闷”“神疲乏力”分别以心率、呼吸、力竭性游泳时间测定表示；心功能障碍的参考标准以超声心动图检查心脏功能指标表示。

心率测定方法：术后8周大鼠经1%戊巴比妥钠（35mg/kg）腹腔注射，行浅麻醉。经心电图测定5个R－R间期求得心率。

呼吸测定方法：术后8周，于上午8：00～10：00（动物熟睡时），轻柔抓起大鼠，并使其胸腹向上。一人用秒表计时、一人数呼吸20s，求得呼吸频率。

力竭性游泳时间测定：游泳水池深50cm，面积1.2m^2，池壁光滑，水温31±1℃。大鼠游泳中，头下沉10秒定为力竭标志。

（3）根据中国中西医结合会活血化瘀专业委员会1986年11月修订的血瘀证辨证标准的主要依据（血管阻塞）和实验室依据，分别以心电图、超声心动图对大鼠进行测定。

血瘀证的诊断：将上述标准中的血瘀证诊断标准的主要依据（血管阻塞）和实验室依据，分别以心电图ST段升高、异常Q波出现个数（冠脉阻塞后心肌缺血坏死）、超声心动图（心室壁梗死变薄，心腔瘀血扩张）检查表示。

1.2.4　左室重构的评价：术后8周进行超声心动图检查，用1%戊巴比妥钠，腹腔麻醉大鼠，仰卧位固定，大鼠左胸前广泛备皮后，选取标准左室乳头肌短轴切面和左室长轴切面结合M型和多普勒超声进行检查（CL15－7高频线阵探头、7－15MHZ）。每组原始数据取连续3个心动周期的平均值，超声检查的操作采用单盲法。

术后8周用精密天平分别称量全心重和左心室重，计算脏体比值（全心重/体重和左心室重/体重）。

1.3　统计学方法　数据结果以均数±标准差（$\bar{x} \pm s$）表示，采用SPSS软件包进行处理，两组间均数比较采用t检验。

2　结果

2.1　两组动物大体观察结果　假手术组精神活泼，活动较多，警惕性高，抓取时主动逃避，反抗较剧，咬人，皮毛呈白色有光泽，毛发整齐，不易脱落，备皮后胸前肤色红润；模型组精神萎靡，活动较少，警惕性低，抓取时无明显逃避意图，反抗较轻，一般不咬人，皮毛呈黄白色枯槁，毛发凌乱，易脱落，备皮后胸前肤色淡暗晦滞。

2.2　中医证候检测结果

2.2.1　两组动物心率、呼吸频率和游泳时间检测结果：假手术组心率（317.40±40.24）次/分、呼吸频率（109.80±10.21）次/分、游泳力竭时间（344.25±35.00）分，模型组心率（432.15±51.23）次/分、呼吸频率（169.14±21.51）次/分、游泳力竭时间（161.29±19.25）分，两组比较均有统计学意义（$P<0.01$）。

2.2.2　两组动物心电图和超声心动图的检测结果：模型组8周12导联心电图ST段抬高的导联数共有7个、异常Q波发生的导联数共有56个，假手术组ST段抬高和异常Q波均未出现。超声心动图结果显示（见图1），假手术组室壁未变薄且收缩运动良好；模型组梗死区室壁变薄，室间隔收缩运动基本消失，左室后壁收缩减弱，心室腔扩张；2只模型动物收缩期二尖瓣口有反流；1 只模型动物出现胸水。

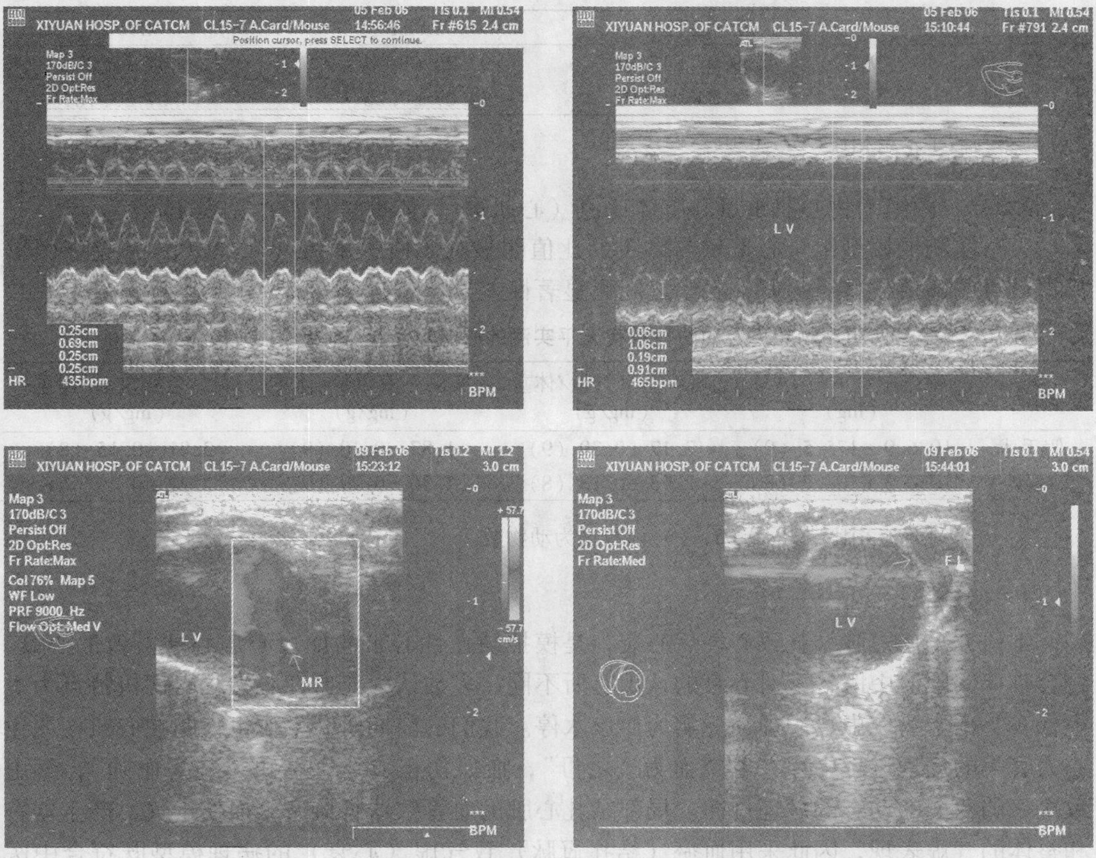

图 1　两组动物超声心动图结果

注：a 为假手术组；b 为模型组；c 为模型组收缩期二尖瓣口反流；d 为模型组胸水

2.3　超声心动图检查结果

2.3.1　两组动物超声心动图形态学指标比较：见表 1。模型组 IVSTd、LVPWTd、LVPWTs 均较假手术组明显降低（$P<0.01$），LVDd、LVDs 明显增大（$P<0.01$），左房收缩末期前后径（LADs）有增大趋势，但无统计学意义。

表 1　两组动物超声心动图形态学指标的比较（mm，$\bar{x} \pm s$）

组别	n	IVSTd	LVDd	LVDs	LVPWTd	LVPWTs	LADs
假手术	9	2.12 ± 0.29	6.53 ± 0.76	2.71 ± 0.58	2.37 ± 0.36	3.77 ± 0.58	3.54 ± 0.44
模型	9	0.70 ± 0.14*	10.77 ± 0.97*	9.38 ± 1.08*	1.59 ± 0.43*	2.26 ± 0.74*	4.15 ± 0.89

注：与假手术组相比，*$P<0.01$。

2.3.2　两组动物超声心动图功能学指标比较：见表 2。模型组 LVEF、LVFS 均较假手术组明显降低（$P<0.01$），左室后壁增厚率（△T%）无明显变化。

表2　两组动物超声心动图功能学指标的比较（%，$\bar{x} \pm s$）

组别	n	△T%	LVEF	LVFS
假手术	9	59.03±12.01	92.26±3.44	58.44±7.27
模型	9	54.34±22.93	34.07±7.26*	13.07±3.16*

注：与假手术组相比，*$P<0.01$。

2.3.3　两组动物心肌重量和脏体比值（心肌重量/体重）比较：见表3。

天平实测的模型组全心重量与体重的比值明显高于假手术组（$P<0.05$），超声图形模拟计算的各值模型组与假手术组之间无显著性差异。

表3　两组动物超声心动图与精密天平实测的心肌重量和脏体比值比较（$\bar{x} \pm s$）

组别	超声左室重量 LVM（mg）	超声左室重量/体重（mg/g）	实测左室重量/体重（mg/g）	实测全心重量/体重（mg/g）
假手术	1086.9±175.5（9）	2.17±0.39（9）	1.87±0.10（9）	2.81±0.15（8）
模型	1050.3±104.7（8）	2.13±0.18（8）	1.76±0.29（9）	3.22±0.49*（6）

注：与假手术组相比，*$P<0.05$；（）内数据为动物数。

3　讨论

本研究采用冠脉结扎致心梗后心衰，是模拟缺血性心脏病如冠心病心梗所致的心衰，符合临床实际。中医各家对心衰的认识有所不同，多数认为充血性心力衰竭病机特点为本虚标实，本虚为气虚、阳虚，标实为血瘀水停。我们的前期研究工作也表明在心肌梗死致心力衰竭的病理过程中存在着“血为气之母”，血瘀伤正、致气虚和“气为血帅”，气虚致血瘀的双向的动态的病理规律。局部结扎心脏的血管致器官血瘀，损伤正气，产生器官和整体的气虚表现，因此采用血瘀（结扎冠脉）致气虚（心衰）的病理模型既符合中医理论又具有现代医学的病理基础。

我们运用中西医结合虚证和血瘀证的全国统一诊断标准、将其定性的问诊内容代以定量的同等意义的指标测试进行中医证候评价。以呼吸频率、心率加快和游泳力竭时间缩短反映心气虚证的“心悸或胸闷”和“神疲乏力”。以心电图和超声心动图检查结果来反映血瘀证的“血管阻塞”“血不循经而停滞”。并运用中医基础理论对大鼠一般状况进行八纲辨证，大鼠精神萎靡、少活动、皮毛枯槁、反抗轻，一般不咬人皆为阴证和虚证，可明显与活跃、亢奋、易激惹的实证、阳证和阴虚阳亢证候相鉴别。在此基础上，我们新增了对动物逃避行为、警惕性和胸前皮色的观察。模型组缺少逃避、警惕性低、皮色暗淡亦属于阴证范畴。这些大大提高了对动物模型进行中医证候评价的可操作性。是对中医证候动物模型标准化、客观化的有益探索和努力。

我们在术后8周对实验动物进行二维超声心动图评价。其结果提示心梗后心衰左室重构的形态特点是梗死区室壁肌层变薄、周径延展、室壁运动异常（收缩减弱、不收缩或收缩期反向运动甚至室壁瘤形成）。这种梗死区膨展的重构形成后进一步对左室功能产生严重影响，表现为左室功能严重减损（射血分数大幅降低），充盈压增高，引起左室容积及压力增高，使收缩期和舒张期室壁张力均增高，进而非梗死区心肌失代偿性肥大，最终导致整体心室进行性扩大。

应用超声心动图对大鼠的检测，在以往缺少高频探头（ >10 兆赫兹）的技术条件下是无法实现的。现在临床影像学应用高频线阵探头已可对新生儿进行常规检测。我们应用高频线阵探头对中医病证模型进行离心性心室重构和向心性重构（另文发表）研究，属中西医结合的新技术应用。超声心动图仪对左室重量的计算是依据仪器内的人工心脏结构影像学与实体数值的数学关系公式得出的，而大鼠心脏的影像学与实体测量数值的数学关系式尚未建立，因此对大鼠左心室重量的超声心动图值和实际天平测得值存在差异。目前尚以实测值为据。

精密天平实际测得的左室重量与体重的比值两组间无统计学差异，其原因可能为：心梗后心衰模型动物梗死区（减少质量）面积较大，能够代偿的非梗死区（增加质量）面积相对很小，二者对左室重量的影响互相抵消，导致左室重量与体重的比值变化不明显。

精密天平实际测得的模型组全心重量与体重的比值明显高于假手术组（$P<0.05$）。模型组的左房收缩末前后径（LADs）较假手术组有增大趋势，并且部分模型组动物存在收缩期二尖瓣口反流情况。以上结果说明心梗后心衰左室瘀血扩张、容量及压力负荷增加，已影响到左房甚至全心。提示心肌重构不局限在左心室，而是在左室重构的发展过程中，同时发生着左房、右室、右房的重构。在心肌重构的研究中，这些也是不可忽视的。

中风病急性期扶正护脑治则的理论基础初探

张　壮　孙塑伦

当代中医界治疗中风病的各类主流治法如活血化瘀、化痰通腑、清热解毒、开窍醒神等可概括为“祛邪护脑”治则，近年来著名中医脑病专家孙塑伦教授根据临床经验和中医药理论研究，创新性提出了中风病急性期的“扶正护脑”治则，是对中风病治法则的有益补充和完善，为中医药治疗中风病急性期开辟了一个新的思路。

1　对中风病因、病机、病位的历史回顾

自《内经》始，历代医家对中风病病因、病机的认识一直争鸣不断，众说纷纭，没有形成统一意见。在唐宋以前多尊《内经》、仲景之识，以外风立论，认为乃血气亏虚，外风侵袭，多持“内虚邪中”之外风说，近至当代，亦有少数学者坚持此说。如隋·巢元方《诸病源侯论·卷三十七》曰“中风口噤，是体虚受风，风入颔颊夹口之筋也”“角弓反张，是体虚受风，风入诸阳之经也”“贼风偏枯，是体偏受风，风客于半身也。人有劳伤血气，半身偏虚者，风乘虚客为偏风也。其风邪入深，真气去，邪气留，则为偏枯。此由血气衰损，为风所客，气血不相周荣于肌肉，故令偏枯也”；清·张璐《张氏医通》“中风之脉，皆真气内亏，风邪得以斩关直入”。

至金元时期，虽各派医家认识有所不同，但总体上已渐转变为以内因立论之“内风”说。如刘河间《素问玄机原病式》已明确提出中风“非谓肝木之风实甚而卒中也，亦非外中于风，由于将息之宜”，认为其病机为“心火暴甚，肾水虚衰不能制之，则阴虚阳实而热气怫郁，心神昏冒，筋骨不用而卒倒无知；五志过极而为卒中者，皆为热甚故也”，此论已明中风之阳火冲上乃肝肾阴虚不制之火上逆故也，在《素问病机气宜保命集·中风论》主张“风生于热，以热为本，以风为标，凡言风者，热也”之痰热生风论。李东垣在其《医学发明·中风有三》指出“故中风者，非外来风邪，乃本气病也。凡人年逾四旬，气衰者，多有此疾；壮岁之际，无有也。若肥盛，则间有之，亦形盛气衰如此”“中风者气虚而风邪中之”，最先力主中风根本病因在气虚。王履《东垣十书·医经溯洄集·中风辨》中亦引“东垣曰：中风者非外来风邪，乃本气病也，凡人年逾四旬，气衰之际，或因忧喜忿怒伤其气者，多有此疾；壮岁之际，无有也。若肥盛，则间有之，亦是形盛气衰如此”，强调中风多见于气虚之中老年，明确阐述本虚病因。朱丹溪则持“湿痰说”，认为中风病机多为“湿土生痰，痰生热，热生风也”。

及至明代，张景岳总结前人认识，《景岳全书·杂证谟》云：“考之内经所载诸风，皆指外邪而言，故并无神魂昏愦，直视僵仆，口眼歪斜，语言謇涩……半身不遂……遗尿失禁等说，可见此等证候，原非外感风邪。”确认中风并非外感实乃内伤，提出“中风非风论”，创造性地改其病名为“非风”，《景岳全书·非风》谓“凡非风证，未有不因表

里俱虚而病者”“肥人多有非风之证，以肥人多气虚也”，引东垣之论评曰“观东垣云：气衰者多有此疾，诚知要言也”，认为“非风”致病，内虚为本，病机为“内伤积损”，治则为培元顾本。李中梓更提出中风“闭证”“脱证”，注重固本法则。

清·王清任《医林改错》总结李东垣、张景岳学术思想，否定中风之“风火痰湿论”及真中风类中风之分，而取景岳“中风非风论”，持中风“内伤为病”之说，提出“气虚血瘀论”，在《半身不遂本源》中指出“亏损元气，是其本源”，主张“元气即火，火即元气，此火乃人生命之源”“人坐行动转，全仗元气，目视耳听头转身摇，掌握足步，灵机使气之功转也”，在病机方面认为“气有虚实，实者邪气实，虚者正气虚”“若元气足，则有力，元气虚，则无力；元气绝，则死矣”，指出：“元气一亏，经络自然空虚。有空虚之隙，难免其气一边归并，而发生半身不遂。”认为血赖元气运行，气虚为本为因，血瘀为标为果，“元气既虚，必不能达于血管，血管无气，必停留而瘀”，即认为元气亏损五成而血行涩滞乃致中风，亦改病名为“半身不遂”，此为当代缺血性中风病因病机认识之源，对中风病的理论认识贡献较大。叶天士在《临证指南医案》中明确提出中风属内风“乃身中阳气之变动”，诸如“肾虚液少，肝风内动，为病偏枯，非外来之邪”“凡中风症，有肢体缓纵不收者，皆属阳明气虚”“血虚不荣筋骨，内风袭络”、“失血有年，阴气久伤，复遭忧患悒郁，阳挟内风大冒，血舍自空……”“肝血肾液内枯，阳扰风旋乘窍”等病因病机认识，认为气虚、阳虚、血虚皆可致肝风妄动。沈金鳌《杂病源流犀烛·中风源流》“中风，风乘虚而为病也。向来惟东垣主虚，而河间则主火，丹溪则主痰，似乎各异，故逆上之痰生焉，特东垣举其本，河间、丹溪各举其标耳，未有痰与火之发，不由于虚者也”，对病因病机的标本认识已相当深刻。近代张山雷等主张“肝肾阴亏，肝阳暴亢”之说，以阴虚肝风内动为其病机。

应该指出以上诸如“心火说”“内风说”“湿痰说”“气虚说”“精气亏虚说”等虽有不同，但病位均定于脏、腑、经、络，而非神灵之府的脑髓。

2 对中风病病因、病机、病位的再认识

我们认为中风病因：气血阴阳虚衰为发病本原，即以虚为本，本虚内邪乘之，病性本虚标实，病位在脑、脑髓。

人至中老年，五脏日虚，精血耗损，阴阳渐衰，老年期疾病病因无外乎阴阳气血虚损，老年病以虚为本。中老年中风病因：元气亏损、精血耗衰、肝肾阴虚为中风发病本原，正气自损、精气内夺、神失内守，则内生诸邪乘虚而攻之；复受情志、饮食、五劳七损之伤，致本虚则邪胜而乘之。正如《素问遗篇·刺法论》“正气内存，邪不可干”，《素问·通评虚实论》“邪之所凑，其气必虚”所谓。中风病性：本虚标实，即气血阴阳亏虚，瘀、风、痰、毒、火诸邪标实，本虚为致病之常，瘀、风、痰、毒、火为致病之变。中风病位在脑，在于脑髓，而不在脏、腑、经、络。

出血性中风基本病机为，老年气血阴阳虚衰：真阳真气亏虚，复以情志不遂，怒而动气，如《素问·生气通天论》“阳气者，大怒则形气绝，血菀于上，使人薄厥”；老者劳倦过度，则如《素问·生气通天论》所谓“阳气者，凡劳则张，精绝，辟积于夏，使人煎厥”，即诸劳七损皆可动气张阳，阴精亏耗，阳气鸱张，亢盛而攻上，血随气行，致气

血上逆，迫血溢脉外，发为脑出血；真气亏虚，统摄无力，气不统血，无力为之裹束，以致血失气裹，则血不循经，加之气虚脑脉不固，溢于脑髓之内；肝肾真阴亏虚，水不涵木，则肝失调达，其气冲逆，甚则无以济阳，心肝暴阳上亢，则气血上逆，致脑脉气血逆乱，气迫血溢于脉外。此所谓“阴亏于前，阳损于后，阴陷于下，而阳浮于上，以致阴阳相失，精气不交”。离经之血留而成瘀血，瘀阻脑髓，脑髓失养；《素问·调经论》曰“孙络水溢，则经有留血”，瘀血化生痰饮，致瘀血、痰饮互结，蒙蔽清窍；痰、瘀蓄而生火、生毒，瘀、痰、火、毒败损脑络，邪攻脑髓，致脑窍失用，元神被困，神机不行，则五脏失统、六腑气闭、经络失和、肢体五官失用，现中风之症状。

缺血性中风的病理枢纽为血瘀（脑血瘀阻），基本病机亦为气血阴阳虚衰：真阳亏虚脏腑、血脉失煦，则津液寒凝生痰；脉寒收引血行阻涩，血寒泣滞成瘀；阳虚不能鼓动血脉，则血行不畅，滞而为瘀；真气虚衰，则津液输布运化不利，停聚为痰；气虚帅血无力，无力行血则血行涩滞而成瘀血；阴亏津液不足，脉道失以濡润，则脉络涸涩，血行艰滞而生血瘀；津液不足则无以载血行脉，诚如清·周宗海《读医随笔》所云“血犹舟也，津液者水也”，故亦可致血脉瘀阻；阴亏则虚火亢盛，炼津为痰，耗液煎血成瘀；《灵枢·本神》曰“阴虚则无气”，即阴阳互根，精、津、液之阴能化气，阴亏亦可致阳虚、气虚，兼挟阴阳两虚，并病瘀痰之证。痰阻血难行，血凝痰难化，故痰阻亦可成瘀，血瘀津凝又可生痰，瘀痰互结，痰、瘀蓄而生火、生毒，瘀、痰、火、毒并病致脑髓失养、败坏，脏腑经络失用，发为中风。饮食不节致中风，《素问·通评虚实论》云：“凡治消痒、仆击、偏枯、痿厥、气满发逆，甘肥贵人，则高粱之疾也。”甘肥醇酒，盖因肥者热盛，热蓄于内，燥灼耗阴；甘者中满，脾胃气滞，滞而伤气，气阴亏虚；脉不濡润，气动无力，血行不利，久则气血逆乱，上攻脑髓而致中风。

中风病急性期死亡之主要病机：气血阴阳虚衰，脑髓失养，瘀、风、痰、毒、火败坏脑髓，髓海空虚，脑窍失用，则脏腑经络失司，气机扰乱，升降失常，继而出入失常，如《素问·六微旨大论》“出入废则神机化灭，升降息则气立孤危”，此《素问·五常政大论》“神去则机息”之理也。

3 扶正固本治则和补法用于中风病的历史渊源

唐宋以前医家多尊《内经》、仲景之识，以外风立论，认为中风为血气亏虚，外风侵袭所致，持“内虚邪中”之外风说，立祛风通络治法，临证遣方用药多采用大、小续命汤或类似变方，此说历代均有一定影响，直至当代亦有少数学者尊此之论。采用祛风通络治法虽能使症状亦有一定改善，但总体疗效并不理想，故金元时期始受非议，明清之后渐成末术，当代已不成主流。

李东垣《医学发明》曰：“中风者气虚而风邪中之。”创建性地认为“中风者，非外来风邪，以本气自阻，凡人年逾四旬，气衰者多有此疾，壮岁之际无有也”，强调中风多见于气虚之中老年，力主中风根本病因在气虚，提出本虚病因，但治疗上仍拘泥于古法，诚如后世王清任《医林改错》云“余少时遇此证，始遵《灵枢》《素问》、仲景之论，治之无功，继遵河间、东垣、丹溪之论投药罔效”，评之曰“东垣方证不符”。

及至明代，张景岳总结前人认识和本人临证经验，提出“中风非风论”，谓“凡非风证，未有不因表里俱虚而病者”，认为“非风”致病，内虚为本，病机为“内伤积损”，治则为培元顾本。张景岳《类经·疾病类》曰：“凡治类风者，专宜培补真阴，以救其本，使阴气复则风燥自除矣。”而“阴虚有二，如阴中之水虚则多热多燥，而病在精血；阴中之火虚则多寒多滞，而病在神气；若水火俱伤，则形神具弊……火虚者宜大补元煎，右归饮……之类主之，庶可以益火之源；水虚者宜左归饮、左归丸、六味地黄丸之类主之，庶可以壮水之主。”《景岳全书·杂证谟》论曰：“治此之法，只当以培补元气为主，……能复其元，则庶乎可望其愈。”“盖精即气之根，气生于下，即向生之气也，经曰：精化为气，即此之谓。”对中风痰浊证候治疗特别强调“凡非风初病而痰气不甚者，必不可猜疑为痰，而妄用痰药，此大戒也”，主张“凡非风之多痰者，悉由中风虚而然……凡病虚劳者，其痰必多，而病至垂危痰益甚……故治痰者，必当温脾强肾以治痰之本，使根本渐充，则痰将不治而自去矣”。张景岳中风非风、中风内虚为本为因和扶正培元治则的思想，对后世的影响和贡献极大。李中梓提出中风“闭证”“脱证”，注重固本法则。王肯堂曾深受金元“补土派”影响，服膺于李东垣，化裁于薛立斋，中风病治疗主张扶正补虚法则，其在《证治准绳》中云“卒仆偏枯之症虽有多因，未有不因真气不周而病者，故黄芪为必用之君药……”“不用黄芪为君”“医杀之也”。“外无六经之形症，内无变溺之阻隔，知为血弱不能养筋故也，宜大秦艽汤养血而筋自荣。”

清代，叶天士在其《临证指南医案》中提出气虚、阳虚、血虚皆可致肝风妄动，肝风治法，除滋补肝肾之外，亦重补阳、补气、补血诸法，如“凡中风症，有肢体缓纵不收者，皆属阳明气虚，当用人参为首药，而附子、黄芪、炙草之类佐之”。叶天士对中风急证之暴中阳脱，真气衰竭；或真阳耗乏，虚阳浮越之证，主径取参附汤、参脉散、固本丸等方，认为病情危笃，主张封固救脱为先，虽兼痰饮瘀血，亦无暇顾论。补血之法主用于血虚生风或肝肾精血亏耗，肝风乘虚罹害为恙病机而设。吴鞠通《温病条辨·原病篇》曰“若留得一分正气，便有一分生理”认为正能胜邪，则病向愈，正不胜邪，则必趋亡。治病强调固护正气，寓泻于补，治阴虚腑实之证首用纯补之增液汤；另旨中病即止，勿伤正气。提出病中风者，精气先虚，治宜预护其虚，为医者唯遵病去人留之要则，始能以正气为本，唯病去正复是求也。王清任总结李东垣、张景岳学术思想提出“气虚血瘀论”，在《半身不遂本源》中指出中风病本源为“亏损元气”，即其认为元气亏损五成乃致中风半身不遂，主张“元气即火，火即元气，此火乃人生命之源”“人坐行动转，全仗元气，目视耳听头转身摇，掌握足步，灵机使气之功转也”“气有虚实，实者邪气实，虚者正气虚”“若元气足，则有力，元气虚，则无力；元气绝，则死矣”，治则遵《内经》“虚则补之”，治法以黄芪大补元气，创补阳还五汤，复还其五成元气以除中风之疾。另一方面，王清任云“离经之血即为瘀血”“见血休止，首当祛瘀”，治风先治血，血行风自灭，而血行于脉赖于气动，气帅血行，故活血首当益气，即气统血以行血，活血化瘀必求之于补气以行血脉，以奏益气行瘀之功。此说影响颇大，当代医家甚至由此提出补气即是活血之说。近代张山雷等主张“肝肾阴亏，肝阳暴亢”之说，主取滋补肝肾、平肝潜阳治法。

4　中风病急性期扶正护脑治则的提出

由于历代医家对中风病因、病机、病位认识一直没有统一意见，导致中风病急性期的治则、治法较为纷杂，而现代中医治疗中风病急性期的重要治法主要有活血化瘀、祛痰开窍、通腑泻火、清热解毒、平肝熄风、祛风通络，总结起来即可概括为“祛邪护脑”治则及其治法。

但“祛邪护脑”治则对中风病的治疗尚不完善，有鉴于此，孙塑伦教授根据对中风病“病因本原为本虚内邪乘之，病性为本虚标实，病位在脑”的认识，提出中风病急性期的“扶正护脑”治则，即在中风病发生的急性期，尤其是超早期遵循“急而不足则治其本”原则尽早采用扶正固本法则，顾护人体正气，救护脑髓，维护其主神明，主五脏、六腑、经络、四肢百骸的功能，恰如张景岳《景岳全书·求本论》“直取其本，则所生诸病，无不随本皆退”所谓之扶正以祛邪之求本治则。中风急性期中医治疗的扶正护脑治则是对现有“祛邪扶脑”法则的一种有益补充，“扶正护脑”之于“祛邪护脑”，扶正以祛邪与祛邪以扶正，乃一而二，二而一，唯病去正复是求也。

故在中风病急性期采用“扶正护脑”治则及其治法方药，符合仲景“未虚先防，已虚防变”的治疗思想，亦在中风病二、三级预防方面具有重要意义。

心梗后心力衰竭模型大鼠离子通道基因表达谱的变化

张冬梅　娄利霞　吴爱明　赵明镜　王硕仁

心衰是多种心血管疾病的终末阶段，而心室重构在其发生发展过程中有重要作用。急性心梗后心衰有心室重构发生，此时心肌离子通道电流发生变化，使重构心肌的动作电位时程明显延长，导致恶性室性心律失常而发生猝死。因此，有必要从分子水平研究心衰重构的心肌中离子通道基因表达的变化规律，以预防心衰发展过程中的室性心律失常，减少猝死的发生。

本研究采用基因芯片技术对心梗后心衰左心室非梗塞区和正常左心室心肌组织进行离子通道基因表达谱的分析，旨在检测分析心梗后心衰密切相关的离子通道基因，以便进一步阐明心梗后心衰发生发展的分子机制。

1　材料和方法

1.1　材料

1.1.1　动物：成年健康雄性 Sprague Dawley 大鼠，体重 180～200g，由北京维通利华实验动物技术有限公司提供，许可证号：SCXK（京）2002－0003。

1.1.2　仪器：RSP－1002 型呼吸机（Kent Scientific Corporation）、心电示波仪（上海医学电子仪器厂 XJ－11 型）、千分之一电子天平（上海精密科学仪器有限公司 JA1003N 型）。RM－6000 型多导生理记录仪（日本光电公司），KC4 酶标仪，PTC－100 MJ PCR 仪，HB－1000 UVP 杂交炉，G2655AA Agilent 扫描仪，G2938B Agilent 2100 Bioanalyzer。

1.1.3　主要试剂：SuperScriptTM II RNase H－Reverse Transcriptase（Invitrogen），Oligo（dT）15 Primer（Bioasia 合成），Cy5、Cy3（Amersham），RNA inhibitor（Takara），QIAquick Nucleotide Removal Kit（QIAGEN），双通道 cDNA 大鼠离子通道基因表达谱芯片（上海生物芯片有限公司）。

1.2　方法

1.2.1　动物模型的制备与分组：将 12 只 SD 雄性大鼠随机分为假手术组和模型组，各 6 只。模型组大鼠 1% 戊巴比妥钠（50mg/kg）腹腔麻醉后，背位固定，经喉行气管插管术，连接呼吸机，以 80 次/分钟，潮气量 0.7～0.8ml 行人工呼吸，左胸前区备皮，络合碘消毒。在左侧第 3、4 肋骨间横向切开皮肤，长约 1.5cm，钝性分离肌层，沿第 3、4 肋骨间隙打开胸腔，开胸器固定，撕开心包，提起左心耳，在动脉圆锥与左心耳之间下方约 1mm 处用 6/0 线结扎左冠状动脉前降支。当心电图 I 导联显示 ST 段显著抬高后，重置心脏于胸腔，并立即分层缝合胸壁。术后连续 3 天注射青霉素预防感染。假手术组大鼠只穿线不结扎左冠状动脉。两组动物术后常规饲养。经八导生理记录仪用心阻抗法检测心功能，CI 值≤180ml/（min · kg）者列入心衰造模组。术后 10 天为心衰形成期，术后 8 周为心衰稳定期。

1.2.2　心肌组织的基因芯片检测：由生物芯片上海国家工程研究中心完成。

组织总 RNA 提取选取正常大鼠左心室肌和心梗大鼠左心室非梗塞区心肌组织，按照 Trizol 试剂盒（美国 Invitrogen）操作手册，提取心肌组织总 RNA，定量后，琼脂糖检测，QIAGEN Rneasy Kit 纯化总 RNA，经过确认 RNA 质量后继续后续实验。

（1）探针的制备：取总 RNA50μg，Oligo－dT（15）（1μg/μl）1μl，加无核酸酶的水至 10μl，70℃预变性 5min，变性反应结束后在 PCR 管中配制 cDNA 第一链合成反应体系。5×first－strand buffer 4.0μl，0.1M DTT 2.0μl，Unlabeled dNTP mix 1.0μl，Cy3/Cy5dCTP（1mM）1.0μl，RNA 抑制剂 1.0μl，Superscript II（200U/μl）1.0μl，42℃避光保温 2h，70℃变性 5min。在 PCR 管中加入 2μl 2.5 N 的 NaOH 水解 RNA 终止反应，37℃避光保温 15min，加入 10μl 2N HEPES 中和。制备好的探针采用 QIAquick Nucleotide Removal Kit 纯化后，酶标仪定量。定量完后的探针吸回 PCR 管，真空加热抽干，避光保存于－20℃，待杂交。实验组 RNA 采用 Cy3 荧光标记，对照组 RNA 采用荧光 Cy5 标记。

杂交及洗脱经定量的 Cy3 和 Cy5 标记的探针，置于 PCR 仪中 94℃变性 3min，70℃保温 45min。反应结束后，加入杂交缓冲液和甲酰胺，充分混匀后，滴加于芯片上，盖上盖玻片，置 42℃杂交箱中避光杂交 16～18h。55℃预洗两次，室温洗涤 3 次，迅速转入 50ml 空离心管中，1500rpm 离心 5min，干片。

（2）荧光扫描和结果分析：芯片结果采用 Agilent 扫描仪进行扫描，软件读取数据，分辨率 Scan resolution 为 10μm，PMT 100%，最后采用 Genespring 进行 Normalize 处理分析，ratio 值为 Cy3/Cy5，即处理组/对照组。差异基因筛选标准为 Ratio＞＝2 或＜＝0.5，P－value＜0.05。

1.2.3　芯片的数据处理和生物学信息分析：利用随机效应模型的单因素方差分析对模型 10 天组和模型 8 周组进行比较，以筛选两组之间的差异基因，差异基因的显著性水平为 $P<0.05$ 和 FDR＜0.1（False discovery rate）。根据基因在两个分组中的几何平均数的比值倍数决定差异基因的变化方向，比值大于 1 的基因为上调基因，小于 1 的是下调基因。在此基础上应用针对队列试验的聚类分析，研究正常组、模型 10 天组和 8 周组的差异基因表达规律，筛选出基因表达的主要变化趋势。然后从具有显著性意义的基因表达规律中挑取 2 种趋势，使用“Stc－GO——基于聚类分析结果的 Gene Ontology 基因功能集群分析”研究该类表达趋势中具有显著性意义的 Gene Ontology 分类。

1.2.4　RT－PCR：分别取 3 只假手术及模型大鼠的左室非梗塞区组织，提取总 RNA 后，逆转录生成 cDNA，采用 Primer Premier 5 软件，选择基因芯片提示的有差异表达的部分基因设计引物，以 β－actin 为内参，进行 PCR 验证。

2　结果

2.1　组织样品 RNA 纯度和完整性检测　所提取总 RNA 经分光光度计检测，OD260nm/OD280nm，比值介于 1.8～2.1 之间；经琼脂糖凝胶电泳鉴定，28S、18S 两条带清晰可见，且无拖尾现象，提示完整性良好。

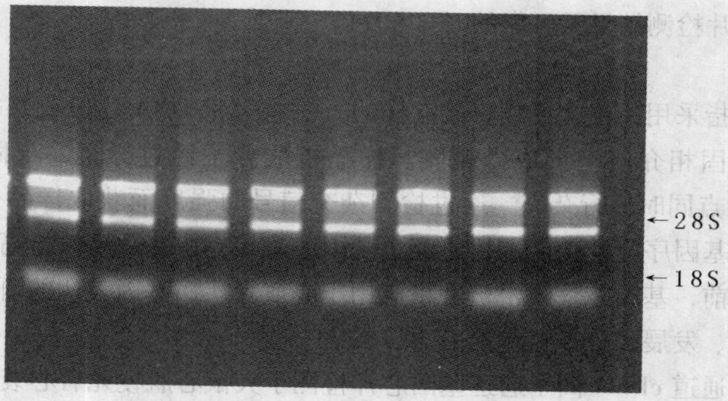

图1　心肌组织总 RNA 琼脂糖凝胶电泳图

2.2　芯片检测质量判定　基因芯片检测结果显示，符合质控标准，信号强度达到要求。5′/3′比值正常，芯片检出率在99%以上，均一性良好。

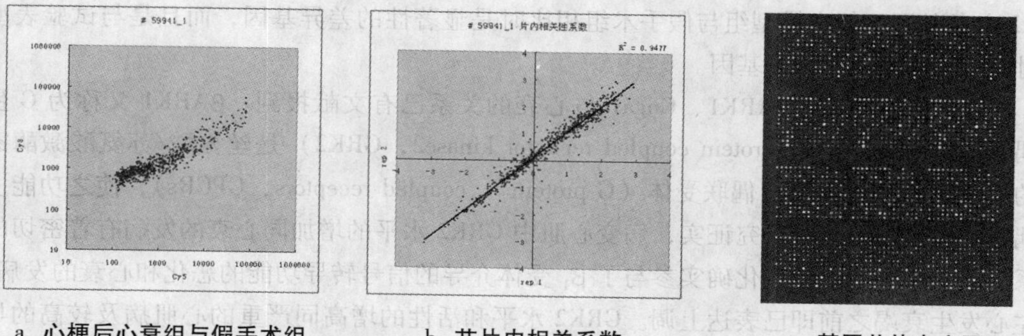

a. **心梗后心衰组与假手术组**　　b. **芯片内相关系数**　　c. **基因芯片杂交图**

图2　基因表达平均值比较散点图

2.3　基因芯片检测结果　按差异显著性标准，从746条基因中筛选出在心梗后心衰10天大鼠的左心室非梗塞区中共同差异表达基因319条，均为上调表达的基因。心梗后心衰8周大鼠的左心室非梗塞区中共同差异表达基因276条，其中上调表达的基因有274条，下调表达的基因有2条。并对这些表达差异的基因进行了初步分类，表达上调的基因包括各类激素受体、细胞因子受体、神经激素受体、生长因子受体、核受体、蛋白磷酸化酶、G蛋白、配体或电压介导的各种离子通道、转运蛋白、受体干扰蛋白等，表达下调的基因包括钾通道和转运蛋白。

2.4　生物信息学分析结果　进一步的GO分析发现，共有六条离子通道相关基因：肾上腺能受体激酶β_1（βARK1）、盐酸阿米洛利敏感阳离子通道－2（Accn2）、电压依赖性钙离子通道γ亚基－1（Cacng1）、环核苷酸门控通道－α1（Cnga1）、谷氨酸盐受体海人藻酸2（Grik2），神经酪氨酸激酶受体－2（Ntrk2）与心梗后心衰相关，且都随着时间的延长而呈下调趋势。

2.5　RT－PCR验证基因芯片检测结果　选择基因芯片提示的有差异表达的4个基因（βARK1、Accn2、Ntrk2、Cacng1）进行RT－PCR实验，结果与芯片数据表达的趋势一致。证明基因芯片检测结果是可靠的。

3 讨论

基因芯片是指采用原位合成或直接点样的方法将大量DNA片段或寡核苷酸片段排列在硅片、玻璃等固相介质上形成微矩阵。样品核酸分子经过标记，与固定在载体上的DNA阵列中的各点同时进行杂交，通过检测杂交信号的强度而获取样品分子的数量和序列信息，从而对基因序列及功能进行研究。基因芯片具有快速、高效、高通量地分析生物信息的特点。目前，基因芯片技术被大量应用于心血管疾病基因表达的研究，已成为研究心血管疾病发生、发展的分子机制的有力工具之一。

我们采用双通道cDNA离子通道基因芯片检测了大鼠心肌梗死后心衰的形成期和稳定期的受体和离子通道基因表达谱。结果发现，在所获得的表达上调基因中，涉及各类激素受体、细胞因子受体、神经激素受体、生长因子受体、核受体、蛋白磷酸化酶、G蛋白、配体或电压介导的各种离子通道、转运蛋白、受体干扰蛋白等相关基因。这些都与心梗后心衰有密切关系。进一步的Go分析发现，βARK1、Accn2、Cacng1、Cnga1、Grik2、Ntrk2六条基因不但在模型组与假手术组相比时是显著性的差异基因，而且是与试验表型随时间变化联系最紧密的基因。

在这六条基因中，βARK1、Cnga1与心衰的关系已有文献报到。βARK1又称为G蛋白偶联受体激酶2（G－protein coupled receptor kinase2，GRK2）是丝氨酸/苏氨酸激酶家族的成员，磷酸化G蛋白偶联受体（G protein － coupled receptors，GPCRs），使之功能上解偶联，发生失敏。有研究证实，病变心肌中GRK2水平的增加同心衰的发病有着密切的联系，其水平和活性的变化确实参与了$β_1$受体介导的信号转导功能的恶化和心衰的发病。在左心发生衰竭之前即已表达上调。GRK2水平和活性的增高同严重的心肌病及较高的早期死亡率相关。Cnga1又称HCN（hyperpolarization－activated cyclic nucleotide－gated），编码一种特异电流If。HCN基因对起搏活动不正常十分重要。在正常情况下，它不见于心肌细胞，亦无起搏活动，但心肌肥大或心力衰竭时可能发生改变，参与心律失常的发生。有研究表明，If的密度与心肌肥厚的严重程度密切相关，并且同没有疾病的同年龄对照组相比明显增大，If过度表达有助于增加肥厚心室的心律失常的易感性。

Accn2又称酸敏感离子通道（acid sensing ion channel 1，ASIC1），是一类由胞外酸化所激活的阳离子通道，为非电压门控的对Na^+有高通透性的离子通道，对Ca^{2+}也有一定的通透性。有研究表明，ASICs参与了多种生理和病理生理过程，它不仅可以单独介导细胞缺血后损伤，而且还可以作为谷氨酸受体下游信号通路的一部分，被谷氨酸受体激活的钙调素依赖的蛋白激酶Ⅱ所磷酸化，并可以进一步放大ASICs的细胞毒效应。Grik2又称GluR6（glutamate receptor 6），为离子型受体，它与离子通道偶联，形成受体通道复合物，介导快信号传递。GluR6为海人藻酸受体（KAR）亚基，也是受配基调控的离子通道，对Na^+、K^+有通透性，一些受体亚型对Ca^{2+}也有通透性。Ntrk2又称酪氨酸激酶受体B（TrkB），是脑源性神经营养因子（BDNF）与促神经营养因子－3（NT－3）的受体，与trk有高度相关性。NTFs与TrK受体结合，首先引起受体二聚化，进而引起胞内酪氨酸激酶结构域的酪氨酸磷酸化激活，然后激活下游信号分子，诱发不同的信号转导途径，产生相应的生物学效应。有研究表明，Trk 类受体可通过细胞内酪氨酸蛋白激酶将 G 蛋白激活的内向整流钾通道的多个酪氨酸残基磷酸化而抑制之。Cacng1 是 L－型钙通道的组成部分，它调整钙通道的生物物理学特性，是一个非常重要的钙通道亚基。γ 亚基在脑、心脏、肺和睾丸等多种组织中都有表达，在骨骼肌中有强表达。Accn2、Grik2、Ntrk2、Cacng1 与心梗后心衰的关系虽未见明确报道，但研究证实它们都与细胞缺血缺氧损伤有关，对 Na^+、K^+、Ca^{2+} 三种离子流有直接或间接的影响，其详细的作用机制还有待进一步研究。

通过本研究，我们初步筛选出六条与心梗后心衰密切相关的离子通道基因，为进一步阐明心梗后心衰时心肌离子通道电流发生发展的分子机制提供依据。

早期应用活血和益气中药抑制心衰大鼠左室重构和凋亡的对比研究

赵明镜　王硕仁　李　敏　王振涛　朱陵群　崔　巍　吕晞滢

心力衰竭是一种复杂的临床症状群，是各种心脏病的严重阶段，其功能上表现为心输出量下降和血流动力学的改变，而基本病理机制是由多种神经内分泌和细胞因子激活所致的心室重构。心力衰竭的治疗已从短期血流动力学/药理学措施转为长期的、修复性的策略，治疗目标不仅仅是改善症状，更重要的是针对心肌重构机制，早期用药防止和延缓其发展，改善预后，从而降低心力衰竭的死亡率和住院率。本研究采用心梗后心衰大鼠模型，早期（术后24h）应用中药活血注射液、益气注射液和血管紧张素转换酶抑制剂（ACEI）卡托普利，旨在比较活血和益气中药抑制心室重构和阻止心衰恶化的作用特点。

1　材料

1.1　药品及试剂　活血注射液由丹参、川芎、红花等活血药组成，每毫升相当于生药2g；益气注射液由党参、黄芪等组成，每毫升相当于生药2g；气血注射液由活血和益气注射液组合而成，每毫升含生药4g。各中药注射液均由北京中医药大学东直门医院制剂室制成。卡托普利由常州制药厂提供，配制成3mg/ml 原位细胞凋亡检测试剂盒（POD法），德国 Boehringer Mannheim 公司提供；125I AngⅡ药盒，北京富瑞生物工程公司提供。

1.2　动物　正常雄性 SD 大鼠，体重（250 ± 10）g，由北京维通利华实验动物技术有限公司提供［动物合格证号为 SCXK（京）2002 - 0003］。

1.3　主要仪器　RM - 6000 型生理仪（日本光电株式会社）；DH - 140B 型小动物呼吸机（浙江医科大学实验仪器厂）；BX - 60 荧光/透射显微镜（日本 Olympus 公司）；Spot Ⅱ数码成像 1 系统（美国 Diagnostic Instruments 公司）；MetaMorph 图像分析系统（Universal Imaging Corporation）。

2　方法

2.1　心力衰竭动物模型制作　大鼠经 1% 戊巴比妥钠 50mg/kg 腹腔麻醉、开胸、呼吸机正压呼吸、在肺动脉圆锥与左心耳之间下约 1mm 处结扎左冠状动脉前降支。假手术组大鼠手术过程同上，只穿线但不结扎冠脉。

2.2　分组及给药　动物随机分为假手术组、模型组、活血组、益气组、气血组、西药组，各组又有 2 个用药时间点，共 12 组。活血组和益气组分别腹腔注射活血注射液、益气注射液，给药剂量均为每日 8g/kg；气血组腹腔注射气血注射液，给药剂量为 16g/kg；西药组每日腹腔注射卡托普利 10.125mg/kg；模型组和假手术组每日腹腔注射等量的生理盐水。于造模后的第 2 天给药、疗程分别是 4、8 周。

2.3　血流动力学测定　用阻抗法测定，将所得数值代入 Kubicek 公式，计算每搏输出量（SV）每分输出量（CO）和心脏指数（CI）。根据临床病人心衰诊断标准心功能比正常减损40%为心衰，故将 CI 值≤对照组 CI 值的40%，诊断为心力衰竭动物模型。

2.4　左室重构各指标测定

2.4.1　左心室腔周长和面积测量：心脏最大横经病理切片 HE 染色，图像分析测量计算室腔周长和面积。

2.4.2　单位面积内心肌细胞核数测定：HE 染色，在心肌健存区随机选取5个面积相同的区域，图像分析自动识别总细胞核数，剔除非心肌细胞核数（根据细胞形态、核形状、有无横纹确定心肌细胞，部分心肌细胞可见到闰盘），即得心肌细胞核数。计算5个区域的均值，即为单位面积内心肌细胞核数。

2.4.3　室壁变薄比测量：HE 染色，选取室壁最薄部位和最厚部位各3处，应用软件功能自动测量壁厚度，计算均值后，计算二者比值。

2.4.4　心肌组织单位面积内胶原含量测定：经改良 Masson 三色染色，随机选取非梗死位置相同的5个视野，计算胶原染色的阳性面积均值。

2.5　心肌细胞凋亡检测　用 TUNEL（原位末端标记）法测定心肌细胞凋亡，随机选取梗塞边缘区5个面积相等的视野，检测出阳性凋亡细胞数和细胞总数，计算凋亡细胞阳性百分率。

2.6　心肌组织 AngⅡ含量测定　采用放免法，按试剂盒说明进行。

2.7　统计学方法　应用 SPSS 10.0 软件进行多组间单因素方差分析，多组间两两比较用 q 检验。

3　结果

3.1　对心梗后心衰大鼠血流动力学的影响　用药4，8周的各药物组均可改善心脏功能，与模型组相比有显著差异（$P<0.05$ 或 $P<0.01$），活血组两个时间点对心功能的改善效果最好，与假手术组无显著差异，特别是8周活血组的 SV、CO、CI 均比益气组、气血组、西药组提高（$P<0.05$ 或 $P<0.01$）（表1）。

表1　各治疗组对心衰大鼠血流动力学的影响（$\bar{x}\pm s$）

组别	剂量/g·kg⁻¹	疗程/周	n	SV/ml/beat	CO/ml·min⁻¹	CI/ml·min⁻¹·kg⁻¹
假手术	–	4	19	$0.30\pm0.086^{2)}$	$118.58\pm30.880^{2)}$	$324.64\pm78.343^{2)}$
		8	16	$0.28\pm0.073^{2)}$	$122.22\pm28.167^{2)}$	$284.46\pm56.498^{2)}$
模型	–	4	20	0.12 ± 0.052	39.82 ± 16.559	123.18 ± 35.253
		8	17	0.11 ± 0.033	42.27 ± 10.441	115.22 ± 32.460
活血	8	4	13	$0.22\pm0.080^{1)}$	$88.32\pm31.464^{2)}$	$249.01\pm79.595^{2)}$
		8	6	$0.30\pm0.067^{2)}$	$118.78\pm31.848^{2)}$	$292.21\pm67.733^{2)}$
益气	8	4	11	$0.18\pm0.062^{6)}$	$71.97\pm27.880^{5)}$	$223.55\pm85.327^{1),5)}$
		8	7	$0.18\pm0.084^{1),4)}$	$67.49\pm26.241^{1),4),5)}$	$191.92\pm68.205^{1),4),5)}$
气血	16	4	11	$0.18\pm0.071^{6)}$	$71.34\pm30.470^{6)}$	$207.63\pm79.146^{6)}$
		8	8	$0.20\pm0.065^{2),4)}$	$82.06\pm30.170^{2),4)}$	$215.44\pm67.040^{2),3)}$
西药	0.01	4	11	$0.18\pm0.076^{6)}$	$63.03\pm31.802^{6)}$	$185.27\pm88.103^{1),4),6)}$
		8	9	$0.20\pm0.056^{2),4)}$	$76.02\pm16.229^{1),4)}$	$231.60\pm67.641^{2),3)}$

注：与同期模型组比较，$^{1)}P<0.05$；$^{2)}P<0.01$；与同期活血组比较，$^{3)}P<0.05$，$^{4)}P<0.01$；与同期假手术组比较，$^{5)}P<0.05$，$^{6)}P<0.01$。

3.2　对大鼠心室腔大小和心脏重量的影响　各治疗组用药4周时左室腔周长无明显改善，用药8周时左室腔周长明显缩短，除益气组外，其余各组与模型组相比，均有统计学差异；各药物组左室腔面积在两个时间点上均比模型组明显减少，尤其是活血组8周的左室腔面积与同时间假手术组比较已无差异；除益气组4周外，其余药物组均可缩小心脏湿重/体重的比值，而益气组4周则无明显改善（表2）。

表2　各治疗组对心室腔大小和心脏重量的影响（$\bar{x} \pm s$，n=6）

组别	剂量/g/kg	疗程/周	左室腔周长/mm	左室腔面积/mm²	心脏湿重/体重/g/kg
假手术	–	4	$31.07 \pm 4.78^{2)}$	$6.11 \pm 0.692^{2)}$	$2.47 \pm 0.24^{2)}$
		8	$32.17 \pm 5.45^{2)}$	$7.05 \pm 1.006^{2)}$	$2.39 \pm 0.272)$
模型	–	4	44.96 ± 5.21	13.67 ± 2.557	3.38 ± 0.37
		8	45.46 ± 5.16	$14.92 \pm 2.359^{2)}$	3.72 ± 0.29
活血	8	4	$37.58 \pm 5.32^{3)}$	$8.85 \pm 1.082^{2)4)}$	$2.84 \pm 0.25^{2)3)}$
		8	$36.89 \pm 7.58^{1)3)}$	$8.37 \pm 0.500^{2)}$	$2.67 \pm 0.26^{2)3)}$
益气	8	4	$40.01 \pm 9.90^{4)}$	$9.36 \pm 0.688^{2)4)}$	$3.11 \pm 0.26^{4)}$
		8	$39.02 \pm 5.18^{4)}$	$9.27 \pm 0.765^{2)3)}$	$2.94 \pm 0.28^{2)4)}$
气血	16	4	$39.86 \pm 8.24^{4)}$	$9.25 \pm 0.600^{2)4)}$	$3.07 \pm 0.29^{1)4)}$
		8	$37.65 \pm 7.07^{1)3)}$	$9.11 \pm 0.811^{2)3)}$	$3.02 \pm 0.28^{2)4)}$
西药	0.01	4	$39.14 \pm 6.37^{4)}$	$8.71 \pm 0.739^{2)4)}$	$2.98 \pm 0.28^{2)4)}$
		8	$37.10 \pm 5.09^{1)3)}$	$9.02 \pm 1.200^{2)3)}$	$2.73 \pm 0.26^{2)3)}$

注：与模型组比较，$^{1)}P<0.05$，$^{2)}P<0.01$；与假手术组比较，$^{3)}P<0.05$，$^{4)}P<0.01$。

3.3　对大鼠增殖性左室重构的影响　各药物组均增加室壁变薄比、减少单位面积内胶原的含量以及增加单位面积心肌细胞核数（表3）。

表3　各治疗组对心室增殖性重构指标的影响（$\bar{x} \pm s$，n=6）

组别	剂量/g·kg⁻¹	疗程/周	室壁变薄比	单位面积心肌细胞核数/个	单位面积内胶原（μm²）
假手术	–	4	$0.99 \pm 0.09^{2)}$	$853.90 \pm 78.52^{2)}$	$6653.77 \pm 720.53^{2)}$
		8	$0.97 \pm 0.05^{2)}$	$867.05 \pm 90.17^{2)}$	$6921.65 \pm 695.05^{2)}$
模型	–	4	0.35 ± 0.04	673.04 ± 71.48	14807.91 ± 1847.23
		8	0.29 ± 0.04	610.13 ± 69.72	17870.85 ± 2399.59
活血	8	4	$0.50. \pm 0.05^{2)}$	$750.34 \pm 80.01^{1)}$	$8045.44 \pm 2190.07^{2)}$
		8	$0.61 \pm 0.05^{2)}$	$770.18 \pm 68.25^{1)}$	$9465.89 \pm 1817.15^{2)}$
益气	8	4	$0.59 \pm 0.05^{2)}$	$743.21 \pm 79.24^{1)}$	$10335.62 \pm 2234.82^{2)}$
		8	$0.53 \pm 0.07^{2)}$	$754.32 \pm 71.27^{1)}$	$11482.50 \pm 2234.82^{1)}$
气血	16	4	$0.54 \pm 0.08^{2)}$	$729.44 \pm 77.27^{1)}$	$11614.48 \pm 1553.55^{2)}$
		8	$0.54 \pm 0.04^{2)}$	$747.18 \pm 80.46^{1)}$	$9501.58 \pm 1019.18^{2)}$
西药	0.01	4	$0.57 \pm 0.09^{2)}$	$752.76 \pm 76.45^{1)}$	$9934.60 \pm 2161.66^{2)}$
		-8	$0.60 \pm 0.08^{2)}$	$769.24 \pm 77.23^{1)}$	$9293.45 \pm 1836.14^{2)}$

注：与模型组比较，$^{1)}P<0.05$，$^{2)}P<0.01$。

3.4　对大鼠心肌细胞凋亡的影响　在用药后4周，活血组和西药组心室梗塞边缘区心肌细胞凋亡阳性率明显减少，而益气组和气血组的凋亡率无明显变化；用药后8周各治疗组凋亡率均显著减少，与模型组比较有明显差异。尤其是活血组和西药组减少凋亡更加明显，两组4，8周的效果均好于益气组（表4）。

表 4　各治疗组对心室梗死边缘区心肌细胞凋亡阳性率的影响（$\bar{x} \pm s$，n=6）

组别	剂量/g·kg^{-1}	4 周/%	8 周/%
假手术	–	$1.66 \pm 0.94^{1)}$	$1.44 \pm 0.43^{1)}$
模型	–	10.45 ± 1.80	11.86 ± 1.61
活血	8	$7.43 \pm 0.79^{1)2)}$	$6.37 \pm 0.56^{1)2)}$
益气	8	10.41 ± 1.38	$9.97 \pm 1.23^{1)}$
气血	16	9.82 ± 1.29	$8.39 \pm 0.62^{1)}$
西药	0.01	$8.39 \pm 1.42^{1)}$	$6.25 \pm 0.70^{1)3)}$

注：与模型组比较，1) $P<0.01$；与同疗程益气组比较，2) $P<0.05$，3) $P<0.01$。

3.5　对大鼠心肌组织 AngⅡ的影响　用药后 4 周，活血组和西药组明显降低心肌组织 AngⅡ的含量，与假手术组之间无显著差异，而气血组的 AngⅡ减低不如上述两组明显，尤其是气血组含量高与模型组的几乎相同；用药后 8 周，各药物组心肌组织 AngⅡ的含量均较模型组有明显下降，除气血组外其余 3 组心肌组织 AngⅡ的含量与假手术组无显著差别（表 5）。

表 5　各治疗组对心衰大鼠心肌组织 AngⅡ的影响（$\bar{x} \pm s$，n=6）

组别	剂量/g·kg^{-1}	4 周/ng·g^{-1}	8 周/ng·g^{-1}
假手术	–	$0.72 \pm 0.37^{1)}$	$0.65 \pm 0.12^{1)}$
模型	–	1.71 ± 0.37	1.68 ± 0.54
活血	8	$1.03 \pm 0.21^{1)}$	$0.84 \pm 0.16^{1)}$
益气	8	$1.15 \pm 0.28^{1)2)}$	$0.88 \pm 0.14^{1)}$
气血	16	$1.52 \pm 0.403)$	$1.09 \pm 0.18^{1)3)}$
西药	0.01	$1.00 \pm 0.15^{1)}$	$0.68 \pm 0.16^{1)}$

注：与模型组比较，1) $P<0.01$；与假手术组比较，2) $P<0.05$，3) $P<0.01$。

4　讨论

心梗后心衰的心室重构主要为两个阶段，急性心梗后，早期心肌细胞死亡伴随有大量心肌细胞凋亡，同时左心室扩大的左室重构出现较早，随着病情的发展，心肌细胞肥大和间质增生（室壁变薄比减小、单位面积心肌细胞核数减少、胶原增加）则在慢性期更加明显。在心室重构的过程中心肌细胞凋亡持续存在，并与心室重构呈规律性变化。心肌细胞的缺失（死亡和凋亡）和心室重构是心功能下降的最主要的原因。而这些变化又是在激活的神经内分泌系统作用下产生的，特别是 RAS 系统是促进心室重构，使心脏功能从代偿向失代偿发展的关键因素之一。心衰治疗的目的就是早期用药，阻断心衰的病理基础——心室重构，从而延缓和逆转心衰的发展。

本研究表明，早期用药后，活血组、益气组、气血组、西药组（卡托普利）在功能上均能改善心脏功能；在组织结构上可以减少左室腔周长和面积、增加单位面积心肌细胞核数、减轻心脏湿重/体重的比值、增加室壁变薄比、减少胶原含量（$P<0.05$ 或 $P<0.01$），从而减轻左室重构。同时各药物组还能减少心肌组织中 AngⅡ的含量和抑制心肌细胞凋亡（$P<0.05$ 或 $P<0.01$），表明它们抑制左室重构的机制，一方面是通过减少 AngⅡ，进而抑制心肌细胞肥大和胶原产生；另一方面通过抑制心肌细胞凋亡，减少心肌细胞数量的下降，最终改善左室重构和心脏功能。

虽然各治疗组均有较好的疗效，但是其作用强度和特点各有不同，其中活血组效果最优。活血组 8 周改善心功能的效果强于其他各组，而且减少左室腔面积明显与同时间假手术组比较已无差异；活血组4周即可明显减少心肌细胞凋亡阳性率和降低 AngⅡ的含量，而益气组和气血组无明显变化，8周时两组对凋亡率和 AngⅡ虽有抑制，但仍弱于活血组；同时可以看到，益气组在多项指标上效果并不明显，益气组两个时间点均不能缩短左室腔周长；益气组4周对心脏湿重/体重的比值、细胞凋亡阳性率及 AngⅡ的含量均无作用，这些作用到8周时才出现。另外，气血组4、8周在抑制心肌细胞凋亡阳性率及降低心肌组织 AngⅡ方面最弱。而西药组与气血组相反，在上述两方面效果明显与活血组相似。

以上实验结果与中药的药理作用有关。益气注射液主要由党参、黄芪等组成。研究表明，二者属于非强心苷类正性肌力药，均可改善心脏的收缩、舒张功能，但党参、黄芪改善心室重构的功效，可能部分地为其正性肌力作用所抵消。活血注射液主要由丹参、川芎、红花等组成。以往的研究表明，它们有多种药理作用：抗凝、抗氧化、扩张血管、改善微循环以及保护血管内皮、抑制平滑肌细胞和成纤维细胞增生等多种功效，这些中药所产生的多成分和多靶点的综合作用，均能产生保护心肌和改善心室重构的功效。同时本课题组的细胞实验也得到了与整体实验相类似的结果。

总之，活血组、益气组均可改善心脏功能，而无正性肌力作用的活血药能改善心衰发生和发展的基本的病理条件：改善心室重构、抑制心肌细胞凋亡以及降低心肌组织中 AngⅡ的含量，因而，可以改善心脏功能，延缓心衰的发展。

中药治疗果糖喂饲大鼠下肢缺血的研究

娄利霞　张　靓　王硕仁　吴爱明　张冬梅　吕晞滢　赵明镜

随着引起血管疾病高危因素的增加，如人口老龄化和人们生活方式改变等，下肢缺血性疾病已经成为一种临床上的常见病。动脉硬化闭塞症、糖尿病动脉闭塞症及血栓闭塞性脉管炎、雷诺症、结节性多动脉炎是临床上最常见的肢体缺血性疾病。其中糖尿病引起的下肢缺血较为常见。通常下肢缺血的药物治疗包括抗血小板治疗、溶栓等，但是大多数效果不理想。

近年来部分临床自体对照研究证实在干细胞治疗同时给以中药治疗可以有很好的疗效。董建勋等研究发现辨证循经注射自体骨髓单个核细胞联合中药（黄芪、当归、川芎、鸡血藤、桂枝、干姜、苏木等）对改善下肢缺血患者的临床症状及体征具有显著的作用。本实验室研究发现自体骨髓单个核细胞移植联合益气活血中药（黄芪、毛冬青、桂枝、三七）治疗下肢动脉缺血性疾病，可以迅速改善下肢缺血患者的疼痛及冷感，能有效改善局部的血液循环。但是，对于益气活血中药是否可以促进缺血下肢的血流灌注的改善尚无明确的实验室证据。

本项目拟在在体的果糖喂饲大鼠下肢缺血模型上，选用益气活血法的代表方——补阳还五汤加葛根、知母（玉液汤的药对）来治疗下肢缺血。以下肢血流灌注和下肢内侧肌群的毛细血管密度为指标，观察本方药对下肢缺血的治疗作用。本研究将为下肢缺血中药新治疗方案提供实验支持。

1　材料和方法

1.1　药品、试剂和仪器　药物的制备：由补阳还五汤加葛根、知母（玉液汤的药对）组成。包括：炙黄芪 20g，当归 10g，赤芍 10g，川芎 15g，桃仁（打烂）3g，草红花 10g，知母 12g，葛根 10g，地龙 3g。所有药物均由本实验室按水煮醇沉工艺制备（含生药 2g/ml）。灭菌分装，4℃保存。

试剂：小鼠抗大鼠单抗 MAB1393 购自美国 Millipore 公司。

仪器：激光多普勒血流成像 PeriScan PIM II 系统，瑞典。

1.2　实验动物分组　正常雄性 8 周 SD 大鼠，10% 果糖水和果糖饲料（正常饲料含 30% 果糖）喂养，每周尾部取血查一次血糖（罗氏血糖仪测定）。共喂养 13 周，建立果糖喂饲大鼠模型。将此果糖喂饲大鼠随机分为单纯果糖喂饲组和中药治疗组，每组 6 只。同时有正常喂养大鼠行下肢缺血为正常对照组。果糖喂饲组大鼠进行下肢缺血手术处理，果糖喂养，生理盐水灌胃；中药组大鼠进行下肢缺血，手术后 24 小时按照人单位体重生药剂量的 10 倍量开始灌胃，每天 1 次，持续 3 周。

1.3　大鼠下肢缺血模型的建立　大鼠经 1% 戊巴比妥钠 50mg/kg 体重腹腔麻醉后，背部固定，左侧下肢备皮，消毒。在膝关节内侧约 1cm 处纵向切开皮肤，分离出由全长的股动脉、股静脉及其分支旋髂浅支、肌支、腹壁浅支、膝最上支等分支，分别结扎并离断。术后连续 3 天注射青霉素预防感染。术后常规饲养。

1.4　激光多普勒血流成像（LDPI）测定下肢血流　分别在术后 3 天、7 天、14 天和 21 天对大鼠双下肢进行激光多普勒血流成像（laser doppler perfusion imaging，LDPI），图像分析获得大鼠踝关节上 1cm 至足部的平均血流，并以术侧与健侧的比值即相对血流灌注值为最终结果，进行数据分析。

1.5　下肢毛细血管密度的测定　在术后 21 天处死大鼠，取术侧腓肠肌，作冰冻切片，进行组织切片的 CD31 免疫组织化学检测。染色后组织切片在 100 倍显微镜下，随机选取 5 个视野，计数 CD31 阳性的内皮细胞与肌纤维比值，以此变化为评价指标，观察缺血下肢毛细血管结构的恢复。

1.6　统计学处理　实验结果以均数 ± 标准差（$\bar{x} \pm s$）表示。多样本均数组间比较采用 One－way ANOVA 检验，组间比较采用 Student－Newman－Keuls 检验，$P<0.05$ 为差异有显著性。

2　结果

2.1　大鼠空腹血糖　罗氏血糖仪测定大鼠血糖结果如图 1：在果糖喂养 13 周后，其血糖较正常喂养大鼠有显著增加［果糖喂饲组：（6.0 ± 0.4）mmol/L；果糖喂饲 + 中药组：（5.6 ± 0.4）mmol/L；vs 正常组：（4.7 ± 0.1）mmol/L］（$P<0.05$）。进行下肢缺血手术后，给以中药喂养 21 天后并未改善大鼠血糖水平［果糖喂饲 + 中药组：（7.8 ± 1.9）mmol/L vs 果糖喂饲组：（6.5 ± 0.3）mmol/L］（$P>0.05$）。

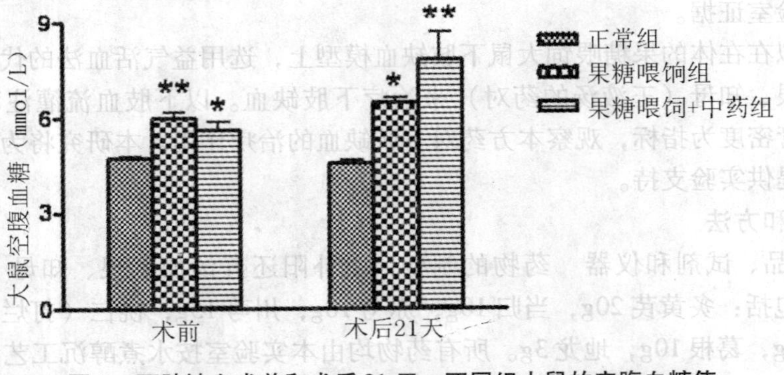

图 1　下肢缺血术前和术后 21 天，不同组大鼠的空腹血糖值

$^{*}P<0.05$，$^{**}P<0.01$ 与正常组比较，n = 3 ~ 6。

2.2　LDPI 测定结果　分别在术后 3 天、7 天、14 天和 21 天对大鼠双下肢进行 LDPI 检测。图像分析结果显示，术后 3 天各组大鼠缺血侧下肢与对侧下肢的血流灌注比值范围在 47% ~ 64%，各组间没有显著性差异（$P>0.05$）。术后 21 天各组大鼠缺血侧下肢与对侧下肢的血流灌注比值为（75 ± 110%），中药治疗组（87 ± 18%）较果糖喂饲组有改善趋势，但两组间没有显著性差异（$P>0.05$）；正常组（110 ± 16%）较果糖喂饲组（75 ± 14%）和中药治疗组缺血侧血流灌注的恢复有显著性差异（$P<0.05$）。

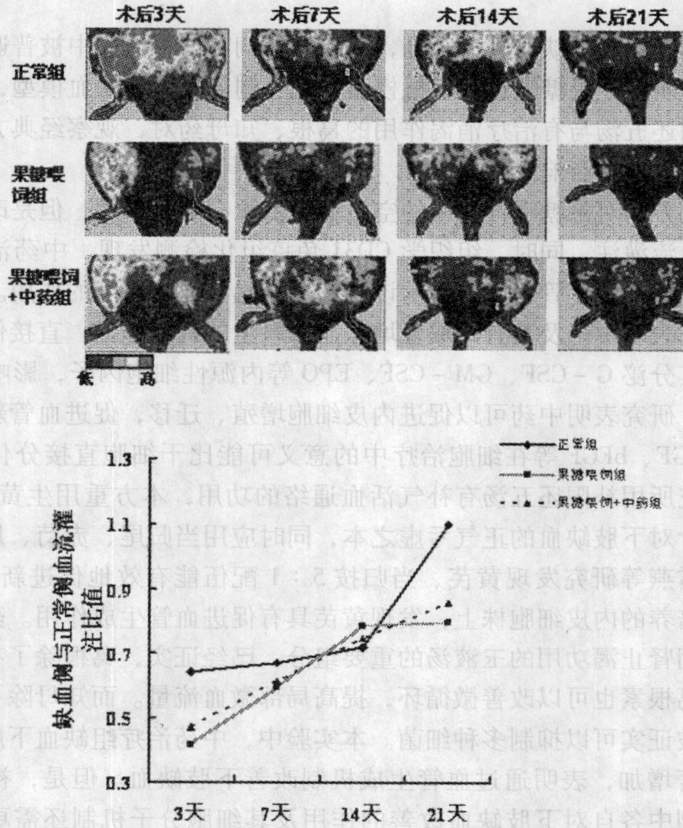

图2　A 各组大鼠不同时间的 LDPI 代表图示

各组大鼠不同时间的缺血侧与正常侧血流灌注比值的定量分析。n = 3 ~ 6

2.3　免疫组织化学检测毛细血管密度　组织切片的 CD31 免疫组织化学检测，计算每个肌纤维束所含毛细血管数。结果发现，果糖喂饲大鼠给以中药治疗后，缺血部位肌肉组织的毛细血管数较没有给以中药治疗组有显著性增加（$P < 0.01$）。

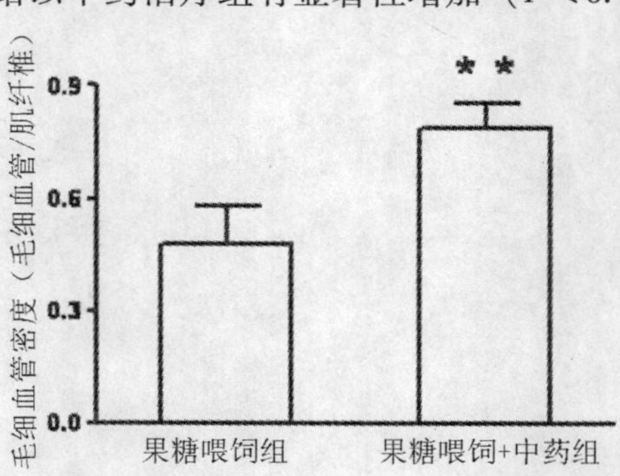

图3　缺血下肢的毛细血管密度定量分析

** $P < 0.01$ 与果糖喂饲组比较，n = 5 ~ 6

3 讨论

由于糖尿病引起的下肢缺血较为常见，而果糖喂饲在许多研究中被普遍用于胰岛素抵抗模型的制备。本研究在果糖喂饲的大鼠模型基础上制备了下肢缺血模型，通过给予有活血通络作用的补阳还五汤与有治疗消渴作用的葛根、知母药对，观察经典方药对果糖喂饲大鼠缺血下肢血流灌注的影响及其机制。

结果发现，此方药对果糖喂饲大鼠的空腹血糖值没有降低作用，但是改善了果糖喂饲大鼠缺血下肢的血流灌注。同时，组织学 CD31 免疫组化检测发现，中药治疗可以显著增加缺血骨骼肌组织的毛细血管密度，提示该方药可能具有血管新生的作用。

近年来，研究表明中药及其有效成分增强血管新生的机制包括：直接作用于骨髓干细胞，或通过促进其分泌 G－CSF、GM－CSF、EPO 等内源性细胞因子，影响骨髓干细胞的增殖分化。同时，研究表明中药可以促进内皮细胞增殖、迁移，促进血管新生。旁分泌产生的细胞因子 VEGF、bFGF 等在细胞治疗中的意义可能比干细胞直接分化参与形成内皮更为重要。本研究所用补阳还五汤有补气活血通络的功用，本方重用生黄芪，补益元气，气旺则血行，能针对下肢缺血的正气亏虚之本，同时应用当归尾、赤芍、川芎等活血通络以治血瘀之标。雷燕等研究发现黄芪、当归按 5∶1 配伍能有效地促进新生血管的生成；朱瑾波等在体外培养的内皮细胞株上，发现黄芪具有促进血管生成作用。药对葛根、知母是有益气滋阴，固肾止渴功用的玉液汤的重要组分。已经证实，葛根除了有轻微的降糖作用，其有效成分葛根素也可以改善微循环，提高局部微血流量。而知母除了含有降糖作用的知母聚糖，还被证实可以抑制多种细菌。本实验中，中药治疗组缺血下肢的毛细血管数较无治疗组有显著增加，表明通过血管生成机制改善下肢缺血。但是，补阳还五汤加葛根、知母在此模型中各自对下肢缺血改善的作用及其细胞分子机制还需更详细深入的研究。

总之，本研究在果糖喂饲的大鼠模型上制备了下肢缺血模型，通过给予补阳还五汤加葛根、知母，观察到缺血下肢血流灌注的改善趋势，同时有缺血骨骼肌组织的毛细血管密度的显著性增加。但是，方中个成分在治疗此模型中的具体作用及其作用机制还需进一步的研究。

新清开灵注射液对脑微血管内皮细胞缺血再灌注损伤黏附分子表达的影响

高永红　袁拯忠　牛福玲　朱陵群　李澎涛　王硕仁

脑缺血再灌注后可激活炎症反应，这是由大量细胞毒性成分诱导的氧自由基和其他介质导致细胞因子和致炎症酶原产生的结果，再灌注的炎症反应可促进微血管或小动脉的痉挛，甚至新血栓的形成，进一步扩大了脑损伤的范围，这是脑再灌注损伤的主要原因之一，黏附分子在炎症反应中具有重要作用。

本研究通过两部分实验，免疫细胞化学染色方法观察细胞 ICAM－1、VCAM－1 蛋白表达的变化，并以 RT－PCR 的方法测定了 mRNA 转录水平的改变，探讨新清开灵注射液对大鼠脑微血管内皮细胞黏附分子的影响，阐述其在脑缺血再灌注损伤中炎症反应中的干预作用。

1　材料与方法

1.1　实验材料

1.1.1　动物与药物：健康雄性 SD 大鼠，清洁级，200－300g 购自维通利华，动物合格证号 SCXK 京2002～0003。

尼莫地平注射液（批号 0401201，天津金耀氨基酸有限公司），清开灵注射液（北京中医药大学药厂，批号 213710A），新清开灵注射液（由胆酸、黄芩苷、栀子苷、珍珠母等组分组成）由课题组提供。

1.1.2　试剂与仪器：DMEM 培养基、胰蛋白酶：Gibco 公司；胎牛血清：北京元亨圣马生物技术研究所，批号 040316；Ⅷ因子相关抗原抗体，美国 Santa Cruz 公司；Agrose：BBI 公司；100bp DNA Ladder：天为时代；TRIZOL：Invitrogen 公司；Access PT－PCR system：Promega 公司；氯仿、苯酚、酒精：分析纯级，北京化学试剂公司。

PE2400 基因扩增仪，BTS－20M 凝胶成像系统，GENEQUANT 核酸计量器，Olympus-sIMT－2 倒置显微镜，Olympus－BX60 荧光显微镜；SEM－6000F 日本电子公司扫描电镜。

1.2　实验方法

1.2.1　大鼠脑微血管内皮细胞的培养和鉴定：雄性 SD 大鼠，乙醚麻醉后断头取脑，两步过筛分离微血管并消化方法提取原代内皮细胞，胰蛋白酶消化并传代培养。倒置显微镜下观察细胞呈长梭形，汇合状态呈紧密连接，单层生长。间接免疫荧光鉴定Ⅷ因子阳性，证实为血管内皮细胞，扫描电镜可看到细胞表面丰富的微绒毛和细胞间的紧密连接。

1.2.2　复制缺血再灌注体外模型：采用氧糖剥夺方法（OGD）模拟缺血再灌注损伤，缺氧 4h，再复氧 12h。新清开灵、清开灵、尼莫地平组分别在缺氧和复氧时加入相应浓度的药物。正常对照组在培养箱中培养相应 16h。

1.2.3　ICAM－1、VCAM－1 蛋白表达的免疫细胞化学染色：染色步骤参照 SP 法试剂盒，封片处理后以美国 Diagnostic Instrument Inc spot－Ⅱ数码成像系统拍照，观察蛋白表达的变化，以 Universal Imaging Corporation MetaMorph 分析系统对免疫细胞化学结果进行半定量分析。

1.2.4 RT－PCR 反应：细胞 RNA 提取按 TRIZOL 操作说明进行。Primier Premier 5.0 设计引物，交由北京赛百盛生物有限公司合成。选用看家基因甘油醛－3－磷酸脱氢酶（GAPDH）作内参照以校正计算 ICAM－1mRNA、VCAM－1mRNA 含量。

ICAM－1 引物序列：Sense：5'－ACT AGA GGA GTG AGC AGG TTA－3'，Antisense：5'－AGT GTC TCA TTC CCA CGG AG－3'，预计扩增产物 388bp。VCAM－1 引物序列：Sense：5'－GGG GAT TCC GTT GTT CTG－3'，Antisense：5'－CAC ATT AGG GAC CGT GCA－3'，预计扩增产物 309bp。GAPDH 引物序列：Sense：5'－ATG ATT CTA CCC ACG GCA AG－3'，Antisense：5'－TTC AGC TCG GGG ATG ACC TT－3'，预计扩增产物 529bp。

采用 RT－PCR 一步法反应体系，ICAM－1mRNA 反应条件为：AMV/Tfi 5×反应缓冲液 10μl，dNTP 混合物 1μl，$MgSO_4$ 2μl，AMV 反转录酶 1μl，Tfi DNA 聚合酶 1μl，ICAM－1sense 1μl，antisense 1μl，GAPDHsense 1μl，antisense 1μl，RNA 样品 1μg，无核酸酶水加至终体积为 50μl。反应条件：①起始 94℃ 2min，②变性 94℃ 1min，退火 57℃ 1min，延伸 72℃ 1min，35 个循环，末延伸 72℃ 7min。

VCAM－1 mRNA 反应条件为：AMV/Tfi 5×反应缓冲液 10μl，dNTP 混合物 1μl，$MgSO_4$ 3μl，AMV 反转录酶 1μl，Tfi DNA 聚合酶 1μl，VCAM－1sense 3μl，antisense 3μl，GAPDHsense 1μl，antisense 1μl，RNA 样品 1μg，无核酸酶水加至终体积为 50μl。反应条件：①起始 94℃ 5min，②变性 94℃ 1min，退火 58℃ 1min，延伸 72℃ 1min，35 个循环，末延伸 72℃ 5min。

取 PCR 产物琼脂糖凝胶电泳，对电泳条带进行光密度扫描。以目标扩增产物的吸光度与 GAPDH 的吸光度的比值作为 mRNA 水平的参数，对所有样品的 mRNA 的表达进行半定量分析。

1.3 统计学处理 数据以表示，SPSS 10.0 统计软件进行数据统计和单因素方差分析。

2 结果

2.1 免疫组化半定量分析 ICAM－1 结果如表 1，模型组阳性表达面积和平均光密度明显增高，与正常组比较有显著性差异（$P<0.01$）。阳性对照尼莫地平组平均光密度无明显降低，而表达面积显著低于模型组（$P<0.01$）。清开灵组平均光密度降低，与模型组比差异显著（$P<0.01$），表达面积无明显差异（$P>0.05$）；新清开灵注射液组表达面积和平均光密度都显著地低于模型组（$P<0.05$）。

表 1 新清开灵对 MVEC ICAM－1 蛋白的影响（$\bar{x}\pm s$，n=6）

组别	AREA（μm^2）	OD
正常组	0.2335±0.0551**	0.0744±0.0077**
模型组	0.5226±0.1837##	0.0994±0.0048##
新清开灵	0.2731±0.1412**	0.0891±0.0020**
清开灵	0.4450±0.1387	0.0851±0.0032**
尼莫地平	0.2318±0.0916**	0.0945±0.0045

注：与正常组比，##$P<0.01$；与模型组，*$P<0.05$，**$P<0.01$。

VCAM－1 结果如表 2，正常 MVEC 有少量 VCAM－1 蛋白的表达；模型组表达面积和平均光密度都明显提高（$P<0.05$）。与模型组比较，尼莫地平组平均光密度无明显差异（$P>0.05$），表达面积明显减少（$P<0.05$）。清开灵组平均光密度低于模型组，有统计学差异（$P<0.05$），新清开灵组 VCAM－1 阳性表达面积明显地低于模型组（$P<0.05$）。

表 2　新清开灵对 MVEC VCAM－1 蛋白表达的影响（$\bar{x} \pm s$，n＝6）

组别	AREA（μm^2）	OD
正常组	$0.2253 \pm 0.0469^{*}$	$0.0747 \pm 0.0080^{**}$
模型组	$0.3433 \pm 0.1408^{\#}$	$0.0898 \pm 0.1408^{\#\#}$
新清开灵	$0.2168 \pm 0.0438^{*}$	0.0924 ± 0.0027
清开灵	0.3771 ± 0.1674	$0.0699 \pm 0.0037^{**}$
尼莫地平	$0.2149 \pm 0.1001^{*}$	0.0872 ± 0.0161

注：与正常组比，$^{\#}$#$P<0.01$；与模型组，$^{*}P<0.05$，$^{**}P<0.01$。

2.2　RT－PCR 分析　如表 3 所示，正常组有 ICAM－1mRNA 和 VCAM－1mRNA 的少量表达。模型组的表达明显增高，有统计学差异（$P<0.01$）。尼莫地平组的表达显著低于模型组（$P<0.01$）。清开灵组能明显地降低 VCAM－1mRNA 的表达（$P<0.01$），而新清开灵组ICAM－1mRNA 和 VCAM－1mRNA 表达明显地低于模型组（$P<0.05$，0.01）。

表 3　新清开灵对 MVEC ICAM－1、VCAM－1 基因表达的影响（$\bar{x} \pm s$，n＝3）

组别	ICAM－1mRNA/GAPDH mRNA	VCAM－1mRNA/GAPDHmRNA
正常组	$1.049 \pm 0.05^{**}$	$0.812 \pm 0.409^{**}$
模型组	$1.308 \pm 0.08^{\#\#}$	$1.313 \pm 0.168^{\#\#}$
新清开灵	$1.189 \pm 0.04^{**}$	$1.096 \pm 0.088^{*}$
清开灵	1.270 ± 0.008	$1.069 \pm 0.109^{**}$
尼莫地平	$1.171 \pm 0.092^{**}$	$0.929 \pm 0.12^{**}$

注：与正常组比，$^{\#\#}P<0.01$；与模型组，$^{*}P<0.05$，$^{**}P<0.01$。

3　讨论

炎症级联反应是由大量细胞毒性成分诱导的氧自由基和其他介质导致细胞因子和致炎症酶原产生的结果，白细胞穿越血脑屏障进入脑实质是脑缺血再灌注后炎症反应的关键步骤。而黏附分子能协助白细胞黏附并跨越内皮细胞迁移。与脑缺血再灌注损伤有关的代表性黏附分子为 ICAM－1 和 VCAM－1，在正常情况下很少或不表达，缺氧或细胞因子刺激后其分子功能和数量上调。Stanimirovic 发现培养的人脑血管内皮细胞在体外经历缺血样损害后能迅速分泌 ICAM－1。ICAM－1 mRNA 的表达增加最早出现于 MCAO 后 1～3h，12h 最高，2～5d 后下降；ICAM－1 最早出现于 MCAO 后 2h，16～24h 达高峰，内皮细胞 VCAM－1 的时间依赖性表达与 ICAM－1 一致。目前有抗黏附分子单克隆抗体成功的用于实验鼠治疗脑缺血再灌注损伤，且收到良好的效果，并证明有神经保护、减轻脑损伤的作用。

新清开灵注射液是课题组利用指纹图谱并通过对清开灵祛邪扶正作用有效组分的特征研究和整体药理模型，在去掉金银花、水牛角、板蓝根的基础上组成，利用现代制剂工艺经过组分调整和配伍而成，清开灵有效组分来源于黄芩、栀子、胆酸、珍珠母，是经现代工艺提取的具有针对性治疗作用的成分。本实验在培养大鼠脑微血管内皮细胞复制体外缺血再灌注模型基础上，针对脑缺血损伤炎症反应关键环节黏附分子的表达进行研究，探讨新清开灵注射液的作用环节。

我们的研究结果表明脑微血管内皮细胞在体外模拟缺血 4 小时再灌注 12 小时后 ICAM－1及 VCAM－1 的蛋白与基因表达量均明显增加。新清开灵注射液能显著性降低 ICAM－1 蛋白和 mRNA 表达，免疫细胞化学与分子生物学的结论在总体趋势上基本一致；在 VCAM－1 的干预作用方面，其对阳性蛋白表达面积和 mRNA 转录水平有较强的抑制作用。而清开灵注射液对、VCAM－1 蛋白表达强度和 VCAM－1mRNA 转录有降低作用，对 ICAM－1mRNA 表达作用不明显，整体作用不及新清开灵。通过本实验可以看出，新清开灵注射液在干预黏附分子表达方面比清开灵具有更好的效果，其针对中风病急性期缺血级联反应炎症反应的治疗更加有效。

中药药理

APP5肽类似物P165对链脲佐菌素脑室注射大鼠海马神经元突触的保护作用

岳志霞　崔艳君　王蓬文　王　蓉　姬志娟　盛树力　田金洲

阿尔茨海默氏病（Alzheimer disease，AD）是一种神经退行性疾病，典型特征是不可逆转的进行性记忆丢失和认知功能障碍，最后导致完全痴呆。近年研究发现，突触丧失是与阿尔茨海默病认知功能下降关系最密切的神经生物学因素。尽管神经元丢失发生在晚期AD，但AD早期就有明显的记忆减退。研究证实，神经纤维缠结、老年斑甚至神经元丢失与认知功能下降并没有明显的关系，而突触改变与痴呆程度密切相关。

Sharma等采用侧脑室内注射链脲佐菌素（STZ）的方法，大鼠出现明显的学习、记忆能力下降和脑能量代谢障碍，提出这种方法可作为研究散发型AD的动物模型。APP17肽是可溶性淀粉样肽前体蛋白（sAPP）的活性肽段，具有保护神经元的作用，但因其不能抵抗消化酶的酶解作用，需皮下注射给药，患者不易长期坚持。APP5肽是APP17肽的活性序列，其类似物P165具有抗酶解作用，可以达到口服目的。

本研究采用STZ脑室注射的方法制作AD大鼠模型，并予以APP5肽类似物P165治疗，通过观察海马神经元突触前及突触后相关蛋白的变化，证实脑室注射STZ对神经元突触传递有一定的影响，并进一步证明APP5肽类似物P165在动物体内的神经保护作用，为APP短肽的开发应用及神经元退行性疾病的药物治疗提供一定的理论依据。

1　材料和方法

1.1　材料　雄性Wistar大鼠45只，由首都医科大学实验动物中心提供，体重300～350g，饲养于首都医科大学实验动物室SPF级鼠房。大鼠按随机数字表法分为3组：对照组、模型组、治疗组，每组各15只。APP5肽类似物P165，由宣武医院神经生化室应用美国PE公司431A型全自动多肽合成仪固相法合成，HPLC纯化，纯度为99.8%。STZ购于Sigma公司，α-Synuclein、PSD-95购于中山金桥生物技术有限公司，synaptophysin为NEOMARKER公司产品，均为兔源性的多克隆抗体。免疫组化用抗兔SP试剂盒购自福州迈新公司，Western blotting用第二抗体为Jackson Immuno Research公司产品。

1.2　动物模型制作　造模组大鼠禁食不禁水12h后，10%水合氯醛（40mg/kg）腹腔麻醉，头部备皮、消毒，沿中线作1cm长的矢状切口，将大鼠固定在立体定位仪上，于前囟后0.8mm、中线水平左右旁开1.5mm处各钻直径约0.8mm的小孔，STZ按3mg/kg用量，以25mg/ml溶于人工脑脊液中，用微量加样器在左右脑室各注射20μl，第1d、3d各注射1次，对照组以人工脑脊液代替STZ。模型建立3周后，治疗组给予APP5肽类似物P165（0.34mg/kg/day，溶于1ml蒸馏水中）灌胃治疗4周，对照组和模型组给予相同体积的蒸馏水灌胃。

1.3 行为学检测 灌胃治疗4周后，大鼠采用Morris水迷宫进行行为学测试。3组动物每天训练2次，共进行5d，前2d为训练，后3d为测试。Morris水迷宫由中国医学科学院药物研究所研制，数据采集、处理由图像自动监视和处理系统完成，得到游泳时间（即入池到找到站台的时间）、游泳距离、穿台次数以及搜索站台的全过程录像。

1.4 动物取材 水迷宫实验结束后，大鼠用10%水合氯醛（40mg/kg）腹腔麻醉，打开胸、腹腔，暴露心脏和肝脏，于心尖部插导管至左心室，同时剪开右心耳，快速灌注生理盐水至肝脏变白，改灌4%多聚甲醛，快速灌注100ml后，再缓慢灌注30min，至大鼠肝脏变硬，四肢、尾均僵直即固定完成。断头，取出鼠脑投入30%蔗糖多聚甲醛溶液中固定至下沉后，行冰冻切片，片厚35μm。

1.5 免疫组化染色及半定量分析 每组大鼠各6只，行脑冠状面冰冻切片，海马出现后连续切片，每隔2张取1张，分别进行synaptophysin，α－Synuclein，PSD－95抗体免疫组织化学染色。免疫组织化学漂浮染色法，实验步骤按SP法进行。切片用1mol/L HCl室温孵育30min抗原修复；PBS洗5min×3次，3% H_2O_2 室温孵育15min；PBS洗5min×3次，5%羊血清封闭非特异性抗原30min，吸出血清，加入稀释的Ⅰ抗：synaptophysin（1∶400）、α－Synuclein（1∶1000）、PSD－95（1∶2000），4℃孵育过夜；PBS洗5min×3次，加生物素标记的Ⅱ抗（1∶300），37℃孵育1h；PBS洗5min×3次，加HRP标记的Ⅲ抗（1∶300），37℃孵育1h；PBS洗5min×3次，DAB显色，自来水终止反应，裱片，切片经脱水、透明、封片后光镜下观察。阴性对照以正常兔血清替代抗，余步骤同前。每组大鼠每种抗体取12张切片染色，10倍物镜下计数海马CA1区的阳性神经元数目，并用Motic Med 6.0数码医学图像分析系统（A）分析阳性细胞平均灰度，以反映染色强度，灰度值与染色强度成反比。

1.6 Western blotting半定量分析 每组大鼠各5只，处死后冰上剥离海马，按5ml/g的比例加入全细胞裂解液（Tris－HCl50 mmol/L pH 7.5，EDTA 0.1mmol/L，EGTA 0.1mmol/L，DTT 1mmol/L，0.2% NP40，Leupeptin 5μg/ml，Aprotintin 2μg/ml，Soybean trypsin inhibitor 50μg/ml），组织经匀浆、离心（4℃，12000r/min，40min）后，用考马斯亮蓝法进行蛋白定量，各组配平后样品在沸水中煮3min使之完全变性，取等量样品做SDS－PAGE凝胶电泳（电压120V）。电泳结束后，进行蛋白质转膜。转膜条件：采用孔径为0.22μm的硝酸纤维素膜（NC），4℃，电流120mA，转膜1.5h。丽春红预染NC膜，PBS洗净后5%脱脂牛奶封闭NC膜3h，加入Ⅰ抗synaptophysin（1∶1000）、α－Synuclein（1∶2000）、PSD－95（1∶5000）4℃过夜。PBS洗10min×3次，加HRP标记的Ⅱ抗（1∶5000）1.5h。PBS洗10min×3次，加ECL试剂反应3min，保鲜膜包裹，暗室进行

X－光胶片曝光、显影和定影。同一张 NC 膜再与 β－actin（1：1000）进行 Western blotting 杂交反应。Western blotting 条带经 Gel－oc 凝胶成像分析系统扫描处理，计算单位吸光度值和条带面积，将各组的总吸光度值与对照组比较，得到相对百分数。

1.7　电镜标本的制备和观察　每组大鼠各 4 只，灌流固定后断头取脑，冰浴中快速剥离海马，取 CA1 区，切成 1mm3 小块，2.5% 戊二醛溶液 4℃ 固定 2h，0.01mol/L PBS 洗 10min×3 次，1% 锇酸后固定 2h，梯度酒精脱水，Epon812 环氧树脂包埋后样品先制成 1μm 半薄切片，天青－美兰染色，光镜下定位，选取富含神经元部位制成超薄切片，醋酸双氧铀/枸橼酸铅双重染色，Philips EM208S 透射电镜观察、摄片。

1.8　统计学处理　用 SPSS10.0 统计学软件进行统计学分析，计数资料用均数±标准差表示（$\bar{x}\pm s$），显著性检验用单因素方差分析，以 $P<0.05$ 为差异有统计学意义。

2　结果

2.1　APP5 肽类似物 P165 对学习记忆功能的影响　水迷宫结果表明，模型组游泳时间明显长于对照组（$P<0.01$）；治疗组游泳时间与模型组相比明显缩短（$P<0.01$）（表 1）。

表 1　Morris 水迷宫游泳时间比较（均数±标准差）（s）

Table1　Comparison of swimming time in Morris Water test（$\bar{x}\pm s$）（s）

分组 Group	例数 n	第一天 the first day	第二天 the second day	第三天 the third day	第四天 the fourth day	第五天 the fifth day
对照组 control group	15	101.67±33.33	62.33±41.46	34.50±18.73**	17.95±6.99**	16.74±10.28**
模型组 model group	15	118.77±2.91	87.99±42.59	81.51±35.94	53.11±31.19	51.09±26.33
治疗组 treated group	15	106.37±25.7	55.57±34.97	39.28±28.06**	21.71±14.59**	18.02±8.14**

注：与模型组相比（compared with model group），** $P<0.01$。

2.2　免疫组织化学染色结果

2.2.1　APP5 肽类似物 P165 对 α－Synuclein 表达的影响：模型组（图 1B）海马 CA1 区 α－Synuclein 阳性染色神经元数量多，胞浆染色深，神经元形态清晰可见，可见完整的胞体和突起，而对照组（图 1A）和治疗组（图 1C）阳性神经元数目少，突起不明显。细胞计数及灰度分析模型组与对照组、治疗组有显著性差异（$P<0.01$）（表 2，3）。

2.2.2　APP5 肽类似物 P165 对 PSD－95 表达的影响：模型组（图 2B）海马 CA1 区 PSD－95 阳性染色神经元数量少，胞浆染色浅，轴突不明显，而对照组（图 2A）和治疗组（图 2C）阳性神经元数量多，神经元胞质与突起着色明显。细胞计数及灰度分析，模型组较对照组明显减少（$P<0.01$）；治疗组较模型组明显增加（$P<0.05$）（表 2，3）。

2.2.3　APP5 肽类似物 P165 对 synaptophysin 表达的影响：模型组（图 3B）海马 CA1 区 synaptophysin 阳性染色神经元数量少，胞浆染色浅，而对照组（图 3A）和治疗组（图 3C）阳性神经元数量多。细胞计数及灰度分析，模型组与对照组、治疗组有显著性差异（$P<0.05$）（表 2，3）。

表 2　3 组大鼠脑组织海马突触相关蛋白阳性细胞数（均数 ± 标准差）

Table 2　The number of PSD－95、α－Synuclein and synaptophysin immunohistochemical positive cells in three groups of rat hippocampus（$\bar{x} \pm s$）

组别 group	例数 n	PSD－95	α－Synuclein	synaptophysin
对照组 control group	12	56.8 ± 7.12**	12.0 ± 3.53**	17.5 ± 13.17*
模型组 model group	12	19.4 ± 6.99	44.8 ± 2.27	5.5 ± 4.84
治疗组 treated group	12	37.4 ± 2.18*	14.6 ± 2.30**	16.67 ± 6.62*

与模型组相比（compared with model group），$^{*}P<0.05$，$^{**}P<0.01$。

表 3　3 组大鼠脑组织海马突触相关蛋白阳性细胞平均灰度（均数 ± 标准差）

Table 3 The average gray values of PSD－95、α－Synuclein and synaptophysin immunohistochemical positive cells in three groups of rat hippocampus（$\bar{x} \pm s$）

组别 group	例数 n	PSD－95	α－Synuclein	synaptophysin
对照组 control group	12	187.883 ± 0.989**	172.703 ± 8.461**	189.731 ± 10.242*
模型组 model group	12	202.654 ± 8.258	154.246 ± 6.146	203.199 ± 8.127
治疗组 treated group	12	191.963 ± 5.026*	171.11 ± 8.970*	192.143 ± 8.332*

与模型组相比（compared with model group），$^{*}P<0.05$，$^{**}P<0.01$。

2.3　Western blotting 半定量分析结果

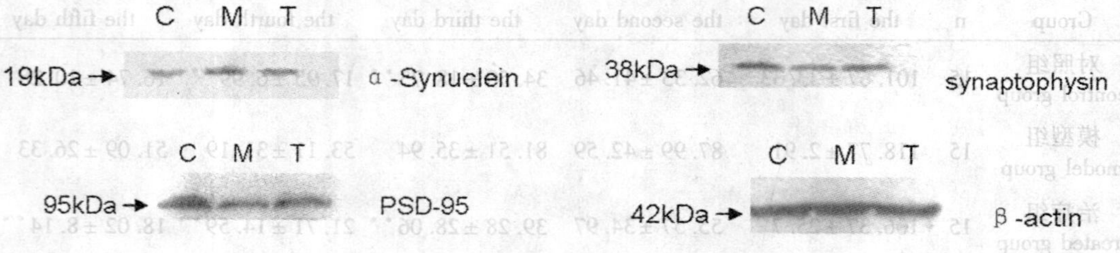

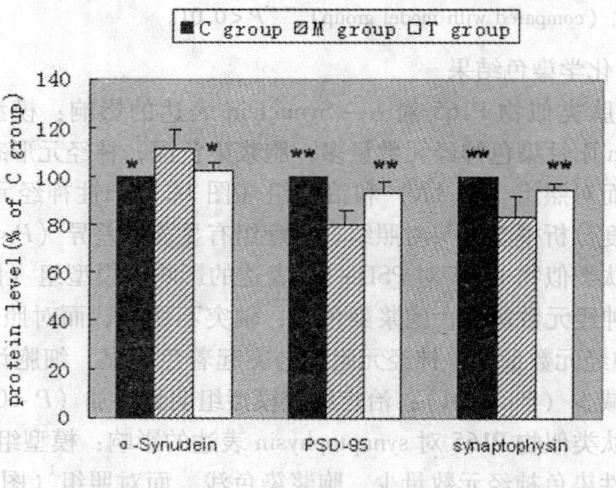

图 4　α－Synuclein，PSD－95 and synaptophysin 在三组大鼠海马中含量的比较与模型组相比 $^{*}P<0.05$，$^{**}P<0.01$。

Fig. 4　Comparison of α－Synuclein，PSD－95 and synaptophysin in the three groups by Western blotting analysis in hippocampus. Compared with model group，$^{*}P<0.05$，$^{**}P<0.01$。

Western blotting 法检测海马 α－Synuclein、PSD－95 和 synaptophysin 蛋白含量结果如图4 所示。可见模型组 PSD－95、synaptophysin 蛋白表达减少，与对照组和治疗组相比，差异有统计学意义（$P<0.01$）；α－Synuclein 结果与之相反，模型组蛋白含量与对照组和治疗组相比明显升高，差异有统计学意义（$P<0.05$）。

2.4　海马 CA1 区神经元电镜观察　模型组海马 CA1 区神经元出现程度不等的退行性变。细胞核形态不规则，核膜凹陷呈分叶状，胞质内脂褐素、脂滴明显增多，线粒体膜不清、嵴断裂，高尔基复合体轻度扩张（图5B）；神经毡内突触结构异常，突触大小、形态各异，突触前透明递质小泡密集显著增多，分布无序（图6B）。星形胶质细胞胞体明显肿胀、胞浆空化、细胞器减少。对照组（图5A、6A）及治疗组（图5C、6C）海马神经元超微结构基本正常。

3　讨论

脑内胰岛素和胰岛素信号转导机制对神经元的存活非常重要。功能学研究显示，在 AD 患者认知功能损伤出现之前或在其发病的早期阶段就存在脑葡萄糖利用和能量代谢障碍，近来还有学者提出，AD 可能是大脑的一种神经内分泌疾病或者称“3 型糖尿病”。已证实小剂量 STZ 双侧侧脑室注射可以引起大鼠脑持久的葡萄糖代谢紊乱和能量生成障碍，而不影响外周血糖水平，这种动物模型还伴有脑内胆碱能系统和单胺能系统缺陷以及氧化应激反应。脑葡萄糖代谢紊乱引起 ATP 大量减少，导致细胞能量不足。因为大部分能量用于维持神经元的突触传递和突触可塑性，因此，突触传递减弱是能量利用减少最早期的表现，随着葡萄糖利用进行性减少，最终可导致突触丢失。

突触损伤是 AD 的早期病理过程，包括突触数量的减少和突触功能的下降。许多证据证明突触密度降低与痴呆程度密切相关。对突触密度的评估常常基于突触蛋白的测量。突触的结构和功能复杂，涉及的蛋白和信号转导途径众多，本实验选用突触前 synaptophysin 和 α－Synuclein 蛋白，以及突触后致密区的 PSD－95 蛋白作为观察突触结构和功能变化的指标，旨在证明脑室注射 STZ 对神经元突触传递的影响以及 APP5 肽类似物 P165 的神经保护作用。

突触素（synaptophysin）是一种分子量为 38kD 的糖蛋白，其在神经元普遍表达，特异性的定位于轴突终末的突触囊泡膜上，具有缝隙连接样通道性质。研究发现突触素可以通过与 Ca^{2+} 的结合，促使突触囊泡与突触前膜的融合，参与 Ca^{2+} 依赖性神经递质乙酰胆碱、谷氨酸的释放。而谷氨酸能神经递质的增多认为与长时程增强（long－term potentiation，LTP）有关。研究认为，synaptophysin 可能通过激活酪氨酸激酶，使 synaptophysin 磷酸化，从而调节内源性谷氨酸的释放来影响突触的可塑性。国外有人证实 AD 时存在 synaptophysin 表达下降，本实验免疫组织化学染色和 western blotting 均得到类似结果。学习记忆的形成和突触的变化密切相关，synaptophysin 作为突触囊泡特异性的膜通道，其减少必将导致囊泡转运能力下降，影响神经递质释放，使突触传递功能受阻，LTP 被抑制，进而破坏神经系统信息的加工、传递，最终引起突触损伤和学习记忆能力下降。

α-突触核蛋白（α-Synuclein）是AD病人淀粉样斑块中分离到的非Aβ蛋白（nonamyloid β compound，NAC）组分的前体蛋白（nonamyloid β component precursor，NACP），是由140个氨基酸组成的小分子蛋白质，主要分布在神经细胞的突触前膜，通过促进突触前膜递质的释放参与突触可塑性。体外研究表明，α-Synuclein可通过调控磷脂酶D2来影响多种特异性跨膜信号传递通路。Jenson等发现α-Synuclein在体外实验中能促进Aβ聚集，认为α-Synuclein的多个Aβ结合位点与淀粉样斑块的形成有关。而最近研究认为，Aβ聚集形成的可溶性寡聚体（Aβ-derived diffusible ligands，ADDL）具有神经毒性。我们研究发现，α-Synuclein在模型大鼠海马表达增多，其可能的机制为脑内胰岛素信号转导障碍，葡萄糖利用减少，使突触功能受损，α-Synuclein异常聚集后，作为细胞内的一种毒性物质，可进一步扰乱正常的细胞功能，影响突触传递效能。另外，α-Synuclein蛋白的合成增加也可能是一种代偿机制，以促进突触前递质的释放，维持丧失的突触功能，但这种代偿性的保护机制并不能弥补其损伤作用。

PSD-95是一种突触后蛋白，位于谷氨酸能突触的突触后致密区（PSD），含有多个特殊的结构域，参与多种功能。一方面，可以串集NMDA受体及其信号通路中的相关蛋白，组成受体-信号分子-调节分子-靶分子复合物，在介导和整合NMDA受体信号转导中发挥关键性作用；另一方面，还可以通过与突触后致密区多种蛋白的相互作用，参与突触连接的形成和维持。Lacor等通过共聚焦双相免疫荧光电镜观察到多数可溶性Aβ寡聚体ADDLs可结合于PSD-95，提示PSD-95与ADDLs对突触的损伤可能有密切关系。我们观察发现AD模型大鼠海马PSD-95蛋白表达下降，这与国外文献一致。其可能的原因为在各种损伤机制的作用下，Aβ聚集使可溶性Aβ寡聚体ADDLs形成增加，通过某种复杂的机制结合并抑制PSD-95蛋白表达，破坏突触后膜的谷氨酸跨膜信号转导系统，抑制LTP，最终引起突触损伤导致大鼠学习记忆能力下降。

我们通过实验证实，脑室注射STZ模拟的老年痴呆大鼠突触后PSD-95和突触前synaptophysin蛋白表达明显减少，α-Syn蛋白表达增多。另外，超微结构观察发现模型大鼠神经元出现不同程度的退行性改变和突触结构的异常，而给予模型大鼠APP5肽类似物P165灌胃治疗后，上述三种蛋白质的表达明显改善，超微结构也趋于正常，提示APP5肽类似物P165具有保护突触的作用，但其具体作用机制还不明确。可能通过促进神经细胞存活信号通路相关蛋白的表达，逆转异常的胰岛素信号转导通路，改善脑内葡萄糖和能量代谢，抑制Aβ聚集，使乙酰胆碱生成和转运趋于正常，从而起到保护突触、改善突触功能的作用。总之，APP5肽类似物P165作为一种可口服的小分子神经营养多肽药物，在预防AD、改善AD患者认知功能方面可能具有良好的应用前景。

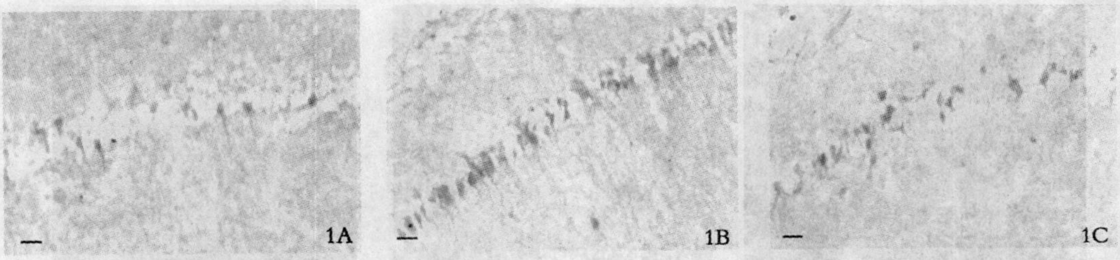

图 1　海马 CA1 区 α－Synuclein 抗体免疫阳性神经细胞

对照组：A；模型组：B；治疗组：C（标尺＝75μm）

Fig. 1　Immunohistochemical staining of α－Synuclein in the CA1 region of hippocampus of rats.

C group：A；M group：B；T group：C（Bar＝75μm）

图 2　海马 CA1 区 PSD－95 抗体免疫阳性神经细胞。

对照组：A；模型组：B；治疗组：C（标尺＝75μm）

Fig. 2　Immunohistochemical staining of PSD－95 in the CA1 region of hippocampus of rats.

C group：A；M group：B；T group：C（Bar＝75μm）

图 3　海马 CA1 区 synaptophysin 抗体免疫阳性神经细胞。

对照组：A；模型组：B；治疗组：C（标尺＝75μm）

Fig. 3　Immunohistochemical staining of synaptophysin in the CA1 region of hippocampus of rats.

C group：A；M group：B；T group：C（Bar＝75μm）

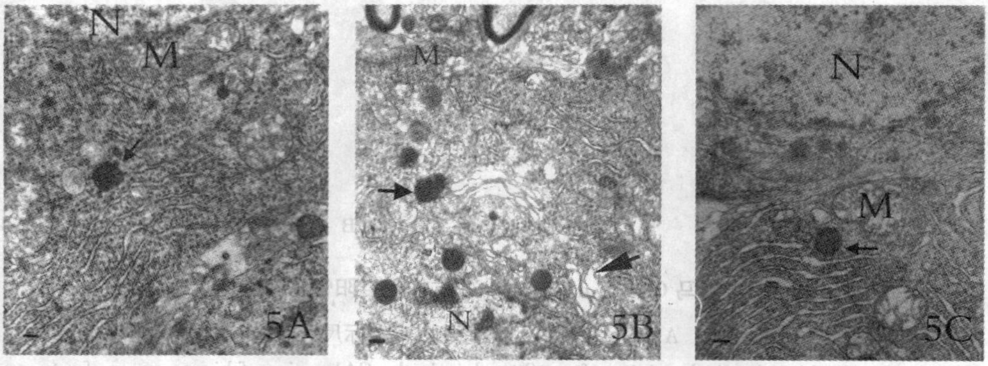

图 5　三组大鼠海马 CA1 区神经元超微结构观察。模型组（5B）神经元细胞核（N）形态不规则、核膜凹陷呈分叶状，胞质内高尔基囊泡扩张（↙），线粒体（M）膜不清、嵴断裂，脂褐素颗粒明显增多（↑）；对照组（5A）和治疗组（5C）神经元细胞核（N）形态规则，粗面内质网发达，线粒体（M）呈圆形或椭圆形，膜清晰，脂褐素颗粒（↑）少见（标尺 = 300nm）；

Fig. 5　The ultra - structure of hippocampal CA1 neuron of the three groups. Fig. 5B Showing indentation of nuclear membrane（N）, dilatation of Golgi cisternae and vesicles（↙）, cristae fragmentation of mitochondrion（M）and increase of deposition of lipofuscin granules in the cytoplasm of degenerated neuron of hippocampus of model rat. In contrast, Fig. 5A, 5C Showing normal hippocampal CA1 neuron with nucleus（N）and few lipofuscin granules in the cytoplasm of control and treated rats.（Bar = 300nm）;

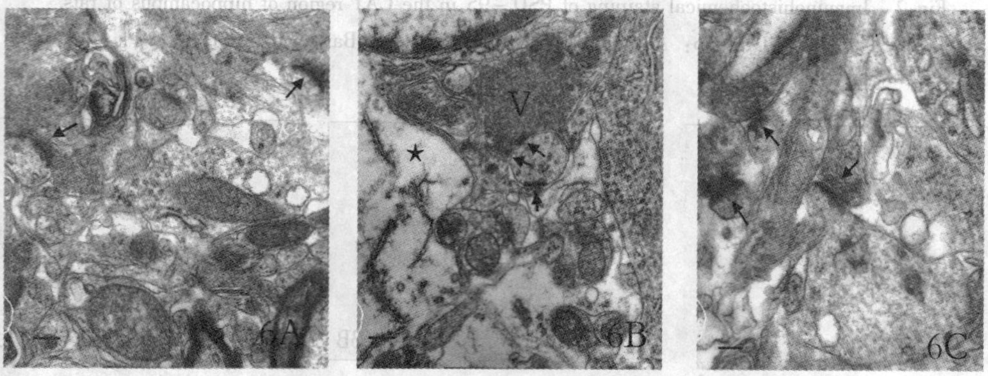

图 6　三组大鼠海马 CA1 区神经突触超微结构观察。模型组（6B）神经毡内突触结构异常，突触大小、形态各异（↑），其中有大量密集的透明突触小泡（V），伴有星形胶质细胞突起胞质空化（★）；对照组（6A）和治疗组（6C）神经毡内突触结构（↑）基本正常，突触间隙清晰可见（标尺 = 300nm）

Fig. 6　The ultra - structure of synapses in the neuropile of the three groups. Fig. 6B Showing ultrastructural abnormalities of synapses of model rat with vacant cytoplasm of astrocyte（★）and a great number of small clear synaptic vesicles have aggregated in the synapses（V）. In contrast, Fig. 6A, 6C Showing normal synapses with clear cleft（Bar = 300nm）.

脑缺血模型大鼠海马 CRF、PKC 蛋白表达研究

尹军祥　田金洲　时　晶　程　龙　徐　意
黄启福　宋崇顺　任　映　王永炎

大鼠脑缺血缺氧后，激活下丘脑、海马、缺血侧皮质的神经元，释放大量促肾上腺皮质激素释放因子（corticotropin - releasing factor，CRF），CRF 在脑损伤局部发挥着神经毒性作用，通过脑室内给予 CRF 受体拮抗剂能明显减轻缺血后神经组织的损伤。发现脑缺血时神经元的钙超载可改变钙离子依赖性酶如蛋白激酶 C（protein Kinase C，PKC）活性，导致神经损伤的级联反应。PKC 抑制剂却可减轻缺血性神经元损害。有研究显示脑缺血再灌注后 PKC 的激活诱导细胞凋亡的发生，提示 PKC 可能在缺血性脑神经损害的病理机制中起着重要作用。海马中的 CRF 神经元及其受体在缺血后被激活、CRF 释放可能是缺血性海马神经细胞损伤的关键因素。然而 CRF 并不能直接导致神经元损害，而可能是通过激活 PKC 细胞凋亡信号相关因子，从而启动了神经细胞损伤机制，然而缺血后 PKC 表达活性是增加还是降低，尚存在争议。

本次实验采用脑缺血模型大鼠，通过脑室内注射 CRF 拮抗剂，拮抗 CRF 作用为对照，探讨脑缺血后海马神经细胞 CRF、PKC 蛋白表达变化，为模型研究提供神经内分泌网络蛋白表达依据。

1　材料与方法

1.1　材料

1.1.1　动物：选用健康Ⅲ级 SD 雄性大鼠，体重（280～320）g，由北京维通利华实验动物中心供给。

1.1.2　药物与试剂：羊抗 CRF（S - 19，Santa Cruz Biotechnology，Inc），兔抗 cPKCα（SC - 7125，北京中山生物技术有限公司），SP 工作液试剂盒（山羊 SP Kit，二抗为生物素标记兔抗山羊 IgG，北京中山生物技术有限公司），CRF 拮抗剂（α - helical corticotropin releasing factor fragment（9 - 41），a - helical CRF（9 - 41），a - CRF9 - 14 Asp - Leu - Thr - Phe - His - Leu - Arg - Glu - Met - Leu - Glu - Met - Ala - Lys - Ala - Glu - Gln - Ala - Glu - Gln - Ala - Leu - Asn - Arg - Leu - Leu - Glu - Ala - NH2）购自美国 Sigma 公司等。

1.1.3　仪器与设备：真空组织脱水仪（日本）、平推式石蜡切片机（日本），真彩色图像分析仪为德国 Leica 公司产品等。

1.2　方法

1.2.1　动物分组：大鼠被随机分为 4 组，每组 6 只。①假手术组（Sham）；②脑缺血模型组，下简称模型组（Model）；③脑缺血模型加 CRF 拮抗剂脑室内注射组，下简称拮抗剂组（RA：CRF receptor antagonist）；④脑缺血模型加生理盐水脑室内注射组，下简称生理盐水组（NS：normal Saline）。

1.2.2　模型复制：根据本课题组建立的脑缺血动物模型的制备方法进行模型复制，

简述如下：大鼠麻醉后固定，分离右颈总动脉（CCA）、颈内动脉（ICA）及颈外动脉（ECA），结扎ECA与CCA，于ECA与ICA分叉处作一切口，从切口处插入尼龙线。线插入插入深度为（18.5±0.5）mm左右，实现大脑中动脉阻塞导致脑缺血，2h后轻轻提拉所留线头至有阻力，实现大脑中动脉再灌，则造模完成。

1.2.3 侧脑室注射药物：侧脑室注射方法：微量注射器进针入点为大鼠颅骨正中旁开1.5mm，前囱后0.8mm，进针深度为4.5mm。

拮抗剂组和生理盐水组大鼠在进行MCAO造模前30min进行右侧脑室内注射α-helical CRF，给药剂量为0.4μg α-CRF/μl生理盐水；生理盐水组于造模前30分钟进行右侧脑室注射生理盐水，剂量为10μl。

1.2.4 脑组织取材：模型制备后，分别于再灌后2h、6h、24h取材，每个时点取4只，大鼠经腹腔注射10%水合氯醛麻醉（0.35ml/100g），常规胸腹联合切口，经左心室插管，分别用生理盐水、4%多聚甲醛的0.1mol/L磷酸盐缓冲液灌注固定，注毕取出大脑，左侧大脑用刀切一痕迹作标记以区分左右侧大脑，切成3~4mm厚小块放入4%多聚甲醛溶液后固定备用。

1.2.5 脑组织处理：脑组织处理步骤：①取各组大鼠脑组织，置于真空组织脱水仪中梯度乙醇脱水以及二甲苯透明，石蜡包埋。②石蜡切片机冠状连续切片，切片厚度6μm。③切片放入60℃烤箱烤12h。

1.2.6 免疫组化染色方法及步骤：CRF蛋白染色：采用SP免疫组织化学染色法，具体步骤如下：①切片常规脱蜡入水。②蒸馏水新鲜配置3%过氧化氢，室温10分钟以灭活内源酶。③0.1%胰蛋白酶消化液消化45min（37℃）；④滴加正常兔血清封闭液，室温1h。⑤依次分别加入羊抗CRF（1:100）4℃过夜。⑥分别加入生物素化兔抗山羊IgG（1:200稀释），37℃ 30min。⑦加入辣根酶标记链亲合素，37℃ 20min。⑧DAB显色：1ml蒸馏水加DAB显色剂A、B、C各1滴，根据观察显色程度及时终止显色。以上各步骤均用PBS（pH 7.4）充分洗涤。⑨苏木素复染细胞核，15~30s后常规脱水，二甲苯透明后中性树脂封片。所有免疫组化反应均设阴性对照，方法为用正常兔血清代替一抗，其余步骤同上。

PKC蛋白染色：采用SP免疫组织化学染色法，具体步骤如下：在第④步时滴加正常山羊血清封闭液，室温1h。⑤依次加入第一抗体（兔抗PKC 1:100稀释），4℃过夜。⑥加入生物素化山羊抗兔IgG（1:200稀释），37℃ 30min。而第①②③⑦⑧⑨步同CRF蛋白染色步骤相同；所有免疫组化反应均设阴性对照，方法为用正常山羊血清代替一抗，其余步骤同上。

1.2.7 图像半定量分析及照相：采用HPIAS-2000高清晰度彩色病理图像分析系统（Ida2000，朝阳医院病理科）对蛋白表达免疫组化结果进行分析，在10×20倍视野下，每张切片选取5个视域，统计每个视域的阳性表达面积和阳性表达细胞数。组间资料统计用ANOVA分析。

2 结果

2.1 CRF免疫组化结果 CRF免疫组化染色结果显示，假手术组海马区可见很少量阳性表达细胞，分布稀疏，着色浅淡；模型组和盐水组大鼠海马区可见大量阳性表达细胞，胞浆内阳性物质着色深呈较均匀分布，并且随着时间延长阳性表达细胞增多，着色更深。而拮抗剂组大鼠海马区阳性表达细胞相对模型组较少，着色较浅。见CRF蛋白表达彩图。

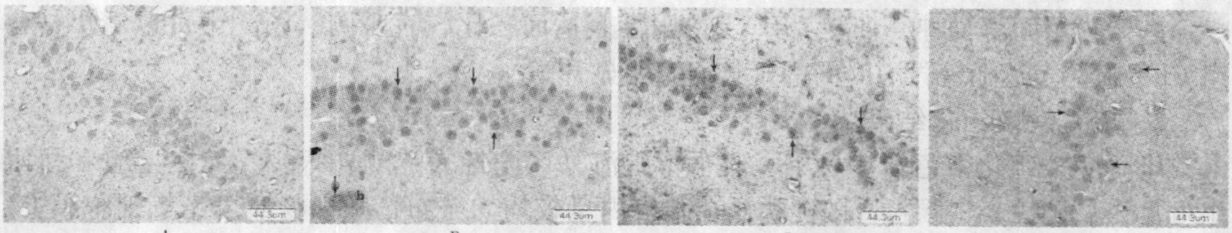

A　　　　B　　　　C　　　　D

Fig 1 Protein expression of CRF after ischemia - reperfusion 24h in hippocampus

图 1　缺血再灌后 24h 海马 CRF 蛋白表达

A Sham group, there was a little positive expression cells, slight staining.

B C were the model group and the normal saline group. there were plenty of positive expression cells, staining was deep in plasm of neuron. b was positive granular (×400) .

D The antagonist group, showed plenty of positive expression cell, slight staining. (×200)

组间比较：再灌后 2h、6h 与 24h 模型组和盐水组大鼠海马神经细胞 CRF 蛋白阳性表达面积显著高于假手术组（$P<0.01$）；各组中盐水组大鼠海马神经细胞 CRF 蛋白阳性表达面积在各时间点为最高。再灌注各时间点 CRF 拮抗剂组大鼠海马神经细胞 CRF 蛋白阳性表达面积明显低于模型组和盐水组大鼠海马 CRF 蛋白阳性表达面积（$P<0.01$）。

自身比较：随着再灌时间的延长，各组大鼠海马 CRF 蛋白阳性表达面积均有不同程度的增加。各组大鼠海马 CRF 蛋白阳性表达面积分别进行 6h：2h 和 24h：6h 比较，各组大鼠海马 CRF 蛋白阳性表达面积随再灌时间的延长均呈显著性增加趋势（$P<0.01$）。在再灌 24h，各组大鼠海马 CRF 蛋白阳性表达面积分别为假手术组（680 ± 213.67）μm^2、模型组（2812.9 ± 566.62）μm^2、盐水组（2859.9 ± 640.04）μm^2 和 CRF 拮抗剂组（1961.5 ± 334.71）μm^2。

CRF 蛋白阳性表达面积比较直观图　见图 2、图 3。

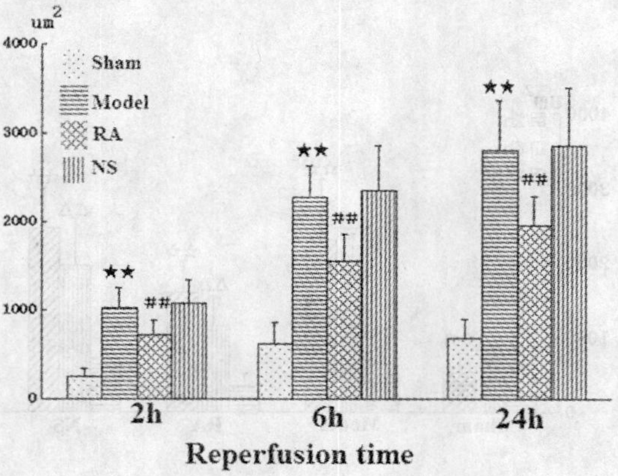

（$\bar{x} \pm s$，n = 15）

★★ $P<0.01$ vs Sham；## $P<0.01$ vs Model；

Fig2　Comparison of CRF protein expression at the same time point among groups.

图 2　不同组间 CRF 蛋白表达比较。

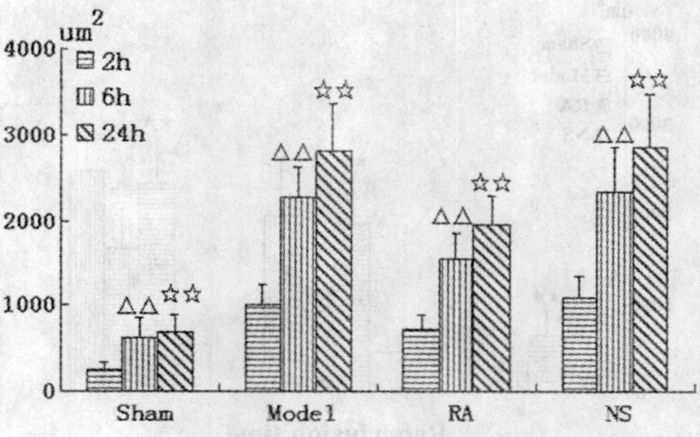

（$\bar{x} \pm s$，n = 15）

△△$P<0.01$ v s 2h；☆☆$P<0.01$ v s 6h；

Fig3　Comparison of CRF protein expression at different time point in every group.

图 3　不同时点 CRF 蛋白表达比较

图 2 为组间海马神经细胞 CRF 蛋白阳性表达面积比较直观图。图 3 中可以看出，各组 CRF 阳性表达随着再灌时间的延长而有明显升高。

2 PKC 免疫组化结果

PKC 免疫组化染色图片显示，假手术组海马区阳性表达颗粒很少，而模型组和盐水组可见大量阳性表达颗粒，阳性物质在胞浆内呈较均匀分布，阳性物质可见于细胞膜上。海马神经元的细胞膜上有大量阳性颗粒物质。细胞膜阳性颗粒物较 6h 时更密集、更大。见 PKC 蛋白表达彩图。

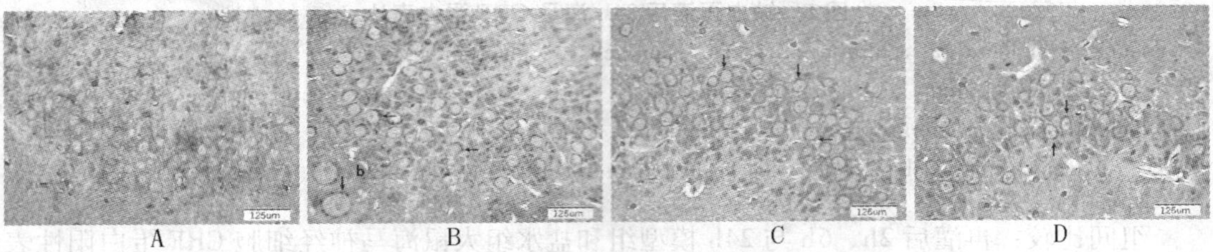

Fig 4 Protein expression of PKC after ischemia - reperfusion 24h in hippocampus

A Sham group, there was a little positive expression cells.

B C were the model group and the normal saline group. there were plenty of brown yellow positive granulars on the membrane of neuron, deep staining. b showed positive granular (×400)

D The antagonist group, there were plenty of brown yellow granulars on the membrane, slight staining. (×200)

图 4 缺血再灌后 24h 海马 PKC 蛋白表达

组间比较：再灌后 2h、6h 与 24h 各时点模型组和生理盐水组大鼠海马神经细胞 PKC 蛋白阳性表达面积显著高于假手术组大鼠 PKC 阳性表达面积（$P<0.01$），而在所有组中生理盐水组大鼠海马神经细胞 PKC 蛋白阳性表达面积在各时间点为最高。在提前给予药物 CRF 拮抗剂组，再灌注各时点大鼠海马神经细胞 PKC 蛋白阳性表达面积明显低于模型组阳性表达面积（$P<0.01$）。

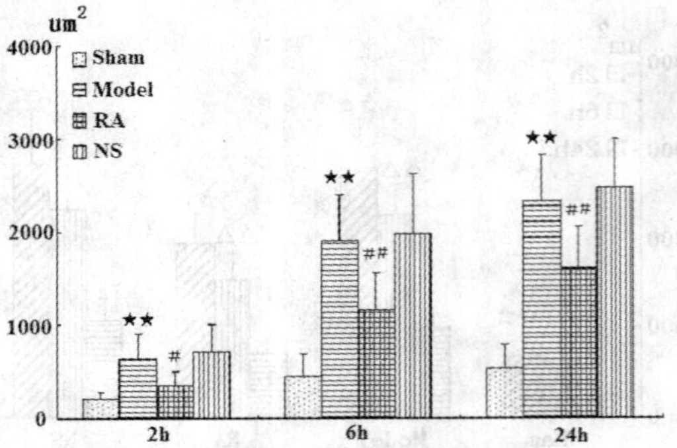

($\bar{x} \pm s$, n = 15)

★★$P<0.01$ vs Sham; #$P<0.05$ vs Model; ##$P<0.01$ vs Model;

Fig 5 Comparison of PKC protein expression at the same time point among groups

图 5 不同组间 PKC 蛋白表达比较。

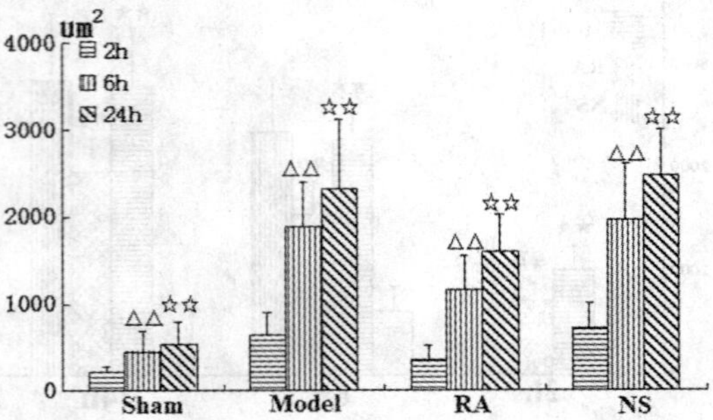

($\bar{x} \pm s$, n = 15)

△△$P<0.01$ v s 2h; ☆☆$P<0.01$ v s 6h;

Fig6 Comparison of PKC protein expression at different time point in every group

图 6 不同时点 PKC 蛋白表达比较。

自身比较：随着再灌时间的延长，从2h到24h，各组大鼠海马PKC蛋白阳性表达面积均有不同程度的增加。各组大鼠海马PKC蛋白阳性表达面积分别进行6h：2h和24h：6h比较以观察各组大鼠PKC蛋白阳性表达面积增加幅度，结果显示除假手术组24h：6h未发现有明显差异外，其他各组大鼠海马PKC蛋白阳性表达面积随再灌时间的延长均呈显著性增加（$P<0.01$）。在再灌24h时，各组大鼠海马PKC蛋白阳性表达面积分别为假手术组（532.8 ± 253.47）μm^2、模型组（2309.8 ± 510.99）μm^2、生理盐水组（2458.7 ± 533.04）μm^2和拮抗剂组（1598.6 ± 431.78）μm^2。

PKC蛋白阳性表达面积比较直观图　见图5、图6。

图5为组间海马神经细胞PKC蛋白阳性表达面积比较直观图。图6为组内海马神经细胞PKC蛋白阳性表达面积比较直观图。

3 讨　论

CRF可通过调控下丘脑－垂体－肾上腺轴促进ACTH等激素分泌，研究表明神经内分泌免疫网络紊乱是导致缺血性脑神经损伤的重要机制，大鼠前脑缺血10min，缺血前15min静脉给CRF拮抗剂能显著保护缺血侧海马CA1神经元，Rothwell NJ等也认为CRF可能诱导缺血后海马神经元损伤。而CRF导致缺血后神经损伤的机制并不完全清楚。过度应激诱导下丘脑神经元释放CRF，它可能促进ACTH、皮质醇等合成与释放，后者可导致神经细胞能量代谢紊乱并加重脑缺血神经组织损伤。另有研究显示糖皮质激素拮抗剂对脑缺血性损伤并没有明显改善，认为CRF导致脑缺血后神经损伤可能有其他途经。

而PKC是神经信号传递系统中重要激酶，通过对蛋白质磷酸化发挥作用，参与神经递质释放、突触塑型、细胞变性及细胞程序性死亡。研究发现脑缺血可诱导PKC移位激活，而PKC激活抑制剂可减轻神经元缺血性损害，表明PKC参与了神经缺血损伤。同时有研究显示蛋白激酶抑制剂可以减弱或抑制CRF的作用，并且CRF可能是通过激活钙依赖性蛋白激酶（蛋白激酶C等）而发挥其生物效应。因此，我们推测脑缺血诱导释放的CRF可能通过激活蛋白激酶C而发挥其神经损伤作用。

本实验发现，造模后大鼠海马神经细胞CRF、PKC蛋白阳性表达较假手术组显著性增加（$P<0.01$），随着再灌时间的延长表达明显增强。表明缺血后CRF、PKC表达逐渐增强，以往研究缺血后神经组织损伤逐渐加重结果一致，说明缺血后CRF、PKC蛋白表达增强是导致神经损伤的重要影响因素。而在CRF拮抗剂组，发现CRF、PKC蛋白阳性表达较模型组均有明显下降（$P<0.01$）。CRF拮抗剂经脑内注射后，可直接与CRF结合，因此，免疫组化染色CRF蛋白阳性表达明显减少。同时由于CRF拮抗剂与CRF结合后，明显抑制或减弱了CRF的生物功能，CRF激活PKC蛋白表达这一过程被部分抑制或明显减弱，故PKC蛋白阳性表达也明显减少。因此，我们认为，缺血后被激活的CRF神经元分泌CRF蛋白，释放的CRF蛋白诱导PKC激活，从而可能导致缺血后神经组织损伤。

大分子葡萄糖酐血瘀证动物模型表征的偶氮蓝变化特征

任 映 宋崇顺 尹军祥 王 琨 孙海芸 杨金铎 时 晶 田金洲 王永炎

我们的前期研究已成功建立了血瘀证表征模型，但表征的变化仍依赖于肉眼观察和灰度值的检测，为使能直观地观察血瘀证大鼠表征变化更具有科学性，我们以偶氮蓝在动物耳郭、舌体体表表征呈现出的蓝色瘀斑及与耳郭和血浆中偶氮蓝含量的相关性来反映血瘀程度的变化，使之成为更符合人体四诊信息所表达证候模型的更直观的评价依据。

1 材料

1.1 试剂 大分子葡萄糖酐（Dextran500），瑞典 Pharmacia Biotech 公司生产；偶氮蓝（EB），国药集团化学试剂有限公司生产，批号 20050531；无水硫酸钠，北京化工厂生产，批号 000701；丙酮，北京北化精细化学有限责任公司生产，批号 051016。

1.2 仪器 722S 分光光度计，上海精密科学仪器厂生产；ZD－2022 型多功能组织研磨器，天津利华仪器厂生产；富士数码相机（SF7000）。

1.3 动物 雄性 Wistar 大鼠，清洁级，体重（220g ± 20）g。由维通利华实验动物中心供给，许可证号为：京动许字（2000）第 017 号。大鼠饲养和实验均在清洁级动物实验室内进行，许可证号为：SYXK（京）2004－0009。大鼠饲料为消毒饲料，由北京科奥协力饲料有限公司供给。大鼠垫料为消毒垫料，饮水为消毒水。

2 方法

2.1 分组造模 将 32 只大鼠随机分为 4 组，分别为对照组、5% 大分子葡萄糖酐模型组（简称 5% 糖酐组）、10% 大分子葡萄糖酐模型组（简称 10% 糖酐组）、15% 大分子葡萄糖酐模型组（简称 15% 糖酐组），每组 8 只。对照组大鼠尾静脉注射用生理盐水配制的 0.5% 偶氮蓝溶液，5ml/kg；5%、10%、15% 糖酐组大鼠尾静脉分别注射用 0.5% 偶氮蓝配制的 5%、10%、15% 大分子葡萄糖酐溶液，5ml/kg。

2.2 观察指标

2.2.1 大鼠耳郭、舌体体表表征变化：造模后，记录每只大鼠的注射时间，分别在注射后 1h，将大鼠用 10% 水合氯醛麻醉，置于翻拍台上，用富士数码相机（SF7000）在同角度和光线下近距离拍摄其耳郭、舌体体表表征变化。并按根据造模大鼠耳郭、舌出现蓝色瘀斑的范围不同而制定的 5 级分级标准进行等级比较。分级标准如下：

耳郭偶氮蓝染色分级标准：0 级：耳郭半透明，动静脉清晰。Ⅰ级：耳郭蓝色瘀斑面积 < 1/4。Ⅱ级：1/4 < 耳郭蓝色瘀斑面积 < 1/2。Ⅲ级：1/2 < 耳郭蓝色瘀斑面积 < 3/4 Ⅳ级：耳郭蓝色瘀斑面积 > 3/4；

舌体偶氮蓝染色分级标准：0 级：舌体颜色均匀。Ⅰ级：舌体蓝色瘀斑面积 < 1/6。Ⅱ级：1/6 < 舌体蓝色瘀斑面积 < 1/3。Ⅲ级：1/3 < 舌体蓝色瘀斑面积 < 1/2。Ⅳ级：舌体

蓝色瘀斑面积 >1/2。

2.2.2 血浆及耳郭中偶氮蓝含量测定：拍照后立即腹主动脉取血并剪下双耳郭，将血液置于含有肝素钠的抗凝管中混匀，3600g 离心 10 分钟，取血浆 0.1ml，加入 4.9ml 双蒸水稀释，备用。用打孔器取双耳郭同等大小组织（$\Phi=1.2cm$），用剪刀剪碎，加入 1% 无水硫酸钠－丙酮溶液（1% 无水硫酸钠：丙酮 = 1：2.3）4ml，用多功能组织研磨器匀浆 4min，3600g 离心 10 分钟，取上清液备用。血浆稀释液和双耳郭上清液，590nm 比色，用标准曲线计算偶氮蓝含量（μg/ml）。

2.3 统计处理方法 用 SPSS 11.5 软件统计分析，实验数据均以 $\bar{x} \pm s$ 表示，组间比较用 t 检验。计数数据组间比较用 χ^2 检验。

3 结果

3.1 造模大鼠表征变化 大鼠尾静脉注射用 0.5% 偶氮蓝配制的 5%、10%、15% 大分子葡萄糖酐 1h 后耳郭及舌出现不同程度蓝色瘀斑，结果见图 1～4。

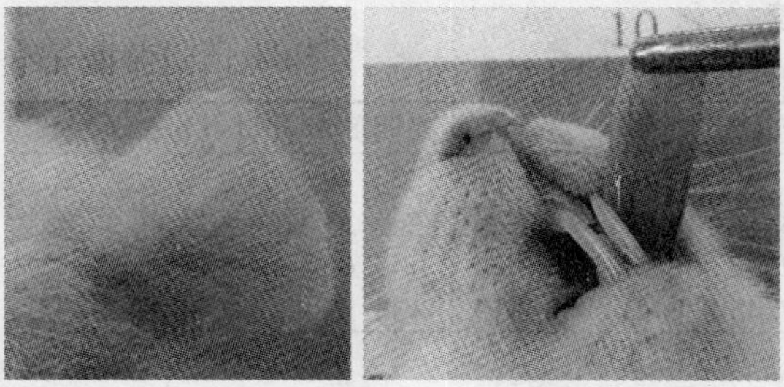

图 1 对照组大鼠表征

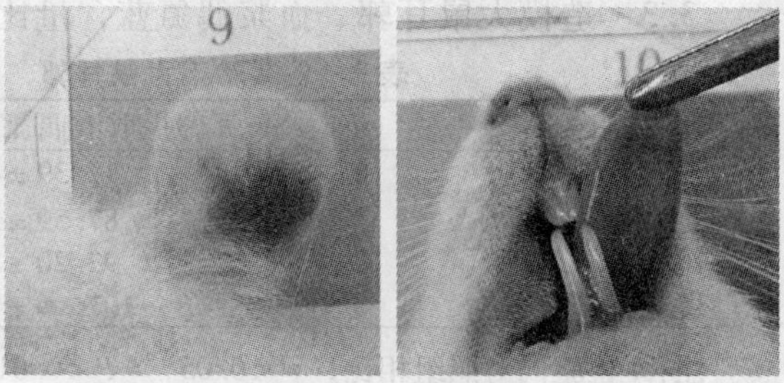

图 2 5% 糖酐组大鼠表征

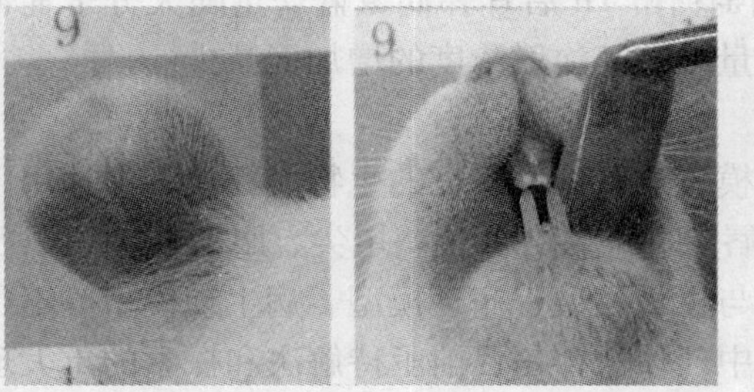

图 3 10% 糖酐组大鼠表征

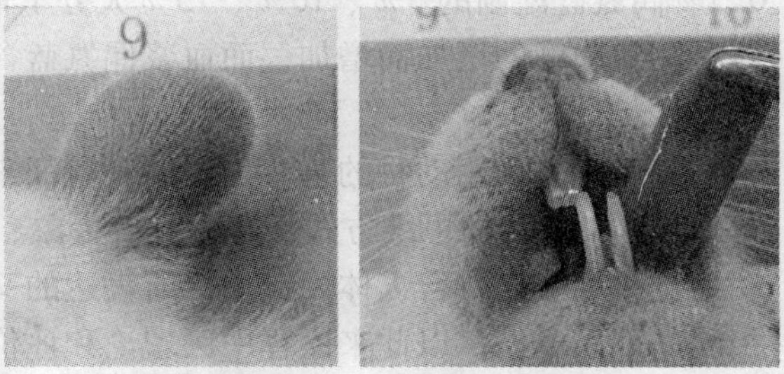

图 4 15% 糖酐组大鼠表征

从图 1～4 可看出，同对照组相比，糖酐组大鼠随注射大分子葡萄糖酐浓度不同，耳郭及舌体出现蓝色瘀斑的程度不同，蓝色瘀斑范围大小与浓度的增加呈正相关。

3.2 造模大鼠耳郭、舌体蓝色瘀斑等级比较 用耳郭、舌体偶氮蓝染色分级标准统计各组动物耳郭、舌在各级出现的动物数，然后将每组各等级出现的动物数进行合并，结果见表 1。

表1　各实验组大鼠耳、舌分级数量及计数比较

分组	n	耳郭					舌体					耳郭、舌体在各等级之和				
		0级	Ⅰ级	Ⅱ级	Ⅲ级	Ⅳ级	0级	Ⅰ级	Ⅱ级	Ⅲ级	Ⅳ级	0级	Ⅰ级	Ⅱ级	Ⅲ级	Ⅳ级
对照组	8	8	0	0	0	0	8	0	0	0	0	16	0	0	0	0
5%糖酐组	8	0	0	4	3	1	3	4	1	0	0	3	4	5	3	1
10%糖酐组	8	0	0	2	2	4	2	3	3	0	0	2	3	5	2	4
15%糖酐组	8	0	0	0	2	6	0	2	6	0	0	0	2	6	2	6

注：χ^2 检验

从表1可以看出，大鼠注射用0.5%偶氮蓝配制的不同浓度大分子葡萄糖酐1h后，耳郭和舌体出现蓝色瘀斑在各等级分布的数量不同，等级数量的递增与血瘀呈正相关。把耳和舌在不同等级数量相加进行计数比较，同对照组相比，随大分子葡萄糖酐注射浓度的增加，从0到Ⅳ级出现的数量也明显增加，表明血瘀程度与大分子葡萄糖酐的注射浓度呈量效关系。

3.3　造模大鼠耳郭、血浆偶氮蓝含量比较

表2　各实验组大鼠耳郭、血浆偶氮蓝含量比较（$\bar{x}\pm s$）

分组	n	耳郭提取液偶氮蓝含量（μg/ml）	血浆偶氮蓝含量（μg/ml）
对照组	8	17.39±4.86	59.26±8.80
5%糖酐组	8	87.59±23.88**	47.33±3.91**
10%糖酐组	8	97.20±22.42**	45.62±4.25**
15%糖酐组	8	107.99±27.45**	38.57±4.02**

注：t 检验同对照组相比，$^{*}P<0.05$，$^{**}P<0.01$。

从表2可看出，同单纯注射0.5%偶氮蓝的对照组大鼠相比，糖酐组大鼠注射用0.5%偶氮蓝配制的5%、10%、15%大分子葡萄糖酐1h后耳郭偶氮蓝含量随大分子葡萄糖酐注射浓度的增加而增加，而血浆偶氮蓝含量则随其注射浓度的增加而减少。

4　讨论

如何建立利用动物的某些生物体表表征来模拟人体证候特征的生物表征模型即运用以“外”测“内”的思维方式，建立具有舌象、唇象、爪象、耳轮、尾尖、眼球、毛皮以及动物行为等表现符合人体四诊信息所表达的又与生化模型、病理模型、病生理模型等不尽相同的证候模型，以此来诠释中医理论和评价中药疗效，是目前亟待解决和探索的重大理论和技术问题。本实验选用大分子葡萄糖酐致血瘀证模型这一比较成熟和已被公认的方法，同时注入一定浓度的偶氮蓝以使能更客观地观察血瘀证模型大鼠的血瘀程度呈现在体表表征上的变化规律。从本实验结果看，同单纯注射0.5%偶氮蓝的对照组大鼠相比，糖酐组大鼠注射用0.5%偶氮蓝配制的5%、10%、15%大分子葡萄糖酐1h后耳郭、舌体出现蓝色瘀斑的大小随其注射浓度的增加而增大，耳郭偶氮蓝含量随其注射浓度的增加而增加，血浆偶氮蓝含量则随其注射浓度的增加而减少。这可能与大分子葡萄糖酐造成的微循环障碍使偶氮蓝滞留于组织的量增加从而血液中含量减少有关。血瘀程度与注射浓度不同所表现出的体表特征的变化呈正相关。这一实验结果表明，用大分子葡萄糖酐制作的血瘀证动物模型能通过偶氮蓝在其体表表征中表现出的客观变化来反映血瘀程度，为探讨观察血瘀证动物模型表征的客观方法，使之成为更符合人体四诊信息所表达证候模型的更直观的评价依据提供了充实的药理学基础，其作用机理有待进一步研究。

大分子葡萄糖酐所致血瘀模型小鼠中偶氮蓝渗出量与血瘀程度的相关性研究

宋崇顺　田金洲　王永炎　任　映　尹军祥　时　晶　孙海芸　杨金铎

血瘀证是中医临床的常见证候，在临床上主要表现为舌紫、唇暗、脉涩等症状，很多医务工作者想通过舌象、唇象、脉象的变化规律来反映血瘀的程度。在舌象研究方面，临床上拍摄了大量图片，然后再通过图片分析找出血瘀证的变化规律，在动物模型研究方面多是通过血液检测指标来反映血瘀程度变化，目前还未见到通过动物模型舌、耳、脉的变化来反映血瘀程度变化的报道，想量化就更加困难。本实验通过偶氮蓝渗出量的变化能较客观地反映出大分子葡萄糖酐所致血瘀动物模型的血瘀程度，并能通过舌、耳颜色的变化在动物身上明显表现出来，并取得初步实验结果，为中医血瘀证型研究提供了一定的药理学基础。

1　材料

1.1　实验动物　ICR 小鼠，清洁级，由维通利华实验动物中心供给，许可证号为京动许字（2000）第 004 号。

1.2　实验动物饲养和实验环境　小鼠饲养和实验均在清洁级动物实验室内进行，合格证号为：京动许字（1999）第 039 号。小鼠饲料为消毒饲料，由北京科澳协力饲料有限公司供给。小鼠垫料为消毒垫料。饮用水为消毒水。

1.3　药物和试剂　偶氮蓝：上海国药集团化学试剂有限公司供给，批号为 20050531。大分子葡萄糖酐：瑞典生产，Dextran T500，GA－19073。无水硫酸钠：北京益利精细化学品有限公司供给，批号为，20020416。丙酮：北京益利精细化学品有限公司供给，批号为 990827。羧甲基纤维素钠（CMC）：中国医药上海化学试剂站供给，批号为 970926。

2　方法

2.1　分组　将雄性小鼠随机分为 7 组，即偶氮蓝组（简称为对照组），10%、5%、2.5% 大分子葡萄糖酐＋偶氮蓝组（分别简称为 10%、5%、2.5% 右酐组），在 10% 大分子葡萄糖酐＋偶氮蓝组中又分为 0.5h、1h、2h 组（分别简称为 10% 右酐 0.5h、1h、2h 组），每组 10 只，体重 30～35g。

2.2　造模　将小鼠正常饲养 1 周，然后随机分为上述 7 组，偶氮蓝组小鼠尾静脉注射用生理盐水配制的 0.5% 偶氮蓝溶液，0.1ml/10g 体重；10%、5%、2.5% 大分子葡萄糖酐＋偶氮蓝组小鼠尾静脉分别注射用 0.5% 偶氮蓝配制的 10%、5%、2.5% 大分子葡萄糖酐溶液，0.1ml/10g 体重，10% 大分子葡萄糖酐＋偶氮蓝 0.5h、1h、2h 组小鼠尾静脉分别注射用 0.5% 偶氮蓝配制的 10% 大分子葡萄糖酐，并记录每只小鼠的注射时间，分别在注射后 0.5h、1h、2h，将小鼠用 10% 水合氯醛麻醉，观察小鼠耳郭、舌颜色变化，然后立即拉断颈椎，处死小鼠，剪下双耳郭，称重，用剪刀剪碎，加入无水硫酸钠－丙酮溶液（1% 无水硫酸钠 150ml＋350ml 丙酮），2ml/0.1g 组织，用组织匀浆器匀浆，3600g 离心，590nm 比色，通过标准曲线计算偶氮蓝渗出量。

3　结果

3.1　不同浓度的大分子葡萄糖酐＋偶氮蓝组造模小鼠注射后 1h 小鼠耳郭、舌颜色变化比较　微静脉注射偶氮蓝组，2.5%、5%、10% 大分子葡萄糖酐＋偶氮蓝组在注射后 1h 小鼠耳郭、舌颜色变化，结果见图 1～8。

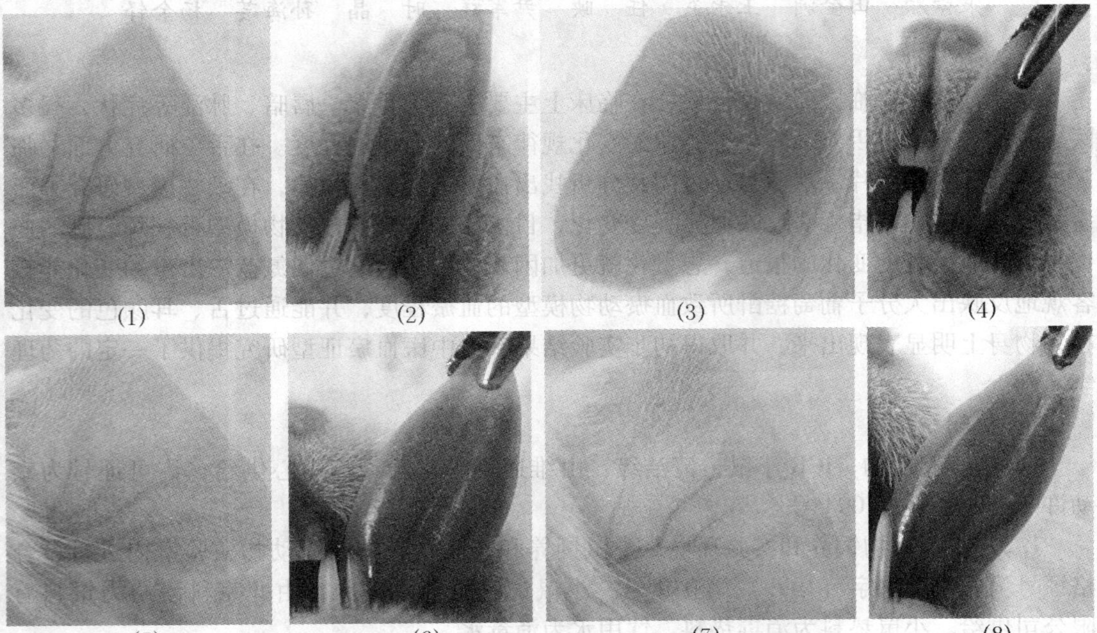

(1)　(2)　(3)　(4)　(5)　(6)　(7)　(8)

从图 1～2 可看出，正常小鼠尾静脉注射偶氮蓝后 1h，耳郭、舌质微变暗，舌下静脉清晰可见。

从图 3～4 可看出，正常小鼠尾静脉注射 10% 大分子葡萄糖酐＋偶氮蓝后 1h，从耳郭根部到耳郭尖全部变为深蓝色，耳郭动静脉可见或部分消失，舌质明显变暗，舌下静脉明显充盈、扩张，透明度明显降低。

从图 5～6 可看出，正常小鼠尾静脉注射 5% 大分子葡萄糖酐＋偶氮蓝后 1h，从耳郭根部到耳郭尖全部变为浅蓝色、耳郭动静脉清晰可见或部分消失，同 10% 大分子葡萄糖酐＋偶氮蓝组相比，蓝色明显减轻，舌质透明度明显增加；同偶氮蓝组相比，舌质明显变暗，舌下静脉明显充盈、扩张，透明度明显降低。

从图 7～8 可看出，正常小鼠尾静脉注射 2.5% 大分子葡萄糖酐＋偶氮蓝后 1h，耳郭可见片状和点状蓝点、耳郭动静脉清晰可见，同 5% 大分子葡萄糖酐＋偶氮蓝组相比，蓝色明显减轻，舌质透明度增加。

3.2　10% 大分子葡萄糖酐＋偶氮蓝组造模小鼠注射后 0.5h、1h、2h 耳郭、舌颜色变化　10% 大分子葡萄糖酐＋偶氮蓝组造模小鼠注射后 0.5h、1h、2h 耳郭、舌颜色变化结果，见图 9～14。

从图9～10可看出，正常小鼠尾静脉注射10%大分子葡萄糖酐+偶氮蓝后0.5h，从耳郭根到耳郭尖可见浅蓝色或片状和点状蓝点，耳郭动静脉清晰可见，舌质透明度降低。

从图11～12可看出，正常小鼠尾静脉注射10%大分子葡萄糖酐+偶氮蓝后1h，从耳郭根到耳郭尖全部呈现深蓝色，耳郭动静脉清晰度明显降低或消失，舌质透明度降低，舌下静脉明显扩张。同10%大分子葡萄糖酐造模小鼠0.5h后耳郭、舌颜色相比，耳郭、舌颜色明显增加。

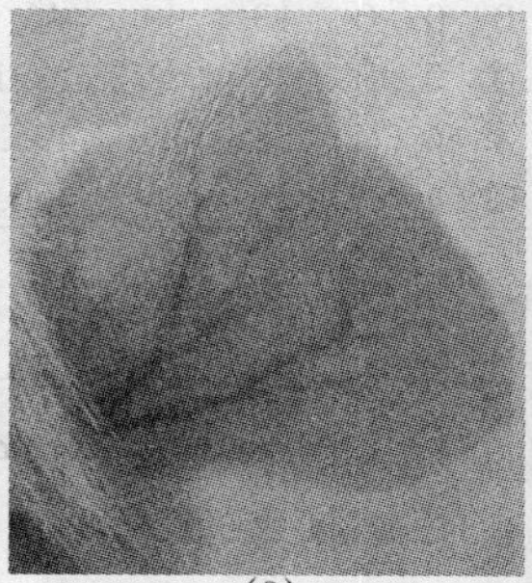
(9)

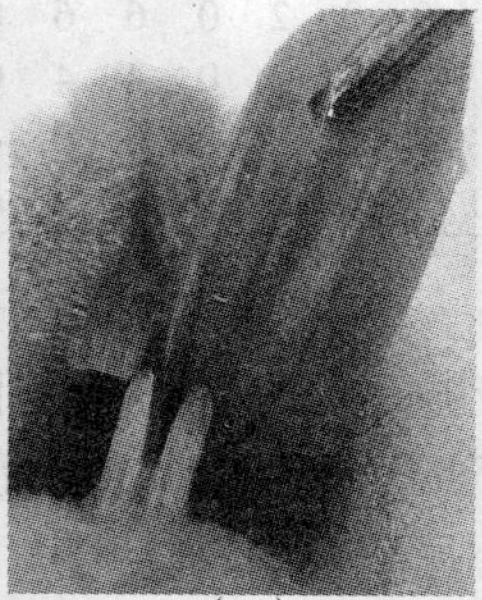
(10)

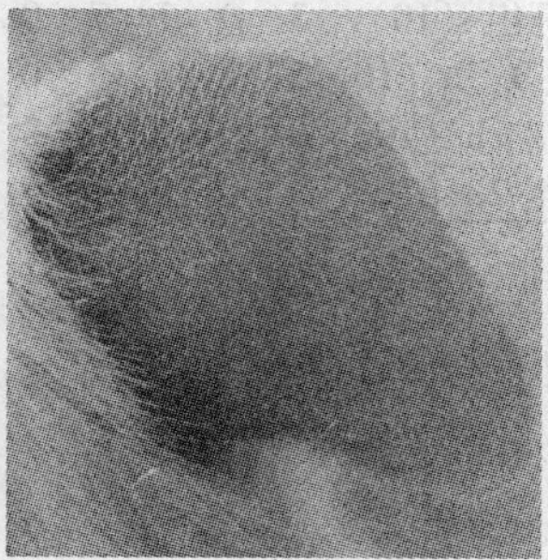
(11)

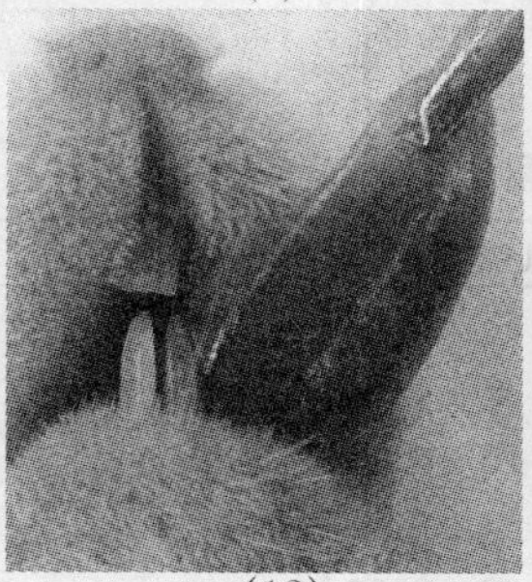
(12)

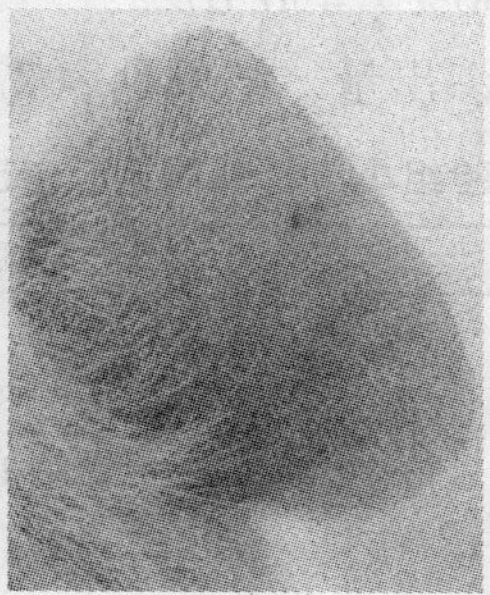
(13)

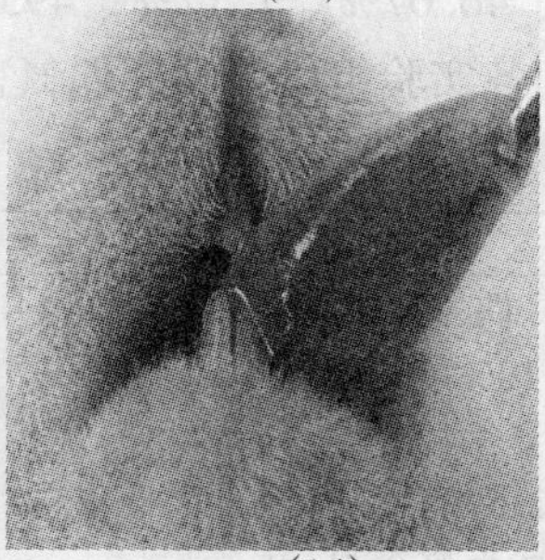
(14)

从图13～14可看出，正常小鼠尾静脉注射10%大分子葡萄糖酐+偶氮蓝后2h，从耳郭根到耳郭尖全部呈现浅蓝色，耳郭动静脉清晰度明显降低或消失，舌质透明度降低，舌下静脉明显扩张，表皮、掌部全部呈现蓝色。同10%大分子葡萄糖酐造模小鼠1h后耳郭、舌颜色相比，耳郭、舌颜色明显消退。

3.3　小鼠耳郭、舌颜色的定量分析　根据小鼠耳郭、舌偶氮蓝渗出量的不同、颜色分布情况，小鼠舌质透明度、舌下静脉颜色和扩张程度分为Ⅳ级，Ⅰ级：小鼠耳郭变暗，未出现蓝点，耳郭边未见蓝色，舌质显暗红色，舌下静脉清晰，轻度充盈，计0分。Ⅱ级：小鼠耳郭出现点状蓝点，蓝点数少于3点或耳郭边出现蓝色，舌质暗变，舌下静脉可见，明显充盈扩张，计1分。Ⅲ级：小鼠耳郭出现片状蓝点，总面积＞全耳郭面积的1/2，舌质明显变暗，透明度明显，舌下静脉明显充盈、扩张，计2分。Ⅳ级：小鼠耳郭全部变蓝，舌质明显变暗，透明度明显降低，舌下静脉高度充盈、扩张，计3分，计算各实验组血瘀程度总分，计算每只小鼠血瘀程度增加百分率，每只小鼠血瘀程度增加百分率＝［偶氮蓝组+右酐组每只小鼠总分－对照组（偶氮蓝组）每只小鼠总分］/对照组每只小鼠总分×100%，结果见表1、2。

表1 各实验组小鼠血瘀程度分析比较

组别	耳郭								舌								血瘀程度分析	
	Ⅰ级		Ⅱ级		Ⅲ级		Ⅳ级		Ⅰ级		Ⅱ级		Ⅲ级		Ⅳ级		总分	增加百分率（%）
	n	0分	n	1分	n	2分	n	3分	n	0分	n	1分	n	2分	n	3分		
偶氮蓝组（9）	5	0	4	4	0	0	0	0	5	0	4	4	0	0	0	0	8	/
10%右酐组（10）	0	0	0	0	2	4	8	24	0	0	0	0	3	6	7	21	55	517.98
5%右酐组（10）	0	0	5	5	5	10	0	0	0	0	6	6	3	6	1	0	30	237.08
2.5%右酐组（10）	3	0	7	7	0	0	0	0	2	0	6	6	0	0	0	0	13	46.07
10%右酐组0.5h（10）	5	0	5	5	0	0	0	0	3	0	4	4	0	0	0	0	9	1.12
10%右酐组1h（10）	0	0	0	0	3	6	7	21	0	0	0	0	4	8	6	18	53	495.51
10%右酐组2h（10）	0	0	0	0	5	10	5	15	0	0	0	0	6	12	4	12	49	450.67

从表1可看出，偶氮蓝组，10%、5%、2.5%大分子葡萄糖酐+偶氮蓝组，10%大分子葡萄糖酐+偶氮蓝0.5h、1h、2h组小鼠血瘀程度合计得分分别为8分、55分、30分、13分、9分、53分、49分。10%、5%、2.5%大分子葡萄糖酐+偶氮蓝组，10%大分子葡萄糖酐+偶氮蓝0.5、1、2h组每只小鼠血瘀程度增加百分率分别为517.98%、237.08%、46.07%、1.12%、495.50%、450.67%。

3.3 各实验组小鼠耳郭偶氮蓝渗出量，结果见表2。

表2 各实验组小鼠耳郭偶氮蓝渗出量比较

组别	n	偶氮蓝渗出量（ng/ml）
偶氮蓝组	9	1.38±0.52
10%右酐组	10	33.32±14.42**
5%右酐组	10	14.16±4.02**
2.5%右酐组	10	5.54±2.09**
10%右酐0.5h组	10	5.08±0.92**
10%右酐1h组	10	31.48±15.46**
10%右酐2h组	10	21.60±10.54**

注：同偶氮蓝组相比，$^{*}P<0.05$，$^{**}P<0.01$。

从表2可看出，同偶氮蓝组相比，10%、5%、2.5%右旋糖酐组小鼠耳郭偶氮蓝渗出量均明显增加（$P<0.01$）；10%右旋糖酐2、1、0.5h组小鼠耳郭偶氮蓝渗出量也明显增加（$P<0.01$）。10%、5%、2.5%右酐组小鼠耳郭偶氮蓝渗出量之间相比，均有明显差异性（$P<0.01$）；10%右酐0.5、1、2h组小鼠耳郭偶氮蓝渗出量之间相比，也有明显差异性，$P<0.01$。

4 讨论

如何建立“证候”动物模型是近40年来一直被探索的重大理论和技术问题，为满足中医药研究的需要，先后建立了肾阳虚、肾阴虚、气虚血瘀等实验动物模型，根据这些模型的发生发展和最终结局又分为生化模型、病理模型、病理生理模型，这些模型的成功与否多是通过动物机体的生物化学、细胞酶学、激素水平、细胞因子、神经因子、基因组学、蛋白组学等相关指标的测定结果来判断，这些研究成果尽管对中医药研究起到重大推动作用，但与中医基本理论证候辨证要求相差甚远。目前在动物身上建立的“证候”模型主要是靠检测指标进行“证候”分析和研究，有时所测指标根本不能解释或不能完全解释中医证候的变化。不难看出，目前在动物身上进行的“证候”研究与中医临床“证候”诊断所采信息仍然有较大差距。因此建立或有效反映生物表征的动物“证候”模型，使中医临床“证候”研究和药理学“证候”研究紧密结合起来，促进中医“证候”研究的快速发展。

本实验以偶氮蓝为染料，将偶氮蓝配制的大分子葡萄糖酐溶液给小鼠进行尾静脉注射，观察了偶氮蓝渗出量和不同浓度大分子葡萄糖酐、同浓度大分子葡萄糖酐与注入后不同时间对小鼠耳郭、舌影响的表征变化规律，探讨了大分子葡萄糖酐所致血瘀模型的血瘀程度和偶氮蓝渗出量的相关性。实验结果表明，小鼠尾静脉单一注入偶氮蓝后，小鼠耳郭未见蓝色渗出，动静脉清晰可见；舌质透明，舌下静脉未见明显充盈、扩张。偶氮蓝+10%大分子葡萄糖酐，0.1ml/10g体重，在注入后0.5h，小鼠从耳郭根到耳郭尖可见浅蓝色或片状和点状蓝点、耳郭动静脉清晰可见或部分消失，舌质透明度降低。在注入后1h，小鼠从耳郭根到耳郭尖全部呈现深蓝色、耳郭动静脉清晰度明显降低或消失，舌质透明度降低，舌下静脉明显充盈扩张。在注入后2h，小鼠从耳郭根到耳郭尖全部呈现浅蓝色，耳郭动静脉清晰度明显降低或消失，舌质透明度降低，舌下静脉明显扩张。但同偶氮蓝+10%大分子葡萄糖酐造模小鼠1h后耳郭、舌颜色相比，耳郭、舌蓝色明显消退。偶氮蓝+10%、5、2%.5%大分子葡萄糖酐所造血瘀模型小鼠，小鼠耳郭、舌偶氮蓝渗出量明显不同，偶氮蓝+10%大分子葡萄糖酐组小鼠耳郭、舌偶氮蓝渗出量最多，偶氮蓝+5%大分子葡萄糖酐组同偶氮蓝+10%大分子葡萄糖酐组小鼠相比，小鼠耳郭、舌偶氮蓝渗出量明显减少，偶氮蓝+2.5%大分子葡萄糖酐组小鼠，同偶氮蓝+5%大分子葡萄糖酐组小鼠相比，小鼠耳郭、舌偶氮蓝渗出量又明显减少。以上结果充分表明，偶氮蓝渗出量和大分子葡萄糖酐浓度，注入时间密切相关。提示，小鼠尾静脉注射大分子葡萄糖酐溶液后是否也可引起小鼠耳、舌的炎性反应及其作用机理，值得进一步深入研究和探讨。

合格免疫组化实验室组建浅谈

方　杰

1　免疫组化实验室组建的意义

自20世纪80年代以来，病理室一直在不断地融合新的技术，免疫组化染色已越来越广泛地应用于日常病理工作，在解决疑难病理的诊断上，发挥了重大的作用，可以提高病理诊断的准确性，可以发现某些微小的转移灶，对某些疾病的分期、预后和治疗有积极的意义，它已经成为病理医师不可或缺的工具。免疫组化技术利用抗原抗体可以特异结合这一原理，从组织细胞水平进行抗原抗体反映，对某些蛋白在组织中的定位和表达进行检测，为病理学的诊断提供有价值的线索，形成了诊断病理学新的分支——诊断免疫组化。

免疫组化具有特异性强、敏感性高，定位准确、形态与功能相结合等优点。病理室建立自己的免疫组化实验室不仅有助于病理诊断工作的顺利开展，同时也能为医院创造可观的经济效益。

2　免疫组化实验室组建当中问题的解决

经常听人说起组建一个免疫组化实验室是如何如何难，有人员匮乏的问题，也有资金的问题。通过我们组建免疫组化实验室，我们认为其实组建一个免疫组化实验室并不十分困难，需要的设备也很简单。

首先，从设备谈起，一个合格的免疫组化实验室需要一个电磁炉和一个高压锅，也就2000元左右，资金不多，北京中杉金桥生物有限公司有售。抗原热修复可选用两种常用缓冲液，0.01M枸橼酸盐缓冲液（pH 6.0）和EDTA抗原修复液。

石蜡切片高压锅抗原修复操作方法：切片脱蜡至水。将1000ml抗原修复液注入不锈钢压力锅中加热至沸腾。切片置于片子架上，放入锅内，使切片位于液面以下，盖锅压阀。当压力锅开始慢慢喷气时（加热5~6分钟后），计时2.5分钟，然后将压力锅端离热源，室温冷却15分钟，取下气阀，打开锅盖，切片冷却至室温后，蒸馏水洗后，PBS洗2分钟×3次，3% H_2O_2 处理10分钟，下接免疫组化染色步骤。

其次，做免疫组化人员问题，只要有点免疫知识的人和工作认真细致的技术人员就可以。在做免疫组化染色前，要进行处理一些载玻片（涂胶片）。可选用北京中杉金桥生物公司提供的ZLI－9001APES，ZLI－9003HistogripTM或ZLI－9005Poly－L－Lysine等几种试剂，对已清洗的载玻片进行处理，具体方法详见中杉金桥生物公司目录。现特别介绍我室处理涂胶片的方法（北京军区总医院病理科提供）：明胶2.0g，硫酸铬钾0.5g，蒸馏水

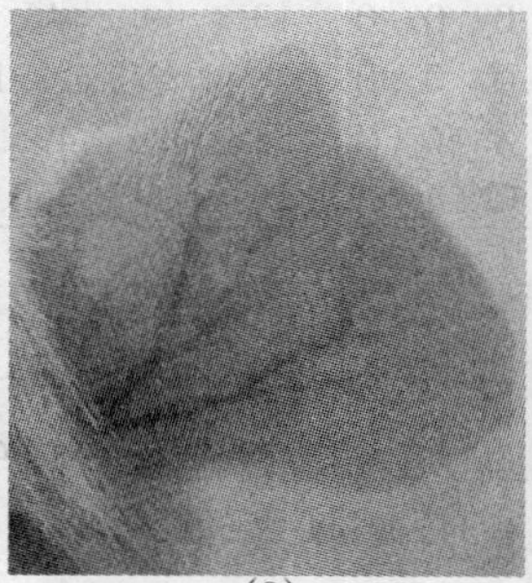

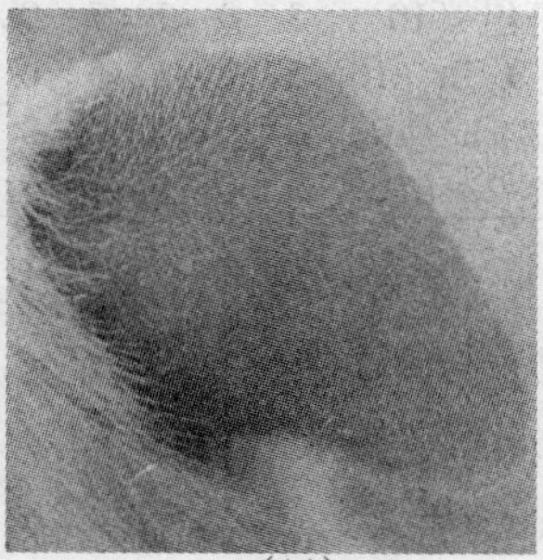
500ml 处理清洗的载玻片室温干燥后备用。

染色之前最好先把要染的抗体性质（是单克隆还是多克隆），组织处理，阳性部位，及是否备有阳性对照片写在一张白纸上，以便染时免出差错。

3　**免疫组化染色的步骤**

（1）石蜡切片脱蜡至水，本科检测系统全部使用相同的 PV－9000polymer 检测系统（北京中杉金桥生物技术公司）。冰冻切片（4～8μm）室温放置 30 分钟后，入 4℃丙酮固定 10 分钟，PBS 洗，浸泡 2 分钟×3。（如需采用高压锅抗原热修复或消化酶消化室温 1.5 小时，接此步后进行染色步骤）

（2）3% H_2O_2 室温孵育 10～15 分钟，以清除过氧化物酶的活性。

（3）蒸馏水洗，PBS 浸泡 2 分钟×3 次。

（4）正常山羊血清工作液封闭，室温孵育 10 分钟。

（5）倾去多余血清，滴加适当比例稀释的一抗或一抗工作液，37℃孵育 1.5 小时或 4℃过夜。

（6）PBS 冲洗，浸泡 3 分钟×3 次。

（7）滴加生物素标记二抗工作液，37℃或室温孵育 20 分钟。

（8）PBS 冲洗，浸泡 2 分钟×3 次。

（9）滴加辣根酶标记链酶卵白素工作液，37℃或室温孵育 20 分钟。

（10）PBS 冲洗，浸泡 2 分钟×3 次。

（11）显色剂显色。（ZLI－9032/9033DABBKit，中杉金桥生物公司有售，A、B、C 三种试剂各滴加至 1.5ml 双蒸水中）

（12）在免疫组化染色过程中，应注意以下几点问题：①切片烤片时温度不宜过高，以不超过 70℃为宜。②免疫组化染色过程中，一定不要让切片干燥，特别是加一抗、二抗、三抗时，切片要放在湿盒中孵育，不要忽略了应该加的某种试剂，一抗 4℃过夜效果最好。③对照抗体的标签确认是否使用了正确的抗体，以及所有的检测系统是否和一抗匹配，这一点是非常重要的。

4　**免疫组化实验室合格的标志**

一个免疫组化实验室是否合格，一要看是否能够适合多种免疫组化实验的需要，各种试剂，设备是否准备妥当。二要看是否能染出清晰漂亮的免疫组化片子，这就需要不断摸索，在失败中寻找原因，直至找到适合自己科室染免疫组化片子最佳的方案。主要是细小环节，如烤片时间的长短，标本的固定方式，切片的质量都会影响到所检测抗原的数量和质量。每次冲洗切片一定要彻底，尤其在加完一抗后的冲洗一定要洗净，避免非特异性着色和减弱背景颜色。在染色过程中最好使用免疫组化笔（中杉金桥生物公司有售），孵育时切片要放置水平，否则会导致抗体流失。最好用已知阳性的标本来同时作阳性对照。

以上几点是在免疫组化实验室组建时必然遇到的问题，我通过这几年做免疫组化实践的经验和见解浅谈了合格免疫组化实验室组建的办法和应注意到的问题以备参考和借鉴。

慢性胃炎不同证型胃黏膜局部组织病理学及细胞免疫功能的变化

鲁香凤　王玉芬　朱建华　刘小北　戴　欣　方　杰　刘常一　田德禄

慢性胃炎是常见病多发病，中医胃痛和胃痞等多属此范畴，采用中医宏观辨证结合微观胃镜、病理形态特点，辨证与辨病结合，灵活伍用一些具有特殊治疗意义的中药治疗本病，已被临床医师应用，且能提高疗效，但其疗效机制有待进一步研究。

多年研究表明，慢性胃炎及中医脾胃均与免疫功能关系密切，胃肠道作为重要的免疫器官，弄清慢性胃炎各证型及治疗前后胃肠道黏膜内的免疫细胞如固有层内T细胞亚群等的变化，将有助于进一步全面地揭示慢性胃炎中医证型的本质及中药疗效机理。为此，我们进行了系列研究，现将慢性胃炎不同证型及部分证型治疗前后胃黏膜局部组织病理学及细胞免疫功能变化结果总结如下。

1　资料与方法

1.1　一般资料　观察病例来自北京中医药大学东直门医院门诊或病房经纤维胃镜和活体组织病理检查，诊断为慢性胃炎的患者115例，中医辨证均经我院主任医师确定，标准参照《中药新药临床研究指导原则》。排除心、肝、脑、肺、肾等主要脏器的器质性病变。同时观察胃黏膜形态及细胞免疫功能的63例中男45例，女18例；年龄21~74岁，平均47.5岁；病程1个月~20年，平均10年。病理类型分为慢性胃炎（CG）44例，萎缩性胃炎（CAG）16例，相对正常胃黏膜3例。中医辨证分型为：脾气虚弱12例（疗前9例，疗后3例）；脾胃虚寒8例（疗前6例，疗后2例）；肝胃不和9例（疗前6例，疗后3例）；肝胃郁热8例（疗前6例，疗后2例）；气阴两虚2例（疗前）、气血两亏2例（疗前疗后各1例），气虚血瘀毒蕴2例（疗前疗后各1例）。肝脾不和4例、肝郁脾虚2例、湿热内蕴壅滞3例，湿热中阻或中焦湿热4例，脾虚血瘀、气滞血瘀各2例，气滞血瘀湿热1例，寒热错杂1例，胃热壅滞1例，胃阴不足0例，胃络瘀血0例。

1.2　标本取材　辨证后胃镜下观察胃黏膜，在病变明显处常规取活检3块，其中1块放入实验试剂（含有尿素、pH指示剂等）中，2块常规10%甲醛液固定，脱水、二甲苯透明，石蜡包埋，连续切片两张，厚4~5um，1张作常规HE染色，其中63例作免疫组化染色。

1.3　试剂　T细胞亚群试剂盒购自邦定生物制品有限公司，CD3、CD4、CD8单克隆抗体及二抗等均购自中杉生物技术有限公司。

1.4　方法

1.4.1　HP检测方法与结果判断：快速尿素酶试验，将新鲜胃黏膜活检组织放在实验试剂（含有尿素、pH指示剂等）中，强阳性者组织放入后即变色，其后溶液全变为红或紫红色，尿素酶试剂的变色时间与组织中的菌量多少呈正相关。

1.4.2 常规光镜观察组织病理学变化与 HP 感染情况。

1.4.3 单克隆抗体 APAAP 及 LSAB 法检测胃黏膜间质 T 淋巴细胞亚群表达情况。每批染色均设阳性对照及空白对照，以 PBS 代替第一抗体。

1.4.4 染色结果计数方法：采用北京航空航天大学图像分析系统定量分析，每张切片均取阳性细胞最多的 10 个高倍视野。

1.4.5 统记学处理方法：计数资料用 χ^2 检验。

2 结果

2.1 慢性胃炎中医证型与胃黏膜组织病理学变化及 HP 感染的关系

虚证包括脾胃气虚、脾胃虚弱、脾胃虚寒、气阴两虚、气血亏虚或虚实夹杂以虚证为主者如肝郁脾虚、气虚血瘀、脾虚湿阻等胃黏膜多有腺体萎缩或伴肠化，炎症较轻，HP 感染率较低，HP 与肠化呈反比关系，重度肠化病例常不见 HP，与文献报道一致；肝胃不和、肝胃郁热、气滞血瘀、气滞血瘀湿热、湿热中阻等实证胃黏膜多为慢性炎症，无腺体萎缩或肠化，其中脾胃湿热证炎症较重，常见淋巴集结及淋巴滤泡，活动期病变较多，HP 感染率亦较高；血瘀证胃黏膜多有不典型增生，与涂氏等研究结果基本一致。

2.2 慢性胃炎中医证型与胃黏膜间质 CD3、CD4、CD8 及 CD4/CD8 比值及 HP 感染的关系

7 例肝胃不和、4 例肝胃郁热、9 例脾气虚弱、4 例脾胃虚寒证大部分病例胃黏膜间质未见或偶见 CD4 阳性细胞，少部分病例可见少量 CD4 阳性细胞，CD8 阳性细胞则相对较多，CD4/CD8 比值为 0 或极低（<0.1），与文献报道脾气虚外周血 T 淋巴细胞亚群结果一致。6 例肝胃不和证、3 例肝胃郁热证、2 例脾气虚弱证及 2 例脾胃虚寒证经中药辨证治疗后，除组织病理学变化明显减轻外，CD4 阳性细胞增多，CD8 阳性细胞数量则轻度减少或无明显变化，CD4/CD8 比值明显升高。而 2 例（肝胃不和、肝胃郁热各 1 例）经中药辨证治疗后组织病理学变化不明显者，CD4、CD8 及 CD4/CD8 比值变化亦不明显。

气滞血瘀、气滞血瘀湿热、湿热中阻、脾胃湿热证等实证胃黏膜间质内均可见少量或较多 CD4 阳性细胞，未出现 CD4 阳性细胞完全缺如病例，CD8 阳性细胞少量或较多，CD4/CD8 比值较高（≥1），HP 感染率亦较高。

2 例气阴两虚证胃黏膜间质 CD3、CD4、CD8 阳性细胞数量及 CD4/CD8 比值则界于以上两者之间，0.1 < CD4/CD8 比值 < 1，未见 HP。

不同证型胃黏膜局部 CD3、CD4 阳性细胞数量及 CD4/CD8 比值有一定的变化规律，由高到低依次为：湿热中阻、气滞血瘀、气阴两虚、肝胃不和、肝胃郁热、脾胃虚弱、脾胃虚寒。

2 例气血两亏证胃黏膜间质 CD3 阳性细胞数量少量或较多，CD4、CD8 阳性细胞数量明显变少，以 CD8 为甚，1 例缺如，1 例偶见 CD8 阳性细胞。

3 讨论

中医对慢性胃炎宏观整体辨证是对机体反应状态的概括。但是，病理微观变化及免疫功能变化等才是证的物质基础。因此，辩证宜与病理微观病变及免疫功能变化等相结合，辨证辨病并举，中西医双重诊断。

T 淋巴细胞即胸腺依赖性淋巴细胞，T 细胞亚群是一群具有特殊标志的免疫性细胞，在细胞免疫中各亚群分别进行各自的效应功能和调节功能。T 细胞已确定两个主要亚群—

辅助性/诱导性T细胞（Th/Ti）和抑制性/细胞毒性T细胞（Ts/Tc）。$CD4^+$识别Th/Ti亚类细胞，辅助或诱导B淋巴细胞的体液免疫过程，$CD8^+$识别Ts/Tc亚类细胞，可抑制B淋巴细胞的免疫应答，并具有细胞毒作用，而$CD4^+$、$CD8^+$及$CD4^+/CD8^+$比率在一定程度上表示Th和Ts淋巴细胞及其比值。

外周血淋巴细胞亚群的变化是反映机体细胞免疫状态的较好指标，$CD8^+$Ts细胞与$CD4^+$Th细胞的作用相反，对免疫应答具有重要的调节作用。在正常情况下，外周血中的$CD4^+$T细胞和$CD8^+$T细胞的数量是稳定的，CD4：CD8有一个相对稳定的比值，在1.3：1~1.5：1之间。两者相互诱导和制约形成的T细胞网络，对维持免疫功能的平衡具有重要的意义，只有遇到异物如HP，引起应答反应时，比值才会发生变化。当两者的数量和功能发生异常时，即可导致细胞免疫功能紊乱或失调，而削弱机体抵抗力，发生感染或自身免疫病。

胃肠黏膜的上皮细胞表面及黏膜固有层和其所属淋巴组织形成特有的胃肠道局部免疫系统，是胃肠道免疫系统的第一道防线，构成物理及免疫学屏障。正常人群胃黏膜间质CD3、CD4阳性细胞数量及CD4/CD8比值尚未见报道。丁洁等的研究表明，脾虚型患者与正常人相比，末梢血中T淋巴细胞总数、Th明显减少，Ts相对增多，Th/Ts比值降低。郑氏等用间接酶标法对胃脘痛脾虚证胃黏膜连续冻结切片进行T细胞亚群染色，发现胃脘痛肝郁脾虚证胃黏膜CD3、CD4、CD8 T细胞较正常高，CD4≤CD8为主，而正常组CD4>CD8为主。刘氏认为周围血中T细胞水平明显下降代表以胃窦病变为主的B型胃炎的细胞免疫功能状态。张群豪采用单克隆抗体直接免疫荧光技术对健康人群及脾气虚患者外周血T淋巴细胞亚群进行检测，发现脾气虚组OKT3、OKT4、OKT4/OKT8显著低于健康对照组，而OKT8与对照组无明显差别。即T细胞总数及辅助性T细胞显著降低，抑制性T细胞绝对值不变，OKT4/OKT8比值明显下降，说明脾气虚患者机体免疫功能低下，免疫平衡状态失调。杨氏及兰氏的研究结果均表明慢性萎缩性胃炎（CAG）是一种自身免疫性疾病，常有免疫指标的异常。CAG患者外周血中T细胞亚群与正常对照组相比，均有不同程度异常，$CD3^+$显著降低，$CD4^+/CD8^+$显著降低，与我们用免疫组化方法对脾虚证胃黏膜活检标本的研究结果相一致。

慢性胃炎病变的发展是不平衡的，加上复查时胃镜取材部位难以做到与上次完全准确一致，所以治疗前后两次胃黏膜组织活检病理诊断不符是完全可能的，即使药物治疗有效，由于取材部位不同，局部胃黏膜病变亦可能较治疗前加重，从胃黏膜局部免疫功能判断药物疗效则避免了此方面不足。

张氏等通过研究发现慢性胃炎患者尤其是重症患者存在细胞免疫功能降低和紊乱，认为可能与HP感染有关。我们通过研究发现慢性胃炎实证，当局部胃黏膜间质内CD4/CD8比值≥1时，HP感染多为（+）。说明HP感染的致病机制与局部胃黏膜细胞免疫功能失调明显相关，细胞免疫功能紊乱或失调，机体抵抗力削弱，不能主动清除HP等。同时也说明中医理论“正气存内，邪不可干”“邪之所凑，其气必虚”的正确性。因此，临床治疗HP感染慢性胃炎时应从调节细胞免疫功能入手，“正气”恢复，则“邪气”自然祛除。

我们的研究结果表明中药疗效机制之一是调节局部胃黏膜细胞免疫功能，并由此可反证辨证论治的准确性及中药疗效机理，弥补了单纯依赖形态学的局限性，国内外尚未见此方面报道。

教务处

多媒体现代技术在中医临床教学中的利弊

马文山

随着现代化技术的发展，日益加快的步伐在前进，由于科学技术的飞速发展，促进了各行各业和经济的增长，社会的进步，社会对人才的需求标准应是具有创新能力、综合素质的高质量优秀人才。

多媒体现代技术的运用，在近年来已成为中医院校在教学中全面普及和应用，这也是教学改革的重要组成和必然趋势，特别是在临床结合教学中，引用多媒体技术，具有直观、简单、易懂之效，彻底改变了以往靠一根粉笔，一份讲稿，一块黑板讲授的单一枯燥的教学模式。采用多媒体技术教学，充分体现了临床教学中运用多媒体的内容、方法和目的等特点。

教育技术作为现代教育科学的一个主要分支，在电子技术、传播技术、信息技术等现代科学技术的推动下已渗透教育教学的方方面面。作为从事教育教学工作者的教师，在新的教学管理和教学改革逐步建立起一个新的理念和多媒体技术教学的模式，在多媒体教学中以图文、声音、动画、影像为一体的现代技术手段，运用十分丰富灵活的表达形式，使学生获得生动形象而直观具体的印象，有利于学生更好地理解学习内容，提高学生的学习兴趣。在教学方法中，每位教师可根据本学科的特点，把教材中难以体现的内容，利用多媒体技术，在设计教案中具有制作简单，学生能操作方便的特点，在一定时间和范围内使不可变的书本上的文字，成为可变的可增的更为生动的知识结构再现给学生，将所要讲的专业知识用动画的形式，多层面、多视角、灵活便捷，特别是对“望、闻、问、切”通过图文影像能体现教学课件中的视频功能，让学生能直观地进行学习和理解，特别是平时见不到的特殊舌诊和皮科的特殊病种，还有手术科室的手术全过程，这样能提高师生间的教学效果。

在传统的教学与实践中，由于条件所限，图文影像技术的不发达，在临床实践中，对于学生的动手能力，直接关系到学生的培养质量。而今利用了多媒体现代教学技术，自然也就改变了传统教学，同时调整专业设置及课程结构，便于增加临床实践教学时数，保证临床实践教学时间，突出临床的动手能力和重要性，从而保障了中医药院校的人才培养目标，完善教学大纲，减少了理论课的课时，增加了多临床、早临床的实践；同时也提高了理论教学的质量，加大了临床带教老师病种不均所出现的欠缺。利用多媒体技术，保证教学的各种信息传递方便、快捷、准确直观的科学化和规范化，对学生提早有了早临床实践的初步了解，形成了临床多样化的预备，更加强了学生临床见习的基础操作知识和教学各项工作的顺利进行。

强化临床教学和临床实习管理，多年来我临床医学院在不断改进总结的基础上，开展了师生相互评估，特别是近年来对高学历、高层次的人才培养，临床教学专门管理部门，积累了一定的经验，改善了旧的传统教学模式，创造了现代技术和优良的教学环境。应用现存教育技术建立好教学管理的各类数据库，保障教学各种信息传递便捷、准确、科学规范化，对临床教学的各个环节具备了现代技术的质量监控。有了多媒体现代技术的教学设备及手段，也就保证了临床教学的质量和水平的提高。

虽然多媒体现代技术在教学中的运用之广，但是也存在了不少弊端。采用多媒体教学，使得一部分老师的教学模式改为采用灌入知识的授课模式，老师尽情地讲，让学生听。在这一模式的教学过程中，学生就没有自主地决定学习内容和进度，因为学生的认识能力和接受能力的不同，采用多媒体技术教学，难免会造成一部分学生的抱怨，由传统的人灌法转变为电灌法，对授课老师无法把握授课内容和进度。由于个别青年教师缺少课堂授课经验，使得课堂信息量大、病种单一受限，甚至有个别教师以屏幕的原采集资料，没有对授课的内容系统的分析和技巧的设计讲述。虽然这个课件能够实现图文、声、像共现，亦没有一定的互动性，对学生学习所获得的情况是无从得知，教学效果得不到有效的控制。教师对自己所授课的效果都没有一个自我评估，对自己知识认识体系得不到改变，这种弊端主要表现于传授双方对传统媒体的适应性、固有性和依赖性，必须改变课堂上单纯语言表达教学内容的方式，课前须准备处理好各种教学信息、课件和课上应控制教学课件，备好质疑问答，真正体现组织者、控制者、协调者和指导者等不同角度的转变。同时教师在运用现代技术多媒体，必须精通熟悉本专业课程内容，才能很好地应用多媒体技术制作出精良的课件及电子教材用于教学，还必须熟练的掌握运用多媒体现代技术的授课技巧，以使多媒体在课件制作，授课技巧，师生互动教学中发挥优势和特点，全面提高多媒体现代技术在临床教学中的运用和质量。另外，采用多媒体教学，严重造成学生缺课现象，当老师讲课时学生不到教室，待下课时，学生会出现或委托同学复制老师的教案，还有多数学生大量抄写笔记，一节课不来，形成的不是听讲课，而是抄写复制课。针对此现象，我们需要进一步探讨，从而缓解这一弊端。

中医药高等院校临床教学50年的反思与改革建议

孙 霈

中医药高等院校临床教学与基础教学基本上保持了同步发展，至今已走过了近50年的风雨历程。回首这50年，我们高兴地看到中医药教育已经实现了由传承千年的散在的师承教育和小规模的学堂式教育到集约式的大规模的（相对古代而言）院校教育的历史性转变；初步形成了低、中、高级有序的相对完整的教育体系；培养更高级别临床人才的研究生教育正方兴未艾；由国家级、省市级、区县级以及各临床单位组成的继续教育体系正在逐步建设之中；中医药高等院校临床教学基地、国家级、省市级中医药继续教育基地的建设已开始筹划；相对规范的中医药院校教育与过去各承家技、自立门户的教育模式已不可同日而语；电大教育、网络教育、成人教育、双学历教育、非医攻博、中医少年班等多种中医药高等教育模式正在探索之中；海外生、留学生、台港澳生教育规模正稳步扩大；教学与管理的信息化以及多媒体教学、临床模拟示教室、模拟医院及标准化病人的临床教学、案例教学、以问题为中心的讨论式启发式教学等临床教学手段、教学方法的改革正在蓬勃开展；中、西医学近代的新的科研成果也部分地纳入到了中医临床教学之中；国家级、省部级、市局级以及学会和校级临床教学科研工作越来越受到广泛重视；大学生临床技能、临床思维、临床基本功的培养越来越成为同行们的热门话题。大学生政治思想教育、道德素质教育、医德医风教育、医学伦理学教育、就业教育以及社会实践等方面也没有偏废；中医院校附属医院、教学医院、实习医院的办学条件和硬件建设正在不断改善，国家、省市、地区以及单位自身的人力、物力、财力的投入也在不断加大。凡此种种，不能尽数。可谓成绩斐然，事业有成，人才辈出，前途光明，几代教育工作者的心血和汗水没有白白付出。

但是，居安还要思危。回顾这50年的中医药临床教育史，有的时候经过反思，我们会有一种喜忧参半的感觉。成绩与经验当然要总结，不足与缺憾我们更要清晰明了。常言道知过才能改过，正是基于此点，本文的主题其实不在论功而在议过。现仅就临床教学方面目前存在的一些焦点问题与解决办法粗浅地探讨如下：

1 管理体制问题

(1) 中医药高等院校目前随着国家教育体制的改革已由国家教育部管理。作为中医行业主管部门的国家及省市中医药管理局已基本失去了对中医药高等教育的直接管理权。相关的教育处已被迫将管理重心后移为继续教育板块，而占院校教育约50%工作量的临床教育工作也随之由过去的教育与行业主管部门双重管理改变为由教育部通过大学间接管理的模式。教育部高教司对高等院校的教育管理工作是熟悉的，这毫无疑问。但对承担临床教学任务的医院的管理工作事实上是相对不熟悉的，而且中、西医医院均如此。尤其是中医院，由于其行业的特殊性就更是如此。否则卫生部就不会成立一个副部级的独立的国家中医药管理局了（省市亦同）。卫生行政管理部门自身的分工尚且如此，何况教育与卫生跨行业管理呢？目前的管理体制是很不顺畅的，不利于中医药临床教育工作的宏观调控与自身发展。2006 年 9 月 16 日在北京中医药大学 50 年华诞的庆祝大会上，周济部长与佘靖局长签署了部、局共建北京中医药大学的协议，这使我们备受鼓舞。看到了管理层锐意改革、团结协作的决心也就让我们看到了期盼已久的曙光。

改革建议：由国家中医药管理局提出议案，由教育部牵头，组织教育部、卫生部、国家中医药管理局三方面有关管理部门参酌部、局共建协议的思路，对中医临床教育这一“边缘板块”协商研究管理与调控的政策和办法。既要责任明确，又要分工合作。三不管当然不行，可管理不到位，资金不到位也不行啊。旧的双重管理的回头路人们一般不愿意走，那么螺旋式上升一步的新“回头路”可不可以走呢？我们真的期盼这一问题的最终解决。

（2）中医药高等院校与附属医院、教学医院、实习医院的行政、财务关系问题也是一个 50 年来一直存在的棘手的体制问题。高等院校对临床教学单位在人力、物力、财力上的投入或很少，或缺失，甚或反过来还有上交大学一定利润的。即使有投入，若算算教务支出总账，承担临床教学任务的单位也是付出远远大于收入。临床教学单位所能获得的主要是具有无形资产价值的大学附属医院或大学教学医院的名份与金字牌匾。应该说这在很大程度上挫伤了医院开展临床教学工作的积极性。举个例子，承担基础教学工作的教师大多愿意多讲课、开新课，因为这既是他们的专业能力、专业水平的表演舞台，也是他们获得劳动报酬的正当途径。而承担临床教学工作的教师往往把医疗和科研当作自己的主业，教学只当副业去做。因为无论从学术地位还是从劳动报酬上讲，二者都有很大差距。不现实地看待这个问题，不理顺学校与医院的关系必然影响临床教学质量的提高与改革创新的进程。

改革建议：①教育部对高等医学院校不但要加大投入而且对临床教学单位尤其是临床医学院也应每年拨专项经费扶持，因为二者都是不可缺少的教学资源。②站在发展的角度看，学校与医院必须在体制上理顺关系，同舟共济，方能波浪远航。有一个办学积极性只能带来小发展，有两个办学积极性才能迎来大发展。

2　**办学方向与培养目标问题**

由于就业压力增大以及国家对单一专业扩招的控制等因素，也由于院校加速发展的强烈需求因素，目前各大专院校都增加开设了不少与医有关的其他专业。如护理专业、管理专业、制药专业、外语专业、法律专业等。固有的中医、中药、针推专业也办出许多新的方向，如对外交流、科研、中西医结合、中药资源、中药分析、生物制药等。这就使得院校的办学方向和培养目标出现了多元化的趋势。即使是中医、针推、中药专业为了将来学生就业面宽，就业渠道多样化，培养目标也逐渐地转变为强调知识面宽泛，基础知识厚实等，临床技术、临床能力的培养目标有弱化倾向，临床医师、临床药师的培养方向有被淡化的可能。这是令人堪忧的。

改革建议：不论开多少专业，办多少方向，各中医药高等院校都应把中医、中药、针推专业作为自己的精品专业来打造，其中临床方向的要把临床医师、临床药师作为基准目标来培养。这部分学生不在招生人数多少，而在于品质一定要精粹，因为他们的培养直接关乎中医药事业的继承与发展，关乎中医药事业的前途与成败。

3 七年制教育问题

目前中医、针推七年制招生事实上存在着临床与科研两个主要培养方向。但令人费解的是，相对于五年制而言，他们增加的两年中有一年多在学习非医的基础课程，而医学或与科研有关的课程增加不多。科研方向的学生临床课程不但没有增加，还稍有减少。七年制临床方向的学生临床实习与本科大体相同，科研方向的则有所减少。由于最终他们也要拿到硕士学位，那么同硕士研究生相比，二者在培养方法上的巨大差异就不能不令人反思。硕士研究生的培养要三年时间。一年左右时间上基础课，两年左右时间上临床专业课或科学实验专业课加临床实践或科研实践。七年制与之相比实际用于硕士阶段的培养时间不足一年（扣除与本科相同的临床教学时数），况且许多硕士研究生在攻读前还有一年以上的实践经验。同是硕士学位，含金量如何一目了然。

改革建议：①七年制学生的培养通常分为本科和硕士两个培养阶段。无论临床方向还是科研方向，七年制学生的硕士阶段总培养时间与本科相比的增加额都不能少于一年半。其中科研方向学生的临床教学时数应与本科相同，不应弱化，因为中医药科研工作如果不以临床为依托，将成为无米之炊，无源之水。②有所失，才能有所得。对于外语工具，建议临床方向七年制学生只要求达到本科水平，这样才能腾出教学时数用于专业培养。对于临床硕士而言，外语水平与专业水平相比孰轻孰重，站在临床用人单位角度看，不言自明。

4 课程设置与教学安排问题

（1）课程设置

就中医、中西医结合、针推、中药专业而言，目前的课程设置与临床需求有许多脱节之处。临床医师必备的常用中成药知识、常用西药品种知识、常用中药饮片及代用品（含道地药材、产地品名、不同基源名、异名、炮制品名、药房处方应付等）知识等非常薄弱。临床药师必备的调剂学（含药房现场调剂、处方应付等）知识几乎是空白，药材鉴别能力也很低，这两个方面远不如师带徒出身的药工。

（2）教学安排

有的老中医专家讲，师带徒三年可以带出一个基本胜任门诊工作的专业思想牢固的坐诊中医师，而大学五年甚至七年为什么教不出这样的人来？这讲的基本是事实，发人深省。探究其原因虽是多方面的，但主要的原因是否有两点。①绝大多数学生从事中医药临床工作的兴趣我们没能培养出来。其中由于看不见中医中药独特的临床疗效因而专业信心动摇也许是主要原因。②门诊实践时间太少，因而面对复杂多变的门诊患者，应对、应变能力明显薄弱。

改革建议：①中医、中西医结合、针推专业应把《常用中成药学》《临床药学》（课程名称可以探讨）《常用中药材饮片临床应用与处方应付》（课程名称可以探讨）等关乎临床实用技术的课程列入必修课或选修课。中药专业则应把《中药调剂学》列入必修课。②临床见习教学前移至入学之初。无论五年制、七年制，从学生入学的第一年就每周安排1~3个半天（通过实践再摸索合适的实践密度）门诊见习，相应的基础教学尽量安排在下午。五年制学生融入师承制培养模式，七年制学生严格采用导师制培养模式且这些都从学生入学之初就开始。估计有一年左右的时间，在临床实践中通过双向选择及适当调控引导，师承与导师人选就可以基本确立。当然这样的安排必然要打破以往基础教学与临床教学严格化分的时间段，可以算得上是一项要动大手术的改革，没有非凡的决心与魄力是干不成的。此项改革单靠医院教务部门无法做到，没有大学的支持与统筹规划就永远是纸上谈兵。

5　**中医临床专业课教材问题**

中医临床专业课教材陈旧，相对西医教材而言更新度差距太大，不能体现当代中医药新的科研成果，与现今中医院的临床实际严重脱节等问题一直是令编撰者、临床教师长期内疚又苦于找不到好的解决办法的一块心病。分析原因虽有诸多因素，但最大的问题可能出在教材的新内容必须是公认的，经得住同行推敲的科学成果这一理念问题上。中医药科研成果可重复性较差，标准化量化程度较低，复杂干扰因素较多，因而可信度不高等议论，业内人士人人皆知。但仔细分析一下，这些都不过是站在中医以外的学科（主要是西医学）科研标准的角度上得出的看法。中医学与西医学无论在理论上还是在实践上都各自属于不同的医学体系，科研也不例外。陆广莘老前辈曾多次指出一定要搞清楚“研究中医”还是“中医研究”的界定问题。“研究中医”应以研究方法所属学科的标准来衡量其科学性，而“中医研究”则应按中医的理论、临床规律和思维方法来衡量其科学性，二者不应该也不可能使用同一个衡量标准。如果能在这一点上达成共识，不但对中医药的科研工作会有一个认识上的正误，而且教材内容的更新，科研成果的引用，当代中医各学派的学说与临床经验的纳入障碍都将消除。

改革建议：目前教材编写的竞争机制已经形成，每个专业都只有一种单一教材的旧有格局已被打破。中医各学科临床教材编写人员应把中医临床实际工作需要的，确有指导意义的科研成果以及当代各名家、学派的新学说与新临床经验大胆地编入其中。要编出主编单位或主编者所在学派的中医特色来，不要强求学术观点的一致，只需相对照顾一下各学派学术思想的囊括面，以免以一盖全、以孔窥豹就是了。

6　**学生的专科特色与临床特色问题**

国家及各省市中医药管理局近些年来特别强调中医院的重点学科、重点专科建设，特别重视中医中药的临床疗效及特色疗法的推广。相比较而言，目前，中医药临床教学则更强调临床基础理论、基本知识的掌握与临床基本功的训练。虽然有充足的理由说明这样做是对的，但毕竟与行业主管部门引导的中医院的发展方向不尽吻合，且与临床用人单位尤其是临床科室的想法也不尽一致。目前学生专业能力、专业特色的培养已经提上议事日程。在这方面，某些院校已经走在了前面。或开设专业方向班，或在最后一年开专业分化课，这些尝试性的临床教学改革都应当鼓励。

改革建议：各中医药高等院校都应当热情地支持针对二级、三级学科的专业方向班和专业方向课的临床教学改革尝试。不断加强临床教学单位在此项改革上的经验交流与合作，使其尽快成熟、完善。同时建议参考本文“4”所论述的五年制融入师承制教育、七年制采用导师制教育的相关内容以及本文“5”论述的中医各学科特色教材编写的相关设想，把各院校临床教学的特色办出来，这样才能逐步扭转目前各院校临床型毕业生即没有院校特色也没有中医专科特色更没有自己个性化中医特色的局面。到那时，中医老前辈们也许会宽心许多，微笑首肯的。

中医临床毕业实习综合能力考核方法的研究

农孟培　田金洲　陈燕华　李培丽

临床毕业实习是中医专业学生最后阶段学习中非常重要的环节，是学生临床实践学习过程中，理论与实际相结合，进一步锻炼自己的临床思维能力、动手能力和科研能力，即对学生进行临床综合能力训练，培养的实践教学过程。而毕业实习的考核则是检测学生这一实习阶段学习效果的主要方法，是衡量学生五年中应用中医基础理论与临床专业知识相结合，在临床实习中学习的最终结果。同时也是检验中医专业教学全过程：教学计划、课程建制、教学大纲、教材选用以及教学内容和教学方法的合理性、先进性。通过毕业实习考核方案的确立和实施，也为中医专业教学改革的各个层面提供了很好的理论依据。

在 1990 年我们已经制定了“临床毕业实习综合考试、临床技能考核和毕业实习论文撰写”的毕业实习考核方案。进入 21 世纪后由于知识经济的发展，大大推动了人才培养、人才需求的全社会的改革。原有的考核方式在某种程度上已有很多不足之处，需要进行调整，以适应人才市场对优秀人才需求的理念，“复合型人才”“专业型高素质人才”及“高素质综合能力型人才”。为此我们就如何检测考核毕业实习阶段学生的综合能力进行了深入的研究与实践。

1　毕业实习综合能力

用人单位和人才市场所要求的“复合型人才”，应包括“人的整体素质和能力，专业素质和能力”。中医专业学生经过五年从基础理论到临床专业知识学习，特别是最后一年的实践学习，则是对基础理论和临床专业知识的巩固和升华。学生毕业时力求具备中医专业的综合能力。就临床而言综合能力应包括：临床思维能力、临床动手能力和临床科研能力。其中思维能力和动手能力又互为交叉。例如：病历书写就包括两种能力，即采集病史和体格检查，要有正确的思维和准确熟练的操作手法，对患者进行问诊、查体，获取与疾病相关的信息，才能书写完整的病历。临床毕业实习综合能力的界定，对制定选用考核内容和方法是至关重要的。

1.1　临床思维能力　应具有良好的基础理论知识和临床专业知识，并能将基础理论与临床专业知识相结合，通过实践学习，运用正确的辨证方法和原则，根据疾病发生发展的一般规律和特殊性，进行系统分析—诊断—理法方药；同时还应具有对疾病在治疗过程中不同阶段变化、转归过程的分析与诊治的思维能力。

1.2　临床动手能力　包括病历书写：采集病史（问诊）—体格检查（望诊、闻诊、切诊、体格检查操作手法）—病历书写规范；各专业理法方药的应用和各科在治疗疾病时可操作性技能的正确性、准确性和熟练程度。

1.3　临床科研能力　要求学生在临床实习参与疾病的诊疗过程中，学会发现问题，提出问题，解决问题的能力。要求初步掌握如何就疾病诊疗标准、药物（方药）治疗效果及疑难病证进行选题，查阅相关文献资料，拟定研究对象，提出研究方法并对研讨的问题进行分析总结，学习撰写综述或研究性毕业论文。

2 毕业实习现存问题

近年来我们在中医专业临床教学毕业实习教学管理中，力求培养学生的临床综合能力。但由于社会经济的发展与对人才需求的改革与变化，有诸多不利的因素，影响了学生毕业实习的正常进行，使临床毕业实习考核过程逐渐趋于走过场，学生毕业实习好坏都能通过考核，都能毕业；从而使临床毕业实习这一教学环节受到极大影响，实践教学质量有所下降，在教学管理中我们分析影响因素有以下几方面：

2.1 教学过程有两个主要参与因素 教师和学生。现临床医师更换较快（出国，调动工作较以前频繁），随着时间的推移，有经验的老教师退休较多；又由于东方医院的建院，医护人员进行了调整，临床医师紧缺。由于教师紧缺，有些年轻医师还在住院医师轮转阶段，就开始承担带教的教学工作。其临床技能、带教意识、方法和经验都不足。中医学专业招生人数逐年增加，一些高年进修生、研究生都承担了部分带教的工作，从而降低了带教层次，故急需培养建立一支临床实习带教的师资队伍。

2.2 学生进入毕业实习后，学习的环境与课堂不同，基本上形成独立的个体，学习方法以自学为主，也需要转变和调整。但由于带教教师指导不到位，学生的自学能力和自我控制能力较差，有些门诊的老师只求门诊量，而忽略了对学生学习的指导。

2.3 社会因素已成为重要的影响因素之一。其一，学生就业完全打破了计划分配的原则，而实行双向选择，各用人单位为了选用合适的人选，招聘时间提前，很多医院、公司还要求提前用工；其二，学生为了找到理想的工作或留在大城市，外地生源考研比例逐年增加，为考研作准备，学生提前参加各种考研外语辅导班。

2.4 中医专业学生人数逐年增加，同时还增加七年制不同层面的教育，台港澳班、留学生人数也有所增加，临床教学实习基地不足，临床教学管理老师定编没有增加，按以往的管理很难到位。由于上述多种因素的影响，致使学生在毕业实习的学习中，收获不大，从而使实践教学质量下降，管理滞后。

3 毕业实习综合考核内容

根据多种因素的影响，为了扭转目前毕业实习教学的状况，排除干扰因素，以考促学，以考促教，提高毕业实习的教学质量，我们在原有考核的基础上，针对存在的问题，对毕业实习考核的内容、方法进行了调整。设立了两个考试：基础知识和临床专业知识卷面考试；三个训练：门诊试诊单的书写，病房住院病历书写和毕业论文撰写；三次考核：出科技能综合考核、中医内科临床技能毕业考核和论文答辩。使毕业实习综合考核贯穿于毕业实习的始终。为了便于规范考核内容、评分标准和考核的实施与管理，将训练要求、考核内容、考核方法编制成《中医临床毕业综合考核手册》（以下简称《考核手册》）。

我们在《考核手册》中，明确了学生实习的内容、考核要求，每个学生毕业实习的安排和进度；将住院病历要求和书写规范编入了《考核手册》，学生在书写病历时可进行学习。为了严格考勤制度，同时增加编制了学生进科实习的考勤记录和出科个人小结。在《考核手册》的最后，还附有每个学生毕业实习综合考核各项成绩的记录，便于教学管理教师统计最后的毕业实习考核成绩。

4　毕业实习综合考核方式

我们以临床综合能力培养为主要目标，应用多形式、多层面、多方法考核方式。

4.1　理论综合考试（占毕业综合能力考核的35%）

理论综合考试包括基础知识、临床专业知识两个部分。基础和临床各准备一份100分的卷面，在毕业实习开始后一个月内进行该项闭卷考试。通过考试检测学生基础知识和临床专业知识的学习情况，同时可使学生在毕业实习中复习基础（中基、中诊、中药、方剂）知识并与临床各专业理论相结合，在带教老师的指导下，学会正确的临床思维方法。通过临床实习，又进一步巩固加强了学生对基础知识的理解并能很好地运用于临床。

4.2　临床技能考核（占毕业实习综合考核的45%）

我们将临床技能考核分为两个阶段进行，一是出科技能测评，二是中医内科临床技能毕业考核。

4.2.1　临床出科测评（占临床技能考核的30%）

随着中医临床各个学科的发展分化，中医内科都以三级学科为诊疗单位。学生毕业实习的时间为一年。根据实习大纲要求，一个学期实习内科，另一个学期实习其他专科。学生在实习内科只能安排两个门诊、两个病房共四个中医内科的三级学科，这样时间也是有限的。学生进科后，如果不能很快熟悉自己所要学习的环境，明确学习的内容，在短时间内的学习收益甚少，而达不到学习的效果。为了安排好实习内容提高学生实习的质量，将“各科出科测评”作为考核的重点，该项测评在临床技能考核中占70%。我们请各科主任把本专业实习的内容细化，制定为出科测评的标准，以百分制进行评分。学生在本科实习结束时，由带教老师对学生病历书写质量、平时技能操作及出科前床边考核，进行测评并记录成绩。

每个学生在毕业实习前即领到《考核手册》，根据毕业实习安排，可以事先了解实习所要求的学习内容，这样可以使学生有的放矢。进科实习前认真复习相关专业疾病的理论知识，熟悉了解测评中的内容，进科后在带教老师的指导下，将基础理论与临床专业知识相结合，通过实践去兑现每项测评内容，能较快地调整、掌握实习学习的方法。带教老师可根据测评内容及时发现学生学习中存在的问题和临床技能操作中的薄弱环节，有针对性地安排小讲课、病例讨论和技能操作的训练。与此同时使带教老师特别是年轻教师，通过每一轮的带教和对学生的测评，进一步掌握带教的内容和方法，逐步积累带教过程中的教学经验，提高带教水平，保证了带教质量。

4.2.2　中医内科临床技能毕业考核（占临床技能考核70%）

中医内科是中医专业的主干课程，在毕业实习中每个学生实习内科的时间是整个毕业实习的50%，从临床技能要求掌握的内容，也是以内科为主，所以我们把最后的临床技能毕业考核主要定位于内科。教务处教学办公室根据学生实习内科的进度统一安排组织考核。全年安排两次，每个学期的第十六周进行考核，一周内完成。内科各三级学科均由三名主治医师以上的带教教师组成考核小组，在一周内任选考核时间，对学生进行床边系统的考核。考核前，学生当场从三个备选病历中抽签后确定考核的病人。考核中，教师就被考学生的病史采集、体格检查、操作手法、诊断、处方进行提问，当天完成病历书写。根据学生基础理论与临床专业知识的应用、临床思维和技能操作，按百分制评分标准记录学生的成绩。

4.3　毕业实习论文及答辩（占毕业综合能力考核的20%）

每个毕业生在实习中均要完成毕业实习论文的撰写与答辩。在毕业实习前，我们将临床各专业所研究的课题拟出2～3个大的题目，分发给学生，以便在进入各科实习后，很快了解本科室的科研情况。毕业实习前请临床教师以“如何撰写毕业实习论文”为题开设讲座课，为学生详细讲述论文选题、命题、资料查询、撰写论文的格式及要求。使学生在实习中，根据拟定的题目，在临床各专业教师的指导下，选择研究内容，自主命题，毕业前一个月完成论文撰写及答辩。在2000年以前我们只要求学生完成毕业论文的撰写，没有答辩。但在管理中发现有些学生抄袭同学或临床老师在杂志上已发表的论文。为了真实考核学生，督促学生在撰写论文过程中应用基础理论和临床专业知识，学习并初步了解临床科学研究的方法，认真独立完成毕业论文的撰写，我们增加了论文答辩的考核项目。

根据学生毕业论文的内容由教务处组织各专业教师进行评阅，然后由学生对论文内容进行答辩。通过论文评阅和答辩杜绝了抄袭现象。在临床科研能力训练中，有效的提高了学生的综合能力。

通过对临床毕业实习综合能力考核的研究，将病历书写要求、规范、临床各专业实习要求、技能考核内容、临床技能毕业考核内容和评分标准、毕业论文评阅及论文答辩评分标准，编集成册，为学生搭建了一个毕业实习学习的平台，丰富了实践学习的内涵，使学生在学习中有章可循，在实践中自觉学、主动学、认真学。根据考核的内容、要求及评分标准，使临床青年教师，有目的地带教并指导学生进行毕业实践的学习，逐步增强了青年教师临床教学的意识，掌握了带教的方法，提高了带教水平，积累了带教经验。在临床实践教学过程中，体现了教师带教规范，学生学习系统，形成了教学双方互动，以考促学，以考促教，提高临床实践教学质量；同时锻炼、培养并建立了一支临床实习教学的师资队伍。通过考核方案的实施，为今后中医专业临床考核的标准化和规范化管理奠定了基础。

我们在临床教学的实施、考核、管理过程中还应对本考核方案进一步的修订及总体评价，最终确立中医专业毕业综合能力考核标准，使其更加完善，以促进临床实践教学各项改革深入的发展。

临床医学院教师的管理和激励机制

刘晋京　杨　洋

临床医学院承担者医学生后期培养的任务，包括临床课程的讲授，还有带教课间见习和毕业实习学生，对学生临床技能的训练，思维能力的培养，以及执业习惯的养成都至关重要。同时，由于临床医学院教师一般同时都是临床医师，有繁重的医疗任务，因此，如何激发临床医师作为教师的工作积极性，将自己的热情投入到教学工作中，就成为摆在我们教学管理者面前的新课题。

亚伯拉罕.H. 马斯洛（Abraham. h. maslow）的需求层次理论是研究组织激励时应用得最广泛的理论。马斯洛提出，人有一系列复杂的需要，按其优先次序可以排成梯式的层次：生理需求、安全需求、社交需求、尊重需求和自我实现需求五类。生理需求是人对食物、水、空气和住房等的需求。安全需求包括对人身安全、生活稳定以及免遭痛苦、威胁或疾病等的需求。社交需求包括对友谊、爱情以及隶属关系的需求。尊重需求既包括对成就或自我价值的个人感觉，也包括他人对自己的认可与尊重。自我实现需求的目标是自我实现，或是发挥潜能，是人的需求的最高层次。马斯洛需求层次理论假定，人们被激励起来去满足一项或多项在他们一生中很重要的需求。在这一过程中，一套不断变化的“重要”的需求控制着人们的行为，可见激励的过程是动态的、逐步的、有因果关系的。

通过对这一理论的学习，我们总结出对于临床医师搞教学的管理和激励原则，即通过不同的方法来满足不同层次的需求，达到激励的目的。

1　通过增加工资，改善劳动条件，提高福利待遇等方法鼓励医师参与教学的积极性，同时也是对教师劳动的肯定与回报。作为管理者要知道，如果员工还在为生理需求，比如衣食住行而忙碌时，他们所真正关心的问题就与他们所作的工作无关。医生承担医疗工作和教学工作同样应当获得报酬；给参与教学工作的医生更多的业余时间和工间休息，如实行教学假制度，提高工资和各种福利待遇。

2　创造良好的教学环境，这里不仅包括各种硬件的环境、设备，更主要指的是完备的规章制度，完善的职业保障，良好的福利待遇。如医疗保险、失业保险和退休福利等诸如此类用于满足对人身安全、生活稳定以及免遭痛苦、威胁或疾病等不至失去基本需求满足的保障。

3　当生理需求和安全需求得到满足后，社交需求就会凸显出来，进而产生激励作用。当社交需求成为主要的激励源时，工作被视为寻找和建立温馨和谐人际关系的机会。在医院开展教学工作应创造同事间社交往来的机会，如组织教学观摩比赛，定期教学查房制度，以教研室为单位的小讲课、教学经验和教学方法的交流会，全院或一定范围内的教学评估，教育教学大讨论，教师集体聚会等业务活动，给教师的交流创造一个平台。这些需要如果得不到满足，就会影响教师的精神，导致缺勤、效率低下，情绪不满或低落。

4　提高医师对自己教学工作的自豪感，满足尊重需求。尊重需求既包括对成就或自我价值的个人感觉，也包括他人对自己的认可与尊重。希望别人按照他们的实际形象来接受他们，并认为他们有能力，能胜任工作。他们关心的是成就、名声、地位和晋升机会，并且这些是由于别人认识到他们的才能而得到的。就此，对于教学工作表现优异的教师应当予以全院的表扬，如光荣榜或在全院刊物上发表表扬文章，还可颁发荣誉奖章等形式。另一方面，教师执业最大的荣耀在于教书育人，来自于学生的成绩和进步，学生的成绩可以带给老师欣喜和安慰，给老师成就感和满足感，这也是教师职业的伟大之处。

5　发挥教师潜能，达到自我实现。自我实现需求的满足，前提就是要给老师以充分的发展空间，给教学活动留有余地。例如，制定和执行教学计划时，考虑到教师主体的作用，允许教师自主地选择教学手段和教学方法，鼓励教学改革和创新，临床医学院教学应与医疗、科研结合，互相促进，给教师实践自己新思想的机会和空间；鼓励教学科研活动，包括教学的内容、方法、手段、形式的改革，接受有建设性的建议，允许教师畅所欲言。

需求可以认为是个人努力争取实现的愿望，这种愿望能够起到激励的作用，较低层次需求得到满足就会产生较高层次的需求，不断激励人努力达到较高层次需求的满足。在医院开展教学活动，应当严格有序，但也鼓励灵活、创新，激励临床医师的教学热情应当多层次、多角度，注重物质奖励，更应当注重精神层面需求的满足。

浅析影响毕业实习的因素及对策

李培丽

临床实习是医学教育中的重要组成部分，是医学生人生观、世界观培养的关键时期，是理论和临床相结合的重要环节，是由医学生到住院医师的必由之路，临床毕业实习的成败，不仅直接关系到医学生的培养质量，而且关系到医学院校的可持续发展。近年来，随着医学教育改革的深入，市场经济的影响，高校扩招等因素都对学生的毕业实习带来巨大的冲击和影响，应引起学校、医院等有关人员的重视。

1 影响学生毕业实习的因素

1.1 复习考研，轻视毕业实习　随着市场经济体制的建立和就业制度的改革，一些单位用人要求逐渐趋向于具有硕士研究生以上学历的毕业生。为了将来能找到比较好的单位工作，有一个理想的专业，大多数同学选择报考研究生。据统计，目前大约有 80% 的医学生考研，而我国目前研究生入学考试恰好安排在每年的春节前半个月左右，因此考研的同学一进入临床实习，也正是准备研究生入学考试的关键时期，这样就形成了临床实习和考研复习冲突的矛盾，对于要考研的医学生来讲，要保证考研的成功，势必要花费大量的时间或精力，这样对毕业实习就会大打折扣。

1.2 就业制度对临床实习产生负面影响　随着人事制度的改革，毕业生分配实行用人单位与学生的双向选择制度，双向选择成为毕业生寻求比较理想的工作单位的主要途径，因此，许多毕业生既要精心准备自己的推荐材料、选择用人单位，还要到用人单位参加笔试及面试，甚至托熟人，拉关系，因而不能专心毕业实习，没有时间也不能集中精力培养自己的临床技能，包括临床实际工作能力和动手能力。按五年制临床医学专业教学计划的安排，学生实习在第五学年进行，而目前学生双向选择就业的时间，均始于第九学期末，持续至第十学期中，这样过早过长的择业时间严重影响了学生的毕业实习。

1.3 医院管理对临床实习的影响　随着医学院校招生规模的扩大，实习生人数的增加，原医学院附属医院的病床数已不能满足实习所求，虽然经过了教学评估，但其教学质量、教学管理等方面仍存在些问题。对于临床科室来说，有的科室管理好，学习气氛浓厚，新技术新业务开展得好，大小讲座不断，非常吸引同学，同学们都愿意到这样的科室去实习，在那里他们能学到许多知识；而有的科室处于萎缩状态，病种越来越少，老师们人浮于事，科室内经常见不到带教老师，同学们只有写不完的病历，久而久之，像这样的科室将没有同学去报名，而好的科室所有同学都想去。为了解决这些问题，我们将实习生分散在几家教学医院，又由于各医院教学、科研氛围不同，带教管理意识有别，医疗设备、病种病源差异较大，造成临床实习环境客观条件的差距，这些也是必影响了学生的毕业实习。

1.4 医院带教水平对临床实习的影响 临床带教老师一般都没有经过系统的教学培训，带教经验不足，且各自水平参差不齐，尤其他们临床医疗任务重，大部分教学骨干身兼数职，没有足够的时间和精力用于临床教学上，把实习带教看作是负担，对临床带教缺乏积极性，少数带教老师责任心不强，对临床实习生放任不管，影响了实习生的积极性。

1.5 社会因素 由于目前医疗市场的竞争日趋激烈，患者对医疗质量的要求越来越高，患者的自我保护意识普遍较以前加强，医院惧怕医疗风险，使带教老师不敢放手，对实习生限制太多，实习生动手操作机会较以前大大减少，一些基本的诊疗操作技术都不能实施，也挫伤了实习的积极性。

2. 解决办法

2.1 端正学习态度 学校、医院及带教老师要教育学生正确处理实习与考研的关系、实习与就业的关系，从思想认识上切实端正实习态度。实习期间，医学生的主要任务是掌握和巩固所学理论知识，练习临床基本操作，努力使自已成为一名合格的医生。全面系统的临床实习机会仅有一次，对大学生来说是一份难得的阅历，对今后的临床医疗、教学及科研工作有明显益处。对参加研究生考试和就业考试也是大有益处的。若过早考虑和担心毕业后的就业问题，分散了精力，就会影响实习的效果，基础打不牢在今后的激烈竞争中将会处于劣势，最终会影响自已的前途和事业。

2.2 加强实习管理 要建立健全临床实习管理制度，形成医院、教务处、临床科室三级严格的管理体系和评价考核体系。医院安排专人负责临床实习工作的计划、组织、落实、检查，定期进行评估、考核与管理各临床科室的教秘，常年不懈地抓实习教学工作，严格考勤。选择医德医风好、业务水平高、认真负责的医师担任临床带教老师，制定带教老师基本条件、职责，使老师在质量上有保证。考核是评价实习质量的重要手段，实习期间，严格实行出科理论考试和临床技能测试制度，每实习完一个科室即进行理论知识和临床操作考试，要严格考核标准，避免带教老师对实习生的评语千篇一律，杜绝在考核成绩上给学生“人情分”“照顾分”。

2.3 改进学习方式 临床实习把学习地点由课堂转到了病房，学习的对象由书本转向了病人，学习的方法也随之发生改变。但很多学生还是习惯于课堂上老师的授课，主动学习的能力差。因此带教老师要改变教学观念和教学方法，大胆培养，放手操作，为学生尽可能多的创造动手机会，强化基本训练，让学生体验操作感觉，转变学生的观念，要使学生意识到从临床实践中去学，要主动学，而不是被动学。要懂得不动手就学不到知识，机遇稍纵即逝。只有认识到这些，转变了学习观念，才能调动他们的主观能动性，刻苦钻研，变被动学习为主动学习。

2.4 限制招生人数 普招扩招，势必会造成以上所说的诸多矛盾和问题。我们在招生时何必不少招一些学生呢？办小班学习，严格管理，重点培养。毕业实习时，同学们理论扎实、基本功强，而科室实习生少，老师带教认真，同学们动手机会多，能学到许多东西，实习结束会有许多收获，经过这样的学习、实习、锻炼、培养，学生毕业时会成为合格优秀的住院医师，这样的学生终将是各家医疗单位争先抢要的，学校还用考虑就业率问题吗？

2.5 调整实习时间 为减轻实习生因考研或就业不安心实习对临床教学工作的冲击，许多实习医院近年来强烈呼吁各医疗院校调整实习时间。把教学计划中的一些选修课调整到第十学期，实习安排在八、九学期进行，提前半年实习有利于最大限度地减轻毕业生就业和考研对实习教学的干扰，使学生专心实习，教师全心带教，确保实践环节的教学质量。第十学期也是就业招聘的关键时期，用人单位可以到学校集中面试挑选毕业生，方便学生就业，增加就业率；签约后的学生可按用人单位的要求，在第十学期选修与今后工作性质有密切联系的选修课程，这样有助于调动学生的学习积极性，提高培养质量。

关于加强中医临床医学专业考生专业素质考核的探讨

杨承芝　田润平

中医学有其独特的理论体系与知识结构，在硕士研究生复试中，如何进一步贯彻落实《教育部关于加强硕士研究生招生复试工作的指导意见》精神，针对中医临床医学专业的考生，加强专业素质的考核，选拔拔尖创新人才是值得深入探讨的问题。本文在总结我院招生工作经验的基础上，对中医临床医学专业考生专业素质考核进行了一些思考，与各位同行专家讨论。

1　医学发展对医学研究生专业素质提出更高要求

专业素质是指某一学科的专业知识与专业技能。专业知识包括基本理论与基本知识，专业技能是指应用专业知识解决实际问题的技术与能力。随着社会的发展，医学已不再是单一治疗疾病的学科，而是包括预防、康复、社会心理问题在内的心身医学。医学研究生教育应是精英教育，因而对医学研究生专业素质提出了更高的要求，既要掌握本学科的基本理论、基本知识、基本技能，以及本学科领域的研究进展与前沿动态，还应具有良好的科研素质、创新能力、创新精神、发展潜力、人文素质、沟通能力、思想品德以及健康的心理素质等综合素质。也就是说，医学硕士研究生招生考核范围要更加全面，要形成更加科学的考核体系。只有这样才能选拔拔尖创新人才，在入口环节上为培养高级医学人才奠定良好基础。

2　中医学的特点决定中医临床医学专业考生考核的特殊性

中医学是一个独特的理论体系与知识体系，具有深厚的中华民族文化底蕴，内涵极其丰富，有自然哲学的成分，也有人文思想的成分。从某种层面讲，中医不仅是生命科学，更是生命文化。中医学既包括理论，又有技术的因素，而且还需要有大量的经验积累，是一门实践性很强的科学。由于报考中医临床专业的考生大多数为应届本科毕业生或工作时间不长的年轻医师，他们的诊疗经验自然是弱势，因而硕士研究生入学考试需要考察的专业素质，重点是考察中医基本理论、基本技能的掌握程度，以及应用中医理论分析解决问题的能力和临床逻辑思维能力。辨证论治是中医理论的精髓，思辨的成分很强，学习中医因而需要“悟性”。而目前，中医本科毕业生普遍存在知识层次结构的问题，临床逻辑思维和分析解决问题的能力较差，面对病人时无所适从。针对上述情况，我们在研究生复试考核试题和面试中重点强调了对临床逻辑思维和分析解决问题的能力的考核，这样才能选拔出中医拔尖人才。

另外，随着社会与科技的飞速发展，中医学走到21世纪，不可避免地要与现代医学交汇或融合，这是时代的特征。因而针对中医临床专业考生，我们考核的内容既有中医的基本理论与知识，也有西医的相关理论与技能。

3　**中医临床思维是中医临床专业复试考核的主要内容**

我院复试形式有三种：笔试、面试、临床技能。笔试内容为二级学科的专业理论与知识。面试包括专业素质及外语口语水平测试。

根据上述中医学特征与考生特点，笔试和专业面试考核的重点是中医临床思维能力。笔试命题以论述题和病例分析题为主，主要考察专业知识与应用所学中医理论分析问题的能力，尽量避免“死记硬背”。面试考核采取的形式是病案分析，按各二级学科准备多个病种的病案与参考答案。考生采用抽签的方式抽取病案编号，交给复试专家小组。通过阅读病案，从中提取四诊信息，进行分析、归纳、总结，作出诊断，辨出证型，并立法处方，以及调护，这个过程即是中医辨证施治的过程，可以较全面考察考生的综合能力和综合素质，即应用所学知识进行综合分析、解决实际问题的能力和逻辑思维能力。通过对专家提问的回答，还可以反映出考生专业知识（包括中医和西医知识）掌握的深度与广度，以及考生的反应能力、交流沟通能力以及心理素质等。考核提纲分为中医、西医两大部分，中医部分包括四诊摘要、诊断与鉴别诊断、辨证分析、治则治法、方药与调护、临床逻辑思维能力；西医部分包括诊断与依据、鉴别诊断与分析、检查项目与理由、治疗原则与方案、知识的广度与深度。中医部分占60%~70%，西医部分占30%~40%。考生按考核提纲报告并答辩，专家围绕考核提纲评分。

在病案分析的基础上，各专业根据自身学科性质与要求，适当增加临床技能考核，主要有三种形式：“床边考核”、手术相关技术操作、“模拟人”考核，以考察考生的临床动手能力，旨在更为全面地考察考生的综合能力与素质。

4　**“病案分析”考核形式的优势与意义**

古今医案阅读与分析是一种具有启发性和思辨性的学习中医的有效方式。无论师承教育还是正规中医教育都常常采用此种形式。中医考生复试采用病案分析的形式符合中医学的学习特点，其优势在于：①不仅考察了考生专业知识的掌握程度以及深度与广度，还考察了考生应用所学知识解决临床问题的能力，反映的是考生辨证论治的水平，重点突出了中医临床逻辑思维能力考核，而辨证论治正好是中医诊治疾病的核心内容。②目前大多中医学生或年轻的中医师往往过多依赖辅助检查手段而忽视临床思维能力训练，临床时无所适从。基于上述情况，这种考核形式对中医学本科生的教学和研究生的培养模式也起到了一定的导向作用。③由于考生数量增多、招生时间紧、任务重，这种考核形式避免了传统“床边考试”的种种不足，如干扰正常病房医疗秩序；病房收治病种及病人数量的局限；因病人病种、轻重及考试时间的不同导致的考试不公平性；病人法律意识及医学伦理观的增强、以及不配合、不理解带来的医患矛盾等。

这种考核形式也存在一定的问题，如对考生临床动手能力和科研能力、人文素质等方面的考察力度有限。因此，我院部分学科又增加了床边考核、手术相关操作、“模拟人”考核等几种形式，以考察考生的临床动手能力，旨在更为全面地考察考生的综合能力与素质，选拔优秀的医学专业人才。

然而，在创新精神、创新能力、科研素质、人文素质、思想道德素质等方面，仍缺乏有效、科学、客观、可操作性的考核方法。这是值得深入探讨的问题，也是培养具有综合素质的高层次人才所提出的要求。

5　录取办法体现专业素质考核的重要性

我院坚持德智体全面衡量、择优录取和保证质量、宁缺勿滥的录取原则。拟录取名单的确定是根据各学科考生总成绩（总成绩 = 初试成绩 + 复试成绩）进行排名，从高分到低分依次录取。专业面试成绩不及格者（一票否决）和复试成绩不及格者不予录取，从而体现专业面试的重要性，提升了专业素质考核在复试中的地位，更加突出了复试在研究生招生中的地位和作用，从录取制度上确保了拔尖优秀人才的选拔。

此外，为了保证复试的公平、公正与公开，我院对复试进行合理有序的组织，成立复试工作领导小组、复试专家小组、监察巡视小组。复试过程全程公开，公开复试方案、程序、各项复试成绩、录取原则与拟录取名单等，增加复试过程的透明度。同时，院校两级复试工作领导小组和监察巡视小组全程监督巡视，以维护复试的公平公正。

在中医教学中，现代教育技术的发展与应用

杨　洋　刘晋京

21 世纪是知识经济的时代，信息技术的飞速发展，为知识经济的发展奠定了坚实的技术基础。然而 21 世纪的教育面临一系列的挑战，这些挑战主要来自于科学技术的迅猛发展、因人口增长而引起的教育要求、国际竞争和各种社会问题等方面。特别是在中国加入 WTO 后，在办学潜力充分挖掘的背景下，现代教育技术迎来了千载难逢的发展机遇，E－Learning（数字化学习）和多媒体教学的出现，带来了教育手段和观念的极大创新，并且逐渐在教育中发挥了重要作用，并且会在今后的中医教学中占有非常重要的地位。

1　现代教育技术引发的高等教育教学改革的思考

信息技术的发展对教育提出了前所未有的挑战，同时也为教育提供了应对这些挑战的模式和方法。当前，以 E－Learning 和多媒体教学为特征的现代教育技术为高等教育的发展带来了生机。

首先需要了解当前教学改革中存在的问题：

1.1　传统的教育教学思想导致教学结构改革不到位

多年来，我国教学改革取得了不小的成绩，工作做了很多，但是整个教改并没有大的突破。主要问题在于，这些教改只注重了教学内容、手段和方法的改革，而忽视教学结构的改革。教学结构直接反映出教师按照什么样的教育思想、教学理论来组织自己的教学活动进程，所以是教育思想、教学理论、学习理论的集中体现。教学结构的改变必然会触动教育思想、教学观念、教与学的理论等根本性的问题，而教学内容、教学手段、教学方法的改革则不一定会触动这类根本性的问题。可见，教学结构的改革是更深层次的改革。传统的教学系统是由教师、学生和教材这三个要素构成的，在现代化教学环境下还要多增加一个要素，这就是教学媒体。在 E－Learning 教学环境下，“教学内容”不仅局限于传统的教材，还包括与当前学习主题相关的录音带、录像带、CAI 课件、多媒体课件以及可以从因特网上获取的各种信息资源。所谓教学结构正是这四个要素相互联系、相互作用而形成的教学活动进程的稳定结构形式，是四个要素相互联系、相互作用的具体体现。

在 E－Learning 环境下，教师、学生、教材、教学媒体紧密结合，体现出教与学交互，课堂信息量大，教案制作精美，案例、图例丰富等特点，相应对教师的电子教案制作也提出了更高的要求。学生对于数字化学习兴致很高，可是意见也不少。主要有：文字教案太多，没有体现多媒体的优势；课堂信息量大，学生无法记录教学重点；由于教师坐在教室一角操作，学生看不到教师形体语言，听课中总觉得和老师交流少。这些问题从侧面说明了多媒体教学中同样存在教学法问题，需要教师首先在观念上有较大转变，要求教师真正充分地利用多媒体来进行教学。

1.2　当前教学改革的主要目标——创建新型教学结构

传统教学结构的弊病，在于把教师的指导作用任意夸大并绝对化。因此在当前的教学

改革中，更多地强调要发挥学生的主动性，要充分体现学生的主体作用。按照这种改革目标所形成的教学活动进程中，学生是信息加工的主体和知识意义的主动建构者；教师是教学过程的组织者、指导者、意义建构的帮助者、促进者；教材所提供的知识不再是教师灌输的内容，也不是学生知识的唯一来源，而是学生主动建构意义的对象之一；媒体也不再是帮助教师传授知识的手段，而是用来创设情境、进行协作学习、讨论交流，即作为学生自主学习和协作式探索的认知工具与情感激励工具。显然，在这种场合，教师、学生、教学内容与教学媒体等四要素和传统的以教师为中心的教学结构相比，各自有完全不同的作用，彼此之间有完全不同的关系。

1.3 “现代信息技术”和“信息技术与课程整合”可为新型教学结构的创建提供最理想的教学环境

多媒体计算机的交互性有利于激发学生的学习兴趣和充分体现学习主体作用。

多媒体系统的超文本特性可实现对教学信息最有效的组织与管理。例如：可按教学目标的要求，把包含不同媒体信息的各种教学内容组成一个有机的整体。在中医教学中，目标通常有“望、闻、问、切”四方面的要求，相应的教学内容应包含文字、视频等不同媒体的信息，但是在传统的印刷教材中，各个病种的实际情况无法与文字内容组成一体化的教材，只能以教科书、录像带等各自独立的形式，分别出版，既不便于教师的教，也不便于学生的学，与超文本方式组织的图、文、音、像并茂的丰富多彩的一体化电子教材不可同日而语。可以按教学内容的要求，把包含不同教学特征的各种教学资料组成一个有机的整体。各个学科的每个病种均包含病因、病机、辨证分析、方、药，以及相应的练习、习题、测验、对测验的解答及相应的演示等，把这些教学内容相关而教学特征不同的教学资料有机地组织在一起，无疑对课堂教学、课外复习和自学都是大有好处的，利用超文本方式可以很自然很方便地实现这一点。但是若按传统的线性、顺序方式把这些不同特征的教学内容组合在一起则将成为杂乱无章的、让人无法阅读的大杂烩。

综上所述，以计算机为基础的信息技术若能与各学科的课程加以有机整合，可以为学生创新能力和信息技能的培养营造最理想的教学环境，而这样的环境正是创建新型的教学进程结构所必不可少的。

2 基于因特网的网络教育系统在中医教学中的应用

2.1 基于因特网的网络教育系统的构建

多媒体技术和网络技术的发展为大学教育提供了灵活有效的教育平台。除了硬件系统外，网络教育系统一般包括：多媒体资料库、教师多媒体备课、上课、在线学习和在线交流。

多媒体资料库可由多媒体素材库、多媒体课件库、VOD视频点播系统、教学案例库和试题库组成。

多媒体素材库：是为了方便教师制作多媒体课件和电子教案而建立的。它包括大量文字材料、图片资料、各种动画、声音视频等，教师可以随时调用，也可以在上课时通过网络直接展示。学生也可以通过网络查阅、观看和下载。

多媒体课件库：存放有各专业各门课程的多媒体教学软件。其来源主要是购买成熟软件或教师自己开发的。设置有上传、查询、下载和管理等功能。教师和学生可以根据需要和权限选用。

VOD视频点播系统：内装有大量的教学视频资料。如教育教学电视片、各类经典影片、课程实验等。教师和学生可随时进入系统进行预习、复习和观看。

教学案例库：存有各专业和各门课程的教学案例。案例以课件和视频形式存在。既有大众媒体公布的案例、焦点访谈、今日说法、网络实例等，也有教师自己研制的。教师和学生都可以使用案例学习。

试题库：存放大量试题，分门别类存放。试题库是开放的和可扩展的，管理员或教师可以方便地进行调整。教师和学生可以利用试题库进行模拟考试、自动进行评判和成绩统计、排序等。

教师网上备课：有了多媒体素材库，教师可以根据教学内容和教学目标，利用网上备课平台进行多媒体备课。在素材库查到资料后，逐个应用到备课工作区，进行简单的排版和编辑后可形成电子教案或 CAI 课件，预览满意后存盘待用。由于网络的存在，教师备课方式也可以是分工负责，集体备课，发挥群体优势。

网上多媒体上课：教师在网上备课后，上课时可以直接将电子教案发往教室中的主机。也可在上课时直接调用教师工作室内电脑上的课件。或者直接从案例库调用原始素材。由于有了声音、图像、文字等媒介，教学效果有了明显改进。

在线学习：学生可以通过网络在线学习已经发布的教学课件，可以在宿舍、教室、图书馆、网吧、实习场所等地不受限制地学习；也可以将自己的学习进度储存在电脑中，让系统监督自己学习。教师也可以在线考试，系统可自动评阅学生考卷。

在线交流：主要有聊天室、讨论组和公告板。聊天室的作用是学生之间可以实时交换信息，交流学习心得；也可以由教师主持聊天室，学生发问，教师负责解答。学生通过选择聊天室可以接受不同教师的指导。讨论组和公告板供教师和学生发布消息。

2.2　网络教育在中医教学中的应用

以上提到的这些，在中医教学中，都应该被充分的运用。

首先，由于中国加入 WTO，越来越多的外国人想要了解中国、了解中医、掌握中医。但是，一方面由于没有足够的硬件设施来配合这些日益增长的学习需求；另一方面，就学生来说，因为出国学习的费用相对高一些，还需要学生中断正在进行着的学习和工作，此外，还会有一些生活以及其他方面的不适应以及不方便，因此，远程教育在中医教学这个领域上是有着广阔的发展空间的。利用网络多媒体教学，学生们可以不用出国便能够上网学习中医知识，得到中国老师的指点，并通过网络完成原本应在课堂上完成的学习过程，通过网络和教师即时在线交流，解决在学习中遇到的问题，也可以通过网络交作业，甚至考试和答辩。这样，对于任何一个想学习中医的学生来说，不管他在什么国家，都可以随时利用网络远程教育来满足学习的需要，不再受到时间和空间的限制。

其次，对于在中国学习中医的学生，也可以利用网络教学的方式来丰富教学形式。

第三，对于学生来说，在线学习或是电子课件等方式都是新奇而有趣的，这对于激发他们的学习兴趣是非常有利的。再好的教师，如果离开了好的教学方式，还是会让学生失去学习的兴趣的。既然现代教育技术可以给我们提供更丰富更有趣也更科学的教学方式，我们就应该充分地利用它，使它更好地为教学服务。

当然，作为网络教学系统，还应有一套严格安全的制度，对教师和学生的网上行为进行管理和授权。它可以包括学生的学籍管理、选课和考试考务管理，以及学生学习成绩的登录和传送，最终形成电子档案。这就是通常意义上的数字化学习。

浅谈临床教学课程表体现的人性化教学管理观念

杨　芳

所谓人性化教学管理，就是指在教学管理中应把“人”作为学校管理活动的核心和学校最主要的资源，以管理对象为主体，更多地关注学生、教职工的需求，调动其积极性，发挥其主动性和创造性，以高校师生员工的自我管理为核心，以尊重、关心、培养人为宗旨，以激励为主要手段，有效地实现高校组织目标，从而构建一种人性化、高效化的教学管理运作模式，促进学校教学管理质量的全面提高。

中医学专业学生进入临床医学院后要进行一年至一年半的临床课程学习，为进入临床实习打好坚实的理论基础。临床教学课程表是临床课程教学过程在学生面前的完整、直观体现，一份设计合理的临床教学课程表并不是将各门课程进行简单地排列组合，而是同时考虑到教师与学生双方的因素，在成千上万的可行性中选取最优的排列组合方式，在一定程度上有助于发挥教师最好的讲课水平，提高学生听课效果。

1　结合实际情况，以发挥教师最佳授课状态为原则

1.1　充分考虑临床教师授课的特殊性

临床课程教师同时担任繁重的临床工作，尤其是每周都有出门诊时间，而临床课程并不是由固定教师授课，这就要求教学管理人员在排课前掌握每位临床授课教师最新的出门诊时间表。在排课过程中，应避开每位授课教师的出门诊时间，并尽量在出门诊与授课期间给予教师充分的休息时间，保证教师的最佳授课状态。

1.2　合理利用临床教师资源

由于开设临床课程的班级较多，临床教师资源有限，经常出现授课教师在同一学期同时为不同班级授课的现象。针对这种现状，首先要避免课程时间冲撞；其次，考虑到为不同班级的授课内容不同，应尽量避免安排教师在同一天授课，给予教师充分的备课时间，让教师有更多的时间与精力进行课堂教学的改革与创新，不断提高授课质量。

1.3　满足特殊情况下教师的需求

年轻教师和年老教师对于连堂课的需求倾向不同，排课过程中要与授课教师沟通，达成一致的意见。对于哺乳期教师、年老教师及离医院较远的教师，在客观条件允许的情况下，尽可能为他们安排较为适合的上课时间。

2　细致入微，以获得学生最佳学习效果为目的

2.1　课堂授课与临床见习有机结合

临床见习是临床课程教学中不可缺少的一部分，究竟是先学习基础知识再进行临床见习，还是先见识病种再带着问题进行课程的学习，教学管理人员在排课之前充分考虑临床教师的建议，针对不同的课程要求以及各科室的实际情况，将临床课程教学与临床见习更为有效地衔接、穿插，有助于学生对临床知识的全面掌握。

2.2 将课程安排在学生精力充沛的时间

为了达到学生最好的学习效果，教学管理人员在排课过程中要尽量将课程安排在学生精力充沛的时间。学生经过多半天的学习后易出现疲劳，听课质量降低，考虑到这一点，在课程表的设计上，尽量避免在下午连续安排四节课。

2.3 每周为学生安排自习时间

学生需要时间理解与记忆课堂上所学的知识，为下一阶段的学习打下基础。为了培养大学生自主学习能力，以便于学生更深入地探究课本内外的知识，更多的教师愿意在课后留下思考题或推荐课外读物，课程安排过于紧密容易给学生造成较大的消化知识的负担，因此，在设计临床课程表时应每周给学生一定的时间进行自习，不断拓展所学知识的广度与深度。

2.4 考试前留有充分的复习时间

考试成绩虽然不是检验学习质量的唯一标准，但是对于学生来说，能够经过充分的复习，考出一个良好的成绩，仍是对学习成果的最大肯定。尤其是就业压力大、竞争更加激烈的今天，一张出色的成绩单无疑为就业生带来了更大的信心。在设计课程表时，预留出两到三天的复习时间，不仅有效地缓解了学生的考试压力，更可以让学生再一次系统、全面地复习所学过的知识，有利于学生发挥更好的考试水平。

综上所述，一份设计完整、充分体现人性化教学管理观念的临床教学课程表，在临床课程教学中，能够起到事半功倍的效果。而对于教学管理人员来说，经过深思熟虑的课程设计，有效地降低了课程进行中的临时调整对教学工作带来的不利影响，有助于更好地提高教学质量。

中医临床医学专业学位研究生临床能力培养的改革

袁　霞　王　琦　孙　霈　张永涛　王新月　杨　洋　刘晋京

随着社会的不断发展，人们生活行为方式的转变，以及当今社会对临床医学人才要求的改变，研究生培养的模式和课程设置也应在不断变化、更新，以适应日益变化的社会需求。中医临床研究生不仅要理论知识扎实，而且要实践技能水平高，这样才能提高研究生在择业中的竞争力，成为受社会欢迎的高级中医人才，以满足社会的需要。

我院的中医研究生教学是伴随着“文革”后恢复研究生招生工作而开始的，它经历了从无到有，从不规范到走向成熟的转变，已成为多层次、多专业、多形式的高等中医教育体系的一个重要组成部分。20多年的曲折历程无论在数量规模、质量水平，还是管理模式等方面，都得到了不断发展和提高，特别是经过近十年的临床技能型研究生培养改革工作试点的实践，建立了科学、规范的中医临床研究生教育模式和培养管理制度。我院作为北京中医药大学第一附属医院，一直承担着中医、中西医结合专业临床专业研究生的培养工作，在多年的研究生教学中建立了包括培养方案、学位课程、临床轮转、技能训练、考核标准、评估体系等一系列的规章制度，形成了以临床为主、多学科交叉、多学科协作的培养模式。1998年根据国务院学位委员会关于《临床医学专业学位试行办法》的文件精神，开始临床医学硕士专业学位研究生的培养工作。我们针对其特点、目标、要求，在培养模式、培养方法上作了一些有益的探讨，并结合中医学的学科特点和医学实践教学的特点，对临床医学专业学位研究生临床能力培养的关键环节方面进行了初步的改革，以更好地达到专业学位的培养目标。我们的教学改革工作主要包括如下几个方面：

1　以提高临床能力为中心的课程改革

临床技能相对薄弱是目前各医学院校在培养中普遍存在的问题，究其原因主要是临床基础知识不扎实、知识面窄、动手机会较少等原因造成的，针对这一现象，我们首先在临床研究生的课程设置以及授课内容方面进行改革，对重复的课程进行压缩、合并，并新增设一些有临床特色的课程内容，如：中医内科病因病机学、西医内科学等，目的在于加深学生的临床基础知识、拓宽知识面，完善临床医学院研究生课程体系。除此而外，还适当增加选修课、学术讲座等内容，以满足学生对知识的需求，开阔学生的视野。同时临床医学院教务处对教研室开设研究生课程加强管理，要求所开设的课程须有授课计划、授课大纲以及授课安排等相应配套材料，有条件的科室还要编写相应的参考书以作为教学内容的补充。同时，为了满足研究生招生规模的扩大和在职人员申请学位的上课学生人数增加的需要，我们努力挖掘内部现有的教学资源潜力，安排本院及外院的研究生导师上台授课，上岗率达100%，增加各学科研究生授课的覆盖面，在所涉及的临床二级学科范围内，全部开设专业课和部分专业基础课，这样可以大大满足学生以及在职申请学位人员对临床课的需要。

2 增加临床桥梁课

为了使研究生能够顺利进入临床学习，在课程设置方面还为他们增加临床桥梁课，即：岗前培训课。请临床相关的科室主任讲授临床基本急救知识、院内常用的药物处方规范以及医师职责等等，为研究生进入临床学习作好思想准备和知识储备。同时加强研究生急救能力的训练，充分利用现代化的教学设备，如在临床模拟示教室讲授心肺复苏术、人工呼吸机的使用等内容，为学生提供了大量的动手操作的机会，很大程度上提高了学生的临床技能。

3 加强后期临床技能培养，强调重点科室轮转

加强后期临床技能的培养，也是解决研究生临床技能相对薄弱的关键环节。临床医学专业学位研究生的培养目标要求学生不仅具有扎实的临床理论知识，还要有较高的临床诊治水平，这就需要通过大量的临床实践以强化临床技能。我们在以往的培养方案的基础上，结合发现的临床技能较薄弱的问题，适当调整临床轮转科室及时间，加强重点科室的轮转。如：针对研究生急救能力较差的情况，要求所有二级学科专业的研究生临床轮转必须包括急诊科的学习，以提高学生的急救和抢救危重症能力。此外，还扩大临床轮转范围，以做到足够的临床覆盖面。以中医内科专业为例，研究生在临床轮转中，导师根据每个学生的自身情况来选定科室，要求包含五个三级学科科室（其中包括急诊科）。为了弥补学生在临床检验及影像学知识的不足，在临床轮转中，还安排 1～2 月的时间进行这方面的相关内容的学习，以期达到全方位的提高学生临床技能，丰富临床知识的目的。

4 考试方法的改革

为促进学生学习和提高临床技能，以及较为全面考察学生的学习效果，我们改变了以往只重视理论考试的做法，将毕业考核分为三部分，即理论考核（占 20%）、临床能力考核（占 60%）以及平时轮转成绩（占 20%）。又将临床综合能力考核分为：临床思维方法（含中医、西医两部分内容）、临床技能考核、急救操作、手术操作等，以全面考察学生的实际临床能力。临床思维方法的考核是在二级学科范围内，以模拟病例的形式进行的，病例的选择面较以前的考核方法更为广泛，考核要求学生对模拟病例进行分析，并作出诊断、鉴别诊断以及中医、中西医结合治疗方案等。考核小组根据学生的答题情况进行打分；临床技能考核是在二级学科范围内的病房随机抽取病人，进行床边问诊、查体等，考察学生的望闻问切、视触叩听基本功。所有考核小组均由三名副教授以上职称的教师组成考核小组。手术科室的操作一般是按照培养大纲的要求选择适合学生动手的病例进行，主要从学生的操作是否规范、解剖层次是否清晰等方面来考察。

通过上述的教学改革工作，我们建立了一套具有我院特色的研究生临床能力考核体系，从前三届的研究生考核成绩来看，目前的考核办法能比较客观他反映学生的临床水平，为筛选优秀生进入博士阶段学习提供了很好的依据。从总结近几年学生的考核成绩来看，研究生的专业基础知识和临床技能水平都有不同程度的提高。与此同时，也使得中医临床研究生教学工作逐步更规范。

护 理 部

临床护士撰写护理记录影响因素的分析

郑　萍　蒋学英　林婉丽　徐桂芹

随着《医疗事故处理条例》（以下简称《条例》）的实施，护理记录作为病历的重要组成部分，纳入病人有权复印或复制的客观资料的范畴。在“举证责任倒置”处理纠纷的过程中，护理记录已是医疗诉讼中最重要的证据之一。根据新《条例》要求，护理记录应客观、真实、及时、准确、完整地记录病人的具体情况，内容上既要体现病情变化及观察、指导康复，体现护理措施及效果，体现完整性和连续性；又要有利于卫生行政管理部门医疗诉讼的调查、分析，保护护理人员与病人的合法权益。但是对于如此严格的标准和要求，卫生行政管理部门尚无统一的书写标准和具体形式。如何面对这样严峻的事实，各医疗机构都在探索之中。为了适应新形势的变化，保证医疗护理安全，我们在执行《条例》的同时，对临床护士撰写护理记录的情况进行调查并分析。

1. 对象与方法

调查对象以全院236名注册护士为调查样本。

调查方法采用问卷式调查。设计调查表格，通过单选、多选题形式不记名填写。内容包括：《条例》颁布日期；护理记录的要求与护理工作相关的记录内容；参加培训的次数，记录的动机，是否参考医疗文件，影响撰写的原因等。发放问卷236份，收回228份，回收率96.61%。问卷调查要求实事求是地填写，反映客观真实情况，问卷调查的过程也是对《条例》的学习和培训的过程。

2. 结果

228份答卷者人员结构分析。

2.1　年龄　最大的52岁，最小的21岁。其中20～30岁101名，31～40岁72名，41～50岁55名。

2.2　职称　初级职称150名，中级职称76名，高级职称2名。

2.3　学历　中专108名；大专（含大专在读）66名；本科（含本科在读）54名。

2.4　护理人员掌握护理记录书写知识的情况　经过系统培训护理记录书写知识培训的人员仅占25.88%。不同年龄、职称、学历人员的培训学习情况（分析中不含50岁以上人员）。见表：

不同层次护理人员对护理记录书写培训情况分析

结构		总数	经过培训		未经过培训	
			人数	%	人数	%
年龄组	20~30	101	18	7.90	83	36.40
	31~40	72	32	14.04	40	17.54
	41~50	55	9	3.88	46	20.18
学历组	中专	108	20	8.77	88	38.60
	专科	66	25	10.97	41	17.98
	本科	54	14	6.14	40	17.54
职称组	护士	87	13	5.70	74	32.46
	护师	63	30	13.16	33	14.47
	主管护师	78	16	7.02	62	27.19

（未经过培训是指在院内参加集体听课2次以下者，经过培训人员均为护士长，带教老师，护理骨干参加国家、市区级学习班的培训。）

2.5　护士对护理记录书写完成情况　主动完成72人；被动完成124人，带教老师指导学生完成者34人。

2.6　参考医疗文件情况　观察病情后再参考医疗文件者203人；记录时参考医疗文件者92人；带领学生观察病情后记录者27人。

2.7　护理记录书写时无困难21人，确有困难188人。

3　影响护理记录书写的主要因素

3.1　护理人员缺编。住院病人周转快，平均住院日缩短，重病人多，基础护理、一级护理比例高，护理工作量大，医疗护理技术操作的项目不断增多，使护理人员忙于应付常规工作，没有足够时间的进行护理记录。

3.2　历史的原因造成护理人员的学历、职称、素质、技术操作的能力及书写表达的能力等参差不齐，将具体的护理措施落实，客观准确地以文字进行叙述的能力不足。

3.3　医护协调不够，护理书写训练少，存在被动性，缺乏主动性。

3.4　思想压力大。在对同一问题的观察和处理时，由于医生与护士的理解或解释不同、记录内容出现不一致的情况，发生误解时护士的行为难以得到理解，因此出现参照或转抄医疗文件的现象。

3.5　在校学生的课程设置中对护理记录的学习和训练内容不足，护理专业高层次学生进入临床后仍然感到吃力。

3.6　随着医疗模式的转变，法律法规的出台和实施，护理人员深感责任重大，知识缺乏，有紧迫感。

4　解决问题的对策

4.1　加强培训，深入学习理解《条例》，明确护理记录的法律作用。

在培训和学习理解《条例》时，结合医疗纠纷案例分析，理解护理记录所存在的法律效应。从而转变观念，明确护理人员所写每一份护理记录的意义，对自己所写的护理记录负责，提高自我保护意识。

4.2　分层负责，层层把关。实施环节与终末质量监控相结合的措施。护理部既重视护理记录单的终末质量检查，也重视各个环节质量检查，专门抽调人员实行“护理记录”

质量终末监控。使护理记录书写中存在的缺陷遏止在护理记录形成过程中，避免造成护理记录缺陷失实、失真。

4.3 加强护士长队伍建设和管理知识的培训。护士长是护理记录书写质量的第一负责人。对护士长的强化质量意识的培训，是提高书写质量的关键，为保证质量控制的连续性，要求护士长每周对在院病历及出院病历进行质量检查，及时按护理记录书写内容要求书写；严格督促检查各项护理措施的具体落实，发现缺陷及时反馈并提出有效的整改措施。护士主动深入病房，与病人交谈，使护理记录的书写有内容。

4.4 护理部质量控制人员定时深入病房，与护理人员进行互相交流，了解实施护理记录书写的困难和书写效果，对护理人员的书写进行直接指导。并设专人到病案室查阅病历，将查出的问题及时反馈。每月定期进行质量评价，互相切磋，及时改进，促进护理记录书写的提高。

4.5 举办各种培训班，学习其相关理论，提高护士护理记录书写的认识。参观学习，外出进修，与其他医院相互切磋，提高护士对护记录书写的认识。

4.6 制定护理记录书写的质量控制标准，个人自查、科室检查、随机抽查、终末质控相结合。严格管理，层层把关，力争质量不过关不出科；以保证每班清楚，每份病历基本无误。

通过一个阶段的实践，我们在调查掌握护理记录书写情况并初步分析原因的基础上，采用多种途径培训、训练和调整工作方法，实行护理记录书写质量的全程管理，职责明确，责任到人。同时引入竞争机制，增加了护理人员的危机感和紧迫感，促使她们提高业务知识、不断充实自己，注重自身修养，以适应新模式的要求。

住院空巢老人焦虑和抑郁情况及其影响因素的调查分析

林婉丽　郑　萍　张淑萍　蒋学英　徐桂芹

空巢家庭指无子女或虽有子女，但子女长大成人后离开老人另立门户，剩下老人独自居住的老年家庭。孤独寂寞感是空巢老人最普遍的心理状态，这种情绪会导致老人性格抑郁、行为能力降低，记忆力和判断力衰退，甚至会诱发老年痴呆、老年性抑郁症等老年性精神疾病或心理病。所以，专家们形象地称之为“空巢综合征”。而患有疾病的空巢老人是处于特殊状态下群体，更容易产生孤独无助感。因此，本研究拟对住院空巢老人的焦虑、抑郁状况进行调查，并分析其影响因素，为促进住院空巢老人的心理健康提供依据。

1　对象与方法

1.1　研究对象　本研究对2007年1月~2007年12月在北京中医药大学附属东直门医院内科住院的空巢老人进行调查，共115人。调查对象符合以下入选标准：①年龄≥60岁；②住院时间超过一周；③未与子女居住；④住院期间子女探望间隔时间≥1天。排除标准：①言语不清，不能与人正常沟通交流者；②不识字且不能理解问卷内容者；③患有老年痴呆或其他精神疾病患者；④病情较重、昏迷等患者。

1.2　方法

1.2.1　抽样方法：本研究采用非概率抽样中的便利抽样法。

1.2.2　研究工具：①焦虑自评量表（SAS），由Zung于1971年编制，共20个条目，采用4级评分，SAS标准分≥50为存在焦虑。该量表具有广泛的适用性和较高的信度、效度。②老年抑郁量表（GDS），由Brink等于1982年创制，共20个条目，总分≥8分为存在抑郁。该量表已被广泛应用于中国人群，具有较高的信度和效度。

1.2.3　调查方法：由研究者和各内科病房专门培训的调查员对内科病房的入院空巢老人进行调查。对于能够书写的老人，调查员在进行详细介绍后，由老人自行填写；对于不能书写的老人，由调查员逐条口述问卷内容，老人回答，调查员替其填写。本次共发放问卷115份，回收率100%，有效率100%。

1.2.4　统计学分析方法：将所收资料全部录入SPSS 11.5统计软件。住院空巢老人的一般情况采用频数和百分比来进行统计描述；住院空巢老人的焦虑抑郁情况采用t检验与国内常模进行比较。住院空巢老人焦虑和抑郁情况的影响因素采用Logistic多元回归来进行统计分析。

2　结果

2.1　住院空巢老人的一般情况（见表1）

表 1　住院空巢老人的一般情况（n=115）

条目		例数（n）	百分比（%）
性别	男	50	44
	女	65	56
年龄	60~70	67	42
	70~90	48	51
	小学及以下	59	51
文化程度	中学及中专	42	38
	大学及以上	14	12
配偶状况	配偶健在	85	74
	无配偶	30	26
躯体疾病	1~3 种	91	61
	>3 种	24	21
	1~2 周	59	47
住院时间	3~4 周	26	18
	1~3 个月	13	7
	>3 个月	17	10
	1~2 天	65	57
	3~4 天	24	21
住院期间子女探望间隔时间	1~3 周	9	7.9
	>3 个周	17	14.8
	不探望	0	0
既往职业	无业	9	8
	农民	4	4
	工人	82	71
	知识分子	20	17
宗教信仰	有	25	22
	无	90	78
经济压力	有	98	86
	无	17	14
亲友联系	少	43	38
	多	72	62

2.2　住院空巢老人焦虑抑郁情况（见表 2）

表 2　住院空巢老人焦虑、抑郁情况（$\bar{x} \pm s$）

项目	总粗得分（n=115）	国内常模（n=1158）	t	P
SAS	41.32±7.23	29.78±10.07	48	<0.01
SDS	38.26±7.64	33.46±8.55	3.4	<0.01

从表 2 可以看出，115 例住院空巢老人 SAS、SDS 总粗得分数均高于国内常模，有显著性差异。这说明住院空巢老人的焦虑、抑郁情况要高于一般人的焦虑、抑郁情况。

在 115 名住院空巢老人中，95 名（82.7%）存在焦虑情况，32 名（28.3%）存在抑郁情况。

2.3　不同性别的住院空巢老人 SAS、SDS 总粗得分数的比较（见表 3）

表 3　不同性别的住院空巢老人焦虑、抑郁情况的比较（$\bar{x} \pm s$）

项目	总粗得分（男，n=50）	总粗得分（女，n=65）	t	P
SAS	36.45±7.03	39.72±7.02	4.05	<0.01
SDS	37.23±8.63	34.43±8.56	1.39	>0.05

从表3可以看出，住院空巢老人的焦虑情况比较，有显著性差异（$P<0.01$），这说明女性焦虑情况高于男性；而抑郁情绪相比较，无显著性差异（$P>0.05$）。

2.4 住院空巢老人焦虑、抑郁的主要影响因素（见表4）

表4 住院空巢老人焦虑、抑郁影响因素的 Logistic 多元回归分析

因变量	自变量	B	X^2	P	OR	95% CI
焦虑	躯体疾病	1.05	14.24	0.00	2.76	1.63~4.94
	经济压力	0.78	4.26	0.04	2.08	1.06~4.93
	宗教信仰	0.65	3.38	0.03	1.96	1.03~4.87
抑郁	躯体疾病	1.26	12.86	0.00	3.57	1.67~7.59
	既往职业	-0.98	4.34	0.04	0.38	0.16~0.95
	住院期间子女探望间隔时间	0.54	8.02	0.01	1.56	1.13~2.37
	住院时间	1.04	10.13	0.00	3.25	1.57~6.25

从表4可以看出，影响住院空巢老人焦虑的主要因素为躯体疾病、经济压力和宗教信仰；影响其抑郁的主要因素为躯体疾病、住院时间、住院期间子女探望间隔时间及既往职业。

3 讨论

3.1 住院空巢老人焦虑、抑郁的发生率较高

本研究结果显示，82.7%的住院空巢老人存在焦虑症状，高于社区空巢老人焦虑的发生率（27.5%），也高于国外及国内社区老人的焦虑发生率（6.6%和11.5%）。28.3%住院空巢老人存在抑郁症状，高于社区老人的抑郁情况（6.0%）。这说明住院空巢老人的抑郁症状的发生率高于其他老人。这可能与住院空巢老人有身体疾患，要承受躯体折磨，经济负担加重，缺少子女关爱等有关。本研究结果显示住院空巢老人焦虑发生率高于抑郁发生率，说明焦虑症状已成为影响老人身心健康的主要因素；同时，老人的焦虑往往会发展为抑郁症状或者是焦虑与抑郁的混合症状。因此，在护理实践中应注意住院空巢老人的焦虑症状，进行相应的心理护理，避免焦虑心理妨碍疾病的治疗和康复。

3.2 性别与焦虑的关系

本研究结果显示，女性焦虑症状发生率显著高于男性。这可能与女性将家庭放在生活的重心，他们的感情比较细腻，当生病住院后，角色转变较慢，总是担忧一些家庭问题。因此，女性住院空巢老人的心理保健更应该得到重视。

3.3 住院空巢老人焦虑、抑郁的主要影响因素

3.3.1 躯体疾病因素：当空巢老人患病住院时，由于居住环境的改变，易使其心情不佳，情绪低落；同时对疾病不了解，对于疾病的转归过分担忧的情况下，会忧心忡忡而产生焦虑。当老人病情较重或患有慢性病时，其长期经受疾病折磨，非常痛苦，渐渐对治疗丧失信心，从而产生了抑郁心理。因此，在心理护理中，应高度重视住院空巢老人的心理状况，积极治疗躯体疾病，增加其对躯体疾病的应对能力，加强心理支持和干预，尽量避免住院空巢老人焦虑、抑郁心理状态的发生和发展。

3.3.2 经济压力因素：目前我国有44.64%的老人无养老经济保障，当他们在患病时，这种压力变得尤其突出起来。因此，政府有关部门应该加快落实完善养老保障机制，建立和健全医疗保障机制。有条件的地方筹集对空巢老人的医疗救助资金，并进行监督和规范运作。

3.3.3　住院期间子女探望间隔时间因素：本研究结果显示，住院期间子女探望间隔时间长的空巢老人抑郁发生率显著增加。当空巢老人患病后住院，能参加的社会活动减少，对子女的依赖性愈发突出起来，非常希望能得到子女的关心和照顾。当子女探视间隔时间较长时，老人心理会产生不被重视、被忽视的感觉。随着住院时间增加，空巢老人会产生抑郁症状。因此，护理工作者应该多于其子女进行沟通，如果有可能的话，增加子女探视的频率，以满足住院空巢老人的爱与归属的需要。

3.3.4　宗教信仰因素：本研究结果显示，有宗教信仰的住院空巢老人焦虑发生率高于无宗教信仰者。其原因可能是由于当空巢老人尚未住院时，经常参加一些宗教信仰活动，有了一定的精神寄托。但是当空巢老人住院后，这种精神寄托缺失了，从而会产生焦虑的心理。因此，护理管理者应考虑到空巢老人的这种心理需求，如有可能的话，安排相同宗教信仰的人与其同住一室，提供相应的书籍，以尽量排除其寂寞，孤单情绪。

3.3.5　既往职业因素：本研究结果显示，既往无职业的空巢老人更易患抑郁。这可能是由于无职业的空巢老人本身的自我评价感不高，再加上患有疾病住院后，增加了家庭的经济分担和子女的照料负担。他对目前的患病处境感到毫无办法，对自己的痛苦也无能为力，同时也感到别人对他爱莫能助。某些住院的空巢老人可患有严重抑郁症，对现实作出歪曲的情感反应。对这类患者应对进行心理输导，防止其有自杀的念头和自杀的行动。

4　小结

本研究通过对115名住院空巢老人的调查表明，住院空巢老人的焦虑、抑郁的发生率较高，其中女性更容易产生焦虑症状。躯体疾病、经济压力、住院期间子女探望间隔时间、宗教信仰和既往职业等是住院空巢老人发生焦虑、抑郁的主要影响因素。而对于如何根据这些影响因素，以采取相应的护理措施来改善住院空巢老人的焦虑、抑郁状况，还有待于进一步的研究。

护士家庭亲密度和适应性与自我评价的研究

徐桂芹

家庭是社会的细胞，是一个人生长、发育、生活、娱乐的主要生存环境，良好的家庭环境不仅有利于家庭和社会的安定，而且有利于每一个家庭成员的身心健康的发展，家庭亲密度与适应性是研究家庭成员之间的感情联系以及家庭体系随家庭环境、家庭发展不同阶段出现的问题而进行相应改变的能力。在对神经症、精神病患者的研究发现，他们家庭的亲密度和适应性得分都明显低于正常家庭；在初、高中生群体的研究中也发现，就家庭亲密度和适应性与焦虑、抑郁、无助以及孤独感等变量之间有显著负相关。由此可见，家庭亲密度、适应性对护士心理健康状况也产生了明显的影响。

1 对象与方法

1.1 对象 于2006年4月以北京地区2所三甲医院护士为对象，发放400份问卷，回收有效问卷380份，有效率95%，独生子女230人，非独生子女150人。

1.2 方法 采用自制一般情况调查表调查护士的一般情况，包括调查对象的性别、年龄、工作状况，身体状况。家庭亲密度和适应性量表中文版（Family AⅡdap tability and Cohesion Scale，FACES Ⅱ－CV）Olson D等编制，费立鹏等翻译并修编，包括对自己家庭现状的实际感受和自己所希望的理想家庭状况2个分量表。2个分量表的内容一致，各30个条目，采用1～5级评分制，2个分量表的重测信度分别为0.84和0.54、内部一致性0.85和0.76。针对研究目的只选做了反映家庭现状的实际感受分量表，包括亲密度和适应性2个维度，前者是指家庭成员之间的情感关系，后者指家庭体系随家庭处境和家庭不同发展阶段出现的问题而作相应改变的能力。所有资料采用excel，数据库输入，采用SAS 8.0统计软件进行统计分析，统计方法采用描述性统计，包括均数、标准差、t检验。

2 结果分析

2.1 本调查显示 因医院护士工作压力大，生活不规律，这种长期高压状态使护士感到疲惫、精力不足，头痛、腰酸背痛，出现神经衰弱、失眠习惯性便秘和月经不调、胸闷、高血压、胃痛等占36%。以上结果说明：当护士因心理失衡而焦虑不安时，其调控情绪的能力、识别情绪的能力、情感交流的能力都下降。

2.2 从表1可见，独生子女护士与非独生子女护士在家庭亲密度和适应性方面均无统计学差异。

表1 独生子女与非独生子女护士家庭亲密度与适应性的比较分析

项目	独生子女	非独生子女	t值	P
亲密度（$\bar{x}\pm s$）	69.05±9.85	69.18±11.23	0.09	>0.05
适应性（$\bar{x}\pm s$）	48.51±8.38	49.17±12.50	0.43	>0.05

2.3　从表2可见，已婚护士家庭亲密度得分高于未婚护士，具有统计学差异；已婚护士与未婚护士在适应性方面无统计学差异。

表2　未婚护士与已婚护士家庭亲密度和适应性的比较分析

项目	未婚	已婚	t值	P
亲密度（$\bar{x} \pm s$）	67.37 ±10.72	70.91 ±10.40	2.5	<0.05
适应性（$\bar{x} \pm s$）	48.72 ±10.50	48.99 ±7.56	0.2	>0.05

2.4　经方差分析，结果显示不同工作年限护士的家庭亲密度存在显著性差异，工作年限在20年以上的护士家庭亲密度最好；不同工作年限护士在适应性方面并无统计学差异（详见表3）。

表3　不同工作年限护士家庭亲密度和适应性的比较分析

项目	<3年	3~5年	6~10年	11~20年	20年以上	F值	P
亲密度（$\bar{x} \pm s$）	67.52 ±11.40	67.62 ±8.85	65.92 ±9.86	69.84 ±10.84	74.23 ±9.91	3.73	<0.01
适应性（$\bar{x} \pm s$）	46.94 ±9.65	51.32 ±14.40	50.44 ±8.98	46.44 ±10.53	50.60 ±6.93	0.2	>0.05

3　讨论

3.1　本研究表明因医院护士工作压力大，生活不规律，这种长期高压状态使护士感到疲惫、精力不足，头痛、腰酸背痛，出现神经衰弱，失眠习惯性便秘和月经不调、胸闷、高血压、胃痛等占36%。以上结果说明：当护士因心理失衡而焦虑不安时，其调控情绪的能力、识别情绪的能力、情感交流的能力都下降。但压力大并非表明会出现心理和行为问题。

3.2　家庭亲密度类型与自我和谐的关系　既往有许多研究证明，家庭亲密度与心理问题的发生有一定的关系。家庭成员之间的情感关系越好，家庭出现问题时作出改变的能力就越强，这对于护士心理健康的维护是非常重要的。护士在这样的家庭中生活，他们对能力和情感的自我评价与客观现实就越容易保持一致，而且他们的自我概念相对比较灵活，调整自己，理解他人，理智处事，维护心身的健康，这也有利于适应新的环境，仅凭自己过硬的业务能力远远不能满足患者的需要。

3.3　非独生子女与独生子女，不同工作年限护士适应性无差异　虽然适应性无差异，但护士要与各类不同的人群打交道，如医生、护士长、患者、患者家属、医技人员及后勤人员等。因此护士在工作中建立的人际关系虽错综复杂，但也很好处理。护士之间、医护之间发生矛盾时能够相互尊重和很好地合作。护士遇到歪曲事实，情绪激动，甚至有患者或家属痛骂护士时，护士都能保持冷静、平和、理解的心理，就会避免冲突。每位护士很好地处理人际关系、并具有协调能力。

静脉留置针导致静脉炎原因分析和防治对策

蒋学英　郑　萍　林婉丽　徐桂芹

1　资料与方法

1.1　材料　苏州碧迪医疗器械有限公司生产22G、24G外周静脉留置针，美国进口的3M透明贴。

1.2　观察对象　2005年1月1日至2005年12月31号住院患者685名。其中内科331名、外科354名，年龄19~94岁，平均年龄56岁。

1.3　判断静脉炎的标准　①有静脉血管反复肿胀，疼痛病史。②下肢肿胀，有结节，体表静脉怒张并发炎症。③大腿或小腿深部胀痛（排除外伤及风湿腰腿痛病史），临床工作中表现为静脉弹性差成索状红肿。病人感觉局部疼痛难忍，沿血管走行发红，不易再次穿刺补液。

2　结果

通过对2005年对685例住院患者使用静脉留置针发生静脉炎的临床观察89例，静脉炎的发生率13%，静脉炎的发生与留置时间、穿刺部位、输入药物的性质、输液液量等相关。

3　外周静脉留置针引起静脉炎原因分析

静脉留置针与静脉炎发生率的关系

	组别	发生数	发生率%
	≤24	6	7
留置时间	24≤48	32	36
	48≤72	51	57
留置部位	踝部、腕部、手背、肘部	59	66
	前臂、颈部	30	34
液体性质	高渗液体	66	74
	等渗液体	23	26
液体量	>1500ml	56	63
	<1500ml	33	37

3.1　与留置时间有关　本组研究中留置时间48h≤72h静脉炎发生率为57%，高于≤24h组6%、24h≤48h组35%。本组中虽留置时间严格控制在三天，但也随着时间的延长静脉炎的发生率也越高。因为穿刺时静脉留置针对血管壁有一定损伤且套管针在血管内来回移动，刺激性药物对血管内皮进一步损伤，使血小板在受伤部位及针管尖端聚集，随留置时间的延长，导致血栓形成发生静脉炎。

3.2　与穿刺部位有关　本组中踝部、腕部、手背、肘部静脉炎发生率为66%，前臂、颈部静脉炎发生率为33%。踝部、腕部、手背、肘部静脉炎发生率高于前臂、颈部静脉炎发生率。与陈显春、丰锐报道一致。踝部、腕部、手背和肘部为身体远端，前臂和颈部为身体近端，因身体远端血流缓慢，下肢静脉瓣多，血液在血管内滞留，易形成血栓。

3.3 与输入的液体的速度、液量及性质有关 本组中输入高渗药物组静脉炎的发生率为74%，高于输入等渗液体组静脉炎发生率25%，输液量 > 1500ml、输液速度快静脉炎发生率62%，高于 < 1500ml 静脉炎的发生率37%。如：输入高渗药物二磷酸果糖、快速药物甘露醇等。与黎旌红报道一致。输入高浓度刺激性较强的药物，使血浆渗透压增高是导致静脉炎的主要因素之一。血浆渗透压增高，使血管内皮细胞脱水变性，从而导致液体外渗、血管变硬而出现静脉炎。再有药物刺激血管壁，可引起血管收缩与痉挛，病人感到麻木、疼痛，以致静脉变硬呈条索状，形成血栓性静脉炎。输液速度增快，血管壁侧压增加导致机械损伤，也是静脉炎发生的重要因素。

3.4 个体因素 有学者认为，静脉药物的化学刺激仅仅是静脉炎的诱因，主要原因与神经传导有关，其机制有待探讨。

4 防治对策

4.1 严格按照要求置管 外周静脉留置针置管由注册护士完成，操作时必须戴好口罩、帽子，按卫生部六步洗手法洗手，严格遵守无菌技术操作规程，熟练操作，提高穿刺成功率。穿刺部位使用无菌透明膜覆盖，减少摩擦，保持干燥。

4.2 严格掌握静脉留置针的适用范围 对血管条件差，持续输液及手术、危重病人或中心静脉插管、药物刺激性强，应选择血流速度快、走向直且粗大远离关节的静脉；若输液不畅，冲管有阻力，勿强行冲管，立即拔除。

4.3 正确输入药物和液体 根据液体性质先输入高渗或刺激性强的液体，后输入等渗及刺激性小的液体。减轻对血管壁的压力及刺激。

4.4 严格控制静脉留置针使用时间 外周静脉留置针穿刺后，在3M胶布上标明穿刺时间，将留置时间严格控制3天之内，由于穿刺时间的控制，减少了静脉炎的发生率，也发挥了静脉留置针留置的优点。

4.5 在静脉留置针期间加强健康教育 使用外周静脉留置针前认真做好病人工作，将留置针使用目的、意义告诉患者取得信任、积极配合。在使用期间加强巡视。输液期间让患者适当抬高远端肢体，以促进静脉回流。肢体位置过低或下垂时，受重力作用，远端静脉血液倒流，导致套管尖端血液凝固而堵管。避免置管肢体过度活动，导致血液反流造成堵管或留置针滑出血管出现液体渗漏。留置期间注意保持穿刺部位干燥、清洁，留置期间避免刺激穿刺部位。若出现红、肿、热、痛则提示有静脉炎发生，可立即拔除。

财　务

医院财务管理浅析

段英德

1　医院财务管理的现状与不足

我国经济体制改革的目标是建立社会主义市场经济体制，医院是社会主义市场经济的组成部分。它既向市场提供医疗服务，同时又是商品市场的购买者和消费者，医疗必然要介入市场，而且要按市场经济的一般规律和医疗服务市场的特殊规律去运行。随着我国加入世界贸易组织，中国卫生系统将向世界开放医疗服务市场，行业间竞争将呈现多元化格局。面对激烈竞争的医疗市场，医院必须通过提高财务管理水平，以最低的消耗取得最大的收益，才能使医院在激烈的竞争中立于不败之地。随着经济体制改革，政府逐步退出公立医院，医院向企业转型，转向全面开放的市场经济。在市场经济下，笔者从实际工作中感觉到医院财务管理普遍存在以下几方面不足。

1.1　风险意识

《医院财务制度》指出：医院引入市场竞争机制，实现优胜劣汰，建立自我发展的新机制财务制度，才能得到高效的发展。计划经济下，医院的各项事业基本由国家包办，财政是主要的资金供应者，单位需要钱就向财政要，不存在市场经营风险，更不存在关门倒闭等问题，是“皇帝的女儿不愁嫁”，造成财务管理人员风险意识淡薄。市场经济要求医院必须树立风险意识，医院作为独立的经营单位，也存在着财务风险。如果医院长期经营不善，收不抵支，年年出现亏损状况，这个医院必将被兼并或者破产。如江西省南昌市麻纺医院由于经营不善，被江西省中医院兼并，说明了市场经济适者生存的道理。面对医院经营，投资产生的财务风险，医院的财务管理者应提高风险意识，应加强财务监督，建立财务风险预警体系，运用管理会计学原理，进行财务风险预测和分析，收集财务经营风险的有关信息资料，充分利用现有的财务会计报表、工作统计报表和科室成本核算资料进行综合分析，反映医院的经营成果、资金使用效果和负债能力。医院各项经济机制只有适应市场经济的新形势和新要求，逐步增强自身的积累和发展能力，才能继续生存和发展。

1.2　全面成本核算

市场经济下，医院不但要融入一般市场活动中，还必须参与医疗服务这个特殊市场的竞争，以尽可能少的消耗取得尽可能多的社会效益和经济效益。因此要求医院引入成本机制，实现效益最大化。在成本核算上医院应改变现行的成本核算只为分奖金、算物价的办法，应采用全面成本管理法。全面成本管理的目的是控制支出，节能降耗，降低服务成本优势和运营成本。一方面，成本控制可根据定额成本或标准成本以及成本权重对材料消耗、差旅费、人为、公务费及设备购置实现超前控制，达到盘活存量资产，优化增量资产的目的，从而实现医疗服务成本全员、全方位、全过程控制，并积极创造条件开展项目成本核算和单病种成本核算，为医院经营成本和价格竞争优势，为医院价格竞争和价格决策提供支持。另一方面，全面成本管理是提高内部资源配置效率的有效手段，对重新构架医院财务管理组织结构，制订行之有效的成本核算办法和成本管理办法，包括建立成本核算组织和成本管理网络，规范核算单位的收费用项目和收支范围，健全责任成本会计制度，建立成本考核指标体系，开展成本效益的分析评价工作具有较强的促进作用。加强科室成本核算和成本控制，使本单位成本低于社会平均成本，实现医院效益最大化。

1.3　投资决策分析

计划经济下，事业单位发展的规模、项目、资金的具体运用等基本行政手段，单位缺乏必要的自主权，也不承担多少责任，一人或几人说了算，强调社会效益，不讲经济效益。市场经济下，财务管理要改变过分依靠行政手段，忽视资金使用效益的方式。财务管理人员要履行监督、检查医院经济活动的职责，合理安排使用资金，建立医院大型项目、设备购置的可行性论证和审批程序，切实保障医院各项经济活动的合法性、合理性和经济性。加强医院项目投资、设备采购等业务效益的可行性分析和控制，是为了适应医疗市场的需求，提高竞争能力。如医院常常需要一新项目，增加、更新医疗设备，开展对投资合作等经济活动，医院应对所投资的项目、采购的设备的合理性及所能产生的效益及回报进行预测，预测这项经济活动完成后，能给医院带来多大的投资回报等。财务管理人员通过综合的运算方法，对经济业务科学地加以分析评判，为医院的经济运行情况、存在问题、发展趋势和解决方案提供经济分析结果，参与经济决策，做好参谋，要向决策管理要质量，向决策管理要效益。

1.4　无形资产管理

《医院财务制度》规定：无形资产是指可长期使用而不具备实物形态，但能为使用者提供某种权力的资产。无形资产没有物质实体，但具有经济价值，使单位获得收益，如专利权、土地使用权等。无形资产是为法律所承认、许可、保护，并在较长时期内给医院带来收益的特殊资产。长期以来，由于计划经济影响，医院财务管理只重视有形资产的管理，对于无形资产给单位带来的收益认识不足，也未按《医院财务制度》规定纳入财务管理，进行会计核算。如我省及其化部分省都未对开形资产进行会计处理，会计报表此项为零。在医疗市场激烈竞争的今天，无形资产的价值量日渐增加。医院必须高度重视、依法保护，合理使用无形资产，加强无行资产的管理，促进医院更快发展。在无形资产管理上要注意三个问题：

（1）增强无形资产管理的意识；

（2）重视无形资产的保护；

（3）要依法合理利用无形资产。

财务管理部门应相应建立一套行之有效的无形资产管理核算制度，对单位长期积累形成的无形资产，应及时按照法律程序申请确认，正确计价，以免无形资产流失，造成医院资产的损失。

2 如何提高医院财务管理

医院财务管理是医院经济工作的核心，它既是医院经营管理工作一个独立的方面，又是一项综合性很强的管理工作。它以货币作为统一的计量单位。将各种不同的实物形态进行有效的综合，对医院有关资金铁筹集、运用和分配等资金运动进行计划、组织、协调、控制、指挥和考核，调整与财务活动并存的相关利益方的冲突，约束和激励各方的行为，避免相互间的逆向选择和道德风险，这就保证了医院的经营活动得以顺利进行。但是，在实际工作中，如何真正发挥财务管理在医院发展中的作用，是一个值得探讨的问题。

2.1 做好医院财务管理工作的前提是实现财务管理目标

医院财务管理目标是不断提高医院经营管理的社会效益和经济效益。可从医院财务管理目标的含义和医院目标对医院财务管理的要求进行探讨。

（1）医院财务管理目标的含义：医院实行“统一领导，集中管理”的财务管理体制。医院财务管理的基本原则是：执行国家有关法律、法规和规章制度；坚持厉行节约、勤俭办事业，制止奢侈浪费的方针，以社会效益为主的原则下讲求经济效益。它的主要任务是：合理编制医院预算，如实反映财务状况；依法组织收入，努力节约支出；建立健全的医院内部财务管理制度，加强经济核算，提高资产使用效率；加强国有资产管理，防止国有资产流失；对医院经济活动进行财务控制和监督，医院生存的前提条件就是拥有高超的医疗技术和提供优质的医疗服务。《中共中央、国务院关于卫生改革与发展的决定》中明确医院的性质是社会公益事业单位，有以营利为目的，医院自身的发展也要求医院在坚持社会效益第一的前提增收节支，用最低的成本提供最好的服务。因此，医院财务管理的目标就是充分利用医院这个特殊环境理好财、用好财，以保证医院的自下而上和发展。

（2）医院目标对医院财务管理的要求：医院目标有：①医院是承担一定福利职能的社会公益事业单位，不以营利为目的；②医院是“以病人为中心，防病治病”的场所；③医院应以最少的财力消耗向社会提供最好的服务，让群众享有价格合理、质量优良的医疗服务，提高人民的健康水平。由此可见，医院作为防病治病的场所，以病人为中心，提供各项医疗服务，满足人们日益增长的医疗服务需求，已逐步融入市场经济大潮中，医院的经济运行同市场经济息息相关，市场已成为医疗资源基本配置的主体。医院如何在政策允许的范围内适应市场经济环境，对医疗资源进行合理配制和分配，是新形势下医院对医院财务管理提出的客观要求。保持以收抵支和偿还到期债务的能力，减少破产风险使医院能在激烈的市场竞争中立于不败，是对医院财务管理的基本要求。医疗事业的发展是一个高科技技术领域，医院的发展离不开资金，筹集医院所需资金是对医院财务管理的进一步要求。提高资金使用效率，达到资产的保值、增值目的，防止资产流失，对医院经济活动进行财务控制和监督，是对医院财务管理更高的要求。

2.2 提高医院资金使用效率是做好医院财务管理工作的有力保障

严格的审批制度是医院提高资金使用效率的重要举措。医院要努力提高资金铁使用效率，使资金运用能产生最佳的效果，就必须支持“一支笔”审批制度，严格按照审批的预算和计划规定的用途合理使用资金，严格执行国家规定的财务制度、开支标准及开支范围，做到不该批的钱绝对不批，不该花的钱绝对不花。万元以上设备的购置，必须通过设备委员会论证后，财务科根据验收合同方可付款。后勤物资的购置，有保管员和主管科室提出采购计划，主管院长审批后方可采购，财务科根据采购计划及实物入库单逐一审核无误后方可付款。同时，财务科有权对超计划采购和库存过大的采购拒付款；在差旅费、招待费等开支中更应严格把关，坚决控制违规违纪现象的发生。这样才能保证重点建设项目的资金到位，有效保证医、教、研日常工作的顺利开展；在保证医院的物资供应的同时，又不造成物资积压。把钱花到刀刃上，提高医院资金的使用效果，把医院有效的资金运用到了医院的建设发展之中。

2.3 实行成本核算，加强成本管理是做好医院财务管理工作的核心

(1) 完善制度建设，强化成本核算：首先，医院应根据自身管理需要，借鉴企业成本核算与成本管理的成熟经验和做法，制订行之有效的成本核算方法，包括建立成本核算组织和成本管理网络，规范核算单位的收入、费用项目和收支范围，健全责任成本会计制度，建立成本考核指标体系，开展成本效益的分析评价工作等。其次，在医院内部应全面开展项目成本核算和单病种成本核算，为医院经营构建成本优势和价格竞争优势。再次，医院要在深化、细化科室成本核算的基础上，重点做好成本控制工作。

(2) 运用科学的管理思想，进行系统成本管理：①人力资源成本管理：人为资源是医疗服务活动的主体。同一医院内部卫生人员存在着不同的知识和技术含量；相同的物力，因不同的人力技术和管理，所产生的合理使用和配置。因此，医院应把深化人事制度改革，建立具有激励作用的人力资源管理机制作为成本管理的重要内容。②资材成本管理：卫生材料、药品资材等流动资产一般占医院总资产的30%左右。为此，医院应努力降低采购成本：一是对大批量的卫生材料、药品等要衽招标采购、比价采购等科学采购方法；二是要运用现代物流配送技术，最大限度地降低储备定额，凡是能够顺畅本着的药品、耗材，应尽可能降低储备，并通过计算经济订货量，使存货的采购、订购、储存总成本最低；三是加强对临床科室的管理。为保证成本核算数据的真实性，科室在领用耗材时应与收相匹配，严禁科室“二级库”现象。③设备成本管理：一方面，增添、更新大型设备时必须进行医疗市场的调研，提交可行性论证方案，并将设备折旧纳入科室成本核算；另一方面，要重视设备的日常使用情况，检查设备配置的有效性和合理性。④其他费用管理：临床科室、医技部门消耗的水、电、气等由于内容复杂、涉及人员面广，是成本管理的难点，应尽量安装分表准确统计；办公费、邮电费、差旅费等由财务科部门归口统计，纳入科室成本；对行政部门的费用采用零基预算管理方法，采用标准成本、计划成本、目标成本管理方法加强成本控制。

2.4 搞好医院财务活动的分析和评价是做好财务管理工作的必要措施

医院进行财务分析既是对已完成的财务活动的总结，又是财务预测的前提，在医院财务管理的循环中起着承上启下的作用。在市场经济条件下，与医院有经济关系的各方，都迫切地需要获得医院的财务信息，以便做出科学的决策。因此，做好医院财务分析，可以客观总结医院管理经验，从而揭示管理中存在的问题，逐步认识医院财务活动的规律，以便更好地改进医院财务管理工作，提高医院财务管理水平，为医疗卫生事业的各种决策提供可靠依据。

(1) 医院财务分析的内容：医院财务分析的内容主要包括医疗服务数量与质量变动情况分析、医药费用控制情况分析、资产负债变动情况分析和收支节余情况分析。从社会效益分析医疗投资在资本保全的前提下所产生的社会效益，医疗资金占用的使用效率，医院的发展后劲以及对社会的贡献、医院的偿债能力、营运能力进行分析以保证医院目标顺

利实现。

（2）医院财务分析的主要指标：医院财务分析的指标一般包括：人员经费占总费用的比例、管理费用占总费用的比例、人均门诊人次、人均住院日、人均业务收、平均每床日收费水平、病床使用率和周转次数、出院病人平均住院日、流动资金周转次数、平均每张开放病床年业务收入、百元固定资产业务收入、百元医疗收卫生材料消耗、百元业务收入人员经费支出、药品资金周转次数、检查诊断设备利用率、资产保值增值率、资产负债率、流动比率、应收账款周转率、存货周围率、社会贡献率等。

（3）医院财务分析的方法：医院通常使用的财务分析方法有：比较分析、因素分析、差额分析等。随着医疗科技事业的不断发展，医院参与市场竞争的前景更加广阔，要想对医院的财务善和经营成果有一个总的评价，就必须进行相互关联的分析，采用适当的标准进行综合评价。对医院经济效益作出准确的评价与判断。从而翔实地揭示出医院经营理财的实绩，既满足医院内部管理决策的需要，又满足政府合理补偿以实施宏观调控的要求。

综上所述，医院财务管理工作是一种综合性的管理，涉及到医院的外部环境和医院的内部的各种管理，需要我们不断总结经验，借鉴国内外各种先进的管理理论的经验，医疗业务开展情况分析、在实践中不断探索、不断创新，使医院财务管理不断纳入科学化、规范化和法制化管理的轨道。

3 如何强化医院财务管理

医院的经济活动是以财务管理活动贯穿始终的，其经济效益主要通过药品、医疗技术的消费和其他经济活动反映出来，这些经济活动都需要通过财务管理来体现。医院财务管理得好，医院就能健康发展，否则就将处于竞争的劣势。目前，国有医院面临着机制更加灵活的民营医院引发的竞争，而且在我国已经加入 WTO、行业壁垒逐渐消除的背景下，国际资本进入我国医疗行业的可能性日益变为现实。可以预料，我国不同所有制医疗单位的竞争将更加激烈。在这种情况下，医院采取有效措施强化财务管理，对促进自身的健康发展尤其重要。笔者从以下几个方面就医院如何强化财务管理、提高经济效益进行探讨。

建立健全会计账簿，细划会计核算明细科目。医院财务必须按照财政部和卫生部颁布的《会计制度》和《会计准则》设置会计账簿，根据医院的待业特点和单位具体的业务流程设置核算科目。必须细划核算科目，日清月结，账账相符，清晰准确地反映医院业务经营状况。

强化财务内部控制制度。为了医院健康发展，加强财务内部控制应该是财务管理的关健措施。财务人员必须熟悉医院业务流程，设定控制目标，鉴别控制点，确定控制措施。

加强预算管理，提高资金使用效率。加强医院预算管理有利于合理配置医院资源、实现收支平衡并协调医院各科室的工作。在编制医院预算时，要灵活运用各种预算编制方法，编制出科学、合理的预算。首先，在编制收入预算时，要参考以前年度昝的执行情况，根据昝年度收入的增减因素测算、编制收入预算。应该特别注意的是，不得将上年的有非正常收入作为编制预算收入的依据。其次，编制支出预算时，支出要考虑周全，重点保证三类支出，即人员费用、基本公用费用（如水、电、燃料、药品、材料等的费用）、医院发展费用（如设备配置费用、修缮费用等，这是医院支出的重点）。在预算编制时要保证重点，兼顾一般，合理安排。再次，医院应建立科学的现金流量预算，按照现金的流入量安排现金的流出量。现金的预算要基于收付实现制，以实际收到现金的时间确认现金收入，以实际支付现金的时间确认现金支出。预算有很大的主观成分，所以其准确性难以有效保证，要保证预算具有一定的弹性。

强化内部银行结算功能。首先，为了保证医院正常运行，医院必须把有限资金进行合理分配、使用。应财务统一管理，统一安排资金，严格用款计划，定期召开资金平衡调度会，根据预算情况，着重安排重点项目、紧急项目的资金落实工作。其次，各业务部门每月必须向财务部门呈报月用款计划，由财务部门根据轻重缓急安排资金。再次，为了适应医院成本核算的需要，各核算科室应实行独立核算，可按内部银行结算办法，归口管理保证资金的合理使用；发挥内部银行的控制、监督、结算等职能，按价值规律的客观要求加强资金的核算和管理。

积极处理沉淀资金，盘活闲置资产，加快资金流动性。医院存货资金闲置现象较为普遍，许多医院一方面资金不足问题严重，一方面存货中又有不少多年不用的材料与设备占用了大量资金，资金运用状况不良，把这部分呆滞资金灵活运用起来是医院需要解决的问题。每个年度，财务部门应和物资设备部门共同进行调查摸底，提出积压清单，明确处理积压物资的意见和审批手续，办理报废手续或变卖为货币资金。对库存物资，财务部门应下达库存资金定额，超过或降低部分按银行同期利率奖罚，对闲置不用的设备应提出处理意见，加速医院资金周转，使闲置的设备给医院带来新的效益。

加强购进药品材料和设备的价格管理。医院正常购进药品材料与设备，其支出约占每年总支出的50%。药品材料和设备价格的高低，直接影响着医院的药品采购成本和设备的使用效益。因此合理采用采购资金、降低采购费用是提高医院经济效益的关键所在。首先，应设立采购小组专司药品材料和设备采购的具体业务，明确采购成员的采购权限和采购程序，在保证质量的前提下货比三家。小组要对采购的药品公开向供应商询价，列表比较、筛选后选择供应商，把确定的供应商及其报价填在申请表上，证明询价工作已经完毕，报请医院价格管理办公室审批。医院价格管理办公室全面负责医院的价格管理工作，对所呈报采购价格应进行充分的市场调查，核实无误后下批价格审批单，将比价工作落到实处。对大型设备要采用竞价招标方式进行，这种采购方式往往能通过供应商之间的激烈竞争，最终得到最为合理的供应价格，以降低医院采购成本，节约资金，提高经济效益。

积极利用国家现有优惠政策，增收节支。国家在价格等方面给予了医院一定的优惠政策，财务售货员要运用好这些政策，给医院领导层提供适合医院经营环境的经营策划和方案。对于医院资金的使用，可以进行多方位投资策划，如建立医院自己的制剂室，提取科研经费用于扶持本医院承担的研究课题，成立医院配套的卫生材料服务社，这样可以节约购买成本，增收节支。医院的资金来源有财政拨付资金、经营收入等，财务人员应利用国家政策，提出合理的融资计划，弥补医院建设资金的不足，减少财务费用支出，用活资金，提高经济效益。

严格控制管理费用，节约资金。医院职工差旅费近年来急剧增加，办公费用也逐渐增多，针对这种情况，财务人员应吸取同行业其他医院的先进经验，提出改进措施。其中最重要的措施是使费用与科室、个人利益挂钩，促使各部门转变观念，制定出合理的会议交流及培训计划，以便督促各部门自觉地节约资金。

财务人员要不断提高自身素质，适应新形势。医院财务管理水平的高低直接影响医院的经营效益，财务管理处于医院管理核心地位，财务人员必须不断学习新知识及新政策，不断充实自己，提高素质。我国社会主义市场经济正在得到逐步完善与发展，财务人员水平也要逐步提高，财务人员应在财务分析上多下工夫，准确分析医院的实际经营情况，提出合理化建议，做好医院财务管理工作。

总之，医院要牢固树立财务管理的观念，重视财务管理，充分调动财务人员的主人翁意识，让每位职工都认识到财务管理的重要性。医院领导应重视财务管理，懂得财务管理，抓好财务管理，实现医院资金运动的良性循环，提高经济效益，使医院得以健康发展。

4 发挥信息管理作用，加强医院财务管理

随着国家经济体制的转轨，医疗服务市场的经济活动也发生了很大变化，在新的经济环境下，为适应医疗市场的需要，财务管理部门，要运用科学的方法和手段，充分发挥信息管理的重要作用，为医院的经营决策服务。

4.1 医院信息系统的建设

(1) 使用计算机计价收费，网上传递信息，明显地减少病人排队、走路、询问及等待结果的时间，体现以病人为中心的宗旨。

(2) 执行物价政策，规范医疗收费，所有的收费项目、价格对病人透明，保护了病人的合法权益，明显地提高医院信誉，增加了医院的无形资产。

(3) 医疗有关的各项统计工作，基本上都由信息系统完成，原部分工作人员可转向对数据的质量监督或对系统中的数据进行深层次的分析，提高管理能力。

(4) 指导药品储备，保证临床用药，防止药品积压，降低药品损耗，提高资金使用效率。

(5) 向领导提供即时性数据，随时掌握各病区的医疗动态，掌握床位使用率、周转率、了解医院药品的使用、库存及消耗等信息。从“终末管理”转为“过程管理”。

4.2 利用信息资源，完善财务管理

信息系统的运行，使财务人员综合素质普遍提高，各种财务数据使用价值大为提高。并且最大限度地转化为可利用信息，成为资源。

(1) 提高财务人员的综合素质：医院财务工作是一项政策性、业务性、时间性很强的工作，大当今科学技术发展迅速、信息容量增加的时代，财务人员必须掌握现代知识，提高自身素质，适应社会需要，我院从1997年开展会计电算化，到1999年医院信息系统的使用，全部财会人员已基本掌握电脑知识，并能熟练操作。

(2) 减轻财会人员的劳动强度，提高工作效率，降低人工成本。在手工作业时期，投入大量人力、物力、经过许多财会人员历经艰辛整理产生的各种数据，由于工作量大，提供的时间延迟，千百万数据不能有效地转为各方所需的信息。现在随着医院经济的发展，业务量的增加，各种数据的计算、分类、归集、存储、整理、分析等由计算机自动完成，降低了劳动强度，改善了工作条件，财务人员由原来的30人减少到25人，且工作效益也比以前大为提高，降低了人工成本，为决策者提供大量、准备可靠的会计信息。

(3) 为医院预算编制提供了现代化手段。财会人员可以利用计算机查询、调用各个时期的财务指标，且指标体系的设置规范科学，为訾编制提供多方位、多层次的数字依据，无论纵向还是横向，均能比较各预算项目，帮助找出趋势和规律，使预算效果更全面，更合理。我院预算主要采取基数定额法；按床位数和床位收费标准以及病床使用率计

算医疗收入，按预算的药品收入和差价率，编制药品收入。支出从各个方面综合按基数法、比例法、因素法来计算。并对预、决算的执行进行比较、分析造成差异的原因，以明确责任，作为科室考核的指标。

（4）信息网络，为医院成本、效益核算的运用提供了技术空间。新《医院会计制度》实施后，现阶段医院成本效益核算已逐渐向广度和深度发展，传统的手工核算已越来越不适应现代财务管理需要，信息网络，为医院成本、效益核算的运用提供了技术空间，按要求，成本核算既适应现代医院管理工作需要，又能正确反映各项工作的成果，我院的具体做法是考虑计算机应用普及的成熟度兼顾半手工与网传递相结合对医疗活动中各考核对象的所有收入按一定比例设定利润提成公式，把所消耗的活劳动与物化劳动作为成本支出计算收支结余，然后根据医疗任务、服务质量、医德医风、指标完成等情况，再按比例进行分配，月评季奖。定期以各种形式（报表、图形、文字分析资料等）向各科室公布，达到了分配向知识倾斜、向贡献倾斜、向重点岗位倾斜并兼顾公平，已收到良好效果。

（5）利用网络技术，为投资决策提供依据。为更好更多地占领医疗市场，必须促进资源优化配置，进行投资活动。无论哪一种投资，财务部门均应在其中发挥参与的作用。既考虑到医疗条件改善带来的投资效益，又考虑到各种因素所产生的风险。利用网络技术对医疗设备投资，必须进行项目的调查，了解该设备市场信息、价格、行情，结合本区域卫生资源现有以及患者的承受能力、各种风险可能性的大小等。从中选择技术先进、性能良好、能及时产生经济效益的设备。对大型基建投资，必须在立项、可行性研究、整体布局、社会效益与经济效益等一系列环节上进行预测、分析和筹划，向领导提供客观、全面的数据资料，使领导决策真正到科学化、规范化。

（6）分析经营成果。医院的经营成果一方面表现为社会效益，另一方面表现为经济效益，作为经营管理信息和工具的财务分析，应从经济效益的角度综合分析医院的经营成果，现代信息技术为分析经营成果提供条件。运用各种财务指标根据有关会计资料和统计数字通过一定的综合评价技术去反映医院业务经济管理现状，我院从如下几个综合指标进行分析。

①业务收入预算完好率用来检验预算编制的质量和执行预算的结果。

②药品占业务收入的比重和增长反映医疗成本水平。

③万元固定资产、百元固定资产业务收入及其增长率是合理配置资源，强化经济管理考核的综合指标。

④人均业务收入和人均业务工作量，是医疗规模和医疗技术水平的反映。

⑤单位业务收入水平（每门诊人次收费、每住院床日收费）是衡量医疗业务服务收费水平的重要指标。

⑥人员经费占业务支出比例，是调整结构，按岗定编，合理分配指标。

⑦管理费用占业务支出比直接反映医院成本和管理水平。

⑧医院成本费用率表示各项业务消耗和事业补偿的比例关系和医院综合管理水平。

⑨综合药品进销差价率是医院平均水平和考核药品经营管理状况指标。

⑩资产负债率适当负债是补偿资金不足的渠道，但应控制在20%以内。

⑪业务收到结余率 =12%，净资产结余率 =7%，总资产结余率 =6%几个综合指标反映医院经营管理水平。

供应科

中医与西医之说

陈立柱

在中国的医学领域里分中医与西医之说，中医学是中国独有的、传统的医学。几千年来，为人们的疾病治疗、健身、养生起到了巨大的作用。传统的中医治疗方式，深深扎根于中国人的心中。而西医学，源于西方，随着工业和信息化时代的进步，无论是在西方还是在中国，它几乎同步于社会工业化的发展。一些新技术、新材料、新方法，凡能用于医学物理诊断、化学方法测试、药物治疗、手术方法、康复保健及对人类疾病的治疗及预防等，均在西医学领域里得到了充分的发挥。

在一百多年前，对绝大多数中国人而言，似乎没有西医的概念。病者，找先生，先生乃医生也，不言而喻就是指中医了。中医师以眼“望”其病人神色、舌象、表象、肤色、步履等；以耳“闻”其病人话语之声；以与病人交谈的方式“问”其病之原由、家族病史等；凭神奇的三个手指“切”之病人其脉、触之肌体，便晓病之表里。中医者，靠其“望、闻、问、切”四项最原始的诊断方式，靠中草药的药物治疗、以针灸、推拿、拔火罐等当今认为最绿色的治疗方式，挽救了无数人的生命。几千年来，中医经久不衰，必有它神奇之处。

本人即不是学西医者，更不懂中医，只是在医界工作多年，耳闻西医之长，略知中医之优，闲暇之时浅读几本中医书籍，赏其中医之道。而在当今，依己之见，中医不仅仅是发展缓慢，而是逐步衰退，后继乏人。医祖们留下的神奇的诊断和治疗方法以及名方、验方乃至偏方等正在失传，大有被国人忽略之势。至此，不免有人提出“取消中医之说”，作为一名赏识中国文化，愿为中医事业而工作者，不免为之而鸣不平，为中医而呐喊。

当今人们在就医时，不免在其浅意识中愈来愈倾向于西医；大凡得病者，尤其是初诊患者、急腹症患者及疑难大病者，第一反应是到西医院去，似乎认为西医代表当今医学的最高水平。的确，西医无不以它的诊断技术、检查手段（核磁、CT、化验内容等），手术方法（显微外科、器官移植等）、药物治疗（药物点滴、口服片剂）等先进的方式令人折服。因为，无论从病因、病理、治病过程及结果都向病人表明的一清二楚。化验指标某项代表什么、高与低说明程度如何，核磁、CT 检查说明发病的部位、病灶的大小；手术可起到立竿见影的效果；手术前后有明显对比等，真可谓天衣无缝，患者更是心服口服。对于大病而愈的病人是这样，对于医生也是这样，因为他了解了整个治疗过程，可谓心中有数。而对于无医（药）可治的病人，也是这样，因为他们知道什么是不治之症。因而，西医似乎以它如此的严谨性与科学性而快速地发展。它以统一的模式应用于临床，以统一的方式大批地培养着学生，加之西医与世界医学如此高度的一致，进而得到同步的交流与发展。

中国医学，在此特指中医，在几千的发展进程中，为祖国留下了宝贵的遗产。在西方医学传入中国以前，医生通过“听筒”听心脏的跳动，三国时期华佗就为关公“刮骨疗毒”。而迄今，当人们走进中医院时，却有人在为中医院也做手术而怀疑，这的确是中医的不幸。但是，我们不得不说，在西方医学传入中国以前，人们没有西医的概念，进一步说，CT、核磁、手术、麻醉、器官移植等不应仅限于用于西医。如果伟大的中华民族从“康、雍、乾”盛世延续至今，如果没有百年前的外国列强的入侵，或是一个面对世界而早已开放的中国，可能先进的技术早已融入中医了，只是先进的检查手段与技术在中国医学领域的应用罢了，更没有今天西医以压倒性优势优于中医了。

西医靠先进的医疗设备作为检查手段，为手术提供有利的支持，治愈了很多中医不能治愈的病人，如肿瘤、器官移植等。但是，当西医不能提出明确的诊断和治疗方法时，似乎它就束手无策了。有一位中医大夫接诊一位27岁患“慢性腹泻”的男性病人，在某西医大医院入院时，180cm的身高，体重87公斤，每天大便数次，人逐渐消瘦，核磁、B超、化验等多项检查，除大便不正常外，无其他病理特征。但是，在住院三个月之后，病人已严重消瘦，体重还剩52公斤，已是无力行走，只能靠输入营养液维持生命。而中医则诊断为“脾肾虚寒”，在服此中医大夫5剂汤药之后便可饮食，大便日行2~3次，较前成形，服药两周后饮食正常，再服药两周之后完全康复。而此医生在排除其他病变之后，仅凭三个手指和几百元的中药，就药到病除了。

我们不能以中医的特例说明中医治疗一切疾病的疗效。但是，中医的神奇与奥妙只是我们了解的太浮浅了。虽然中医的理论有其不规范性，治疗方法有其不同一性，“同病异治，异病同治”，这也正是用现代医学方法没有得到合理解释中医的原由，也正是我们需要研究中医的难点。当一剂帖敷、涂抹之药，正骨之法，简单几副汤药而治愈百病时，在现代医学认为“缺乏合理的理论依据，或曰理论解释的不同一性”时，正在成为人们忘却、怀疑、否定中医的依据。但是，这一切都掩盖不了中医的伟大，只是我们认识中医的不足而已。因为中医不仅仅是服几副汤药，它同样可以利用现代化手段作出诊断，而近几十年来人们贯以西医的模式认识中医罢了。

传统的中国文化，在当今能在世界立足的，外国人认可的有中医、中药、中餐、京剧和武术。而外国人认知中医的程度正在大大提高，他们潜心学习中医、中药、针灸、推拿等中国医学。在当今世界以及中国为地球濒危野生动物而划定保护区时，在中医的发源地，难道伟大的中医还不如大熊猫、丹顶鹤受保护！这并非耸人听闻，因为，最先进的建筑不在中医院，最先进的设备不在中医院，对中医的投入严重不足。不免有人说，这是中医多年墨守成规所致，是中医不同的门派而故步自封的结果。这里的确有中医继承和发展的不足，但是，更主要的是我们国人认识中医的不足。这种不足无论来自哪个方面，而正是这些不足才制约了中医的发展，因为现代化的检查手段和手术等治疗方法，那不是西医的专利。